IM SPIEGEL
DER ZEIT

Die Kurzfassungen in diesem Band erscheinen
mit Genehmigung der Autoren und Verleger.
Dies gilt auch für Briefe, Zitate und Dokumente, die
in leicht gekürzter Form wiedergegeben sein können.

Projektleitung „Im Spiegel der Zeit": Katja Edler
654
012000846
Printed in Slovakia
ISBN: 978-3-95619-429-0

Besuchen Sie uns im Internet:
www.readersdigest.de | www.readersdigest.ch | www.readersdigest.at

IM SPIEGEL DER ZEIT

Erlebtes · Erfahrenes · Erforschtes

Reader's Digest

INHALT

JILL & OLE GRIGOLEIT

Seite 294

Heimathafen

Sanft in den Schlaf geschaukelt werden und den morgendlichen Kaffee mit Blick aufs Wasser genießen – das klingt wie ein Traum. Ein Traum, dem bei Familie Grigoleit die pure Verzweiflung vorausgeht: Jeder Versuch, eine bezahlbare Wohnung in Hamburg zu finden, scheitert. Also besinnt sich Schiffsmechaniker und Tausendsassa Ole Grigoleit auf sein Talent als Handwerker. Zunächst schmieden seine Frau Jill und er nur einen mutigen Plan: Ein Hausboot wollen sie bauen. Doch bis das schwimmende Zuhause tatsächlich Gestalt annimmt, gilt es viele Hindernisse zu überwinden und Herausforderungen zu meistern.

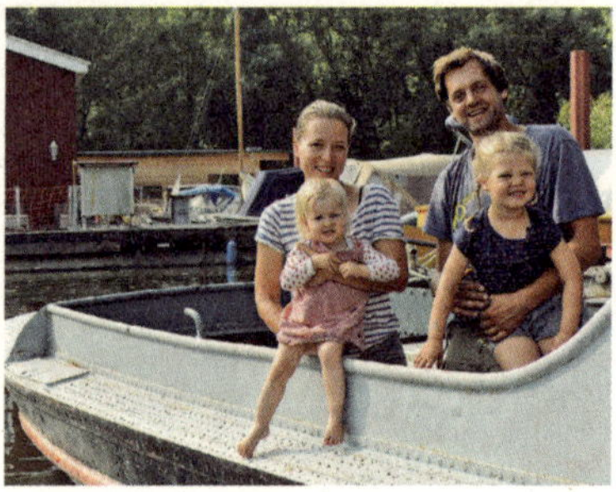

DR. MED. DIERK HEIMANN

Seite 410

Wie ein Wunder

Es sollte ein Vortrag werden, wie Dr. med. Dierk Heimann ihn häufig hält. Routine für den Mediziner. Nichts deutet auf das hin, was dem Arzt inmitten seines Publikums widerfahren wird. Er erleidet einen Schlaganfall, völlig unerwartet, mit sechsundvierzig Jahren. Nur knapp entrinnt der Hobby-Sportler dem Tod. Danach ist nichts wie es einmal war. Sprechen, gehen, essen, die ganz alltäglichen Dinge des Lebens sind nur noch aus einem Grund Alltag: Heimann muss sie wieder neu erlernen. Tag für Tag. Woche für Woche. Doch mit Optimismus und Humor kämpft der Mediziner für sein Ziel: Er will zurück ins Leben.

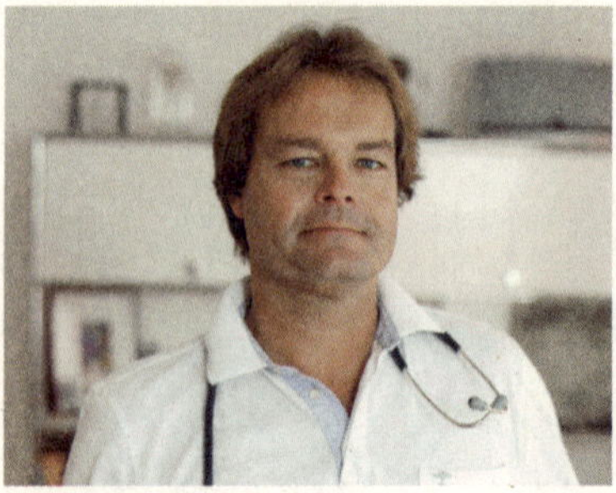

JULIA BEHRINGER

BARBECUE MIT INDIANERN

WIE ICH DIE RANCH MEINER TRÄUME IN MONTANA FAND

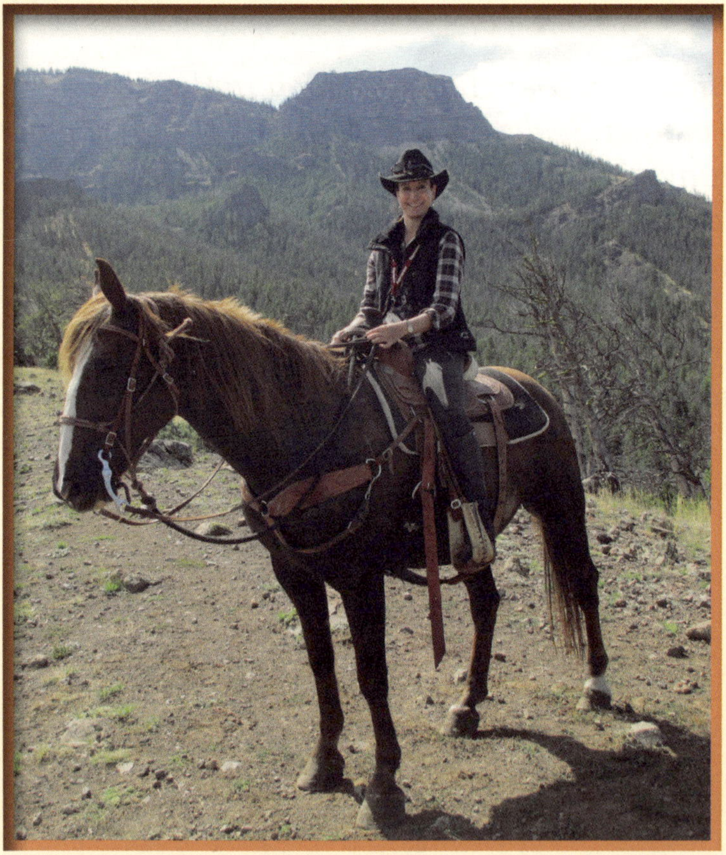

Ich blicke hinüber zu den Bergen und weiß in der Tiefe meiner Seele, dass ich eines Tages dort einen Mustang einfangen und ihn für immer behalten werde. Nach Deutschland bringen werde ich ihn nicht. Nein, unser übervölkertes Industrieland ist kein Ort für einen Mustang – und eigentlich auch kein Ort für mich … Dies spüre ich jeden Tag meiner Reise mehr.

Julia Behringer

Prolog

Es war ein gewöhnlicher grauer Wintersonntag. Draußen vor dem Wohnzimmerfenster hatte der Schnee schon zu schmelzen begonnen, behutsam tropfte er von den Zweigen der ausladenden Tanne. Ich saß daheim im Schwabenland mit einem Becher Cappuccino in der Hand auf meinem guten weißen Sofa und blickte gedankenverloren in den Garten.

Sonntage dieser Art waren für mich eine besondere Herausforderung, da ich es an ihnen meist nicht gut schaffte, meiner inneren Leere zu entrinnen. Im Alltag hatte ich Ablenkung, stand mit meinen sechsunddreißig Jahren mitten im Geschäftsleben, war ständig unterwegs und von früh bis spät beschäftigt. An den Wochenenden gelang mir die Flucht vor mir selbst nur eingeschränkt, und ich wurde immer wieder aufs Neue von den lästigen Fragen, die aus meinem Innersten hervorsprudelten, gestört. Selbst von einer ausgedehnten Joggingtour musste ich irgendwann zurückkehren, um zu Hause unter die Dusche zu steigen. Und dann war es sofort wieder da, dieses Grübeln, ein endloses Analysieren meiner Lebensumstände – habe ich die Weichen richtig gestellt? Das immerwährende Gefühl, irgendwo falsch abgebogen zu sein, aber wann genau und wo? Und wohin sollte ich mich jetzt am besten wenden, um endlich mal wieder glücklich zu sein und fröhlich? Diese Fragen quälten mich seit Jahren.

Ich drehte mich immerfort im Kreis. Dabei war mir in meinem bisherigen Leben nichts wirklich Schlechtes widerfahren. Nach süddeutschem Standard lebte ich durchaus erfolgreich. Lange Zeit hatte ich mir einen Partner gewünscht. Dieser Wunsch hatte sich trotz aller Bemühungen nicht wirklich erfüllt, und auch hierzu zerbrach ich mir immer wieder den Kopf. Hätte ich damals an der Uni den Heiratsantrag dieses sanftmütigen Professors vielleicht annehmen sollen? Oder hätte ich anstatt Betriebswirtschaft vielleicht doch lieber Medizin studieren sollen? Vielleicht hätte sich mein Leben dann etwas erfüllter entwickelt?

Mit meinem Lebensabschnittsgefährten Hans-Dieter, der an diesem

Wochenende mal wieder seine Mutter besuchte, war heiraten kein Thema. Hans-Dieter war mein langjähriger Studienkollege gewesen, einer, der immer da war und immer ein offenes Ohr hatte, einer, der sich ähnlich erfolglos wie ich nach einer festen Beziehung sehnte. Mangels Alternativen sind wir dann irgendwann aus Einsamkeit zusammengekommen und dann auch zusammengezogen. Aber glücklich – nein, glücklich war ich mit ihm nicht. Mir rann in dieser Zweckgemeinschaft die kostbare Lebenszeit davon.

ICH RUTSCHTE unruhig auf meinem Sofa hin und her und griff gedankenversunken nach einer Ausgabe meiner Lieblingszeitschrift. Mit etwas Psychologie, viel Spiritualität und einer ordentlichen Portion an Inspiration war dieses Blatt ideal, um mich, eine hart arbeitende Geschäftsfrau, aus diesem wiederkehrenden Gefühl der Sinnlosigkeit zu befreien. In jeder Ausgabe gab es mindestens einen Beitrag, der mir geradezu aus der Seele sprach. Ich schlug das Magazin auf und las die ersten Zeilen eines Artikels, der mich sofort aus meiner Schwermut hob und meine Sinne schärfte. „Wenn Sie die Orientierung in Ihrem Leben verloren haben, blicken Sie zurück in Ihre Kindheit, auf die Wünsche, Ziele und Träume, die Sie damals hatten. In Zeiten, in denen das Leben wie eine ausweglose Sackgasse erscheint, ist man gut beraten, wieder bei seinen Kindheitsträumen anzusetzen."

Diese Worte trafen mich tief ins Mark. Ich wusste ohne jeden Zweifel, dass der Artikel die Wahrheit sagte und ich den dort beschriebenen Rat befolgen musste. Schon im nächsten Moment tauchten wie von selbst vertraute Bilder vor meinem inneren Auge auf: Wie ich im Dörfchen Reusten nach dem Kindergarten inbrünstig die Shetlandponys vom Bauern striegle, wie ich wehmütig am Koppelzaun der großen Pferde stehe, in der Hoffnung, es möge eines näher an den Zaun herankommen, sodass ich heimlich hinaufklettern könnte … Auch alle Fernsehsendungen mit Pferden, Cowboys und Indianern hätte ich am liebsten heimlich verschlungen. Vollkommen verzaubert war ich von der US-amerikanischen Westernserie „Bonanza". Während meine Eltern fleißig auf der Baustelle unseres neuen Hauses arbeiteten, lief die Sendung im Abendprogramm, und ich sattelte mit unbändiger Begeisterung die Sofalehne im Wohnzimmer, bestieg mein Behelfspferd, schwang mein Springseil als Lasso über dem Kopf und brach laut johlend zusammen mit den Söhnen der Serienfamilie Cartwright von der Ponderosa-Ranch auf in den Wilden Westen. Meine Mutter hatte mir das Schauen der Sendung eigentlich streng verboten.

Während andere Mädchen mit Puppen spielten, hatte ich längst an-

gefangen, Ställe auszumisten, Reitunterricht zu nehmen und nachts heimlich Karl Mays „Winnetou" unter der Bettdecke zu lesen.

Ich musste daran denken, wie enttäuscht ich gewesen war, als meine Eltern mit uns Kindern für einige Jahre in die Vereinigten Staaten zogen, jedoch keineswegs in den Wilden Westen, wie ich es mir aus tiefstem Herzen gewünscht hatte – nein, es ging an die regnerische Ostküste, weit in den Norden der Neuengland-Staaten mit grausam eisigen Wintern. Pferde und Cowboys gab es dort weit und breit keine, und meine große Leidenschaft für die Reiterei kam erst einmal zum Erliegen. Vermutlich waren auch deshalb die Jahre in der Fremde für mich wenig erbaulich. Weder mit dem amerikanischen Schulsystem noch mit der Mentalität der gleichaltrigen Jugendlichen dort konnte ich etwas anfangen.

Das schafften auch meine abenteuerlustigen Eltern nicht wettzumachen, die voller Begeisterung die Naturwunder dieses beeindruckenden Landes erforschten. Mit gemieteten Wohnmobilen streiften wir durch die Nationalparks und Wildnisgebiete, fuhren durch Städte, Dörfer und endlose Prärien. Kaum ein amerikanischer Bundesstaat blieb von der Reisewut meiner Eltern verschont. Es wurde in den Rocky Mountains gewandert und im Grand Canyon gegrillt, im Yellowstone-Park gezeltet, und im Yosemite-Park wurden Hirsche gestreichelt.

Nirgends gefiel es mir so gut wie in den Weiten des Wilden Westens. Die unberührte Natur war dort am vollkommensten. Hinter jeder Wegbiegung stießen wir auf Cowboys und Indianer. Es fühlte sich so an, als ob ich in die Welt meiner Bücher und Filme hineingefallen sei, und ich wollte so gern ein Teil davon werden.

Nicht selten habe ich mich später gefragt, was wohl geschehen wäre, wenn meine Familie in den Westen der USA gezogen wäre. Vermutlich hätte ich mich geweigert, je wieder nach Deutschland zurückzukehren, und wäre eine stolze Ranchbesitzerin und Rinderzüchterin geworden.

Mit fünfzehn Jahren zurück in Deutschland dachte ich oft sehnsüchtig an die Weite der Prärie, eine Weite, die es bei uns so nicht gab. Nur beim Reiten über Wiesen und Felder empfand ich die Enge in meinem Innersten nicht mehr. Mein allerbester Freund der Jugendzeit wurde daher auch Daimler, ein schwergewichtiger, sanfter rotbrauner Wallach.

Daimler war mutig und unerschrocken, er begleitete mich durch die wilden Jahre meiner Teenagerzeit. Er donnerte mit mir über die Springparcours der lokalen Turniere und passte auf, dass ich mir nicht das Genick brach. Mit Daimler erkundete ich die Wälder des Schwaben-

landes, besuchte entlegene Höfe, um mit den Landwirten ein Glas Apfelmost zu trinken, während mein Ross im Kuhstall einen Eimer Hafer bekam. Ich fühlte mich frei wie ein Vogel und genoss mein Leben in vollen Zügen und dachte, es würde für immer so weitergehen.

Dass ich dieses herrliche Gefühl von Freiheit mit den Jahren verlieren würde, war mir bereits am Ende meines Studiums klar. Die Vorfreude meiner Kommilitonen, bald ins Berufsleben einzusteigen, konnte ich so gar nicht begreifen. Ein wunderbarer Lebensabschnitt war zu Ende.

Ein paar Monate später heuerte mich ein großer amerikanischer IT-Konzern an. Ich arbeitete meist bis tief in die Nacht. Zu Hause angekommen, ratterten mir die Zahlenreihen durch den Kopf, und an den Wochenenden verschlief ich die freien Stunden. Trotz meines spärlichen Gehalts konnte ich einiges ansparen, denn für shoppen, ausgehen und Urlaube war keine Zeit.

Einige Jahre später wechselte ich in die Automobilindustrie und war als Wirtschaftsprüferin in der ganzen Welt unterwegs und lebte die meiste Zeit des Jahres aus dem Koffer. So abenteuerlich diese Zeit auch war, für meine privaten Leidenschaften oder gar eine erfüllte Partnerschaft blieb kein Raum. Es gab nur fremde Büros und noble Hotelzimmer, Bars und Klubs und mal ein gutes Restaurant. Mein Leben bestand aus Arbeit, mehr Arbeit und noch mehr Arbeit in düsteren Büros und auf lauten Flughäfen. Die Jahre verstrichen, ohne dass ich wirklich etwas davon mitbekam.

AN JENEM GRAUEN SONNTAG hatte ich also mal wieder mein ganzes Leben durchdacht. Aber dieses Mal ließ ich mich von meinen Kindheitsträumen tragen.

In den folgenden Wochen recherchierte ich jeden Abend, zog alles aus dem Internet, was irgendwie an Information zu meinem Vorhaben zur Verfügung stand. Denn ich hatte vor zu reisen, abzuhauen und durchzustarten – zumindest für eine gewisse Zeit. Mein Plan war es, zurückzukehren zu den Wurzeln und den Freuden meiner Kindheit, um dort wieder anzusetzen, so wie es meine Lieblingszeitschrift empfohlen hatte. Ich hatte vor, der Abenteurerin in mir Raum und Luft zum Atmen zu geben.

Und dann fand ich eines Nachts, wonach ich gesucht hatte, einen Ort, der die Sehnsucht meiner Kindheit beflügeln würde. Ich plante das größte Abenteuer meines Lebens: eine Reise in den Wilden Westen der Vereinigten Staaten, eine Reise in die Wildnis von Montana.

1. Teil
Die Überquerung der Rocky Mountains

Der weite Weg gen Westen

Es ist Anfang Juni 2012. Ich sitze in einer United-Airlines-Maschine und fliege in den Nordwesten der Vereinigten Staaten, in den abgelegenen, dünn besiedelten und wenig bereisten Bundesstaat Montana. Meinen Lebensabschnittsgefährten Hans-Dieter habe ich zu Hause gelassen. „Geh du nur mal auf Abenteuerreise“, hatte er gesagt, „ich hüte so lange Haus und Hof.“ So ist Hans-Dieter, verständnisvoll, treu und unaufgeregt und leider auch ohne jeglichen Tatendrang und Enthusiasmus für die Herausforderungen des Lebens.

Es ist schrecklich eng in der Holzklasse, aber mich durchzieht jedes Mal ein Schauder der Freude, wenn ich daran denke, wohin ich fliege. Ich kann mich gar nicht erinnern, wann ich mich das letzte Mal so losgelöst gefühlt habe. Ich bin sonst keine Heulsuse, aber jetzt weine ich doch tatsächlich vor Freude.

NACH ETLICHEN STUNDEN, in denen ich nur beseelt zum Fenster hinausblickte, landet der kleine Flieger in Newark, New Jersey. Es ist kaum zu glauben, ich habe tatsächlich amerikanischen Boden unter den Füßen, es ist ein stark zerschlissener Teppich in einer undefinierbaren Farbe, aber er fühlt sich toll an unter meinen Cowboyboots.

Ich muss durch die Einwanderungsbehörde. Freudig zeige ich dem schwarzen Hünen hinter dem hohen Tisch meinen Pass, den er mit verächtlicher Miene durchblättert. Er blickt abweisend zu mir auf und schielt über seinen Brillenrand. *„Miss Julia, would you follow me, please.“* Ich bin leicht irritiert. Wohin soll ich ihm folgen?

Der Beamte führt mich in ein Nebenzimmer, in das auch gleich noch ein weißer Hüne hinzustößt. Die beiden Herren fangen an, mich mit Fragen zu bombardieren. Was ich beruflich mache, ob ich liiert sei, was ich in den USA zu suchen habe und warum mein Partner nicht dabei sei. Es geht hin und her, der Ton der Herren ist scharf. Ich werde langsam unsicher, komme ins Stottern, und Sorge steigt in mir auf. „Warum, Miss Julia, haben Sie ein chinesisches und ein indonesisches Arbeitsvisum?“, fragt mich der eine. „Miss Julia, wie kommt es, dass Sie so viele arabische Stempel im Pass haben?“, hakt der andere nach.

Die zahlreichen Stempel aus verschiedenen nordafrikanischen Ländern und arabischen Golfstaaten haben sich über die Geschäftsjahre so angesammelt. Außerdem habe ich oft meine Schwester besucht, die in den Vereinigten Arabischen Emiraten lebt; von dort aus ziehe ich gelegentlich in andere arabische Länder weiter. All das versuche ich den Beamten zu erklären. Ich will dem Leser die Odyssee ersparen, die ich die nächste Dreiviertelstunde mitmache. Aber ich weiß nun, wie es sich anfühlt, in einem düsteren Raum verhört zu werden. Irgendwann sind die schweren Jungs zufrieden, und ich darf einreisen.

Nach all der Aufregung setze ich mich in der Flughafenhalle auf einen Plastikstuhl und gönne mir zur Beruhigung meiner Nerven einen monströsen Burger. Fast vier Stunden muss ich ausharren, bis ich weiterfliegen kann, aber ich vertreibe meine Ungeduld mit dem Besuch eines entzückenden kleinen Buchladens mit herrlichen amerikanischen Klassikern.

VIELE STUNDEN SPÄTER, angekommen in Denver, Colorado, schicke ich dem opulenten Burger noch eine amerikanische Pizza hinterher. Der Zwischenstopp in Denver wird fünf Stunden dauern. Es wäre nicht auszudenken, wenn ich ohne meine Spezialausrüstung im Wilden Westen ankäme, deshalb habe ich lange Pufferzeiten zwischen den Flügen eingebaut. Ich sitze am Gate nach Great Falls, Montana.

Nach einer Weile nehmen eine ältere Amerikanerin und ihr Mann neben mir Platz, die trotz Schlabberhosen und Turnschuhen sehr gepflegt wirken. Schnell sind wir in einem kurzweiligen Gespräch. Carol und ihr Mann sind Farmer in der Nähe von Great Falls. Sie kommen eben von einem Besuch bei ihrer Tochter zurück. Ich frage den beiden ein Loch in den Bauch über Montana und die Gegend, die ich erkunden werde. Sie sind sehr überrascht, als sie von meinem Vorhaben erfahren. „*Oh my goodness*, Sie müssen aber eine mutige Abenteurerin sein!“, ruft Carol in breitem Amerikanisch, und ich nicke lachend.

Am Ende laden mich die beiden ein, mich vom Flughafen in Great Falls in ihrem Truck mit zu meinem Hotel zu nehmen. Über so viel Gastfreundschaft bin ich ganz gerührt.

DAS FLUGZEUG nach Great Falls ist nicht viel größer als eine Cessna und hat vielleicht zwanzig Plätze. Als wir auf dem Miniflughafen von Great Falls landen, ist es ein Uhr in der Nacht und wie ausgestorben.

Mit gefalteten Händen und einem Stoßgebet bange ich am Gepäckband, ob auch die ganze Ausrüstung mitgekommen ist. Carol und ihr Mann haben ihres längst vom Band fischen können und holen schon mal den Truck. Nach einer gefühlten Ewigkeit kommen endlich auch mein

Seesack und der Monsterkoffer gemächlich angefahren, meine Erleichterung ist grenzenlos. Carol und ihr Mann packen sich mein beachtliches Marschgepäck und laden es auf die Rampe des knallroten Pick-up-Trucks. Ich hüpfe auf die Rückbank, und wir fahren zum „Comfort Inn“, in dem ich mir ein Zimmer für die Nacht reserviert habe.

Wenig später springe ich auch schon in mein fluffiges Hotelbettchen – es wird für lange Zeit mein letztes ordentliches Bett sein.

Nach einer unruhigen Nacht päpple ich mich mit einer großen Portion Bacon and Eggs, Toast und, leider wie üblich hier, sehr dünnem amerikanischem Kaffee so gut wie möglich auf. Genießen kann ich das Frühstück nicht besonders, denn ich sitze wie auf heißen Kohlen. Ich kann es kaum erwarten, zu meiner großen Expedition abgeholt zu werden.

Zurück im Hotelzimmer komme ich nicht einmal auf die Idee, mich noch kurz bei Hans-Dieter oder meinen Eltern zu melden; jede Faser in mir sehnt sich nur noch nach Aufbruch und dem Loslassen meines alten Lebens.

Endlich ruft die Rezeption an. Rene Henderson ist da, eine kleine Frau um die sechzig mit hübschen, jugendlichen Gesichtszügen. Sie gehört zu der Familie, mit der ich die nächsten Wochen die Rocky Mountains überqueren werde, allerdings ist sie nur für das Abholen der Gäste vom Flughafen zuständig. Sie trägt schlecht sitzende Karottenjeans, ein kariertes Flanellhemd, eine Baseballmütze und natürlich Cowboyboots. Und sie sieht genau so aus, wie ich mir eine Farmerin aus dem Mittleren Westen der Vereinigten Staaten vorgestellt habe. Sie weiß anscheinend noch nicht so recht, was sie mit mir anfangen soll. Nicht allzu oft kommen Ausländer in diese einsame Gegend, wie ich später erfahren werde.

Great Falls ist eine für europäische Verhältnisse wenig attraktive Kleinstadt im Nordwesten Montanas. Im Pick-up-Truck tuckern wir im Schneckentempo über die breiten Asphaltstraßen Richtung Flughafen, wo Rene zwei weitere Teilnehmerinnen der Expedition einsammeln will. Ich mache es mir auf dem plüschigen Autositz gemütlich und schaue mir während der Fahrt die einfach gebauten Holzhäuser mit ihren wenig gepflegten Vorgärten und den Fahnenmasten vor dem Haus an. In fast jeder Einfahrt steht ein überdimensionierter Wagen.

Der ohrenbetäubende Lärm mehrerer Düsenflugzeuge, die gleichzeitig von der Startbahn abzuheben scheinen, lässt keinen Zweifel aufkommen, dass wir den Flughafen von Great Falls erreicht haben. Rene lenkt den Wagen an den Straßenrand. Auf dem Gehweg stehen zwei Frauen – und ich muss unwillkürlich an Thelma und Louise aus dem gleichnami-

gen Roadmovie aus den 1990er-Jahren denken. Allerdings bin ich auch etwas erschrocken, denn die Frauen sind eher im Alter meiner Mutter. Bedenken, ob sie den Strapazen einer Tour durch die Wildnis gewachsen sind, gehen mir durch den Kopf.

Bei der Begrüßung dann stellt sich Thelma als Gail und Louise als Ana vor. Ana ist groß und hellblond, vereinzelt durchziehen graue Strähnen ihr krauses schulterlanges Haar. Sie ist schlank, ihre Oberarme, die sich durch das eng anliegende T-Shirt abzeichnen, sind sehnig und stark – ob sie wohl eine Marathonläuferin ist? Gail hat kurze dunkle Haare und wirkt mit ihrer kräftigen Gestalt bei höchstens 1,60 Meter Größe robust. Später werde ich erfahren, dass die beiden langjährige Freundinnen sind und begeisterte Kanufahrerinnen auf sämtlichen Flüssen und Seen des nord- und südamerikanischen Kontinents.

Ich habe mit Rene vereinbart, dass wir an einem Outdoorshop halten, denn ich möchte noch ein paar Gegenstände für die Expedition einkaufen. Wir fahren auf den Parkplatz vor einem monströsen Supermarktgebäude. Ich marschiere durch die Eingangstür und bin erschlagen von all den fabelhaften Gegenständen, die hier zum Kauf angeboten werden. Es ist das Paradies des Outdoor-Bedarfs, und es gibt einfach alles.

Von hohen Stangen hängen Daunenschlafsäcke von bester Qualität für den Polarkreis herab, man kann Zelte aller Art erstehen, Angelausrüstungen und Angelköder in den schönsten Farben und Formen, Trapper-Equipment, Gummihosen, die bis unter die Arme reichen, um damit in den Fluss zu steigen. Es gibt Campingausrüstung, Pferdezubehör, Wohnwagen-Accessoires, Regenjacken, Gummistiefel und natürlich Hunderte von Schusswaffen samt Munition. Vorbei sind die Stunden in Stilettos, Blusen und engen Röcken. Ich trage meine älteste Jeans, fast durchgescheuert an Knien und Hinterteil (dennoch mit hervorragendem Schnitt, versteht sich), eine tarnfarbene Fleecejacke, natürlich Cowboyboots und, nicht zu vergessen, meinen grandiosen schwarzen Cowboyhut, der mich bei einem früheren Besuch in South Carolina ein kleines Vermögen gekostet hat. Gedankenverloren wandle ich durch die Gänge und vergesse beinahe die Zeit und den Grund, warum ich überhaupt in diesen Laden gekommen bin – ich brauche Bärenabwehrspray!

Bevor ich diese Reise antrat, habe ich mir einige Dokumentarfilme von Andreas Kieling, dem berühmten deutschen Abenteurer und Tierfilmer, angesehen. Insbesondere seine Filmaufnahmen über Alaska haben mich restlos fasziniert. Er filmte unter anderem Grizzlys und Braunbären aus nächster Nähe und begleitete sie täglich über den Zeitraum von mehre-

ren Monaten. Andreas Kieling hatte immer wieder auf das überlebenswichtige Mitführen von Bärenabwehrspray hingewiesen.

Nun stehe ich vor einem ganzen Regal, das von oben bis unten gefüllt ist mit Flaschen und Dosen in allen Größen und Varianten. Rene, die plötzlich neben mir steht, meint nachdrücklich: „Kauf lieber eine große Flasche Bärenspray, die kleinen sind leer, bevor sie ihren Zweck erfüllt haben."

Montana ist gleich nach Alaska die Gegend der Vereinigten Staaten mit der höchsten Bärendichte. Und Bären möchte ich gern sehen.

Ich kaufe zusätzlich zur großen Flasche Bärenspray noch eine kleine Flasche mit extrastarkem Moskitospray für die schlimmen Black Flies dieser Gegend und ein kleines Kaffeeservice für die Wildnis. Es ist eine hübsche blaue Blechkanne mit kleinen weißen Punkten und passendem Becher. Man kann sie mit Wasser und Kaffeepulver füllen und einfach ins offene Lagerfeuer stellen. Das Kaffeepulver sinkt dann, wenn man Glück hat, nach unten, und man kann die braune Brühe trinken.

Mit Ana und Gail auf der Rückbank fahren wir weiter, raus aus der Kleinstadt und hinaus in die Einöde von Montana, Stunde um Stunde, vorbei an verlassenen Farmen und wildem Prärieland.

Am frühen Abend erreichen wir unser Ziel – Augusta.

Augusta – wo sich Fuchs und Hase Gute Nacht sagen

Augusta ist eine kleine Western Town im Nordwesten Montanas mit Saloons, Pferdegeschirrladen und Allzweck-Minisupermarkt (auch hier Schusswaffen en masse inklusive). In den Vorgärten stehen überall Pferdetransporter, ab und zu kleine Flugzeuge sowie komplett verrostete Oldtimer, und alles ist stark heruntergekommen. Ja, diese Gegend ist wahrhaftig das Ende der Welt. Wir fahren zum einzigen Hotel des Dorfes, das halb zerfallene „Bunkhouse Inn". Außer Ana, Gail und mir haben sich dort noch ein paar weitere Teilnehmer der Tour eingefunden.

Wir treffen uns alle in der Lobby des Inns, sitzen auf zerschlissenen altenglischen Blümchensofas und harren mit Blick auf die staubigen Brokatvorhänge andächtig der Dinge. Und da höre ich es: Deutsch! Da fliege ich einmal um die halbe Welt und fahre bis an das Ende der montanischen Prärie, um jetzt mit Hessen die Wildnis zu erforschen! Ich ignoriere die beiden und tue so, als sei ich Amerikanerin.

Alle sitzen schweigend da, bis die Tür aufgeht und eine Frau von etwa Mitte vierzig mit Pferdeschwanz, engen Jeans, sportlicher Jacke, Baseball-

mütze und natürlich Cowboystiefeln den Raum betritt. *„Hi everybody, my name is Amy Henderson"*, stellt sie sich vor.

Wir erfahren von ihr, dass es ein Restaurant auf der anderen Straßenseite gibt, dort sollen wir hingehen. Auch sollen wir unser Gepäck aufteilen und nur das mitnehmen, was wir unbedingt für die Nacht benötigen, alles andere müsse auf die Ladefläche des Pick-up-Trucks. Und niemand dürfe mehr Gewicht mitnehmen als vierzig Pounds. Das sind gerade mal achtzehn Kilo! Nachdem ich dies schon vor Reiseantritt wusste, habe ich meine Ausrüstung im Vorfeld entsprechend aufgeteilt.

Für den morgen beginnenden ersten Teil meiner großen Reise habe ich einen kleinen Seesack mit überlebenswichtiger Spezialausrüstung gepackt, um für die bevorstehende Expedition angemessen gerüstet zu sein. Denn ich werde einen beträchtlichen Teil der Rocky Mountains zu Pferd überqueren und durch die gigantischen Weiten der dortigen Wildnisgebiete reiten, hinauf in die schneebedeckten Gebirgszonen und wieder hinab in die waldigen Täler mit ihren Flüssen, Seen und Graslandschaften. Meinen riesigen Koffer werde ich bei Amy in der Garage lagern. Diesen werde ich erst später für den zweiten Teil meiner Reise benötigen, der mich in den Süden von Montana führen wird, wo ich eine Zeit lang auf einer Rinderranch tatkräftig mitarbeiten werde.

„Denkt daran, morgen früh um sechs geht es los! Wir haben einen sehr straffen Zeitplan zu erfüllen!", ruft Amy zum Abschied in die Runde und ist auch schon wieder fort.

Alle sitzen noch einen Moment unschlüssig da, bevor die Ersten aufstehen. Der ältere Herr neben mir, ein drahtiger Amerikaner mit vollem weißem Haar, schaut mich freundlich an, und ich frage spontan: „Darf ich mich Ihnen zu Steak und Bier im Restaurant anschließen?"

Und so marschieren wir, nachdem wir einander noch mit Namen vorgestellt haben, als Vorhut der Reisegruppe zum Restaurant auf der anderen Straßenseite.

Im ersten Moment erinnert mich das Lokal mehr an eine kleine Lagerhalle als an ein gemütliches Restaurant. Die beiden großen Tische und die Stühle sind einfache Gartenmöbel, die Tischdecke aus Plastik leuchtet bunt. Jim und ich nehmen an einem der beiden großen Tische Platz, und ich habe eine gute Sicht auf die vielen alten Schwarz-Weiß-Fotografien, die an der Wand gegenüber hängen. Es sind vor allem Bilder von Rinder- und Büffelherden, Cowboys mit Pferden und schönen alten Autos.

Nach und nach trudeln auch die anderen ein und setzen sich zu uns, und die Stimmung lockert sich ein wenig auf. Jetzt spüre ich auf einmal,

wie erschöpft ich bin, und auch die anderen machen den Eindruck, eine aufwendige Anreise hinter sich zu haben. Ich bestelle zur Stärkung ein Rib-Eye-Steak. Es schmeckt vorzüglich.

Nach dem Essen verlassen alle recht zügig das Lokal. Mit einem flauen Gefühl im Bauch, was der nächste Tag wohl bringen mag, krabble ich unter die amerikanische Wolldecke samt Leintuch darunter (welch ungeschickte Vorrichtung). Die Bettfedern der antiquierten Pritsche stoßen mir unangenehm in den Rücken, es ist alles schrecklich unbequem, und ich bin nervös. Die Hitze macht mich zudem fast wahnsinnig. Ach, wie sehr werde ich mich bald nach ihr zurücksehnen.

UM FÜNF klingelt der Handywecker. Jeder Muskel und jedes Gelenk schmerzt nach dem langen Flug und der unruhigen Nacht. Ich schnappe meinen Kosmetikbeutel, stürme zum Bad und finde es natürlich belegt und verschlossen vor. Aus dem Nebenzimmer tönt eine Frau: *„I am next in line!“* – Ich bin als Nächste dran. Mist, das wird wohl nichts mehr heute früh. Ich ziehe meine halb English-Style-, halb Western-Style-Reitausrüstung an – schwarze Reithose mit Lederbesatz am Hinterteil und auf der Oberschenkelinnenseite sowie elegante Stiefeletten, lederne Wadenchaps und Radsporen. Des Weiteren trage ich ein kariertes kurzärmeliges Hemd mit todschickem schwarzem Cowboyhut und Pilotensonnenbrille. Geschminkt wird ab jetzt nicht mehr, aber ich gefalle mir auch so ganz gut in meinem Outfit. Hocherhobenen Hauptes stapfe ich mit klirrenden Sporen die Treppe hinunter.

Die ältere Dame hinter der Rezeption schaut argwöhnisch an mir hinauf und verweist mich kühl in das Restaurant auf der anderen Straßenseite zum Frühstück. Ich trete hinaus auf die Hauptstraße von Augusta. In der Ferne sehe ich die mächtige Silhouette der Rocky Mountains verschwommen in einem dunklen Blauton. Davor zeichnet sich endlose Weite ab, Graslandschaft ohne Baum und Strauch.

Im Restaurant sitzen schon die meisten Mitreisenden vor aufgestapelten Türmen aus Pancakes mit Blaubeeren und Ahornsirup. Ich rufe ein herzliches *„Good Morning, everyone, did ya all sleep well?“* in die Runde – Guten Morgen, habt ihr alle gut geschlafen? Immerhin, Jim hebt fröhlich die Hand zum Gruß, ansonsten ernte ich eher entgeisterte Blicke – ob wegen meiner frohgemuten Art oder meines Outfits erschließt sich mir nicht. Durch und durch erfüllt von freudiger Erwartung vertiefe ich mich andächtig in meinen eigenen Berg Pfannkuchen. Jetzt macht es mir auch gar nichts mehr aus, gepflegtes Hessisch neben mir zu hören, und ich wende mich freundlich an meine zwei deutschen Mitstreiter und stelle mich als Stuttgarterin vor. Dagmar und Ulf sind beide

sichtlich überrascht, aber sie freuen sich, ihre ersten Eindrücke mit mir teilen zu können.

Beim Anblick von Dagmar muss ich schmunzeln. Sie ist perfekt ausgestattet für eine afrikanische Safari. Ihre nagelneue Reitausrüstung ist wohlabgestimmt kakifarben, bestens geeignet für die Wüste, und sie trägt einen ausladenden Safarihut gegen die Sonne, kombiniert mit einem hübschen beigen Rüschenblüslein. Ulf hingegen trägt Hosen aus grauem Segeltuch, schwarze Halbschuhe mit weißen Tennissocken, lockeres Freizeithemd und eine Baseballmütze. In ein paar Stunden wird er tatsächlich so aufs Pferd steigen.

KURZ VOR SECHS steht Amy vor dem Bunkhouse Inn mit einem uralten verrosteten Van, in dem es aufdringlich nach Hund riecht. Wir laden das nur noch bescheidene Gepäck ein und quetschen uns auf die Rückbänke. Mir zu Füßen liegt ein großer struppiger Rüde von nicht einzustufender Rasse und mit undefinierbarer Fellfarbe. Er knurrt ärgerlich, als ich für meine bespornten Füße einen Platz zwischen Sitz und Hund suche.

Die lange Fahrt führt uns durch die endlose Graslandschaft von Nord-Montana, vorbei an Seen, Teichen und saftigen Grashügeln mit unzähligen Wildtieren. Ich sehe Hasen und Hirsche, große Greif- und Wasservögel, und wir fahren und fahren in Richtung der majestätischen Silhouette der Rocky Mountains.

Obwohl ich erst gestern angekommen bin, erscheint mir Europa so weit weg, als wäre ich schon Tage unterwegs. Es fühlt sich an, als ob mit jedem Atemzug der guten sauberen Luft ein Teil meines heimischen Lebens von mir abfällt. Ich fühle Wärme in mir aufsteigen, ich weiß genau, hier bin ich richtig, hier wird alles gut werden. Der Van hüpft stark gefedert auf und ab, und ich schlafe ganz beruhigt ein, bis mich laute Stimmen wecken.

Auf einem Hügel haben Ana und Gail zwei riesige Wapiti entdeckt, große Hirsche, die hier „Elk" heißen. Ihre imposanten Geweihe ragen ausladend empor, und die beiden Männchen blicken furchtlos zu uns herüber. Alles scheint in Montana größer zu sein als in Europa.

Wir fahren über mehrere Stunden durch die Graslandschaft und befinden uns schon bald in den Ausläufern der Rockies. Es wird bergig, und die helle Graslandschaft wird von dichtem dunkelgrünem Nadelwald abgelöst. Laut Amy müssen wir bis zu einem Außenstützpunkt namens „Benchmark" fahren, dem Startpunkt unserer Tour.

ENDLICH nach mehreren Stunden Schotterpiste kommen wir am letzten Außenstützpunkt der Zivilisation an. Es gibt nur ein Gebäude an diesem Ort, der aus einem Parkplatz und einem kleinen Gartenhaus be-

steht. Das Gartenhaus, so erfahre ich, ist ein *Outhouse*, ein Plumpsklo, und die anderen fünf Frauen unseres Expeditionsteams liefern sich ein Rennen, wer am schnellsten dort ist. Das Geschaukel und Gehoppel hat mich ganz schwindelig gemacht, und um einen klaren Kopf zu bekommen, trinke ich erst einmal aus meiner großen Outdoor-Wasserflasche, in die mir die Kellnerin heute früh heißen Pfefferminztee gefüllt hat.

Auf dem Parkplatz stehen zahlreiche große Pferdetransporter, und man hat mit Stahlzaunelementen eine Pferdekoppel konstruiert. Daran festgebunden warten um die vierzig Pferde und Maultiere in allen Größen. Ich sehe gescheckte Tiere in Schwarz-Weiß und Braun-Weiß, mausgraue Exemplare und auch rabenschwarze, es gibt sie in verschiedenen Beigetönen und auch in gesprenkeltem Weiß. Das Arrangement an Vierbeinern ist ein einziges faszinierendes Farbenspiel. Die meisten von ihnen haben Tragegerüste auf dem Rücken, die auf dicke Wollfilzdecken geschnallt sind, damit sich die Tiere am Gepäck nicht wund scheuern. Daran befestigt sind nämlich zahllose Kisten, Seesäcke und mit Plastikplanen umwickelte Gegenstände. Der Umfang des Gepäcks ist fast so groß wie die Maultiere selbst. Ich empfinde Mitleid mit den tapferen Tieren, die die riesigen Mengen an Expeditionsausrüstung über das Gebirge tragen müssen. Zwischen den Packtieren stehen einige Pferde mit ausladenden Westernsätteln auf dem Rücken und daran festgeschnallten Satteltaschen.

Wir laden die restlichen Gepäckstücke aus dem Van und schnüren sie zu großen Bündeln zusammen, da auch dieser Teil des Gepäcks noch auf ein paar Maultiere verteilt werden muss. Amy sagt nach wie vor wenig, sie wirkt angespannt. „Wir müssen uns beeilen!“, ruft sie. „Wir müssen das White River Camp vor Einbruch der Dunkelheit erreichen, sonst werden wir massive Schwierigkeiten bekommen!“

Ich schaue auf die Uhr, es ist immer noch früher Morgen.

Dann werden die Pferde verteilt. „Julia, du bist mit Pferden ja recht erfahren, ich gebe dir Greenlegs.“ Amy führt mich zu einem kleinen hellrötlichen Fuchs, ein Exemplar der Rasse der Quarter Horses, was mit einem Blick auf sein kräftig gebautes Hinterteil und vergleichsweise schmächtiger Vorhand leicht zu erkennen ist. Auch den übrigen Mitreisenden werden Pferde zugeteilt. Das Auswahlkriterium ist unter anderem das Gewicht des Expeditionsteilnehmers.

Alle sind nun schwer beschäftigt, ihre Satteltaschen mit Wasser und Proviant zu beladen und natürlich das tapfere Ross kennenzulernen, dem wir hier für die nächsten Wochen Leib und Leben anvertrauen. Auf einen Reiter zu Pferde kommen vier Maultiere, die die Küchen- und Angelausrüstungen, Zelte, Schlafsäcke und vieles mehr tragen müssen. Nur das Nötigste darf mit.

Nachdem wir alles verpackt haben, stellt uns Amy noch den Rest der Familie Henderson vor. Es sind vier Männer dreier Generationen: Amys Mann Tucker, dessen Vater Ron und sein Bruder Ray sowie Tom, der Sohn von Amy und Tucker. Mit Amy zusammen werden die Männer unsere Tour durch die Rocky Mountains leiten. Außerdem gehören noch zwei Hunde dazu, die den Cowboys helfen, die Reittiere zusammenzuhalten.

Die Hendersons sind eine ganz besondere Farmerfamilie aus dem hintersten Winkel Montanas. Sie sind unsere *Outfitters*, die uns durch die Wildnis führen werden. Von der Landwirtschaft allein können sie nämlich kaum leben, und ihre große Liebe zu Pferden hat ihre Herde mittlerweile auf fast achtzig Pferde und Maultiere anwachsen lassen. Ein paar wenige Male im Jahr veranstalten sie aufwendige Expeditionen durch die angrenzenden Wildnisgebiete der Rockies, um einer Handvoll abenteuerlustiger und naturverbundener Normalbürgern die Welt jenseits der Zivilisation zu zeigen oder aber im Herbst blutrünstigen Jägern die Möglichkeit zu geben, Bären und Hirsche zu erlegen.

Wie sich bald herausstellen wird, besteht unsere Gruppe nicht, wie von mir vermutet, aus neurotischen Großstädtern, außer mir vielleicht. Die Teilnehmer sind bodenständige, naturverbundene Amerikaner, von denen viele selbst am Rand der Wildnis leben und sich bestens auszukennen scheinen mit der hiesigen Natur und den Wildtieren.

UNSERE KLEINE GRUPPE wird durch die Bob Marshall Wilderness reiten, ein riesiges Naturschutzgebiet von viertausend Quadratkilometern mit unberührten Wald- und Gebirgslandschaften entlang der kanadischen Grenze im Nordwesten Montanas. Auch werden wir durch das riesige Gebiet der Scapegoat und der Great Bear Wilderness kommen sowie durch den Lewis and Clark National Forest. All diese Naturschutzzonen mit nur schwer greifbaren Größenordnungen verbieten strikt motorisierte und mechanische Fahrzeuge aller Art. Nur Wanderern und Reitern ist der Zutritt erlaubt. Selbst Flugzeugen ist der Überflug verboten. Wer hier draußen einen Unfall erlebt, hat schlichtweg Pech gehabt.

Das Wildnisgebiet gilt als eines der schönsten und unberührtesten Gebiete Nordamerikas und beherbergt neben unzähligen anderen Tierarten Bären, Wölfe, Kojoten, Wildkatzen, Wildtiere wie Hirsche und Wapitis, seltene Bergziegen und Dickhornschafe. Die Bob Marshall Wilderness, die Kernzone unserer Expedition, wurde nach ihrem Gründer benannt, dem Förster, Schriftsteller und Naturschutzaktivisten Robert Marshall (1901–1939). Als Sohn eines jüdischen Einwanderers aus Bayern entdeckte „Bob“ schon als Kind seine große Liebe zur Natur, zum Bergsteigen und zu unberührter Wildnis. Er widmete einen beträchtli-

chen Teil seines Lebens der Schaffung und der Bewahrung von Naturschutzzonen unter seinem Credo: „Es gibt nur eine Hoffnung, die abscheuliche Ambition der menschlichen Zivilisation, jede noch so kleine Nische auf dieser Welt erobern zu wollen, abzuwenden. Diese Hoffnung besteht aus dem Zusammenschluss wohlgesinnter Menschen, die bereit sind, unaufhörlich für die Freiheit der Wildnis zu kämpfen."

Mit diesem feierlichen Aufruf zum Kampf für die Freiheit der Wildnis in den Ohren stehe ich nun am Eingang zu einer der größten „menschenfreien" Schutzzonen dieser Welt. Nur dass der Eingang kaum zu erkennen ist, so unauffällig liegt er vor uns. Es ist ein kleiner Trampelpfad, der vom Parkplatz aus wegführt, gerade so breit, dass ein Pferd zwischen den Bäumen hindurchpasst. Ich schmunzle in mich hinein. Ja, so ist es doch immer im Leben, die wahrhaft großen Dinge dieser Welt sind auf den ersten Blick ganz unscheinbar.

Der Eingang zum Paradies

Bevor ich die Expedition antrat, musste ich etliche Dokumente unterschreiben, dass all meine Aktivitäten auf eigene Gefahr erfolgen, dass ich mir der Gefahr bewusst bin und dass ich nach freiem Willen handle. Mit freudigem Herzen habe ich alles unterzeichnet, denn das Leben außerhalb der Zivilisation ist eben ein Eindringen in eins der abgelegensten Gebiete unserer Erde, die noch so sind, wie der liebe Gott sie erschuf, in all ihrer Wildheit, mit all ihren Gefahren und ihrer unbeschreiblichen Schönheit.

Alle Teilnehmer sitzen im Sattel, der Proviant ist verstaut und die Packmaultiere sind beladen und aneinandergebunden. Der beeindruckende Track aus über vierzig Tieren setzt sich nun zügig in Bewegung und durchschreitet majestätisch den schmalen Eingang zum Wildnisgebiet, der nur mit einer kleinen Holztafel gekennzeichnet ist und mit der Aufforderung, man möge keinen Abfall zurücklassen und keine unbefestigten Feuer errichten.

Ich habe mich am vorderen Ende des Tracks positioniert und mich hinter unserem Anführer samt Pferd aufgereiht. Dies wird sich bald als gute Entscheidung herausstellen, da die Pferdehufe auf den schmalen Pfaden große Staubwolken aufwirbeln. Ich muss schmunzeln, sogar in dieser Wildnis kann ich mein Naturell nicht ablegen, recht gern die Erste sein zu wollen (in diesem Falle die Zweite in der Reihe). Dann besinne ich mich wieder. Ich trete nun ein ins Paradies. Ein tiefer Atemzug, den Rücken gerade, Schultern zurück und Schenkel ran ans Pferd, und

mit einem ermunternden „*Let's go, Greenlegs*" trabt der kleine kupferfarbene Fuchs auf seinen kurzen Beinen drauflos.

Vor mir reitet Ron Henderson auf seinem hellen Falben und führt unseren langen Track an. Er ist dreiundsiebzig, Amys Schwiegervater und das Oberhaupt der Familie. Genüsslich kaut er auf einem langen Grashalm, der weit aus seinem Mundwinkel heraushängt. Dabei trägt er einen weißen Cowboyhut zu lässigen schmutzigen Jeans, ein ausgewaschenes kariertes Hemd mit Hosenträgern darüber und – wie könnte es auch anders sein – Cowboyboots. Noch nie habe ich einen so attraktiven Dreiundsiebzigjährigen gesehen.

Ich versuche, ein wenig Kontakt zu ihm aufzunehmen, aber er ist offensichtlich schwerhörig und dreht sich nur ab und zu um, um mir zuzulächeln oder ein Handzeichen zu geben. Vielleicht möchte er auch gar nicht sprechen. Ich sehe von hinten, wie er andächtig abwechselnd nach links und nach rechts blickt, um den Anblick der Natur in sich aufzusaugen. Im Verlauf der Expedition werde ich noch vieles über ihn erfahren, denn er ist ein ganz besonderer Mann. Familienoberhaupt Ron gehört zu der nahezu ausgestorbenen Gattung der *mountain men*.

Während der großen Planwagenwanderungen über den amerikanischen Kontinent im 18. Jahrhundert spalteten sich manchmal einige besonders robuste und fähige Individuen ab, um als Einsiedler in den Bergen der Rocky Mountains zu leben und sich mit der Jagd und dem Fallenstellen durchzuschlagen. Sehr eindrücklich wird das Leben eines Mountain Man im berühmten gleichnamigen Werk von Vardis Fisher beschrieben, ein Dauerbestseller in den Vereinigten Staaten. Er erzählt von exakt der Gegend in Montana, durch die wir die nächsten Wochen reiten werden. Daher habe ich das Werk schon zu Hause eingehend studiert. Auch Ron besitzt eine Blockhütte in den Bergen, seit seine Frau vor vielen Jahren verstorben ist. Er lebt dort als Mountain Man die meiste Zeit des Jahres in völliger Einsamkeit, ohne Radio und Fernseher, geschweige denn mit Telefon. Nur wenn sein Sohn Tucker Unterstützung benötigt, kommt er von den Bergen nach Augusta hinab, um die großen Expeditionen anzuführen.

Mit sanften, tranceartigen Bewegungen, gut angepasst an unsere Pferde, reiten wir nun auf den steinigen Pfaden hinein ins Gebirge – Stunde um Stunde zwischen Bäumen, Blumen und Felsen. An manchen Stellen geht es steil bergauf und dann wiederum seitlich senkrecht bergab. Die Pferde und Mulis sind durchtrainierte Profis und bestens vertraut mit den schmalen Geröllpfaden. Wir Reiter nehmen schweigend den Anblick der Landschaft gebührend in uns auf.

Wir durchstreifen Waldabschnitte, in denen es erst vor Kurzem ge-

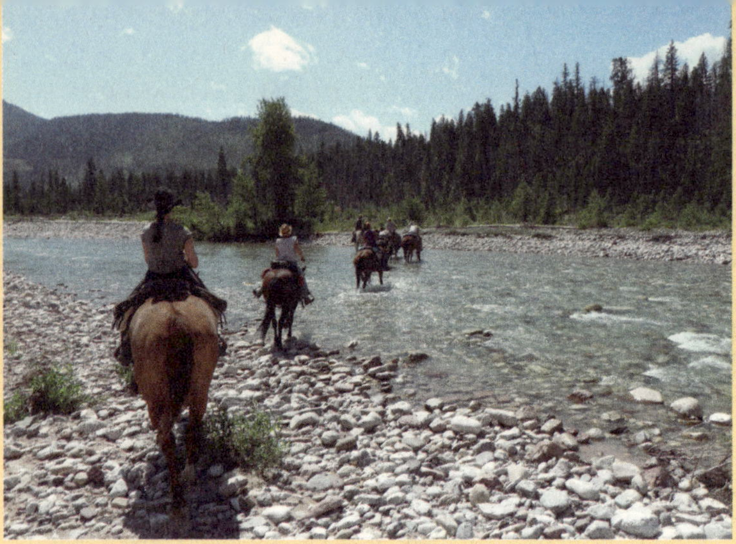

Zu Beginn unserer Reise quer durch die Rocky Mountains: Die Pferde genießen die Abkühlung im Fluss.

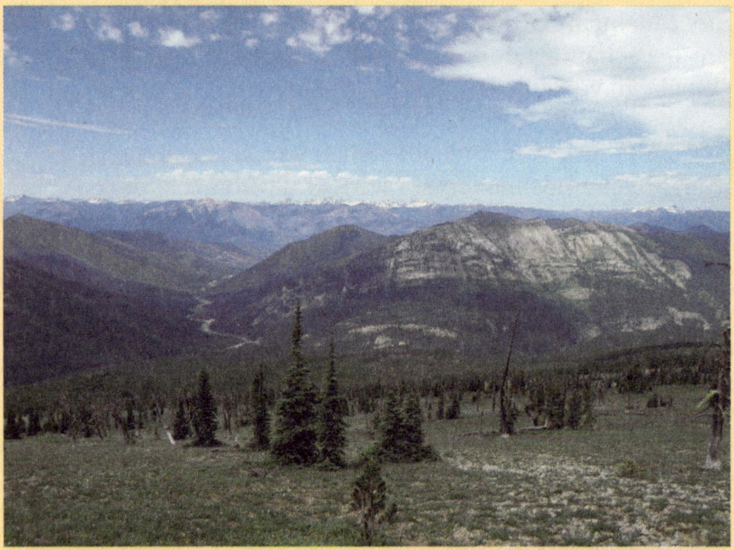

Den Ausblick auf das Gebirge finde ich jedes Mal atemberaubend.

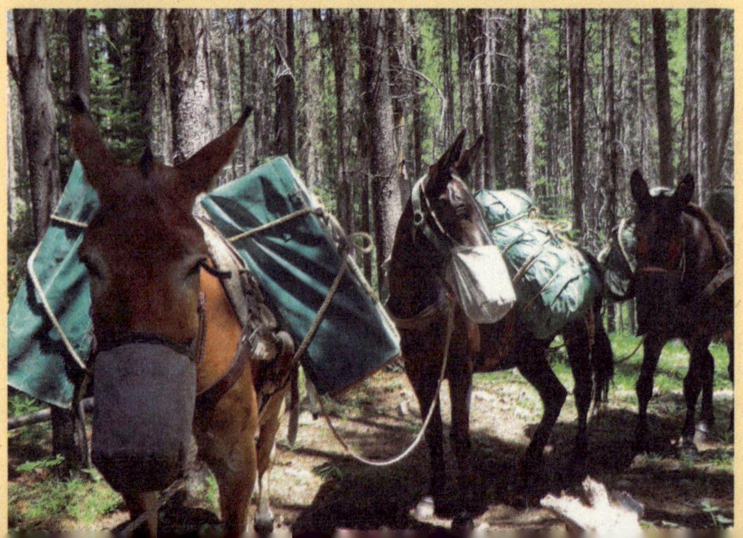

Unsere schwer beladenen, tapferen Maultiere

brannt hat. Die Baumstämme sind schwarz verkohlt und ragen wie riesige Pfeilspitzen tot in den Himmel hinauf. Der Boden um die schwarzen Stämme ist mit Millionen von lilafarbenen Blumen bedeckt, wie ein Teppich aus Flieder, der das Schwarz der Bäume noch hervorzuheben scheint. Der Kontrast der Farben ist verblüffend, ein Meisterwerk der Schöpfung. Dort, wo einst Tod und Zerstörung war, ist jetzt durch den Kreislauf der Natur eine besonders üppige Farbenpracht entstanden. Immer wieder kommen wir durch blumenbedeckte Täler in allen Farben mit rauschenden sprudelnden Gebirgsflüssen. Durch die kleineren Flüsse reiten wir hindurch, es scheint den Pferden zu gefallen, sich die Hufe und Beine in den Stromschnellen zu kühlen. Das Wasser reicht an manchen Stellen bis gut zu meinen Knien herauf, und ich schlage die Beine im Schneidersitz über meinem Sattelhorn zusammen. Gierig senken die Pferde ihre Nüstern ins schäumende Wasser, um bei jeder Gelegenheit ein paar große Schlucke davon zu trinken.

AUFGEREIHT wie die Kavallerie zur Andacht stehen wir Reisenden später am Ufer des Sun River und blicken sorgenvoll auf die reißenden Stromschnellen. Hier können wir unter keinen Umständen durchreiten. *„Don't worry"*, brüllt Ron durch das Tosen des Flusses hindurch, *„there is a wooden bridge a few yards down the trail!"* Und so ist es auch.

Nach ein paar weiteren Wegbiegungen stehen wir vor einer kunstvollen hölzernen Brücke aus hellen unbehandelten Baumstämmen. Sie sieht aus wie ein bizarres Element aus einem Fantasyfilm inmitten von Büschen und Bäumen und scheint hier gar nicht herzugehören. Die schweren Planken geraten mächtig ins Schwanken, als unsere vierzig Tiere dicht hintereinander darübermarschieren. Das Echo der Hufe hallt wie Kanonenschüsse bedrohlich durch das Tal und wird von den mächtigen Felswänden zurückgeworfen.

ES GEHT HÖHER und immer höher hinauf in die Berge. Der dichte Wald wird langsam von kleinen vereinzelten Kiefern und Tannen abgelöst, die wie im Bilderbuch neben blühenden Büschen aus den saftigen grünen Bergwiesen emporragen. Es ist auch kälter geworden. Meine gesteppte Daunenweste habe ich wohl wissend an meinem Sattel festgebunden. Besonders für die Nacht und die frühen Morgenstunden werde ich sie noch gut brauchen können.

Dann überqueren wir doch tatsächlich Schneefelder. Sie sind rutschig. Ich steige ab, um vorsichtig meinen Greenlegs darüberzuführen. Am Wegesrand steht plötzlich eine Hirschkuh, die uns entgeistert beobachtet, schließlich kommen nur selten Menschen in diese Gegend.

Die gleichförmigen Bewegungen von Greenlegs versetzen mich nach all den Stunden in einen Zustand der Ruhe, aber auch in einen Zustand größter Aufmerksamkeit. Ich sauge jeden Augenblick in mich auf und fühle regelrechte Glückswogen durch mich hindurchziehen. Ich weiß, hier bin ich richtig. Europa, mein Zuhause, die Firma und nicht zuletzt mein Lebensabschnittsgefährte, all das existiert nicht mehr.

Meine sonst unentbehrliche Handtasche mit Schminke, Handy, Kreditkarten und Bargeld habe ich in Augusta gelassen bei Amy im Wohnzimmer. Hier draußen gibt es keine Verwendung dafür. Ich bin absolut frei von allem. Nur was ich fürs Überleben brauche, trage ich bei mir. Meinen Cowboyhut, zwei Schlafsäcke und Isomatte, Daunenjacke, Kompass und Schweizer Taschenmesser, Medikamente und Verbandszeug und – das Allerwichtigste – das Bärenabwehrspray.

NACH NEUN STUNDEN fast ohne Pause haben wir den höchsten Punkt unserer Gebirgsroute erreicht, die *continental divide*, die Wasserscheide der Vereinigten Staaten. An diesem Punkt teilt sich alles Wasser, und nur wenige Zentimeter entscheiden, ob sich die kostbaren Regentropfen nach langer Reise in den Pazifik oder in den Atlantik ergießen. Wir haben das Anspruchsvollste des heutigen Tages geschafft, von nun an geht es in eng gewundenen und von Vergissmeinnicht gesäumten Pfaden bergab. Um die Pferde zu entlasten, steigen wir ab und führen sie. Ich rutsche dem stark erschöpften Greenlegs voran auf meinen schicken Reitstiefeletten die Abhänge hinunter. Die Kollegen haben ihre Schuhwahl weit besser getroffen als ich und tragen grobe Wanderstiefel unter ihren Wadenchaps, während ich regelmäßig auf dem Hosenboden lande und von Glück reden kann, dass der tapfere Greenlegs bislang nicht über mich drübergefallen ist. Meine Güte, wie konnte ich mich nur so im Outfit vergreifen! Aber auch dieser beschwerliche Wegabschnitt geht zu Ende, und wir erreichen das Tal des rauschenden White River.

Das White River Camp

Es war der härteste Ritt meines Lebens. Jedes Gelenk und jeder Muskel schmerzt, als ich mich in Zeitlupe aus dem Sattel gleiten lasse. Mein Hinterteil gleicht einer einzigen Schürfwunde. Meine Beine wollen mich nicht mehr tragen, und ich rutsche direkt aus dem Sattel auf die Knie. Westernsättel sind so hart wie ein Brett und überhaupt nicht gepolstert.

Wir haben das White River Camp inmitten der Bob Marshall Wilderness noch bei hellem Tageslicht erreicht, und unseren Outfitters ist die

Erleichterung sichtlich anzusehen. Dies ist also der Ort, an den wir von unseren tageweisen Expeditionen durch die Rocky Mountains immer wieder zurückkehren werden. Das Camp besteht aus ein paar wenigen würfelförmigen weißen Zelten, die, wie es scheint, wahllos zwischen den Nadelbäumen angeordnet wurden. Jedes der Zelte kann zwischen vier und sechs Personen beherbergen, nur ein Zelt ist wesentlich größer und länger als die anderen und hat einen urtümlichen metallenen Schornstein eingebaut. Dies ist das Küchenzelt.

Irritiert stelle ich fest, dass die Küche von einem engmaschigen Stromzaun eingezäunt ist, an dem eine auffällig große Batterie befestigt ist. Tucker, der gerade die Maultiere von ihren Kisten befreit, ruft zu mir herüber: „Man braucht einiges mehr an Volt, um die Bären fernzuhalten, als das, was man gewöhnlich für Rinder verwenden würde.“ Also werden Bären wohl regelmäßige Gäste in unserem Camp sein. Nun, ich werde mein Bärenabwehrspray sachgemäß am Gürtel führen und auch mit in den Schlafsack nehmen, zusammen mit meinem Schweizer Taschenmesser.

Für die Pferde und Maultiere ist aus einfach zusammengenagelten Fichtenstämmen eine Pferdekoppel in der Mitte des Camps errichtet, darin drängen sich die Tiere nun um eine alte hellblaue Badewanne herum, in die frisches Quellwasser mithilfe eines Schlauchs geleitet wird. Sie dient den Pferden als Tränke.

Die ranghöheren Pferde und Maultiere kämpfen um die besten Plätze an der Badewanne und versuchen, sich mit lauten Schreien und Bissen in den Hals gegenseitig zu vertreiben. Mein kleiner Greenlegs steht abwartend am Zaun; es ist offensichtlich, dass er zu den Rangniedrigsten der Herde gehört. Der Arme muss sehr lange warten, bis er endlich das köstliche Nass genießen darf.

Nachdem er seinen Durst gestillt hat, lässt er sich auf die Knie fallen und rollt genüsslich im Staub hin und her. Nachdem er vorher klatschnass vom Schweiß war, ist er nun über und über mit Staub bedeckt und sieht aus wie ein paniertes Schnitzel. Und so schläft er auch gleich im Liegen ein. Es ist ein befremdlicher Anblick, so viele Pferde nahe beieinander schlafend auf dem Boden liegen zu sehen. Dies wäre unter anderen Umständen ganz undenkbar und mit dem Fluchtinstinkt der Pferde nicht vereinbar, sie könnten leicht angegriffen oder von Artgenossen verletzt werden in dieser hilflosen Position. Die absolute Erschöpfung treibt unsere Herde zu diesem ungewöhnlichen Verhalten und lässt sie beieinanderliegen wie ein Rudel Hunde.

HINTER DEM KÜCHENZELT fließt ein nur zwanzig Zentimeter breites Bächlein, das sich verspielt durch hohes Gras und Blumen schlängelt.

Das Bächlein wird unser morgendliches Waschbecken sein, an dem wir brav nebeneinander unsere Zähne putzen. Ich entdecke ganz in der Nähe ein kleines rechteckiges Zelt – unser Kühlschrank, wie ich wenig später feststellen kann. Das Zeltmaterial ist außen silbern und reflektiert die Sonnenstrahlen, innen ist es tatsächlich kühl, und die vakuumverpackten Steaks, Marmeladengläser wie auch die Butter- und Schlagsahnepäckchen können hier drinnen fein säuberlich übereinandergestapelt gelagert werden. Selbstverständlich befindet sich auch das Kühlschrankzelt innerhalb der Stromumzäunung.

Vor dem Küchenzelt stehen Campingstühle aller Art unter einer ausladenden Fichte um ein kleines Lagerfeuer herum. Was für ein herrlicher Ort, um abends bei Lagerfeuer und Budweiser Beer den Sonnenuntergang über dem White-River-Tal zu beobachten.

Es gibt noch ein Zelt im Camp, das mir ins Auge sticht, denn es besteht nur aus einem kleinen dreieckigen Segel, das zwischen einem Baum und einigen Holzpfosten gespannt ist. Wände hat das ungewöhnliche Konstrukt keine, dafür aber ein aus Ästen gebautes Bett mit einer dünnen Luftmatratze darauf. Ich frage nach und erfahre, dass Ron dort schlafen wird. Der Mountain Man, so erzählt Tucker, kann es nur schwer ertragen, in geschlossenen Räumen zu schlafen.

ICH TEILE MIR ein größeres Zelt mit Ana, Gail und Bernie, einer goldigen Lehrerin aus Minnesota mit Knopfaugen und kurzer Lockenfrisur. Jede bekommt eine Ecke im Zelt, und ich bin froh, eine der beiden hinteren zu ergattern, für den Fall, dass mal ein Bär zur Tür hereinschnüffeln sollte.

„Ich bin für frische Luft in der Nacht dankbar“, sagt Bernie. „Außerdem muss ich alle paar Stunden aufs Klo.“ Sie klingt etwas besorgt.

Nachts allein durch das Camp zu schleichen, wäre auch für mich kein verlockender Gedanke. „Ich bin froh, dass du unseren Zelteingang im Falle ungebetener Gäste verteidigen wirst, liebe Bernie“, erwidere ich lachend, um sie aufzumuntern.

Ana hat schon einige größere Naturexpeditionen miterlebt. Sie schnappt sich gleich die andere Ecke am Eingang. „Wenn ein Bär hier hereinkommen will, werde ich ihn durch lautes Singen vertreiben. Oder vorher schon durch mein entsetzliches Schnarchen“, erklärt sie.

Ich wende mich beruhigt wieder den Inhalten meines Seesacks zu. An die rostigen Nägel in den Holzverstrebungen hänge ich meinen Kompass mit Höhen- und Temperaturmesser sowie meine Digitalkamera, Cowboyhut, Sporen und Bärenabwehrspray. Dann hole ich meinen praktischen Kosmetikbeutel hervor, den man zu einem kleinen Taschenregal aufklappen und ebenfalls an einem Nagel aufhängen kann. Ein klein

wenig Körperpflege muss ja schließlich sein bei all den attraktiven Cowboys hier. Ich bin froh, doch noch ein kleines Fläschlein Wimperntusche in einer Seitentasche zu finden und ein Pröbchen meines liebsten englischen Parfüms, den Duft „London" von Burberry.

Die Maultiere haben zusammenklappbare Feldbetten aus Aluminium mitgeschleppt, die wir uns nun in unseren jeweiligen Schlafecken aufstellen. Amy meinte, wir würden sie brauchen, falls es regnen sollte und das Wasser dann durch die leicht abschüssigen Zelte ohne Boden rauscht. Ich lege meine hauchdünne, eben aufgeblasene Isomatte auf mein Feldbett und packe beide Schlafsäcke aus, die ich fest schüttle und dann ineinanderstecke, um für die eisige Nacht gewappnet zu sein. Ach, es ist gemütlich in meinem Eckchen.

Doch an Ausruhen ist noch lange nicht zu denken. Eine dicke Staubschicht klebt auf meiner Haut, die Farbe meiner Kleider ist nicht mehr zu erkennen, und mein dunkelbrauner Zopf ist grau. Für eine Katzenwäsche habe ich mehrere Packungen feuchte und in Alkohol getränkte Tücher aus der Drogerie mitgebracht. Diese haben sich schon vor Jahren im staubigen Afrika bewährt, als ich mit einem kleinen grünen Igluzelt, meinen drei Freundinnen Benita, Eva und Marie-Pierre unterwegs auf Safari war. Diese Methode liefert ausreichend Hygiene und ist zudem auch schnell durchgeführt (auf teuflisches Brennen am Allerwertesten bei Anwendung der Tücher auf Schürfwunden möchte ich an dieser Stelle hinweisen!).

Doch bei der dicken Dreckschicht auf meiner Haut reicht keine Anwendung von feuchten Tüchern aus. Hier hilft nur noch der eisige White River. Also schnappe ich meinen Waschbeutel, Wassersandalen, Haarwaschmittel, mein orangefarbenes Handtuch (grelle Farben sollen Bären vertreiben) und das Bärenabwehrspray und stapfe zum Fluss.

SCHON DER SUN RIVER, den wir heute Mittag überquert haben, hat mich schwer beeindruckt. Aber auch der etwas schmalere White River schlängelt sich imposant durch das steile Tal. Er windet sich um riesige Felsbrocken und formt an vielen Stellen größere Pools mit leuchtend türkisfarbenem Wasser darin, in denen sich Forellen tummeln. Die Ufer sind gesäumt von Beerenbüschen, Blumen in allen Farben, Nadelbäumen und zahlreichen Birken. Alles ist so unberührt, so sauber, nirgends liegt Abfall oder sonst irgendein Hinweis auf menschliche Zivilisation.

Ich lege mein leuchtendes Handtuch gut sichtbar über die Steine und ziehe meine Kleider über dem grellgrünen Bikini aus. Nacktbaden erlaube ich mir nicht, kenne ich doch die Prüderie der Amerikaner. Das Bärenabwehrspray lege ich griffbereit neben meine Kleider – bislang bin ich mir noch gar nicht sicher, wie man das Ding bedient.

Plötzlich kommt mir Amys Aussage wieder in den Sinn, dass sich der White River aus den Schneefeldern der höheren Gebirgszüge bildet. Dies stelle ich nun schockiert selbst fest, als mir das eisige Wasser bis zum Knie heraufreicht und so kalt ist, dass es wehtut. Tapfer steige ich in die Fluten und halte beim Eintauchen meines Kopfs die Luft an.

O Gott, o Gott, wie furchtbar. Es fühlt sich an, als ob mein Herz zu schlagen aufhört, und ich kann kaum atmen. Zügig schnappe ich mir das Shampoo auf dem Felsen und schäume drauflos. Danach lege ich mich flach mit dem Rücken aufs Wasser, um nicht den ganzen Körper ins eisige Wasser zu tauchen, und spüle das Haarwaschmittel aus. Es hat sich eine trübe Brühe um mich gebildet, und ich bedaure sehr, das Wasser mit Seife zu verschmutzen. Amy hatte darauf hingewiesen, dass wir biologisch abbaubares Shampoo mitbringen sollten. Ich habe solche Spezialprodukte in Deutschland aber nicht finden können. Auch muss ich meine dunkelbraune Mähne irgendwie wieder durchkämmen können. Also reibe ich gleich noch eine Spülung in die Haare, was leider zusätzlich zur Wasserverschmutzung beiträgt. Dann hechte ich, so schnell ich kann, aus dem Wasser und setze mich zum Trocknen in die warme Abendsonne auf einen Stein.

Ich lausche den Vögeln, dem Pfeifen der kleinen Erdhörnchen und dem fröhlichen Gurgeln des Flusses. Was für ein wunderbar friedlicher Abend.

AMY BRÄT auf der Feuerstelle ein Hühnerbrust-Barbecue mit Kartoffelbrei. In einem riesigen gusseisernen Topf backt sie noch einen Rührkuchen, ebenfalls über dem offenen Feuer. Sie richtet Fertigsalat aus Tüten her, über den sie reichlich Mayonnaise gibt, bis man vom Salat nichts mehr sieht – ja, so lieben es die Amerikaner. Ich helfe Amy, den langen Holztisch im Zelt mit Campinggeschirr aus Plastik und Aluminium zu decken.

„Warum können wir nicht unter der Tanne dort essen?“, frage ich sie mit sehnsüchtigem Blick nach draußen.

„Da hätten wir nicht lange Freude am Essen, die Bären und Kojoten würden sofort auf uns aufmerksam werden, und dieses Risiko möchte ich lieber nicht eingehen.“

Ein schlagendes Argument. Amys Sohn Tom kommt zusammen mit seinem Großonkel Ray zu einer kurzen Trinkpause ins Zelt. „Wir müssen noch einmal los und die Pferde zu einer höher gelegenen Weidefläche treiben“, sagt Ray. Er ist der Bruder von Mountain Man Ron. Ihn konnte ich noch nicht genau in Augenschein nehmen, weil er bislang am Ende unseres Trosses ritt. Ich schaue Ray überrascht an, und er erklärt lachend:

„Unsere Pferde versorgen sich selbst. Aber hier unten im Tal gibt es zu wenig Gras für alle.“

Da es bis zum Essen noch ein wenig dauert, gehe ich mit Ray und Tom zur Pferdekoppel und schaue zu, wie Ray dem Leittier, einem unauffälligen braunen Wallach, eine Glocke um den Hals hängt. Dann öffnet er das Gatter der Koppel, und die stattliche Herde stürmt befreit von jeglichem Zaumzeug hinaus. Es ist ein so wunderschöner Anblick, dass er sich mir für immer einprägen wird.

HUNGRIG vom gnadenlosen Teufelsritt sitzen wir schließlich alle um den gedeckten Tisch und schaufeln freudig *grilled chicken and mashed potatoes* in uns hinein. Die Tischmanieren machen Pause, alle plaudern mit vollem Mund eifrig über ihre Erlebnisse des Tages. Dagmar neben mir verkündet in holprigem Englisch, dass sie nach ein paar Stunden im Sattel viel besser mit ihrem Pferd Janson zurechtgekommen ist als noch auf den ersten paar Meilen. „Ich habe mich jetzt schon in Janson verliebt“, ruft sie über den Tisch, „er hat so viel Charakter und einen ganz eigenen Willen!“ Amy erzählt, dass Janson ein echter Mustang ist. Dass Dagmars Ross alles andere als gehorsam ist, konnte ich gut beobachten, weil sie meist dicht hinter mir ritt.

Warum Amy ihren Mustang gerade der unerfahrensten Reiterin der Gruppe gegeben hat, ist mir völlig unklar und erscheint mir auch fahrlässig. Janson gefährdete mehrere Male die Sicherheit der ganzen Gruppe. Er war auf den steilen Gebirgspfaden regelmäßig eigenmächtig losgerannt und in das Pferd vor ihm hineingebrettert. Einmal auch in Greenlegs. Dies führte jedes Mal zu einem Tumult unter den Pferden, was an den steilen Abhängen extrem ungünstig war.

Vom Hühnchen und dem Kartoffelbrei bleibt kein Rest übrig, fast alle nehmen nach und scheinen eine große Portion zu vertragen – und für den Nachtisch ist immer noch Platz. Für jeden gibt es ein Stück Rührkuchen, den knallroter Zuckerguss ziert. „Lasst euch den Red Velvet Cake schmecken – eine Spezialität hier bei uns in Montana“, sagt Amy.

„Ah, roter Samtkuchen“, nuschelt Ulf und versucht zu lächeln, während er unglücklich auf dem harten Stuhl hin und her rutscht. Auch er will sich die Schmerzen vom langen Ritt anscheinend nicht anmerken lassen, aber wir wissen alle, wie es den anderen geht.

Nach dem Essen bin ich mit Ron und Ray für den Abwasch eingeteilt und reibe brav mit einem kleinen karierten Handtuch die Teller trocken. Die beiden urtümlichen älteren Männer tragen nach wie vor ihre Cowboyhüte, dazu knallgelbe Gummihandschuhe bis unter die Ellenbogen, und zwischen ihren Zähnen klemmt lässig ein Grashalm. Belus-

tigt blicke ich aus den Augenwinkeln zu den beiden hinüber und beobachte, wie sie in den Plastikwannen mit dem Campinggeschirr hantieren und ihre Sporen bei jedem Seitwärtsschritt melodiös an den Stiefeln klirren.

Dann räumt Ron die trockenen Teller in den Schrank. Er wiegt seinen Oberkörper bei jedem Schritt stark nach links und rechts, so als sei seine Hüfte vom vielen Reiten über die Jahre steif geworden. Seine Beine haben eine solch ausgeprägte O-Form, dass Ron jedem deutschen Fußballer Konkurrenz machen würde. Das O-Bein-Vorurteil bei Cowboys ist also nicht nur einfach eine aus der Luft gegriffene Geschichte, stelle ich höchst amüsiert fest.

Gespült wird übrigens mit kochendem Wasser und einem guten Schuss Chlor darin, also kein Spülmittel mit sanfter Hautpflege. „*We don't want anybody to catch anything out here, being so far away from town*", erklärt Amy. Recht hat sie, ohne Arzt in der Nähe sollten wir uns möglichst keine Bakterien einfangen und gesund bleiben!

Am Abend sitzen wir in der Dämmerung auf Campingstühlen und Baumstümpfen um das Lagerfeuer herum, dick eingesprüht mit hochgiftigem Moskitospray, und trinken Budweiser Beer aus der Dose oder Quellwasser mit Zitronenlimonadenpulver. Unsere kleine Reisetruppe lernt sich langsam kennen.

Die Männer der Familie Henderson sind noch etwas zurückhaltend und misstrauisch mir gegenüber. So meine ich in ihren Gesichtern große Fragezeichen zu erkennen. Was will diese seltsame Frau aus dem fernen Europa bloß hier? Ganz allein ist sie angereist und stellt so viele Fragen …

Mit Tom, Amys Sohn, komme ich viel leichter ins Gespräch. Er ist nicht nur Farmer, sondern seit Kurzem auch Lehrer an der Augusta Highschool, war schon Schulbusfahrer, ist ein preisgekrönter Rodeoreiter und in den Schulferien Wildnisführer. Jim spendiert noch eine Runde Whisky als Schlaftrunk, den er aus seiner Thermoskanne in die Kaffeebecher schüttet. Dann brechen wir vier Teufelsreiterinnen zu unserem Schlafzelt auf.

Ich stopfe mir meine mitgebrachten gelben Flugzeugohrenstöpsel in die Ohren, ziehe die Alaska-Skiunterwäsche noch etwas höher über die Hüften, denn es wird gut unter zehn Grad Celsius gehen heute Nacht. Über die Skiunterwäsche ziehe ich noch eine saubere Jeans und eine dicke Fleecejacke mit Kapuze, die ich mir über dem Kopf festknote. Die dicken handgestrickten Wollsocken meiner Großmutter kommen auch zum Einsatz, und ich krieche mit Wonne in meine zwei Schlafsäcke. Außerdem habe ich mir noch eine Wärmflasche hergerichtet, mit dem restlichen Wasser aus der großen Eisenkanne, die Amy für Tee und Kaf-

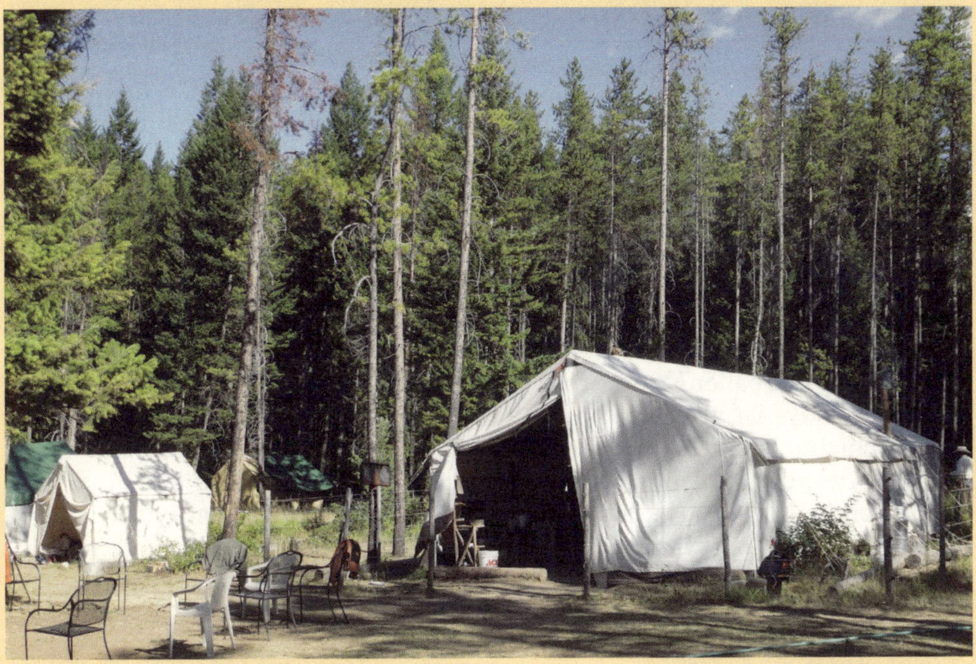

Unser Küchenzelt im White River Camp ist eingezäunt, um ungebetene Gäste – beispielsweise Bären – abzuhalten.

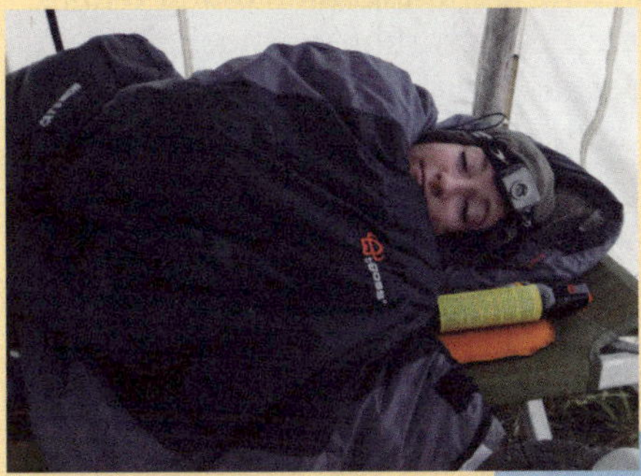

Dick eingemummelt zum Schlafen. Das Bärenabwehrspray liegt immer griffbereit.

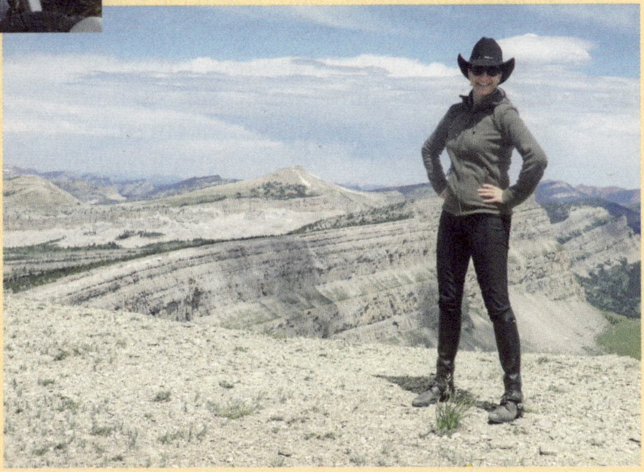

An der steilen Kante der Chinese Wall

fee ins offene Feuer gestellt hatte. Die Wärmflasche mit dem plüschigen Überzug klemme ich mir zwischen die Beine.

Neben meinem Kopf befindet sich ein runder Holzblock als Nachttisch, der einfach von einem Baumstamm abgesägt wurde. Darauf habe ich meine Taschenlampe gelegt, deren Akku man mit einer Kurbel aufladen muss, schließlich gibt es hier draußen keinen Nachschub an Batterien. Daneben ist gut greifbar das Bärenabwehrspray platziert, und dann … bin ich auch schon eingeschlafen.

Als ich am nächsten Morgen aufwache, sind alle Mitbewohnerinnen schon aus dem Zelt verschwunden. Das war der Schlaf der Gerechten – zehn Stunden lang, ich fühle mich ausgesprochen erholt. Flott ziehe ich mir etwas über und marschiere zum Küchenzelt.

Es ist traumhaftes Wetter. Die Morgensonne wirft ein rotgoldenes Licht auf den Wald und unsere Lichtung, und ich gewinne einen ganz neuen Eindruck von dieser Gebirgslandschaft. Die grauen Felsen, die das Tal bis in den Himmel hoch einzurahmen scheinen, funkeln wie rötlich leuchtende Edelsteine. Ein paar meiner Reisekollegen sitzen mit ihren Kaffeebechern vor dem Küchenzelt in der Sonne.

„Meine Güte, Julia, du hast letzte Nacht wahrhaftig etwas verpasst!“, ruft mir Ana schon von Weitem entgegen. Meine Mitbewohnerinnen erzählen, was während meines Tiefschlafs geschehen ist. Es waren wohl irgendwo im Zelt noch ein paar Kekse versteckt, vermutlich in der Seitentasche eines Rucksacks, was uns Tucker streng verboten hatte, und ein junger Bär hatte sie gerochen und seine Nase zum Zelt hereingesteckt. Ana, die gerade zur Toilette wollte, hatte das bemerkt und Alarm geschlagen. Die tapferen Mitbewohnerinnen gingen daraufhin laut schreiend mit ihren Taschenlampen auf den Bären los, um ihn zu vertreiben. „Ich habe in der Aufregung ganz vergessen zu singen“, fügt Ana noch hinzu. „Ich habe nur wie am Spieß geschrien.“ Die drei schauen mich erwartungsvoll an, die Aufregung ist ihnen immer noch ins Gesicht geschrieben.

Ich kann, was selten vorkommt, erst einmal gar nichts sagen. „Das … das muss an den Flugzeugohrenstöpseln gelegen haben. Ich habe rein gar nichts gehört“, sage ich zu meiner Entschuldigung.

Ich streife mit einer Blechtasse Kaffee à la Wildwest-Spülbrühe in der Hand ein wenig durch das Camp und schlendere hinab zum Fluss, um mich dort auf einen Stein zu setzen und meinen Kaffee zu trinken – vielleicht habe ich am Ufer mehr Glück, auf einen Bären zu stoßen.

Hier am White River wird mir so langsam klar, dass ich mich wirklich mitten im Herzen der amerikanischen Wildnis befinde, jenseits jeglicher Zivilisation, fern von einfach allem. Hier kann mich niemand finden,

niemand erreichen oder wegholen. Es gibt nur die Pferde, die Hunde und meine kleine Reisegruppe.

Das energische Läuten der Glocke im Küchenzelt reißt mich aus meinen Gedanken. Zeit fürs Frühstück.

Es ist unglaublich, aber die Maultiere haben palettenweise Eier über die Berge geschleppt, und es gibt in rauen Mengen Rührei mit Speck und Buttertoast mit Marmelade. Ohne ihre Rühreier gehen die Amerikaner wohl gar nirgends hin. Die Eier waren zwischen Pappe und Schaumstoff eingehüllt in Alukisten verpackt, es befinden sich Hunderte davon im Kühlschrankzelt. Ich wollte ja in der Wildnis mal etwas weniger essen und vielleicht ein paar Pfunde loswerden. Dies scheint bei Amys hervorragender Campküche aber nicht zu funktionieren.

Auf dem groben Holzesstisch im Küchenzelt stehen für das Frühstück zudem noch etliche Flaschen an Fertigsoßen – von Tabasco bis Barbecue, von *corn syrup* bis zur Blaubeersoße, und natürlich darf Ahornsirup nicht fehlen –, die Amerikaner kippen sich fast alles auf ihr Essen und alles durcheinander.

Nach dem Frühstück schnappe ich mir das letzte heiße Wasser aus der eisernen Kaffeekanne und richte mir in meiner alten Safariflasche eine Tagesration Pfefferminztee her. Dies, so habe ich im afrikanischen Busch gelernt, ist das beste Getränk für die Wildnis, da das Wasser sauber und abgekocht ist und die Minze herrlich den Magen beruhigt.

Mit Jim durch die Wildnis

Die Pferde brauchen nach dem Kamikazeritt von gestern eine Ruhepause, sie dürfen in den Wäldern bleiben und sich ordentlich am Gebirgsgras satt essen. Zu trinken gibt es dort oben auch genug, überall sind kleine Bäche und Teiche.

Heute dürfen also alle machen, was sie wollen. Das Ehepaar Don und Kathy, die sich bisher immer ein wenig abseits der Gruppe gehalten haben, möchte sich unten am White River dem *fly fishing* widmen. Ich erfahre jetzt erst, dass meine Zeltmitbewohnerin Bernie Kathys Schwester ist. Don und Kathy sind noch nicht lange verheiratet und machen hier draußen eine Art Wildnis-Honeymoon. Nun stehen Don, Kathy und auch Bernie in hohen Gummistiefeln und mit Cowboyhut vor mir, jeder mit einer Angelausrüstung in den Händen.

„Wollt ihr wirklich Fliegen angeln gehen?“, frage ich sie perplex.

Die drei lachen. „Fly Fishing ist eine sehr ernste Angelegenheit in diesem Land!“, sagt Don mit gespielter Strenge.

„Komm doch mit uns, Julia, dann siehst du, wie es gemacht wird“, schlägt Bernie vor, und Don und Kathy nicken zustimmend.

Ich muss mich nicht lange überreden lassen. „Sehr gern!“

Auf dem Weg hinunter zum Fluss befrage ich Don dann ausführlich, was es mit dem Fliegenfischen auf sich hat. Er erklärt, dass bei dieser besonderen Art des Angelns eine künstliche, aber sehr bewegliche Fliegenattrappe, meist in einer schillernden Farbe, an eine ungewöhnlich schwere, lange und biegbare Angelschnur gebunden wird.

„Aber das wirklich Besondere am Fly Fishing ist die Art und Weise, wie man den Köder ins Wasser wirft. Na, du wirst es ja gleich sehen“, erklärt Don und lacht.

Eine ganze Weile stapfen wir zusammen am Flussufer entlang. „Schaut mal, dort drüben ist ein guter Platz!“, ruft Bernie, die mit ihrer Schwester vorausgegangen ist.

Für einen Laien wie mich ist in erster Linie die Anmut beeindruckend, mit der Don die Angelleine auswirft. Er schwingt die Rute samt Schnur in einer raumgreifenden Schleife durch die Luft. Dies erfolgt nicht etwa in einer einzigen Wurfbewegung, Don wirbelt die riesige Schleife mehrere Male hin und her, dabei funkelt die Leine silbern in der Sonne. Erst als Don überzeugt ist, den Köder an der richtigen Stelle im Fluss platzieren zu können, wirft er ihn kraftvoll aus. „Man muss die Fliege dem Fisch direkt vor die Nase setzen!“, ruft Don begeistert. Er hat für einen kurzen Moment wohl vergessen, dass lautes Rufen die Fische vertreibt.

Auch Kathy und Bernie beziehen ihre Plätze zwischen den Felsen im Fluss. Das Auswerfen der Angeln mit der glitzernden Leine hat auch bei ihnen geradezu etwas Magisches, wie ein Strahl aus Licht, der aus einem Zauberstab hervorschießt, wie ein Tanz aus Sonnenstrahlen. Dann kehrt die Ruhe ein, die zum Angeln einfach dazugehört. Ich sitze auf einem flachen Stein am Ufer und nehme mir vor, das Ganze auch zu erlernen, schließlich macht es Sinn, sich zur Not in der Wildnis selbst versorgen zu können.

Nach ein, zwei Stunden verlasse ich die drei und wandere in einem gemächlichen Schritt zurück zum Camp. Ich muss an die Zeit zurückdenken, in der ich abends oft noch auf dem schönen Sandplatz bei Tübingen geritten bin, unterhalb der Wurmlinger Kapelle. Damals hatte ich regelmäßig einen ähnlich meditativen Zustand erlebt, wie ihn die Angler wohl kennen. Dann wurde ich ganz eins mit meinem Reittier und der Nacht, die mich umgab, mit den duftenden Getreidefeldern um

mich herum und den Rufen der Eulen im angrenzenden Wald. Auch ich kannte diesen Zustand höchster Konzentration, gekoppelt mit absolutem Loslassen, wenn alles um einen herum verschwindet und nur noch der Moment, das Erleben, das Sein zählen.

Die Reiterei in ihrer Perfektion ist für mich durchaus so zu verstehen, wie sie schon vor Jahrhunderten beschrieben wurde – der Menschenkörper wird eins mit dem Pferdekörper. Es ist auf einmal so, als ob man selbst mit hoher Geschwindigkeit galoppieren und über weite Gräben springen kann und als ob nur noch die menschlichen Gedanken das Pferd steuern, man nimmt die eigenen Befehle nicht mehr wahr, denn die beiden Körper sind wie zu *einem* perfekten Körper geworden, der die Eigenschaften des Menschen mit denen des Pferdes vereint.

In meinem Innersten habe ich immer gewusst, dass man zur Natur und zur Erde, auf der man steht, einen besseren und intensiveren Zugang findet, wenn ein Pferd dazwischengeschaltet ist. Auch mit Greenlegs hatte ich schon ein paar solcher Momente der Verbundenheit mit der Natur empfunden, als wir über die Gebirgspfade entlang steiler Abhänge geritten waren. Wie wir uns beide wie von selbst einen Weg um die zerklüfteten Felsen bahnten und wie wir uns mühelos an den tödlichen Abhängen entlangschlängelten, all das mit einem Gefühl tiefen Vertrauens und dem Wissen, dass wir in unserer Verbundenheit für diese Landschaft wie geschaffen sind. Ich kann es kaum erwarten, dieses Gefühl auf meiner Reise wieder und immer wieder zu erleben.

Am späten Mittag kehren auch Don, Kathy und Bernie fröhlich ins Camp zurück – von Fischen keine Spur. Es gibt in dieser Gegend die strenge Regel, dass nur junge und kleine Fische gegessen werden dürfen. Ab einer bestimmten Größe muss man sie wieder hineinwerfen, damit sie zur Arterhaltung beitragen können, da wohl nur die großen unter ihnen die besten Erbanlagen sicherstellen. Doch auch kleinere Fische haben die drei nicht mitgebracht.

„Julia, du glaubst nicht, was uns am Fluss vorhin noch passiert ist!“, ruft Bernie und kommt auf mich zugestürmt. „Wir wurden von einem Bären überrascht, von einem mächtig großen! Wir hatten unseren Fang in einem Eimer am Ufer stehen, da kam dieser braune Riesenbär plötzlich aus den Büschen. Er hatte wohl den Fisch im Eimer gerochen. Kathy wurde panisch, aber Don konnte sie beruhigen.“ Inzwischen steht ein kleines Grüppchen um uns herum, alle wollen die Geschichte von dem Bären hören. „Er war riesig, nicht wahr, Don?“

„Ja, das war kein Jungbär mehr. Zum Glück hatte er sein Frühstück schon gegessen, sonst wären wir vielleicht jetzt nicht hier“, sagt Don.

Ich kann es nicht fassen. Jetzt ist mir schon der zweite Bär durch die Lappen gegangen!

ZUM GEMEINSAMEN SPÄTEN MITTAGESSEN gibt es einen traumhaften Eintopf aus Rindfleisch, Karotten, Sellerie und Kartoffeln – gekocht in einem der großen gusseisernen Töpfe, die man ins offene Feuer stellt, einem *dutch oven*. Mit höchst zufriedenem Lächeln setzt sich Jim neben mich. „Zu Hause bekomme ich nie so gute Kost“, sagt er und greift nach dem Besteck. „Ich bin ein ziemlich schlechter Koch.“

Verständnisvoll nicke ich ihm zu. „Amy ist aber auch eine wirklich hervorragende Campköchin“, erwidere ich.

Jim, den ich auf um die siebzig schätze, hatte beim Frühstück schon angekündigt, eine Wanderung hinauf zum Gladiator Mountain und zu den Wasserfällen machen zu wollen. Während der Morgenstunden war er allerdings damit beschäftigt gewesen, seine zahlreichen Jagd- und Taschenmesser zu schleifen.

Ich frage ihn nach dem Essen, ob er seine Wanderung heute noch in Angriff nehmen möchte und ich ihn begleiten darf. Jim freut sich und lässt mich gern mitkommen.

GEMÄCHLICH stapfe ich nun hinter Jim den Berg hinauf, der sich für einen schmalen Pfad entlang des White River entschieden hat, in Richtung eines Wasserfalls namens Needle Falls. Wir marschieren und marschieren zwischen Bäumen und Sträuchern, Kiefern und Föhren, Fichten und Tannen, Birken und Pappeln.

Die Erde unter unseren Füßen ist sandig und trocken, und überall wachsen Beeren, die ich mir im Vorbeigehen pflücke. Kein Wunder, dass es den Bären hier so gut gefällt. Es gibt süße Blaubeeren, im Englischen *huckleberries* genannt, eine Himbeerart, die sich vor allem durch die Größe ihrer Früchte hervortut, und auch viele Sträucher mit winzigen Stachelbeeren. Das Aroma jeder einzelnen Beere ist unglaublich. Jim und ich plaudern über Gott und die Welt, und ich merke gar nicht, wie weit wir schon ins Gebirge vorgedrungen sind.

Der Pfad wird immer steiler und anstrengender, doch ich lasse mir die Begeisterung für die Natur um mich herum nicht nehmen. Jim hofft auf einen grandiosen Ausblick auf die berühmten Needle Falls und marschiert stoisch den Berg hinauf. Trotz aller Beschwerden könnte ich immer so weiterwandern. Ganz unverhofft verbreitert sich der sandige Pfad, und wir kommen auf einer Art natürlicher Aussichtsplattform an, deren Felskante über dem Abgrund nur mit ein paar Stachelbeerbüschen umsäumt ist. Hinter den Büschen geht es senkrecht hinab in das White-River-Tal.

Jim hat sich nicht umsonst gefreut, der Blick auf den Wasserfall und den gewaltigen White River, der sich von hier oben wie ein Rinnsal durch die Landschaft schlängelt, raubt mir fast den Atem.

„Komm, Julia, wir stärken uns erst einmal!“, schlägt Jim mir vor, und wir suchen uns ein paar Felsen, die herrliches Panorama und gute Sitzflächen bieten. Jim kommt ins Erzählen.

Dass es nicht seine erste Expedition im Sattel über die Rocky Mountains ist, hatte ich schon mitbekommen. Er ist mit unseren Outfitters, der Familie Henderson, nun zum dritten Mal unterwegs, erzählt er. Er verrät mir, dass er sonst wie ein Einsiedler allein in einer Blockhütte in den Wäldern des Staates Washington lebt, nur mit einem Hund als Gefährten, denn sein Pferd musste er vor Kurzem abgeben.

„Meine Frau ist vor drei Jahren an Krebs gestorben, daraufhin habe ich mein Leben in der Stadt aufgegeben. Ich musste in die Wildnis.“ Der Schmerz über den Verlust macht seine Stimme für einen Moment brüchig. Dann fährt er mit fester Stimme fort: „Aber immer nur allein zu sein, das bekommt mir nicht, deshalb nehme ich manchmal an den Expeditionen der Hendersons teil. Ich bin mit ihnen schon lange befreundet und habe viel mit ihnen gemeinsam.“

Jim erzählt mir noch von seinen Söhnen, die sich liebevoll aus der Ferne um ihn kümmern, von der Zeit, als sie noch klein waren, als die Familie noch zusammen war. Er kommt ins Träumen, und ich lausche seinem klangvollen und melodiösen Amerikanisch, während ihn die Erinnerungen an sein altes Leben einholen.

Jim ist ganz sicher nicht der Einzige unserer Gruppe, der hierhergekommen ist, um seine Gedanken zu sortieren und vielleicht auch Wunden der Vergangenheit zu heilen. Jim ist für mich viel mehr als der typische Amerikaner mit einem großen Herzen, gesundem naivem Idealismus und einem tiefen Glauben an das Gute – er ist bei dieser Wanderung für mich zu einem Seelenverwandten geworden, zu einem *soulmate*.

„Meine Güte, Julia, jetzt habe ich dir meine halbe Lebensgeschichte erzählt“, sagt Jim, während er ächzend aufsteht. „Du hast mir von dir noch überhaupt nichts verraten.“

„Ach, das holen wir nach“, antworte ich, „wir sind ja noch eine Weile zusammen unterwegs.“

Während des Abstiegs sprechen wir weniger miteinander, beide sind wir tief in unsere Gedanken versunken.

Die Amerikaner sind meist so offen und authentisch, so gar nicht verschlossen und verbohrt, wie man es oft unter uns kühlen Deutschen erlebt. Und zu der viel zitierten Oberflächlichkeit kann ich nur sagen – nein,

oberflächlich sind sie wirklich nicht. Sie sind nur kurzweilig, mit Herz und Seele im Gespräch und ganz eins mit dem eben getroffenen fremden Menschen, und dann im nächsten Augenblick schon wieder weitergezogen, zu neuen Bekanntschaften, neuen Erfahrungen und Gesprächen.

Mir kommt es auch so vor, als würden die Amerikaner mehr zu sich selbst stehen, sie sind stolzer auf das, was sie tun, und wenn sie als Lastwagenfahrer oder Farmer arbeiten. Man schaut weniger auf seine Mitmenschen hinab als bei uns, gönnt sich gegenseitig den Erfolg und auch den Wohlstand und verzeiht sich Misserfolge großzügiger. Dieser *American way of life* liegt mir schon sehr. Ich fühle mich auf diesem Kontinent besser aufgehoben als zu Hause im Schwabenland. Ich fühle nicht erst heute zum ersten Mal ganz tief in meinem Bauch, dass ich weit besser auf diese Seite des Atlantiks passe.

Mit dieser für mich wichtigen und tief greifenden Erkenntnis tauche ich aus der Wildnis auf, neben mir schlendert Jim.

Zurück im Camp kommt Bernie mit nassen Haaren um die Zeltecke marschiert und schwärmt von der herrlichen Dusche, die sie soeben hatte.

„Wie, du hast geduscht?“, frage ich.

Bernie führt mich in den Wald hinter das Küchenzelt, wo aus ein paar Baumstämmen und einer Plane eine Art Badezimmer errichtet worden ist. Vom Baum herunter hängt ein Haken, an dem ein Sack aus schwarzem Gummi samt Schlauch und Duschkopf hängt. Der Sack enthält Flusswasser. Nach dem Einfüllen legt man ihn in die Sonne, und die schwarze Gummiaußenhülle erhitzt das Wasser. Man muss das Wasser vor dem Duschen sogar ein wenig abkühlen lassen, da es sonst zu heiß wäre. Auf dem Boden unter dem Sack befindet sich eine Art Rost aus dünnen Fichtenstämmen, damit das Wasser abfließen kann und man nicht im nassen sandigen Waldboden steht.

Es ist nicht zu glauben, da erfriere ich fast im wilden White River und riskiere Unterkühlung und Bärenbiss, und hier oben duscht meine Mannschaft genüsslich mit heißem Wasser. Die Badeaktion von gestern Abend hat mir allerdings den Titel *the German pioneer lady* eingebracht, den ich stolz die nächsten Wochen verteidigen werde.

Nach dem Abendessen mit Rinderbraten in Zwiebelsud und einem selbst gebackenen Zitronenkuchen samt dicker Zuckergussschicht setze ich mich wieder auf einen großen Stein am Ufer des White River und lausche dem Gurgeln des Wassers. Es ist warm, und die Abendsonne hüllt das graue Gebirge in rotgoldenes Licht, in den Baumwipfeln zwitschern die Vögel ihr Abendlied.

Ich lasse meine Füße ins Wasser baumeln und habe das Bärenabwehrspray zur Sicherheit neben mich gelegt. Still hänge ich meinen Gedanken nach, sehe das Schwabenland, meinen Arbeitgeber, meine Freunde vor mir. Alles ist nach nur zwei Tagen in der Wildnis wie ein Lichtjahr entfernt.

Hier am Ufer des White River wird mir bewusst: Die Zeit in diesem Universum ist nicht nur relativ, sondern auch das menschliche Zeitgefühl höchst variabel und situationsabhängig. Die Tage hier draußen werden zu Wochen, die Wochen zu Monaten. Es gibt kein Vorgestern und kein Übermorgen, es gibt nur das Hier und Jetzt am White River. Hier draußen lasse ich mich treiben, beobachte aufmerksam aus der Stille heraus, lasse geschehen, nehme an. Ich will immer so weiterreiten, nie wieder aufhören, Reiten durch die Unendlichkeit.

Mein verträumter Blick fällt zur Seite auf mein Bärenabwehrspray neben mir. Ich trage es stets brav bei mir, habe aber immer noch keine Ahnung, wie man es bedient. Ich nehme es in die Hand und befreie es vom Gummiband, das den vermeintlichen Abzug vor allzu viel Beweglichkeit schützt.

Eigentlich könnte es nicht schaden, das Ding mal auszuprobieren. Ich stelle mich entschlossen ans Ufer, drücke auf den roten Hebel, und es haut mich auf einen Schlag fast nach hinten um. Meine Hand schnellt nach oben, und mit roher Gewalt schießt eine orangefarbene Gaswolke aus der Flasche hervor, die eine solche Wucht mit sich bringt, dass sich der leuchtende Strahl fast über das ganze Flussbett erstreckt.

Ich bin völlig perplex. In Bruchteilen von Sekunden merke ich, dass der Gasstrahl durch den schräg abwärtsgerichteten Einfallswinkel und die enorme Wucht vom Wasser zurückgeworfen wird und der Schuss im wahrsten Sinne des Wortes nach hinten losging. Und schon bin ich selbst in orangefarbenes Gas eingehüllt, ich spüre brennendes Stechen auf der Haut und in den Augen.

Das Gas verätzt mir die Haut, und ich werfe mich entschlossen in den Fluss. Keine Kälte und keine Strömung sind mehr von Bedeutung, ich wasche wie besessen mein Gesicht und meine Augen aus. Wieder und wieder tauche ich meinen Kopf unter die eisige Wasseroberfläche, meine Ohren schmerzen, als seien sie mir abgerissen worden, meine Gesichtsmuskulatur kann nicht mehr bewegt werden, aber es hilft alles nichts. Es dauert eine gute halbe Stunde, bis ich das Gefühl habe, nur noch ein leichtes Brennen in den Augen und auf dem Gesicht zu verspüren. Meine Beine und mein Unterleib sind taub und abgefroren, und auch meine Hände haben kein Gefühl mehr.

Was für eine Dummheit! Ich stapfe triefend ans Ufer. Benommen

torkle ich über die Felsen und Steine, wähle zum Trocknen meinen bewährten Felsen aus. Hoffentlich kommt jetzt kein Bär vorbei, nachdem das Spray fast verschossen ist. Aber von der Wirksamkeit der Bärenabwehrwaffe bin ich allemal überzeugt.

SPÄTER beim abendlichen Lagerfeuer erzähle ich kleinlaut von meinem Missgeschick, nur um großes Gelächter zu provozieren und wenig Mitleid zu ernten. Lediglich Tucker bleibt ernst und erzählt, wie einst im Winter sein Bärenspray in der Satteltasche durch die klirrende Kälte und den Unterdruck im Gebirge geplatzt ist und er sich samt Pferd verätzt hatte. Auch er hatte ähnliche Panikattacken und musste seine Augen mit Schnee auswaschen und auch die Augen des Pferdes. Dann erzählt er noch, dass seine feuchten Kleider mit dem Gas reagiert haben und er Verbrennungen an den Beinen davontrug. Erst jetzt fällt mir auf, dass meine Beine immer noch ordentlich brennen, ich dies aber vor lauter Erleichterung über die genesenden Augen gar nicht beachtet habe.

Ich düse in mein Zelt und ziehe die Hosen aus, um festzustellen, dass meine Beine krebsrot sind und deutlich verätzt. Ich wasche sie noch einmal gründlich im Fluss, aber der Zustand bleibt, ich habe eine ordentliche Verbrennung davongetragen.

Die ganze Nacht liege ich wach in meinem Zelt, weil mein kompletter Körper so scheußlich brennt und sticht.

Was haben Wildnis-Ranger Ray und ich gemeinsam?

Seit einigen Tagen bin ich nun schon in den Rocky Mountains mit Greenlegs, der Familie Henderson und den anderen acht Wildwest-Getreuen unterwegs. Das Gebirge scheint mir jegliches Zeitgefühl genommen zu haben. „Was haben wir heute für einen Wochentag?“, frage ich Dagmar regelmäßig, aber mittlerweile ist auch sie nicht mehr auf dem Laufenden.

Überhaupt scheint in mir etwas vorzugehen, das ich noch gar nicht richtig einordnen kann. Stand ich mit Greenlegs bisher als eine der Ersten morgens hellwach in der Pferdekette, um beim Losreiten den Platz gleich hinter Ron zu haben, so lasse ich an diesem Tag allen anderen den Vortritt und fädle mich stillschweigend am Ende des langen Tracks ein. Und das, obwohl wir als Etappenziel heute ein Highlight ansteuern: Es geht hinauf zur gigantischen Felsformation Chinese Wall, die nicht weit entfernt der kanadischen Grenze entlang verläuft.

Anstatt Ron führt am heutigen Tag Tucker mit seinem schwarz-weißen Schecken den Track an, hinter sich her zieht er ein Maultier, das schwer mit Werkzeugen beladen ist. Es hängen große Baumsägen, mehrere Äxte und auch Seile vom Tragegerüst herab. Ein Wildnis-Ranger, ein Wächter und Hüter der Bob Marshall Wilderness, hat Tucker letzte Woche mitgeteilt, dass ein Teil des Pfades hinauf zur Chinese Wall durch umgestürzte Bäume versperrt ist. Tucker hat mit seinem Sohn Tom die Aufgabe bekommen, den Weg wieder passierbar zu machen.

Hinter mir befindet sich jetzt nur noch Ray Henderson, er bildet das Schlusslicht. Ray scheint sich zu freuen, dass ich ihm auf den hinteren Rängen Gesellschaft leiste. Er strahlt mich an. Ray ist trotz seiner siebzig Jahre der attraktivste Mann der Gruppe – und immer zu einem Plausch bereit.

Auch auf unserer heutigen Wanderung bin ich wieder vollkommen von den so unterschiedlichen Gebirgslandschaften der Bob Marshall Wilderness überrascht. Unsere Pferde bewegen sich behutsam über extrem steiles und felsiges Gelände, über rutschige Felsplatten, auf denen die Hufeisen der Vierbeiner zu wahren Schlittschuhen werden. Mit angehaltenem Atem sitze ich bewegungslos auf Greenlegs, in der Hoffnung, dass er trotz der ins Rutschen geratenen zwei Hufe immer noch auf den verbleibenden übrigen Hufen stehen kann und wir nicht in die nächste Felsspalte stürzen.

Die Pflanzenwelt hat sich an die karge Landschaft angepasst, durch die sich unser steiniger Pfad schlängelt. Es wachsen knorrige Kiefern aus den Felsspalten hervor und Blumen, die die Beschaffenheit von Kakteen haben. Gras gibt es hier oben keines mehr, und auch die Laubbäume wollen lieber weiter unten im Tal wachsen. Die Szenerie scheint einem Fantasyfilm entsprungen, und wir kommen immer wieder an geräumigen Höhlen im hellbeigen Gestein vorbei, in denen vermutlich demnächst Bären ihren Winterschlaf beginnen werden. Immer weiter und weiter hinauf führt uns der gefährliche Pfad.

TUCKER lässt uns alle kurz in einer Wegbiegung anhalten, um uns vor einer besonders gefährlichen Felsplatte am Steilhang zu warnen. Wir sollen unbedingt um sie herumreiten und nicht darüber.

Als wir die Stelle erreichen, machen meine Mitreiter vor mir alle einen großen Bogen um die Platte. Dann bin ich an der Reihe, und Greenlegs beschließt auf einmal, meine Befehle zu ignorieren. Er springt regelrecht auf die Felsplatte hinauf. Nachdem das Gelände genau hier seinen steilsten Punkt erreicht hat, kommt Greenlegs mit allen vier Hufen gleichzeitig ins Rutschen, und ich fahre mit ihm wie auf einem Schlitten den Hang hinab.

Greenlegs torkelt, er taumelt, mein Herz hört vor lauter Schreck zu schlagen auf. Mein Pferd bricht unter mir zusammen, fällt unterhalb der Felsplatte in erdigem Geröll auf sein Hinterteil und droht zur Seite zu fallen und mich unter sich zu begraben. Ich kann mich in einem Anflug von Panik überhaupt nicht mehr bewegen. Doch der kleine Greenlegs ist wachsam. Schnell wie der Blitz schiebt er seinen linken Vorderhuf zur Seite, um sich abzufangen, während er schon fast auf dem Boden liegt. Er kommt in einer Art Sitzposition zum Halten und begräbt mich dank des vorgestreckten Vorderbeins nicht unter sich.

„Bist du okay, Julia?“, ruft mir Tucker mit panischer Stimme vom vorderen Ende des Tracks zu, während sich Greenlegs langsam mit mir auf dem Rücken wieder aufrappelt. Der ganze Unfall ist mir vor der Familie Henderson äußerst peinlich, sie müssen mich doch jetzt unweigerlich für eine miserable Reiterin halten. Wie konnte mir altem Profi nur so etwas passieren? Dennoch bin ich sehr erleichtert, dass ich das alles ohne Knochenbrüche oder Schlimmeres überstanden habe. Vom Pferd zu stürzen ist eine Sache, aber mitsamt einem Pferd zu stürzen und unter ihm begraben zu werden, das geht selten gut aus. Ich habe wahnsinniges Glück gehabt.

Nach den Schreckmomenten der frühen Morgenstunden kommen wir schon bald an einer Stelle des Pfades an, die von umgestürzten Bäumen und hoch in den Himmel aufragenden Wurzeln unpassierbar geworden ist. Ich bin froh über die mehr als willkommene Rast. Während Tucker und Tom schwer schuftend die Baumstämme zersägen, um den schmalen Pfad wieder freizubekommen, sitzen wir anderen grüppchenweise zusammen und stärken uns mit dem mitgebrachten Essen.

Ich habe mich mit Ray etwas abseits auf dem dürren Gras niedergelassen, gern höre ich seiner tiefen, melodiösen Stimme mit dem unverwechselbaren amerikanischen Akzent zu, als er ganz selbstverständlich von sich zu erzählen beginnt. Er war bis zu seiner Rente vor einigen Jahren ein Wald- und Wildnis-Ranger, also wie sein Bruder Ron ein Experte der hiesigen Pflanzen- und Tierwelt. Ray hat die meiste Zeit seines Lebens ebenfalls hier draußen in dieser herrlichen Natur zugebracht, und auch heute noch ist er am liebsten in den Bergen unterwegs. Stolz erzählt er mir nach einer Weile, dass er seit seiner Schulzeit mit derselben Frau verheiratet ist.

„Habt ihr Kinder? Und ist sie auch ein ehemaliger Ranger des National Forest Service wie du?“ In meiner Vorstellung sehe ich ein feuriges Cowgirl, das an Rays Seite durch das Gebirge reitet.

„Nein, Kinder haben wir keine“, winkt Ray lachend ab. „Und meine Betty liebt weder den Wald noch die Pferde. Sie geht überhaupt nicht gern aus dem Haus. Sie ist sehr menschenscheu.“

Für mich ist es kaum vorstellbar, dass Ray solch eine unpassende Ehe-

frau an seiner Seite hat. „Was macht sie zu Hause den ganzen Tag, kocht sie gern?“, frage ich.

„Am liebsten sitzt sie mit der Katze auf dem Schoß im Sessel und schaut fern, irgendwelche Serien“, antwortet Ray, und es hört sich gar nicht nach einer Klage an, sondern wie etwas ganz Selbstverständliches. „Sie kocht gut und macht den Haushalt. Ich bin froh, eine so zuverlässige und treue Frau zu haben.“ So sagt er und beißt ein Stück von seinem Brot ab. Er sei schließlich immer mit Pferd, Zelt, Maultieren und Hunden unterwegs gewesen, um nach den Wildtieren und potenziellen Waldbränden zu sehen, um Pfade und Brücken instand zu halten oder gar Jäger zu überwachen, erzählt er zwischen dem Essen. „Ich war oft wochenlang fort. In einem richtigen Haus mit vier Wänden würde ich ohnehin nach kurzer Zeit Beklemmungen bekommen. Ich schlafe am besten unter freiem Himmel. Nun ja, meine Frau – sie ist eben das genaue Gegenteil von mir.“

Ich bin froh, dass ich gerade von meinem Brot abgebissen habe und nichts erwidern kann. Da haben Ray und seine Betty über all die Jahrzehnte ohne nennenswerte Schnittmenge nebeneinanderher gelebt, ohne Austausch, ohne geteilte Hobbys oder Leidenschaften, Ziele oder Träume. Vermutlich haben sie auch nie darüber gesprochen.

„Ich denke, es ist gut so, wie es ist“, sagt Ray zu mir, vielleicht um die Stille zu füllen oder aber um sich selbst zu rechtfertigen, denn ich weiß wirklich nicht, was ich dazu sagen soll. „Wir haben uns unsere Freiheiten gelassen.“

Eine halbe Stunde später, der steile Gebirgsweg vor uns ist dank Tuckers und Toms Einsatz wieder frei, hänge ich mit dem gemächlichen Reittempo bergauf meinen Gedanken nach. Zum Glück ist so eine Partnerschaft heutzutage eher unüblich, ich selbst wäre unter diesen Umständen sicher schon längst geschieden. Heutzutage strebt Frau ja nach gemeinsamer Verwirklichung und seelischem Aufgehen in der Beziehung sowie nach Gleichberechtigung in allen Facetten, nach faktischer und emotionaler Unterstützung. Nein, so eine Lebensgemeinschaft, wie Ray sie führt, wollte ich nun wirklich nicht.

ACH, NEIN?, ruft da eine Stimme in meinem Inneren. Und was hast du dann zu Hause für eine Beziehung? Gibt es da so etwas wie eine Schnittmenge zwischen deinem Hans-Dieter und dir? Ich denke nicht!

Ich reite schweigend weiter und versuche, die Stimme in mir zu vergessen. Sie hat mich erschreckt.

Doch anstatt mich über das herrliche Gebirge um mich herum zu freuen, frage ich mich, was wohl geschehen würde, wenn Hans-Dieter, an den ich seit Beginn meiner Reise nicht mehr gedacht habe, auf einmal

hier bei mir in der Wildnis stünde. Ich bin mir sicher: Es wäre ein Desaster. Hans-Dieter wäre hier draußen völlig fehl am Platz und wie so oft auch völlig überfordert. Er würde mir durch seine passive und niedergeschlagene Art die Freude und die Abenteuerlust nehmen, und ich hätte ständig das Gefühl, ihn mitschleifen zu müssen. Ich wäre mehr mit seinen Problemen als mit allem anderen beschäftigt. Und er würde mir fortwährend das Gefühl geben, dass an mir wieder mal alles nicht in Ordnung ist. Vielleicht würde er mir sogar Vorwürfe machen und mir sagen, dass ich eine unmögliche Person bin – denn ich bin ihm grundsätzlich und immerwährend zu aktiv, zu schnell und vor allem zu begeisterungsfähig. Dass wir nur selten offene Konflikte in unserer Beziehung haben, liegt eher daran, dass Hans-Dieter gar nicht erst die Energie oder den Kampfgeist aufbringen würde, um sich mit mir zu streiten. Nein, Hans-Dieter drückt seinen Missmut auf unterschwellige und subtile Art und Weise aus, was mir nicht minder aufs Gemüt schlägt.

Ich sehe Hans-Dieter jetzt deutlich vor meinem inneren Auge, wie er morgens um neun gemächlich in die Gänge kommt, um in seinem kleinen Versicherungsbüro zu arbeiten. Schon am späten Vormittag macht er traditionell eine zweistündige Mittagspause, damit er bis siebzehn Uhr durchhalten kann, um danach gleich in ein nettes Stuttgarter Café zu entschwinden, wo er wechselnden gescheiterten Existenzen aufmerksam beim Berichten ihrer Probleme zuhört. Ja, so verbringt Hans-Dieter seine Zeit. Wenn ich morgens das Haus verlasse, liegt er noch im Bett, und wenn ich abends spät aus dem Büro komme, hat er sich schon längst wieder ins Bett verzogen; und an den Wochenenden – sofern er nicht seine Mutter besucht – muss er sich ausruhen, um seine Kräfte für die Herausforderungen der nächsten Woche zu sammeln.

O nein, Hans-Dieter wäre in den Rocky Mountains so fehl am Platze wie ein Wildpferd in der Großstadt, er wäre hier wirklich nicht zu gebrauchen. Ich brauche ihn hier nicht … und eigentlich auch sonst nicht in meinem Leben. Oh, habe ich das gerade wirklich gedacht?

„Julia, bist du schon mal auf einem Morgan Horse geritten? So eines, wie ich hier reite?", holt mich Rays tiefe Stimme zurück ins Hier und Jetzt.

Ich bin erleichtert, dass mich Ray von diesen unschönen Grübeleien ablenkt. Ich schaue über die Schulter zurück und rufe: „Bin mir nicht sicher, nein, ich glaube nicht!" Im hintersten Winkel meines Gehirns hat beim Begriff Morgan Horse jedoch eine Glocke geläutet – wie die Amerikaner sagen. Es sind mir in meinem Leben auf jeden Fall schon einmal Morgan Horses begegnet, aber wann war das nur und wo?

„Ich habe dieses Pferd hier für nur dreihundert Dollar kaufen können."

„Nur dreihundert Dollar?“, rufe ich erstaunt.

Ray, der jetzt ein Stück des Weges neben mir reitet, erzählt, dass ein Bekannter von ihm vor zwei Jahren in finanzielle Schwierigkeiten geraten war und dringend Bargeld brauchte. Daraufhin hatte er Ray diesen kleinen dunkelroten Wallach mit pechrabenschwarzer Mähne, blitzgescheiten Augen und flinken Hufen angeboten. Er besaß noch etliche andere Pferde, und es war kein großer Verlust für ihn, diesen gewieften, frechen Burschen abzugeben, der ihm wohl einige Schwierigkeiten bereitet hatte. Außerdem sei der Wallach schon ziemlich in die Jahre gekommen. Ray, der vermutlich ebenso gewieft ist wie sein Ross, lacht fröhlich grollend, und er wippt dabei vor und zurück, dass es das ganze Pferd unter ihm durchschüttelt.

Ich frage ihn, wie alt denn sein Wallach ist, und bin überrascht zu hören, dass dieser Morgan schon fünfundzwanzig Jahre auf dem Buckel hat. „Ach, Morgan Horses können oft bis zu dreißig Jahre ihren Job machen, anders als die Quarter Horses, die mit zwanzig oft schon nicht mehr einsatzfähig sind“, erklärt mir Ray.

Jetzt auf einmal fällt mir wieder ein, wann und wo ich Morgan Horses schon einmal gesehen habe. Damals, als ich mit meinen Eltern in Vermont lebte, hatte ich schreckliche Sehnsucht nach meinen Ponys. Mein Vater fragte deswegen in der Firma nach, wo es denn Pferde gebe, und man verwies ihn auf eine Morgan-Zuchtstation, nicht weit von der Hauptstadt Burlington entfernt.

Nach all den Jahren kreuzen sich also wieder meine Wege mit diesen stolzen Tieren, und ich lausche andächtig Rays Schwärmereien. Für ihn wird es nie eine andere Pferderasse geben als die Morgans.

Während ich dieses wirklich anmutige Ross unter Ray betrachte, höre ich abermals diese laute Stimme in mir: Es wird der Tag kommen, an dem auch du ein Morgan Horse besitzen wirst, so wie Ray. Du musst nur noch ein bisschen Geduld haben und die Dinge geschickt einfädeln. Auch darfst du keine Angst vor einschneidenden Entscheidungen und Veränderungen haben, dann wird alles gut werden.

Irritiert reite ich weiter vor mich hin. Was ist das nur für eine Stimme, die sich da ständig in mir meldet? Ist das die Magie des Waldes und der Wildnis, die wir hier draußen alle spüren können? Ich weiß es nicht genau. Aber eines weiß ich so sicher wie das Amen in der Kirche: Diese geheimnisvolle Stimme sagt die Wahrheit.

Wieder wallen Glückswogen in mir auf. Ich freue mich unbändig auf die Zukunft und meinen Morgan, meinen ganz eigenen Morgan – denn das alles hier ist kein Zufall, das hat alles seinen Sinn, da bin ich sicher. Und jetzt kullern doch tatsächlich ein paar Glückstränen auf meinen Sattelknauf. Ich freue mich von ganzem Herzen über mein Leben und all

die zahlreichen Geschenke, die ich bislang bekommen habe und noch bekommen werde.

AUCH WENN MAN VORHER Bilder gesehen hat, Fotos von diesem Wunderwerk der Natur, das jetzt in majestätischer Schönheit vor uns liegt – die Wirklichkeit ist unübertrefflich. Unsere Pferde haben wir an die kleinen Büsche gebunden, die hier oben in der dünnen Luft noch wachsen können. Nun stehen wir auf einer gigantischen Felsformation und schauen voller Ehrfurcht einem einzigartigen kilometerlangen Gebirgskamm entlang Richtung Horizont, in dem er zu versinken scheint. Es ist die sogenannte Chinese Wall, die bis nach Kanada hineinreicht. Kaum zu glauben, dass die Kräfte der Erde dieses Gebirge wie Falten einer Ziehharmonika zusammengeschoben haben.

Am Fuße der Mauer entdecke ich weit unten im Tal zwischen Felsen und vereinzelten Nadelbäumen eine Herde Hirsche grasen. Diesen Blick müssen schon einst die Blackfoot Indians genossen haben, die Schwarzfuß-Indianer dieser Gegend, die hier bis vor nicht allzu langer Zeit lebten. Die anderen haben sich schon zum Lunch auf ein paar Felsbrocken niedergelassen. Auch Ray und ich finden noch ein Plätzchen, nahe bei unseren Pferden. Wir hätten sie auch frei stehen lassen können, denn sie sind alle vor Erschöpfung schon eingeschlafen und dösen mit geschlossenen Augen friedlich brummend vor sich hin. Habe ich eigentlich schon erwähnt, dass Pferde entzückend schnarchen?

KAUM SIND WIR heil ins Camp zurückgekehrt, lasse ich mich vom jungen Tom, einem erfahrenen *roper*, im Lassowerfen unterrichten. Das Lasso muss in einem symmetrischen Kreis durch die Luft gewirbelt und in der richtigen Sekunde losgelassen werden, damit es sich um die Plastikhörner festzieht, die Tom eigens dafür in einen alten Strohballen gesteckt hat.

Ich übe den ganzen Vorgang stoisch mindestens fünfzig Mal, bis sich das raue Seil endlich um die Hörner des kleinen Behelfsrinds festzieht.

Mit Sweetheart Bernie am Flathead River

Während der nächsten Tage befinde ich mich in einem traumähnlichen Zustand. Alles ist surreal, und der Weg ist das Ziel. Nur das Vogelgezwitscher und das Pfeifen der Eichhörnchen durchbrechen die Stille. Reiten, Abendessen, Angeln, Haarewaschen im eiskalten Fluss, Weiterreiten durch Natur von kaum vorstellbarer Schönheit, neugierige Hirsche und die seltenen Dickhornschafe, immer Weiterreiten

durch Flüsse und über schneebedeckte Gebirgsketten. Die Haut auf meinem Hinterteil ist kaum mehr existent, und der Staub der Wildnis setzt sich unvermeidlich in die Wunden. Dennoch hat der Schmerz hier draußen keine wirkliche Bedeutung mehr.

Ich reibe mir das gut trainierte Gesäß mehrmals täglich mit altbewährtem „Waffenöl“ ein, ohne das meine Großmutter während ihrer stattlichen sechsundneunzig Lebensjahre nie verreist wäre und das mein Großvater schon auf dem Russlandfeldzug mit sich führte. Man kann die aggressive Mischung aus Anis- und Minzöl im Übrigen für einfach alles verwenden, Wunden und Prellungen, Gelenkschmerzen und Verstauchungen. Bei Halsweh aller Art kann man das grausige Gebräu auch trinken oder bei Zahnschmerzen ins Zahnfleisch reiben. Es hilft einfach immer. So ist es kein Wunder, dass das kleine Fläschchen mit Waffenöl vor meiner Abreise als eines der ersten Utensilien auf meinem Expeditionshaufen im Schlafzimmer gelandet ist.

Nach zwei Wochen unberührter Wildnis und mehreren ausgiebigen Gebirgsexpeditionen in den Rockies steht am heutigen Tag eine Tour durch die Weiten der Prärie entlang der Flusstäler in Richtung des berühmten Flathead River auf dem Plan. Vielleicht werden wir heute auf den Spuren der Flatheads wandeln, dem Indianerstamm, der in diesem Gebiet zuletzt gelebt hat und nach dem der Fluss benannt wurde.

Nach einem stärkenden Frühstück reitet unsere Abenteurergruppe auf einem schmalen sandigen Pfad am Ufer des White River entlang. Es ist herrlich, immer wieder auf die türkisfarbenen Pools im Fluss zu stoßen, in denen das Wasser vollkommen bewegungslos erscheint und in die man augenblicklich von einem Felsen aus hineinspringen möchte, um der schon am Morgen flimmernden Hitze zu entgehen.

Freudig stelle ich fest, dass das Flusstal immer breiter wird, es zeigen sich rechts und links grüne Wiesen, die von einem Meer aus Blumen bedeckt sind. Dazwischen stehen mächtige Cottonwood Trees, Schwarzpappeln, deren Pollen und Samen wie große Wolken aus Zuckerwatte zwischen den Zweigen hängen und die schief und krumm von Wind und Wetter das Tal bewachsen. Dieses stille, menschenleere Tal hat es mir ganz besonders angetan.

Greenlegs und ich sind von der Gruppe so weit abgefallen, dass sich ein beträchtlicher Abstand zwischen uns und dem Rest der Herde gebildet hat. Bislang war Greenlegs sehr erpicht darauf, unter allen Umständen nah bei seiner Herde zu bleiben, aber mittlerweile sind wir uns beide selbst genug, und er scheint unabhängiger geworden zu sein und mir zunehmend mehr zu vertrauen.

Dennoch weiß man nie, was hinter einem Felsen so alles hervorkommen könnte, und ich drücke dem kleinen Goldfuchs sanft die Waden an die Flanken. Und schon spurtet er freudig im flotten Galopp drauflos, was Amy streng verboten hatte, da die steilen Gebirgspfade bei solch hohem Tempo schnell zur tödlichen Falle werden können. Hier unten ist es aber eben, und ich erlaube mir diesen kleinen Regelverstoß. Wir preschen über das paradiesische Tal hinweg mit wehender Mähne und fliegendem Fotoapparat um den Hals, der mir ein paarmal ordentlich auf die Nase haut.

Danach reihen wir uns unauffällig hinter dem letzten Pferd des Tracks in die Herde ein. Der weiche Sand hat uns lautlos wie einen Indianer auf dem Kriegspfad getragen.

Das Tal ist endlos, und die Cottonwood Trees wurden mittlerweile von riesigen Kiefern abgelöst, mit ungewöhnlichen orangefarbenen Stämmen und einer Rindenmaserung wie auf dem Panzer einer Schildkröte. Auch die Größe der Kiefern ist wahrhaft beachtlich, sie erreichen fast schon Mammutbaum-Ausmaße. Die seltene Kiefernart heißt Ponderosa Pine Tree, wie Ray zu uns nach hinten ruft, was mich sofort wieder an meine Lieblingswesternserie „Bonanza“ erinnert, für die ich als Kind so sehr schwärmte. Die Ponderosa-Ranch dieser Serienfamilie war mir seit meiner Kindheit als großartigster Ort der Welt in Erinnerung geblieben. Und jetzt wird mir auch klar, dass sie nach den Ponderosa-Kiefernwäldern benannt wurde, die hier in Nordamerika beheimatet sind.

Es ist mittlerweile Mittag. Wir haben unsere Pferde an vereinzelten Nadelbäumen weiter im Norden am Ufer des Flathead River festgebunden. *Never tie a horse to a dead tree*. Dies ist ein Ratschlag, den wir hier draußen schon mehrfach von unseren Outfitters gehört haben. Er will sagen, dass man ein Pferd niemals an einem morschen Baum festbinden sollte, weil er umfallen und das Pferd erschlagen könnte. Ich habe Greenlegs deshalb an eine der wenigen sattgrünen Tannen gebunden.

Ich hole den Proviant aus meinen Satteltaschen und auch den Bikini, den ich extra samt Handtuch mitgebracht habe, und ziehe mich hinter einem Felsen um. Mit Wassersandalen und Pfefferminzteeflasche bewaffnet steige ich in den Fluss und schiele interessiert zu Jim und Don hinüber, die ihre Angelsachen auspacken. Mit den Wurfleinen in der Hand stapfen sie in unterschiedliche Richtungen wortlos davon.

Zufrieden stelle ich fest, dass der Flathead River bei Weitem nicht so eisig wie der White River ist. Das kommt daher, dass der Flathead River nicht von den Gletschern herabfließt, sondern sich aus wärmeren Quellen speist. Auch Dagmar hüpft in ihrem Bikini nur wenige Meter ent-

fernt im Wasser auf und ab und erfreut sich sichtlich ihres Lebens. „Ich möchte nicht mehr nach Hause!“

Auch ich würde am liebsten für immer hierbleiben.

Nach diesem erfrischenden Badespaß balanciere ich über die Steine am Ufer entlang und lasse mich auf einem flachen Felsstück in der Sonne zum Trocknen nieder. Während ich mich ausruhe, sehe ich im Wasser immer wieder Fische vorbeiziehen.

Wir bleiben an diesem wunderbaren Fleckchen Erde noch einen guten Teil des Nachmittags, planschen immer mal wieder ausgelassen im Fluss und essen zwischendurch unsere mitgebrachten Sandwiches. Ich muss jedes Mal die Luft anhalten, wenn ich in diese kaugummiartigen Weißbrotscheiben mit Erdnussbutter und Marmelade beiße, weil es mir davor so graust. Aber ganz ohne Mittagessen geht es nicht, wenn man von morgens bis abends auf dem Pferd sitzt.

Wir sitzen beim Essen in einer kleinen Gruppe zusammen und plaudern dabei über die Natur und das Leben. In der Ferne kann man vom Fluss aus verbrannte Waldstücke sehen, ganze Gebirgszüge, die schwarz eingefärbt sind. Ich frage in die Runde, ob man nicht mit Löschflugzeugen hier rausfliegen könnte, um den Schaden zu begrenzen, schließlich dauert es fünfzig Jahre, bis ein Wald so einigermaßen nachgewachsen ist. Von Ray erfahre ich aber, dass nur bewohnte Gebiete gegen Waldbrände geschützt werden. Ich bin darüber vollkommen entrüstet und der Meinung, dass gerade die unbewohnten Gebiete am allermeisten Schutz benötigen, schließlich gibt es nicht mehr allzu viele von ihnen. Aber Tier und Baum sind im Notfall hier draußen auf sich allein gestellt.

Auch Bernie hat sich zu unserer kleinen Gruppe gesetzt. Heute hat sie ausnahmsweise mal nicht ihre Schwester Kathy im Schlepptau, sie ist im White River Camp zurückgeblieben, weil ihre Hüfte so schmerzte. Bernie, die kleine Lehrerin aus Minnesota mit dem Lockenköpfchen, ist mir in den letzten Tagen regelrecht ans Herz gewachsen. Ganz besonders mag ich ihre hohe mädchenhafte Stimme, die in den üblichen amerikanischen Singsang-Amplituden auf und ab schwingt und trotz der Höhe einen rauchigen Beigeschmack hat. Bernie scheint die ganze Zeit zu lachen oder vor Vergnügen und Begeisterung zu quietschen. Niemand von uns kann sich ihrem Frohsinn erwehren.

Obwohl Bernies Seesack nicht viel größer ist als meiner, führt sie einen ganzen Outdoor-Shop mit sich und eine Apotheke obendrein. Sie hat kleine Fußpads mitgebracht, die beim Öffnen der Verpackung mit dem Sauerstoff der Luft reagieren und sich erhitzen. Man steckt sich die Pads dann in die Socken und steigt so für die Nacht in den Schlafsack. Sie hat mir welche geschenkt, und es hat sich toll angefühlt, warme Füße

zu haben. Einen speziellen Thermoschlafanzug für die Nacht hat sie auch dabei und einen tollen Daunenschlafsack für den Polarkreis sowieso.

Bernie sitzt mir auf einem umgestürzten Baumstamm gegenüber und amüsiert sich gerade über ihr verformtes, plattes Sandwich. Sie muss während des Ritts vorübergehend darauf gesessen haben.

Mit Blick auf die herausquellende Mayonnaise wechselt unser Thema dann zur schlechten Ernährungsweise der Amerikaner und zu den Zusatzstoffen, die die Nahrungsmittelindustrie hierzulande in ganz gewöhnliche Grundnahrungsmittel mischt.

Bernie ist überzeugt, dass all die vielen Farb-, Geschmacks- und anderen Zusatzstoffe die Ursache für viele Zivilisationskrankheiten auf dem amerikanischen Kontinent sind. „Menschliche Körper sind für solche Substanzen nicht geschaffen. Diese Form der körperlichen Belastung wurde in der Evolution doch gar nicht berücksichtigt."

Bernie hat recht. Auch ich vermute diese Zusammenhänge schon seit Jahren. Bei ihr sei das Problem allerdings genetisch bedingt, sie habe ihre Krankheit von ihrer Mutter geerbt. Ich blicke erschrocken von meinem Sandwich auf und schaue sie irritiert an. „Brustkrebs", sagt Bernie ohne Scheu, „und das jetzt schon das zweite Mal."

Oh. Aus dem freudigen Plaudern wird für einen Moment betretenes Schweigen. Ich weiß nicht sofort, was ich sagen soll. Bernie unterbricht die Stille, erzählt, dass schon ihre Mutter an Brustkrebs starb und dass ihre älteste Schwester, eine Mutter von drei kleinen Kindern, im letzten Jahr ebenfalls dieser schrecklichen Krankheit zum Opfer fiel.

Ich sage Bernie, wie schrecklich leid mir dies alles tut. Und dann frage ich sie, ob sie selbst ihre Erkrankung denn überwunden habe. Sie fährt auch jetzt wieder freimütig fort zu erzählen. Die Ärzte hatten ihre ersten Knoten zum Glück früh erkannt und mit einer Chemokeule gleich bekämpft. Vor drei Jahren ging das Ganze allerdings wieder von vorn los. Im letzten Frühjahr galt ihre Therapie dann als abgeschlossen – und laut Aussage der Ärzte erfolgreich. „Weißt du, Julia, unsere Expedition über die Rockies habe ich mir selbst geschenkt. Ich will diese entsetzlichen Schmerzen und diese fürchterliche Angst, die ich hatte, endlich vergessen, und hier draußen schaffe ich es, das weiß ich!" Ihr Lächeln lässt ihr ganzes Gesicht strahlen. „Endlich tue ich das, wovon ich schon jahrelang geträumt habe – eine große Wanderung zu Pferd durch die unberührte Natur zu machen."

Ihre Worte berühren mich so tief, dass ich nichts sagen kann, aber ich nehme sie fest in den Arm.

Am späten Nachmittag lösen wir die Knoten der Führstricke unserer Pferde und schwingen uns wieder in die Sättel. Der Heimweg zurück ins Camp verläuft diesmal die andere Flussseite entlang. Es ist ein schmaler, erdiger Waldpfad, der sich am steilen Abhang des angrenzenden Berges entlangschlängelt. Er ist so steil, dass man mühelos auf der Bergseite zu den Büschen hinabgreifen kann. Dort wächst eine Himbeerart, deren Blätter zwar nicht nach einem Himbeerbusch aussehen, die Frucht aber ist das Köstlichste, was man sich vorstellen kann. Ich stopfe mir eine haselnussgroße pinkfarbene Beere nach der anderen in den Mund, während ich kopfüber seitlich am Pferdebauch hänge. Der kleine Greenlegs hat Mühe, nicht umzufallen, doch selbst nach einigen Stolperschritten meines Pferdes lasse ich von den Früchten nicht ab. Dummerweise kommt es meinem Ross gerade jetzt in den Sinn, den Abstand, den wir inzwischen zur Herde haben, verringern zu wollen, und er trabt entschlossen drauflos. Ich werde in meiner ungünstigen Kopfüberposition weit aus dem Sattel gerissen und brülle auch schon: „Greenlegs, verflixt und zugenäht, langsam!" Doch Greenlegs sieht sich in der Pflicht, er will zurück zur Herde. Mit einem unschönen Plumps lande ich endgültig kopfüber im Gebüsch, und Greenlegs ist hinter der nächsten Wegbiegung verschwunden.

Fluchend richte ich mich wieder auf und will Greenlegs hinterhereilen, als mein Blick auf etwas Rostiges am Boden fällt. Es ist ein altes Maultierhufeisen, schmaler und länglicher als das Hufeisen eines Pferdes. Es muss hier draußen schon lange liegen und kann nicht von einem unserer Tiere stammen. Ich hebe es schnell auf und renne los, den steinigen, unebenen Waldpfad entlang.

Doch von Greenlegs fehlt jede Spur. Jetzt wird mir langsam angst und bange, und ich laufe noch schneller. Was sollen nur die anderen denken, wenn da mein Fuchs auf einmal allein ankommt? Die befürchten ja, es ist mir etwas zugestoßen. Schlimmer noch – ich bin bis auf die Knochen blamiert. Aber da kann ich auch schon den rötlichen Schweif durch die Bäume erkennen. Greenlegs trabt ganz friedlich hinter Ulf und dessen Pferd Whisky her.

Ich sprinte so schnell ich kann noch weiter vor, und kurz vor Greenlegs stattlichem Quarter-Horse-Hintern flüstere ich leise: „Hoh, Greenlegs, haaalt." Das Ross ignoriert mich aufs Neue, und ich muss ins Gebüsch zur Bergseite hin springen und dem Pferd unsanft in die Zügel greifen. Mit einem energischen Satz schwinge ich mich wieder in den Sattel und hoffe, dass mein kleines Malheur unbemerkt blieb.

Gott sei Dank ist das so, sonst hätte ich mich in Grund und Boden geschämt. Unser Track bewegt sich schweigsam weiter, und Greenlegs und ich zuckeln hinterher. Ich hänge meinen Gedanken nach, als von

vorn eine Botschaft durchgereicht wird. Einer nach dem anderen dreht sich also im Sattel um und gibt die Nachricht an seinen Hintermann weiter. „Da vorn gibt es Löcher im Boden, in die aggressive Waldbienen ihre Nester gebaut haben. Die Pferde haben panische Angst vor den Bienen, deshalb sollen wir vorsichtig sein!“, ruft Ulf mir über die Schulter zu. Ich reite also aufmerksam weiter.

Und da geht es auch schon los. Ulfs Whisky springt mit einem enormen Satz in die Luft, da sich Bienen an seinem Bauch zu schaffen machen. Ulf wird wie auf einem Trampolin in die Höhe geschleudert, so hoch, dass ich unter seinem Hinterteil durchgucken und auch das Pferd vor ihm gut erkennen kann. Seine Beine zeigen weit gespreizt im Spagat nach links und rechts, und ich bin von seiner Dehnbarkeit beeindruckt. Seine Arme hält er weit nach oben über den Kopf gerissen, mit den Zügeln nach wie vor tapfer in den Händen. Während Ulf noch in den Baumkronen hängt, spurtet der gepeinigte Whisky drauflos, um sich in Sicherheit zu bringen. Ulf, der gerade wieder zur Landung ansetzt, kommt aufgrund der Flugverzögerung etwas weiter hinten an und sitzt nun hinter Whiskys Sattel auf dem stattlichen rot-weiß gesprenkelten Hinterteil. Manch ein wilder Cowboy mag den strammen Ulf aus Hessen, Elektriker aus Leidenschaft, als Greenhorn bezeichnen, aber es steckt einfach mehr in ihm, als auf den ersten Blick zu erkennen ist. Mit einem energischen Ruck am Sattelhorn hat sich Ulf wieder in den Sattel gehievt und reitet ohne Kommentar weiter, als sei nie etwas passiert. „Ist bei dir alles in Ordnung, Ulf?“, rufe ich nach vorn, nur um ein entspanntes „Jo, jo“ zu vernehmen.

Ich möchte an dieser Stelle nicht näher auf die entsetzlichen Schmerzen eingehen, die beim Mann unter Umständen entstehen können, sollte er sich das Gemächt an den Sattel hauen oder gar an den Sattelknauf. Ulf hat diesmal wohl Glück gehabt.

Als wir am Abend erschöpft am Lagerfeuer sitzen, erzähle ich von Ulfs Profiflug und wie das Ganze von hinten ausgesehen hat. Alle Expeditionsteilnehmer lachen Tränen und sind sich einig, dass aus dem zarten hessischen Ulf so langsam ein Cowboy wird. Wir kichern vor uns hin, rutschen auf unseren Campingstühlen immer weiter in die Horizontale und lauschen noch bis tief in die Nacht den Geschichten der Outfitter.

Bevor ich aber in meinen Schlafsack steige, schiebe ich das alte Maultierhufeisen, das ich heute auf dem Waldpfad gefunden habe, in Bernies zögerliche Hand. „Dies hier wird dir Glück bringen, Bernie; das Hufeisen wird diese grausige Krankheit von dir fernhalten.“ Bernie verstaut das rostige Eisen sorgsam in ihrem Seesack, und ich bin sicher, es bedeutet ihr viel. Auch sie ist eine echte Soulmate!

Nur wenig später sind auch schon die letzten Lichtstrahlen des heutigen Tages verschwunden, und der Duft der Nacht steigt in meinen Schlafsack …

Lagerfeuer-Abende

Gemütlich sitzen alle Teilnehmer der Expedition an einem weiteren warmen Sommerabend um das Lagerfeuer. Tucker hat soeben eine interessante Geschichte über den Kauf eines neuen Pferdes beendet, und ich blicke zufrieden und verträumt in die Flammen. Ich spüre einmal mehr, wie mir all die Lasten der letzten Jahre von der Seele weichen.

Doch dann nehme ich aus den Augenwinkeln etwas wahr, unten im Gebüsch am Fluss bewegt sich etwas. Ein Tier? Ein Mensch? Oje, da unten rennt Dagmar! Halb nackt flitzt sie vom Fluss herauf, als sei der Teufel hinter ihr her. Ihre Hose hat sie wohl am Fluss zurückgelassen. In ihren Wassersandalen spurtet sie die Waldlichtung herauf und springt in großen Sätzen über die umgestürzten Bäume. Sie ist völlig aufgelöst und weint und sucht bei uns am Feuer Zuflucht.

Während ihres kurzen Bades im Fluss hat sich ein großer brauner Grizzly zu ihr ans Ufer gesellt. Ich bin schlagartig grün vor Neid und Aufregung – jegliche Tiefenentspannung hat mich verlassen, und ich packe in Windeseile mein Bärenspray und Jims alte Magnum (weiß gar nicht, wie man das Ding bedient) und rase hinunter zum Fluss. Mein erster Grizzly! Ich suche und lausche, mein Herz klopft bis zum Hals, vom Grizzly fehlt jede Spur. Verflixt und zugenäht, Dagmar hat das Ungetüm in die Flucht geschlagen! Später sagt Ray, dass es der liebe Gott heute gut mit der German Pioneer Lady gemeint hat. Er sei froh, meine Überreste nicht am Fluss einsammeln zu müssen.

Am Lagerfeuer erzählt Dagmar, nachdem sie eindringlich von Tucker über das nötige Verhalten bei Begegnungen mit Bären aufgeklärt wurde, dass sie schlichtweg alles falsch gemacht hat. Man sollte dem Bären zum einen nicht in die Augen sehen, da er das als Bedrohung auffassen könnte. Auch sollte man auf keinen Fall wegrennen, da das einen Bären zum Hinterherrennen animieren könnte und er den Menschen somit eher als Jagdbeute einstufen würde. Zudem ist ein Grizzly so schnell wie ein Rennpferd, man hätte also kaum Chancen gegen ihn. Bei Grizzlys ist es zu empfehlen, auf einen Baum zu klettern, bei Schwarzbären weniger, da diese ebenfalls sehr gut klettern können. Sollte der Bär näher kommen und kein geeigneter Kletterbaum in Sicht sein, wäre es besser, man legt sich auf den Boden und schützt mit den Armen das Gesicht und das

Genick. In der Regel würde der Bär dann, angewidert vom Menschengeruch, wieder gehen. Und dann sollte man natürlich immer ein Bärenabwehrspray bei sich führen.

Dagmar bestätigt im flackernden Feuerschein und mit einem Plastikbecher Rotwein in der Hand, sie sei vor dem Grizzly geflohen, nachdem sie ihn intensiv und ungläubig angestarrt hatte. Der Bär sei ein Stück hinter ihr hergelaufen, hätte dann aber zum Glück abgedreht. Dagmar hatte natürlich kein Bärenspray dabei und sich wohl auch nicht entsprechend vor der Reise informiert.

Es ist wie verhext, alle scheinen auf Bären zu stoßen, nur ich nicht! Lautstark beschwere ich mich über diese Ungerechtigkeit und öffne mir in meiner Verzweiflung noch ein zweites Dosenbier.

Eine Frage taucht an diesem Abend auf: Wie kann man einen Schwarzbären von einem Grizzly unterscheiden? Leider nicht immer an der Farbe, denn es gibt auch sehr helle Exemplare unter den Schwarzbären, und auch sie können sehr groß werden. Nein, es ist die Form der Nase. Schwarzbären haben eine recht gerade verlaufende Nase, während die Nasen der Grizzlys eher wie eine nach oben gewölbte Stupsnase aussehen. Daran sind sie eindeutig zu erkennen. Bezüglich Gefährlichkeit stehen Schwarzbären den Grizzlys in nichts nach. Insbesondere wenn Schwarzbären Nachwuchs bei sich haben, sollte man sich ihnen auf keinen Fall nähern.

Ich gebe die Hoffnung aber noch nicht auf und glaube jetzt wieder ganz fest daran, dass hinter der nächsten Wegbiegung endlich ein Bär auf mich wartet und mit mir seine Beeren teilt.

DIE SECHZIGJÄHRIGE ANA, die mir bei unserer ersten Begegnung wie die (etwas ältere) Reinkarnation von Louise aus dem Film „Thelma und Louise“ vorgekommen ist, könnte nicht resoluter sein. Im Kontrast zu ihrem sportlichen Körper ziert ihr von hellen Locken umrahmtes Gesicht eine altmodische Eulenbrille mit großen runden Gläsern. Ana ist Allgemeinmedizinerin, sie arbeitet in einem kleinen Krankenhaus südlich von New York City und hat mir schon so einiges über das Gesundheitswesen, die hundsmiserable Krankenhausverwaltung und die unerfreulichen Arbeitsbedingungen der Ärzte in den Vereinigten Staaten erzählt.

Eines Abends bleiben nur Ana und ich am Küchentisch im Küchenzelt zurück, da alle anderen entweder ihr Zelt aufräumen wollen oder aber ihre Reitwunden verarzten möchten. Ana beginnt freimütig zu erzählen und gewährt mir traurige Einblicke in ihr bisheriges Leben. Sie wurde von ihrem Ehemann letztes Jahr schmählich verlassen. „Weißt du, Julia, viele Männer hier bei uns in Amerika haben Probleme mit starken, unabhängigen Frauen“, verkündet sie nachdrücklich. Ihren Schilderungen

entnehme ich, dass sie ihrem Ehemann wohl nicht unterwürfig genug war, nicht anschmiegsam, hilfesuchend und kooperativ genug. Ich fühle mich sogleich an meine eigenen Erfahrungen erinnert, auch mir wurde meine Unabhängigkeit und Willensstärke in der Vergangenheit schon zum Vorwurf gemacht.

In der Vergangenheit?, meldet sich plötzlich diese lästige innere Stimme, die ich schon dachte abgeschüttelt zu haben. Ruhe!, rufe ich ihr zu. Aber sie spricht weiter: Wohl eher in der Gegenwart, meinst du nicht auch?

Also gut, ich gebe es auf dieser Reise ausnahmsweise mal offen zu: Ich werde zu Hause täglich mit den Minderwertigkeitsgefühlen meines Lebensabschnittsgefährten konfrontiert. Er scheint unsäglich darunter zu leiden, dass ich besser mit dem Leben und seinen Herausforderungen zurechtkomme als er, mehr Geld verdiene als er, fröhlicher und ausgelassener sein kann als er und so weiter und so fort.

„Ana", sage ich, „du und ich, wir haben exakt das gleiche Problem."

Lachend klopft sie mir auf die Schulter und erzählt, dass ihrem Ehemann mit der Zeit die jüngeren und weniger soliden Frauen immer besser gefielen, die sich so leicht mit ein wenig finanzieller Zuwendung, Komplimenten und einem hochmotorisierten Fahrzeug beeindrucken ließen, was Ana den Kontoabrechnungen entnehmen konnte.

Recht kriegsähnlich verlief dann Anas Scheidung, denn es ging wie so oft um viel Geld, obwohl die Kinder schon längst aus dem Haus waren und einigermaßen selbst für sich sorgen konnten. Seit der Scheidung fährt Ana bei jeder Gelegenheit zu Gail in den angrenzenden Stadtteil hinüber und verbringt mit der kleinen, sympathischen Krankenschwester viel Zeit bei Tee und Kaffee und auch bei ganz ungeheuerlichen sportlichen Aktivitäten. Mit Gails Hilfe schaffte sie es auch, die plötzliche Einsamkeit in ihrem Leben zu verkraften und wieder Boden unter ihren Füßen zu gewinnen. Schon in diesem Herbst wollen die beiden Frauen zusammen nach Ecuador fliegen und dort eine mehrtägige Kanutour machen. Ana soll ab heute auf meiner Liste an weiblichen Vorbildern stehen, denn sie lässt sich nicht unterkriegen.

Während der nächsten Abende am Lagerfeuer erfahre ich von Ana noch mehr über die momentane Situation der Vereinigten Staaten, über die sozialen Missstände und wie sich so vieles zum Schlechten gewendet hat, an manchen Stellen aber auch zum Guten, über Bush, Obama und Hillary Clinton und über die Armen und die Reichen in diesem großen Land. Bernie und Gail hatten bereits mehrfach um Vorsicht gebeten, man solle in den USA nicht so freizügig über Politik und seine persönlichen Ansichten sprechen. Schon gar nicht, wenn man überzeugter

Demokrat sei. Unsere Outfitters seien ganz klar erzrepublikanische Konservative. All das berichtet sie mir, als wir an einem Ruhetag draußen auf einem Stein am Ufer des White River sitzen.

Ich bin über all diese Einschätzungen vollkommen entsetzt, hatte ich die USA doch immer für ein Land der ausgeprägten Meinungsfreiheit gehalten und auch der vorbildlichen Toleranz gegenüber Andersdenkenden. Dieses Prinzip muss während meiner Abwesenheit in den letzten Jahren wohl gebröckelt sein. Ich diskutiere weiter mit Gail.

„Die Amerikaner müssten doch eigentlich dankbar sein für diesen unglaublich tollen und charismatischen Präsidenten Barack Obama, den ich persönlich mittlerweile hoch verehre."

„Sie sind überhaupt nicht dankbar", erwidert Gail. „Zumindest ein großer Teil von ihnen ist es nicht."

„Aber warum nur?", frage ich Gail.

„Weil Barack Obama schwarz ist", antwortet sie mir.

„Gibt es tatsächlich noch solch antiquiert denkende Menschen in eurem Land?", frage ich ungläubig.

„Sie hassen ihn, weil er schwarz ist."

Ach, wie wenig ahnte ich an diesem idyllischen Tag in der Wildnis, was für abscheuliche Zeiten in den Vereinigten Staaten noch anbrechen würden. Aber vielleicht ahnten es meine klugen Mitreiterinnen schon.

AN EINEM der verlässlich wunderbaren Abende, als wir in trauter Runde am Lagerfeuer zusammensitzen, überrascht uns Ana mal wieder aufs Neue. Gerade haben die Gespräche für einen kleinen Moment Pause, nur das Knistern des brennenden Holzes ist zu hören, da steht Ana plötzlich auf, stellt ein Bein auf die steinerne Umzäunung des Feuers und fängt mit dem goldenen Schein der Flammen im Gesicht an zu singen. Frei von aller Scheu füllt sie mit ihrer vollen und warmen Stimme die Waldlichtung. Sie singt ein altes amerikanisches Volkslied, das ich noch nie zuvor gehört habe.

Wie schön sie singen kann, unsere Ana! Wir lauschen ihr alle gebannt, tief in die Melodie versunken, und unsere Augen glänzen nicht nur vom Licht des Feuerscheins. Es ist nicht nur Ana, ihre berührende Stimme, es ist unsere zusammengewachsene Gruppe, die in dieser wunderbaren Nacht an diesem einmaligen Fleckchen Erde beisammensitzt. Das alles öffnet und füllt unsere Herzen. Als Ana am Ende des Liedes leise verstummt, applaudieren wir ebenfalls leise, die letzten Klänge verhallen in unseren Seelen. Ana setzt sich wieder zu uns und nippt munter an ihrem Rotweinbecher, sie fühlt sich sichtlich befreit.

Als ich später in meinem Schlafsack liege, muss ich an all die Jahre

denken, die ich auf der Opernschule zubrachte. Ich habe als Mädchen und junge Frau sogar viele klassische Konzerte gegeben, aber ich habe mich kein einziges Mal nach dem Singen vor Publikum befreit gefühlt. Ich habe beim Singen immer Hemmung empfunden, und mancher Auftritt war deshalb mehr Qual als Freude für mich. Ach, denke ich, ich war mein Leben lang in so vielem gehemmt. Jetzt, hier in der Wildnis von Montana, fühle ich mich frei und zugleich so sehr bei mir selbst angekommen.

Der Rückweg

Immer schneller verstreichen die Tage und Wochen in der Bob Marshall Wilderness. Und mit einem flauen Gefühl in der Magengrube lausche ich eines Morgens Dagmars Hinweis, dass wir in nur wenigen Tagen bereits den Heimweg antreten müssen.

Ich versuche, mich mit dem Gedanken zu trösten, dass meine Reise noch lange nicht zu Ende ist, im Gegenteil, der größere Abschnitt liegt noch vor mir. Dennoch ist mir klar, dass ich dieses Abenteuer allein antreten werde, meine geliebten Mitreisenden und auch meinen kleinen Greenlegs werde ich in Augusta zurücklassen müssen. Jedoch war dies von Anfang an so vorgesehen, und meine vorlaute innere Stimme sagt mir, dass diese Entwicklung der Dinge auch gut ist. Es ist ungemein wichtig, dass ich diese Herausforderungen allein meistere, diesen Weg muss ich gehen, und zwar nur mit mir selbst, und es wird ein ganz wunderbarer Weg sein, das spüre ich.

Ich bin während der Wochen in der Bob Marshall Wilderness ruhiger geworden, mein Atem fließt tiefer, langsamer, ich habe nicht mehr Tausende Stimmen auf einmal im Kopf. Alles an mir ist irgendwie weicher geworden. Meine Muskulatur ist nicht mehr verhärtet, mein Nacken tut mir schon lange nicht mehr weh, und auch die körperlichen Probleme, die die langen Ritte mit sich brachten, haben sich in Luft aufgelöst, und ich habe mich an die Wanderungen, Gebirgsritte und an das Eiswasserbaden gewöhnt. Nur einmal habe ich im Übrigen die Camp-Dusche verwendet, nur um das interessante Konstrukt mal auszuprobieren.

Das besondere Umfeld, also meine Expeditionskollegen, die ausschließlich passionierte Abenteurer und Naturburschen sind, Tierliebhaber und Menschenfreunde, hat bei mir sämtliche Blockaden eingerissen. Obwohl ich die lieben neuen Freunde noch nicht allzu lange kenne, fällt es mir leicht, sie mit Wärme, Aufmerksamkeit und Zuneigung zu übergießen. Ich kann mich voll und ganz meinen Mitreisenden widmen,

ihnen ausgiebig zuhören, sie beraten und sie verstehen, mich in sie hineinversetzen. Ja, seit ich hier bin, kann ich wieder voll und ganz Mensch sein und nicht nur Roboter, ein funktionierendes mechanisches Konstrukt, ein Großrechner, der in jeder Stunde des Tages durchorganisiert ist und schuftet, schuftet, schuftet.

Ach, wie beneide ich Amy und ihre wunderbare Familie. Sie alle leben hier Jahr um Jahr, obwohl dieses Dasein rau, entbehrungsreich und gar nicht bequem ist, aber so reichhaltig, so im Einklang mit der Natur und so sehr mit Liebe gefüllt.

Ich frage Amy, ob es nicht noch einen Onkel gibt, der mich vielleicht heiraten möchte. Sie lacht, aber ich versichere ihr, dass ich es ernst meine! Amy kann gar nicht begreifen, dass ich so versessen darauf bin, im Wilden Westen zu bleiben. Sie selbst leidet unter ihren harten Arbeitsbedingungen, die Expeditionen zehren an ihr. Sie erzählt mir mit niedergeschlagener Stimme, dass sie sich ihr Leben anders vorgestellt hat, als sie Tucker damals heiratete und schon mit zwanzig ihren Sohn bekam. Seither ist sie Outfitter, Campköchin, kümmert sich um die Expeditionslogistik. Im Winter, wenn sich die Schneeberge über Montana türmen, arbeitet sie noch als Buchhalterin in einer kleinen Firma. Das Geld, das die Familie von Spätfrühling bis in den Herbst hinein verdienen kann, reicht nicht aus, um die Familie gut zu versorgen – und schon gar nicht die Herde der achtzig Pferde und Maultiere, Hunde und Katzen und was sich sonst noch auf ihrem Hof so findet. Sie brauchen jeden Winter Unmengen an Futter, wenn der Schnee hoch liegt und die Tiere sich nur schlecht selbst versorgen können.

Überhaupt ist unsere Amy ein absolutes Arbeitstier. Ich habe sie seit Beginn der Reise jeden Tag ein wenig mehr ins Herz geschlossen. Sie ist so korrekt, professionell, fürsorglich und gleichzeitig so menschlich und warmherzig.

Dennoch kann ich Amys Frust nachvollziehen, denn ihr Druck ist groß und das Überleben hart. Aber sie war nie über Jahrzehnte hinweg eingesperrt, sie kennt nur das raue Leben in den Weiten von Montana. Ich denke mittlerweile, dass Bedürfnisse und Sehnsüchte nach gewissen Lebensweisen meist aus vorherigen Lebensumständen resultieren, die man gern hinter sich lassen möchte, da sie einem entweder überhaupt nicht liegen oder aber man sich an ihnen sattgelebt hat. Und dann gibt es natürlich noch diejenigen unter uns, die regelmäßig von blanker Abenteuerlust getrieben werden und einfach immer mal wieder neue Wege einschlagen müssen. Ich selbst bin definitiv eine Kombination aus beiden Varianten, aber ganz besonders ein Exemplar der hoch passionierten Abenteurerin.

An einem der letzten Morgen in der Bob Marshall Wilderness wird mir klar, dass ich das Wildnisgebiet eigentlich noch gar nicht verlassen kann, denn es hat sich ja schließlich immer noch kein Bär vor meiner Nase blicken lassen – obwohl alle anderen Mitreisenden andauernd auf das eine oder andere Exemplar stoßen.

Ich muss plötzlich an meine Therapeutin denken, zu der mich einst der Betriebsarzt schickte, weil ich vor lauter Mobbing und Anfeindungen der Chefs nicht mehr wusste, wo mir der Kopf stand. Wie sagte einst die gute Dr. M., wie ich sie in Gesprächen heute noch gern nenne, so schön: Man solle nicht gieren im Leben, man solle höflich und freundlich um die Dinge und Lebensumstände bitten, die man sich wünscht, und nicht wie besessen Träumen hinterherjagen, sondern vernünftig und besonnen agieren. Nun, dann bitte ich also hiermit höflich und besonnen das liebe Universum und auch gleich noch den lieben Gott, ob ich nicht endlich doch noch auf einen Bären treffen dürfte, auch ein ganz kleiner wäre mir schon lieb und teuer.

Und tatsächlich, am nächsten Tag, als ich versunken am Ende des Tracks vor mich hin reite, wird von Amy ganz vorn die Nachricht zu mir durchgereicht, dass sich zu unserer Rechten ein junger Schwarzbär befindet. Was, was, was? Ich spurte mit dem kleinen Greenlegs an allen übrigen Reitern vorbei, obwohl dies streng verboten ist. Und da sehe ich den Kleinen auch schon an den Beeren zupfen. Er ist wirklich recht jung, vielleicht zwei Jahre alt, mit herrlich glänzendem dunkelbraunem Fell; er sieht gut genährt aus.

Amy meint, dass die jungen Bären ganz besonders gefährlich sind, weil sie oft im Nahrungsbeschaffen noch nicht geübt und daher sehr hungrig sind. Einen Menschen attackieren sie dann manchmal aus reiner Verzweiflung. Dieser hier aber hat zum Glück genug zu essen und lässt sich die Beeren im Gebüsch schmecken. Auch sind wir durch unsere große Anzahl an Reitern, Pferden und den drei Hunden nicht in Gefahr, denn vor so einer stattlichen Gruppe hätte dann auch der stärkste Bär Respekt.

Da ist er also endlich, mein kleiner Kuschelbär … und wie süß er aussieht! Würde ich ihn knuddeln und herzen, würde er mir vermutlich sofort das Genick durchbeißen, aber man kann ja mal davon träumen. Ach, nun ist auch dieser sehnsüchtige Wunsch von mir in Erfüllung gegangen, wie herrlich, wie wundervoll. Wir verharren noch eine ganze Weile bewegungslos auf dem Pfad und verfolgen beglückt jede Bewegung des drolligen kleinen Bündels, bis sich der Jungbär ins Gebüsch verabschiedet.

Ich stelle erleichtert fest, dass der übliche hässliche Kloß in meinem Hals, den ich immer am Ende von schönen Reisen bekomme, bis-

lang noch nicht zu spüren ist. Daher reite ich heute frohen Mutes hinter den anderen her über die Gebirgspfade Richtung Osten, zurück nach Augusta, zurück in das alte Bunkhouse Inn. Die Maultiere sind wieder schwer beladen mit Marschgepäck, die Reisenden sind sichtlich geübter mit ihren Pferden als zu Beginn der großen Tour.

Selbst Amy wirkt viel entspannter als auf dem beschwerlichen Hinweg. Auch scheint sie unsere Gruppe sichtlich gemocht zu haben, nicht immer hat sie wohl so dankbare und friedliche Abenteurer bei sich. Es gab auch schon Fälle, in denen flaschenweise harter Alkohol in den Satteltaschen mitgeschmuggelt wurde sowie stattliche Pakete an Marihuana, die mitten in der Wildnis konsumiert wurden, sodass Amy und Tucker sich nie sicher sein konnten, ob nicht so ein Verrückter im Rausch über eine Klippe springt oder sonst etwas Unkluges anstellt.

Beseelt reite ich hinter meinen Freunden her. Es geht bergab, stetig und unaufhörlich. Dies ist, weiß Gott, nicht immer angenehm, da das Schambein durch den abwärtsfallenden Winkel am Sattelhorn reibt. Daher steigen wir häufig ab und laufen über große Distanzen den Pferden voraus, und auch ich marschiere tapfer in meinen schweren Wanderstiefeln die Berge hinab. Die schicken Reitstiefeletten sind längst kaputt und nicht mehr zu verwenden. Ich habe sie im abendlichen Lagerfeuer feierlich verbrannt und noch eine kleine Ansprache auf sie gehalten. Sie waren vollkommen ungeeignet für diese Gebirgszonen – wie konnte ich überhaupt auf so eine dämliche Idee kommen? Sie waren ein Überbleibsel aus meinem alten Leben.

NACH EINEM NEUNSTÜNDIGEN HEIMRITT erreichen wir gegen Abend den Außenposten Benchmark. Die Stimmung ist gedrückt, alle sind schweigsam und betroffen. Jetzt ist die Expedition also vorüber. Den Pferden ist die Erleichterung sichtlich anzusehen, wir haben ihnen ihre schweren Sättel abgenommen, und sie rollen auf der umzäunten Koppel von links nach rechts, um sich den Rücken zu reiben. Wie schon ein paar Male zuvor beobachtet, schlafen sie augenblicklich nach diesem Teufelsritt im Stehen oder Liegen ein.

Eine Nachbarin von Amy und Tucker hat einen Cooler mit Getränken hergefahren, und wir sitzen im Schatten der Pick-up-Trucks im Gras und trinken Cola und Sprite. Dagmar und Ulf werden noch ein bisschen länger in Montana bleiben, sie wollen sich den Glacier-Nationalpark im Norden ansehen. Für meine amerikanischen Mitreiter ist das Abenteuer nun zu Ende. Wir alle werden die Nacht im Bunkhouse Inn verbringen, denn die Fahrt nach Great Falls ist zu weit, um sie heute noch antreten zu können.

Amy hat schon begonnen, das Gepäck in den Van zu laden, und ich spurte eilig noch einmal zu Greenlegs hinüber, der gerade aus dem Wassertank trinkt. Ich bedanke mich bei ihm, dass er mich über dieses riesige Gebirge getragen hat, dass er auf mich aufgepasst hat, dass er nicht mit mir abgestürzt ist und mich auch nicht abgeworfen hat. Ich danke ihm, dass er so treu und zuverlässig war, so süß, so liebenswert. Die Tränen fließen mir in Bächen die Wangen hinab, ich versenke mein Gesicht in Greenlegs kupferfarbenen Hals und reibe meine Nase an seinen samtigen Ohren, meine Hand streicht sanft über seine Stirn. „Lebe wohl, mein Liebling, lebe wohl."

AM FRÜHEN ABEND haben uns die Pick-up-Trucks zurück nach Augusta gebracht. Die Pferde werden erst morgen von den großen Transportern abgeholt, eine Nacht werden sie noch auf der großen Koppel in Benchmark zubringen. Die Stimmung in der Gruppe ist mittlerweile regelrecht schwermütig, denn wie es sich so oft mit Menschen zuträgt, denen man auf Reisen begegnet – man trifft sich danach nie wieder, obwohl man es sich mit der Hand auf dem Herzen geschworen hat.

Aber auch die Hendersons sind betreten, als wir alle aus den Trucks steigen und unsere Seesäcke von den Ladeflächen schleifen. Sie wissen nicht so recht, was sie zum Abschied sagen sollen. Ich gehe auf Ron zu, der mir am nächsten steht, und versichere ihm, dass ich so gern schon nächstes Jahr wiederkommen und an einer großen Tour teilnehmen würde. Zu meiner Erschütterung weint der alte Ron, als er mich umarmt. „Ich bin alt, meine Freunde, ich bin alt", sagt Ron mit tränenerstickter Stimme. „Wer weiß, ob ich im nächsten Jahr noch lebe?"

Ja, Amy hatte in einer stillen Stunde erzählt, dass Ron teure Herzmedikamente benötigt, die die notdürftige amerikanische Krankenversicherung nicht bezahlt. Daher legt die ganze Familie regelmäßig zusammen, um die Tabletten für Ron zu besorgen. Manchmal würde es aber einfach nicht reichen. Erschüttert und ergriffen umarme ich noch den Rest der Familie.

Tucker ist recht unbeholfen im Verbergen seines Kummers und weiß nicht so recht, was er sagen soll; daher sagt er einfach gar nichts, sondern nickt nur nachdrücklich. Er drückt mich allerdings so fest an sich, dass mir für einen Moment der Atem wegbleibt. Nein, die Hendersons waren keine Touristenführer. Sie haben uns vielmehr an ihrem Leben teilhaben lassen.

Ron bedankt sich noch einmal in die Runde, dafür, dass er uns all dies zeigen durfte, und dafür, dass wir dies alles so dankbar angenommen haben. Da kommen mir wieder die Tränen, und ich hoffe aus tiefem

Herzen, dass das Schicksal unserem Mountain Man noch zahlreiche Jahre schenken wird und dass er noch lange, lange Zeit in seiner Hütte in den Bergen leben darf. Ich habe zu danken, mein lieber Ron, ganz allein ich.

2. Teil
Gastarbeiter im Niemandsland

Abenteuer Busfahren

Am nächsten Tag stehe ich allein am Busbahnhof von Great Falls, Montana. Eben war ich noch mit Amy bei Starbucks, um meine geliebte Caramel Latte zu genießen. Nun ist Amy aber auf dem Weg zurück nach Augusta, und ich gehe mit meinem Marschgepäck zur Haltestelle des Greyhound-Busses, der mich in den Süden Montanas, in die Gegend von Billings, bringen wird.

Die Fahrt wird acht Stunden dauern. Mein Ziel ist eine Ranch, die irgendwo in der Prärie zwischen den Beartooth Mountains, den Pryor Mountains und dem Yellowstone Delta liegt, mit zweitausend Rindern, zahlreichen Pferden und was sonst noch auf einer Working Ranch lebt und gedeiht. Ich werde dort als Gastarbeiterin für einige Wochen im täglichen Betrieb mitarbeiten.

An der Haltestelle wird der Bus bereits beladen, doch ich stocke einen Moment beim Anblick der heruntergekommenen Mitreisenden. Sie tragen verlumpte Kleider in Übergrößen, beschädigte Turnschuhe und sehen ohne Ausnahme ungepflegt aus. Busfahren ist hierzulande sehr günstig. Wer es sich leisten kann, nimmt auch für kürzere Strecken ein Flugzeug. Somit habe ich es hier wohl nicht mit dem montanischen Querschnitt der Bevölkerung zu tun, sondern eher mit der Unterschicht. Ich wähle einen Sitz gleich hinter dem Busfahrer aus.

Eine ältere Dame mit weißem Dutt, die mir beim Einsteigen freundlich zunickt, setzt sich hinter mich. Nach einer Weile im brummenden Bus, der über die schlechten Straßen holpert, spricht sie mich an. Sie heißt Carol und ist Krankenschwester in Great Falls. Carol weiß viel über das Leben in Montana zu erzählen. „Wissen Sie, meine Tochter hat vorigen Monat einen Crow geheiratet. Er hat für sie seinen Stamm verlassen und das Leben im Reservat aufgegeben – aber das Leben war für ihn auch schwierig dort, keine Arbeit, aber umso mehr Probleme."

Ich erfahre von Carol, wie stark die Konflikte zwischen den Native Americans und den White Americans noch schwelen und auch immer wieder akut ausbrechen. Es geht um Reservatgrenzen, um Sozialleistungen und Ausgleichszahlungen, Entschädigungen, Alkohol und Diebstahl. Nein, wahrhaftiger Frieden wird zwischen den Nachkommen der Ureinwohner Amerikas und denen der Kolonialisten wohl noch lange nicht herrschen. Aber Carol hat nun ihren Schwiegersohn. Sie erzählt mir, wie er unzählige Meilen rennen kann, ohne müde zu werden und ohne das regelmäßig zu trainieren, wie er zur Abkürzung vom Balkon im ersten Stock springt, um sich die Treppe zu sparen, und wie unvorstellbar zäh und furchtlos er ist.

VERTRÄUMT blicke ich immer wieder zum Busfenster hinaus auf die einsame Wildwestlandschaft und habe wieder dieses tiefe Glücksgefühl im Bauch. Abwechselnd folgt trockene Prärielandschaft auf hügelige Waldgebiete mit Nadelbäumen und Pappeln. Der Wechsel der warmen, satten Farben ist erstaunlich, und ich denke, wie grau in grau in Deutschland doch meist alles ist. Diese trüben Gedanken an zu Hause werden jäh unterbrochen, als ich auf einer eingezäunten Koppel keine einfachen Rinder grasen sehe, sondern zu meiner größten Überraschung die Könige der Prärie – *buffalos!* Meine Nase ist fest an die Scheibe gepresst, und ich starre entgeistert auf die riesigen schwarzbraunen Tiere mit ihrem unverwechselbaren Körperbau.

Am Straßenrand stehen immer wieder hohe Pfosten mit runden Plattformen darauf. Auf diesen runden Holztellern brüten Weißkopfadler, der amerikanische Nationalvogel, der auch das Staatswappen ziert. Ich traue meinen Augen kaum und wundere mich sehr, was diese riesigen Gebirgsvögel direkt an der einen von zwei Autobahnen des Staates zu suchen haben.

NACH ETLICHEN STUNDEN holpriger Busfahrt, die ich dennoch in vollen Zügen genossen habe, kommen wir am Busbahnhof in Helena an, der Hauptstadt von Montana. Hier muss ich umsteigen. Carol verabschiedet sich und wünscht mir eine gute Weiterreise, sie macht für ein paar Tage Familienbesuch in der Stadt.

Als sie fort ist, schaue ich mich auf der Suche nach dem Bus für die Weiterfahrt erst einmal um und erspähe auch schon eine Gruppe älterer Männer mit langen schwarzen, geflochtenen Zöpfen bis zu den Hüften hinab, die an einer Hauswand lehnen – die ersten Indianer auf meiner Reise. Ich habe so viel Abstand zu der Gruppe, dass es ihnen nicht auffallen dürfte, mit wie viel Neugierde ich sie betrachte. Die hohen Wan-

genknochen und die wettergegerbte Stirn in den breiten Gesichtern, die schmalen Mandelaugen und der rötliche Hautteint. Es sind eher kleine und drahtige Männer, die so gar nicht zu den übrigen hellhäutigen, übergewichtigen Leuten passen, die an den Bushaltestellen warten. Als ein Bus, der Richtung Billings fährt, hält, steigt die Gruppe indianischer Männer ein und ich hinterher.

Als ich der Busfahrerin mein Ticket zeige, frage ich sie, ob sie vielleicht weiß, um welchen Stamm Native Americans es sich bei dieser Gruppe handelt – und schäme mich sofort für meine peinliche Touristenfrage. „*Honey*, das sind Blackfeet. Nimm dich in Acht vor ihnen."

Trotz der Warnung setze ich mich in die Nähe der älteren Schwarzfuß-Indianer und schaue aus den Augenwinkeln immer wieder zu ihnen hinüber. Sie sitzen mit ernstem Blick und geradem Rücken nach vorn gerichtet da und sprechen nur wenig. Wenn doch, dann lausche ich den ungewöhnlichen Lauten, die ich mit keiner mir bekannten Sprache vergleichen kann. Gern würde ich sie ansprechen, aber ich traue mich nicht. Sie strahlen solch eine Würde aus, die mich keine Worte finden lässt. Wie spricht man als Europäer mit Nachfahren von diesem einst so großen Volk an tapferen Kriegern, Reitern und Bogenschützen, das kaltblütig von unseren Vorfahren vernichtet wurde und von denen nur wenige kleine Gruppen überlebt haben?

NACH VIELEN WEITEREN STUNDEN FAHRT kommen wir endlich am Busbahnhof in Billings an, der schäbiger und verwahrloster nicht sein könnte. Billings ist die größte Stadt im dünn besiedelten Bundesstaat Montana und die einzige, die über hunderttausend Einwohner zählt. Dort wartet immerhin schon ein verrosteter lilafarbener Toyota auf mich, ein klappriges Langstreckentaxi, das ich noch von Deutschland aus organisiert hatte. Der Fahrer hat ebenfalls einen meterlangen Pferdeschwanz und sieht recht indianisch aus – allerdings habe er seinen Vater, einen Crow, nie kennengelernt, erzählt er mir unterwegs.

Wir fahren lange gen Süden, entlang des mächtigen sagenumwobenen Yellowstone River, der aus Wyoming durch den berühmten Yellowstone-Nationalpark hindurch nach Norden fließt. Bei gutem Wetter kann man die Außenbezirke dieses gigantischen Naturschutzgebiets von der Landstraße aus sehen. Bald schon sind die geteerten Straßen zu Ende, und es geht weiter über Schotterpisten. Ich schlafe dennoch ein, bis ich mir schmerzhaft die Stirn an der Fensterscheibe stoße. Das Fahrzeug kommt zu einem abrupten Halt, und der Fahrer ruft erleichtert: „*Ma'am, I think, we finally made it!*" – Wir haben es endlich geschafft.

Die Lonely Horseshoe Ranch – meine Ponderosa

Die Abendsonne scheint noch mit voller Kraft, als ich aus dem alten Taxi steige und auf sandigem Boden inmitten einer urigen Ranch stehe – umgeben von herrlichen Cottonwood Trees, Kleefeldern und rauer Prärie. Die Gebäude der Ranch sind aus wettergegerbtem Rohholz gebaut, zusammengenagelten Baumstämmen, die sich im Laufe der Zeit grau verfärbt haben. In der Ferne funkelt der Clarks Fork River, ein Seitenarm des Yellowstone, und die Beartooth Mountains säumen den Horizont. Ich schaue mich andächtig um. Dieses unbeschreiblich schöne Stück Land ist zweifelsohne die Ranch meiner Kindheitsträume. Nach über dreißig Jahren bin ich endlich auf meiner Ponderosa angekommen, die in Wahrheit „Lonely Horseshoe Ranch" heißt.

Der Fahrer des verrosteten Toyotas hat es zum Glück nicht eilig. Er hat bereits mein Gepäck ausgeladen und trägt es für mich bis zu einer großen verwitterten Scheune mit halbrundem verrostetem Blechdach, aus der hämmernde Geräusche zu hören sind. Kurz darauf fährt er davon, eine große Staubwolke hinterlassend.

„Hello there, is anybody home?", rufe ich ein paarmal Richtung Scheuneneingang, um herauszufinden, ob jemand da ist. Nach einer Weile tritt ein hagerer Cowboy heraus. Um seine Hüften ist eine Hufschmiedausrüstung geschnallt – und er stellt sich auch sogleich als Jack, Hufschmied des Ortes, vor. Später werde ich erfahren, dass *Jack, the farrier* auch einer der berühmtesten Bullen-Rodeoreiter von Montana ist. Er schickt mich hinauf zur *kitchen barn*, der Ess- und Kochscheune, die sich auf einer kleinen Anhöhe befindet.

WÄHREND ich mich mit meinem Gepäck mitten durch das weitläufige Kleefeld hoch zur Kochscheune aufmache, blicke ich mich immer wieder um – mein Gott, was für eine unglaublich schöne Landschaft, nichts als Felder und brach liegendes Prärieland. Hinter der dunkelrot gestrichenen Kitchen Barn ragt ein felsig zerklüfteter Hügel empor, dessen orangefarbenes Gestein in der Abendsonne leuchtet. Ich bin vollkommen verzaubert.

Ich bleibe stehen und lausche, in der Ferne höre ich Vögel zwitschern und Pferde wiehern, über mir kreist ein Bussard und lässt seinen charakteristischen Schrei ertönen, ansonsten ist es vollkommen still. Ich blicke über die Pferdekoppeln und die Zäune aus morschem Holz und schaue zu, wie der warme Abendwind sanft das seidige Gras bewegt. Hier bekommt mich so schnell keiner mehr weg, denke ich und stapfe glücklich weiter.

Als ich bei der Kitchen Barn ankomme, serviert gerade ein älterer Herr in altertümlicher Kleidung auf der Veranda das Abendessen. Es duftet absolut köstlich. In dem dampfenden gusseisernen Topf– so einer, wie ihn auch Amy in den Rockies verwendet hat – befindet sich ein klassisches Buffalo Stew mit Kartoffeln und Möhren. Da soll noch einer sagen, die Amerikaner könnten nicht kochen.

Doch bevor ich mich an den Tisch setze und das Essen genieße, werfe ich noch einen Blick in das Innere der Kochscheune. Eine Kitchen Barn ist keine gewöhnliche Scheune, wie der Name vermuten lässt, sie ist vielmehr das Haupthaus einer typischen Ranch. Darin wird gekocht, gegessen, sich ausgeruht und entspannt. Sie ist also die Küche, das Esszimmer und das Wohnzimmer in einem, und diese Barn hier ist großartig. Die Wände und Möbel sind aus rohem, verwittertem Holz gezimmert, in einer Ecke steht ein riesiger gemauerter Kamin aus Naturstein mit einem gigantischen Hirschkopf darüber. Über den Dachbalken hängen Sättel und Zaumzeug sowie allerhand landwirtschaftliche Geräte. Die Wände sind dekoriert mit Fotos und Gemälden aus alter und neuer Zeit, Familienbilder und Bilder von Arbeitsszenen. In der Mitte stehen ausladende Sofas aus schwerem Leder und buntem Stoff und mächtige Ohrensessel, sogenannte *grandfather chairs*. An der anderen Wandseite stehen grob gezimmerte Holztische und Holzbänke für die Arbeiter und Gäste. Die offene Küche ist ausladend und so konzipiert, wie ich sie mir immer gewünscht habe, geräumig und mit einem überdimensionalen Gasherd und Backofen versehen.

Als ich wieder auf der Veranda bin, setze ich mich nach einer kurzen Vorstellungsrunde zu den übrigen Gästen an den Tisch.

Ich bin, wie sich gleich herausstellen wird, nicht die einzige Gastarbeiterin auf der Ranch. Zwei blonde Schwedinnen, beide etwa Mitte vierzig, Geschäftsfrauen, bildschön und sehr dünn, haben sich wie ich aus ihrem Leben zu Hause in Europa hierher geflüchtet. Sie wirken rein äußerlich etwas fehl am Platz inmitten der staubigen, verschwitzten Cowboys und zotteligen Hunde. Aber der erste Schein trügt.

Die Schwedin Katherina wird sich als hervorragende Reiterin entpuppen, absolut furchtlos und unerschrocken, und auf der Ranch zupacken wie ein alteingesessener Cowboy. Katherina ist geschieden und hat einen fast volljährigen Sohn. Er kann sich auch mal ein paar Wochen allein versorgen. Als Grafikdesignerin bei einer namhaften schwedischen Firma habe sie nun genügend Jahre hinter dem Computer gesessen, erzählt sie. Jetzt möchte sie sich das Leben im Wilden Westen mal genauer ansehen und ausfindig machen, ob es für sie hier vielleicht ein Plätzchen gibt,

denn sie hat schon als Kind von den Weiten der Prärie geträumt und konnte reiten, bevor sie das Laufen lernte. Auch hat sie als Kind immer „Bonanza“ im Fernsehen geschaut und sich schon früh in den Wilden Westen verliebt.

Da habe ich also schon gleich nach meiner Ankunft auf der Ranch eine erste Seelenverwandte getroffen, und wir schwelgen über dem Buffalo Stew, welcher der Seriencowboys denn der attraktivste war.

Katherinas Freundin Lena schüttelt darüber nur schmunzelnd den Kopf und verkündet, ihren Ehemann immer noch recht attraktiv zu finden, auch wenn man die Jungs am Nachbartisch nicht ganz außer Acht lassen dürfe. Sie züchtet Pferde, wohl mit beachtlichem Erfolg, wie sie erzählt. Um noch besser mit ihren Jungtieren zurechtzukommen, will sie sich hier von einem amerikanischen Pferdeflüsterer ausbilden lassen.

WÄHREND DES ESSENS muss ich immer wieder zu dem älteren Herrn hinschauen, der für das Auftragen der Gerichte zuständig ist. Sein Name ist Michel. Er hat einen langen grauen Spitzbart und trägt altertümliche Kleidung, einen ausladenden Schlapphut auf dem Kopf und an den Füßen urige Knopfstiefel. Ich muss unwillkürlich an die christliche Religionsgemeinschaft der Amish People denken, die sich heute noch wie die Menschen vor drei Jahrhunderten kleiden. Ich mache ihm das bei amerikanischen Frauen so beliebte Kompliment: „Ich liebe Ihr Outfit! Und was für tolle Schuhe Sie anhaben!“ Dieser Eisbrecher verfehlt auch bei Michel seine Wirkung nicht. Er lächelt mich breit an und beginnt sofort von sich und Montana zu erzählen.

Michel hat nordamerikanische Geschichte studiert und unterrichtet an einer Highschool in der Nähe von Billings. Für ihn befinden wir uns alle noch im späten 19. Jahrhundert, zur Zeit des General Custer und der großen indianischen Kriege und der Schlacht um Little Big Horn, die nur wenige Meilen von dieser Ranch entfernt stattgefunden hat. Er kleidet sich, wie es üblich war zu dieser Zeit, spricht auch ein wenig altertümlich und lebt eben voll und ganz die Rolle eines amerikanischen Bürgers während der großen Wanderungen der mutigen Auswanderer aus Europa gen Westen. Er erzählt von diesen Tagen, als wäre er dabei gewesen, und alle Gäste und Einheimischen hören ihm aufmerksam zu.

Michel kann, wie viele Menschen in Montana, nicht von einem Job allein leben, daher ist er neben seiner Lehrertätigkeit auch noch Gelegenheitskoch auf Ranches. Er hat sich auf die traditionelle montanische Küche spezialisiert und kocht in den großen gusseisernen Dutch Ovens auf offenem Lagerfeuer wie einst die Siedler – und auch Amy in den Rockies. Diese altbewährte Koch- und auch Backmethode braucht aller-

dings viel Zeit. Aber Zeit ist eben eine ganz andere Ressource hier im Wilden Westen. Die Menschen nehmen sich ohne Scheu genau so viel davon, wie sie brauchen.

„Magst du Maiskolben?“, fragt mich Michel und reicht mir einen Teller. Erst jetzt entdecke ich das Grillgitter über einer Feuerstelle mit noch glühenden Kohlen darunter, auf dem die appetitlichen gelben Maiskolbenstücke eben noch lagen – Maiskolben als Beilage darf bei keinem amerikanischen Barbecue fehlen.

Da sitze ich also gleich nach Ankunft auf der Ranch meiner Träume bei einem schmackhaften Barbecue und werde durch Michel noch tiefe Einblicke in die Vergangenheit der Indianerstämme von Montana gewinnen – Barbecue mit Indianern, ja, so habe ich mir meine Ponderosa als Kind in meinen Träumen vorgestellt.

Michel zeigt in Richtung der Beartooth Mountains, die man heute Abend gut in der Ferne erkennen kann. Dort am Fuße des Gebirges lebt er allein als Einsiedler in der Wildnis mit ein paar Hunden und Katzen und einem Pferd. Zusätzlich zu seinem Koch- und Lehrerjob arbeitet er noch ehrenamtlich als Museumsaufseher im Crow Indian Museum. Seine Kartoffeln und sein Gemüse baut er weitestgehend selbst an und jagt auch Rehe und Hasen.

„Wisst ihr, man braucht nicht viel Geld, um ein glückliches Leben zu führen“, sagt Michel und blickt nachdrücklich zu mir herüber. Im Winter heizt er mit Altöl, das er sich von ein paar lokalen Tankstellen schenken lässt. Ich bin mal wieder völlig fasziniert, wie schon so oft auf dieser Reise, von solch gänzlich andersgearteten Lebensmodellen zu hören. Michel erzählt, dass es hier draußen viele gibt, die so leben wie er. Manche freiwillig, weil sie das Leben in der Zivilisation satthaben, und andere sind so arm, dass sie keine andere Wahl haben, als von der Jagd und dem Fischfang in den Flüssen zu leben. Auch gebe es viele Wanderarbeiter, Cowboys und Wrangler, die in den warmen Monaten von Ranch zu Ranch ziehen, um einen kleinen Lohn zu erwirtschaften, oft kaum mehr als Kost und Logis. Nicht selten seien sie indianischer Abstammung. Oft besäßen sie nur ein altes Auto, einen Sattel und einen Hund.

Diese Einblicke sind für mich ein kostbares Geschenk. Es war für mich schon immer eine Passion, fremde Lebensstile kennenzulernen, um auch für mich Aspekte daraus zu übernehmen. Nur war mir diese Passion, ebenso wie alle anderen, das letzte Jahrzehnt über abhandengekommen.

INZWISCHEN taucht die Dämmerung die Landschaft ringsum in ein blaugraues Licht, als ich frage, wo sich denn mein Zimmer befindet.

Die gut aussehenden Cowboys am Nachbartisch, die wohl während der kommenden Wochen meine Arbeitskollegen sein werden und dem Alter nach fast meine Söhne sein könnten, zeigen auf eine winzige Holzhütte in der Ferne, die ich im Abendlicht gerade noch am Fuße des Hügels erkennen kann. Alle Gastunterkünfte sind weit auf dem Ranchland verstreut, aber meine Holzhütte ist am weitesten von den Haupthäusern entfernt, es ist die Honeymoon Log Cabin! Welch Streich des Schicksals, dass ich inmitten der Prärie in einer Blockhütte für Frischverheiratete untergebracht bin. Ob ich in diesem Leben jemals ein „Honeymooner" sein werde? Ich vertage alle weiteren Gedanken, das Hier und Jetzt ist viel zu aufregend, um über die Zukunft zu grübeln.

Cowboys und Mustangs und was Frau sonst noch zum Leben braucht

Mein Hüttlein für die nächsten Wochen ist einfach nur entzückend! Die Wände sind aus übereinandergelegten Baumstämmen mit winddichtem Mörtel dazwischen konstruiert. Vor dem Haus ist eine hölzerne Veranda mit hübschem Geländer an die Baumstämme angebaut, und ein altmodischer Schaukelstuhl steht darauf. In der Mitte des einzigen Zimmers steht ein riesiges Himmelbett mit einer rot-grünen Quiltdecke darüber. Über dem Bett ist ein Moskitonetz an der Decke befestigt, das wie ein wallendes Dach aus Seide über mein Bett fällt. Ich muss unweigerlich an Amy denken. Sie sagte in den Rockies zu mir, sie würde keine Blockhütten mögen, weil zwischen den Baumstämmen so viele Insekten hineinkriechen könnten und auch Schlangen. Ich suche sofort die Hütte nach Löchern in der Wand und im Boden ab und kann glücklicherweise keinen Eindringling finden. Dennoch ist es mir ein wenig mulmig zumute, denn das Yellowstone-Delta ist bekannt für seine hochgiftigen Klapperschlangen.

Ich stehe unter der Dusche, als jemand energisch an die Hüttentür klopft. Obwohl ich noch Shampoo in den Haaren habe, wickle ich ein Handtuch um mich und öffne die Tür. Es stürmen fünf Hunde herein in allen Größenordnungen, die mich unsanft rammen. Ich hoffe sehr, dass bei dem Frontalangriff mein Handtuch nicht verrutscht ist.

Auf meiner Veranda steht mit der untergehenden Sonne und dem Flussdelta im Hintergrund ein junger Mann in engen Jeans, schweren Stiefeln mit Sporen und Cowboyhut, ein wahrhaftes Meisterwerk der göttlichen Schöpfung. Es verschlägt mir schlicht den Atem, und wäh-

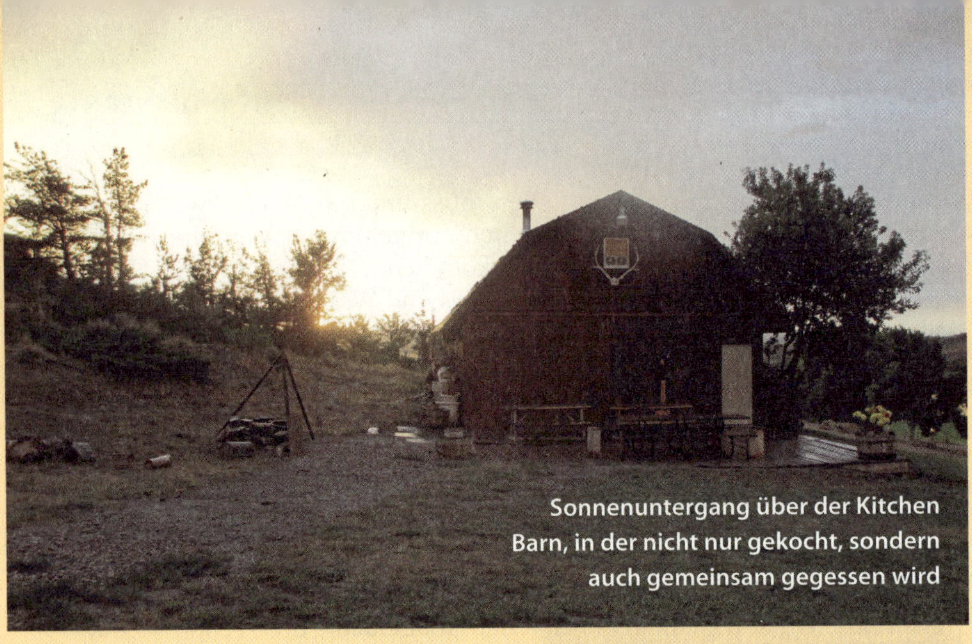

Sonnenuntergang über der Kitchen Barn, in der nicht nur gekocht, sondern auch gemeinsam gegessen wird

Meine wunderbare Blockhütte auf der Lonely Horseshoe Ranch

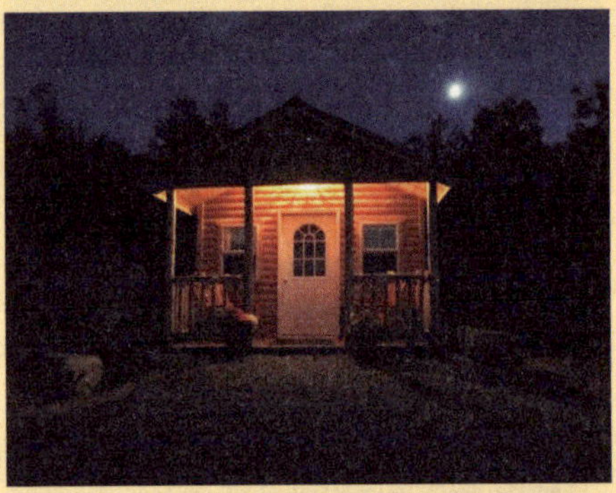

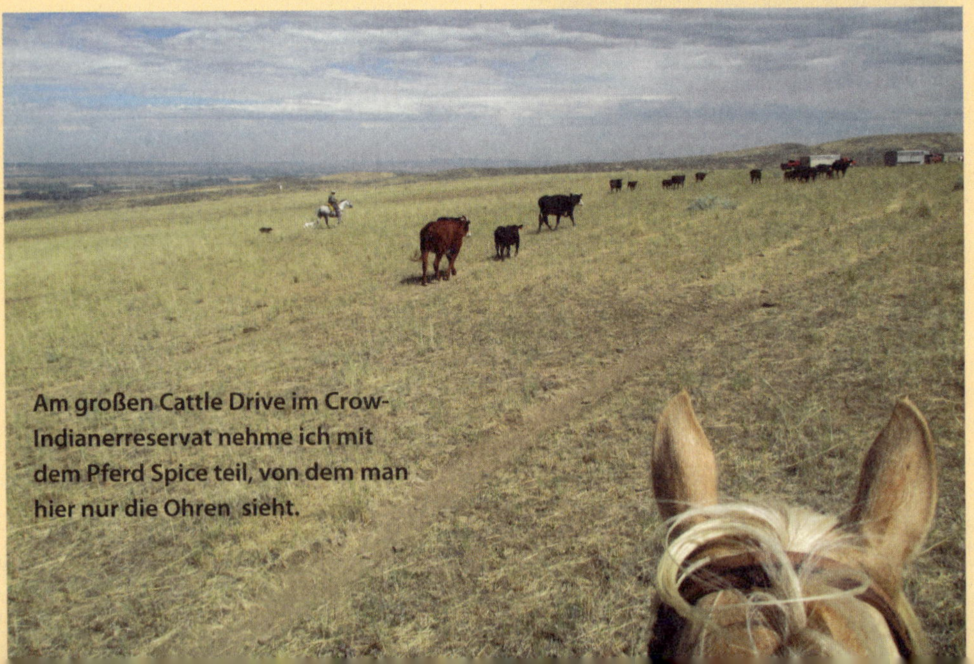

Am großen Cattle Drive im Crow-Indianerreservat nehme ich mit dem Pferd Spice teil, von dem man hier nur die Ohren sieht.

rend ich mich am Türrahmen halten muss und das Wunderwesen vor meinen Augen anstarre, stottere ich in holprigem Amerikanisch: „Hallo, äh, ich bin Julia, ich bin eben erst angekommen … äh, und wer sind Sie?“ Es ist Brandon, einer der jungen Cowboys und Wrangler der Ranch und ab heute mein Arbeitskollege.

Brandon ist ein großer, drahtiger Typ mit stahlblauen Augen, strohblondem Haar und sonnengebräunter Haut. Er ist das schönste männliche Wesen, das ich seit Jahren zu Gesicht bekommen habe. Sein Lächeln ist das typische makellose amerikanische Zahnpastalächeln. Brandon möchte nur Hallo sagen und errötet bei meiner unsittlichen Aufmachung. Während er mit mir spricht, blickt er wie selbstverständlich an mir vorbei über das Verandageländer hinweg, denn er ist ein Gentleman und spricht mich mit „Ma'am“ an. Er lädt mich noch auf ein Bier in die Kitchen Barn ein und ist dann mitsamt der Hundemeute auch schon wieder verschwunden.

Ich hübsche mich auf wie für die Disko und stolpere in High Heels und Lippenstift über die Prärie, über Büsche und Steine und den ein oder anderen Kaktus hin zur Kitchen Barn und zum kühlen Budweiser Beer. Dort angekommen, sitzen und liegen schon ein paar staubige Cowboys auf den hübschen Sofas und verstummen, als ich mich zur schweren Holztür hereinschlängle. Sie starren mich entgeistert an, als sei soeben ein Außerirdischer eingetreten, und scheinen ihren Gesprächsfaden verloren zu haben. Alle fingern an irgendetwas herum, und auch ich sitze recht unbeholfen in meiner Sofaecke.

Ich hoffe, die Jungs denken jetzt nicht, dass man mit mir nicht zusammenarbeiten kann, dass hier eine aufgetakelte europäische Großstadtlady angerückt ist, die allen nur im Weg herumsteht. Okay, ich habe mich wohl etwas im Outfit vergriffen.

Nach und nach verabschieden sich Brandon und die anderen Kollegen, und es ist nur noch der ältere Marvin übrig, der, wie sich bald herausstellen wird, der Besitzer der Ranch ist. Er nuschelt unverständliche Worte und blickt auf den Boden, während er mit mir spricht: „Du musst dein Pferd bis sieben gesattelt haben, dann beladen wir die Transporter. Gute Nacht.“

Zurück in meinem Hüttchen mache ich mich bettfertig und krabble vollkommen erschöpft unter die Decke. Ach, wie herrlich und wie weich, alles duftet nach Holz, Salbeibüschen und den Pferden in der Ferne. Aber was war das? Schon sitze ich senkrecht im Bett und höre die Kojoten auf dem Hügel heulen und um meine Blockhütte streichen. Herrje,

wie unheimlich, mir ist angst und bange, und der nächste Nachbar ist weit entfernt. Das Heulen kommt näher, und unter der Veranda raschelt es. In der Ferne höre ich die Hunde bellen. Ich öffne mutig die Haustür einen Spaltbreit und rufe so laut ich kann zu den Hunden hinüber: „Jungs, kommt her, los, kommt her!" Zum Glück darf sich die fünfköpfige Hundemeute frei auf der Farm bewegen und prescht auch schon die Wiese zu meiner Hütte herauf und schlägt die Kojoten mit lautem Gebell in die Flucht.

Ich mache die Tür noch ein wenig weiter auf, und herein stürmen Wolfy, Blue Dog, Cocker-Spaniel-Dame D. O. G. sowie zwei Dackel namens Wiener und Debrecziner – die Namen hatte mir Brandon verraten. Wolfy, ein Wolfshund so groß wie ein Pony, springt mit Anlauf auf mein Bett und macht es sich gemütlich. Er hat große gelbe Augen, die einem direkt in die Seele blicken, und ein zottiges graues Fell. Und mit diesem von oben bis unten verdreckten Hund ist das Bett nun völlig ausgefüllt. Ich steige zu Wolfy ins Bett, während sich die anderen Hunde genüsslich auf dem Flickenteppich niederlassen. Bald schon schnarchen wir sechs um die Wette.

AM NÄCHSTEN MORGEN stehe ich bereits um sechs Uhr auf, schließlich möchte ich mich bei all den schönen Cowboys ordentlich herrichten. Bevor es in den Stall geht, gibt es ein herrliches Frühstück mit Bacon and Eggs sowie Pancakes mit Ahornsirup. Danach ziehe ich noch schnell meine Reithose mit den Wadenchaps darüber an und schnalle mir die klirrenden Radsporen an die Stiefel.

Ich stehe pünktlich um sieben Uhr stramm im Stall und soll mir aus einer Herde von etwa vierzig Tieren, die alle auf einer sandigen Koppel hinter der alten Scheune friedlich vor sich hin dösen, ein Pferd aussuchen. Was für paradiesische Zustände für einen Pferdenarren wie mich!

Brandon ist mit einer kleinen Gruppe von Leuten und Pferden schon losgefahren, um nach einer Rinderherde auf einer weiter entfernt liegenden Weide zu sehen. Zurückgeblieben ist Tye, ein Cowboy, der Brandon rein äußerlich in nichts nachsteht. Er soll meine reiterlichen Fähigkeiten prüfen und sehen, wie ich eine Gruppe Kälber in eine kleine Umzäunung treibe.

Zuerst aber muss ich einen Stapel Papier unterschreiben. Ich bestätige dort, dass alles, was ich tue, auf eigene Gefahr erfolgt und die Ranch für keinerlei Schaden haftet. Die Ranch tut gut daran, sich abzusichern, denn das Abenteuer, an dem ich hier teilnehme, ist alles andere als ungefährlich, wie sich später noch herausstellen wird.

Ich gehe behutsamen Schrittes über die Koppel und zwischen den Pferden umher, um das richtige Reittier für mich auszuwählen, was natürlich allein vom optischen Eindruck her unmöglich ist. Um klug zu wählen, müsste man verschiedene Pferde Probe reiten. Ich sage zu Tye, dass ich gern einen pfiffigen, klugen und energischen Wallach hätte, der Kraft hat und nicht so schnell aus der Puste gerät.

Tye blickt auf mich herab, seine Hände in die Hüften gestemmt, er kaut lasziv auf einem Kaugummi. Dann haut er mir energisch auf mein Hinterteil. Ich bin völlig verdattert und vollkommen aus dem Konzept. Eigentlich müsste ich nun eine Anzeige wegen sexueller Belästigung am Arbeitsplatz erstatten. Aber wir sind hier draußen im Wilden Westen, und vom traumhaft schönen Tye fasse ich das ausnahmsweise mal als Kompliment auf. Aber ich weiß genau, was er denkt: Was will diese Großstadttante aus Europa in ihrem schicken Reitdress hier in der Prärie?

„Ihr Wunsch ist mein Befehl, Ma'am", sagt er spitz und zeigt auf einen hübschen hellbeigen Wallach am anderen Ende der Koppel, zweifelsfrei ein Quarter Horse. „Wie würde dir Spice dort drüben gefallen?"

Ich gehe langsam zu Spice hinüber, der mich argwöhnisch beäugt und ein paar Schritte rückwärts geht. Aufmerksam sehe ich mir seinen Körperbau an, seine überhöhte Kruppe über dem überproportionierten Quarter-Horse-Hinterteil, seine kurzen, aber muskulösen Beine. Seine Hufe sind in einem jämmerlichen Zustand, mehrere Zentimeter zu lang, und das Horn ist völlig ausgefranst und eingerissen. Ich fahre sanft mit der Hand sein Vorderbein hinab, und er hebt brav, wie von mir gewünscht, sein Hüfchen auf. Die Hufunterseite sieht in Ordnung aus, dort kann ich keine Beschädigung erkennen. Ich prüfe auch die übrigen Hufe, und alles scheint in Ordnung zu sein. Spice scheint Kraft zu haben, und aus seinen Augen funkeln Scharfsinn und Intelligenz. Er gefällt mir gut. „Den nehme ich", sage ich gelassen und füge süffisant hinzu: „Weißt du, Honey, ich saß schon im Sattel, lange bevor du auf der Welt warst." Kaum ausgesprochen, bereue ich auch schon meinen blöden Spruch, muss Tye mich doch jetzt unweigerlich für uralt halten.

Und schon fragt er: „*Well,* wie alt bist du denn tatsächlich, und wie lange sitzt du schon im Sattel?"

Jetzt wird es eng, und ich muss lügen wie gedruckt: „Ich bin eben erst dreißig geworden, und ich sitze im Sattel, seit ich vier Jahre alt bin." Uh, da habe ich die Wahrheit aber ganz schön gedehnt, allerdings nur in der ersten Hälfte des Satzes.

Dann werden die Pferde gestriegelt und gezäumt. Das Geschickte an den Westernsätteln ist, dass jeder Sattel in der Regel auf alle Pferde der gleichen Rasse passt. Somit wird der Sattel dauerhaft auf den Reiter eingestellt und nicht andersherum wie bei uns, wo die englischen Dressursättel in Maßarbeit und mit enormen Kosten auf jedes Pferd individuell angepasst werden müssen. Tye schraubt daher emsig an meinem neuen Sattel herum, und ich bürste brav das Ross.

Behutsam nehme ich Tye den Sattel vom Arm, um ihn auf Spices Pferderücken zu legen. Das riesige Ding wiegt einen Zentner, und obwohl Spice nicht besonders groß ist, bekomme ich den Sattel nicht nach oben. Tye hilft mit einem geringschätzigen Lächeln von der Seite nach. Dann will ich die Trense aufzäumen, und Tye eilt besserwisserisch herbei. „Das macht man doch so!“, sagt er und stellt sich hinter mich, fingert am Kopf des Pferdes herum und schmiegt sich dabei von hinten an mich. Heilig’s Blechle, wie wir Schwaben sagen, da soll noch einer hier fest im Sattel sitzen.

Und dann geht es los, wir reiten rüber in die „Arena“, einen riesigen Außenreitplatz. Spice tänzelt aufgeregt unter mir. Auf dem Reitplatz lässt er sich nur schwer bändigen. Er springt abrupt in alle Richtungen, abwechselnd vorn und hinten hoch, reagiert aber dennoch einigermaßen auf meine Bewegungen und Befehle. Ich trete ihm ein paarmal energisch in die Rippen und muss alles reiterische Können der letzten Jahrzehnte anwenden, um diesen kleinen gelben Teufel in den Griff zu bekommen. Meine Beine sind wie ein Schraubstock um Spices Körper gelegt, und ich muss ordentlich „zumachen“, wie man in der Reitersprache sagt, um nicht hochkant vom Pferd zu segeln. Es dauert eine halbe Stunde, Spice ist mittlerweile klatschnass geschwitzt – ich auch, aber er hat mich nun als Chef akzeptiert und trabt brav in symmetrischen Kreisen mit mir durch die Arena.

Tye saß die ganze Zeit auf seinem großen braunen Pferd regungslos in der Mitte des Reitplatzes und hat uns andächtig zugesehen.

Am Abend erfahre ich, dass Spice erst drei Jahre alt ist, also praktisch ein Baby, kaum ausgebildet, und vor zwei Wochen hat er wohl eine Frau abgeworfen, die dabei ihr Handgelenk gebrochen hat. Als ich das erfahre, schwindet meine Sympathie für Tye beträchtlich. Er hat mir absichtlich das gelbe Geschoss untergejubelt, um mich in Schwierigkeiten zu bringen. Bei ihm und den übrigen Cowboys allerdings sowie auch bei Ranchbesitzer Marvin hat mir die heutige Aktion Hochachtung eingebracht. Und ich meine, sie gehen seitdem respektvoller mit mir um.

NACH DEM PROBETRAINING in der Arena reitet Tye mit mir hinaus in die Prärie, um mir das Ranchland zu zeigen. Er ist jetzt freundlicher, wenn auch immer noch eher kurz angebunden. Wir reiten in Serpentinen hinauf auf den kleinen Hügel hinter meinem Hüttchen. Man muss sehr auf die *rattlers*, die Klapperschlangen, achten, sie sind erschreckend zahlreich in dieser Gegend. Pferde haben panische Angst vor ihnen, und wenn sie eine Schlange bemerken, ergreifen sie meist blitzartig die Flucht. Da man als Reiter die Schlange oft später wahrnimmt als das Pferd, ist man auf solch ruckartige Bewegungen in der Regel nicht gefasst, und man kann gefährlich stürzen. Auch für Pferde und Rinder sind die Schlangen sehr gefährlich, da beide Tierarten aus ungeklärtem Anlass gern ihre Nasen in die Erdlöcher der Präriehunde stecken, um dort herumzuschnüffeln. Dort wohnen aber oft Klapperschlangen, die den Tieren in die Nase beißen. Die Nase schwillt dann so stark an, dass die Tiere ohne ärztliche Behandlung ersticken würden. Tye bemerkt trocken, dass Klapperschlangen am liebsten unter Blockhütten wohnen.

Die Aussicht vom Gipfel des Hügels ist *breathtaking*, schlichtweg atemberaubend. Die Prärie ist so weit, so einsam, ein paar verstreute Ranches und ein paar Scheunen sind zu erkennen, dazwischen runde Alfalfa-Felder (eine stark eiweißhaltige Kleesorte) und in der Ferne die Berge.

Tye erzählt, dass es in den Pryor Mountains noch Wildpferde gibt von der Rasse der Mustangs. Sie vermehrten sich in den Weiten der Schutzgebiete, die man in den Siebzigerjahren einrichtete, so zahlreich, dass sie immer mal wieder zum Abschuss freigegeben und mit Hubschraubern gejagt wurden. Heute sind sie staatlich geschützt, was erst vor ein paar Jahren von leidenschaftlichen amerikanischen Aktivisten und Pferdefreunden durchgesetzt worden war. Sollte die Population in manchen Gebieten zu stark anwachsen, treibt man sie mit Hubschraubern zusammen und versteigert sie auf Auktionen – mit mäßigem Erfolg allerdings, denn es ist nicht gerade leicht, einen Mustang zu zähmen.

Tye erzählt, dass man zu bestimmten Zeiten in das Wildpferdegebiet hineinreiten darf, um mit dem Lasso einen Mustang einzufangen, sollte man dieses fast unmögliche Unterfangen denn meistern. Ja, ich habe davon gehört.

Ich blicke hinüber zu den Bergen und weiß in der Tiefe meiner Seele, dass ich eines Tages dort einen Mustang einfangen und ihn für immer behalten werde. Nach Deutschland bringen werde ich ihn nicht. Nein, unser übervölkertes Industrieland ist kein Ort für einen Mustang – und eigentlich auch kein Ort für mich … Dies spüre ich jeden Tag meiner Reise mehr.

Sugar und der verrückte Tierarzt

Es ist bereits Nachmittag, als ich mit Tye zur Ranch zurückkehre. Heute werde ich noch geschont und muss noch nicht so viel arbeiten wie in den kommenden Tagen. Ich verstaue das Zaumzeug, räume den Sattel weg und bürste dem kleinen Spice das verschwitzte Fell sauber. Auch kontrolliere ich seine Hufe, ob sich nicht vielleicht ein scharfkantiger Kieselstein darin festgesetzt hat. Dann führe ich mein Ross auf die Weide und stelle fest, dass es dort nicht viel für ihn zu grasen gibt.

Montana befindet sich seit Monaten in einer schlimmen Trockenphase. Das Wasser wurde mittlerweile für alle Farmen rationiert, und man hört sogar von Ranchern, die ihr Vieh notschlachten mussten, weil es einfach nicht mehr genug Nahrung auf den Wiesen gibt. Auch in dieser Gegend hat es schon sehr lange nicht mehr geregnet.

Breitbeinig vom vielen Reiten schlurfe ich zu meiner kleinen Blockhütte hinauf, um kurz zu duschen, da man in der Prärie nach kürzester Zeit vollkommen eingestaubt ist. Kaum angekommen, klopft es wieder an der Tür, und Brandon steht draußen. Ach, welch Freude, mein Herz schlägt bis zum Hals! Diesmal habe ich die gute Reitkluft noch an und den Cowboyhut noch auf dem Kopf. Dieses Mal schaut er mich beim Sprechen auch an. Brandon erzählt, es habe einen Unfall gegeben, das Pferd Sugar sei am Kopf verletzt, und er würde jetzt mit ihm in die Tierklinik fahren. Er fragt mich, ob ich mitfahren möchte. Ja, oh ja! Mit Brandon würde ich auch die örtliche Kläranlage besichtigen, und vielleicht kann ich mich nützlich machen. Ich wasche mir noch schnell das Gesicht, die Hände und Arme und düse hinunter zur großen Scheune.

Wir verladen den sichtlich verstörten schneeweißen Sugar, der auf der Stirn eine schreckliche Platzwunde hat und vielleicht auch eine Gehirnerschütterung, in einen Pferdetransporter. Der Transporter ist an einen monströsen und vollkommen eingestaubten Dodge-Ram Pick-up-Truck angekoppelt. Brandon fährt, als würde er rohe Eier transportieren, behutsam und vorsichtig. Er scheint ein sehr einfühlsamer Mensch zu sein und um Sugar sichtlich besorgt. Ich genieße jede Minute neben Brandon, der aufgrund der Autogröße leider viel zu weit von mir entfernt sitzt. Ich muss laut rufen, um mich über die Motorengeräusche hinweg mit ihm zu unterhalten.

Angekommen in der Tierklinik, irgendwo im Niemandsland der Prärie, sehe ich eher eine Autowerkstatt vor mir als eine Klinik. Alles ist verdreckt und heruntergekommen. Wir bringen Sugar hinein in die Werk-

statt, in der es nach Desinfektionsmittel, Blut und auch nach Motorenöl riecht, was Sugar durch seine feinen Nüstern weit intensiver wahrnimmt als ich. Er ist beunruhigt und zögerlich, aber Schritt für Schritt geht er weiter voran, als ob er wüsste, dass dies alles in solch misslicher Lage nun mal nötig ist.

Wir sollen uns in eine Ecke stellen und warten. Und das tun wir. Sugar nutzt die Gelegenheit und pinkelt zwanzig Liter Flüssigkeit auf den Betonboden, und ich sehe mich gezwungen, auf eine Kunststoffkiste zu steigen, um dem wachsenden See zu entrinnen. Nach über einer Stunde kommt ein älterer Cowboy mit schickem Hut und schmutzigen Mechanikerklamotten zur Tür herein. Das ist der Tierarzt. Er schaut sich freudig kaugummikauend die Wunde an und meint, er würde das gut in den Griff bekommen.

Dann geht es los. Sugar bekommt mehrere Spritzen in den Hals, was er mit aufmerksamer Gelassenheit hinnimmt. Es ist ein Narkosemittel, das ihn nur so weit betäuben soll, dass er noch einigermaßen gefestigt aufrecht stehen kann. Dann wird die Gegend der Wunde noch einmal extra lokal betäubt. Es scheint, als ob die Assistentin heute frei hat, wenn es denn überhaupt eine gibt. Brandon muss telefonieren, also stehe ich allein mit dem Tierarzt in der Werkstatt und halte das mittlerweile schwankende Ross halbwegs aufrecht, indem ich abwechselnd an Sugars linke Schulter und dann wieder an seine rechte Schulter springe, um mich mit vollem Körpereinsatz gegen ihn zu drücken. Es ist nicht einfach, ein sechshundert Kilogramm schweres Pferd am Umfallen zu hindern. Ich befürchte, das Narkosemittel war überdosiert.

Der Tierarzt erzählt von seiner deutschen Ehefrau und kramt seine rudimentären Deutschkenntnisse hervor, die im Wesentlichen aus schockierenden Obszönitäten bestehen und mir die Schamesröte ins Gesicht treiben, während wir auf die volle Wirkung der örtlichen Betäubung warten. Zwischendurch befiehlt er in immer kürzeren Abständen: „Bitte, halten Sie das, bitte, tun Sie dies, genau hierhin, bitte", und so weiter. Ehe ich michs versehe, operiere ich handfest mit.

Beim Anblick der Metalltacker, die der Tierarzt in die tiefe Kopfwunde schießt, wird mir schwindelig. Aber ich reiße mich am Riemen und arbeite mit aller Kraft weiter, um dem armen Sugar zu helfen. Zimperlich und zartbesaitet darf man im Wilden Westen wirklich nicht sein.

Es vergehen gefühlte Stunden. Sugar hat mittlerweile mindestens zwanzig Metallklammern im Kopf, er sieht furchtbar aus, und ich frage mich, wie man die Dinger wieder vernünftig ausbauen kann. Meine Arme sind bis zu den Ellenbogen blutig, Handschuhe trägt man hier weder als Assistentin noch als Tierarzt. Dann sind wir endlich fertig. Und auch ich

bin fix und fertig, ich war so konzentriert, dass ich noch nicht einmal bemerkt habe, dass Brandon während der ganzen Operation dicht hinter mir stand und mir über die Schulter gesehen hat, sichtlich erleichtert, dass ihm jemand diese unschöne Arbeit abnimmt.

Sugar darf stark schwankend wieder in den Transporter steigen, worüber er sehr froh zu sein scheint, und wir bringen ihn heim auf einen separaten kleinen Paddock, damit seine Wunde in Ruhe heilen kann.

NACHDEM ich mich ausgiebig von Staub und Pferdeblut gereinigt habe, fahre ich mit allen Ranchbewohnern zum lokalen Pub. Zum frittierten Hühnchen mit Krautsalat wird literweise Budweiser Beer getrunken und der eine oder andere billige Whisky. Ich darf mit Brandon fahren und bin auch schon ganz aufgeregt. Selbstverständlich habe ich mich wieder schick gemacht und die High Heels ein zweites Mal hervorgeholt sowie ordentlich Haarspray versprüht, was hier oben in Montana seit den Achtzigerjahren nicht mehr aus der Mode gekommen ist. Ich versuche, die Coolness der Cowboys zu imitieren, die mit klirrenden Radsporen und den Händen in den Hosentaschen über die Türschwelle der Bar treten. Sie kauen, wie es sich für ihresgleichen gehört, lässig Kaugummi und ziehen zum Gruß mit der Hand die Hutkrempe vorn leicht nach unten, ganz so, wie man es aus „Bonanza" und anderen Westernfilmen kennt. Ich nicke nur freundlich zu den anderen Gästen hinüber.

Natürlich falle ich gleich auf in der dörflichen Trinkstube, und die Farmer schauen missbilligend zu mir herüber. Nun, ich habe mich wohl aufs Neue als Großstadtlady geoutet. Ich setze mich neben Brandon an den Tisch, einen Platz, den ich mir unter Einsatz der Ellenbogen und auch der Stuhlbeine hart erkämpfe.

Ich stelle meinem jungen Cowboynachbarn viele Fragen, und er scheint die Unterhaltung angenehm zu finden. Brandon ist dreiundzwanzig und hat gleich nach der Schule im Bundesstaat Vermont gearbeitet, meiner vorübergehenden Heimat in der Jugend. Dort war er in der Forstwirtschaft tätig und transportierte mit Pferden und Schlitten Holz aus den dichten Wäldern der Green Mountains, ein sehr gefährliches Unterfangen. Er kennt sogar die alten Skigebiete, in denen ich schon als Kind herumgerutscht bin, und manch ein liebliches Dorf dieses kleinen Neuengland-Staates am nördlichen Rand der Ostküste.

Es wird immer lauter in der urtümlichen Countrybar. Und dann ist Zeit für Western Dancing, und ein paar Pärchen schunkeln schon im drehenden Zweiertakt zu Ian Tysons „Jaquima to Freno", ein altes Westernlied, das mir noch heute die Gänsehaut über den Rücken jagt. Die Schritte des Tanzes Two Step sind einfach und schnell gelernt, und schon

hänge ich zärtlich schurrend an Brandons Hals. Ich kann jeden seiner Knochen unter meinen Handflächen spüren und bin ganz erschrocken. Es ist mir vorher nicht aufgefallen, wie mager er unter seinem karierten Flanellhemd ist.

Später werde ich feststellen, dass alle meine Cowboy-Kollegen sehr mager sind. Sie arbeiten knochenhart, jeder Tag beginnt für sie um sechs Uhr morgens, so wie für mich auch in der nächsten Zeit. Ihre Ernährung besteht hauptsächlich aus Fleisch und Kartoffeln.

Ganz behutsam lege ich meine Wange an Brandons und lasse mich leicht wie eine Feder über die Tanzfläche schieben. In einer musikalischen Pause, in der Brandon zum Tisch zurücksteuern möchte, hauche ich ihm gekonnt ins Ohr: *„One more, darlin, one more only!“* – einen noch, Darling, nur einen noch. Brandon gibt sich geschlagen und führt mich weiter über die Tanzfläche.

Ich bin recht erleichtert, als der Barkeeper zu verstehen gibt, dass jetzt Sperrstunde ist. Ich schwanke mehr aus dem Lokal, als dass ich schreite, wobei dies wohl eher am billigen Whisky liegt und nicht am dünnen amerikanischen Bier – und schon klettere ich zu Brandon in den Pick-up-Truck, und wir zuckeln im Schritttempo auf den Schotterpisten den weiten Weg zurück zur Ranch.

Dort angekommen, ziehe ich den armen Mann in meine übliche deutsch-französische Umarmung mit Küsschen links und Küsschen rechts (okay, ich gebe es zu, ich habe auf den Mundwinkel gezielt). Das war nun eindeutig zu viel für den vermeintlich hartgesottenen Cowboy, er fällt beinahe rückwärts zur Autotür hinaus. Sie sind also doch nichts gewöhnt, die rauen Jungs aus dem Wilden Westen! Verflixt.

Brandon legt den Rückwärtsgang ein, und ich stehe noch eine Weile winkend auf der Veranda vor meiner Hütte. Es ist Vollmond heute Abend, und die Ranchgebäude sind in ein magisches silbernes Licht getaucht. Es ist ungewöhnlich hell, und ich kann die Umrisse der Beartooth Mountains in der Ferne ausmachen sowie die schwarzen Konturen des Nordrandes des Yellowstone-Nationalparks.

Auch kann ich in der Ferne deutlich Sugar mit seinem schneeweißen Fell auf seiner kleinen Koppel erkennen. Es scheint, als ob auch Sugar mich erspäht hat. Er steht mit der Brust an den Zaun gedrückt da und schaut mit hoch aufgerichtetem Hals zu mir herüber. Schon wiehert er aus vollem Halse und scheint mich zu rufen. Ich warte eine Weile. Dann wende ich mich ab und schließe die Tür meiner Hütte auf. Sugar wiehert in immer kürzeren Abständen und scheint wirklich meine Aufmerksamkeit gewinnen zu wollen.

Ich ziehe die Tür wieder ins Schloss und laufe hinunter zur Koppel. Dort steht Sugar schon am Tor bereit und nickt grüßend mit seinem Kopf auf und ab. Ich steige über das Koppelgatter und streichle ihm den Hals, während er freudig nickend Brummgeräusche von sich gibt. Er war definitiv einsam, so ganz allein auf der Koppel, aber er scheint noch mehr sagen zu wollen. Sanft reibt er seine Nüstern an meiner Schulter und bläst mir warme Luft auf den Hals. Dann reibt er seine Nase an meiner Backe. Ich streichle ihn sanft und spreche leise und zärtlich auf ihn ein. Nun schiebt er seine Nase unter meinen Arm, um dort eine Weile auszuharren. Ich bin von seinem Verhalten sehr überrascht. Was Sugar hier zeigt, ist ein ausgiebiger Vertrauensbeweis und ein Zeichen von Freundschaft und Verbundenheit unter Pferden. Der kluge Sugar scheint verstanden zu haben, dass ich ihm wohlgesonnen bin und ihm geholfen habe in seiner schwierigen Lage. Wir stehen an diesem Abend noch lange zusammen an dem Gatter und schmusen. Leise flüstere ich in Sugars weiche weiße Ohren, und alles wird verstanden und mit einem leisen Schnauben und Kopfnicken beantwortet.

Cowboy Chase und das Red-Eye-Syndrom

Nach einer kurzen Nacht, in der auch Wolfy, Blue Dog und D. O. G. wieder anwesend waren – Wolfy begnügt sich mittlerweile mit dem Fußende meines Himmelbetts –, muss ich schon wieder um sieben Uhr früh im Stall strammstehen. Ich habe meinen schwarzen Cowboyhut tief in die Stirn gezogen und eine Fliegersonnenbrille aufgesetzt, damit man nicht sieht, wie übernächtigt und verkatert ich bin. Ich soll heute den riesigen Moon reiten, ein erfahrenes und gut ausgebildetes Arbeitspferd, das schon seit Längerem im Besitz der Ranch ist.

Moon ist stattlich gebaut, sein schneeweißes Fell ist mit Tausenden braunen Punkten übersät, und er erinnert mich an das berühmte Pferd „Kleiner Onkel" aus der Pippi-Langstrumpf-Geschichte. Er ist ein sogenannter Fliegenschimmel. Ich schaffe es nicht, den schweren Westernsattel auf seinen Rücken zu hieven, und muss auf die untere Zaunstrebe steigen, um näher an ihn heranzukommen. Da eilt ein kleiner Cowboy mit keckem Lächeln auf mich zu und ruft: „*Oh, come on, honey,* ich mache das für dich!" Es ist Chase, der dritte Cowboy der Ranch von insgesamt vieren.

Ich starre Chase entgeistert an, und es fällt mir wie Schuppen von den Augen. Es ist Hoss Cartwright aus „Bonanza"! Er ist dem goldigen, tollpatschigen Hoss wie aus dem Gesicht geschnitten. Nur ist Chase

kleiner als Hoss, er reicht mir gerade bis zu den Wangenknochen. Chase ist auch eher untersetzt, es scheint irgendwie alles zu kurz geraten an ihm. Er hat ebenfalls leuchtende blaue Augen, aber leider gar kein Zahnpastalächeln. Er strahlt zwar bis zu den Ohren, aber seine Zähne sind vom Kautabak dunkelbraun verfärbt. Kautabak ist im Wilden Westen noch immer höchst beliebt.

Ach, wie konnte ich nur diese „Bonanza"-Parallelen bislang übersehen? Es muss an der Aufregung und der Übermüdung der ersten Tage gelegen haben. Tye ist ganz klar die Verkörperung des ältesten Cartwright-Sohnes, des coolen und wunderschönen Frauenschwarms Adam, der immer über den Dingen zu stehen schien. Brandon ist wie Little Joe, der jüngste Cartwright-Sohn, ein bildhübscher junger Blonder, eher süß, harmlos und naiv. Ranchbesitzer Marvin ist die Verkörperung von Vater Ben Cartwright höchstpersönlich, nur dass Marvin nicht halb so würdevoll veranlagt ist wie der gute alte Ben, aber dies wird sich erst in den nächsten Tagen zeigen. Ach, wie unglaublich, ich habe also mein ganz eigenes „Bonanza" hier beisammen.

Und schon wirft Chase mit Schwung meinen Sattel auf den Pferderücken und gurtet ihn fest. Er sattelt sich einen kleinen grauen Dreijährigen mit wuscheliger Mähne, den er seit ein paar Wochen ausbildet und der mächtig frech zu sein scheint. Wir reiten heute ausnahmsweise direkt von der Ranch los und fahren nicht wie sonst üblich mit dem Pferdetransporter in ein weiter entferntes Gebiet. Denn die Rinderherden der Ranch sind weit verteilt.

Wir sollen heute nach Mutterrindern mit ihren Kälbern sehen, die vor ein paar Tagen in ein Schutzgebiet nahe der Ranch getrieben worden sind. Es besteht unter den Ranchern der Verdacht, dass unter diesen Tieren eine Augenkrankheit ausgebrochen ist, die sich „Red-Eye-Syndrom" nennt und gerade in Montana zu einem nationalen Problem heranwächst. Die erkrankten Rinder haben bei Befall stark entzündete Augen und können kaum noch sehen, da die Augenlider tränen und verkleben. Somit werden sie zu einer leichten Beute für Raubtiere, und die Mütter können ihre Kälber nicht mehr angemessen verteidigen. Zudem ist die Krankheit hoch ansteckend. Die betroffenen Tiere müssen bei Ausbruch schnell von der übrigen Herde getrennt, in Transporter verladen und in die Tierklinik gebracht werden. Dort bekommen sie Antibiotikaspritzen, die allerdings bislang nur wenig Wirkung zeigen. Es ist eine neue, unerforschte Krankheit, die auch den Experten noch einige Sorgen bereitet.

Wir sollen deshalb auch nach verendeten Tieren suchen. Solche Ka-

daver sind in der Regel leicht über den Geruchssinn zu finden, und die Ohrennummern der Tiere sollen dann in einem Schreibheft vermerkt werden. Verletzte Rinder müssen mit dem Lasso eingefangen werden, dann sollen wir über die Funkgeräte die Rancher kontaktieren, eventuell Transporter anfordern, oder aber die Kuh wenn nötig gleich erschießen. Ich hoffe von Herzen, dass dieser Fall nicht eintritt.

Wir reiten los, an den Alfalfa-Feldern vorbei und durch unzählige Zaungatter, die jedes Mal umständlich geöffnet und wieder geschlossen werden müssen. Ein erfahrener Cowboy tut dies, ohne abzusteigen, denn die Pferde wissen in der Regel, was sie zu tun haben, und der Cowboy kann sich seinen wohlerprobten Handgriffen widmen.

Der junge graue Wallach, den Chase heute ausbildet, kennt das Prozedere noch nicht. Der Kleine trägt auch noch kein Zaumzeug mit Gebissstück in seinem Mäulchen, dafür ist er noch zu jung.

Bei diesem Zaumzeug wird nicht über das Pferdemaul gesteuert, sondern über Druck auf das Nasenbein, der durch die Zügel ausgelöst wird.

Der Wallach muss vortreten, zurück und zur Seite, muss auf den Stacheldraht aufpassen und soll ganz selbstständig mitarbeiten. Auf jeden Wink von Chase' Hüfte und Schenkel soll er reagieren, auf jede noch so kleine Gewichtsverlagerung. Es dauert daher jedes Mal ewig, bis wir weiterkommen, aber nur mit Geduld und zahllosen Wiederholungen ist ein Pferd auszubilden, mit Ruhe und Gelassenheit. Denn ein Pferd ist ein Fluchttier. Sobald es Angst verspürt, existiert im Pferdehirn nur noch ein Gedanke, der jedes andere Mitdenken ausschaltet – Entkommen. Im Gefühlszustand der Angst ist es also unmöglich, dem Pferd etwas beizubringen, da es keine logischen Zusammenhänge mehr verstehen und erst recht nichts Gelerntes speichern kann. Somit ist die positive Sanktionierung der einzig erfolgversprechende Ansatz, kurz gesagt, man muss eine Übung einleiten und auch schon den kleinsten Schritt in die richtige Richtung belohnen und loben, loben, loben.

Ich habe mich schon häufig auf dieser Reise gefragt, ob die Pferde im Wilden Westen intelligenter sind als bei uns. Ja, ich denke schon. Es liegt meiner Meinung nach zum Ersten daran, dass sie aufwachsen dürfen, wie es ihrem Naturell entspricht, in der Herde auf riesigen Weiden, meist ohne menschliche Einflussnahme. Zum Zweiten wird von Arbeitspferden selbstständiges Handeln gefordert, und dies wird als oberstes Ziel auch von klein auf trainiert. Der Fokus wird im Westernreiten also weit stärker auf Selbstständigkeit gelegt, als dies im traditionellen englischen Reitsport je denkbar wäre. Hier fordert man vom Pferd explizit sehr wenig Selbstständigkeit, dafür aber blinden Gehorsam.

Ich spinne den Gedanken weiter und frage mich, ob diese unterschiedlichen Ausbildungsansätze auf den beiden Kontinenten auch unter Menschen so verankert sind. Ja, mit Blick auf die schwäbische Wirtschaft ist bei mir durchaus dieser Eindruck schon vor Jahren entstanden. Während meiner ersten vier Berufsjahre arbeitete ich für einen namhaften amerikanischen IT-Konzern. Dort wurde ich zu maximaler Selbstständigkeit erzogen, zu offener Kommunikation und dazu, auch einschlägige Entscheidungen selbst zu treffen, mit viel Leidenschaft und Enthusiasmus an die Dinge heranzugehen und ruhig auch mal einen Fehler zu machen.

Ach, wie groß war meine Überraschung, als ich Jahre später in die schwäbische Automobilindustrie wechselte und feststellte, dass Gehorsam, „nach dem Mund reden" und blinde Loyalität auch bei gänzlich falscher Stoßrichtung der Chefs die Grundvoraussetzung aller Dinge sind. In meiner schwäbischen Firma bin ich mit meinem offenen Mundwerk und meiner angelsächsischen Herangehensweise jedenfalls angeeckt. Zum Glück haben die meisten sich an mich Querulantin gewöhnt, und ich komme halbwegs zurecht.

Pferd und Reiter müssen in Montana zusammenarbeiten, müssen ein perfektes Team bilden, in dem jeder mit Respekt und Achtung behandelt wird, in dem beide mitdenken und Entscheidungen treffen. Einer allein kann die Dinge nicht regeln, es braucht immer beide, und jeder hat seine gleichberechtigte Aufgabe und muss wissen, was zu tun ist. Dies war mir schon eindrücklich in den Rockies klar geworden.

Diese Erkenntnisse habe ich mittlerweile tief verinnerlicht, und ich gehe heute mit meinen Mitarbeitern und mit meinen Pferden anders um. Ich nehme weit mehr Rücksicht auf ihre Bedürfnisse, ihre Herangehensweise und auch auf ihr Naturell als früher. Mein heutiger Ansatz funktioniert hervorragend, es ist ein Erfolgsrezept.

Nach gefühlten Stunden in der sengenden Mittagshitze reiten Chase und ich durch verlassenes Farmland. Die Farm ist eine sogenannte *ghost farm,* eine Geisterfarm. Ihre Besitzer haben schon vor langer Zeit ihr Heim aufgegeben, und alles ist verwittert und verrostet, kaputt und durcheinander, als hätte eine Bombe zwischen den Gebäuden eingeschlagen. Auch das Dach der Farm ist stark beschädigt, und die verlassene Hundehütte vor dem Haupthaus macht alles nur noch trostloser. Unter dem eingefallenen Scheunendach stehen alte, verrostete amerikanische Autos, wie aus einem alten Schwarz-Weiß-Film. Solch ein Zuhause wird in den USA auch gern als *junk yard* bezeichnet, was so viel heißt wie Schrottplatz – nicht selten leben noch Familien in diesen heruntergekommenen Farmen.

Es ist unheimlich, hier durchzureiten, unsere Pferde scheuen. Aber Chase will seinem jungen Wallach die neuen Gerüche und die erschreckende Szenerie zeigen, um ihn etwas abzuhärten und an seltsames Umfeld zu gewöhnen. Gern lasse ich diesen Geisterhof hinter mir und bin froh, als wir uns wieder inmitten von Feldern und Prärie befinden.

Dann kommen wir durch ein weiteres und diesmal besonders massives Zaungatter hindurch, das uns in das Wildnisgebiet hineinführt, wo sich laut Ranchbesitzerin Lillian unsere Rinderherde befindet. Chase erzählt mir, dass die Ländereien des Wildnisgebiets dem Staat Montana gehören und ein Schutzgebiet sind. Zwar ist der staatliche Schutz auf diesem Grund und Boden lange nicht so streng wie oben in der Bob Marshall Wilderness, aber auch hier darf nicht gebaut und nur eingeschränkt gejagt werden, und es dürfen keine Felder angelegt werden. Während bestimmter Monate darf eine gewisse Anzahl an Rindern hier weiden, nach Ablauf der Frist müssen aber alle Weidetiere wieder herausgeholt werden, damit sich die Vegetation erholen kann.

Die Landschaft ist absolut großartig und bildschön, und ich bin wie so häufig auf meiner Reise vollkommen hin und weg und tief ergriffen. Das ist der Ort, an dem ich mein Leben lang sein wollte.

Ich gebe dem riesigen Moon die Sporen und donnre los. Im Jagdgalopp fliegen wir über die Prärie. Chase ist mit seinem grauen Wallach dicht hinter mir, aber Moon ist schneller. Ich sehe aus den Augenwinkeln, wie die Hügelketten an mir vorbeirasen.

Mein Pferd findet seinen Weg durch die Büsche, ich lasse es selbst entscheiden, wie es sich seinen Weg bahnen möchte, denn Pfade gibt es hier draußen keine. Mal springt Moon links um einen Busch herum, mal rechts herum und auch mal darüber. Meine geübten Reiterbeine schließen sich wie ein Schraubstock um Moons massigen Körper, nichts kann mich von diesem Tier mehr trennen, wir sind verwachsen zu einem einzigen riesigen Körper, der fliegen kann. Wir sind jetzt auf Hochgeschwindigkeit angelangt, und alles ist Bewegung, und die Landschaft rast an uns vorüber. Längst haben wir Chase abgehängt.

Ich wickle das Ende der Zügel um meinen Sattelknauf und breite beide Arme aus. Wie Kevin Costner im Film „Der mit dem Wolf tanzt" jage ich mit ausgebreiteten Flügeln dahin und stoße einen Urschrei aus, Moon berührt kaum noch den Boden, er fliegt, ja er kann fliegen. So war es gedacht, so muss es sein, dies ist es, wovon ich als Kind immer geträumt habe – ich fliege im Sattel auf einem feurigen Pferd durch den Wilden Westen, durch Indianerland, vorbei an Büffelherden, zwischen Wildpferden hindurch. – „Lauf, Moon, lauf!"

CHASE findet Moon und mich keuchend im Schatten neben einem Felsvorsprung stehend. Moon lässt seine Nase vor Erschöpfung über dem Boden hängen, er ist klatschnass, ich liege erschöpft der Länge nach auf seinem Hals mit herabhängenden Armen auf beiden Pferdeflanken. Chase ruft: „Julia, bist du okay? Was um alles in der Welt ist in dich gefahren? Hast du den Verstand verloren? Und was ist mit all den Klapperschlangen, die zwischen den Büschen wohnen?"

O weh, an diese teuflischen Geschöpfe habe ich gar nicht mehr gedacht.

Chase schimpft noch weiter, ich hätte mein Pferd nicht so ermüden sollen, wir haben noch einen 7-Stunden-Ritt vor uns. „Und warum um alles in der Welt weinst du?"

Jetzt erst merke ich, dass mein Gesicht ganz nass ist, das ungeheuerliche Gefühl eben hat mich vollkommen übermannt, und ich habe es gar nicht bemerkt. Ich blicke Chase an und lache und weine gleichzeitig, und ich kann auch gar nicht mehr damit aufhören.

„Nun, ich habe schon gehört, dass ihr Leute aus Europa höchst seltsam seid", sagt Chase, „aber ich kann nicht leugnen, dass du reiten kannst wie der Teufel."

Chase führt uns einige Meilen weiter in die Wildnis hinein, durch ein enges, dicht bewachsenes Tal mit vielen verstreut grasenden Rindern. Rechts und links ragen rote zerklüftete Felsen empor, und knorrige Kiefern reichen ihre Äste zu uns herab.

Wir erreichen eine solarbetriebene Brunnenanlage, von denen es zahlreiche in dieser Gegend gibt. Sie führen weit in das Erdreich hinein und sind oft die einzige Möglichkeit, in diesen trockenen Weiten an ausreichend Wasser heranzukommen, um die Rinder zu tränken. Wir schalten den kleinen Motor des Brunnens an, und es fließt gelbbraunes Wasser in eine riesige grüne Kunststoffwanne, die extra für diese Zwecke aufgestellt worden ist. Sofort stürzen sich unsere Pferde auf das grausige Gebräu, das sehr stark nach Eisen und Erde riecht. Die Wanne muss bis zum obersten Rand befüllt werden, damit nach und nach alle Rinder im Umkreis herbeikommen können, um zu trinken.

Wir machen bei der Brunnenanlage eine Pause und legen uns auf den sandigen Boden, mit den Satteltaschen unter den Kopf geschoben, und trinken Wasser aus unseren mitgebrachten Flaschen. Ich bemerke, dass meine Flasche recht klein ist. Was hat Chase gesagt, wir reiten noch sieben Stunden? Oha, das wird dann also knapp mit dem Wasser bei einer Temperatur von zweiunddreißig Grad Celsius.

„No problem, sweetie", sagt Chase, „wir können das Wasser aus den Brunnen trinken." Na bravo, das Wasser schmeckt bestimmt entsetzlich,

und wir werden Durchfall davon bekommen. Ich hole mein Sandwich hervor, das ich mir heute früh extra kalorienarm belegt habe. Chase nimmt es mir gleich wieder weg und stopft es zurück in meine Satteltasche. „Wir werden diesen Energieschub später noch brauchen."

Missmutig füge ich mich seinen Anweisungen.

NACH DER PAUSE, während derer sich die Pferde ein wenig ausruhen konnten, geht es weiter durch ein noch engeres, aber dafür etwas grüneres Tal mit vielen Rindern, die hier saftiges Gras weiden können.

Bislang haben Chase und ich das Red-Eye-Syndrom an keinem der Rinder feststellen können, und tote Tiere haben wir auch noch keine entdeckt, lediglich ein altes Rinderskelett, das von Wind und Wetter schon ganz ausgebleicht war.

Nun kommen wir an einem Zaunabschnitt vorbei, an dem ein kleines schwarzes Kälbchen steht und kläglich nach seiner Mutter ruft. Die Mutterkuh steht auf der anderen Seite des Zauns; irgendwie ist das Kälbchen unter dem Stacheldraht durchgerobbt. Chase holt eine Zange aus seiner Satteltasche und beginnt, den Stacheldraht vom Holzpfahl zu lösen. Dann drückt er alle Drähte mit seinen bespornten Stiefeln in den Boden, und mein Part beginnt, meine erste „Cutting-Übung". Ich muss das Kalb über den Zaun scheuchen, das sich leider sichtlich vor Chase fürchtet und gar nicht über die Drähte springen will.

Pferd und Reiter haben bei der Westernreitdisziplin Cutting die Aufgabe, ein Rind aus einer Herde auszusortieren und in eine Umzäunung zu treiben. Dies erscheint beim ersten Betrachten der Aufgabe einfach, die Realität sieht aber anders aus. Rinder sind ausgeprägte Herdentiere und wollen auf keinen Fall von ihren Artgenossen separiert werden, sie wehren sich mit allen Mitteln dagegen. In der Regel verwendet man Kälber für diese Übung, weil sie so flink und wendig sind.

Nun muss ich kein Kalb aus einer Herde heraussortieren, sondern nur eines über den Zaun treiben, und ich lege los. Das Kalb rennt hin und her und will nach links und rechts ausbüxen, aber ich lenke Moon immer wieder direkt vor das arme Tier und schneide ihm den Weg ab. Moon und ich sehen vermutlich recht unbeholfen aus, aber das Kalb hopst dann doch über die Drähte und ist endlich bei seiner Mutter. Alles ist gut, Chase kann die Drähte wieder am Zaunpfosten befestigen.

DIE SONNE nähert sich langsam dem Zenit, und es ist drückend heiß. Chase will auf eine der rötlichen Felsformationen hinaufreiten, um dort oben Mittagspause zu machen. Der Ausblick von dort sei am schönsten. Schon in den Rockies musste ich feststellen, dass Pferde entgegen mei-

ner ursprünglichen Annahme klettern können. Es ist schnell klar, auch hier will Chase seinem Jungpferd etwas beibringen.

Die Aktion ist aus meiner Sicht absolut lebensgefährlich, wir könnten mitsamt den Pferden ins Rutschen geraten und abstürzen, denn es handelt sich hier um spiegelglatte Felsplatten, die wie eine breite steile Rutschbahn nach oben führen. Aber Chase und der Graue steigen unbeirrt die Felsen hinauf, und ich habe trotz lauten Protests nichts zu melden. Also steige ich hinterher.

Die Pferde kämpfen verbissen. Sie steigen Schritt für Schritt mit weit gespreizten Beinen und der Nase fast auf dem Felsen aufwärts, sie keuchen und schwitzen, und es ist für mich nun zu spät, abzusteigen. Würde ich jetzt absteigen, würde Moon vielleicht aus dem Gleichgewicht geraten, und dies wäre fatal. So bleibt mir nur die Option, meine Stiefel aus den Steigbügeln zu nehmen, um vielleicht besser abspringen zu können, sollte Moon ins Rutschen geraten. Allerdings lässt es sich aus einem Westernsattel noch schlechter abspringen als aus einem Dressursattel. Alle paar Augenblicke kommt ein Huf ins Rutschen. Zum Glück hat ein Pferd vier davon, und die übrigen drei schaffen es, uns an Ort und Stelle zu halten.

Mit klopfendem Herzen oben angekommen, die Kleider in Schweiß getränkt und die Angst noch in den Knien steckend, verstehe ich Chase' Bemühungen. Der Blick ist einmalig. In der Ferne türmen sich die Pryor Mountains, auf der anderen Seite sehe ich die Beartooth Mountains. So weit ich blicken kann, sehe ich keine menschliche Behausung, keine Straße und keinen Weg, nur Wildnis und Weite und ein paar verstreute schwarze Punkte, weidende Black-Angus-Rinder. Ich kann bis nach Wyoming hinübersehen, dem angrenzenden Bundesstaat im Süden Montanas. Auch die Nordausläufer des berühmten Yellowstone-Nationalparks kann ich in der Ferne erkennen mit der bedrohlichen Rauchsäule, die schon seit Tagen über der Landschaft steht.

Wir lassen uns unter einer dichten Kiefer nieder, nachdem wir für die Pferde einen Schattenplatz gefunden haben. Ich packe nun endlich mit immer noch zitternden Händen mein Corned-Beef-Sandwich aus, die Peanutbutter-Cookies, meine Wasserflasche und einen Apfel und sage erst einmal gar nichts.

VIELE STUNDEN reiten wir an diesem Tag noch weiter, wir traben und galoppieren durch die zahllosen Täler, an abstrakten Felsformationen vorbei, die meiste Zeit reiten wir aber im langsamen Schritt plaudernd nebeneinanderher, und Chase fragt mir Löcher in den Bauch. Es scheint – sofern das überhaupt möglich ist –, als ob er mich als noch exotischer

erachtet als ich ihn. Er will alles wissen über *good old Germany* und die Arbeit in der Automobilindustrie. Dabei ist dies das allerletzte Thema, über das ich hier in der Wildnis sprechen möchte.

Wir überprüfen an diesem Tag noch viele Solarbrunnen, schauen den Kühen tief in die zum Glück gesunden Augen und suchen nach verirrten Kälbchen. Mein Wasser ist mir mittlerweile ausgegangen, und ich muss von dem grausigen Brunnenwasser trinken. Chase und die Pferde stört der muffige Geruch nicht im Mindesten, ich aber halte mir fest die Nase zu.

Es ist mittlerweile später Nachmittag, und es wird langsam Zeit, den Heimweg anzutreten, denn am Horizont ziehen dunkle Gewitterwolken auf. Chase ist über diese Wetterwendung sichtlich beunruhigt, ich sehe noch keine Gefahr auf uns zukommen. Ach, wie wenig kenne ich mich aus in diesem fernen Teil der Welt. Wir traben zurück in Richtung Ranch, aber es sind noch viele, viele Meilen, und der Himmel wird immer dunkler. Vereinzelt kann ich schon Blitze in der Ferne sehen, und dann fängt es auch schon an zu regnen. Die Pferde werden unruhig, und es fällt mir zunehmend schwerer, Moon davon abzuhalten, in einen strammen Jagdgalopp zu wechseln. Chase brüllt hinter mir durch den Wind, dass die Gewitter deshalb so gefährlich seien, weil die Ebenen der Prärie so flach sind und der Blitz somit häufig in Rind, Pferd oder Mensch einschlägt, da dies oft der höchstgelegene Punkt ist. Diese Info hätte er sich wirklich sparen können.

Es regnet mittlerweile in Strömen, und wir sind schon an den Alfalfa-Feldern angekommen. Da rammt Moon auf einmal die Vorderhufe in den Sand und macht eine Vollbremsung. Nur mit Mühe kann ich mich im Sattel halten oder vielmehr auf seinem Hals, denn ich bin mit voller Wucht zwischen seinen Ohren gelandet, und hätte er den Kopf in diesem Moment gesenkt, hätte ich unten gelegen. Das Objekt des Schreckens ist ein riesiges schwarzes Plastikfass, eine Art Wasserbottich aus Kunststoff, so groß wie ein kleines Auto. Der starke Wind bläst es vor uns über die Alfalfa-Felder wie von Geisterhand.

Moon dreht vollkommen durch, sein schwerer Körper bebt vor Panik, und er atmet schnell und unregelmäßig. Er will umdrehen und um sein Leben rennen. Ich halte ihn mit aller Kraft nach vorn gerichtet und erlaube nicht, dass er sich in die Fluchtrichtung dreht, denn dann hätte ich verloren. Ist ein Pferd mit seiner beachtlichen Masse erst einmal in Schwung geraten, ist es praktisch durch nichts mehr aufzuhalten. Die Kunst besteht darin, es gar nicht erst so weit kommen zu lassen. Meine Beine umklammern Moon fest wie ein Schraubstock, und ich drücke ihn

mit Bärenkräften (die einem ja bekanntlich in großer Not wachsen) mit meinem rechten Bein weg aus der Fluchtrichtung. Somit landen wir im nächstgelegenen Gebüsch. Er wiehert und tobt und kämpft sich frei aus dem Dickicht, ich zerre an den Zügeln. Chase brüllt unverständliche Worte durch den mittlerweile tosenden Sturm, und im nächsten Augenblick zuckt ein greller Blitz, gefolgt von ohrenbetäubenden Donner.

Moon stellt sich senkrecht auf die Hinterbeine, ich werfe mich blitzschnell nach vorn, um unseren Schwerpunkt zu verlagern und um zu verhindern, dass das Ross rückwärtsfällt. Chase brüllt durch den Sturm, dass wir weiterreiten müssen, ich soll ihm folgen, und ich soll die Zügel lockerer lassen. Die Zügel locker lassen!? Wir wären schon längst in den Pryor Mountains, würde ich die Zügel locker lassen! Chase brüllt, dass Moon durch den Druck nur noch mehr in Panik gerät. Das mag wohl sein, aber ich wäre schon längst nicht mehr oben ohne den Einsatz meiner Schraubstockbeine. Und wieder steht Moon senkrecht. Westerntechnik hin oder her, dies ist mir gleichgültig in diesem Moment, es geht ums blanke Überleben. Und wieder krachen Blitz und Donner herunter, das Gewitter ist direkt über uns. Ich bin klatschnass, als wäre ich in einen Fluss gefallen, und kann die ledernen Zügel kaum noch halten, denn sie sind glitschig. Das Ross tobt weiter, und ich weiß mir nicht mehr zu helfen. Abwechselnd ramme ich ihm mal rechts und mal links die Schenkel in die Flanken, um ihn am Umdrehen und an der Flucht zu hindern – nicht auszudenken, wenn er nun mit siebzig Stundenkilometern über die Prärie davonrasen und sich beim nächsten Präriehundeloch überschlagen würde.

Chase' Ross, der graue Jungspund, ist lange nicht so in Panik wie mein Pferd, er blickt nur entgeistert auf das Fass, und Chase kann ihn überzeugen weiterzugehen.

Das Schreckensszenario hat sich über eine gefühlte Stunde hingezogen. Als wir endlich fix und fertig auf der Ranch ankommen, bin ich überaus erleichtert. Ich bin bis auf die Knochen durchnässt, und Moon tut so, als sei nie etwas gewesen. Er reibt seinen Kopf genüsslich an meinem Oberarm, bis ich ihn mit gemischten Gefühlen auf die Koppel entlasse. Ich flüchte mich nach dem Aufräumen des Sattelzeugs schon bald unter die heiße Dusche.

Dort stelle ich fest, dass die Schürfwunden auf meinem Hinterteil und auf meinen Oberschenkeln aus den Rockies alle wieder offen sind. Während der großen Tour heute ist mir der Schmerz gar nicht aufgefallen, aber schließlich war es zu guter Letzt doch ein 8-Stunden-Ritt. Wie seltsam es sich doch mit Schmerz verhält, jetzt brennt alles wie die Hölle, während des langen Ritts habe ich überhaupt nichts bemerkt.

Jason, der Pferdeflüsterer

Am Abend sitzen wir in großer Runde in der Kitchen Barn zusammen, die beiden Schwedinnen Lena und Katherina sind dieses Mal auch dabei. Sie waren wie ich den ganzen Tag unterwegs, um sich um Rinderherden auf weiter entfernt liegenden Weiden zu kümmern.

Aber es sind auch ein paar neue Leute am Tisch, eine vierköpfige Familie, die definitiv nicht aus der Großstadt kommt. Mutter und Tochter sehen höchst authentisch aus mit ihren berüschten Westernblusen und langen gestuften Röcken zu den farbigen Cowboystiefeln. Besonders beeindruckend sind ihre Haare, die Tochter trägt sie bis zu den Kniekehlen, die Mutter bis unterhalb des Pos. Der Vater der Familie ist wieder mal ein Cowboy wie aus dem Bilderbuch, schmale Hüften in schicken abgetragenen Jeans, kariertes Hemd mit breiten Schultern darin und ein elegant geschwungener Cowboyhut auf den kurzen braunen Locken. Sein Gesicht ist sympathisch, wettergegerbt und mit tiefen Lachfalten um die Augen versehen. Sein Südstaaten-Singsang ist für mich eine Herausforderung und klingt wahrhaftig so, als hätte er zu viel Kaugummi im Mund. Die Familie kommt aus Tennessee, und der Name des Vaters ist Jason Donovan.

Jason ist nicht nur Cowboy, er ist ein namhafter *horse whisperer*, ein Pferdeflüsterer, ein Trainer und Ausbilder. Ich hatte schon gehört, dass ein Pferdeflüsterer auf die Ranch kommen wird. Ich hatte der Sache keine große Aufmerksamkeit geschenkt, schließlich bin ich eine konservative Dressur- und ehemalige Springreiterin, und die Künste eines Pferdeflüsterers klangen für mich eher nach Zirkus- und Laienreiterei. Aber jetzt sitzt er vor mir, ein echter Pferdeflüsterer. Katherina wendet sich mit leiser Stimme zu mir herüber: „Diese Menschen können sich in die Seelen der Pferde hineinfühlen, sie lesen und verstehen, mit ihnen kommunizieren."

Es wurden auch schon preisgekrönte Filme über diese außergewöhnlichen Pferdetrainer gedreht, allen voran „Der Pferdeflüsterer" aus den späten Neunzigerjahren mit Robert Redford in der Hauptrolle. Es heißt, dass in diesem Film die Methoden des berühmtesten aller Pferdeflüsterer, jene des legendären Monty Roberts, gezeigt wurden. Natürlich habe ich die letzten Jahrzehnte immer wieder von Monty Roberts aus Kalifornien gehört. Der Mann ist eine lebende Legende. Bevor ich in den Wilden Westen kam, habe ich all das nur mit mildem Interesse verfolgt.

Pferdeflüsterer Jason wirkt freundlich und warmherzig. Ich sitze die meiste Zeit des Abends schweigend am Tisch, lausche den Gesprächen und beobachte die Familie aus Tennessee. Als sich der Abend dem Ende zuneigt, möchte Jason mit uns allen ein Gebet sprechen. Der Mann aus dem *biblebelt,* dem Gebiet der USA, in dem der protestantische Glaube fest in Alltag und Kultur verankert ist, faltet die Hände und dankt für den wunderbaren heutigen Tag, das gute Beef Stew und die gesunden Rinder. Ich bete innig mit und danke dem lieben Gott von ganzem Herzen, dass ich heute nicht mit dem Pferd gestürzt bin, nicht vom Blitz getroffen wurde und auch dass alle Rinder und ich gesund sind und, natürlich, dass ich an all dem Wunderbaren hier teilhaben darf.

Als Jason aufsteht, um noch eine Kugel Eis aus dem Gefrierschrank zu holen, nehme ich meinen ganzen Mut zusammen, springe hinterher und mache mich neben ihm am Geschirr zu schaffen. Nach einem kurzen Räuspern frage ich ihn ehrfürchtig: „Jason, äh, ich habe mich gefragt, nun, wenn es nicht zu viele Umstände macht, denken Sie, ich könnte vielleicht ab morgen an Ihrem Unterricht teilnehmen?"

„Aber natürlich!", sagt er.

Später am Abend zeigt mir die Familie Donovan, wie sie auf der Ranch untergebracht ist. Die neuen Gäste schlafen nicht etwa in einem der Guest Houses, nein, der vordere Teil ihres Pferdetransporters ist zu einem winzigen Wohnmobil ausgebaut. Dort schlafen sie zu viert, während ihre Pferde auf den umliegenden Koppeln übernachten.

Nach einer langen Nacht, in der ich wie eine Tote geschlafen habe, lege ich ganz aufgeregt in aller Frühe dem kleinen Spice das Halfter um, und die Cowboys und ich verladen ihn mit einigen anderen Pferden in einen der großen Pferdetransporter. Die Anhänger sind wahre Monstren aus Stahl und Aluminium und bieten bis zu neun Pferden Platz. Zu meiner großen Überraschung haben sie keine Rampen. Die Pferde müssen folglich einen halben Meter nach oben springen, um einzusteigen. Auch haben diese Transporter keine Trennwände, alle Pferde stehen nebeneinander, Kopf an Kopf, festgebunden. Manche Rancher binden ihre Pferde noch nicht einmal an.

Tye weist mich an, Spice' Führstrick vor dem Einsteigen vom Halfter zu lösen, Spice soll also ohne mich einsteigen! Undenkbar für ein deutsches Reitpferd. Der dreijährige Spice springt mit einem beherzten Satz und offensichtlicher Wonne allein in den Pferdetransporter, dabei gibt es dort drinnen noch nicht einmal Futter für ihn. Er stellt sich, ohne lange zu fackeln, neben den anderen Pferden diagonal zur Fahrtrichtung auf, was laut Pferdeflüsterer Jason die günstigste und stabilste Fahrpo-

sition ist, die die Pferde zudem instinktiv von allein einnehmen würden, wenn man sie ließe. Unsere Ranchpferde haben das alles schon verinnerlicht und stellen sich ganz selbstständig in der Reihe auf. Ich sage zu Tye, dass ich nicht fassen kann, wie großartig hier das Verladen funktioniert. „Das ist so, weil wir unsere Pferde nicht hineinzwingen oder gar drängen, wir schicken sie hinein." Diese Aussage muss Pferdeflüsterenglisch sein, denn noch kann ich mir nichts darunter vorstellen.

WIR SIND heute eine größere Gruppe von Reitern, da auch aus dem nächsten Dorf einige Bekannte der Ranch mit ihren Pferden gekommen sind, um bei der Arbeit zu helfen. Die Aufgabe ist eine groß angelegte Rinderherdenverlagerung auf neue Weidegründe des Indianerreservats der Crow, und die Rancher helfen sich gegenseitig aus. Wenn es sich bei einer Herdenverlagerung um eine größere Anzahl an Tieren handelt, spricht man im Amerikanischen von einem *cattle drive*. Diese werden heutzutage auf ganz unterschiedliche Weise vorgenommen. Manche Rancher treiben ihre Herden mit Helikoptern vor sich her, andere Rancher verwenden kleine motorisierte *four wheelers*, auch Quads genannt. Im Wilden Westen werden diese modernen Methoden allerdings nur belächelt, auch ist das Gelände für solch Maschinerie meist zu unwegsam, und man verwendet eben seit jeher Cowboys und Pferde.

Als alle Pferde der Lonely Horseshoe Ranch verladen sind, haben wir drei große Transporter mit Rössern gefüllt, und es geht mit den Pick-up-Trucks, die hintereinander herfahren, zu den Weidegründen des Crow-Indianerreservats. Die stundenlange Fahrt ist für die Pferde beschwerlich, es geht über Schotterpisten und Feldwege. Die Pferde haben gelernt, breitbeinig in den Transportern zu stehen, um die Stöße abzufedern. Dennoch ist die ständige Bewegung anstrengend für sie.

Ich genieße die Fahrt und klebe mit der Nase am Fenster. Aus dem Radio dudelt Countrymusik. Ich frage mich, ob es hier draußen nicht eine kleine Farm gibt, die vielleicht niemand mehr haben will und die ich bewohnen könnte. Aber die Winter hier oben sind eisig und grausam, der Schnee liegt manchmal mehrere Meter hoch, es ist ein hartes und einsames Leben und, weiß Gott, nichts für eine europäische Geschäftsfrau – oder vielleicht doch?

ENDLICH ANGEKOMMEN inmitten eines besonders trockenen und wenig bewachsenen Prärieabschnitts im Niemandsland des Crow-Indianerreservats, warten dort schon ein paar weitere Pferdetransporter auf uns. Sie gehören dem älteren Ehepaar Bill und Shannon sowie deren Nachbarn. Ich erfahre, dass die Rinder, die wir heute verlagern sollen, gar

nicht Marvin gehören; sie sind Eigentum von Bill und Shannon, und wir helfen den beiden heute aus. Ich mache große Augen, als ich erfahre, dass die beiden insgesamt eine Herde von zweitausend Black-Angus-Rindern besitzen. Zum Glück müssen wir uns heute nur um einige Hundert Tiere kümmern. Neugierig beäuge ich die über dreißig Teilnehmer, die sich an den Transportern versammelt haben.

Shannon, die bereits etwas ältere Ranchersfrau, ist so breit wie hoch, mit langen, strähnigen grauen Haaren, kurzen dicken Beinen und einer großen Brille im kleinen Gesicht – kurz gesagt, sie sieht schrecklich aus. Sie schiebt ihren Grauschimmel von beachtlicher Größe an die Reifenverkleidung ihres Pferdetransporters und klettert mit dieser Steighilfe, trotz ihres enormen Gewichts, flott auf den Pferderücken. Später wird sich herausstellen, dass die gute Shannon eine beachtliche Reiterin ist.

In der Ferne sehe ich, wie Brandon sein Pferd sattelt. Ich fühle einen kurzen Freudenschauer durch meinen Bauch huschen, dass Brandon heute auch dabei ist.

Ich lade meinen Spice aus, binde ihn an der Außenseite des Pferdetransporters fest und kugle mir beim Sattelhochhieven fast wieder den Arm aus – ich bekomme das verdammte Ding zu meiner großen Schmach immer noch nicht gescheit nach oben.

Lena und Katherina sind ebenfalls dabei und machen ihre Pferde fertig. Katherina erzählt mir, dass sie die erste Woche nach ihrer Ankunft mit Sugar trainiert hat und auch schon intensiv von Jason Donovan unterrichtet wurde. Nun musste der arme Sugar ja verletzt auf der Ranch zurückbleiben, und Jason hat ihr als Ersatz eines seiner eigenen Pferde ausgeliehen, einen großen Fuchs, den er in seinem Transporter mitgebracht hat. Ich bin ein bisschen neidisch, als ich das erfahre.

Jason hat zu unserem Cattle Drive auch seine beiden Kinder samt ihren Pferden mitgenommen. Die Tochter sitzt überraschenderweise im langen Rock auf dem Pferd, darunter trägt sie eine enge Leggings und Cowboystiefel. Die Ellenbogen auf das Sattelhorn gestützt hockt sie gelangweilt da und kaut auf ihrem Kaugummi. Dies scheint nicht ihr erster Cattle Drive zu sein. Das Ende ihres meterlangen Zopfes liegt sogar ein Stück auf dem Pferderücken auf.

Jasons Sohn Jed ist erst acht Jahre alt, aber auch er sitzt auf einem schicken Quarter Horse. Lässig trägt er eine Baseballmütze anstatt des üblichen Cowboyhuts. Seine Beine reichen nicht weit über seinen Sattel hinaus, und nur seine Füße berühren das Pferdefell, aber auch er scheint sein Ross im Griff zu haben. Ich frage ihn, wie lange er schon reitet. „Dad hat mich auf ein Pferd gesetzt, als ich noch ein Baby war, Ma'am." Aha, nun, etwas anderes hätte ich auch nicht erwartet.

Mittlerweile haben alle ihre Pferde bestiegen, und wir stellen uns im Halbkreis um Pferdeflüsterer Jason und Rinderzüchter Bill auf, um die Anweisungen zu empfangen. Wir sollen also die Rinder nach Osten in Richtung der Pryor Mountains treiben und auch auf das Red-Eye-Syndrom achten.

Bill betont noch, dass es in dieser Gegend von Präriehunden nur so wimmelt und dass wir auf deren Löcher im Boden achten sollen, denn sehr schnell sei ein Bein gebrochen, sollte ein Pferd hineintreten. Gefährlich seien auch die Klapperschlangen, die hier oft vorkommen. Wenn man eine sehen sollte, müsse man aber nur laut rufen; seine Jungs kämen dann herbei, um sie zu erschlagen. Ich entscheide mich sofort, die Jungs nicht zu benachrichtigen, sollte denn eine auftauchen, schließlich haben auch diese Tiere ihre Daseinsberechtigung und gehören zur Prärie.

Wir teilen uns in kleine Gruppen auf, die die weit verstreute Herde aus verschiedenen Richtungen zusammentreiben sollen. Brandon, der bis eben noch beim Satteln der Pferde geholfen hat, schließt sich leider einer anderen Reitgruppe an, was ich mit großem Bedauern feststelle. Ich halte mich dicht neben Jason, der auf einem dreijährigen Appaloosa mit Namen „Colt“, einem Junghengst, reitet. Noch nie zuvor habe ich ein Pferd mit solch ungewöhnlicher Farbschattierung gesehen. Jasons Pferd ist rotbraun mit schwarzer Mähne, einzig das obere Hinterteil, der Po sozusagen, ist schneeweiß. Auf diesem weißen Untergrund befinden sich handgroße schwarze Flecken. Das Ross sieht aus wie angemalt.

Ich erfahre, dass die Rasse der Appaloosa bekannt ist für ihre ungewöhnlichen Farbzeichnungen. Auch sie stammen von den spanischen Pferden der Einwanderer ab und waren wegen ihrer bunten Farbmischungen bei den Ureinwohnern sehr beliebt. Der junge Appaloosa-Hengst ist heute zum zweiten Mal unter dem Sattel. Ich bin daher äußerst überrascht, wie gut das Paar schon zusammenarbeitet, aber dies ist wohl bei einem Pferdeflüsterer keine Besonderheit.

Der kleine Spice will, dass wir endlich losreiten. Er tänzelt und hüpft, und ich muss mal wieder meine Beine zum Schraubstock umfunktionieren, damit ich nicht schon in den ersten Minuten hinuntersegle.

Jason ist von meiner europäischen Methode nicht sehr angetan. Er erklärt mir, wie schon Chase am Tag zuvor, man würde durch zu viel Druck mit dem Bein die Pferde noch nervöser machen, da zusätzlicher Druck zusätzlichen Stress auslösen würde.

Daraufhin lasse ich die Schenkel etwas lockerer, umfasse aber vorsichtshalber mit einer Hand mein Sattelhorn. Wir reiten los. Es geht für alle Gruppen viele Meilen in verschiedene Richtungen, um die Rinder auch aus den entlegenen Tälern und Senken hervorzuholen.

Wir traben durch die für Montana so typische Salbeibuschlandschaft mit verstreuten Kakteen darin und haben immer ein Auge auf die Präriehundelöcher gerichtet. Die Gegend ist auch hier traumhaft schön. Ich fühle mich wieder so glücklich, so frei.

DIE STUNDEN VERGEHEN, und ich genieße von Herzen jede Minute auf dem kleinen Spice und jeden Augenblick neben dem charismatischen Pferdeflüsterer. Jason strahlt bis zu den Ohren und lacht und scherzt. Er erzählt vom Leben in den Südstaaten, von seiner Familie und seiner Arbeit als IT-Supporter bei einer kleinen Logistikfirma.

Wie fast alle Einheimischen, die mir bislang in Montana begegnet sind, scheint Jason ebenfalls nur von mehreren Jobs leben zu können. Er besitzt eine kleine Ranch in Tennessee, auf der er Pferde und Reiter ausbildet – und zu meiner großen Überraschung auch Maultiere. Ich erfahre von ihm, dass die Ausbildung von Maultieren im Vergleich zu Pferden ein weit schwierigeres Unterfangen ist. Diese bekanntermaßen störrischen und sehr eigenwilligen, intelligenten Tiere ticken anders als Pferde, was das Fluchtverhalten und somit auch das Lernverhalten anbelangt. Von Jason erfahre ich noch ein paar interessante Details. Sollte ein *mule* in Gefahr geraten, rast es nicht einfach unüberlegt davon wie ein Pferd, es schätzt erst einmal die Situation ein mit allen Optionen und Möglichkeiten, dann erst handelt es. Wenn der Halter die Maultiere gut behandelt, sind sie ihm treu ergeben und sehr arbeitswillig, aber sie verzeihen keine Fehler, keine Gewalt und keine Misshandlungen.

Trotz, aber auch gerade wegen all dieser Spezifika scheint die Beliebtheit der Mules in den USA ständig zu wachsen. Heutzutage werden horrende Preise für gut ausgebildete Reitmaultiere verlangt, da sie an Zuverlässigkeit und Robustheit nicht zu übertreffen sind. Außerdem brauchen sie weniger Nahrung als Pferde, recht selten einen Tierarzt, und auch Hufeisen sind nur in Ausnahmefällen vonnöten.

Nachdem die Gesprächsthemen Ross, Reiter und Maultier schließlich abgegrast sind, kommt Jason auf die Politik zu sprechen. Er legt los und packt sich gleich das heikelste Thema, die Gesundheitspolitik. Nach dem ersten Satz ist klar, mein anmutiger charismatischer Pferdeflüsterer ist Erzrepublikaner, und zwar ganz rechts außen.

Er schimpft kräftig auf die Errungenschaften der demokratischen Partei, allen voran auf Präsident Barack Obama mit seiner „Obamacare". Er spricht von einer blanken Bedrohung des amerikanischen Wertesystems durch die im Juni verabschiedete Gesundheitsreform. Eine für alle Amerikaner verpflichtende Krankenversicherung sieht er als staatliche Überregulierung und als Eingriff in seine Freiheitsrechte so-

wie in sein ureigenes Recht auf Selbstbestimmung. Und dann kommt doch tatsächlich das bei uns Europäern immer mit einem Lächeln bedachte Totschlagargument: Barack Obama ist ein Kommunist, und das Land wird von den Demokraten unterwandert und zu einem sozialistisch-kommunistischen Staat umgeformt.

ZWISCHENZEITLICH treibt meine kleine Gruppe schon eine ansehnliche Rinderherde vor sich her. Wir haben mit den Pferden die für Cattle Drives übliche V-Formation gebildet, in deren Mitte sich die Rinder befinden. Mit diesem „V“ aus Pferden und Reitern treiben wir die Herde vor uns her, jeder mit gebührendem Abstand zu seinem reitenden Nachbarn, schließlich müssen wir Hunderte von Rindern nach vorn bewegen, und es darf keines entwischen. Auch müssen wir aufmerksam auf die Kälber achten, sie dürfen ihre Mütter auf keinen Fall verlieren, sonst bricht das Chaos aus, weil die Mütter wenden, um nach den Kälbern zu suchen.

Die Anzahl der Bullen scheint sich in Grenzen zu halten, ich konnte bislang nur drei von ihnen ausmachen. Sie sind leicht an ihrer enormen Größe zu erkennen und an ihrem spezifischen Körperbau. Und wunderschön sind sie, diese tonnenschweren Black-Angus-Männer.

Ich habe Respekt vor diesen Ungetümen, auch wenn sie keine Hörner haben, zu oft gibt es tödliche Unfälle mit den schwarzen Riesen. Je älter die Bullen werden, desto aggressiver werden sie, schließlich müssen sie riesige Herden bewachen und für Zucht und Ordnung sorgen. Bei dieser Aufgabe ist ihnen der Mensch meist im Wege, und sie werden schnell schrecklich wütend. Schon manch ein Cowboy wurde von ihnen gerammt und mitsamt dem Pferd umgeschmissen und totgetrampelt.

Die Rinder in unserer Mitte sind weder ängstlich, noch fühlen sie sich von uns bedrängt. Sie scheinen das Prozedere zu kennen und marschieren entschlossen voraus. Es geht hinunter vom Hochplateau, auf dem wir uns befinden, und in der Ferne kann ich andere Reitgruppen von uns erkennen. Auch sie haben etliche Rinder aufgesammelt, und alles bewegt sich langsam in der Nachmittagssonne Richtung Osten.

Aus dem Augenwinkel sehe ich plötzlich, wie ein Mutterrind samt Kalb aus unserer Formation ausbüxt und auf einem schmalen Tierpfad hinter einem Hügel verschwindet. „Ich hol sie zurück!“, brülle ich fast hysterisch. Ich will mir diese Aufgabe auf keinen Fall entgehen lassen.

Der gute Spice bekommt mit raschen Impulsen meine Waden zu spüren. Wir flitzen im flotten Galopp den Pfad entlang und um den Hügel herum, der Mutter samt Kind dicht auf den Fersen. Doch mein Angriff war wohl zu unbeholfen und energisch, denn das Muttertier fühlt sich

jetzt sichtlich bedroht und rennt um sein Leben, dicht gefolgt vom Kälbchen. So war das nicht geplant.

Ich setze zum Kurzstreckenspurt an, schließlich ist dies Spices Markenzeichen, und donnere an den beiden vorbei. Der Boden bebt, und der Horizont rast an mir vorüber. Spice beschleunigt rekordverdächtig. Ich glaube nicht, je auf so einem schnellen Pferd gesessen zu haben, und es wird mir etwas mulmig ums Herz, während ich in den Steigbügeln stehe und mit meinem Hinterteil nur noch zart die Sattelfläche berühre, um Spice bei seinem Endspurt nicht zu behindern.

Zum richtigen Zeitpunkt muss ich wenden und den Rindern den Weg abschneiden. Diese Vorgehensweise setze ich um, als der Pfad von enger werdenden Hügeln eingerahmt wird. Mit entsprechender Gewichtsverlagerung meines Körpers werfe ich mein Ross in eine scharfe Linkskurve, und den unerfahrenen Spice haut es im gestreckten Galopp beinahe seitlich um. Solch wilde Aktionen ist der Kleine nicht gewöhnt, und prompt verfällt er wieder in seine übliche Aufregung. Nun stehen wir mit den Rindern Auge um Auge und wenden uns von rechts nach links und von links nach rechts, um das Paar am Weitergehen zu hindern.

Spice hat das Geschehen auf seine Art verstanden: Er sieht die Rinder nun als Feind. Stoisch schreitet er auf Mutter und Tochter zu, legt die Ohren flach nach hinten und schiebt die Nase nach vorn. Er ist jetzt aggressiv und zum Angriff gewappnet, und ich muss herzlich lachen. Sichtlich entsetzt wendet sich das Muttertier um und trottet zurück auf den schmalen Rinderpfad, mit dem verängstigten Kälbchen im Schlepptau. Spice hat seinen Job hervorragend erledigt.

Als wir endlich auf den neuen Weidegründen angekommen sind, macht sich allgemeine Erleichterung breit, und selbst die Kühe haben verstanden, dass die Reise nun beendet ist. Sie zerstreuen sich und fangen wieder an zu grasen, während ihre Kälbchen trinken dürfen.

Wir steigen ab und machen eine kurze Liegepause auf dem staubigen Boden, der wunderschön weich ist und viel angenehmer als die fürchterlichen Westernsättel, und die Pferde dürfen etwas Gras fressen.

Mit Blick auf die untergehende Sonne im Westen treibt uns Jason bald zur Eile an, schließlich müssen wir den ganzen Weg zu den Pferdetransportern wieder zurückreiten. Diesmal erfolgt das aber nicht im sanften Schritt, sondern Jason trabt an der Spitze der Kolonne los. Keines der Pferde verspürt den Drang, nach vorn zu stürzen und die Führung zu übernehmen, sie sind alle vollkommen erschöpft. Doch der Gedanke an den heimischen Stall lockt, und das Kavallerieregiment wechselt langsam in einen ruhigen und wohlorganisierten Galopp. Diesmal bil-

den wir um Jason wie von selbst ein umgedrehtes riesiges „V“ und fliegen wie eine Vogelformation über die Prärie. Es ist ein Gefühl, für das mir nun endgültig die Worte fehlen.

Als wir die Transporter mit der untergehenden Sonne erreichen, gelingt meinem kleinen Spice vor lauter Erschöpfung kaum noch das Einsteigen, und ich muss ihn ein wenig von hinten anschieben. Auch ich komme kaum noch auf den Rücksitz des Pick-up-Trucks. Und schon beim Losfahren bin ich auf der Rückbank tief und fest eingeschlafen.

TROTZ SCHLAGLÖCHERN und Bodenwellen komme ich erst wieder zu mir, als die Fahrzeuge abrupt stehen bleiben. Sind wir schon zurück auf der Ranch? Nein, wir befinden uns noch mitten in der Prärie, und der Pferdetransporter des vordersten Trucks hat einen platten Reifen. O weh!, und das in dieser Wildnis. Ich sehe, wie Jason ein Ersatzrad von der Laderampe hebt und es seinem Sohn Jed in die Hand drückt. Der Reifen ist fast so groß wie der Achtjährige, aber dieser trägt den Reifen zum Anhänger, als sei er aus Pappe. Ich traue meinen Augen kaum, als Jed auf den Fersen sitzend einen mächtigen Wagenheber unter den zweiachsigen Hänger schiebt und energisch drauflospumpt. Dass sich neun Pferde im Hänger befinden, scheint weder den Wagenheber noch die Zuschauer zu stören, und schon schraubt Jed den kaputten Reifen herunter und schiebt den neuen auf die Aufhängung.

Holla, denke ich, was für eine Leistung für ein Kind – die Wildnis lehrt so manches eben früher! Im Nu sind wir wieder startklar.

Das Indianerreservat der Crow

An einem frühen Abend, inzwischen arbeite ich schon über eine Woche auf der Ranch, komme ich als Erste zum Essen auf der Veranda an. Ich habe den ganzen Tag lang einen Wassergraben mit der Schaufel ausheben müssen und lasse mich nun langsam auf einem der Stühle nieder, denn ich spüre so gut wie jeden meiner Knochen.

Michel, der inbrünstige Geschichtslehrer und Einsiedler, ist heute auch wieder anwesend. Er bringt mir ein Bier aus der Küche mit und setzt sich zu mir. Wir plaudern ein wenig über Gott und die Welt, und Michel verschränkt seine Arme hinter dem Kopf, um seinen offensichtlich ebenfalls schmerzenden Rücken nach hinten zu strecken. Dabei springt ein Knopf von seinem altertümlichen Hemd ab, und ich erhasche unfreiwillig einen kurzen Blick auf seinen teilweise entblößten Oberkörper – mit Schrecken blicke ich auf entsetzliche Narben auf seiner Brust.

„O gütiger Gott, hast du mit einem Bären gekämpft, Michel?“, entfährt es mir. Michel lächelt geheimnisvoll.

Erst später am Abend erzählt er mir, dass er vom Stamm der Crow vor langer Zeit adoptiert worden ist. Die schlecht verheilten Narben auf seiner Brust stammen von dem grausamen Adoptionsritual, das zahlreiche nordamerikanische Indianerstämme auch heute noch in manchen Fällen praktizieren. Die Crow hatten ihn an einem Fleischerhaken, den sie ihm durch den Brustmuskel gebohrt hatten, an einem Baum aufgehängt. Dort musste er über viele Stunden in der Nacht hängen, ohne auch nur die kleinste Klage von sich zu geben. Nachdem er dieses barbarische Ritual mit Würde ertragen hatte, wurde er für immer in den Stamm als einer der Ihren aufgenommen. „Ich wollte unbedingt zu ihnen gehören, ich wollte sie so gern verstehen und ein Teil von ihnen werden“, sagt Michel nachdrücklich mit leiser Stimme zu mir.

Ich nicke, aber noch liegt der Sog dieses einzigartigen Urvolkes für mich im Verborgenen.

DIE CROW-INDIANER zogen schon im 16. Jahrhundert als Nomaden durch das südliche Montana und den Norden von Wyoming und lebten hauptsächlich von der Büffeljagd. Heute ist ihr Gebiet auf das fast zehntausend Quadratkilometer große Reservatgelände beschränkt, auf dem immerhin um die zehntausend Crow noch selbstbestimmt leben. Ihr Name beruht auf einem Irrtum der weißen Siedler, denn die Crow nannten sich selbst „Apsarokee“ – Kinder des Vogels mit dem großen Schnabel. Die Weißen interpretierten den besagten Vogel als Krähe, *crow*, obwohl es sich bei dem ursprünglichen Vogel um eine bereits ausgestorbene Art handelte.

Das entbehrungsreiche Leben der Crow veränderte sich im 18. Jahrhundert schlagartig, als sich vereinzelte Pferdeherden auf der Prärie ausbreiteten, die von Tieren abstammten, die die ersten Siedler zurückgelassen hatten. Einige Indianerstämme erkannten schnell den enormen Wert der Pferde und fingen sie ein, um sie zu reiten und als Lastentiere zu gebrauchen. Mithilfe der Pferde konnten nun große Distanzen leicht überbrückt werden. Zudem war die Büffeljagd weit weniger gefährlich geworden, denn vom Pferderücken aus konnte man geschickter manövrieren. An einem einzigen Tag konnte jetzt die Nahrung für eine ganze Woche oder gar einen Monat beschafft werden.

Die Crow gingen schon früh Handelsbeziehungen mit den Weißen ein. Sie machten sich deren Bedarf an Pferden und Fellen zunutze und betrieben Tauschgeschäfte mit den Siedlern. Dies ließ sie noch mehr zum Feind der übrigen Stämme werden und heizte die Konflikte und kriegerischen Auseinandersetzungen an.

Der vergleichsweise geringere Schaden, den die Crow durch die weißen Einwanderer im Vergleich zu anderen nördlichen Stämmen zu verzeichnen hatten, war weitestgehend ihrem letzten großen Häuptling zuzuschreiben, dem tapferen und klugen Chief Plenty Coups. Er wurde als erfolgreicher Krieger mit achtundzwanzig Jahren, im Jahre 1876, Häuptling der Crow. Dies war bezeichnenderweise auch das Jahr der großen Schlacht um Little Bighorn. Plenty Coups hatte die Crow mit General Custer verbündet und kämpfte mit einigen Kriegern auf der Seite der weißen Eroberer.

Dieses auf den ersten Blick unverständliche Vorgehen hatte seine Wurzeln in Chief Plenty Coups' frühen Visionen, in denen er vorausgesehen hatte, dass er seinen Stamm nur vor der totalen Vernichtung bewahren könnte, wenn er mit den Weißen kooperierte. Und seine Rechnung ging auch auf. Die Eroberer verschonten seinen Stamm in den vielen Massakern nach der Schlacht um Little Bighorn.

Später reiste Plenty Coups unzählige Male nach Washington, um für die Rechte seines Stammes zu kämpfen und gegen die Verkleinerung des Reservatgeländes durch den Rohstoffabbau und die Landwirtschaft der Weißen. Mit seiner Strategie führte er sein Volk in Frieden in das 20. Jahrhundert. Der kluge Häuptling konnte mit Weitsicht und politischem Geschick sein Volk und seine Kultur unter den schwierigen Umständen einigermaßen bewahren, während andere Stämme ganz oder nahezu untergingen.

All dies erfahre ich an einem heißen, sonnigen Nachmittag, als die Arbeit auf der Ranch früher als gewohnt erledigt ist und Marvin uns mit seinem Pick-up-Truck zu einem Ausflug ins Crow-Reservat hineinfährt. Nach etwa einer Stunde Fahrt kommen wir in einer kleinen Parkanlage an, auf der ein rundes Gebäude aus Naturstein steht, das Besucherzentrum des Crow-Reservats. In der Ferne kann ich das Dörfchen Pryor ausmachen. Dort leben zahlreiche Stammesmitglieder in stark verwahrlosten Holzhäusern, mit vermüllten Gärten davor.

Wir betreten andächtig das Visitor Center und gehen an den Glaskästen mit altem Federschmuck und traditionellen Waffen vorbei. Es sind alte Zeitungsartikel ausgestellt, Geschirr, Zeltmaterial, geschmückte Kleidung aus Leder sowie Werkzeug. Ich sehe mir alles genau an. Meine Ranchkollegen haben das Gebäude schon bald wieder verlassen.

Ich wende mich an die ältere, indianisch aussehende Dame hinter dem Empfangstresen und stelle mich vor. Nach einer Weile Konversation sagt Bernadette Smith, die sympathische Frau vom Stamm der Crow, im Flüsterton zu mir: „Wissen Sie, wir haben eigentlich schon

geschlossen, aber Sie sind von so weit her aus Europa gekommen und verdienen es, hereingelassen zu werden, um sich umzusehen." Sie greift unter den Tisch und holt einen großen verrosteten Schlüssel hervor. „Folgen Sie mir!"

Bernadette führt mich hinaus in einen einfachen Garten mit einer Rasenfläche und hochgewachsenen Pappeln. Hier stehen zwei uralte Blockhäuser aus Baumstämmen. „Dies ist das Haus, in dem unser berühmter Häuptling Chief Plenty Coups während seiner letzten Jahre lebte. Nehmen Sie den Schlüssel und gehen Sie hinein. Geben Sie Acht auf seinen Geist, der immer noch in diesem Haus verweilt ... Wenn Sie wirklich das sind, wofür ich Sie halte, dann werden Sie ihn spüren." Mit diesen Worten lässt mich Bernadette allein im Garten stehen.

EINIGE MINUTEN bewege ich mich vor lauter Ehrfurcht nicht von der Stelle. Dann schreite ich entschlossen dem altertümlichen Haus entgegen und schließe die Eingangstür auf. Es kommt mir ein modrig-rauchiger Geruch entgehen, wie man ihn nur von ganz alten Holzhäusern kennt. Ich harre einen Moment im Türrahmen aus, um die Eindrücke gebührend in mich aufzunehmen. Dann trete ich ein in die Dunkelheit.

Ich stehe in einem Empfangszimmer aus dunklem Holz. Die knarrenden Dielen sind von Rauch und Ruß fast schwarz verfärbt. Auch die Wände und die Zimmerdecke sind aus Baumstämmen gefertigt und stark verrußt. An der einen Wandseite befindet sich ein uralter offener Kamin, auf dem eine große Büste aus Bronze steht, der charaktervolle und furchteinflößende Kopf des Chief Plenty Coups in Übergröße. Seine Augen sind schmal und liegen weit auseinander im breiten Gesicht. Seine hohen Wangenknochen haben die charakteristische indianische Form. Es geht eine ganz besondere Schönheit von seinem Gesicht aus, eine friedvolle Erhabenheit, eine Souveränität, wie man sie nur bei großen Staatsmännern findet.

Um die Büste herum liegen überall Opfergaben, denn dies hier ist ein heiliger Ort. Ich sehe Vogelfedern, getrocknete Kräuter, Moose, besondere Steine und kleine Salbeibündel. An der Wand rechts und links von der Büste hängen zwei imposante Tierköpfe. Der eine ist ein ausgestopfter Büffelkopf, der andere ein Wapiti mit ausladendem Geweih.

Ich gehe eine enge Holztreppe nach oben. Die Wände der oberen zwei Zimmer sind mit altmodischen, schmutzigen Tapeten beklebt. Im Schlafzimmer stehen ein vergilbtes eisernes Bettgestell und ein hölzerner Schaukelstuhl. Andächtig nehme ich die Eindrücke in mich auf. Der Blick aus den Fenstern, die noch aus handgefertigtem, unebenem Glas bestehen, bietet eine herrliche Aussicht. Ich sehe, so weit das Auge reicht, die

Prärie in ihren wunderbaren Gelbtönen und die Pryor Mountains in der Ferne.

Vorsichtig setze ich mich in den knarzenden Schaukelstuhl in der Ecke. Ich atme tief ein und nehme den Geruch des Hauses ganz bewusst wahr. „Hier hast du also die letzten Jahre deines langen Lebens verbracht, Chief Plenty Coups. Ich hoffe, du konntest an diesem Ort glückliche Stunden finden, Stunden des Friedens. Du warst so tapfer, so stark. Dein Stamm hat dich für deine Entscheidungen oft gehasst. Sie waren so anders als die der anderen Häuptlinge, so gar nicht von Stolz, Würde und hitzigen Emotionen geprägt, sondern von Unterwerfung, Vernunft, Weitsicht. Ungewöhnlich. Du hast das alles getan, um die Deinen zu schützen, um sie leben zu lassen. Dabei warst du selbst der beste Krieger von allen. Du musst ein wahrhaft großer Mann gewesen sein, Chief Plenty Coups, der größte Krieger auf dem nördlichen Kontinent, wie die Menschen in Montana sagen. Ich hätte dich so gern kennengelernt. Aber was wäre ich gewesen neben dir, ein Niemand, vielleicht ein weißer Feind?"

Ich spüre Bewegungen im Raum, Bewegungen, die aus mir kommen. Oder ist es nur der Schaukelstuhl? Ich rieche den alten Rauch, höre den Wind in den Pappeln rauschen und ein Knarren im Gebälk. Aber ich spüre noch mehr. Ich spüre die Kräfte in diesem Zimmer. Ich möchte den Geist des alten Häuptlings fühlen, möchte ein Teil werden mit dieser Welt, wie sie einmal war, wie sie ist, wie sie sein wird. Ich spüre ein unsichtbares Drücken an meiner linken Seite und dann von hinten, als sei ich im Wasser und eine Welle würde mich schieben. Im Geiste höre ich Trommeln, ganz leise, nehme weit entfernte Gesänge wahr, es sind die *Sun Dances*. Ich sehe sie vor mir in der Ferne, sie tanzen, tanzen mit verzerrten Bewegungen um die Feuer. Es ist Nacht. Es sind fremde Laute, keine Melodien, sondern Geräusche, die tief aus den zuckenden Körpern kommen. Sie tragen Felle und seltsame Bemalungen auf ihrer Haut. Sie bewegen sich in Kreisen, endlose Bewegungen in Zirkeln immer weiter um das Zentrum, das Feuer, die allgegenwärtige endlose Kraft, die Sonne, das Zentrum des Universums. Es ist der Zyklus der Natur, der ewigen Mächte, die Lebenskräfte der Welt. Durch Rauchschwaden sehe ich sie vor mir, wenn auch in weiter Ferne, in einer anderen Zeit, in einem anderen Raum.

Ich sitze noch eine ganze Weile so da. Draußen nähert sich die Sonne dem Horizont, es wiehert ein Pferd in Pryor, und ich komme langsam wieder zurück in dieses Zimmer. Langsam gehe ich die Treppe hinab und flüstere noch einmal seinen Namen: „Plenty Coups, großer Krieger." Ich küsse meine Fingerspitzen und werfe der Büste in Zeitlupe meine Handfläche entgegen.

Ich trete zur Haustür hinaus in die Abendsonne, immer noch tief in meine Gedanken versunken. Vor dem Haus im Rasen steckt ein kleines Holzschild im Boden mit einem Pfeil darauf: „Heilige Quelle des Chief Plenty Coups“. Ich folge dem Pfeil und finde hinter einem Gebüsch einen winzigen Teich, der von einer kleinen Quelle gespeist wird. In den Büschen und Pappeln rund um das kleine Gewässer hängen farbige Notizzettel, Vogelfedern, Schleifen und bunte Bänder. Es scheint, als hätten manche Leute Opfergaben gebracht. Hier fließt also das heilige Wasser, das von den Medizinmännern der Crow geweiht wurde.

Ich setze mich auf meine Fersen und tauche meine Finger in den Teich. Da fällt mir siedend heiß ein, dass Marvin und die anderen ja auch noch da sind! Hoffentlich sind sie nicht ohne mich abgefahren. Ich springe auf und renne zum Parkplatz, aber aus der Ferne kann ich schon den roten Pick-up-Truck erkennen, sie sind also alle noch da.

Sie unterhalten sich während der Rückfahrt über dies und das. Ich sage nicht viel. Irgendwann fragt mich Marvin völlig überraschend, ob ich aus der heiligen Quelle des Chief Plenty Coups getrunken habe.

„Oh, nein, leider nein“, sage ich entgeistert. „Auf die Idee bin ich gar nicht gekommen. Oje, wie schrecklich schade …“ Dieses Versäumnis scheint niemand weiter schlimm zu finden, aber ich bin ganz entsetzt und betreten. Auf diese Weise hätte ich einen kleinen Teil von der indianischen Welt mitnehmen können. Nun ist es zu spät.

Cody – die Stadt des Buffalo Bill

Eines Morgens ruft mir Ranchbesitzerin Lillian über den Frühstückstisch zu, dass wir am heutigen Abend alle nach Cody fahren werden, um uns das berühmte Rodeo anzusehen, an dem auch ein paar Nachbarn aktiv mitwirken. Darauf freue ich mich mächtig, ein Abend mit all den bildschönen Cowboys, Pferden und Bullen und was sonst noch so dazugehört. Aber Cody, das ist ja unten in Wyoming – die Hochburg des Wilden Westens, die Stadt des Buffalo Bill –, nicht gerade um die Ecke. „Wie lange dauert die Fahrt dahin denn?“, frage ich Lillian.

„Oh, es ist nicht weit von hier, nur zweieinhalb Stunden.“

Da haben wir wieder das berühmte montanische Zeitgefühl.

Bevor wir aber am Nachmittag losfahren, steht noch einiges an Arbeit an. Es müssen auf der anderen Seite des Hügels die Zäune der Büffelweide repariert werden.

SPÄTER in meinem Hüttchen werden die Cowboystiefel poliert, die Haare gewaschen und mit Haarspray toupiert, die Blumenbluse geschüttelt und die engen Jeans entstaubt. Auch wird Make-up aufgelegt, reichlich Parfüm versprüht und der Cowboyhut elegant auf dem Kopf platziert.

Ich marschiere mit schwingenden Hüften hinüber zu den Pick-up-Trucks, und Jason, der Pferdeflüsterer, ruft schon von Weitem: „Julia, du kannst mit uns fahren!" Ich springe mit den zwei Schwedinnen auf die Rückbank des Trucks, Jasons Frau Denise und Sohn Jed steigen vorn ein, das Töchterchen bleibt zu Hause im Pferdetransporter.

Unsere illustre Runde tuckert laut schwatzend im Zeitlupentempo über die montanische Landstraße. Es geht um Pferde, Countrymusik, Europa und dass seine Frau die gemeinsamen Kinder selbst unterrichtet. Ich frage Denise behutsam, was sie denn studiert habe, und erhalte eine nicht ganz verständliche Antwort. Sie habe vorzeitig ihre Ausbildung abgebrochen und nie einen Abschluss gemacht.

Ich frage mich, ob der kleine Jed ordentlich schreiben kann. Auf der anderen Seite hat er die letzten Tage mit ganz außergewöhnlichen praktischen Fähigkeiten geglänzt, und wenn ich es mir genau überlege: Was hat mir schon meine ganze Studiererei gebracht? Anwenden konnte ich von all dem Gelernten nur wenig.

All dies geht mir so durch den Kopf, als ich aus dem Fenster starre und in der Ferne die Silhouette der Beartooth Mountains betrachte. Dann spricht mich wieder Denise an. „Ach, Julia, weißt du zufällig, ob der Adlerhorst auch im Winter geöffnet hat?" Adlerhorst, Adlerhorst, was war das noch mal? Ich grüble eine Weile, dann fällt mir etwas ein. Ach, du liebe Güte, war das nicht das unscheinbare Berghaus von Adolf Hitler irgendwo in Bayern? „Wir wollen da so gern mal hinreisen, aber im Sommer haben wir immer viel zu viel Arbeit um die Ohren."

Ich bin vollkommen verdattert und sage erst einmal gar nichts. Dann muss es aber doch raus: „Der Adlerhorst? Wieso wollt ihr nicht unsere wunderschönen Schlösser und großartigen alten Städte besichtigen, sondern dieses unscheinbare Heim des größten europäischen Massenmörders aller Zeiten, der Millionen von Menschen ermordet hat?"

Sie antwortet nach einem kurzen Moment des Nachdenkens: „Nun, er war ja dennoch eine sehr imposante historische Persönlichkeit."

Ich sage: „Nein, das war er nicht. Er war nur ein Psychopath, der Tod und Verderben über die Deutschen und die ganze Welt gebracht hat, und wir Deutschen schämen uns zutiefst für ihn."

Die gute Stimmung im Pick-up-Truck ist jetzt erst einmal ruiniert, aber meine Toleranz kann so weit wirklich nicht gehen. Nur zu gut

habe ich noch Jasons Hasstiraden gegen die Gesundheitsreform und gegen Präsident Barack Obama im Ohr. Meine Stimmung ist auch im Eimer, und sollten diese sympathischen Menschen aus Tennessee tatsächlich Rechtsradikale sein, so wäre dies hochgradig enttäuschend. Aber vielleicht sind sie einfach nur hoffnungslos ungebildet und schlecht informiert. Dass solche Bürger dann ihre Kinder selbst unterrichten dürfen, ist zumindest äußerst bedenklich.

Wie ich später erfahren werde, gehört dieser sanftmütige und sehr attraktive Pferdeflüsterer tatsächlich einer extrem evangelikalen und sektenartigen Bewegung an. Dies erklärt dann auch, warum die Frauen seiner Familie ausschließlich lange Röcke tragen, sogar auf dem Pferd, und ihre Haare bis zu den Kniekehlen hinabreichen.

Lena rettet die Situation, indem sie ihr Handy hervorholt und uns Bilder von ihren Pferden in England zeigt. Es stellt sich heraus, dass die schwedische Lena im Süden Englands ein beachtliches Zuchtgestüt besitzt und über hundert Pferde ihr Eigen nennt. Sie züchtet Appaloosas. Sie erzählt, dass sie die einzige Züchterin dieser Rasse auf englischem Grund und Boden ist. Im letzten Jahr durfte Lena ein paar ihrer Pferde der Königin Elisabeth II. vorstellen, und zwar auf der Royal Windsor Horse Show. Die Königin habe ihr damals die Hand geschüttelt, und der größte aller Pferdeflüsterer, Monty Roberts, habe ihr auf dieser Veranstaltung zugewinkt.

„Wie fabelhaft! Meine Güte, Lena, was bist du nur für ein Glückspilz!", rufe ich. „Dein Hobby ist also dein Beruf ... Wie hast du das nur so geschickt eingefädelt? Wie hast du dein Leben nur so erfolgreich in die richtigen Bahnen gelenkt?" Manchmal muss man beherzte Fragen stellen, um von erfolgreichen und begabten Leuten zu lernen.

Lena schiebt schmunzelnd weitere Bilder über ihren Bildschirm. Nach Aufnahmen von Pferden erscheinen nun unzählige Fotos von Fahrzeugen der Marke Mercedes-Benz, gefolgt von einem Aston Martin. „Mein Mann sammelt Sportwagen. Er ist der CEO einer britischen Bank." Da sind wir des Rätsels Lösung also nähergekommen: Lena verfügt über einen steinreichen Ehemann, der ihr aufwendiges Hobby finanziert, denn mit dem Züchten von Pferden ist bislang selten jemand reich geworden.

Mit dem Blick aus dem Fenster hänge ich weiter meinen Gedanken nach. Gibt es eigentlich irgendetwas, was ich in der Vergangenheit mal richtig gemacht habe? Ein paar Aspekte vielleicht schon, aber in der Auswahl meiner Lebenspartner habe ich auf der ganzen Linie kläglich versagt. Dies wird mir heute bewusster denn je.

Im Zeitlupentempo rollen wir mit den Strahlen der Nachmittagssonne in Cody ein, und es ist auf den ersten Blick klar, dass dies hier eine echte Westernstadt ist. Die Straßen sehen aus wie die Filmkulisse eines alten Wildwestfilms, und man wartet instinktiv auf John Wayne, der gleich um die Ecke biegt. Es stehen neben Cowboys Frauen in langen altmodischen Kleidern und Hüten auf den Gehwegen. Es gibt Saloons und Geschenkläden, Musikgeschäfte für Countrymusik, Geschäfte für indianische Accessoires sowie sogenannte Tack Shops, Läden für Reiterbedarf. Auf den Straßen stehen überall Harley-Davidson-Motorräder, und wilde Rocker schlendern die Touristenmeile entlang.

Wir finden am Straßenrand einen Parkplatz, und Jason verkündet, dass er ein bestimmtes Buch im Buchladen kaufen möchte, wir sollten uns doch alle in einer halben Stunde im „Saloon Irma" treffen.

Nach dem Essen im Irma fahren wir hinüber zu den *rodeo grounds*, auf denen während der Sommermonate fast täglich Rodeowettbewerbe abgehalten werden. Und da sehe ich auch schon Brandon in der Ferne aus dem Auto steigen. Er sieht besser aus denn je, er hat für den Abend sein Cowboy-Sonntagsoutfit hervorgeholt. Auch die übrigen Angestellten und Gäste der Ranch trudeln langsam mit ihren Fahrzeugen ein.

Wir kaufen unsere Eintrittskarten und gehen durch den Eingang der riesigen Anlage. Und was sehe ich vor mir, seitlich neben der Tribüne? Einen lebenden tonnenschweren Koloss, der sich mit Blick auf ein kleines Schild als Harvey entpuppt! Ein älterer Rancher hat heute Abend seinen Lieblingsbullen mitgebracht. Der Rancher möchte Harvey gern den Gästen vorstellen und für die Zucht mit ihm werben. Harvey hat mehr Ähnlichkeit mit einem asiatischen Elefanten als mit einem Rind. Er ist der größte Bulle, den ich in meinem ganzen Leben je gesehen habe. Der braun melierte Harvey blickt schläfrig vor sich hin und wirkt vollkommen friedlich.

Ich kraule dem Bullen die Stirn und gebe ihm ein Küsschen auf die Nase, was er mit einem schüchternen Blinzeln beantwortet. Der alte Rancher lacht ein tiefes bauchiges Lachen und sagt zu mir: „Miss, Sie haben Glück, heute hat der alte Harvey einen besonders guten Tag. Wenn Sie möchten, können Sie für ein Foto aufsitzen." *What*? Mit dieser Einladung stellt er mir auch schon einen Schemel an Harveys Seite und zeigt mit seiner Hand darauf.

Zügig schiebe ich alle Bedenken beiseite – und klettere unbeholfen auf Harveys Rücken. Da sitze ich nun recht verloren und blicke lächelnd zu meinen erschrockenen Kollegen hinab. Es fühlt sich sogar richtig gut an, so hoch oben auf Harveys breitem Rücken. Der Besitzer lacht wieder

sein tiefes Lachen und meint: „Ich glaube ja nicht, dass er Sie auf seinem Rücken überhaupt bemerkt, er denkt vielleicht, Sie sind ein kleiner Vogel, der da auf seinem Rücken sitzt, ho, ho, ho!"

Mein Harvey und ich, wir können halt miteinander. Schließlich krabble ich wieder von ihm hinunter, bedanke mich recht herzlich beim alten Rancher und laufe zügig hinter Brandon her.

ES IST KAUM ZU GLAUBEN, wie sanft sich Bulle Harvey soeben verhalten hat und wie wild diese Stiere dann toben können, wenn sie von Rodeoreitern geritten und geärgert werden. Aber es ist ja nicht nur das Ärgern, das sie so zornig macht, es sind die Schmerzen, die ihnen die Menschen beim Rodeo zufügen. Mit dem sogenannten *flank strap*, einem ledernernen Gürtel, der dem Bullen oder Hengst über den Genitalbereich und den hinteren Rücken geschnallt wird, übt man unangenehmen Druck auf die Geschlechtsteile des Tieres aus. Der Schmerz variiert, je nachdem wie fest der Riemen geschnallt wird. Dies führt dazu, dass das Tier den Riemen unbedingt loswerden will und wie wild um sich tritt und springt.

In den meisten europäischen Ländern ist Rodeo aufgrund der damit einhergehenden Schmerzen als Tierquälerei verboten. Hierzulande gehört das Ganze nach wie vor traditionell zum kulturellen Leben dazu, und man ist auch stolz darauf. Zum Glück müssen die Pferde und Bullen diese Gürtel nur kurz tragen, denn sie werden sofort mit einem Ruck abgenommen, sobald der Reiter nach den berüchtigten acht Sekunden hinuntergefallen ist. Auffälligerweise werden die Tiere nach Abnahme des Gürtels sofort ganz ruhig.

Fälschlicherweise glauben manche Laien auch heute noch, dass junge Pferde grundsätzlich beim Einreiten bocken und toben; dies wurde früher in vielen Wildwestfilmen auch so dargestellt. Wäre dies tatsächlich der Fall, würde sich der Reiter beim Einreiten in Lebensgefahr begeben. Meistens verhalten sich Jungpferde aber recht friedlich und kooperativ, wenn man die Sache denn richtig angeht. Und ganz ähnlich war es nun eben auch mit Harvey. Ich habe ihm keine Schmerzen zugefügt, ihn aber eifrig am Nacken und an der Schulter gekrault, was er als angenehm und schön empfunden hat. Es war für ihn klar, dass Toben und Kämpfen in diesem Moment überhaupt nicht nötig ist.

BRANDON schlendert mittlerweile neben mir, und ich freue mich von Herzen, in seiner Nähe zu sein. Auf der Tribüne hechte ich auf den Sitz neben ihm. Ich gedenke, dem Schönen heute Abend nicht mehr von der Seite zu weichen. Ein paar andere Gäste unserer Ranch sind nun auch eingetrudelt und verteilen sich auf die umliegenden Tribünensitze. Dann

erschallen die ersten Takte der Nationalhymne, und Brandon schießt wie von der Tarantel gestochen nach oben, reißt sich den Hut vom Kopf und hält ihn über sein Herz. Was für ein bezaubernder Anblick an jugendlichem Patriotismus. Auch ich stehe feierlich stramm, schließlich durfte ich auf dieser Reise in das Herz der Vereinigten Staaten abtauchen. Dafür bin ich jeden Tag zutiefst dankbar und kann mir ein paar feierliche Tränen beim Anblick der fabelhaften Pferdeparade, die soeben mit vielen *stars and stripes* einmarschiert, nicht verkneifen.

Als Nächstes wird über den Lautsprecher für die Teilnehmer des Rodeos gebetet, dass sie unverletzt bleiben mögen und dass der liebe Gott auf sie aufpassen möge.

Sobald wir wieder auf dem Hosenboden sitzen, wende ich meine Aufmerksamkeit Brandon zu. Allerdings starrt er gebannt auf die tobenden Pferde und sorgt sich sichtlich um die zu Boden gestürzten Reiter – meine Güte, man wundert sich mit jeder neuen Runde, dass diese Cowboys immer wieder aufs Neue munter aufstehen.

Dann sind die Damen an der Reihe, und es folgt die Rodeodisziplin des Barrel Racing. Man hat in der Arena farbig angemalte Ölfässer zu einer Art Slalomparcour aufgestellt, um die die Damen dann möglichst schnell im Renngalopp herumreiten müssen. Es geht um jede Sekunde, die Pferde legen sich mächtig in die Kurve, und es ist kaum zu glauben, dass sie bei dieser Schräglage nicht umfallen. Als dann eine junge Frau mit langen braunen Haaren, pinkfarbenem Cowboyhut und einem schicken kleinen Schimmel losrast, ruft Brandon in wilder Aufregung: „Julia, sieh nur, das ist Kathy, die Tochter von Jack, dem Hufschmied! Und schau, da unten ist auch Jack. Er ist einer der besten Bullenreiter Montanas, wir werden ihn später noch sehen!"

Brandon, der süße Spatz, gerät bei jeder weiteren Reiterin, die er kennt, immer mehr aus dem Häuschen. Mir selbst fällt es schwer, die beträchtliche Gefahr, die für Pferd und Reiterin bei dieser Sportart besteht, als seichte Unterhaltung hinzunehmen. Eines der Pferde springt so wild im Schmerz in die Höhe, dass es schrecklich zur Seite stürzt und sich vielleicht nun schwer verletzt hat. Nein, dies ist wirklich kein tierfreundlicher Sport.

NUN SIND DIE BULLEN DRAN. In den Zaunboxen vor der Tribüne werden die ersten Stiere fertig gemacht. Es sind Kolosse mit mächtigen Hörnern, und sie sind keineswegs friedlich. Den Zorn und die Wut in ihren Augen kann ich von meinem Tribünenplatz aus sehen. Gleichzeitig haben sich bunt bemalte Clowns in der Arena eingefunden, die die Aufgabe haben, den Bullen vom Reiter wegzulocken, sobald der Reiter in den Sand ge-

fallen ist. Die Clowns tragen große bunte Fässer aus leichtem, aber stabilem Kunststoff bei sich, in die sie bei Gefahr hineinspringen, um vor den Stierhörnern einigermaßen geschützt zu sein. Dennoch erleiden auch sie häufig schwere Unfälle und gelten im Rodeosport als die eigentlichen Helden der Veranstaltung.

Der erste Bulle schießt aus seiner Box und tobt drauflos, dass es jedem Zuschauer angst und bange wird. Die Wucht der Stöße und Sprünge scheint bei den Bullen kraftvoller zu sein als bei den Pferden, dabei bewegen sich die Bullen meines Erachtens etwas langsamer. Und schon kracht der Reiter zu Boden. Der stark gereizte Stier dreht auf dem Absatz um und rast zu seinem Reiter zurück, um ihm seinen Kopf samt Hörnern mit voller Wucht in den Rücken zu rammen. Zum Glück trägt der junge Mann eine Schutzweste. Schon sind die Clowns in Aktion und lenken den Stier auf sich selbst und weg vom offensichtlich verletzten Reiter. Dieser rappelt sich zwar zügig auf, geht aber gebückt und offensichtlich unter großen Schmerzen rasch zum Zaun. Gleichzeitig muss einer der Clowns sein schützendes Fass aufsuchen und hineinspringen. Mit einem fürchterlichen Stoß rollt der Stier das Fass samt Clown durch die Arena. Ich bin vollkommen entsetzt.

Dann ist Hufschmied Jack an der Reihe. Brandon ist kurz vorm Überschnappen und hängt höchst aufgeregt über dem leeren Vordersitz. Jack klammert sich mit seinen Beinen am Bullen fest, als sei sein Körper ein Schraubstock, ganz so wie ich es auch bei Spice gemacht habe. Allerdings trägt der Bulle keinen Sattel, was das Unterfangen stark erschwert. Jack schafft es, sich die erforderlichen acht Sekunden bis zum Klingelton oben zu halten. Er hat seinen Ritt heil überstanden, und die Chancen stehen gut, dass er den Wettkampf gewinnt.

Nun kommt der dritte Reiter an die Reihe. Sein Bulle ist braunschwarz und sieht ganz besonders aggressiv und verärgert aus. Das Gatter geht auf, und das Tier schießt heraus. Nur wenige Sekunden kann sich der schlanke Cowboy auf dem Stierrücken halten, und schon donnert er zu Boden. Während er benommen aufstehen möchte, rammt ihm der Stier seine Hörner in den Hinterkopf. Die Clowns rasen herbei, um den Stier abzulenken, aber der Cowboy steht nicht auf. Mit mehreren Lassos von verschiedenen Seiten um die Hörner gewickelt, wird der Stier aus der Arena abgeführt. Der junge Reiter steht immer noch nicht auf. Brandon starrt blass nach vorn und ist völlig verstummt. Es kommen Sanitäter herbeigeeilt und legen den Mann auf eine Trage. Er blutet nicht, aber er ist weiß wie Schnee im Gesicht. Was für ein archaischer Schwachsinn! Vermutlich wird er Hirnblutungen haben, vielleicht auch bleibende Schäden, wer kann das schon wissen? Und das alles nur wegen einer

Mutprobe unter Männern. Ja, es gibt auch heute noch schockierende und dunkle Seiten des Wilden Westens, die schleunigst abgeschafft und eingestellt gehören. Da ich nur ein durchreisender Besucher bin, konnte ich all die schlechten Seiten weitestgehend ausblenden, aber nun hat mich die raue Realität eingeholt.

Das Rodeo wird aufgrund des Unfalls zumindest in dieser Disziplin beendet. Es wird über die Lautsprecher für den Verunglückten ein Gebet gesprochen. Der junge Mann kommt sofort in ein Krankenhaus.

DIE SONNE IST SCHON UNTERGEGANGEN, und das Rodeo neigt sich dem Ende zu. Wir schlendern zu den Trucks. Jason ist mit seiner Familie und den Schwedinnen schon früher zurückgefahren; ich darf also bei Brandon mitfahren. Brandon ist still, auch ihm hängt noch der schreckliche Unfall in den Knochen.

Kaum sind wir aus Cody hinaus, gibt es weit und breit kein anderes Auto, nur die Prärie und das sanfte Summen des Motors. Ein Kojote huscht vor uns über die Straße. Ich frage Brandon, was sein nächster Arbeitsauftrag sein wird. Bill und Shannon, deren Rinder wir während der letzten Tage betreut haben, hätten bei ihm angefragt, und er könnte auch bei ihnen wohnen. Platz hätten hier oben schließlich alle genug, antwortet Brandon. Ich frage ihn, wie ein Job als *ranch hand* in der Praxis so abläuft, und er erzählt, dass es eigentlich immer genau so gemacht wird wie auch auf unserer Ranch. Alle Ranchbewohner leben und essen zusammen, als seien sie eine große Familie, und jeden Morgen werden aufs Neue die Arbeiten aufgeteilt.

Brandon erzählt mir, dass er so gern eines Tages nach Europa reisen würde. Vielleicht hat er Glück, so hofft er, und lernt auf unserer Ranch jemanden kennen, für den er in Europa arbeiten könnte. Natürlich müssten auch Pferde dazugehören, denn ohne sie zu leben könnte er sich überhaupt nicht vorstellen. Ich rate ihm, mal auf Lena zuzugehen, da sie ja ein großes Gestüt habe. Brandon möchte so gern die Welt erkunden, möchte wandern und reiten und sich ein Bild von den Menschen und dem Leben in fremden Ländern machen. Ich ermuntere ihn, seinen Traum zu verfolgen. „So wie dich ein unsichtbares Band über den Atlantik in Richtung Europa zieht, so ziehen auch mich unsichtbare Kräfte über den Atlantik, wenngleich auch in die andere Richtung, nämlich genau hierher."

Brandon versteht – er weiß, wie es ist, wenn man die Abenteuerlust nicht mehr unter Kontrolle bekommt, wenn man gezogen wird von unsichtbaren Mächten, von Strömungen und Kräften, das Gefühl, dass es jetzt weitergehen muss, dass man es in seinen alten vier Wänden einfach nicht mehr erträgt, nicht mehr in die gleichen Gesichter blicken kann.

Ja, Brandon kennt all diese Gefühle. Wir sprechen darüber mit leisen Stimmen, beinahe flüstern wir, denn diese Fahrt ist uns heilig, wir sind beide aus dem gleichen Holz geschnitzt, kommen aus Welten, die unterschiedlicher nicht sein könnten, und doch sind sich zwei Seelen begegnet, die im Gleichklang tanzen.

Als wir nach etlichen Stunden zurück auf der Ranch die Auffahrt hinauffahren, bin ich längst an Brandons Schulter eingeschlafen. Er berührt sanft meine Wange und flüstert: „Hey Julia, wir sind zu Hause."

Ich komme langsam zu mir, will gar nicht wirklich wach werden, denn alles war so wunderbar auf dieser langen Fahrt. Ich lege meine Hand auf Brandons Schulter und sage leise zu ihm: „Mein lieber Brandon, lass uns all unsere Träume und Abenteuer erleben, und eines Tages, wenn wir alt sind, lass uns hier wieder treffen an diesem Ort in Montana, damit wir dann für immer hier leben können." Ich küsse den Schönen sanft auf die Wange und gehe langsam zu meinem Hüttchen hinauf. Ach, was für ein wundervoller Abschluss dieses ereignisreichen Tages.

Das Einfrieren in der Krise

Die Tage auf der Lonely Horseshoe Ranch vergehen wie im Fluge, und wie schon in den Rocky Mountains habe ich auch hier jegliches Gefühl für Zeit und Raum verloren. Es ist bereits der Herbst ins Land gezogen, und die Tage werden langsam kürzer. Während der Abende muss ich jetzt schon meine Daunenweste hervorholen, und auch die Bäume verändern so langsam ihre Farbe. Dennoch ist jeder weitere Tag eine neue, interessante Herausforderung für mich, und ich erwerbe wertvolles Wissen, von dem ich zukünftig reichlich profitieren möchte. Ich bilde Jungpferde aus, sehe nach den Büffeln, repariere Zäune, hebe Bewässerungsgräben aus, verlade Kälbchen, reinige Sattelzeug und vieles mehr. Und natürlich sitze ich jeden Tag viele Stunden hoch zu Ross im Sattel, um nach den Rinderherden zu sehen, was mein Lebensglück zur Vollkommenheit anschwellen lässt.

Mit Brandon verbindet mich mittlerweile eine tiefe Freundschaft. Wir arbeiten täglich zusammen, oft schweigend und wie selbstverständlich Seite an Seite. Tye und ich ignorieren uns, soweit die Arbeit es zulässt. Und der kleine Hoss Cartwright alias Chase – nun ja, es ist mir unerklärlich, aber leider nicht zu leugnen: Der Jungspund mit seinen zarten einundzwanzig will mich gestandene Frau erobern und lässt sich trotz energischem Widerstand nicht entmutigen. Seit ich ihm auf einem der langen 6-Stunden-Ritte unbekümmert mein Leid über meine hoffnungslose

Beziehung zu Hause geklagt habe, ist der junge Cowboy nicht mehr zu halten. Und ich kann nicht leugnen, dass mir seine jugendlichen Avancen hier und da doch auch schmeicheln, wenngleich ich mir mit ihm beim besten Willen keine Affäre vorstellen kann.

HEUTE FRÜH werden alle Ranchgäste unter Jasons Aufsicht mit den Jungpferden arbeiten. Wir haben dafür eine kleine Gruppe zweijähriger Pferdchen auf eine Koppel nahe der Kitchen Barn gebracht. Jeder von uns bekommt nun ein Halfter mit langem Führstrick in die Hand, und ich schnappe mir behutsam ein dunkelgraues Hengstlein, das etwas abseits und recht verloren neben der übrigen Herde am Zaungatter steht. Der Kleine ist recht schüchtern und hat Angst vor mir. Er hat bislang im Schutze seiner Herde in völliger Freiheit am Fuße der Pryor Mountains gelebt. Er ist also praktisch ein Wildpferd, obwohl er natürlich Eigentum dieser Ranch ist und auch das entsprechende Brandzeichen trägt. Dennoch folgt er mir bereitwillig aus der Koppel heraus, lässt sich auf der Stirn und hinter den Ohren kraulen und geht tapfer mit mir hinab auf den großen Sandplatz.

Dort hat Jason schon einige Vorrichtungen aufgebaut, die die kleinen Pferdchen in Angst und Schrecken versetzen. Es flimmern dort unten bunte Bänder, farbige Tücher flattern durch die Luft, und grelle Kunststoffplanen wurden mit Pflöcken auf dem Boden befestigt. „Die zwei wesentlichen und sehr wichtigen Zusammenhänge, die wir heute erlernen wollen, sind erstens: Gewinne das Vertrauen deines Pferdes, und zweitens: Wie verhalte ich mich in der Krise?“ Dies ruft uns Jason vom anderen Ende des Sandplatzes aus zu. Aha, das kann ja heiter werden.

Ich bin als Erste an der Reihe und soll meinen Junghengst über die grelle blaue Plane führen, die Jason extra dafür auf dem Boden befestigt hat. Das Pferd soll bei dieser Übung lernen, dem Menschen Vertrauen zu schenken und sich mit ihm in unbekanntes Terrain zu wagen. Der Mensch nutzt bei diesen Übungen das Bedürfnis des Pferdes, sich einer Herde anzuschließen.

Bevor ich starte, soll der Hengst mich kennenlernen. Ich soll ihn überall berühren, mit der flachen Hand über seinen Hals fahren, seinen Rücken, seine Hinterhand. Auch die Beine soll ich hinabstreichen, die Hufe aufheben und ihm immer wieder gut zureden, damit er meine Stimme kennenlernt. Ich soll ihn zwischen den Vorderbeinen kraulen, da er dort selbst mit den Zähnen so schlecht hinkommt. Jason erklärt uns, dass es sehr hilfreich ist, wenn man Pferde an Körperstellen krault, an die sie selbst nicht gut herankommen. Dafür seien sie dann dankbar, und das Vertrauen wird gestärkt.

Jason lässt sich mit den Übungen viel Zeit, manch eine Lektion kann mehrere Stunden dauern. Denn auch dies ist ein Erfolgsfaktor – dass man ein höheres Durchhaltevermögen als das Pferd an den Tag legt.

Nach einer Ewigkeit der Kontaktaufnahme führe ich den Kleinen an die blaue Plane heran. Entsetzt haut er die Bremse in den Boden, bleibt einen Meter vor dem blauen Bodenbelag wie angewurzelt stehen und lässt sich keinen Millimeter mehr bewegen.

„Nun beginnt die Übung!“, ruft Jason von der Seite herüber. Ich soll mich jetzt auf Schulterhöhe dicht neben den Kleinen stellen und das Ende des Führstricks sanft auf seine rechte Hinterhand schwingen lassen, wieder und immer wieder. Ich soll ihm also keineswegs auf den Hintern hauen, denn dies hätte nicht die gewünschte Wirkung. Das Pferd soll unter keinen Umständen Angst bekommen, daher gebe ich ihm nur sanfte, immer wiederkehrende Klapse. Dies erzeugt laut Jason einen gewissen Druck, *pressure,* beim Pferd. Diesem Druck will der Hengst ausweichen, in unserem konkreten Fall also mit einem Schritt nach vorn oder aber auch einem Schritt zur Seite. Beides soll ich durch Streicheln belohnen. Jede noch so kleine Bewegung in die richtige Richtung wird also bei dieser Übung belohnt. Sollte mein Hengst jetzt doch Angst bekommen und rückwärtsspringen, soll ich ihm das auf jeden Fall gestatten und nicht etwa wild an seinem Strick zerren. Er soll so weit rückwärtsgehen können, wie er möchte. Man muss dem Pferd also immer ein Hintertürchen offen lassen, ihm einen Fluchtweg einräumen, wenn man die Absicht hat, Vertrauen aufzubauen. Ich befürchte, dies hab ich in der Vergangenheit oft falsch gemacht.

Nun patsche ich dem Kleinen immer wieder den Führstrick auf den Po, und der Hengst weicht jedes Mal einen Schritt zur Seite aus. Ich lobe ihn, auch mit Streicheln, und die gleiche Übung geht von vorn los. Eine gefühlte Ewigkeit vollziehen wir die gleiche Abfolge von *pressure and release,* wie Jason dieses Ausbildungsgrundprinzip nennt, und es ist trotz dreißig Grad im Schatten kein Ende in Sicht. Der Schweiß läuft mir in Bächen hinab, ich bin halb am Verdursten, aber eine Trinkpause käme dem Aufgeben gleich, und daran ist natürlich nicht zu denken. Dann hätte das Pferd eine falsche Lektion gelernt, nämlich dass es mit ausreichend Sturheit um die Sache herumkommt.

Nach vielleicht einer Stunde setzt mein Hengstlein endlich einen Huf auf die Plane, um ihn dann gleich wieder erschrocken zurückzuziehen. Ich rufe: „Er hat’s gemacht! Er hat die Plane berührt! Wir sind für heute fertig!“

„No way!“, ruft Jason zurück, kommt nicht infrage, und wir machen weiter.

Ich bin stark genervt, der Hengst überhaupt nicht, er blickt nur stoisch geradeaus und ignoriert mich.

Nach einer weiteren Stunde bin ich den Tränen nahe und vor lauter Dehydrierung ist mir schlecht und schwindelig. Da geschieht das Wunder. In aller Seelenruhe marschiert das Hengstlein über die Plane, als hätte er noch nie etwas anderes getan. Erst jetzt ist die Übung beendet.

Endlich darf ich Wasser trinken und mich auf einem schmutzigen Plastikstuhl ausruhen. Ich möchte dem Hengst eine Belohnung zu fressen geben, aber dies lehnt Jason kategorisch ab. Pferde im Wilden Westen werden so erzogen, dass sie möglichst selbstständig sind. Sie sollen aus Bächen oder Brunnen trinken, sie sollen das Gras auf den Wiesen fressen und im Winter das kostbare Grün unter dem Schnee hervorgraben, damit es ihnen beim Graben warm wird. Nur selten wird hierzulande mit Getreide zugefüttert, und wenn, dann nur bei extrem schwer arbeitenden Pferden.

Jason erklärt, dass das ständige Füttern nebenbei zur Bestechung und zur Belohnung aus Hosen- und Jackentaschen heraus die Pferde bissig macht. Es würde sie von ihren Aufgaben ablenken, und sie würden nicht mehr auf Basis von Loyalität und Vertrauen handeln, sondern aus der Fresslust heraus mit sehr negativen Folgen für das Verhältnis zwischen Mensch und Pferd. Im Übrigen geht man das Verladen von Pferden in Transporter auf exakt die gleiche Weise an wie die heutige Übung mit der blauen Plane. Hätte ich das schon ein paar Jahre früher gewusst!

DANN FOLGT DIE NÄCHSTE, weit schwierigere Lektion: der Umgang mit einer Gefahrensituation. Jason führt einen besonders gewieften Junghengst in ein kleines Rondell und macht die Übung vor. Der braun-weiß gescheckte Hengst mit wuscheliger Mähne und wilden Augen wird vom Führstrick gelöst, soll losrennen und wird von Jason auf die Außenbahn des Zirkels gescheucht. Er rast in wilder Furcht Runde um Runde, und Jason wirft immer wieder das Ende des Führstricks nach ihm. Dann wendet sich Jason ab, dreht sich zur Seite und blickt in eine andere Richtung. In diesem Augenblick geht von Jason keine Gefahr mehr aus, und der Hengst verfällt in einen gemäßigten Trab. Jason wiederholt die Übung des Scheuchens und Wegdrehens ein paarmal und entfernt sich dann sogar abgewendet ein paar Schritte vom Pferd. Zu meiner großen Überraschung folgt ihm das Pferd mit langsamen Schritten.

Diese Art der Pferdeausbildung wird seit vielen Jahrzehnten in den USA erfolgreich praktiziert, dennoch sind die Methoden komplex, keineswegs an einem Tag zu erlernen und auch nicht in den zwei Wochen, die ich in großer Dankbarkeit mit Jason verbringen darf.

Was Jason hier zeigt, wird als Join-up-Methode bezeichnet. Diese Methode macht sich zum einen den Fluchtinstinkt des Pferdes zunutze und zum andern das Bedürfnis des Pferdes, sich einer Herde anzuschließen. Denn obwohl der kleine Hengst in großer Angst vor Jason flieht, möchte er gern in den Schutz einer Herde aufgenommen werden. Instinktiv weiß er, dass er allein, ohne Herde, Raubtieren schutzlos ausgeliefert ist und keine Überlebenschance hat. Der Hengst möchte Jason als Leittier annehmen und ihn zu seiner Herde machen. Sollte es Jason nun gelingen, die Rolle des Leittiers korrekt und nach den Vorstellungen des Pferdes auszuüben, dann hat er das Pferd als seinen Untergebenen gewonnen, und es wird ihm treue Dienste erweisen.

Die korrekte Ausübung der Leittierrolle ist allerdings sehr schwierig. Denn man darf nie vergessen, dass diese auf den ersten Blick sanften und freundlichen Wesen enorme Kräfte besitzen und sie einen Menschen schrecklich verletzen können.

Jason erlaubt dem kleinen Hengst nun, langsam auf ihn zuzugehen, und zur Belohnung krault er ihn liebevoll am Hals, wie eine Mutterstute ihr Fohlen. Jason hat es mit seinen Übungen tatsächlich geschafft, den jungen Hengst zu überzeugen, ihm zu folgen und ihn als Leittier anzunehmen.

Der nächste Schritt ist nun, dem jungen Hengst beizubringen, wie er sich im Falle des Auftauchens von Gefahr verhalten soll – *dealing with a crisis*. Dazu nimmt Jason einen langen Besenstiel in die Hand, an dessen Ende er einen großen Strauß raschelnder farbiger Bänder gebunden hat. Das junge Pferd hat er zwischenzeitlich wieder am Führstrick befestigt, und nun fängt er an, ruckartig den Besen samt Bändern um den Hengst herum zu schütteln. Der Kleine verfällt in wilde Panik, steigt mit der Vorhand in die Höhe und rennt in nackter Angst rückwärts. Auch an dieser Stelle gestattet Jason das Rückwärtslaufen, er erlaubt dem Tier die Flucht.

Nach einer Weile der Panik und des Tobens wird der Hengst ruhiger und bleibt stehen. Jason raschelt mit den Bändern unter dem Pferdebauch, über dem Rücken, berührt den Kleinen mit der Konstruktion an der Hinterhand. Der Hengst steht jetzt wie angewurzelt da und bewegt sich keinen Millimeter mehr, obwohl seine Augen nach wie vor in blanker Panik funkeln. „Das hier ist das Einfrieren in der Krise, seht ihr?“, ruft Jason zu uns herüber. Zur Belohnung krault er den Junghengst auch dieses Mal wieder ausgiebig. Jason möchte dem Tier auf diese Weise beibringen, dass die beste Methode, mit Gefahr umzugehen, die ist, einfach totenstill stehen zu bleiben und dem Menschen zu vertrauen, die Situation zu bewältigen. Dies erscheint mir auf den ersten Blick absurd,

da ein Pferd ja instinktiv vor Gefahr fliehen möchte, laut Jason gibt es aber Wege, dem Pferd dauerhaft beizubringen, die andere Option als die sinnvollere zu erachten, also regungslos stehen zu bleiben.

NACH DIESER ÜBUNG wird es richtig ernst. Jason legt sich einen leichten Sattel über den Arm, in der anderen Hand hält er eine Satteluntertage, ein sogenanntes Sattelpad, das er dem Kleinen behutsam auf den Rücken legt. Dieser geht sofort rückwärts und Jason in aller Ruhe seitlich hinterher. Dann legt er den Sattel auf und krault den Hengst beruhigend am Hals. Behutsam schließt er den Sattelgurt und geht einen Schritt zurück. Dem Hengst ist der Sattel aber so gar nicht willkommen und noch weniger der enge Gurt, und er tobt wieder wild drauflos und rennt bockend und hüpfend im Kreis. Nach einer Weile ist auch dieses Pulver verschossen, und der Kleine marschiert hilfesuchend zu Jason in die Mitte des Rondells. Hier wird er wieder gelobt und beruhigt; unser mutiger Pferdeflüsterer steigt mit einem Bein kurz in den Steigbügel und legt seinen Körper quer über den Sattel, sodass er jederzeit leicht vom Pferd wegspringen kann. Der Hengst geht ein paar Schritte rückwärts und wird von Jason gestreichelt. Jason lässt sich wieder zu Boden gleiten und wiederholt die Übung noch ein paarmal.

Dann bittet er seine Lieblingsschülerin Lena in den Zirkel, sie möge doch bitte sanft auf den Hengst aufsteigen. Die bildschöne und furchtlose Lena zuckt nicht mit der Wimper, klettert über den Zaun und streichelt dem Hengstlein sanft den Hals. Dann steigt sie auf (ganz ohne Sturzhelm oder sonst eine Schutzvorrichtung) und reitet ohne Zaumzeug und Zügel im Kreis, als sei der Hengst schon seit Jahren unter dem Sattel. Sie trabt sogar und wechselt die Fahrtrichtung, und ich sehe keine Spur von Angst in ihrem Gesicht. Mein lieber Scholli, denke ich.

Ich blicke nach rechts und nach links – Tye und Brandon sitzen neben mir und schauen konzentriert zu. Ich verfolge ebenfalls jede Sekunde von Jasons Vorführung intensiv und vergesse alles andere um mich herum, bis Jason den kleinen Gescheckten auf die Pferdekoppel zu den anderen entlässt. Bereits am nächsten Tag wird er mit diesem Junghengst ausreiten, um nach den Rinderherden zu sehen.

Die Pryor Mountains

Auf der Lonely Horseshoe Ranch ist heute Aufbruchstimmung angesagt: Alle Gäste werden mit ihren Pferden für zwei Tage verreisen, um Rinder- und Pferdeherden am äußersten Ende des Crow-Indianer-

reservats zu besuchen, eine Gegend, die mehrere Stunden von der Ranch entfernt liegt. Lena und Katherina sind mittlerweile zu meinem großen Kummer abgereist, wie auch die anderen Gäste, mit denen ich die letzten Wochen verbracht habe.

Die neu hinzugekommenen Gäste sind recht seltsame Amerikanerinnen, die weder halbwegs reiten können, noch sind sie bereit, auf der Ranch mitzuarbeiten. Sie scheinen sich weit mehr für Alkohol und flache Witze zu interessieren als für das Leben im Wilden Westen. Auch erfahre ich bald, dass sie aus Chicago kommen und für das Landleben eigentlich überhaupt nichts übrighaben. Nur eine ältere elegante Dame aus Texas hat mein Interesse geweckt, es ist Dana aus Houston.

NACH DEM FRÜHSTÜCK verkündet Ranchbesitzer Marvin, dass von den Cowboys nur Chase mitkommen soll. Tye und Brandon sollen vor Ort bleiben und wichtige Rancharbeiten erledigen.

O no! Insgeheim hatte ich doch immer noch auf eine gemeinsame romantische Nacht im Mondschein gehofft. Es ist, als hätte jemand große Mengen Wasser über mich gegossen.

Apathisch stapfe ich zu meiner Hütte hinauf und lasse dort den Tränen der Verzweiflung freien Lauf. Gütiger Gott, sage ich mir nach einigen massiven Weinkrämpfen, du kannst dir doch jetzt nicht allen Ernstes Hoffnungen auf Brandon machen und dass es da eine gemeinsame Zukunft geben könnte! Habe ich den Verstand verloren? Brandon ist blutjung, er will die Welt sehen, er hat keine Verwendung für eine viel ältere Freundin aus der Großstadt, die hier draußen auf Seelenrettung hofft! Die Tränen fließen weiter und weiter, und es tut sogar richtig gut. Ich habe ewig nicht geweint, denn es war in meiner Familie nicht erlaubt. Kummer und Leid waren nicht erwünscht.

WIR SOLLEN SCHON MAL unsere Seesäcke packen und auf die Pick-up-Trucks verladen, damit wir nachher zügig loskommen. Unseren Arbeitstrupp im Reservat wird diesmal Marvin selbst anführen. Lillian wird am Abend nachkommen und den monströsen Gasgrill samt Steaks mitbringen. Ich packe verheult, aber wieder einigermaßen beieinander meine Campingausrüstung zusammen und gönne mir noch ein paar Minuten Ruhe auf meinem Himmelbett.

Diese Reise hat mich verändert. Sie hat all das in mir wieder aufgedeckt, was jahrzehntelang im Verborgenen lag – ungezwungene Freude, Ausgelassenheit, inneren Frieden, Hoffnung, den Drang nach Abenteuer und Freiheit und die grenzenlose Liebe zur Natur. Sie hat all das Unschöne und aus der Not heraus Erlernte hinweggefegt – Verbissen-

heit, innere Verkrampfung, seelische Abstumpfung und Schwermut, Zukunftsangst und aufgesetzte Schauspielerei.

Nein, ich werde nicht einfach zurückgehen können in mein altes Leben. Ich werde eben nicht weitermachen können wie bisher. Aber noch ist meine Reise nicht zu Ende. Ich schwärme nun mal für Brandon. Ich will das alles hier erleben, und Brandon wird die folgenden Tage noch geknutscht, so wahr ich hier liege.

ICH WERFE MIR DEN SEESACK über die Schulter, schließe mein Hüttchen gut ab und marschiere durch das Kleefeld in Richtung Scheune zu den Pferden hinab. Ich werde den großen weißen Moon mit auf den Ausflug nehmen. Marvin meinte, Spice sei noch zu jung und zu unberechenbar für das anspruchsvolle Gelände dort draußen im Reservat.

Ich verlade meinen Seesack auf den Truck, setze meinen Cowboyhut auf und gehe zur Koppel. Ich putze und sattle Moon. So einigermaßen hieve ich diesmal das schwere Ding nach oben. Das Zaumzeug hänge ich nur über den Sattelknauf und führe Moon vor den Eingang der großen Scheune. Dort verladen die anderen gerade ihre Pferde. Auch Moon steigt ohne Probleme in den gut gefüllten Trailer.

Marvin, der sich das Ganze aus der Nähe anschaut, haut mir kräftig auf den Hintern und sagt trocken: „Ein nettes Hinterteil hast du da, Süße, in diesen seltsam aussehenden europäischen Hosen."

Ich antworte ebenso trocken: „Danke, mein Lieber", und drehe mich zur Kitchen Barn um – hoffentlich biegt nicht gerade Lillian um die Ecke. Von den Cowboys habe ich erfahren, dass Lillian – vermutlich nicht ohne Grund – extrem eifersüchtig ist. Es wäre mir daher recht unangenehm, wenn ich unfreiwillig für Zündstoff sorgen würde. Zudem ist es mir während der letzten Wochen nicht verborgen geblieben, dass die allermeisten Cowboys recht ausgeprägte Weiberhelden sind, Brandon natürlich ausgenommen.

Bislang habe ich mich mit Lillian recht gut verstanden, obwohl ich ihr ausgeprägtes Irisch nur mit Mühe verstehe. Von den Jungs habe ich erfahren, dass Lillian wohl vor langer Zeit einmal selbst Gast auf der Lonely Horseshoe Ranch war und auf diese Weise Marvin kennenlernte, dem dieses Landstück zusammen mit seiner damaligen Ehefrau gehörte. Lillian war zu dieser Zeit mit einem Iren verheiratet und lebte mit ihm und ihrem Sohn in einer kleinen Stadt in Irland. Lillian und Marvin verliebten sich hoffnungslos ineinander und verließen beide ihre Familien. Lillian zog zu Marvin nach Montana, und gemeinsam machten sie aus der wenig einladenden Anlage eine bildhübsche Guest Ranch. Trotz der großen Liebe plagten Lillian Schuldgefühle; den verlassenen Part-

nern und Kindern ging es auch noch Jahre nach der Trennung nicht gut. Die schmerzhaften Ereignisse scheinen seither wie ein Fluch auf der schönen Ranch und ihren Eigentümern zu lasten, denn Lillian kam seither nie mehr ganz aus ihrer Depression heraus, und auch Marvin wurde von einer schweren Krankheit nach der anderen gejagt und von anderen schweren Schicksalsschlägen.

AUCH HEUTE sind wir wieder *on the road* mit mehreren Pick-up-Trucks, die im Zeitlupentempo hintereinander hertuckern. Nach nur wenigen Kilometern verlassen wir die Asphaltstraße und biegen rechts ab auf die Schotterpiste in Richtung Indianerreservat, wo wir ja schon vor ein paar Tagen zu Besuch waren. Diesmal fahren wir aber in Richtung Indianerdorf Xavier und weiter und immer weiter durch noch schönere Prärie, als ich sie überhaupt je bislang zu Gesicht bekommen habe. Die Fahrt dauert mehrere Stunden, während denen ich wieder mit der Nase an der Scheibe klebe. Dieses Land hier ist Indianerland. Es ist nicht verbaut, verpachtet und bewirtschaftet, nein, es ist einfach nur Land, das Land sein darf.

Nach einer Ewigkeit des Geholpers auf unwegsamen Wegen sind wir auf einer Ranch am Ende der Welt angekommen. Sie gehört dem Rancher Raimon und liegt am Fuße der sagenumwobenen Pryor Mountains, dem heiligen Gebirge der Crow, aus dem sich „Bleichgesichter“ fernzuhalten haben. Ich blicke ehrfurchtsvoll auf die schwarzgrüne Gebirgskette vor mir. Aus der Ferne konnte ich diese einmalige Felsformation schon bewundern, aber als sich dieses Naturphänomen nun direkt vor meinen Augen aufbaut, muss ich für einen Moment die Luft anhalten.

WIR DÜRFEN UNSERE PFERDE auf Raimons Ranch übernachten lassen und unten am Rattle Snake Creek unsere Zelte aufschlagen. Bevor wir uns aber dem Aufbau des Nachtlagers widmen, gibt es noch aufwendige Arbeiten zu erledigen. Marvin hat in dieser traumhaften Hügellandschaft, die weit weniger trocken erscheint als das Gebiet rund um die Lonely Horseshoe Ranch, Mutterstuten mit ihren Fohlen ausgesetzt, damit der Nachwuchs vom Menschen ungestört aufwachsen kann. So würde man die mutigsten, zuverlässigsten und umgänglichsten Jungpferde erhalten, erklärte Marvin mir. Dennoch muss man ab und zu nach den Fohlen und Mutterstuten sehen, prüfen, ob ein Tier verletzt oder ein Pferdepaar vielleicht ganz verschwunden ist, was in dieser Wildnis vorkommt. Somit haben wir über den Tag heute einiges an Meilen hoch zu Ross zu bewältigen und teils undurchdringliches Gelände zu durchqueren.

Wir laden die Pferde aus den Transportern und lassen das übrige Ge-

päck erst einmal auf den Trucks. Ich sattle Moon mit Chase' Hilfe und belade die Satteltaschen mit Proviant und Wasser.

Da ich schneller war als die anderen, steige ich schon mal in den Sattel und trabe mit Moon auf die Pryor Mountains zu.

Am liebsten reite ich allein. Meine Arbeitskollegen habe ich in der Ferne im Auge, und ich habe mir auch den Weg zurück zu Raimons Ranch genau gemerkt. Ein beträchtlicher Abstand ist mir wichtig, um die Landschaft in Ruhe und mit gebührendem Respekt in mich aufnehmen zu können. Ich hänge meinen Gedanken nach und erlebe meine üblichen Glücksgefühle, die in dieser Umgebung gar nicht mehr abreißen wollen. Auch fühle ich mich mittlerweile in meinem Westernsattel sehr wohl, sodass mein altbekanntes Gefühl der Verwachsenheit mit dem Pferdekörper wieder eingetreten ist.

Kaum bin ich um die nächste Tanne gebogen, bleibt Moon mit einem Ruck stehen und bewegt sich nicht mehr von der Stelle. Sein Atem ist schnell, und ich kann seinen Herzschlag zwischen meinen Beinen spüren, denn ungefähr achtzig Meter vor uns stapft eine riesige Braunbärin mit zwei Jungen entlang der Hügelseite gegenüber auf uns zu. Meine Kollegen, die nur noch kleine Punkte in der Ferne sind, haben die Bärin jetzt auch entdeckt, denn sie zeigen mit den Händen zu ihr hinauf. Ich prüfe instinktiv meine Optionen und wende mich langsam nach links, um einen möglichen Fluchtweg hinab zu meinen Kollegen ausfindig zu machen. Diesen nicht ganz so steilen Hang könnte ich schon hinunterbrettern. Ich weiß, dass ein Bär in Wut schneller ist als ein Rennpferd. Natürlich würde ich es trotzdem versuchen.

Ich bleibe aber nach wie vor wie angewurzelt stehen und blicke gelähmt vor Schreck auf die Bärin. Moons Herz rast immer schneller. Die Bärin bewegt sich unaufhaltsam auf uns zu. Der Hügel, an dessen Seite sie entlanggeht, ist durch ein schmales Tal von meiner Position am Waldrand getrennt, und die Bärin müsste erst einmal das Tal durchqueren, um zu mir zu gelangen. Auch spüre ich an meinen Haaren, dass der Wind von vorn kommt. Sie kann mich also vermutlich nicht riechen, es sei denn, mein Parfüm duftet auch gegen den Wind. Verflucht, hätte ich diesen auffälligen Lockstoff heute früh nur weggelassen, Bären fühlen sich bekanntlich von auffälligen Gerüchen magisch angezogen.

Die Bärin trottet weiter auf mich zu, scheint mich allerdings noch immer nicht bemerkt zu haben. Ihr entzückender Nachwuchs sieht gut genährt aus, das dunkle Fell der Kleinen glänzt in der Sonne, und es ist ein drolliger Anblick, wie sie abwechselnd hüpfend und dann wieder

stramm marschierend ihrer Mutter folgen. Sie bringt bestimmt sechshundert Kilo auf die Waage, die Dame ist ein Koloss.

Von Marvin weiß ich, dass zahlreiche Grizzlys, die drüben im Yellowstone-Park für Ärger gesorgt haben, mit Hubschraubern und einer kräftigen Ladung Betäubungsmittel vor ein paar Jahren in die Pryor Mountains geflogen worden sind, da die Indianer sie gern in ihrer Nähe haben. Grizzlys dürfen in den Vereinigten Staaten nicht geschossen werden, sie stehen unter strengem Schutz und gelten als amerikanisches Nationalgut. Für Indianer gilt diese Regelung allerdings nicht, und sie dürfen innerhalb ihrer Reservatgrenzen Grizzlys erlegen, was sie auch mit Begeisterung tun, da sie die Felle für Stammesrituale benötigen.

Nachdem sich Moon in dieser Wildnis gut auskennt und vermutlich auch hier aufgewachsen ist, beschließe ich instinktiv, auf ihn zu vertrauen, und bleibe einfach bewegungslos auf seinem Rücken sitzen, während er das Geschehen aufmerksam beobachet. Zur Sicherheit habe ich meine Beine fest um seinen Körper gespannt, und mit der Hand umschließe ich kraftvoll den Sattelknauf, sollte Moon wie eine Rakete umdrehen und den Hang hinab davonrasen.

Die Bärin scheint jetzt etwas gerochen zu haben, aber zum Glück offenbar aus einer anderen Richtung, nämlich vom Gipfel des gegenüberliegenden Hügels her. Sie schnuppert in die Luft, setzt sich für einen Augenblick auf ihre massigen Hinterläufe und hält die Vordertatzen, die so groß sind wie Pizzateller, nach oben, eine Haltung, in der sie noch riesiger erscheint. Dann wendet sie sich nach rechts ab, klettert den Hügel hinauf, dem verlockenden Duft von Beeren entgegen, die hier oben am Waldrand in üppigen Mengen wachsen. Erst als sie mit ihrem Nachwuchs im Gehölz verschwunden ist, biege auch ich zur Seite ab und reite in einem flotten Trab hinab zu meiner Gruppe.

Es war sehr schön, die Bärin getroffen zu haben, aber für heute reicht es mir dann auch an Abenteuer.

Unten angekommen schließe ich mich mit einem überheblichen Lächeln wieder meiner Gruppe an und tue so, als sei es das Normalste auf der Welt, Auge um Auge einen Bären vor der Nase zu haben.

Mein Herzschlag scheint sich langsam wieder zu normalisieren, und ich atme in tiefen Zügen erleichtert die herrliche Prärieluft ein. Moon scheint nach unserer Bärenbegegnung verstärkt die Nähe der Herde zu suchen und möchte gern bei seinen Kollegen bleiben. Ich streiche ihm liebevoll über den Hals und sage: „Danke, dass du vorhin auf mich aufgepasst hast, Moon, du hast dich wirklich sehr klug verhalten.“ Auch kommt es mir in diesem Moment in den Sinn, dass Moon hervor-

ragend das Einfrieren in der Krise betrieben hat. Ich streiche ihm noch einmal über den Hals: „Gut gemacht, mein Sweetheart."

Brünhild aus Montana

Meine Arbeitsgruppe besteht aus den seltsamen Amerikanerinnen aus Chicago und aus Dana aus Houston und wird angeführt von Ranchbesitzer Marvin.

Wir finden einige wenige Stuten hinter einem herrlich grünen Hügel. Es scheint allen gut zu gehen, nur die Fohlen sind ungewöhnlich scheu und verstecken sich zwischen den Beinen ihrer Mütter.

Welch glückliches Leben diese Pferdegruppe hier draußen leben darf! Sie haben genügend Wasser aus den felsigen Bächen zu trinken, saftiges Gras und bunte Blumen zu essen. Solange sie in einer gut organisierten Gruppe zusammenbleiben, können ihnen die Bären und Wölfe nichts anhaben, denn mit ihren Hufen können die Stuten den Raubtieren schmerzhafte Tritte zufügen, sollten sie ihren Fohlen zu nahe kommen.

Würde sich eine Mutterstute aber von der Gruppe absondern, wären sie und ihr Fohlen in ernster Gefahr. Zu dieser Jahreszeit finden die Bären allerdings pflanzliche Nahrung im Überfluss, die so unkompliziert und entspannt zu beschaffen ist, dass die anstrengende Jagd nach Pferdefleisch für die Bären nicht lohnenswert ist. Ich sehe den glücklichen Pferden noch lange nach, bis sich unser Pfad in den Wald hineinschlängelt.

Es ist noch einiges an Strecke zurückzulegen, und die Wasserreserven werden langsam knapp, daher legt Marvin einen flotten Trab vor. „Wir reiten jetzt zu einer weiter entfernt liegenden Ranch, wo wir Wasser aus einem Brunnen pumpen können!", ruft er uns über die Schulter zu und wechselt in einen energischen Galopp. Es ist herrlich, auf dem blumigen Waldweg entlangzudonnern; immer wieder springen erschreckte Hirsche ins Gebüsch, die am Waldrand gegrast hatten. Ich galoppiere im leichten Sitz und stehe nach vorn gebeugt in den Steigbügeln, denn nach all den Stunden im Sattel schmerzt mein Hinterteil mal wieder gewaltig.

NACH LÄNGEREM GALOPP kann ich zwischen den Bäumen in einer weit entfernten Senke ein paar Häuser mit grünen Dächern erkennen. Marvin zeigt mit der Hand in diese Richtung. Der Pfad führt uns aus dem Nadelwald hinaus in ein kleines Birkenwäldchen hinein, durch das ein fröhlich sprudelnder Bach plätschert. Die Hügel des Indianerreservats sind mittlerweile höher geworden, und sie leuchten dunkelrot in der Nach-

mittagssonne. Dies hier ist wieder echte „Bonanza"-Prärie. Auf einer steil abfallenden Hügelseite stehen kleine wuschelige Rinder im hohen Gras, die wie versteinert und mit großen Augen zu uns herüberblicken. Es sind Rinder mit langen graubraunen Zotteln, die fast bis zu den Hufen reichen, und weit ausladenden Hörnern mit spitzen Enden, die jeden Menschen sofort aufspießen und ins Jenseits befördern könnten. Es sind Scottish Highland Cows, Schottische Hochlandrinder, und das mitten in der nordamerikanischen Wildnis.

Wir reiten näher an die beeindruckenden Geschöpfe heran, und ich stelle fest, dass es sie auch in zahlreichen anderen Farbschattierungen gibt. Aber alle verfügen sie über ein Geweih auf dem Kopf, das ein Texas-Longhorn-Rind vor Neid erblassen lassen würde. Mit diesen Mordwaffen sind sie hier draußen sicher.

„Was zum Himmel machen diese schottischen Urviecher hier?", rufe ich Marvin zu, der vorn an der Spitze der Gruppe reitet. „Star!", brüllt er über die Schulter zurück. Hm, was will er mir damit sagen?

Wir reiten weiter hinab in die Präriesenke, die uns bis an den Eingang eines malerischen Canyons führt, gesäumt von satten grünen Kleefeldern und abgemähten Wiesen, mit großen runden Heuballen darauf. Vor dem prächtigen Eingang des Canyons befinden sich die grünen Dächer der Gebäude einer ganz besonderen Ranch.

Die schmale steinige Straße bildet die Einfahrt zu einer großen und einwandfrei gepflegten Ranchanlage. Die Gebäude liegen weit auseinander. Zur Rechten des Weges befindet sich das Haupthaus der Rancherfamilie mit schöner Holzveranda und ordentlich geschnittenen Büschen davor. Zur Linken des Weges steht eine große Scheune mit grünem Dach für Maschinen und Traktoren sowie Werkzeuge aller Art, wie man durch das große offene Tor sehen kann.

Vor dem Haupthaus ragt eine uralte Blockhütte aus schwarz geteerten Baumstämmen aus dem Gras empor, die mit Sicherheit noch aus dem vorigen Jahrhundert stammt. Mitten durch die Ranchanlage fließt ein Bach, der sich durch die Einfahrt und auch durch den Gemüsegarten schlängelt und den man zu Fuß nicht ohne Weiteres trocken überqueren könnte, aber da erspähe ich auch schon eine kleine Brücke aus Holz.

Zwischen den Gebäuden wachsen vereinzelte Inseln aus Büschen und Blumen, und kleine Gruppen von stattlichen Tannen und Chokecherries, Virginische Traubenkirsche, zieren die Anlage. Der beachtliche Gemüsegarten der Ranch verfügt über elegant angelegte Hochbeete.

Das Anwesen ist beeindruckend, aber vielleicht gerade deshalb fühle ich mich auch ein wenig wie ein Eindringling. Schließlich hat hier draußen jeder in der Regel ein ganzes Waffenarsenal hinter der Eingangstür.

„Ihr könnt gleich hier vorn von euren Pferden absteigen und sie dort drüben in die Umzäunung sperren. Da können sie auch aus dem Bach trinken und etwas Gras fressen. Ach, und jetzt ist auch ein guter Zeitpunkt für die Lunchpakete. Zieht vorher eure Schuhe aus und lauft zur Abkühlung durch den Bach!“ Dies ruft uns Marvin zu, bevor er im Haupthaus verschwindet. Ich fühle mich etwas gehemmt, mich hier so einfach bei fremden Leuten ungefragt in ihrem Garten niederzulassen.

Meine Arbeitskollegen scheinen damit aber kein Problem zu haben, denn sie satteln munter ab und packen ihre Pferde auf die zugewiesene Weide. Auch ich befolge daher Marvins Anweisung. Ich streichle Moon den verschwitzten Hals, während er seine Nüstern in das kristallklare Wasser taucht und mit jedem Schluck einen ganzen Liter Wasser aus dem Bach saugt.

Aus den hinteren Satteltaschen fische ich mein mehrstöckiges Corned-Beef-Sandwich und einen Apfel dazu, aus den vorderen Sattelhorntaschen hole ich meine Wasserflasche hervor. Im Schneidersitz setze ich mich mit nackten Füßen unter eine Tanne und kaue auf meiner geschmacksneutralen Stulle herum.

Das Geplätscher des Bachs macht mich ganz schläfrig; ich lehne mich nach hinten an den Stamm der Tanne und blicke andächtig über das Ranchgelände und döse im nächsten Moment auch schon selig ein.

Ich weiss nicht, wie lange ich geschlafen habe, aber als ich aufwache, steht ein Mann vor mir – ich kann gegen die Sonne nur seine Umrisse ausmachen. Er ist groß und hat breite Schultern. Ich halte mir die Handfläche als Schutzschild gegen die Abendsonne über die Augen. Gütiger Gott, ich starre entgeistert aus meiner verdrehten und höchst unbequemen Haltung am Fuße des Baumstammes nach oben. Vor mir steht ein Germane, ein Kelte oder vielleicht ein Wikinger. Nein, er ist Germane, die Reinkarnation des Siegfrieds aus der Nibelungensage.

Ich blinzle angestrengt unter meiner Hand empor. Der Mann trägt weder Hemd noch Hut, sein Oberkörper ist nackt und seine Haut hell. Jede Sehne und jeder Muskel ist zu erkennen, sein Körper ist asketisch, drahtig, kraftstrotzend. In der Hand hält er eine Schaufel. Sein Haar ist dick und blond, fällt in einem langen geflochtenen Zopf bis auf seine Taille hinab. Sein Gesicht ist auffällig breit mit starken Wangenknochen und noch stärkeren Kieferknochen, seine Augen blitzen stahlblau. Er lehnt nun auf seiner Schaufel und blickt zu mir herab.

Siegfried spricht zu mir, aber ich habe nichts verstanden. Er tritt einen Schritt zur Seite, was meinem Blick einen besseren Einfallswinkel ermöglicht. Da spüre ich eine Bewegung auf meinem nackten rechten Fuß

und sehe mit Entsetzen, wie eine schwarz-orangefarbene Schlange über meinen Fuß gleitet. Sie ist nicht sehr groß, aber sie dreht ihren Kopf in meine Richtung, blickt mich an mit ihren kleinen Augen, und ich schreie laut auf, hechte im Sitzen zur Seite, so gut das geht, und Siegfried greift in Sekundenschnelle nach der Schlange – und zwar mit seiner bloßen rechten Hand.

„Das ist nur eine heimische Natter, völlig harmlos, keine Angst.“ Seine Stimme ist hell und leicht, und er hält die *garter snake*, wie sie im Amerikanischen genannt wird, vor seiner Brust in der rechten Hand, in der linken die Schaufel. So steht er da und lacht mich an. Ich liege ihm hilflos zu Füßen und starre immer noch wortlos unter meiner breiten Hutkrempe hervor. Er zeigt einladend mit der rechten Hand, in der er immer noch die Schlange hält, in den Garten. „Hier vorn ist ein Brunnen, gleich neben dem Gemüsebeet, du kannst dir dort Wasser holen.“ Ich blicke in Richtung des Brunnens, es ist ein Wasserhahn, der aus dem Rasen herausragt und wohl hinab in das Grundwasser führt.

Siegfried setzt sanft, fast liebevoll die kleine Schlange in der Nähe des Baches zu Boden. Verängstigt kriecht sie hinfort in den Schutz des Ufergrases. Aus den wenigen Sätzen des jungen Mannes habe ich einen Akzent herausgehört, ja, es war Deutsch. Aber schon hat er sich mit einem Lächeln abgewendet und ist hinter dem Haupthaus verschwunden. Endlich stehe ich mit wackeligen Beinen auf und begebe mich verwirrt zu den Kollegen hinab, die etwas weiter unten am Bach barfuß durch das eisige Wasser waten, und ich stapfe ihnen tapfer hinterher.

NACH EINER GEFÜHLTEN EWIGKEIT höre ich die Eingangstür zum Haupthaus quietschen, und Marvin kommt die Treppen der Veranda hinab. Hinter ihm tritt eine große blonde Frau auf den Rasen und schreitet mit einem strahlenden Lächeln auf uns zu. Auch sie ist zweifelsohne der Nibelungensage entsprungen. Ihre Schultern sind so breit wie die eines starken Mannes, ihre Oberarme unter dem hellkarierten Hemd haben den Umfang meiner Oberschenkel, und ihre schweren Stiefel sind doppelt so groß wie meine. Dennoch wirkt sie sehr weiblich und ist wunderschön.

Eben erst ist Siegfried hinter dem Haus verschwunden, nun steht die schöne Brünhild vor mir, die kriegerische und unbesiegbare Königin des Altertums. Brünhild strahlt uns ihr königliches Lächeln entgegen, und ihre lange hellblonde Haarpracht leuchtet in der Sonne. In feinstem Englisch mit schwäbischem Einschlag sagt sie: *„Wär will you sleep tonight? Don’t tell me next to Rattle Snake Creek! Sär are too many snakes down sär. I will come sär later tonight to see if you are still alive.“*

Nach ihrer Warnung vor den vielen Schlangen nahe unserer Schlafstelle und der Ankündigung, dass sie uns später dort besuchen kommt, lacht sie ein herzhaftes Lachen.

Ich nehme meinen ganzen Mut zusammen, hole tief Luft und sage auf Deutsch mit einladender Geste zu ihr: „Es gibt heute Abend reichlich Bier, zwar kein schwäbisches, aber dafür Bud Light."

Brünhild lacht erneut und antwortet in reinstem Schwäbisch: „Ha, do komm i heit obed uf an Schluck vorbei. Ha, die Schwoba trifft mer iberall." Damit dreht sie sich wieder zum Haus um und stapft davon.

„Das war Star", klärt Marvin uns auf. „Sie ist vor vielen Jahren aus Deutschland nach Montana gekommen. Die Crow-Indianer haben sie ‚Star' genannt wegen ihrer funkelnden blauen Augen. Und der junge Mann von eben ist Aaron, ihr Sohn. Aber jetzt sattelt besser eure Pferde, wir haben noch einen weiten Weg."

AM RATTLE SNAKE CREEK müssen erst einmal die Zelte aufgebaut werden. Ich bin todmüde nach dem langen Ritt und dem Suchen nach den Mutterstuten, will aber nicht unbeteiligt neben den arbeitenden Cowboys herumstehen. Daher reiche ich brav Stangen und Heringe an die männlichen Zeltbauer. Die Pferde sind auf einer nahe gelegenen Koppel untergebracht.

Wir befinden uns in einer Senke auf einer Halbinsel, um die ein kleiner plätschernder Bach herumfließt. Das Gras ist hoch und trocken und muss erst von uns niedergetrampelt werden, um die Zelte überhaupt aufstellen zu können. Die Halbinsel ist von dichtem dornigem Gebüsch umgeben, und nur ein Trampelpfad führt hinauf auf den Feldweg, der zu Randalls Ranch führt. Marvin hat einen wahrhaft urtümlichen Ort für unser Nachtlager gewählt.

Was hat Brünhild gesagt, es gebe hier auch so viele Schlangen? Das ist mir aber gar nicht recht, ich hatte heute schon genug Schlange. Nun, ich hoffe, die Cowboys wissen, was sie tun.

MITTLERWEILE stehen die Zelte und Lillian ist eingetroffen. Fachmännisch rollt sie ihren gigantischen Gasgrill über eine selbst gebaute Rampe vom Pick-up-Truck hinab aufs Gras. In einem der Trucks sind Feldbetten für uns mitgenommen worden, wie sie auch oben in den Rockies zum Schlafen verwendet wurden. Ich springe auf den Truck und lade die Feldbetten ab. „Ihr könnt auch draußen übernachten, wenn ihr Lust habt; die Zelte haben wir nur aufgestellt für den Fall, dass es regnen sollte!", ruft Lillian vom Gasgrill herüber. Diesen Vorschlag werde ich definitiv beherzigen, denn wenn ich schon einmal in der Prärie über-

nachten darf, dann unbedingt auch unter freiem Himmel – an die Schlangen und Moskitos denke ich jetzt einfach mal nicht.

Chase, der seine Gitarre mitgebracht hat, ist ein paar Meter weiter mit dem Lagerfeuer beschäftigt. Ich habe ihn ein paarmal schon heimlich beim Spielen belauscht, als ich mir im Dunkeln auf meiner Veranda die Sterne angesehen habe, und es klang ziemlich gut. Heute habe ich bislang einen großen Bogen um ihn gemacht.

Chase war der Anführer der zweiten Reitergruppe, und sie haben auf anderen Weidegründen nach Stuten gesucht. Ich bin absichtlich mit Marvin und der ersten Gruppe mitgeritten – zu meinem großen Glück, denn sonst hätte ich nicht die Bekanntschaft von Brünhild und Siegfried machen dürfen. Nun grinst Chase immer wieder unter seinem schwarzen Cowboyhut zu mir herüber, und ich kann immer nur auf seine braun verfärbten Zähne schauen.

Auf einmal höre ich Lillian von der anderen Seite der Halbinsel kreischen: „Chase, komm schnell hier rüber, im Gras hat sich etwas bewegt, etwas Farbiges, ich glaube, es war eine Klapperschlange!"

Bislang habe ich noch keine Klapperschlange vollständig zu Gesicht bekommen. Ich springe auf und hechte in Lillians Richtung. „Vorsicht!", ruft sie. „Schau, wo du hintrittst, diese Viecher sind wirklich gefährlich!" Ich marschiere mutig weiter und suche mit den Augen das zertrampelte Gras am Boden ab. Ja, dort drüben bewegt sich tatsächlich etwas, und ich halte gebührend Abstand. Eilig scheint es die Schlange nicht zu haben, denn viele Feinde gibt es hier draußen für sie nicht. Nur mit großer Mühe kann ein Greifvogel solch ein schweres Reptil davontragen. Die Klapperschlange bewegt sich in Richtung des Pick-up-Trucks, und ich kann ihren Rasselschwanz durch das Gras erkennen.

Da sehe ich, wie Chase einen riesigen Satz hinauf auf den Pick-up-Truck macht und sich eine Schaufel mit langem Holzstiel greift. In weniger als einer Sekunde springt er auf der anderen Seite des Trucks wieder hinab und sticht die Schaufel mit einem entsetzlichen Hieb ins Gras, einmal, zweimal. In Sekundenschnelle hat Chase die Klapperschlange grausam enthauptet. Ich stapfe betreten an den Ort des Mordes und sehe mit Entsetzen, wie der abgetrennte, blutende Kopf im Gras liegt. Er zuckt immer noch, ebenso wie der restliche Körper, es ist ein furchtbarer Anblick, es fährt mir kalt den Rücken hinunter. Die Schlange ist enorm groß, ihr Körper ist fast zwei Meter lang und von einer zauberhaften Farbschattierung in Grün- und Violetttönen.

Ich wollte nicht, dass dieses Tier stirbt, auch wenn es über tödliches Gift verfügt. Dieses Land ist nicht unser Land, es ist das Land der wilden Tiere und der Indianer. Wir haben kein Recht dazu, hier einzufallen und

unschuldige Tiere zu töten, nur weil sie zum falschen Zeitpunkt an der falschen Stelle sind. Ich bin ganz erstarrt, der Anblick ist einfach zu grässlich.

Chase schiebt mich zur Seite und gräbt mit seinem Spaten ein kleines Loch neben dem Kopf der Klapperschlange. Er legt den immer noch zuckenden Schlangenkopf in das Loch und schüttet Erde darauf. Er erklärt mir, dass die langen Giftzähne der Schlange auch jetzt noch eine Gefahr darstellen, die Hunde könnten damit spielen und mit Leichtigkeit an dem Gift sterben. Dann hebt er den noch zuckenden Schlangenkörper mit einer Hand vom Boden auf und trennt mit einem Buschmesser die Rassel vom Schwanz der Schlange. Chase erklärt mir beglückt, dass er die Rasseln sammelt und dass dies hier die größte sei, die er je gesehen hat.

Er will die Schlange auf Lillians Gasgrill legen und zum Abendessen verspeisen. Und schon habe ich auch seine Hand wieder auf meinem Hinterteil. Chase wird gefeiert wie ein Held im weiteren Verlauf des Abends. Ich habe seit dem Schlangenmord ein ungutes Gefühl. Eine Vorahnung sagt mir, dass dies ein schlechtes Omen war, eine Sünde, begangen auf den heiligen Jagdgründen der Crow-Indianer.

NACHDEM das Nachtlager vollständig aufgebaut ist, setzen wir uns auf Klappstühlen um das Lagerfeuer herum, und Lillian grillt freudig plaudernd die mitgebrachten Steaks. Auf einem Klapptisch ist ein Salatbüfett aufgebaut mit Nudel- und Kartoffelsalat, beides mit reichlich Mayonnaise versehen, und es gibt dazu noch Baked Potatoes. Außerdem hat Lillian den hierzulande beliebten Red Velvet Cake gebacken, natürlich mit Unterstützung der handelsüblichen Rührkuchen-Fertigmischung, die schon von Amy in den Rocky Mountains verwendet wurde.

Wir essen, schwatzen und trinken vom heimlich mitgebrachten Bier, das die Jungs entgegen der gesetzlichen Vorgaben unter dem Rücksitz des Pick-up-Trucks ins Reservat hineingeschmuggelt haben.

Als sich alle Mitreisenden nach und nach am Lagerfeuer entspannen, beginnen die Cowboys ihre wilden und wenig wahrheitsgetreuen Geschichten über Begegnungen mit Indianern und wilden Tieren zu erzählen.

Dann höre ich weit entfernte Motorengeräusche, und schon fährt so ein kleines gelbes Quad den Trampelpfad hinab auf unsere Halbinsel. Obenauf sitzt Brünhild alias Star, sie parkt das Gefährt sachgerecht in einer kleinen Gebüschnische und steigt elegant vom Sattel. Sie schlendert mit einem strammen *„Hello sär"* auf unser Lagerfeuer zu, packt sich den nächstbesten freien Klappstuhl und blickt in die Runde. „Wie sieht's

aus?", fragt sie auf Schwäbisch-Englisch. „Keine Schlange bisher zu erlegen?"

Ich neige in bedenklicher Pose meinen Kopf zur Seite und mache der germanischen Königin eine Bierdose auf. Chase greift stolz unter seinen Stuhl und hält die Leiche der riesigen enthaupteten Klapperschlange in die Luft. Brünhild ist von diesem entsetzlichen Anblick völlig ungerührt. Ich drücke ihr die Bierdose in die Hand, sie nickt dankend und sagt auf Schwäbisch zu mir: „I ben d' Bärbel."

Auch ich stelle mich vor und teile ihr meine Freude mit, solch herrliches Schwäbisch mitten in der montanischen Wildnis anzutreffen. Bärbel lacht. „I be scho lang hier draußa in Montana. Mir isch's dahoim z' eng worda."

Bärbel beginnt mir vom Leben in Montana zu erzählen, dass sie die schottischen Rinder züchtet, weil diese auch im strengen Winter so gut zurechtkommen, und dass es wichtig ist hier draußen, gute Pferde zu haben, „koine Schpinner" wie die europäischen Vollblüter, sondern grundsolide Arbeitspferde, gleichgültig welcher Rasse.

Dann fallen mir ihre schrecklichen Verletzungen am Hals und an den Armen auf. Sie hat lange, tiefe Schnitte in der Haut, die eher notdürftig zusammengenäht scheinen. Ich frage sie behutsam, was ihr zugestoßen ist. Bärbel erzählt, dass sie vor Kurzem auf dem Heimweg durch eines ihrer zahlreichen Zaungatter gefahren ist. Je nach Einfallswinkel des Lichts kann man nur schlecht erkennen, ob solch ein Gatter mit seinen metallenen Drähten geschlossen ist oder nicht. Bärbel sah nicht, dass es zu war, und fuhr mit dem Quad mit hoher Geschwindigkeit hindurch.

Die Verletzungen durch den Stacheldraht waren schlimm und tief, aber zum Glück wurde ihr Gesicht verschont, und Arme und Hals konnten einigermaßen genäht werden. Dennoch war es eine Autofahrt von mehreren Stunden, um das Krankenhaus in Billings zu erreichen, und Bärbel verlor auf der Fahrt eine Menge Blut.

Wir schwäbeln vergnügt noch ein wenig vor uns hin, aber Bärbel kann leider nicht lange bleiben. Sie verdrückt noch ein großes Steak mit Nudelsalat, um dann schwungvoll auf ihren Four Wheeler zu steigen, denn die Arbeit auf der Ranch ruft. Ich reiße die Pappverkleidung des Budweiser-Pakets auseinander, bitte Chase um einen Stift und kritzle Bärbel meine E-Mail-Adresse auf ein Stückchen Pappe. Auch Bärbel schreibt pflichtbewusst ihre auf einen zweiten Fetzen Pappe, und ich schiebe mir das unförmige Schriftstück in die Jackentasche.

Ich weiß an diesem besonderen Abend am Rattle Snake Creek, dass ich diese Frau, die so viel Persönlichkeit und Lebenskraft ausstrahlt und die diesen mutigen und bewundernswerten Schritt gegangen ist – aus

dem Schwabenland hinaus in den Wilden Westen –, unbedingt wiedersehen will! Ich bin mir sicher, dass ich noch viel von ihr lernen werde.

Endlich ist es still geworden im Camp, und ich liege auf meinem Feldbett in der Wildnis. Die Nacht ist schwärzer als schwarz, denn der Mond formt nur eine schmale Sichel am Firmament, und es gibt hier draußen keinen europäischen Lichterteppich, der die menschliche Überbevölkerung selbst aus den Fernen des Weltalls zeigt.

Über mir schwebt die Milchstraße wie ein silbernes Band durch das All, ich kann sie deutlich gegen den Nachthimmel ausmachen. Ich sehe das Sternbild des Orion zu meiner Linken und auch den Großen Wagen. So klein und unbedeutend komme ich mir vor unter all den vielen Sonnen und Planeten. Ich kann nur schwach die Umrisse der Pryor Mountains ausmachen, denn sie sind nur eine Nuance schwärzer als der Himmel, und sie scheinen regelrecht über mir zu schweben. Aus allen Richtungen ist das Zirpen der Grillen zu hören und immer mal wieder das Rufen einer Eule. Ich kann Kojoten heulen hören und hoffe, dass es keine Wölfe sind.

Noch lange liege ich so da und lausche in die Stille hinein. Schlafen kann ich nicht, denn dafür war der Tag viel zu aufwühlend und erlebnisreich. Ich versuche, alle Gedanken aus meinem Geiste zu leeren, die Sorge um die Heimkehr; sogar Brandon soll für eine Weile weichen. Ich möchte nur im Hier und Jetzt sein, nirgendwo sonst, ich möchte all das hier aufnehmen und an einen gebührenden Platz in meinem Inneren schieben, um es für immer festzuhalten. Denn hier draußen ist es gut, hier spüre ich die Enge nicht mehr, den Druck auf meinen Lungen, der mir die Luft zum Atmen raubt. Ich sinke in einen leichten Dämmerschlaf, bis ich eine zarte Berührung auf meinem Gesicht spüre.

Oje, es hat angefangen zu regnen. Das darf ja nicht wahr sein. Es tröpfelt mir ins Gesicht, und die Nässe wird langsam unangenehm. Ich spiele meine Optionen durch. Im Zelt nebenan schnarcht meine Mitreiterin Dana, dass ein Seeräuber vor Neid erblassen würde. Dort kann ich also nicht übernachten, und bei Chase drüben schon zweimal nicht, sonst kommt der feurige Cowboy wieder auf wilde Gedanken. Unter den großen Baum unten am Bach will ich lieber auch nicht flüchten, denn dort ist das Gras noch hoch, und vielleicht sitzt da der Cousin der enthaupteten Klapperschlange. Ich ziehe mir das Schlafsackende über den Kopf. Die Nacht wird ungemütlich.

Auch am nächsten Tag ist von der Romantik am Rattle Snake Creek nichts mehr übrig geblieben, denn wir müssen durchnässte Zelte abbauen und durchweichtes Gepäck durch den Schlamm ziehen.

Ich fühle mich wie von einer Dampfwalze überrollt, als ich in den frühen Morgenstunden den weißen Moon in den Pferdetransporter verlade, und ich möchte nur noch so schnell wie möglich in meinem Blockhüttchen unter die heiße Dusche steigen. Aber schon bald werde ich in diese fernen Ausläufer des Wilden Westens zurückkehren, das verspreche ich mir.

Schmerzlicher Abschied

Heute ist mein letzter Tag auf der Ranch. Fast schon panisch stapfe ich zwischen den Gebäuden auf dem Gelände umher, um mir alles noch einmal genauestens anzusehen und mir die Details meiner Ponderosa für immer einzuprägen. Ich jogge eilig auf die Pferdekoppel, um noch einmal jedem der Tiere über den Hals zu streichen, um noch mal mit Sugar in Verbindung zu treten und mit dem kleinen Spice zu schmusen. Ich fühle mich schlecht, mein Innerstes ist tief beunruhigt.

Wie soll jetzt nur alles weitergehen, wie werde *ich* weitergehen, wie werde ich wieder Fuß fassen können in der Großstadt, an meinem Arbeitsplatz, in meinem Gefängnis? Was ist mit meinem Partner daheim, den ich während meiner Reise fast vollkommen vergessen habe? Er wohnt in meiner Wohnung, und ich werde mich von ihm trennen müssen, denn es gibt wirklich nicht die klitzekleinste Schnittmenge zwischen uns. Es graust mir entsetzlich vor allem, was da vor mir liegt.

Ich verweile eine Zeit lang auf der Koppel, setze mich im Schneidersitz auf das dürre Gras, und die Herde grast friedlich um mich herum. Sugar bleibt gern in meiner nächsten Nähe. Was ist da nur für eine seltsame Verbindung entstanden zwischen uns beiden? Viel habe ich über Pferde gelernt auf dieser Reise, so viel, dass ich selbst im Hinblick auf Pferde nicht mehr so weitermachen kann wie bisher.

Nach einer Weile stehe ich auf und gehe hinab zu meinem Hüttchen. Auf der kleinen Veranda setze ich mich noch einmal in den wackeligen Schaukelstuhl und blicke über das Yellowstone-Delta. Die Rocky Mountains in all ihrer majestätischen Größe, ihrer Macht und Erhabenheit werden mich nie wieder loslassen, sie haben sich in meine Seele eingebrannt.

Haben mich all diese Erlebnisse zu meinem eigenen Ich zurückgeführt, oder war ich in einem vergangenen Leben vielleicht mal nordamerikanischer Rancher, oder habe ich bislang einfach ein für mich grottenfalsches Leben geführt? Vielleicht ist es eine Mischung aus allem. Was tut man nur in solch einer ausweglosen Situation? Man spricht ein Gebet. Huch, mal wieder diese innere Stimme. Also gut.

Ich falte die Hände und blicke zum Holzboden meiner Veranda. Die Worte formen sich in aller Stille wie von selbst, und ich sage Danke. Danke für das alles hier, für dieses größte aller Geschenke, danke, dass mir die Augen geöffnet wurden, dass mein Blick nun auf mein Leben gerichtet wurde, auf mein neues Leben und auf eine Zukunft in Freiheit, die ich mir gestalten kann, wie ich es möchte. Danke, dass ich wieder mit beiden Beinen auf den Boden gestellt wurde, nachdem ich schon so lange keine Verbindung mehr mit den erdigen Feldern dieser Welt hatte. Ich lächle auf die Holzbretter hinab. Ich fühle mich schon viel besser nach diesem Gebet. Ich sage nur noch eines ganz leise, bevor ich das Amen an meine innigen Sätze hänge: „Bitte, pass gut auf mich auf bei allem, was da jetzt kommen mag, denn ich fühle, es wird einiges kommen."

FÜR MEINEN LETZTEN ABEND ziehe ich mich noch einmal hübsch an, allerdings ohne High Heels. Dafür schminke ich mich umso aufwendiger und marschiere im Anschluss daran über die Prärie, hinab zur Kitchen Barn. Dort gibt es meine Henkersmahlzeit, einen schmackhaften gekochten Schinken mit Kartoffelbrei und allerhand Salat dazu sowie Eis zum Nachtisch. Ich unterhalte mich notgedrungen mit den neu angekommenen Amerikanerinnen aus Chicago.

Dana aus Texas, die ja schon bei der großen Tour am Fuße der Pryor Mountains mit dabei war, ist mir als Einzige der neuen Gäste trotz aller Verschiedenheit recht sympathisch. Sie sitzt mir in eleganter Pose gut gekleidet auf der Holzbank gegenüber. Was macht nur eine ältere Texanerin hier oben in Montana auf einer Rinderranch? Sie ist klein, aber drahtig, mit einer schicken rötlichen Kurzhaarfrisur. Sie trägt auffällige goldene Ohrringe und überhaupt recht teuren Schmuck, und sie ist ehemalige Rodeo Queen. Dana hat beträchtliche Reiterfahrung mit ihren sechsundsechzig Jahren, denn so alt ist die schicke Lady aus den Südstaaten. Ja, reiten kann die ältere Dame, das war nicht zu übersehen.

Dana erzählt mir von ihrer Jugend, sie ist auf einer riesigen texanischen Rinderranch aufgewachsen. Kein Wunder also, dass es sie nach all den Jahren mal wieder in die Landwirtschaft gezogen hat.

Kurz und knapp erzähle ich Dana von meinem Kummer, dass ich morgen früh abreisen muss und dass ich solche Angst vor zu Hause habe, weil mich dort einfach nichts Gutes erwartet. Sie nickt. „Man hat immer eine Wahl im Leben, weißt du, immer", sagt sie mit ihrer tiefen samtigen Stimme und faltet nachdrücklich ihre Hände vor der Brust. „Man kann immer Schritt für Schritt die Dinge in die richtige Richtung lenken, es ist nie zu spät."

Dann wendet sie langsam ihren Blick in Richtung Brandon, der sich

gerade eine Kugel Eis aus dem Topf schabt. Ich folge ihrem Blick, und sie ruft zu Brandon hinüber: „Brandon, könntest du mal eben zu uns herüberkommen?“ Brandon setzt sich bereitwillig mit seiner Eisschale zu uns an den groben Holztisch. „Brandon, heute ist Julias letzter Abend auf der Ranch“, sagt Dana zu ihm. „Willst du sie nicht noch mal mit dem Four Wheeler zu der Büffelherde hinter dem Hügel rausfahren, damit sie ein letztes Bild von den Königen der Prärie mit nach Hause nehmen kann?“

Mir wird abwechselnd heiß und kalt.

„Oh, ja, natürlich“, antwortet Brandon, „ich hole nur schnell meine Jacke.“ Er steht auf und verlässt die Scheune.

Ich warte, bis die Tür hinter ihm zugeschlagen ist. *„O my God, Dana! How can I ever thank you enough!“* – Wie kann ich dir jemals dafür danken, sage ich vollkommen begeistert und ergreife ihren Arm.

Dana schmunzelt verschmitzt und legt ihre Hand auf meine. *„Darlin, this isn't my first Rodeo!“*, was so viel heißen soll wie: Ich mache das schließlich alles nicht zum ersten Mal!

AUCH ICH SCHNAPPE MEINE JACKE, denn der Wind bläst heute Abend kühl über die Prärie. Ich steige zu Brandon auf das Quad, und wir fahren langsam und behutsam über die Feldwege, um den malerischen Hügel herum. Die Abendsonne wirft goldene Strahlen über die ockerfarbene Prärie, der Yellowstone River funkelt in der Ferne, und die Hügel leuchten in feurigem Rot. Brandon spricht nicht viel und beantwortet nur knapp meine gelegentlichen Fragen. Aber er scheint den abendlichen Ausflug ebenfalls zu genießen, denn er lächelt still und zufrieden vor sich hin.

Plötzlich stoppt Brandon den Four Wheeler und geht durch das hohe Gras. Er hebt ein paar Federn vom Boden auf, wunderschöne große schwarz-weiß gestreifte Federn, die, wie er mir berichtet, von den wilden Truthähnen stammen, die es in dieser Gegend so zahlreich gibt.

Brandon freut sich wie ein Kind und vermutet, dass es in dieser Senke einen Kampf unter Truthahnmännchen gegeben hat. Deshalb würden hier so viele Federn herumliegen. Er sucht den ganzen Boden nach diesen Schätzen ab und hat nach einer Weile tatsächlich einen stattlichen Strauß zusammen. Auch ich habe ein paar Federn im hohen Gras gefunden und sie seinem Strauß hinzugefügt. Nachdem der letzte Zentimeter der Bachsenke abgesucht ist, löst er die größte und schönste Feder aus seinem Strauß heraus und überreicht sie mir verlegen. „In Montana überreichen wir den Damen keine Blumen, sondern lieber schöne Federn.“ Schmunzelnd nehme ich die Feder entgegen und verspreche, ihr in meiner Wohnung einen gebührenden Platz zuzuweisen.

Nachdem alle Federn ordnungsgemäß verstaut sind, fahren wir noch ein Stückchen weiter um den Hügel herum auf eine kleine Anhöhe, von der aus man die Koppel mit den Buffalos gut sehen kann. Ich tue so, als sei mir kalt, und rücke noch ein bisschen näher an Brandon heran, auf der ohnehin schon engen Sitzbank des Miniaturfahrzeugs.

„Hast du dich nun entschieden, was du gegen Ende des Jahres machen wirst, wenn die Saison hier auf der Ranch vorüber ist?", frage ich Brandon zaghaft. Brandon weiß es noch nicht genau. Er wünscht sich über alles, endlich Europa bereisen zu können.

„Wie geht's bei dir weiter, wenn du nach Hause kommst, Julia?", fragt er mich.

„Also, ich denke, ich werde langsam anfangen, mein Leben umzukrempeln, obwohl ich schreckliche Angst davor habe."

Brandon antwortet: „Es ist immer gut, früh mit diesen Dingen anzufangen." Auf diesen altklugen Universalsatz hin müssen wir beide ordentlich lachen. Dann geht alles wie von höheren Mächten gesteuert.

Brandons Schultern beugen sich leicht nach vorn und zur Seite, und ich schiebe meinen Kopf ganz langsam in den Nacken. Unsere Körper finden sich wie von Zauberhand geleitet in einer innigen Umarmung wieder, in Zeitlupe, behutsam, unerfahren. Unsere Wangen berühren sich. Ich streichle behutsam sein Gesicht, fahre mit der Hand durch sein helles weiches Haar, meine Lippen gleiten über seinen Nasenrücken. Er berührt mit seinen Lippen meine Wange, ich drehe mein Gesicht und finde seine Lippen auf meinen, ganz sanft. Es folgt ein leidenschaftlicher Kuss, Brandon zittert, ich spüre seine Unsicherheit, er hat nicht viel Erfahrung mit seinen dreiundzwanzig, ich ziehe ihn fester an mich. Meine Hände haben sich tief in sein Hemd vergraben. Er duftet nach Heu, Holz und Wiesenblumen, aber auch nach seiner sanftmütigen Männlichkeit.

Die Sonne verschwindet langsam hinter dem Horizont, meine Hände streichen über Brandons Rücken, ich spüre seine Hände in meinem Nacken. Nie wieder will ich ihn loslassen, ich möchte hier in der Wildnis sitzen bis ans Ende aller Zeiten, nur wir zwei.

ES WIRD KALT, Brandon startet den Motor, und wir fahren zurück. Auf dem Parkplatz vor der Kitchen Barn lädt Lillian in der einbrechenden Dunkelheit gerade Kisten von der Ladefläche ihres Pick-up-Trucks. „Kannst du mir helfen, Brandon?", ruft sie schon von Weitem, und der magische Moment ist vorüber. Es war, als sei die Zeit stehen geblieben, als seien wir für einen Moment ausgetreten aus Zeit und Raum, aus dieser Welt. Nun ist es vorüber. Ich bin mir nicht einmal mehr sicher, ob

ich all das nicht nur geträumt habe. War dies ein Streich meiner Fantasie, und diese letzten Stunden haben nur in meinem Kopf stattgefunden? Ich weiß es nicht mehr. Ich atme ein mit geschlossenen Augen, ich kann ihn noch riechen, Brandon, meinen Brandon, kann ihn noch fühlen, aber er ist fort und in der Kitchen Barn verschwunden.

Ich gehe langsam hinauf zu meiner Hütte. Auf der Veranda drehe ich mich noch einmal um, blicke hinüber zum Yellowstone River und hinab zu den Stallungen, dann trete ich ein in mein geliebtes Zuhause, das ich nun verlassen muss. Mein Geist ist wach, so wach wie schon lange nicht mehr. Ich bin aufmerksam, sehe jede Maserung im Holz. Mein Puls ist ruhig, aber ich spüre mein Herz schlagen. In Zeitlupe lege ich meine Kleider zusammen und fülle meinen riesigen Koffer mit allen mitgebrachten und neu gekauften Habseligkeiten. Es dauert eine Weile, bis alles für die Abreise vorbereitet ist, dann lege ich mich auf mein Himmelbett und warte.

Ich fühle, dass jetzt alles in Ordnung ist, dass meine große Reise zu einem guten Abschluss gekommen ist, zu einem letzten Ausbruch der Leidenschaft, zu ihrem fabelhaften Höhepunkt. Ich weiß so sicher wie das Amen in der Kirche, dass ich jetzt gewappnet bin für alles, was da kommen mag, ich bin gestärkt, bekräftigt und entschlossen – und alles wird gut werden. Ich spüre es.

TIEF IN DER NACHT um drei Uhr höre ich Motorengeräusche. Es ist der Halbindianer mit dem langen Pferdeschwanz und dem hoffnungslos verrosteten lila Auto, das er als Taxi verwendet, das einzige Taxi in dieser Gegend weit und breit. Ich steige in voller Reisemontur aus meinem Himmelbett, geschlafen habe ich nicht. Ich hieve meinen Koffer und den Seesack zur Tür hinaus, hinab über die Prärie und durch das Kleefeld zum Auto. Da rast die fünfköpfige Hundemeute auf mich zu und wirft mich beinahe über den Haufen. D. O. G. greift sich mit den Vorderpfoten mein Bein, Wolfy schiebt seinen ganzen Körper unter meinen Arm, Blue Dog stellt sich vor mich und versperrt mir den Weg. Es ist, als wollten sie mich alle am Gehen hindern.

Da kann ich mich nicht mehr halten; ich falle zu D. O. G. auf die Knie und weine, dass es meinen ganzen Körper schüttelt. Wolfy leckt mir das Gesicht, und Blue Dog schiebt mir seine Nase ins linke Ohr. Die Dackel hüpfen wie wild geworden und in heller Aufregung vor mir auf und ab. *„Good-bye my sweethearts, I love you very much.“* Ich bedecke die Hunde mit meinen Tränen und umarme D. O. G., die kleine Cocker-Spaniel-Dame, die Brandon in der Mülltonne auf einem Rodeo gefunden hat. Sie schmiegt ihre Wange an meine.

„Es ist schwer für Sie, nach der langen Zeit auf der Ranch abzureisen“, sagt der Fahrer, nachdem wir losgefahren sind.

„Ja, o ja, es ist sehr schwer“, sage ich unter Schluchzen. „Aber ich komme wieder, so viel ist sicher. Bis dahin werde ich dieses Land in meinem Herzen tragen. Was immer im Herzen gut verstaut ist, kann nicht verloren gehen, durch nichts und niemanden“, zitiere ich meine innere Stimme. Und ich tauche ein in die Dunkelheit der Wildnis, ein letztes Mal, in die Wildnis von Montana.

Epilog

Mein Flugzeug landet in dichtem Nebel auf der Landebahn in Stuttgart, und ich stehe kurz darauf verloren neben dem Gepäckband in der Ankunftshalle. Mir graut es vor allem, was nun auf mich zukommt. Da ist nichts, tatsächlich rein gar nichts, auf das ich mich bei meiner Rückkehr freue. Ich würde am liebsten, wenn ich nur irgendwie könnte, den nächsten Flieger zurück nach Montana nehmen und in die Weiten der Wildnis entfliehen … zurück in Brandons Arme … ach, mein Herz ist immer noch bei ihm.

Wie nur soll ich mich in Deutschland wieder einfinden? Als ich mich das frage, schaue ich direkt in Hans-Dieters traurige Hundeaugen. Er steht hinter der Absperrung und nickt mir zu, als käme ich gerade von einem Einkauf aus dem Supermarkt zurück. Meine Ernüchterung könnte größer nicht sein. Wir stehen voreinander wie zwei entfernte Bekannte, und um die Situation zu retten, drücke ich ihm unter verbalen Belanglosigkeiten meinen schweren Koffer in die Hand.

Als wir schließlich im Auto sitzen, stelle ich erleichtert fest, dass ich nicht das leiseste schlechte Gewissen in meiner Magengrube ausmachen kann – dafür, dass ich mich so selten gemeldet habe, und auch dafür, dass ich mich unsterblich in Brandon verliebt habe. Es mag auch daran liegen, dass Hans-Dieter nichts Besseres zu erzählen weiß, als dass er immer noch schrecklich unter seinen Schlafstörungen und der damit verbundenen Müdigkeit am Tage leidet, so wie schon die letzten fünfzehn Jahre. Er ist so beschäftigt mit seiner Erzählung, dass ich gar nichts erwidern muss, ich wüsste auch gar nicht was.

Zu Hause angekommen, zieht sich Hans-Dieter schon bald ins Schlafzimmer vor den Fernseher zurück – auf die Idee, mich bei einem Wiedersehensessen nach meinen Reiseerlebnissen zu befragen, kommt er nicht. Und das ist wohl auch besser so. Das Läuten des Telefons lenkt mich ab, und nach einem kurzen Gespräch mit meinen Eltern, die neu-

gierig auf meine Erlebnisse sind, stürze ich mich erst einmal aufs Auspacken.

Am nächsten Morgen muss ich leider gleich wieder ins Büro. Dort ist noch alles beim Alten. Ich fühle mich wie ein Fremdkörper, der nicht hierherpasst und auch nicht hierhergehört. Als ich mich überwinde und endlich den Computer anwerfe, erscheint das kleine Feld fürs Passwort. Ach, wie heißt es denn noch gleich? Ich überlege und überlege, es will mir einfach nicht mehr einfallen.

Schwermütig blicke ich aus dem Fenster und betrachte die hässliche graue Betonwand, die Außenfassade des Nachbargebäudes. Mein wirklich netter Kollege Marcus, der mir gegenübersitzt, lächelt mich immer wieder verständnisvoll und aufmunternd an. Er beschwert sich auch nicht, als ich ein paar Fotos von Montana, die sich zum Glück noch auf meinem Mobiltelefon befinden, ausdrucke und mit Tesa an die Wand klebe.

Meine Exkursion in den Wilden Westen hat mich verändert. Äußerlich ist dies bereits am nächsten Tag zu erkennen. Meine dunkle Geschäftskleidung tausche ich gegen Bluejeans mit ausladender Gürtelschnalle, was meinem Chef überhaupt nicht gefällt, aber fortan ignoriere ich seine Meinung. Außerdem verbanne ich die guten High Heels in den Keller, ebenso wie die zahlreichen Blazer und Jacketts aus meinem Kleiderschrank; der rote Nagellack wandert in den Mülleimer.

Meine äußere Wandlung ist dabei nur das deutliche Zeichen dafür, dass sich mein Inneres und mein Blick auf das Leben verändert haben. Seit meiner Rückkehr aus Montana habe ich auf einmal Horizonte vor Augen, Ideen, neue Wege und Straßen, auf denen ich gehen könnte.

Mein Leben war bis zu meiner Reise nach Montana mehr ein Überleben als ein Erleben gewesen. Durch meine Erlebnisse im Wilden Westen, meine dort gewonnenen Erkenntnisse und das Zurückfinden zu mir selbst ist meine ganze bisherige Lebensausrichtung nachhaltig erschüttert worden.

Nun habe ich klare Visionen und Ideen vor Augen, die eine neue, ungeahnte Lebensenergie in mir hervorbringen. Ich fühle es ganz deutlich, obwohl ich nun täglich wieder in meinem grauen Büro sitzen muss.

Der erste wichtige Schritt in mein neues Leben ist nun zweifelsohne die unvermeidliche Trennung von Hans-Dieter. Obwohl mir das natürlich schon in Montana völlig klar war, brauche ich noch ein paar weitere Wochen, um meine Kräfte zu sammeln, und mehrere klärende Gespräche mit meiner guten Freundin Benita, um das unschöne Vorhaben in die Tat

umzusetzen. Während dieser Wochen leben Hans-Dieter und ich wie schon vor meiner großen Reise teilnahmslos nebeneinanderher.

Abend für Abend, Schritt für Schritt skizziere ich einen Plan aufs Papier, den ich mit dickem Filzstift überschreibe, denn dies ist der wichtigste Aspekt meines Vorhabens: Ich möchte auswandern. Ich möchte mich dort niederlassen, wo ich mich so sehr zu Hause gefühlt habe, wo Platz, Raum und Freiheit ist, Tiere und warmherzige Naturmenschen und wunderbare Landschaften ohne Autobahnen, Städte und Lärm. Ich möchte im Wilden Westen der Vereinigten Staaten leben.

Dort würde ich mich zuerst mit einem regulären Job über Wasser halten und dann mithilfe all meiner Ersparnisse und bisherigen Besitztümer Land kaufen. Um es genau zu sagen: Ich habe vor, eine Ranch zu erwerben, die ich dann nach und nach in eine „Guest Ranch" umfunktionieren möchte, wo Touristen Urlaub in der Abgeschiedenheit machen können, mit tagelangen Pferdetouren und Arbeit mit den Rindern, körperlichem Mitschuften, Lagerfeuer und Barbecue, unter freiem Himmel übernachten und so weiter. Dies ist mein Plan. Die Verwirklichung dieses Traums wird die größte Herausforderung meines Lebens bedeuten, so viel ist sicher. Doch ich weiß, ich bin mit Leib und Seele Abenteurerin und habe den Mut und die Ausdauer für dieses Vorhaben – und als Schwäbin auch die finanzielle Umsicht und den scharfen Verstand.

Nur meine engsten Freunde und meine Eltern weihe ich in meine Pläne ein, ernte aber von allen Seiten großes Unverständnis. Allein meine beste Freundin Benita, die mich an Abenteuerlust und ungebremster Reisewut noch um einiges übertrifft, ist in ihrer uneingeschränkten Weltoffenheit überzeugt, dass ich die Idee vom Leben im Wilden Westen durchaus in die Tat umsetzen könnte.

Als Erstes muss ich mich von Hans-Dieter trennen. Bisher fehlte mir noch das letzte Quäntchen Mut, nicht weil ich an dieser Entscheidung zweifle, sondern weil ich gleichzeitig auch akzeptieren muss, wieder allein zu sein. Und vor dem Alleinsein habe ich Angst.

Es ist ein trostloser verregneter Sonntag im Herbst, als Hans-Dieter und ich schweigend nebeneinander auf meinem Sofa sitzen und ich die unausweichliche Frage stelle: „Wie machen wir nun weiter, mein lieber Hans-Dieter? So oft schon waren wir an diesem toten Punkt."

Hans-Dieter schaut auf seine Hände hinab und erwidert zögerlich: „Ja, das ist wahr."

Es folgt ein längerer Moment des Schweigens. Unsere Wohngemeinschaft funktionierte zwar tadellos, wir hatten alle häuslichen Arbeiten und Aufgaben gut untereinander aufgeteilt, der Alltag verlief reibungs-

los, und zunächst führten wir auch eine vertrauensvolle Freundschaft auf höchstem Niveau. Aber eine Partnerschaft, ein echtes gemeinsames Leben mit geteilten Interessen und gemeinsamen Aktivitäten, die Perspektive auf eine gemeinsame Zukunft mit Plänen, Ideen und Zielen, das war es nun mal nicht.

Über all das sprechen wir an diesem grauen Herbstsonntag, ohne uns gegenseitig Vorwürfe zu machen oder den anderen für etwas anzuklagen. Beide wissen wir, was unsere Worte bedeuten: Wir werden jeder für sich nun allein im Leben weitergehen. Dann schweigen wir und blicken nachdenklich zu Boden. Ich fühle mich erleichtert, ich fühle, wie sich Ruhe in meinem aufgeregten Geist breitmacht. Ein zweites Mal hole ich tief Luft und mache Vorschläge, wie Hans-Dieter am besten seine wenigen Möbel in den nächsten Tagen abtransportieren könnte und dass er schon am nächsten Samstag seine Brüder um Hilfe bitten könnte, um die sperrigen Utensilien in sein Büro zu transportieren, wo er vorübergehend wohnen möchte.

Wir umarmen uns zum Abschied, und ich besuche noch am selben Abend Benita, die mir sofort anbietet, mir für die kommenden Nächte ihr Gästezimmer zu überlassen. Und so war das Gespräch mit Hans-Dieter auf meinem Sofa das Letzte, was ich je von ihm hörte oder sah.

NACHDEM HANS-DIETER ausgezogen ist, stelle ich die Möbel in meiner Wohnung um, kaufe ein paar neue dazu und hänge Bilder von Montana an die Wände. Ich verteile Erinnerungsstücke in allen Zimmern – hübsche Federn, die Feder von Brandon bekommt einen besonderen Platz, rostige Hufeisen, ein schmutziges Montana-Nummernschild, das ich auf einem Feld gefunden hatte, und vieles mehr. Mit all diesen Erinnerungsstücken fühle ich mich mit Montana fest verbunden, beschützt und ständig daran erinnert, wohin ich gehöre. Dies gibt mir Kraft und Hoffnung und den tiefen Glauben, dass alles gut werden wird.

Dagmar und Ulf, meine Abenteuerkollegen und neuen Freunde aus Hessen, bestärken mich liebevoll in den kommenden Wochen in meinem wahnwitzigen Vorhaben, das sie wie niemand anders verstehen und nachvollziehen können. Ich besuche die beiden des Öfteren und beherberge sie auch bei mir.

An einem Morgen nach der Trennung von Hans-Dieter finde ich sogar ein Carepaket im Hausflur, das Dagmar mit der Post geschickt hat, mit einem karierten Westernhemd darin und lauter netten Andenken aus Montana, einer ansehnlichen Menge Süßigkeiten zum „Kummerfressen“, wie auf der beigefügten Grußkarte steht, und einer Flasche Whisky zum „Kummersaufen“, eingewickelt in das karierte Hemd.

Und dann ist da noch eine Rolle aus grauer Pappe unten im Paket. Vorsichtig öffne ich sie. Es ist eine antike Karte, an manchen Stellen schon vergilbt und eingerissen, das Papier dünn, brüchig und stellenweise verschmutzt, eine uralte Landkarte von Montana. Ich bin tief ergriffen, und die Tränen fließen.

Diese alte Karte hatte ich in einem Trödelgeschäft in Augusta gesehen. Mehrmals war ich an ihr vorbeigestreift und hätte sie so gern gekauft. Es war mir aber kurz davor das Bargeld ausgegangen, und wie sollte ich das empfindliche Stück auch unbeschadet nach Deutschland transportieren? Schließlich war ja schon am nächsten Tag der Beginn der Rocky-Mountains-Überquerung angesagt. Aber ich hatte während der tagelangen Ritte Dagmar von der Karte erzählt.

Meine wunderbare Abenteuergefährtin war heimlich nach unserer Rückkehr nach Augusta in den Trödelladen gegangen, um sie für mich zu kaufen und nach Hause zu transportieren. Nie werde ich Dagmar diese Geste unvergänglicher Seelenverwandtschaft vergessen. Die antike Karte von Montana hängt seit jenem Tag in meinem Arbeitszimmer und erinnert mich täglich an meine Träume und meinen eingeschlagenen Weg. Sie gibt mir Kraft, wenn ich des Nachts bis in die frühen Morgenstunden wach liege und mich über die Umsetzung meines Vorhabens sorge, über die beunruhigenden gesellschaftlichen und politischen Entwicklungen in den Vereinigten Staaten und über die Finanzierbarkeit meines waghalsigen Unterfangens.

SEIT EINIGEN WOCHEN stehe ich nun wieder allein im Leben, ohne Lebensabschnittsgefährte und Mitbewohner, und es fühlt sich gar nicht mal so schlecht an.

Als ich dann an einem Spätnachmittag im Herbst kurz vor Sonnenuntergang in die nächstgelegene Tankstelle einbiege und mich nach dem Kraftstoffzapfen am Ende der Kassenschlange einreihe, fällt mir ein uniformierter Mann vor mir auf. Als er sich umdreht, sehe ich die amerikanische Flagge und ein Namensschild auf seiner Brust prangen. Ach ja, denke ich mir, es sind in Stuttgart ja so viele Amerikaner stationiert.

Auf dem Heimweg frage ich mich, was diese Leute in ihrer Freizeit machen und ob es nicht nett wäre, einige von ihnen zu kennen und über Montana zu philosophieren und überhaupt mal wieder guten amerikanischen Slang zu hören und zu sprechen?

Zu Hause angekommen, recherchiere ich im Internet. Noch am gleichen Abend melde ich mich bei der Stuttgarter InterNations Community an und notiere mir deren Veranstaltungen im Kalender.

In den folgenden Wochen nehme ich an fabelhaften Events in den

schicksten Bars von Stuttgart teil mit hochinteressanten Menschen aus aller Welt. Ich gehe zu Dinnerpartys in exotische Restaurants, zu Stadtwanderungen, Weinproben und Kulturveranstaltungen.

UND DANN steht an einem sonnigen Wochenende, am Tag der Deutschen Einheit, eine Kunstführung in der Staatsgalerie an. Es werden zu dieser Zeit die einschlägigen Impressionisten dort ausgestellt, und ein fachkundiges Community-Mitglied hat sich bereit erklärt, Kunstinteressierte durch die Räume zu führen. Danach ist noch ein Zusammensitzen in der Kneipe „Amadeus“ geplant.

Nach der enthusiastischen Kunstführung marschiere ich also beschwingt auf ein Glas Weißwein in die besagte Trinkstube, nur – es ist von unserer Gruppe außer mir gar niemand da. Außer einem wohlgenährten dunkelblonden Mann mit Lesebrille auf der Nase und einem Laptop vor sich auf dem Bartresen scheint tatsächlich niemand hierhergekommen zu sein. *„Hi there!“*, ruft mir der Lesebrillenmann zu. „Waren Sie auch in der Ausstellung?“

„Yes, yes, of course“, antworte ich. Auch ich kann mich nicht an ihn erinnern. Ich trete zu ihm an die Theke, und schon bestellt er mir in amerikanischer Manier ein Glas Weißwein auf seine Rechnung.

„Ich bin Mike, ich komme aus Texas“, stellt er sich ganz selbstverständlich auf Amerikanisch vor und blickt etwas schüchtern über den Rand seiner Brille, die seine Augen so vergrößern, dass er wie eine Eule aussieht.

„Julia, aus Stuttgart, und durch und durch deutsch. Freut mich“, entgegne ich und proste ihm mit dem Wein zu.

Eine Weile sitzen wir schweigend auf den Barhockern und blicken auf die Gläser vor uns. Dann schiebt er mir sein iPhone rüber, um mir zu meiner größten Überraschung YouTube-Videos seiner neuesten Lieblingsserie zu zeigen. Na, dieser Mann weiß, wie man eine fremde Frau beglückt … Ich bin nach einer halben Stunde schrecklich gelangweilt und versuche, den richtigen Moment auszumachen, um mich halbwegs höflich zu verabschieden. Dieser findet sich dann auch gleich, und ich ziehe meinen Mantel an.

„Hey Julia, kann ich vielleicht deine E-Mail-Adresse haben? Es wäre großartig, sich auszutauschen, wann die nächsten InterNations-Events stattfinden.“

„Natürlich, warum nicht?“, antworte ich und kritzle dem Texaner meine E-Mail-Adresse auf die Serviette unter seinem Weinglas, mehr aus Höflichkeit denn aus Überzeugung.

Nach diesem seltsamen Zusammentreffen bekomme ich jeden Tag eine Textnachricht von Mike geschickt oder auch mal einen netten, kurzen, unverfänglichen Anruf. Nachdem ich abends ja nun reichlich Zeit habe, lasse ich mich hier und da zum Burger-Essen einladen, zu Partys bei seinen Freunden, zu Treffen in Stuttgarter Kneipen.

Nach einem fröhlichen Trinkgelage in der Bar „Ciba Mato" einige Wochen später, bei dem seine sturzbetrunkenen Freunde – viele davon in Stuttgart stationierte Soldaten – mit den Bedienungen Lambada tanzten, muss ich mein Auto stehen lassen. „Du kannst auf meinem Sofa schlafen, wann immer du magst", lautet Mikes Angebot. Stark schwankend lasse ich mich vom texanischen Retter in der Not zu sich nach Hause führen und schlafe dort auf einem hässlichen, aber durchaus komfortablen Plüschsofa.

Am nächsten Morgen klimpert es laut in der chaotischen Miniküche. Meine Überraschung ist immens, als der Texaner mit einem Tablett ins Wohnzimmer stolziert, auf dem sich ein riesiger Stapel amerikanischer Pfannkuchen mit Bananen und Blaubeeren und gebratenem Speck mit Spiegeleiern befindet.

Und so sitzen wir dann also auf dem hässlichen plüschigen Behelfsbett und essen die von Mike zubereiteten Köstlichkeiten.

Es ist nicht ohne Weiteres in Worte zu fassen, was zwischen mir und dem lustigen Texaner in den nächsten Wochen geschieht. Seine Zuflucht bei YouTube bei unserer ersten Begegnung war nur ein Zeichen von Unsicherheit gewesen, denn schon bald führen wir herrliche Gespräche über sein Land, die dortige Politik, seine momentane Arbeit als Diplomat im südlichen Afrika und überhaupt über alles, was es an kulturellen Unterschieden zwischen unseren beiden Ländern so gibt. Nach jedem Besuch in meiner Wohnung lässt er eine weitere Tasche bei mir zurück. Will dieser Mann vielleicht schleichend bei mir einziehen? Als ich ihn geradeheraus darauf anspreche, antwortet er staubtrocken: *„Yes, of course, I want to move in!"* – Na klar will ich einziehen. Hm, nun ja, warum eigentlich nicht …?

Denn dieser drollige und knuddelige Amerikaner entpuppt sich über die Wochen und Monate als liebevoller Weggefährte, als einfühlsam und unterstützend, als Frohnatur und Spaßvogel, der mich täglich zum Lachen bringt. Er ist fürsorglich, umsichtig und zärtlich und sehr darauf bedacht, dass es mir gut geht.

Zwar dachte ich noch immer ungefähr zweihundertmal täglich an Brandon, aber ich musste mir schmerzvoll eingestehen, dass meine heißblütige Liebe dabei war, langsam einer nüchternen Brieffreund-

schaft zu weichen. Alle Hirngespinste darüber hinaus hatten ja auch einfach keine Zukunft und würden für immer Fantasie bleiben. Und so schrieb ich Brandon sachlich, aber herzlich alle paar Tage eine E-Mail, die er auch immer brav beantwortete. Dabei konnte ich zwischen den Zeilen erkennen, dass ich mit jedem weiteren Tag eine geringere Rolle in seinem Leben spielte. Nun, auch ich musste weitergehen.

Der robuste und lebensfrohe Colonel Mike, ein amerikanischer Gentleman alter Schule mit herrlichem Südstaatenakzent und noch herrlicherem Südstaatenhumor, tritt kurz darauf an den Samstagen zum Reitunterricht bei mir an – in seinem silbernen Skihelm. Ich konnte ihn mit dem Argument aufs Pferd locken, dass es absolut undenkbar sei, dass er als Texaner nicht reiten könne. Auch mache ich ihm deutlich, dass es für mich undenkbar wäre, einen nicht reitenden Mann zum Partner zu haben – wie sonst solle er mich auf meiner nächsten Abenteuerreise nach Alaska begleiten, hoch zu Ross den Yukon River hinauf mit Zelten und Packmaultieren im Schlepptau?

Als ich meinem bezaubernden Texaner nach einer Weile behutsam meine Träume von einem Leben in Montana offenbare, ist er einer der wenigen, der meine Ideen nicht für Humbug hält, ganz im Gegenteil. Er ist begeistert von meinem Plan – und er will mitmachen! Auch er ist felsenfest von der Umsetzbarkeit meiner Vorhaben überzeugt und lässt sich auch nicht von den zahllosen bekannten und unbekannten Hindernissen abhalten. Im weiteren Verlauf der Zeit wird er sogar derjenige sein, der sich nicht von „unserem" Plan abbringen lässt, obwohl die desaströsen politischen Entwicklungen in den Vereinigten Staaten ein Verschieben unseres Vorhabens auf einen ungewissen Zeitpunkt in der Zukunft erzwingen. Obwohl er als überzeugter Demokrat der neuen Regierung in seinem Land vorübergehend die Loyalität aufkündigen muss und ein Zurückkehren in die Heimat für ihn nicht mehr erstrebenswert geworden ist, hält er mit Blick auf die Zukunft eisern an unserem Vorhaben fest, während meine Standhaftigkeit immer wieder bröckelt.

Nur ein Jahr nach unserem Kennenlernen reisen Mike und ich nach Südmontana und Wyoming, um mit Pferden, Maultieren und Zelten den Yellowstone-Nationalpark und einen Teil der Absaroka Range in den Rocky Mountains zu durchqueren. Es ist zu dieser Zeit schon September, und wir werden von Schnee und eisiger Kälte heimgesucht und von den schlimmsten Platzregen, die man sich vorstellen kann. Jeden Morgen bei Wind und Wetter bringt mir mein Märchenprinz gut gelaunt und voller Tatendrang heiße Schokolade an meinen klammen Schlaf-

sack, nachdem er schon Holz gehackt, ein Lagerfeuer errichtet und Flusswasser in einer eisernen Kanne erhitzt hat. Inmitten der Wälder des Yellowstone-Nationalparks wächst er mir noch mehr ans Herz, und es wird mir immer klarer, dass ich mit diesem Mann wirklich Pferde stehlen kann.

Im Winter des gleichen Jahres nach unserer Yellowstone-Expedition, eingehüllt in dicke Mäntel auf dem mittelalterlichen Esslinger Weihnachtsmarkt unter einem schneebedeckten Mistelzweig, fällt mein texanischer Traumprinz plötzlich auf die Knie und zieht eine kleine Schachtel aus der Tasche. Ich traue meinen Augen nicht – mit einem funkelnden Diamantring in der Hand und den Augen voller Liebe bittet er mich, seine Frau zu werden.

Nun sind wir doch tatsächlich verlobt. Ich habe mir in meinen wildesten Träumen ja so allerhand Verrücktheiten vorgestellt, aber dass ich eines Tages mal heiraten würde und noch dazu den absoluten Traummann, um den mich mittlerweile sämtliche Freundinnen und Kolleginnen beneiden, denn keiner ist so lustig, liebevoll und fürsorglich wie er, nein, so etwas habe ich mir nie vorstellen können.

Aber wo sollen wir nur heiraten bei all der Verwandtschaft aus aller Welt? Da kommt mir plötzlich ein lang vergangenes Ereignis wieder in den Sinn. Vor einigen Jahren war ich mit meiner Freundin Benita mit einem Tretboot auf dem Lago Maggiore in Norditalien unterwegs. Dabei kamen wir an einer alten Jagdresidenz vorbei, einer imposanten Gebäudeanlage aus dem 16. Jahrhundert mit dem schönsten mediterranen Rokokogarten, den je ein Mensch gesehen hat. Es war das atemberaubend schöne und hoch romantische „Camin Hotel Colmegna“. „Also wenn ich jemals heiraten sollte, liebe Benita, was überaus unwahrscheinlich ist, dann möchte ich gern genau hier heiraten“, sagte ich damals zu meiner Busenfreundin. Dann lachten wir heftig über diese obskure Idee, und die Sache war wieder vergessen. Bis jetzt.

Schon bald darauf fahren Mike und ich nach Italien, um alles zu organisieren, schließlich sollen die Gäste eine ganze Woche lang am Lago Maggiore bespaßt, gut verköstigt und unterhalten werden. Damit fangen dann auch schon die ersten größeren Herausforderungen an. Wie organisiert man eine Hochzeit in Italien, wenn man kein Wort Italienisch spricht? Mit Zeichensprache.

So werden die Blumen für den falschen Tag bestellt, da wir die italienischen Wochentage durcheinanderbringen, der falsche Friseur wird in der falschen Stadt reserviert, der Hochzeitsredner wird von der italienischen Steuerbehörde gesucht und muss kurz vor unserem großen Tag in

den Untergrund abtauchen. Die italienischen Behörden wollen Mike nicht verheiraten, weil seine texanischen Papiere nach italienischem Recht keine Gültigkeit haben, und auch die italienische Übersetzerin ist plötzlich wie vom Erdboden verschluckt und nicht mehr erreichbar. Kurz gesagt, es ist ein organisatorischer Albtraum.

Wir haben einiges mit unseren über fünfzig Gästen vor, denn alle sollen in entspannter Urlaubsatmosphäre die Chance haben, sich erst einmal kennenzulernen, bevor wir zwei Tage später heiraten.

Am Tag nach der Ankunft der Gäste fahren wir mit der kompletten illustren Hochzeitsgesellschaft in einem gemieteten Partyboot auf den Lago Maggiore hinaus, um uns auf dem Deck gemütlich in den Sesseln zu räkeln und den Rausch des ersten gemeinsamen Abends stilvoll zu verarbeiten, zu tanzen und die entzückenden italienischen Dörfchen am Ufer des Sees zu bewundern. Nachdem es im Lago Maggiore einige bezaubernde kleine Felseninseln mit alten Ruinen darauf gibt, beschließen wir, ins Wasser zu springen und zu einer dieser Inseln zu schwimmen. Dort angekommen, ist der Horror jedoch groß, denn die kleine Felseninsel ist wohl ein Biotop für Ringelnattern, eine recht große, aber ungiftige schwarzgraue Schlangenart. Ungiftig hin oder her, die Damen kreischen wie von Sinnen, und die Männer stehen unbeholfen vor einem kollektiven Herzinfarkt. Noch mehr entsetzt über den spontanen Besuch sind die Schlangen selbst, die sich panisch in den See stürzen, was zur Folge hat, dass kein Hochzeitsgast mehr in den See steigen will, um zum Boot zurückzuschwimmen. Dieses ist mittlerweile auch ein ganzes Stück abgedriftet, niemand auf dem Schiff hört unsere Rufe.

Wir sitzen schnatternd vor Nässe und Kälte auf den Felsen und hoffen, dass alle Schlangen auch wirklich Reißaus genommen haben. Erst nach einer gefühlten Ewigkeit tuckert das Partyboot zu uns zurück und legt seine Schiffstaue um den halb zerfallenen Anlegesteg, um uns endlich zu retten.

Zu unserem grossen Glück taucht der untergetauchte Hochzeitsredner und Trauungsbeauftragte wenige Stunden vor der Trauung endlich doch wieder auf, und wir einigen uns im persönlichen Gespräch auf einen nicht religiösen Ablauf der Zeremonie – kurz und knackig soll die Trauung sein, und dann soll es gleich weitergehen zum Sektempfang. Diese Absprache hat er anscheinend kurz darauf wieder vergessen, dafür bringt er lebende weiße Tauben mit und zahllose religiöse Symbolgegenstände, und wir bekommen eine hochreligiöse Hochzeit verpasst – und natürlich dauert die Trauung ewig. Ich trage vor dem Altar einen weißen

Cowboyhut auf meinem geflochtenen Haar und auch ein weißes Märchenkleid aus Plisseespitze.

Der bildschöne italienische Hochzeitsredner lässt am Ende der Zeremonie die weißen Tauben für uns fliegen, nachdem er in solch rührenden Worten von Mike und mir und unserem Kennenlernen erzählt hatte, dass allen im Saal ausnahmslos die Tränen über die Wangen rannen.

Ich staune nicht schlecht, als die angereisten Offiziere ihre Säbel zum Appell ziehen und ihre Klingen über unseren Köpfen zum Torbogen und zum ewigen Schutze emporstrecken. Pavarottis gottgleiche Stimme schwingt mit „L'aurora di bianco vestita" im Hintergrund aus dem Lautsprecher zum Crescendo auf, und wir schreiten im Rosenblätterregen aus dem Trauungssaal hinaus, entlang des funkelnden Lago Maggiore, einer Zukunft im Glück entgegen, einer Ehe voller Liebe und einem Leben, wie ich es mir damals auf dem Klettergerüst des kleinen Spielplatzes im Dörfchen Reusten erträumt hatte.

Mit dem Sektglas in der Hand werfe ich eine Kusshand über den funkelnden See: Für dich, meine kleine Julia, mit deinen braunen Knopfaugen und Beinen, so dünn wie Zahnstocher, weil du so klug warst, so weise, schon damals auf deinem Klettergerüst im Kindergarten. Weil du uns beide auf den rechten Weg gesetzt hast, dort oben in deinem Sattel, weil du am Horizont die Richtung nicht verloren hast, ich danke dir, meine Liebe, danke!

UNTER VÖLLIGER ÜBERMÜDUNG und am Ende halb bankrott verbringen wir noch ein paar Tage mit allen Gästen am herrlichen Lago Maggiore. Die Hochzeitsreise danach ist dann aber auf Low Budget geplant; wir fahren als Hippies mit dem VW-Bus durch Kanada und fangen unser Essen in den westkanadischen Pazifikfjorden selbst, denn Mike stellt sich als äußerst kompetenter Angler heraus.

Seit unserer Heirat verging kein einziger Sommer, in dem wir nicht nach Montana reisten. Inzwischen haben wir viele Freunde dort, die uns nicht nur liebevoll beherbergen, sondern uns auch in allem unterrichten, was Rancher so wissen und können müssen. Mit Bärbel alias Brünhild alias Star und ihren großartigen Söhnen verbindet uns mittlerweile eine innige Freundschaft. Durch die Freundschaft mit Bärbel habe ich tiefere Einblicke in die Kultur und das Leben der Crow-Indianer gewinnen dürfen und zwischenzeitlich auch Stammesmitglieder kennengelernt, was ein seltenes Geschenk und nur wenigen Weißen vergönnt ist. Auch Mike, der nie zuvor in der montanischen Wildnis war und auch nie Kontakt mit amerikanischen Ureinwohnern hatte, ist von allem, was er an Neuem über sein Heimatland erfährt, tief beeindruckt.

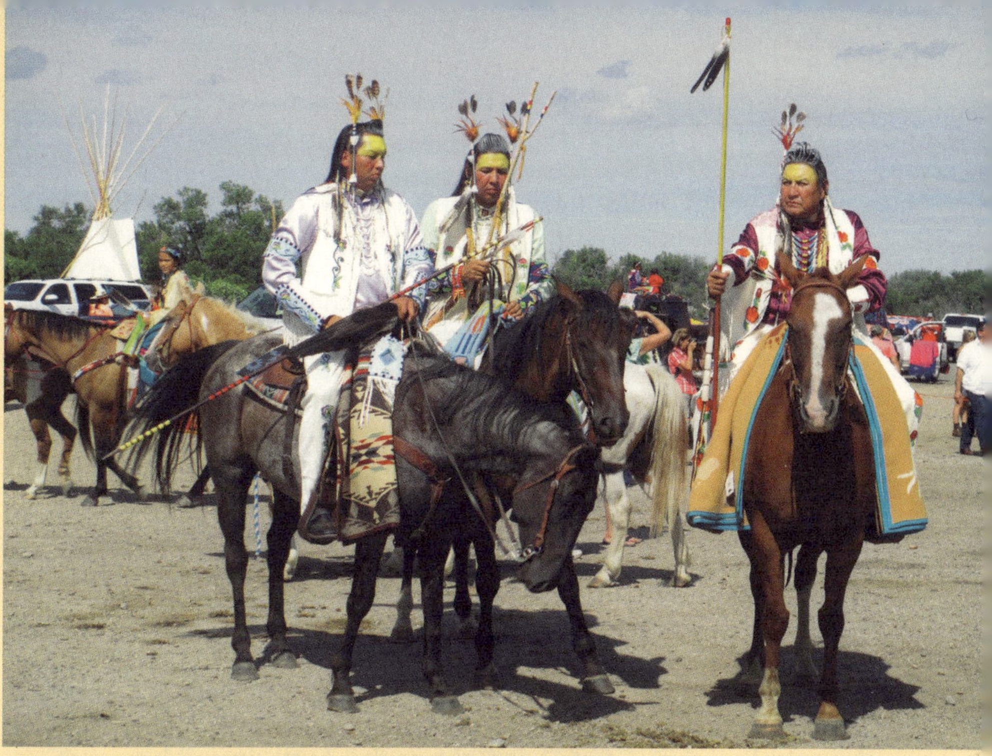

Die Crow-Indianer und ihre Geschichte beeindrucken mich sehr. Hier drei Angehörige des Stammes bei der jährlich stattfindenden Parade der Crow-Indianer auf dem Crow Fair

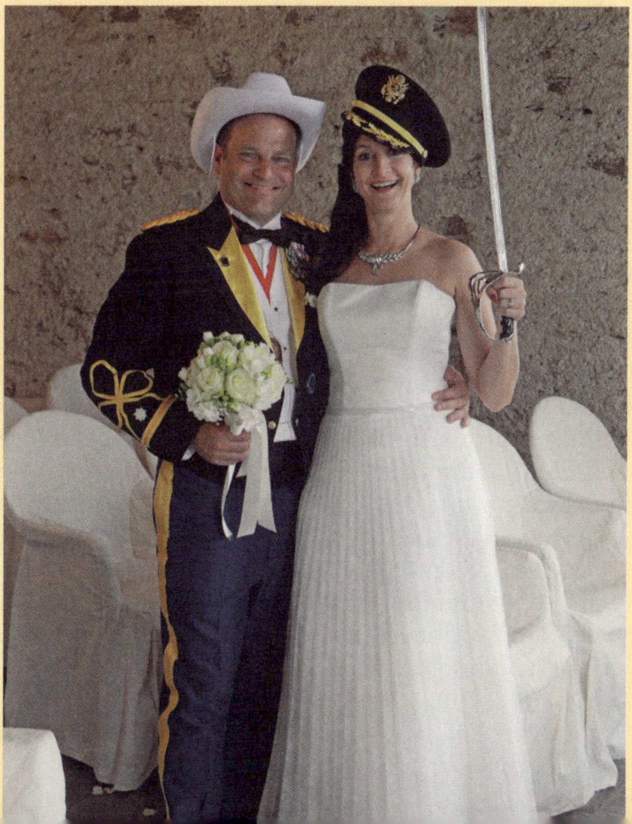

Meinen in Stuttgart gefundenen amerikanischen Schatz Mike heiratete ich in Italien am Lago Maggiore.

Seit unserer Hochzeit schmiede ich mit Mike gemeinsam an den Plänen für die Umsetzung unseres Vorhabens; ich überdenke die Logistik, sortiere die Finanzen und eigne mir umfangreiches Wissen an, das für jedes selbstständige Unternehmen unerlässlich ist. Ich habe auch eine Kochausbildung begonnen, um eines Tages die gute deutsche Küche in die amerikanische Wildnis zu tragen. Mike wiederum hat sich eine imposante bayerische Bierbrauanlage zugelegt und bringt sich zurzeit in Eigenregie das Bierbrauen bei, ganz nach deutschem Reinheitsgebot versteht sich.

Auf meiner weiten Reise und in der Zeit danach habe ich einiges an Lebensweisheiten dazugelernt. Nämlich dass es für jeden Topf einen Deckel gibt, selbst für die krummen, eingedellten und exotischen Töpfe mit bizarren Vorlieben, wie ich einer bin. Allerdings findet man den passenden Deckel nicht immer gleich in der nächsten Nachbarschaft.

Auch gibt es für jeden Menschen den richtigen Platz und den richtigen Ort im Leben, man muss nur sehr genau in sich hineinhören, um diesen Ort zu erkennen und zu finden. Und man muss viel verreisen, um die vielen Orte kennenzulernen, die auf unserem herrlichen Planeten zur Verfügung stehen. Diese Erkenntnisse haben mir zu einer gewissen inneren Sorglosigkeit verholfen, die ich vorher nicht kannte. Und sie haben mich in meinen Plänen so verfestigt, dass nicht einmal der größte Hurrikan sie mehr umhauen könnte.

Wie alles kommen mag, wie sich mein Leben in den Vereinigten Staaten entwickeln wird, kann auch ich heute noch nicht absehen. Aber ich werde diesen Weg weitergehen, und ich werde auch wieder davon erzählen und dieses größte meiner Abenteuer aufschreiben. Vielleicht finden sich dadurch noch ein paar andere Frauen im Schwabenland oder auch darüber hinaus, die nur ein klein wenig Inspiration benötigen und einen kleinen Schubs, um auch ihren Träumen eine Chance zu geben. Bis dahin sage ich Adieu, meine Lieben, und bis bald!

Ach, und noch etwas: Ich habe mir mittlerweile alle „Bonanza“-Folgen auf DVD gekauft.

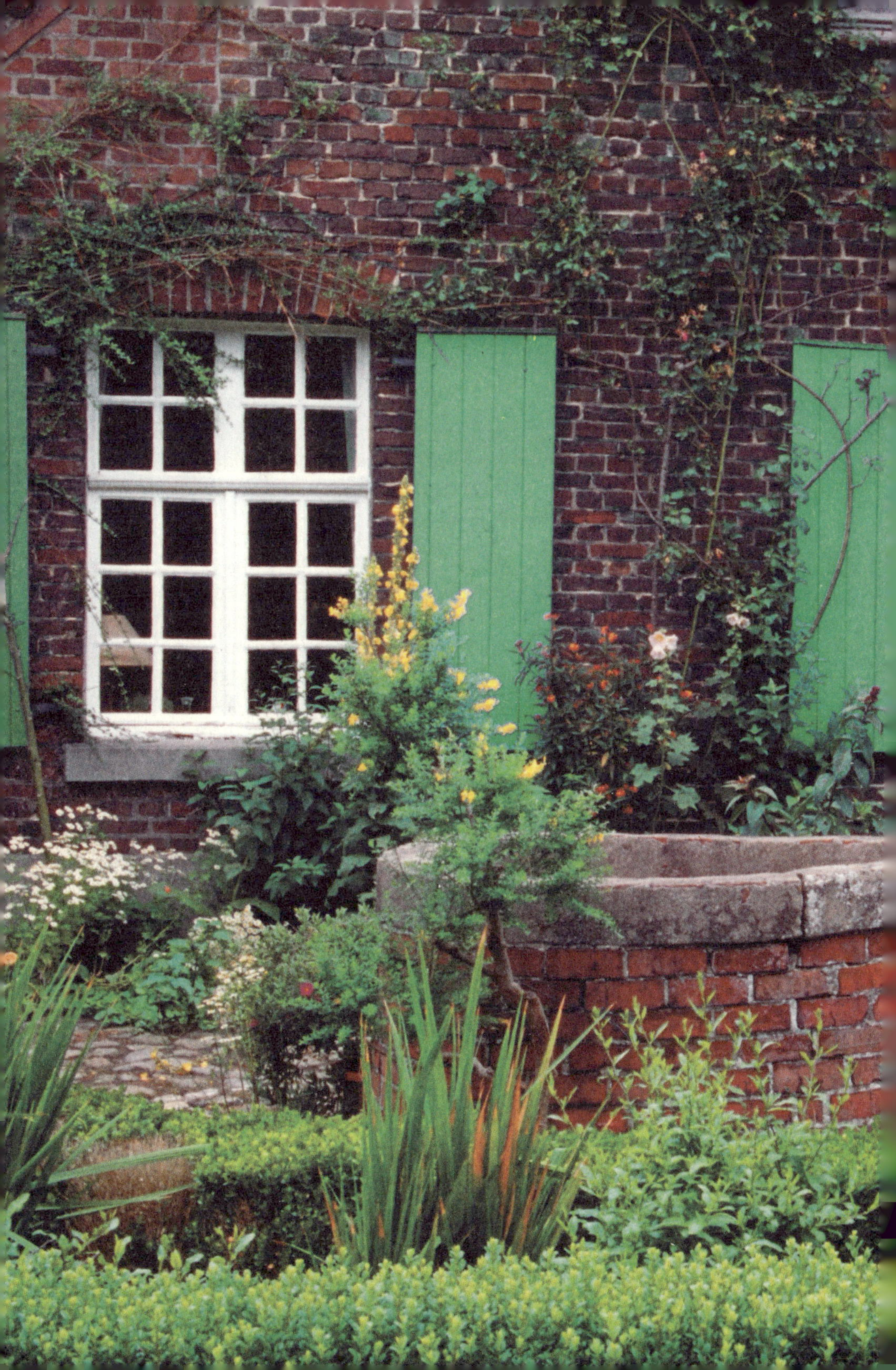

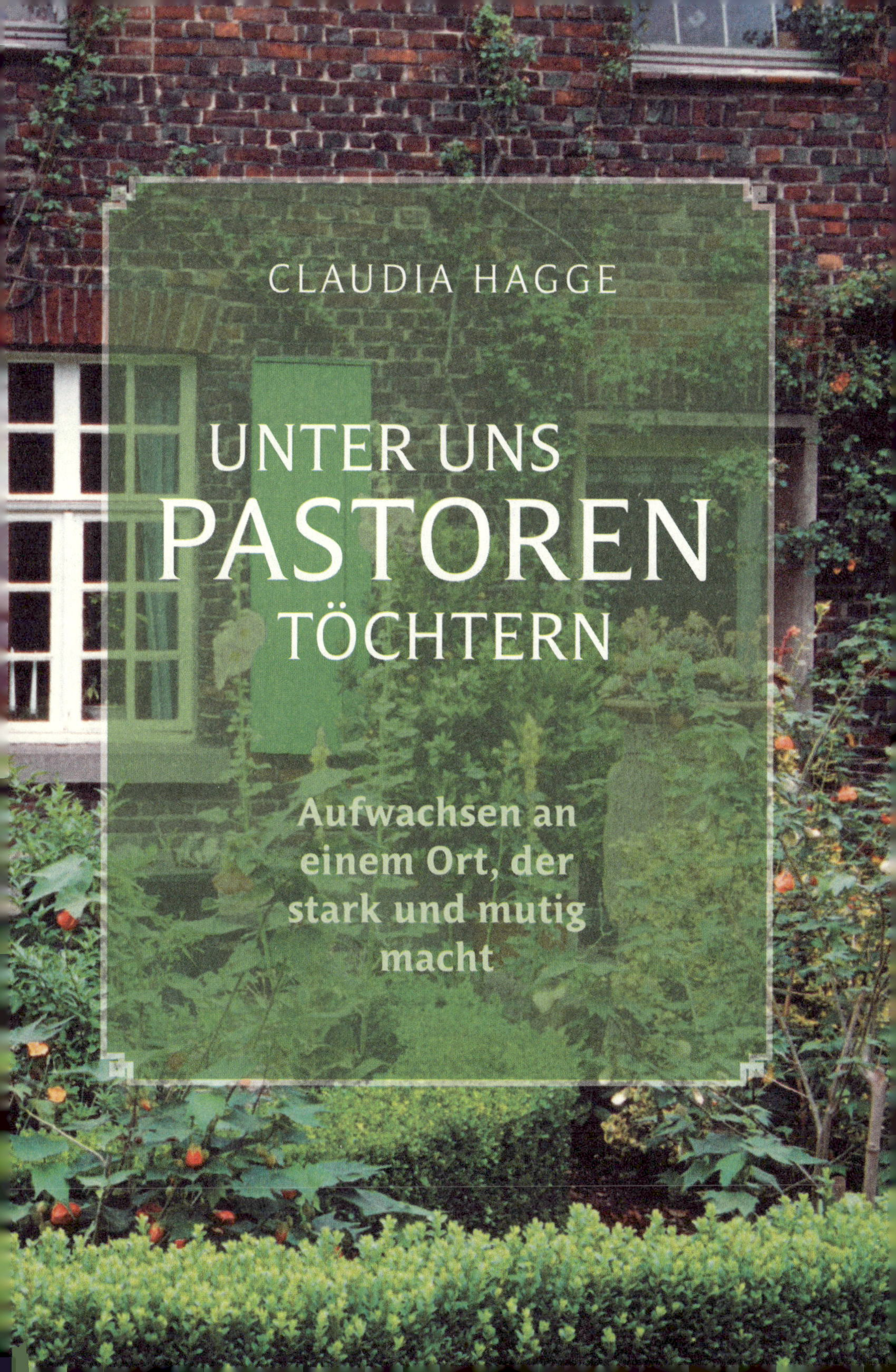
CLAUDIA HAGGE
UNTER UNS
PASTOREN
TÖCHTERN
Aufwachsen an
einem Ort, der
stark und mutig
macht

So ungewöhnlich meine Kindheit auch ist, so behütet ist sie doch. Meine Eltern geben mir das Wichtigste mit, das man seinem Nachwuchs mitgeben kann: das unbedingte Gefühl, sehr geliebt zu sein.

Claudia Hagge

Kein Mädchen wie jedes andere

Den Hype um den Beruf meines Vaters habe ich nie verstanden. Was sollte das sein: eine PASTOREN-Tochter? Mit dieser Bezeichnung konnte ich nichts anfangen. War ich doch ein Mädchen wie jedes andere auch, mit den gleichen Träumen, Wünschen, Kümmernissen. Oder war ich es etwa nicht? Es verstörte mich, dass ich ständig im Fokus eines ganzen Dorfes stand – nur weil Papa der Pastor war. Das war offenbar etwas sehr Besonderes, auch schon lange vor meiner Geburt.

Es ist bereits zweihundert Jahre her, da gingen sie als „christliche Genies" in die Literaturgeschichte ein. Die Rede ist von den englischen Schriftstellerinnen Jane Austen und den Brontë-Schwestern Charlotte, Emily und Anne. Sie waren mutig. Sie machten sich frei von Konventionen. Sie konnten schreiben. Und: Sie waren Pastorentöchter. Wenn es um ihre Romane und Schriften geht, wird ihr Wirken bis heute auch in ihrer Herkunft gespiegelt. Ihre Kunst erweckte Aufsehen, nicht nur, aber auch weil ihr Vater ein Kirchenmann war. Und in dieser Konstellation wird nie ganz klar, was ihren Erfolg zum Erfolg machte: die besondere Erziehung und das dadurch vermittelte Können – oder das Phänomen, dass von einem „frommen" Mädchen so viel emanzipierte Leistung nicht zu erwarten war.

Nun ist es aber tatsächlich so, dass Pastorentöchter häufig recht erfolgreich sind. Ich habe lange überlegt, warum dies so ist. Wahrscheinlich liegt es daran, dass wir nie nur Kinder waren. Von Beginn unseres Lebens an sind wir in eine bestimmte Form von Beobachtung und Verantwortung und Erwartung gepresst. Das macht sehr früh sehr selbstständig. Wir schwimmen nicht mit dem Strom. Wir stehen für Überzeugungen ein. Wir können uns gut durchsetzen. Ja, ich wage zu sagen, wir sind weibliche Alphatiere. Doch damit schafft man sich nicht nur Freunde. Schnell ist man auch Projektionsfläche für Neid, Spott und Häme. Fällt man besonders auf – durch beruflichen Erfolg oder eine missliebige Äußerung –, wird sofort der heilige Hintergrund aus der Kiste geholt.

Nichts macht den „wilden Popstar" Katy Perry noch wilder und attraktiver als die Tatsache, dass ihr Vater ein Prediger war und sie im Gospelchor sang. Der Sex-Appeal von Elke Sommer, dem ersten „deutschen Fräuleinwunder“, das in Hollywood reüssierte, war heißer als der aller anderen blonden Frauen, weil „fränkische Pastorentochter!“ Ganz zu schweigen von Bundeskanzlerin Angela Merkel, von der nicht alle gleich wissen, dass sie Physikerin ist. Nur fragt man die Leute, was ihr Vater gemacht habe, kommt es wie aus der Pistole geschossen, dass er in der früheren DDR Pastor gewesen sei. Gern wird dies der Politikerin unter die Nase gehalten, immer gerade so, wie es im Kontext passt.

Gleiches gilt für die ehemalige britische Premierministerin Theresa May. Als sie mit einer wichtigen Abstimmung zum Brexit-Deal im englischen Parlament unterliegt, muss gleich wieder die Pastorentochter-Herkunft herhalten. Sie sei „so brav wie das Amen in der Kirche ihres Vaters …“ wurde gespöttelt. Auch die grausamen Straftaten der RAF-Terroristin Gudrun Ensslin scheinen noch einen Tick gruseliger zu werden, wenn der Zusatz „schwäbische Pfarrerstochter“ hinzugefügt wird. Geschenkt.

An das Klischee, dass Pastorentöchtern fast alles zuzutrauen ist, habe ich mich gewöhnen müssen. Aber ich gebe zu, dass es mich stört, wenn man hochnäsig auf meine Provenienz schaut. Wenn in dem Blick auf das Pfarrhaus unausrottbare Vorurteile mitschwingen wie solche, dass man nur „artig“ und überhaupt fern von Gut und Böse sei. Ebenso unerträglich ist für mich die häufig verbreitete Annahme, dass ein christliches Haus von blinder Sozialromantik getrieben und deshalb politisch nicht urteilsfähig sei, weil biblisch verblendet.

Jedenfalls waren auch solche Stereotypen für mich Anlass, noch einmal auf meine Kindheit und Jugend in *meinem* Pastorenelternhaus zu sehen. Und ja, der Job meines Vaters – besser: das gemeinsame Berufsleben meiner Eltern – war schon ungewöhnlich. Was nicht bedeutet, dass wir nur betend am Tisch saßen und immer friedlich und umgänglich gewesen wären. Auch eine christlich geprägte Philanthropie ist kein Fass ohne Boden. Sie hat Grenzen, welche die Realitäten setzen. Und wie erschütternd und oft auch komisch diese Wirklichkeit im Wirkungskreis eines Geistlichen sein kann, davon vermag der von außen urteilende Betrachter nur zu träumen.

Ein Pfarrhaus ist kein Streichelzoo. Was ich erleben konnte, war wild, verrückt, völlig aus dem üblichen Rahmen gefallen und dennoch ganz nah am Leben. Diesen Spirit verliert man nicht. Er bleibt. Und er macht stark und zuweilen auch sexy – aber keineswegs blöd, und naiv nun schon gar nicht. Gern erzähle ich davon. Natürlich nur „unter uns Pastorentöchtern …“

1. Ein Nest im Paradies

Ich bin vierzehn. Und es ist *mein* Tag. Die Glocken im Kirchturm schlagen so laut, dass ich mein eigenes Wort nicht verstehe. Ihr Klang ist ein wenig hart und metallisch.

Es ist wie immer, wenn ich den Arbeitsplatz meines Vaters betrete und die vielen unbekannten Menschen wahrnehme, die ihn und uns als Familie genau beäugen. Mich überfällt Unbehagen. Ich bin in der Pubertät. Ich mag nicht beglotzt werden.

Es ist der 7. Mai 1972, und ich feiere Konfirmation. Ich weiß, dass dies ein Fest ist, das nach einem ganz festen Reglement über die Bühne geht. Aber ich habe mir vorgenommen, es so zu zelebrieren, wie ich es mir vorstelle. Zumindest, was meine äußere Erscheinung betrifft. Auf keinen Fall möchte ich ein so spießiges schwarzes Kostüm tragen, wie es zu diesem Anlass üblich ist. Ich würde mich verkleidet fühlen, zu brav, zu ordentlich, zu alt, zu sehr in eine Norm gepresst.

Es hat zu Hause Diskussionen gegeben. Papa sagte: „Dein Kleid muss würdig sein.“ Mama meinte: „Wir fahren nach Hamburg und lassen uns inspirieren. Ich möchte, dass du dich wohlfühlst und ein gut gemachtes Teil findest.“ Ich habe mich für ein knöchellanges graues Leinenkleid mit bunt bestickten Ornamenten entschieden. Für einen Edel-Hippie-Look sozusagen, wie es zu dieser Zeit gerade en vogue ist. Nur die Loafers aus schwarzem Lackleder, sehr schmal und elegant, sind mein Zugeständnis an die ungeschriebene Kleidervorschrift und an den lieben Gott. Beides haben wir am Jungfernstieg gefunden, in einem Modegeschäft mit einem südlich klingenden Namen und in dem angesagtesten Schuhgeschäft der Stadt, nur eine Autostunde von unserem Zuhause in Kiel entfernt.

An einem langen schwarzen Samtband baumelt ein Kreuz, das Mama schon zu ihrer Verlobung trug. Ich sähe „fein“ aus, sagt meine Großmutter Martha mit anerkennendem Blick. Das ist ein Wort, das für höchstes Lob in unserer Familie steht. Mein schulterlanges Haar hingegen, frisch geföhnt, weht ziemlich „unfein“ durcheinander im kühlen Frühlingswind. Das ärgert mich. Und ich friere, doch ich verdränge es, weil ich kichernd mit meinen Mitkonfirmanden in die Kirche einziehe.

An der Spitze voran schreitet mein Vater, wie immer mit beschwingtem Schritt im wallenden schwarzen Talar. Auf seinem Gesicht liegt ein feierlich-freudiger Ernst, den Pastoren wohl kraft ihres Berufes bei jeder amtlichen Gelegenheit spazieren tragen. Aber er spiegelt natürlich auch den Respekt dieses Augenblicks wider: Wir Teenies sollen heute in die Gemeinde der erwachsenen evangelischen Christen aufgenommen werden. Wie eine Nobilitierung kommt es mir vor, als uns Papa vorbei an unzähligen Reihen von Gläubigen führt und mit einer galanten Handbewegung dazu auffordert, in den ersten beiden Reihen ganz vorn vor dem Altar Platz zu nehmen.

Das Wispern auf den Kirchenbänken kriecht förmlich in mich hinein. Wie so oft starrt die Gemeinde auf mich, natürlich diesmal, weil mein Outfit vollkommen aus dem Rahmen fällt. Gott sei Dank sehe ich die neugierigen Blicke nicht. Eng gedrängt mit den anderen Mädchen, die Jungs haben eine eigene Reihe, sitze ich auf der harten Holzbank in meinem dünnen Tuch und zittere.

So fühlt es sich also an, wenn man nicht mehr zu den Kleinen, sondern zu den Großen zählt. Ich schaue auf meine sehr kalten blassen Hände, die ein Büchlein halten, darüber Stiele von Maiglöckchen. Sie duften schön und vertraut in dem sonst so kerzenschweren stickiggeistlichen Dunst. Immer wieder schnuppere ich daran, wenn ich von dem laut vorgetragenen Predigttext mal wieder wegtauche.

Durch den fast zweistündigen Gottesdienst trägt mich die Vorfreude auf mein schönstes Geschenk an diesem Tag: ein Fläschchen Diorissimo, mein erstes Eau de Toilette. Es riecht nach Maiglöckchen. Es ist die Lieblingsblume des Modeschöpfers Christian Dior – und meiner Mutter. Gleich am Nachmittag nach dem Festessen will ich mir ein wenig davon hinter die Ohren und aufs Handgelenk tupfen. Mami hat es mir auf den reich bestückten Gabentisch gelegt. Es ist ihr Signal an mich, dass ich jetzt „dazugehöre". Ich darf ihren Duft benutzen, um den ich sie schon lange beneide. Aber es ist noch viel mehr als nur der Spaß an einem tollen Duft. Und dies wird mir ausgerechnet an diesem Vormittag bewusst: Diorissimo ist *mein* Synonym für meine Herkunft. Ein gesprühter Tropfen genügt, und ich bin wieder dort, woher ich komme, wo ich geboren bin und meine ersten Schritte gemacht habe.

An diesen Platz wandern meine Gedanken in dem Moment, als mein Vater dazu ansetzt, meinen Konfirmationsspruch vorzulesen …

In einem kleinen Dorf siebenundzwanzig Kilometer südlich von Flensburg wachse ich auf. Es ist ein Ort, an dem sich Fuchs und Hase „Gute Nacht" sagen. Eine Oase des Nichts. Nur siebenhundert Einwohner. Ein Fluss, die Treene. Und da ist auch noch ein kleiner Bach, in dem ich Stichlinge fange, wo ich Löwenzahn zupfe und Pusteblumen küsse. Wie willkürlich dahingeworfene Farbkleckse liegen die Bauernhöfe auf Äckern bis zum Horizont verstreut. Im Ortskern eine Schule, ein kleiner Bahnhof. Zwei Gaststätten. Ein Kaufmann. Ein Arzt. Eine kleine Apotheke in einem winzigen Ladenraum mit knarzender Registrierkasse und einer schrillen Glocke, die jeden Kunden anmeldet, der eintritt.

Ein überschaubares Gemeinwesen ist dieser schleswig-holsteinische Fleck in den Fünfzigerjahren. Es ist tiefste Provinz, die sich mein Vater als erste Pfarrstelle ausgesucht hat. Hier darf ich Kind sein. Ich fühle mich sehr beschützt und lebe in der Gewissheit, unverwundbar zu sein.

Ich bin ein glückliches Mädchen auf diesem platten einsamen Land, denn ich darf in einem wahren Paradies aufwachsen. Die prägendste Erinnerung an meine ersten zwölf Lebensjahre ist der Zauber verwunschener Gärten. Auf einem Gobelin aus Tausendschönchen halte ich Picknick mit meinen Freundinnen und spreche mit meinen Puppen. Ich atme eine Luft, die schwanger ist mit sattgrünem, frisch gemähten Gras. Birken und Buchen halten die Schaukeln, mit denen ich und meine vier jüngeren Geschwister hoch und immer höher fliegen. Unter einer rosafarbenen Blütenkirsche lerne ich Lesen und Schreiben. Und beim Malen an Papas selbst gezimmertem Holztisch neben Himbeer- und Stachelbeersträuchern finde ich Trost nach einem Sturz mit meinem Fahrrad. Auf dem weißen Kiespfad im japanischen Rundgarten, den meine Eltern kurz nach ihrer Hochzeit angelegt haben, führe ich wacklig auf Mamas hohen Pumps ein langes Spitzenkleid vor und spiele Braut. Ich bin noch zu klein, um zu wissen, was Romantik und Freiheit und Geborgenheit bedeuten, aber von allem bin ich beschenkt im Übermaß.

Mein lebenslanges Sinnbild für Behütetsein ist das sandfarbene Backsteinhaus mit seinen dunkelgrünen Fensterläden, in dem wir eine liebende Familie sind. Es ist ein Zuhause, so großzügig und gemütlich wie Skandinaviens Gutsherrendomizile, die sich ganz in unserer Nähe in die weiten jütländischen Dünenlandschaften schmiegen.

Das Haus, 1816 erbaut, steht auf heiligem Boden. Denn da, wo ich später irgendwann „Räuber und Gendarm“ spielen und Höhlen bauen darf, hat schon vorher ein Pfarrhaus gestanden. Nur ist es bei einem Feuer im Sommer 1815 abgebrannt.

Eine kleine Allee aus Kastanien und Linden führt zum Pastorat. Sie endet vor dem Rondell am Eingang. Wenn ich auf unserem Grundstück hinaus zum Spielen gehe, kann ich wählen zwischen vier Gärten, drei Wiesen und einer großen Scheune voller Geheimnisse. Zehn Zimmer hat das Pfarrhaus. Über dreihundert Quadratmeter. Plus Nebenräume mit einem Alkoven und kühlenden kleinen Kellern. Und einen Dachboden, unser späterer Abenteuerspielplatz.

Auf den ersten Blick purer Luxus im Oktober 1957, als ich geboren werde. Alles wirkt groß und generös. Ein Steinflur lädt zum Tanzen ein. Die Küche hat Platz für eine lange Tafel und mehrere Feuerstellen. Eine weiß lackierte Schiebetür teilt den geräumigen Wohn- und Essbereich. Und über ein weiß gestrichenes, bodentiefes Verandafenster geht es hinaus in einen kleinen Park.

Mit einer barocken roséfarbenen Vintage-Tapete haben meine Eltern noch schnell die große Stube herrichten lassen. Und doch kann diese Verschönerungsmaßnahme nicht darüber hinwegtäuschen, dass mein Schloss bei genauem Hinsehen leider eine Bruchbude ist. Durch die dünnen Holzfenster, die sich nur mit einem Häkchen schließen lassen, kriecht die Kälte nicht enden wollender Winter. Und an ein gekacheltes Bad mit Dusche ist lange nicht zu denken. Schwere Stürme im Herbst reißen immer neue Löcher ins strapazierte Strohdach hinein. Bei jedem Gewitter herrscht Lebensgefahr.

So jedenfalls sieht es mein Vater, weil es noch keinen Blitzableiter gibt. Zu viele Bauernhäuser hat Papa als Kind auf dem Land bis auf die Grundmauern abbrennen gesehen. Es bleibt sein Trauma, mit dem er die ganze Familie in Atem hält. Die Tasche mit den wichtigsten Papieren und Wertgegenständen wird immer rechtzeitig ins Auto geschafft. Vollständig angezogen müssen wir bei Kerzenschein im Wohnzimmer sitzen, um für den Fall, dass die Hütte brennt, gerüstet zur Flucht zu sein. Nie wird etwas passieren, aber jede durchwachte himmelsgrollende Nacht ist für uns Kinder schöner und spannender als alle noch so finsteren Gruselmärchen.

Die Ausstattung unseres Pfarrhauses ist primitiv – und auch sonst nicht ganz ungefährlich. Der Verbrühungsgefahr beim Kochen der täglichen Wäsche auf dem Herd versucht meine Mutter mithilfe einer sehr routinierten Haushaltshilfe zu widerstehen. Nicht immer gelingt es. Und ganz allein gehört uns das heimelige Obdach sowieso nicht. Durch Risse und Löcher im Mauerwerk marschiert eine ganze Armee von Mäusen und Ratten zu uns herein. Sie sind allerdings nicht die einzigen fremden Wesen, die meine Eltern stören werden. Mein Idyll hat enorme Schönheitsfehler, über die man nicht so einfach hinwegsehen kann.

Die Verhältnisse, die meine Eltern zu Beginn ihrer Berufsjahre vorfinden, sind zum Davonlaufen. Aber es ist eine andere Zeit, als sie Mitte der Fünfzigerjahre sehr verliebt und frisch verlobt an ihrer ersten Wirkungsstätte stranden. Man beschwert sich nicht. Niemand hat es perfekt.

Die Umstände ihres Anfangs dort kenne ich nur aus Erzählungen und Briefen, die sie mir und meinen Geschwistern hinterlassen haben.

Die Zeiten damals sind schaurig und schön zugleich. Die meisten im Land sind bitterarm. Die Bundesrepublik ist sechs Jahre alt, als meine Eltern dünn wie zwei Strichmännchen in unserem Dorf aus dem Zug aussteigen. Meine Mutter ist vierundzwanzig, mein Vater fünf Jahre älter. Sie sind mit *einem* Koffer angereist. Auf dem Bahnsteig empfängt sie ein unbekannter junger Mann. Er ist der Sohn der Zugehfrau im Pfarrhaus. Der Bursche soll ihnen den Haustürschlüssel überreichen. Als Taxi im eisigen Januar 1955 dient sein Fahrrad. Er hievt den Koffer auf den Gepäckträger und bindet ihn mit einem dünnen Seil fest.

Die mageren Zeiten lassen sich nur aushalten, indem man zusammenhält und sich hilft und teilt. Die ersten zwei Jahre überstehen meine Eltern nur mit Carepaketen: belgische Schokolade, Kaffeebohnen, türkische Zigaretten, Schweizer Tee, Christstollen, eine Dose Thunfisch, eine Leinentischdecke und Servietten schicken meine Großeltern aus Münster. Sie bezahlen die Ladung Briketts für die Heizöfen. Sie weisen Geld an für eine Strickjacke, Mützen, Mäntel, Kostüme und Anzüge. Und wenn meine Eltern eine offizielle Einladung zum Essen vergeben, schickt Omi Martha ein Paket mit ihrem Tafelsilber, leihweise versteht sich, bis finanziell ein eigenes für uns drin ist. Und auch die Eltern meines Vaters schicken immer wieder selbst gebackene Sandkuchen mit kleinen rettenden Scheinchen. Für die abendliche Zerstreuung auf dem dunklen stillen Land legen sie noch ein Mikado-Spiel, ein Flohspiel und für ihren Sohn ein „Fernlenkauto" hinzu.

Eine Zuwendung mit einem Augenzwinkern. „Ich muss Auto fahren lernen", hatte mein Vater auf einer Karte notiert, als er seine Gemeinde zum ersten Mal erkundete. Nicht nur das Dorf, sondern auch umliegende Ortschaften gehören zu seinem Revier. Aber solange er keinen Führerschein und kein Auto besitzt, ist er wie der Priester aus „Don Camillo und Peppone" mit einem alten Moped unterwegs. Viele Kilometer durch Stürme, Regenschauer, frostige Kälte. Völlig durchnässt kommt er immer wieder heim und zieht sich schwere Erkältungen zu. Und immer wieder sind seine Hände steif gefroren. Sein Geburtstagswunsch sind wärmende „Müffchen", die Mama ihm strickt – aus einer Restwolle, die ihre Mutter noch gerade erübrigen kann.

Was alle Pfarrer damals tröstet, ist der Umstand, dass sie alle gleich arm sind. Nicht eine Sekunde zweifelt mein Vater an seiner Mission: nämlich Tag und Nacht für seine Schäfchen da zu sein. Trotz vieler Entbehrungen und so mancher Härte empfindet er seine Arbeit als eine Ehre. Und so macht ihn auch die Einladung des Bischofs in Schleswig stolz, der ihn hochoffiziell in sein Amt als Pastor – natürlich zur Maiglöckchenblüte – einführen wird und der ihn schriftlich zu sich nach

Hause zu „einem einfachen Mittagessen mit Ihrer Fräulein Braut“ einlädt. Bei so viel Wertschätzung von so hoher Stelle wird man sich doch jetzt nicht aufregen, weil es zieht und die Mäuse auf den Tischen tanzen …

Das Jahr 1956 bringt Veränderungen mit sich. Ein Jahr nach der Ordination startet mein Vater die nächste Etappe, die ihn einige Nerven kosten wird. Er kämpft um seinen Job. Nach einer Probezeit muss die Gemeinde entscheiden, ob sie ihn als festen Pastor haben will. Es gibt Signale, dass das Kirchenamt abweichende Pläne hat und einen anderen Kandidaten statt meines Vaters in Erwägung zieht. Dem Propst missfällt, dass mein Vater etwas nachlässig auf den bürokratischen Schriftverkehr reagiert. Außerdem hat er sich erlaubt, einige offizielle Anträge auf mehr Geld für den Unterhalt des hinfälligen Pastorats zu stellen. Das gilt in diesen Zeiten als höchst unschicklich. Aber mit der Solidarität der Landbevölkerung haben die Verwaltungsoberen in der Stadt nicht gerechnet. Kirchenvorstand und Gläubige sprechen sich nahezu einstimmig für Papa aus. Seine Predigt zu diesem Wahlsonntag sei sehr gut gewesen, meint meine Mutter. Vierhundert Leute sitzen in der Kirche. „Die hörten zu wie bei einem Kriminalroman …“

Dieser Triumph entspannt die ökonomische Situation meiner Eltern enorm. Sie bekommen etwas mehr Unterstützung – statt hundertfünfzig D-Mark im Jahr gibt es jetzt sechshundert D-Mark für Licht, Heizung und Reinigung des großen Pastorats. So lässt es sich leben. Meine Mutter kann jetzt planen: „Wir sind glücklich und zufrieden und sind nun hier für die nächsten zwanzig Jahre fest. Unser Garten wird jeden Tag schöner, die Sonne tut dem Körper so wohl nach diesem langen Winter.“

Ein kleiner Erfolg reiht sich an den nächsten. Meine Mutter, eigentlich eine Stadtpflanze, entdeckt die Liebe zum Gärtnern, wenn auch die Arbeit in der Natur für sie einem „Fass ohne Boden“ gleicht. Aber sie ist unermüdlich wie in allen anderen Bereichen, die sie zu ihrer Aufgabe erklärt. Und bald heißt es: „Wir essen zur Zeit nur Spinat aus unserem eigenen Gemüsefeld.“

Mein Vater wiederum schafft die Führerscheinprüfung ohne Probleme. Wenig später steht sein erster VW-Käfer vor der Tür – polarsilber! Und dann kommt auch noch der bestellte Elektroherd per Bahnfracht an, den Papa höchstpersönlich vor die Haustür chauffiert. Der Hochsommer macht das Glück meiner Eltern vollkommen: Sie schleppen ihre hellen Rattanstühle in den Garten, schmausen selbst gebackenen Obstkuchen. Und immer wieder greift meine Mutter zu Block und

Bleistift und hält das Glück auf vergilbtem Briefpapier fest: „Mein Schatz liegt auf Decken auf dem Rasen und tobt mit Nelly. Die anderen Hunde, Nellys Kinder, liegen faul herum. Ich sitze am Gartentisch, direkt am Rosenbeet, und genieße es zu schreiben. Wir freuen uns jede Minute, wie reich wir sind.“

2. Das Kind muss mehr essen

Etwas mehr als zwei Jahre nach der Hochzeit ist meine Mutter schwanger. In einer Privatklinik in Flensburg bringt sie mich zur Welt. Fernab von jedem Trubel werde ich groß. Im Pfarrhaus hält man sich streng an die wundersamen Erziehungsregeln anno 1957. Nur alle vier Stunden schaut man nach mir. „Da bin ich eisern“, schreibt Mami an ihre Mutter, von der sie diese fragwürdige Empfehlung hat. Meine Eltern sind stolz darauf, dass ihr Sonnenschein meistens schläft, nie schreit, immer lächelt, sich mit Kauring und Hund und Esel von Steiff selbst vergnügt.

Natürlich ist die Dorfgemeinschaft neugierig auf den ersten Nachwuchs des Pastors. „Aber ich führe niemanden mehr zu Claudia hinein“, sagt meine Mutter nach dem Ansturm von unzähligen „Kindskieks“. So nennt man dies im hohen Norden, wenn ein Baby in Augenschein genommen wird. Sie ist nicht deshalb so konsequent, weil sie mich nicht aufwecken will, sondern vielmehr um selbst ihre Ruhe zu haben. Denn auf dem Land müssen die Mütter kurz nach der Entbindung viele Kuchen backen, literweise Kaffee kochen und eine hübsche Tafel decken. Bei Pastors potenziert sich der Besucherstrom, weil alle sehen wollen, wie ein christliches Vorbild die Aufgabe mit einem Kind im Hause bewältigt.

Natürlich entgeht niemandem, dass bei uns einiges anders ist als bei anderen Leuten. Meine Mutter stemmt ihren Haushalt und die verschiedenen Gärten nicht allein. So bescheiden die Verhältnisse auch sein mögen, sie bekommt viel Hilfe. Die wichtigste Frau im Haus ist Tante Wally. Sie ist die heimliche Königin im Pastorat. Ohne sie geht nichts.

Und wie selbstverständlich wächst sie neben den Aufgaben für Haushalt und Küche nun in eine vollkommen neue Rolle hinein. Sie darf mich betreuen. Mit ihr bekomme ich eine Kinderfrau, die mich abgöttisch liebt.

Tante Wally ist eine energische, knapp eins fünfzig kleine Person. Das Stakkato ihrer Absätze auf unseren nackten Holz- und Steinböden verrät viel über ihren Gemütszustand. Je zackiger ihre Schritte durchs Haus hallen, desto lauter schrillen bei meinen Eltern die Alarmglocken. Unterschwellig wirkt Tante Wally immer leicht zornig, und ihr Gesicht ist dabei leicht gerötet. Sie kann grantig werden, wenn ihr etwas nicht passt. Sehr kurz angebunden ist sie dann. Oder sie verstummt total, presst die Lippen aufeinander und zieht sich in die höchste Form des Beleidigtseins zurück, aus der sie höchstens mein Vater wieder zurückholen kann. Sagt meine Mutter etwas, dann ist es, als würde sie gegen eine Wand sprechen. Ungeniert zeigt Tante Wally: Die junge Pastorenfrau kann sie einfach nicht ernst nehmen.

„Das Kind muss mehr essen", herrscht sie meine Mutter an. Und ihre Stimme, leicht gefärbt von pommerscher Mundart, hebt sich gefährlich, je häufiger sie freundlich ermahnt wird: „Claudia wird zu dick, nicht so viele Kartoffeln und bitte viel weniger Butter, Frau Wally." Mein Köpfchen ist da schon ziemlich rund, und um meinen Bauch ziehen sich die ersten Speckringe. Auch der Dorfarzt mahnt, dass die Gewichtszunahme ungewöhnlich sei und unbedingt gedrosselt werden müsse. Und weil ich als Baby nicht nur immer dicker werde, sondern auch kaum Haare habe, nennen meine Eltern mich manchmal „Chruschtschow", und dabei schütten sie sich aus vor Lachen … Keine Frage, dass diese Art von Humor bei Tante Wally gar nicht gut ankommt. Haben doch „die Russen", wie sie immer wütend klagt, ihr die Heimat genommen und sie mit Kind und Kegel vertrieben. Sie ist eine der vielen Flüchtlingsfrauen aus dem Osten, die das Kriegsschicksal hierher verschlagen hat.

Tante Wally ist bienenfleißig und stark. Sie hat sich ein Siedlerhäuschen erkämpft. Ihr Garten sichert die Ernährung für sie und ihren einzigen Sohn. Sie ist Witwe. Sie putzt. Sie näht. Sie hat ihre ganz klaren Vorstellungen davon, wie ein Haushalt geführt und wie ein Kind großgezogen werden muss. Kein Tag, an dem sie nicht nachweisen kann, dass meine Mutter nichts von alledem versteht. Und wenn sie sich vor dem Flurspiegel noch schnell etwas glättende Frisiercreme in ihr kurzes krauses Haar kämmt und mit erhobenem Kinn an meinen Eltern vorbeirauscht, heißt das: „Benehmt euch! Ohne mich seid ihr aufgeschmissen." Und: Sie hat recht.

Tante Wally stellt ihr ganzes Können und ihre zuweilen anstrengende Leidenschaft für alle Haushalts- und Gartenfragen in den Dienst des Pfarrhauses. Meine Mutter aß wie ein Spatz, als sie heiratete. Sie konnte lediglich eine Tütensuppe kochen. Aber von Tante Wally wird sie in die Geheimnisse der nordischen Kochkunst eingeweiht.

Unser „Feldwebel" hat in jeder Frage die Nase vorn. Und sie genießt es, diese Karte auszuspielen.

HÄUFIG SIND MEINE ELTERN RATLOS. Sie wissen nicht, wie sie umgehen sollen mit diesem kleinen Haustyrannen, der alles besser weiß und seinen Stimmungen freien Lauf lässt. Gehört jemand, der immer wieder unnötige Kraftproben heraufbeschwört, nicht besser vor die Tür gesetzt? Aber bei allem, was sie tun oder lassen und sagen oder nicht sagen, schaut und hört ein ganzes Dorf zu! Diese Tatsache erfordert eine präzise Abwägung in allem, was man unternimmt oder lässt und was davon aus dem Pastorat nach außen dringt oder auch nicht. Trotzdem lässt sich nur wenig kontrollieren.

Mein märchenhaftes Dorf hat manchmal auch ein ganz anderes Gesicht. Die Frauen hier trauen meiner zauberhaften jungen Mutter am Anfang wenig zu. Sie ist einfach keine von ihnen. Sie ist keine Schleswig-Holsteinerin. Das ist schon mal das schlimmste Manko. Nicht nur deshalb, weil sie noch kein Plattdeutsch spricht, was sich allerdings ziemlich schnell ändern wird. Aber sie ist auch keine Bäuerin, keine Bäckerin, keine Fleischerfrau. Auch Hausfrau will sie nicht sein. Hier auf dem Land ist sie eine Fremde. Sie hat Abitur, und sie hat studiert. Sie ist sehr belesen. Sie schreibt wunderbar. Sie spricht Russisch und Französisch. Sie übersetzt aus dem Griechischen, Hebräischen und Lateinischen. Sie liebt Paris, Parfum und richtig schicke Pumps. „De Preestersfru trägt Stöckelschuh", flüstern sie hämisch im Dorf.

Mit dem Tag ihres Einzugs ins Pastorat ist es mit ihrer Freiheit vorbei. Sie „gehört" jetzt der Gemeinde, die alles von ihr wissen will. Auf dem Weg zum Kaufmann wird Mami mehrfach angehalten und direkt gefragt: „Na, wann is dat denn nun so wiet mit de Kinners. Köönt ehr dat nich?" Auf dem Land versteht man nicht, dass sich nicht pünktlich zehn Monate nach der Hochzeit der Nachwuchs einstellt. Und als es endlich so weit ist, sieht sich meine Mutter einer Frage ausgesetzt, die sie zuerst gar nicht versteht. Während ihr die Frau des Konditors die Tüte Brötchen reicht, fragt sie ganz ungeniert und laut: „Hepp Se Boss, Fru Paster?" Bitte was? Mit verschlagenem Blick richtet die Bäckerin den Zeigefinger auf den Busen meiner Mutter. Sie will wissen, ob die Pastorenfrau auch Milch habe und stillen könne.

Am liebsten möchte Mami sagen: „Wat geit di dat ann?", als so unverschämt empfindet sie diese Frage. Aber hinter ihr steht eine ganze Schlange weiterer Tratschtanten, die hören wollen, ob sie ihrem Kind auch wirklich die Brust geben könne. Das gehört hier zur höchsten Kür und steht in der Rangfolge von Anerkennung noch weit vor einer gelungenen Geburt. Je länger man stillt, desto besser und respektierter die Frau. Mit offenem Mund warten sie die Antwort ab. Sie vernehmen ein leises „Ja" und schauen meiner Mutter ungläubig hinterher.

Die Landfrauen sind sehr stolz auf sich und ihre Fähigkeiten als „Mudder", Köchin und „Fru". Das muss man erst mal nachweisen können, wenn man von weit her zuzieht und sich Respekt verschaffen will. Nicht selten stößt das Benehmen der Dörflerinnen, mit der sie ihre Fertigkeiten zur Schau tragen, an eine Form von Überheblichkeit, die für einen gebildeten Menschen unerträglich ist. Wie man dauerhaft auf die unerbetenen Empfehlungen reagieren will, bleibt so ungelöst wie die Frage zum richtigen Umgang im täglichen Kampf mit Tante Wally.

Meine Eltern entscheiden sich, die Dinge so hinzunehmen. Ihre Erziehung sagt ihnen, dass man Achtung vor der Erfahrung und den Älteren hat. Und überhaupt bleibt man höflich, selbst wenn einem weniger Höfliches widerfährt. Mit dieser Haltung, die sie später an mich und meine vier Geschwister weitergeben werden, wandeln sie aber zuweilen auf einem schmalen Grat. Sie sind hin- und hergerissen zwischen dem, was man dulden darf oder lieber nicht dulden sollte. Meine Eltern beschließen, sich nicht mehr darüber aufzuregen, und nehmen sehr viel mit Humor.

Der Gemeinde ist nicht entgangen, wie karg es bei den jungen Leuten zugeht. Sie lassen ihnen – meistens anonym – einige Wohltaten zukommen. Da liegt unerwartet und zum Monatsende höchst willkommen ein Paket vor der Tür. Darin Schätze zum Sattwerden. Ein küchenfertiges Suppenhuhn, eine Wurst, ein Laib Brot, ein Stück Speck, ein Glas Fett, eine Tüte Reis und Suppengewürz, alles gebrauchsfertig zubereitet. Dazu ein Zettelchen mit krakelig geschriebenen Zeilen: „Herr Pastor, Sie müssen mehr essen, sonst ist das Pfarrhaus bald verwaist!"

Aber darf man das annehmen in einem öffentlichen Amt? Meine Eltern tun es einfach. Nie würden sie eine freundliche Geste zurückweisen wollen. Auch ist die Zeit eine andere, in der vor allem „Essen" und „Hunger" eine ganz andere Bedeutung haben und damit auch so manche ungeschriebene Verhaltensregel.

Erst sehr viel später wird mein Vater den Zuwendungen Grenzen setzen. Da gibt es eine Diskussion um eine wichtige Neuregelung, die heiß auf Kirchenvorstandssitzungen und in der Gemeinde diskutiert wird: Es steht eine wichtige Entscheidung an, deren Ausgang wesentlich von der Haltung des Pastors abhängt. Vor allem ein Schlachter aus dem angrenzenden Dorf ist daran interessiert. Für den Fall, dass mein Vater für seine Interessen stimme, verspricht er ihm feierlich: „Wenn Sie das für mich tun, Herr Pastor, dann wird Ihnen für immer Ihr Sonntagsbraten sicher sein." Das sei vollkommen ausgeschlossen, antwortet mein Vater ihm. Es ist ein Schock für ihn, der immer nur eines sein will: ein guter Seelsorger. Aber er wird erfahren, dass er sich mit dieser Haltung nicht nur Freunde macht.

3. Kirchenbüro im Frühstückszimmer

Sehr früh erfahre ich, dass mein Pfarrhaus ein Tollhaus ist. Ewiges Läuten. Tür auf, Tür zu. Wir sind nie allein. Ich bin noch sehr klein, und es prägen sich mir Bilder ein, die ich auf meiner kindlichen Sichthöhe wahrnehmen kann. Da ist der Moment, wenn es zu Hause unter meinen Schuhsohlen knirscht. Dann tobe ich über Kieselsteinchen im Flur und über feine graubraune Sandkörner, die ich zu größeren Haufen mit meinem Kinderbesen zusammenkehren kann. Tante Wally hat angeregt, dass ich lernen solle, wie man ein Haus sauber hält. Meine Eltern stimmen ihr zu, froh darüber, dass nichts Dramatisches mit Tante Wally zu diskutieren ist. Und so entdecke ich unter ihrer strengen Anleitung meine Leidenschaft fürs Fegen.

Einmal in der Woche wird so viel Schmutz zu uns hereingetragen, dass Tante Wally nur empört den Kopf schütteln kann. Das ist der Tag, an dem ganze Horden von Fremden in unser Pfarrhaus einfallen. Die Haustür steht sperrangelweit offen. Und bestimmt achtzig junge Leute stürmen die Bude. In kleinen Gruppen trampeln sie die Holztreppe hoch in das größte Zimmer im ersten Stock – den „Konfirmandensaal“. Um fünfzehn Uhr ist der erste Jahrgang dran, danach sind die Fortgeschrittenen an der Reihe.

Abends tagt dort der Kirchenvorstand oder ein anderes wichtiges Gremium. Dann sehe ich Männer in derben grünen Jägerjacken oder im Anorak, den sie über einem viel zu knappen Anzug über dicken Bäuchen tragen. Auf ihren Köpfen kleine Hüte, die sie höflich anheben, sobald sie meine Mutter erspähen. Für siebzehn Leute serviert sie Kaffee und Kuchen und manchmal auch Schnittchen, als wären sie nicht wohlgenährt und rotgesichtig genug. Aber sie sind „fründliche Lüüt“, wie man hier auf dem Lande sagt. Die meisten sind Bauern. Sie fahren in den größten Autos vor. Sie sind die Reichsten hier. Und ihr Wort hat Gewicht. Sie lieben meinen Vater, und sie vertrauen ihm. Aber jede Entscheidung, die man für die Kirche trifft, muss von ihnen abgesegnet werden. Das bedeutet, dass Papa für seine Planungen werben und die Gemeindeältesten auf seine Seite ziehen muss. Nur ist das ist mit den „Sturköppen“ auf dem Land nicht immer so einfach.

Es vergeht kein Tag, an dem nicht wildfremde Menschen durch unsere Räume wuseln. Ganz bewusst wird es mir, als ich einmal sehr krank bin. Ich habe hohes Fieber und muss das Bett hüten. Immer wieder legt meine Mutter kühlende Wickel um meine Brust und um meine dünnen

Beine. Eine willkommene Abwechslung, die ich herbeisehne. Viele Stunden liege ich allein, und ich langweile mich. Im Nebenzimmer wird laut gesprochen. Eigentlich ist dieser Raum unser „Frühstückszimmer". Aber gerade wurde es zum offiziellen Amtsbüro meines Vaters umfunktioniert.

Erst höre ich laut die Hausklingel schellen, dann öffnen sich Türen, danach höre ich Fragen, die im herrischen Tonfall gestellt werden: „Was wollen Sie?", „Muss das jetzt sein? Ich habe noch anderes zu erledigen!" oder: „Der Pastor hat keine Zeit." Leise schüchterne Entgegnungen folgen, die ich nicht verstehen kann. Darauf nervöses Schubladenknallen und wieder eine kurze zackige Ansage zum Schluss. Und schwupp schlägt wieder eine Tür zu, und die Besucher stehen draußen. Sie wurden kurzerhand an die Luft gesetzt.

Nach zwei Minuten Funkstille drückt jemand die Klinke zum Kirchen-Office auf. Und wie Donnerschläge prallen zwei Stimmen aufeinander. Die eine kommt mir sehr bekannt vor, es ist Papa, der brüllt. Die andere ist mir noch nicht so vertraut. Ich darf nicht aufstehen und schauen, was da los ist. Aber ich bin sehr neugierig und rufe nach einem Glas Himbeersaft. Ich muss ein wenig warten, aber irgendwann reicht mir meine Mutter eine „Schnabeltasse", die ich immer bekomme, wenn ich krank unter einer warmen Federdecke liege.

„Was ist denn los, Mami?", frage ich und zeige auf die Tür, hinter der die Unterhaltung immer hitziger wird. „Ach, sie schimpft wieder mit deinem Vater, am besten hörst du gar nicht hin und schaust mal in dein Märchenbuch ..."

Mit „sie" meint meine Mutter die Gemeindesekretärin, die gerade erst ihren Job im Pfarrhaus begonnen hat. Bisher hat mein Vater vor allem mithilfe meiner Mutter alles selbst gemacht. Aber die Verwaltungsarbeit wird mehr, und das Kirchenamt erwartet, dass neue Urkunden erstellt, ein großes Archiv anlegt und Briefe schneller und ohne Tippfehler beantwortet werden.

Nach langem Suchen ist Papa fündig geworden. Die Frau, die sich vorstellt, verspricht seriöse Kompetenz in allen Sekretariatsangelegenheiten. Sie ist ein alter Hase in ihrem Metier. Sie weiß alles – und sie weiß alles besser. Sie ist eine recht korpulente, sehr resolute Person. Sie nimmt kein Blatt vor den Mund und poltert schnell los. Wenn sie glaubt, im Recht zu sein, kommt ihr Widerspruch aus den Tiefen des Zwerchfells, dazu wogt ihr Körper im Rhythmus ihrer Rede.

So schnell sie sich aufregt, so schnell beruhigt sie sich jedoch auch wieder. Sie ist das, was mein Vater „cholerisch" nennt. Eigentlich ist sie eine sehr liebe Frau. Mit ihr kann man auch herzlich lachen. Aber sie hat etwas Unberechenbares an sich.

Jetzt haben wir eine zweite „Tante Wally“ im Haus. Täglich gibt es Diskussionsbedarf über die neue Frau an der Schreibmaschine. Immer wieder geht sie an die Grenzen dessen, was man eigentlich hinnehmen kann. Sie will ihrem Chef sagen, wo es langzugehen hat.

Beim Essen höre ich meine Eltern über die diversen Vorfälle reden. „Die hat einen Ton am Leib“, sagt meine Mutter, „das kann ja heiter werden.“ Und Papa antwortet: „Na ja, es ist auch immer sehr viel Unsicherheit dabei, wenn Leute so auftreten, man sollte das nicht überbewerten.“ Die Psychologie wird in meinem Elternhaus immer gleich mitgeliefert, wenn man sich über die Capricen anderer Leute aufregt.

Aber auch die Wirkung nach außen verschlechtert sich. Vom behutsamen Umgang mit Menschen, die gerade sehr traurig sind, weil sie um einen geliebten Menschen trauern, oder voller Glück sind, weil sie die Taufe ihres Kindes anmelden wollen, davon versteht sie nichts. Und immer wieder höre ich meinen Vater sehr laut und deutlich sagen: „Sie arbeiten hier nicht in einer Behörde oder einem Unternehmen. Hier geht es ausschließlich um Menschen, die ein Schicksal haben. Wir müssen ihnen freundlich und zugewandt begegnen.“

Solche Ansagen schüchtern aber unsere Madame, eine gebürtige Großstädterin, nicht ein. Aber sie ist klug genug, sich zu mäßigen. Es folgt ein stillschweigendes Agreement, das für beide Interessen zuträglich ist. Mein Vater braucht ein funktionierendes Büro – und sie will Geld verdienen und geachtet werden. Es ist eine Übereinkunft, die für beide ein Erfolg sein wird, wenn es auch immer mal wieder Einbrüche im Hinblick auf den Burgfrieden geben wird.

MEINE ELTERN gründen eine Familie in einem Haus, in dem sie nie ungestört sind. Wie ein junges Ehepaar das überhaupt dulden kann, lässt sich nur mit ihren Anfängen im Pfarrhaus und dem Zeitgeist erklären. Meine Eltern sind nicht eine Stunde allein, weil da noch ein anderer Pastor unter dem gemeinsamen Dach lebt. Er ist eine Art Nebenpastor, der an der Seite des hauptamtlichen eher soziale Aufgaben übernimmt, wenn er auch regelmäßig auf der Kanzel in der Kirche steht. So zum Beispiel in einer Übergangsphase, bis mein Vater kommt.

Er ist der „King“ im Dorf – und im Pastorat. Und dies lässt er die „jungen Leute“, die bei ihm einziehen, auch spüren. Er beobachtet jeden Schritt, den sie machen. Mehrere Jahre bis zu seinem endgültigen Ausscheiden aus dem Beruf ist er da – wie ein Schatten, der meinen Eltern bis in ihre intimsten Momente folgt. Er lauscht sogar an der Schlafzimmertür, wenn sie sich lieben. „Seine Lordschaft“ nennt Mami ihn voller Ironie.

Meine Erinnerung an ihn ist eher vage: Er ist ein schmales Männlein mit wenigen Haaren. Er hat ein Holzbein. Er geht an einem Stock mit einem Silberknauf. Er ist nicht verheiratet. Seine späten Jahre verbringt er mit seiner älteren Cousine, die gut auf ihn aufpasst. Zusammen sind sie der „Horchposten" im Pfarrhaus, dem nichts entgeht und vor dem meine Eltern sich manchmal fürchten.

Die Idee, zwei Pastoren auf diese Weise zusammenzupferchen, ist trotz aller materiellen Not höchst ungewöhnlich. Mein Vater und der erfahrene Kollege müssen nicht nur zusammenarbeiten – sie teilen auch das Bad und die Küche. Gemeinsam befeuern sie die Heizöfen. Und hat der ältere Herr ein Problem mit einem verstopften Abfluss, muss der jüngere ran und die eklige Störung beseitigen.

Natürlich begegnet man sich weitgehend mit Respekt in den Zimmern, die gemeinsam benutzt werden müssen. Aber es gibt Unstimmigkeiten. Der Kollege mag nicht mehr arbeiten und überlässt die meisten Amtshandlungen meinem Vater. Seine Tage verbringt er frierend neben einem Ofen, wobei er sich gern eine Decke über die Beine legt. Mit strengem und zuweilen überheblichem Blick wacht er über das pastörliche Wirken meines Vaters, ohne selbst ein Vorbild zu sein.

Der Respekt vor dem über dreißig Jahre älteren Amtsbruder verbietet meinem Vater zunächst, über die Wohnverhältnisse zu jammern. Und außerdem ist er dankbar, in Frieden zu leben, das theologische Staatsexamen in der Tasche und überhaupt ein Dach über dem Kopf zu haben.

Der Alt-Pastor hat Gefallen an meiner Mutter gefunden. Er registriert jedes Wort, das sie sagt, und jeden Besuch, den sie empfängt. Das Wort „Stalking" gibt es noch nicht. Aber Mami erlebt es, als ein junger Kollege ihres Vaters, der an der Ostsee Urlaub macht, überraschend an einem schönen Sommertag vorbeikommt. Sie ist allein, weil Papa dienstlich unterwegs ist.

Mami serviert selbst gemachten Obstsaft und ein Stück Erdbeertorte. Sie hört es rascheln im Flur und schaut nach. „Ich trat aus dem Wohnzimmer und sah, wie seine Lordschaft sich in Riesenschritten entfernte", wird sie uns später erzählen. „Als ich ihn fragte, ob er zu mir gewollt habe, wurde er ganz rot und sagte ‚Nein'. Ich hätte wohl ‚lieben' Besuch. ‚Ja, sehr lieben', sagte ich da. Weiter nichts. Da war er platt und verschwand. Nachmittags traf ich ihn im Garten. Er fragte mich, ob mein Mann von dem Besuch gewusst habe. Ohne weitere Erklärung sagte ich nur: ‚Nein, mein Mann wusste davon nichts.' Ich weiß nicht, was in seinem Blick mehr überwog: Die Schadenfreude darüber, dass ich euren Vater hintergehe – oder die Verachtung darüber, dass ich ein Flittchen bin. Papa und ich haben lange darüber gelacht."

Wenn meine Mutter nach Flensburg fährt, um Besorgungen zu machen oder einen Arzttermin hat, klinkt der alte Herr sich gern ein. Er begleitet sie im Zug – oder fährt schon im Bus voraus. Er weiß genau, in welchem Café meine Mutter ihren Kaffee trinkt. Und nicht entgangen ist ihm auch, wo sie mit meinem Vater verabredet ist, wenn ein Pastorenkonvent in der Stadt vorüber ist. Es ist nicht geplant, aber er ist schon da, wenn sie das Lokal betritt.

Er lässt immer weniger Gelegenheiten aus, meine Mutter im Dorf zu begleiten. Da sind die vielen Einladungen zu den Geburtstagen im Altersheim. Wahrscheinlich hat er ein Problem mit dem Alkohol, denn anders ist neben vielen anderen auch diese Begebenheit kurz vor seinem Ruhestand nicht zu verstehen, die Mami in einem Brief im Spätsommer 1959 so schildert: „Er ist neulich sturzbesoffen nach Flensburg im Bus gefahren. Mit Cousine. Nach der Fahrt sah er grün und blau aus, und als man ihn auf dem ZOB aus dem Bus gehievt hatte, sackte er sofort auf die Knie zusammen. Ein paar Frauen aus der Gemeinde fuhren mit im Bus und schrien laut auf: ‚Nun falt he ok noch dal!'"

Ein betrunkener Pastor, der öffentlich zusammenklappt, das ist Dorfgespräch für mehrere Tage. Und die aufmerksame Cousine hat den Zusammenbruch nicht verhindern können. Langsam kriegt sie spitz, wie sehr ihr die Kontrolle über ihren Gefährten entgleitet. Und ihren Ärger darüber lässt sie ausgerechnet an dem schwächsten Mitglied der Familie aus, unserer alten Hundedame Nelly. Wann immer das Tierchen, schon fast blind, an ihren Füßen schnuppert, kreischt sie: „Na, du fette Henne … willst mich erschrecken, aber du schaffst das nicht!"

Es sind die Momente, in denen unsere Mutter seufzend ihr Lebensmotto murmelt: *„Make the best of it."* – Mach das Beste daraus. Und ich werde aus diesen Geschichten sehr früh lernen, mit Humor zu akzeptieren, was nicht so ohne Weiteres zu ändern ist.

4. Phänomen Pastorenfrau

Ein blitzeblank polierter schwarzer Landauer jagt durch unsere Allee. Nur unter größter Anstrengung kommt er vor dem Pastoratsrondell zum Stehen. Das Pferdegespann strotzt vor schier überbordender Kraft, und der Kutscher hat größte Mühe, es ruhig zu halten. Voller Respekt steigen meine Eltern ein: Sie werden zu einer Taufe in ein Nachbardorf abgeholt.

Das laue Frühsommerlüftchen und die schöne Blumendekoration an dem nordischen Fiaker können nicht von der Tatsache ablenken, dass die Rösser machen, was sie wollen. Sie sind so schnell, dass der Wagen über die Straßen hüpft. Weil sie nicht gemäßigt traben, sondern wie wild ihre Köpfe und Hufe hochreißen, scheint das Gefährt unterwegs Bocksprünge zu machen. Die schmalen Finger meiner Mutter verknoten sich in der Hand meines Vaters. Und wenn das Vehikel in den Kurven endgültig die Balance zu verlieren und umzukippen droht, ruft sie: „Anhalten. Ich will aussteigen!" Aber der Kutscher hört sie nicht. Er genießt seinen Auftritt am Sonntagnachmittag. Er fühlt sich als die wichtigste Person im Dorf. Die Passanten in unserer Hauptstraße winken begeistert.

Mami, eigentlich ziemlich unerschrocken, hat eine Heidenangst. Und meinem Vater, sonst eher zimperlich und fürsorglich und verständig zugleich, ist dies sichtlich peinlich. „Reiß dich mal zusammen!", zischt er seiner Frau ins Ohr. Er geniert sich vor den Dörflern, die durch die Bank weg viel robustere Frauen an ihrer Seite haben.

Mutproben wie diese gehören zu den Lektionen, die meine Mutter durchläuft, um sich mit der Zeit der schmerzlosen Contenance einer gestandenen Landfrau anzunähern. Es ist ein derbes Leben, auf das sie nicht vorbereitet ist. Nicht ohne Wehmut berichtet sie von ihren Studienjahren in Erlangen und Kiel. Sie wollte Lehrerin am Gymnasium werden, für Religion und alte Sprachen. Sie war eine Studentin wie jede andere auch mit vielen Kommilitonen, mit denen sie die Nächte durchtanzte und bis zum frühen Morgen lachte und quatschte bei selbst gedrehten Zigaretten und Pfefferminzlikör.

Groß geworden ist sie in Düsseldorf, wohin es die Fabrik aus Sachsen verschlagen hat, für die mein Großvater als Ingenieur und Prokurist das brachliegende Auslandsgeschäft nach dem Zweiten Weltkrieg auf unzähligen Reisen wiederaufgebaut hat. Das Abitur hat sie an der Cecilienschule gemacht, der „Höheren Mädchenschule zu Obercassel". Dort war sie umgeben von elegantem Flair. Und sie sog eine rheinische Lebensfreude auf, die nie versiegen sollte. Diesen Witz und die Freude an Menschen hat sie auf uns Kinder übertragen, den wir so nie in unserem Dorf erfahren hätten.

Ich habe eine Mutter mit einem Beruf, den es eigentlich gar nicht gibt: Pastorenfrau. Mit ihrer brillanten Intelligenz und ihren Ambitionen ist sie jemand geworden, den man die „Frau an seiner Seite" nennt. Sie ist ein Multitalent, das aber beruflich wenig aus sich macht und das Leben ihres Mannes lebt. Ihr Studium hat sie kurz vor dem Examen einfach aufgegeben. Sie wird kein gewöhnliches Hausmütterchen sein. Aber keineswegs erfährt sie wirklich Erfüllung in einem Beruf, der ihren Fähigkeiten entspricht. Ein Jammer um ihre beneidenswerten Gaben.

Doch damit ist sie keine Ausnahme. Fast jede verheiratete Frau aus dieser Generation tanzt nach dem Takt des Familienernährers. So lehnt auch meine Mutter ein interessantes, wenn auch für sie kein wirklich angemessenes Jobangebot einer Buchhandlung in Flensburg ab. Mein Vater wäre prinzipiell dafür gewesen, dass sie die Stelle annimmt. Aber am Ende entscheidet sie sich dagegen. Es bleibt keine Lücke neben dem, was der kirchliche Dienstkalender diktiert. Sie liebt meinen Vater und schmeißt sich bedingungslos hinein in seine Berufung. Schon sehr früh werde ich mich in der Biografie meiner Mutter spiegeln. Und ich weiß: Ihr Weg wird niemals meiner sein.

GEFÜHLT ist meine Mutter immer da – und doch ist sie auch ganz viel weg. Bibelstunde, Gottesdienst, Taufen, Hochzeiten, Beerdigungen, Dorffeste, kommunale Feierstunden. Die Gattin des Pfarrers ist in den Fünfziger- und Sechzigerjahren immer da, wo der Geistliche ist oder gerade sein sollte, wenn er nicht kann und sie ihn als Gast vertritt.

Als sie Mutter wird, fällt ihr das schwer. „Morgen sind wir zur Hochzeit eingeladen. Ich habe aber eigentlich gar keine Lust mehr, zu diesen Feiern hinzugehen, wegen des Kindes, aber man kann es schlecht abschlagen“, schreibt sie, als sie die ruhigen Stunden mit ihrem meist schlafenden Baby genießt. Doch die Feierwut auf dem Land lässt nie nach. Und Mami muss immer dabei sein. Es ist sehr spät, wenn sie nachts nach Hause kommt. Dann schaut sie schnell in die Kinderzimmer und vergewissert sich, ob meine Geschwister und ich auch schlafen. Manchmal werde ich wach von ihrem Kuss und ihrer warmen Hand auf meiner Stirn.

Einmal werde ich durch sehr laute Stimmen wach, die durch die Wände dringen. Ist da Streit? Schreit meine Mutter meinen Vater an? Es poltert. Türen schlagen. Schlaftrunken mache ich mich auf den Weg. Alles ist hell erleuchtet. Meine Eltern, noch in Festgarderobe, waten barfuß durch knöchelhohes Wasser, das sich vom Bad in ihr Schlafzimmer und dort weiter ins Esszimmer und über das ganze Haus auszubreiten droht.

Mami flucht. Papa schimpft. Was ist passiert? „Das Haus bringt mich noch um!“, klagt meine Mutter. Und mein Vater erklärt: „Das Ventil der elektrischen Wasserpumpe ist herausgesprungen …“ Er hat es gerade wieder eingestöpselt. Stunden über Stunden werden meine Eltern das Wasser mit Tüchern aufnehmen und sie mühsam über kleinen Wascheimern auswringen. Die Sonne geht bereits auf, als sie sich für ein kurzes Nickerchen zur Ruhe legen. Ganz früh müssen sie wieder raus aus den Federn.

Für acht Uhr hat sich der Revisor des Kirchenamts angemeldet. Und da wartet schon das nächste Malheur. Es fehlen zehn Mark in der Gemeindekasse. Zumindest laut Buch, wie der Kirchenkassenchef mit schadenfroher Mimik feststellt. Mami, selbst die Ordnung und Korrektheit in Person, kriegt einen roten Kopf – vor Zorn. „Das kann gar nicht sein", sagt sie, „das ist ja noch nie vorgekommen." Es gebe immer ein erstes Mal, antwortet der Prüfer süffisant. Sie schnappt ihm die Papiere unter der Nase weg und fordert ihn auf, genau zu benennen, wo er denn das Minus ausgemacht haben will. Mit spitzem Bleistift umkreist er den Bereich. Und meine Mutter, immer schon nervenstark, addiert noch mal nach. „Nein, da fehlt nix", sagt sie und klopft auf die Summe unterm Strich, „meine Rechnung stimmt, Sie haben falsch gezählt!" Mit steifem Nacken wird der Buchhalter unser Haus verlassen. Meine Mutter wird das Gefühl nicht los, dass er sich ärgert, nichts gefunden zu haben.

Aber sie hat Übung mit solchen Terminen. Schon zuvor zeigte sie es den Kirchenoberen. Da gibt es ein Datum, das mein Vater bereits lange rot im Kalender angestrichen hat. Er erwartet einen Besuch, der Pastoren allgemein ein wenig Unbehagen bereitet. Und dieses Ereignis trägt einen Namen, der so gespreizt und hoheitsvoll wie auch einschüchternd und ein bisschen albern zugleich klingt: Es geht um die „Propst-Visitation!" Wenn der Praepositus, der Vorgesetzte, seinem Untergebenen im Pastorat die Aufwartung macht, ist dies eine Ankündigung, als habe sich der Kaiser persönlich im Haus angemeldet. Bereits Wochen vorher herrscht geschäftiges Treiben. Tante Wally fegt wie eine Furie durch alle Zimmer. Alles muss tipptopp sein, wenn der wichtige Mann in seinem strengen schwarzen Anzug, den Hals in den strammen Kragen des Kollarhemdes gezwängt, aus dem Auto steigt und zuerst der Dame des Hauses mit falsch übertriebener Freundlichkeit weihevoll beide Hände reicht.

Außerdem ist dieser Quasi-Provinzpapst der Mann, der Papa nicht als Pfarrer in unserem Dorf haben wollte. Klar, dass *der* jetzt in jede Akte seine Nase stecken wird. Alles wird rauf und runter bis in jedes kleinste Detail geprüft werden. Die Verwaltung des Geldes, die Archive und Register für Taufen, Hochzeiten, Beerdigungen, alle Urkunden etc.

Meine Mutter hockt über den Kirchenbüchern, bis ihr die Augen zufallen. Alles muss vorgelegt werden. Und auf kritische Nachfrage kann sie ruckzuck alles nachreichen, was der hohe Herr sehen möchte. Das alles geschieht wie selbstverständlich, ohne dass meine Mutter auch nur einen Pfennig Bezahlung für ihre Dienste an der Kirche erhält. Ich bin zehn Jahre alt, als sie mir davon erzählt. Und schon in diesem Alter entwickelt sich in mir eine Abneigung gegen alles, was nach Vorschrift,

Regeln und vor allem Kontrolle riecht. Und ich habe eine erste Ahnung, dass meine kluge Mutter in einer völlig falschen Rolle feststeckt.

UND SO GEHT ES IMMER WEITER. Meine Mutter ist stets im Dienst – und immer für andere. Zum Erntedankfest schleppt sie medizinballgroße Kürbisse in die Kirche. Sie bereitet Bibelstunden vor, zu denen sich vornehmlich die Senioren und die bejahrten Flüchtlinge des Dorfes einfinden. „Es strengt an, den Alten in die Ohren zu trompeten", klagt sie. Und sie fühlt sich mit allem überlastet. Kaum ein Abend frei, seit morgens ohne Unterbrechung auf den Beinen. Aber das Schlimmste für sie bleiben die Feiern. „Ich bin ganz erledigt davon", stöhnt sie, „und schlanker wird man auch nicht bei der Fresserei." Manchmal flüchtet sie in die Kirche, um ein wenig Ruhe zu haben. Da geht sie auch hin, wenn mein Vater sonntags in einem anderen Dorf seinen Dienst verrichtet und eine Vertretung für ihn auf „unserer" Kanzel steht.

Weil ich eine Grippe hatte, bin ich einmal zu Hause geblieben. Aber natürlich kommt sie auch an einem solchen Tag nicht ohne eine Anekdote heim. Während wir zusammen eine Suppe löffeln, Papa ist noch nicht zurück, erzählt sie mir: „Heute hat ein alter Pastor gepredigt – über eine halbe Stunde! Ich bin bald ausgewachsen vor Langeweile. Dazu noch die langatmigen Gebete mit laufenden Wiederholungen. Die Leute rutschten alle gehörig auf ihren Plätzen rum. Hinter mir schnarchte ein Herr ganz fürchterlich, sodass sich alle umguckten."

In meinem Pfarrhaus wird nicht verheimlicht und ausgespart, dass Kirche auch zum Gähnen sein kann. Das hat mich sehr früh in einer Weise konditioniert, die Dinge kritisch zu betrachten und frei und unbekümmert zuzugeben, wenn etwas einfach nicht inspirierend ist. Es sind manchmal nur kleine Hinweise und sehr kindliche Beobachtungen, die sich erst viel später zu einem sinnvollen Ganzen an Erkenntnis fügen. Aber so klein, wie ich bin, spüre ich, dass dieses Dasein als Pastorenfrau meine Mutter mit jedem Jahr unzufriedener macht.

NIEMAND SIEHT SIE. Vielleicht ist das die gemeinste Erfahrung, die eine klassische „Nur"-Pastorenfrau machen kann. Mein Vater, für den meine Mutter das alles aushält, gehört ihr nicht allein. Er ist kein Hollywoodstar. Aber er wird verehrt wie einer. Ich bin erstaunt, welche Gründe die Frauen im Dorf erfinden, mit ihm in Kontakt zu treten. Über all die Jahre hinweg wird er sagen: „Ich habe den schönsten Beruf der Welt. Ich bin Seelsorger." Liegt es etwa an den Damen, die ihn umschwirren? Um deren „Seele" er sich kümmern muss?

Nie kommen sie mit leeren Händen. Schnell finden die Frauen heraus, was der „arme Herr Pastor", ja wirklich, so nennen sie ihn, mag. Seine Gemeinde-Groupies bringen Ingwerstäbchen, Studentenfutter, Rotwein – und selbst gemachte rote Grütze. Die Nachbarinnen, die meisten wie er waschechte Schleswig-Holsteiner, überschlagen sich. Mit Schüsseln eilen sie über die Straße und überreichen diese spezielle nordische Obstspeise mit einem Nachdruck, der nachgerade so belästigend wie übergriffig sein kann – aber meinen Vater ein ums andere Mal höchst beglückt. Mein Vater fühlt sich geschmeichelt und bedankt sich überschwänglich: „Genau so muss Grütze schmecken, so kenne ich sie aus meinen Kindertagen ..."

Schwingt da ein Vorwurf an meine Mutter mit? Sie rümpft regelmäßig die Nase, wenn er sich Unmengen eiskalte Milch über diesen undefinierbaren Fruchtbrei schüttet und anstelle eines Mittagessens in sich hineinschaufeln wird. Natürlich schaut sie auch mit Eifersucht auf dieses Treiben. Aber nicht weil sie sich um die Treue ihres Mannes sorgt. Sie fühlt sich in ihrer Ehre als Köchin gekränkt. Als es ihr zu bunt wird, eilt sie in den Gemüsegarten, schneidet Rhabarber und zaubert eine Grütze, die meinem Vater die Sprache verschlägt, weil sie wirklich fantastisch ist.

„Wie Papa von den Weibern hofiert wird, ist einfach schrecklich", sagt meine Mutter an einem heißen Sommertag in der kühlen Küche zu mir. Es ist ein Augenblick, in dem sie nicht so gut auf ihn zu sprechen ist. „Neulich sagte eine, er habe so gute Augen", und dabei äfft Mami die Stimme der Frau nach. „Und eine andere stellte fest, er habe so eine weiche Stimme. Die sind alle verrückt. Erst gestern war wieder eine da und hat ihm ein Glas Erdbeeren geschenkt, als würde es bei uns keine geben ..."

Wie verlassen sie sich als Pastorenfrau manchmal fühlt, wird meine Mutter mir gegenüber nie zugeben. Aber sie schreibt es ihren Eltern, als ihre Freundin aus Studientagen nach einem Besuch wieder abgereist ist: „Es war schön für mich, mal von früher jemanden dazuhaben, mit dem man sich gut versteht. Denn das fehlt mir hier doch sehr. Im Grunde ist man ja völlig einsam hier ..." Und ihr setzt auch die Tristesse der Landschaft und des Klimas zu. „Es war ein fürchterlicher Schneesturm hier, nun ist aber alles schon wieder weggetaut. Doch es bläst noch ein heulender Sturm von Südwest. Jedenfalls ist es eine unfreundliche Gegend, in der wir wohnen. Wir stellen es jeden Tag von Neuem fest."

Wenn sie nicht „den netten Doktor mit Frau" als Freund gewonnen hätte, dann wäre es für sie trostlos gewesen, denn „ich hätte niemanden, mit dem man auch mal ein privates Wort reden kann". Der Arzt ist ihr persönlicher Lichtblick. Er ist ein besonnener Mann mit einem schlitzohrigen Humor. Wenn ich Fieber habe und er mir einen milchig aussehenden süßen Saft, das reine Penicillin, verschreibt, weiß ich, dass alles gut wird. Meine Mutter verehrt ihn. „Er sagt immer, dass er eine Krankheit riechen kann, wenn er ein Krankenzimmer betritt", schwärmt sie von ihm.

Der Zweite im Bunde, mit dem meine Eltern Kontakt pflegen, der weniger etwas mit dem Beruf meines Vaters zu tun hat, ist der Apotheker. Er kommt manchmal zum Mau-Mau-Kartenspiel und hat Sitzfleisch bis weit nach Mitternacht. Dabei genießt er Rum-Grögchen, die Mami gegen die Kälte zubereitet, die durch die Fenster kriecht. Auch ein Lehrer im Dorf hat ihr Vertrauen. Er schießt die schönsten Babybilder von mir.

Aber sonst? Direkt am Wohnort passiert nicht allzu viel. Ein Höhepunkt an Zerstreuung ist die Modenschau, die im Tanzsaal des Gasthofs stattfindet und vom Dorfkaufmann veranstaltet wird, Eintritt fünfundsiebzig Pfennige. Oder der Ball der Heimatvertriebenen, auf dem Papa der begehrteste Mann auf dem Parkett ist. Und der erste Tanz gehört …, nein, nicht meiner Mutter, sondern Tante Wally. Ihr Sieg über Mami, den sie zutiefst genießt. Kerzengerade streckt sie die Arme nach oben, um sich mit Mühe an Papas Oberarmen festzuhalten. Und nach ihr ist eine Vielzahl weiterer Damen aus der penetranten Fangemeinde dran.

Es ist der Humor, der meine Mutter auch auf diesem Fest bei Laune hält. „Ich hatte auch verschiedentlich reizende Tänzer", schreibt sie am nächsten Tag ihren Eltern, „zum Beispiel drei richtig halbstarke ehemalige Konfirmanden von uns, mit Hackschnitt und viel Pomade im Haar, mit schwarz-weißen Schuhen, Schnürsenkel-Krawatte und schwarz-rot groß kariertem Jackett. Und nicht zu vergessen der Briefträger, der immer nur Französisch mit mir sprechen wollte, weil er als Soldat in Belgien war …"

Meine Mutter erlebt Geschichten, die mich meine ganze Kindheit begleiten. Sie hat dieses Leben nie angestrebt. Nur ihre positive Grundhaltung und die Liebe zu meinem Vater lassen sie das ertragen.

5. Versteckspiel in der Sakristei

Würde man mir die Augen verbinden und mich in eine Kirche entführen, ich wüsste sofort, wo ich bin. Die Kühle im Gotteshaus, seine ergreifende Stille, ganz wenige ganz spezielle Geräusche und der unverwechselbare Geruch nach Kerzen und jahrhundertealten Materialien – das alles hat sich für immer in mein Gedächtnis eingebrannt.

Ich bin sieben Jahre alt und nehme an christlichen Ritualen teil, die mich, so glaube ich, mit einer behütenden Kraft verbinden. Am Sonntagmorgen ist es so weit. Ganz früh stehen wir auf. Ich ziehe mein bestes Kleid an, das ein Karomuster aus rot-grün-blau-weißen Streifen und einen weißen Kragen hat. Ich darf es sonst nur zu Einladungen bei Kindergeburtstagen tragen. Schnell ziehe ich das blaue Mäntelchen über, und los geht's. An der Hand meiner Mutter laufe ich einen schmalen Sandweg entlang zu unserer Kirche, die fast achthundert Jahre alt ist. Für Mami ist es das Normalste der Welt, bei Wind und Wetter am Sonntag in die Kirche zu gehen, und damit gehört es auch für mich dazu. Was nicht heißt, dass ich es gern tue.

Sehnsüchtig schweift mein Blick an den Nachbarhäusern entlang: Da sind noch die Gardinen zugezogen, weil alle schlafen. Auch bei meinen Freundinnen ist das so. Wenn sie nicht in die Schule müssen und die Eltern nicht arbeiten gehen, ist „ausschlafen" angesagt. In der Regel brauche ich dort vor elf oder zwölf Uhr gar nicht zu klingeln. Und wenn sie doch schon aufgestanden sind, sehe ich sie die Torte für die Großmutter zum Wagen balancieren, die ihre Lieben zum Mittagessen erwartet.

Auch ich hätte Lust, mit meinen Eltern auszufahren. Vor allem im Sommer. „Ich möchte auch an den Strand", sage ich dann zu meiner Mutter. Und sie antwortet: „Das machen wir in den Ferien, nach der Kirche werden wir in den Garten gehen, und wir stellen den Rasensprenger an."

Bis wir Papa, der schon vorgegangen ist, an der Kirchentür begrüßen, werde ich kein Wort mehr sprechen und auf bessere Zeiten hoffen. Steige ich die kleine Stufe am Eingang hinab, ist es, als würde ich mich aus einer sonnig-fröhlichen Welt verabschieden. Alles verdüstert sich plötzlich. In der Kirche gehen wir weit nach vorn. Und ich kapiere nicht, warum es meine Mutter immer in die ersten Reihen zieht. Mit gesenktem Kopf trotte ich neben ihr her. Haben wir eine Lücke für uns entdeckt, ist schon das Sitzen auf der Kirchenbank eine wahre Herausforderung. Nirgends sonst bin ich in dieser Form gezwungen, mich kerzengerade zu halten, egal wie langweilig mir gerade ist. Außerdem kriecht feuchte Kälte durch die Wollstrumpfhose in mich hinein. Ich friere schnell – und hier am schnellsten. Erst mit der Zeit wird mir warm, zumindest im Winter, wenn sich das Gotteshaus mit immer mehr Gläubigen in dicken Mänteln füllt und die Luft zum Atmen immer dünner wird.

Mindestens eine Stunde bin ich jetzt hier. Ich muss still sein. Ich darf nicht laut gähnen. Ich soll keine Faxen machen und mich auch nicht immer nach hinten umdrehen. Lachen ist ebenfalls nicht erlaubt, was es noch schlimmer macht und immer wieder den einen oder anderen Lachkrampf provoziert. Was gesagt und gesungen wird, ist für mich nur von flüchtiger Bedeutung. Ich bin konzentriert auf das, was sich direkt vor und neben mir abspielt. Mein größtes Interesse wecken halb geöffnete Handtaschen, die schräg an den Haken der Rückenlehne des Vormannes hängen und in denen ich weiße Stofftaschentücher mit Spitze erspähe, nicht selten in 4711-Wässerchen getränkt oder mit Duftnoten versehen, die nach Mottenkugeln oder sonst wie abstoßend riechen.

Ich zähle ungeduldig die Strophen, welche immer holprig und schief von der andächtigen Menge angestimmt werden. Allen voran meine Mutter, die glockenhell eine Art Vorsängerrolle beim Gottesdienst einnimmt, weil sie die Einzige ist, die Ton und Tempo der Lieder richtig trifft. Das ist der Augenblick, in dem ich mich immer frage, warum sie nie Operettensängerin werden durfte. Meine Großeltern hatten es ihr verboten, so etwas wurde man in bürgerlichen Kreisen einfach nicht. Etwas spannender wird es, wenn Papa den Altarraum betritt und in einem seltsamen Sprechgesang zu den Liturgien ansetzt. Wenn er dabei unter dem Talar seine Arme ausbreitet, sieht es aus, als würde ein großer Vogel zum Flug ansetzen.

Während sich die Gemeinde an dem vorerst letzten Psalm abarbeitet, ist mein Vater auf einem nicht einsehbaren Weg hinauf zur Kanzel. Und wenn er dann wieder auftaucht wie der liebe Gott persönlich hoch über uns allen, möchte ich am liebsten „Hallo, Papa, *hier* bin ich" rufen. Aber er guckt weit über mich hinweg ins Nirgendwo.

Ganz selten fällt wie zufällig sein Blick auf mich, und dann freue ich mich, darin ein komplizenhaftes Blitzen zu entdecken. Wovon er spricht, davon merke ich mir nichts. Meine Gedanken schweifen sowieso meistens ab. Mein Vater ist mir fremd in diesem sechseckigen Predigtstuhl, der so wirkt, als würde er jeden Augenblick von der Wand auf die Besucher in der ersten Reihe hinunterstürzen. Den Wert des kunstvollen Gesimses aus der zweiten Hälfte des 16. Jahrhunderts kann ich noch nicht würdigen. Die Bildnisse aus der Passion daneben wirken bedrückend. Das Leiden und Sterben Jesu wühlen mich auf, seit ich denken kann, obwohl das Gespräch darüber zu unserem Alltag gehört. Und den allerletzten Rest versetzt mir immer der Anblick des Herzstücks in unserer Kirche: der blutende, ans Holzkreuz genagelte Mann, nackt bis auf ein Tuch um die Hüften, der tot über dem Chorbogen hängt. Auch der verklärte Blick der „Madonna auf der Mondsichel" daneben macht es nicht besser.

Ich weiß nicht warum, aber die Kirche ist mir als Kind nicht geheuer.

Mit einer Ausnahme: zu Weihnachten. Auf das Krippenspiel am Heiligen Abend freue ich mich die ganze Adventszeit. Ich erlebe eine feierliche Stimmung, wie ich sie später in meinem Erwachsenenleben zum Christfest nie wieder so empfinden werde. Die vielen Kerzen. Die vergoldeten Stirnbänder der Engel. Maria und Josef, die Könige aus dem Morgenland. Der gewaltige leuchtende Tannenbaum, dessen Spitze den Kirchenhimmel zu küssen scheint. So viel Schönheit an Farben, Glanz und Licht sind eine wahre Pracht, die mich mit offenem Kindermund in einer Mischung aus Vorfreude und Spannung gefangen hält. Erst wenn alle gegangen sind, stelle ich mich selbst in diese traumhafte Kulisse und warte, auf den Strohballen neben dem Christkind im Stall hockend, bis meine Eltern mit mir nach Hause fahren.

WEIL ICH WOHL nicht das einzige Mädchen bin, das mit Predigten nicht so viel anfangen kann, erfindet irgendwann irgendjemand den „Kindergottesdienst", den auch mein Vater einführen wird. Eine gute Idee, finde ich. Es wird mehr gesungen als gesprochen. Das ist schon mal nicht schlecht, und vor allem dauert es nicht so lang. Trotzdem bleibt die Kirche für mich ein lästiger Pflichttermin.

„Wenn ihr nicht kommt, warum sollen andere Kinder dann hier sein?", heißt es zu Hause, wenn ich mal keine Lust habe. Je älter ich werde, desto heftiger geht die Diskussion darüber, warum ich jeden Sonntag zum Beten und Singen muss. Meine Eltern wollen es nicht glauben, dass mir schon früh widerstrebt, was ihnen heilig ist.

Umso glücklicher sind sie, wenn ich sonntags freiwillig länger auf der Kirchenbank sitzen bleibe. Das ist der Fall, wenn danach noch eine Taufe ansteht. Ich darf bleiben und zusammen mit meinen Geschwistern zugucken, „aber nur, wenn ihr mucksmäuschenstill seid", was sich natürlich nicht immer ganz einhalten lässt.

Der beste Moment in der Kirche kommt allerdings, wenn sie uns fast allein gehört. Wenn der Küster mit dem Dochtlöscher hantiert und Papa erleichtert den Talar abstreift und sich auf das Mittagessen freut. Dann haben wir freie Bahn, und ich springe mit meinen Geschwistern hoch zum Altar und blättere in der Heiligen Schrift. Ich schnappe mir den leeren Weinpokal, stibitze ein paar der fad schmeckenden, übrig gebliebenen Oblaten, und wir imitieren das Abendmahl. Wir jagen einander durchs Kirchenschiff. Wir spielen Verstecken in der Sakristei, da, wo mein Vater – immer etwas verstreut und vergesslich – gerade seine Siebensachen zusammensucht und sie in seine schwarze lederne Aktentasche zu pressen versucht.

Wir sind so laut und übermütig, dass mein Vater beim Zählen der

Kollekte durcheinanderkommt und „Ruhe“ schreit. Dann rasen wir zu ihm und bauen mit ihm Zehner-Türmchen aus Pfennigen, Groschen, Einmark- und Zweimarkstücken und zählen laut mit, wobei jeder von uns zu einem anderen Ergebnis kommt und Papa immer wieder neu zu zählen beginnt, bis die Summe endlich richtig ist.

Wild tobende Kinder sind wir auch an diesem heiligen Ort, ohne dass uns bewusst ist, dass wir ihn mit unserem Spiel entweihen könnten. Wir fünf sind eine Rasselbande, jeder ausgestattet mit einem Temperament, das nur schwer zu bändigen ist. Und die Tatsache, dass wir herumtollen, wo sonst ehrfürchtig gebetet, getauft, geheiratet, gesegnet oder der Toten gedacht wird, soll prägend für mein ganzes Leben im Umgang mit Obrigkeiten und Schicksalen sein. So wenig „normal“, wie ich groß werde, so selbstverständlich werden für mich die außergewöhnlichsten Verhältnisse und Begegnungen sein.

6. Eine Flasche Cordon Rouge, bitte!

Ich bin jetzt in einem Alter, in dem ich merke, dass ich irgendwie anders groß werde als die anderen Kinder. Mir ist bewusst, dass ich die Tochter des Pastors bin, aber ich weiß noch nicht, was das bedeutet. Für mich selbst bin ich nur *ich*. Ich spiele mit den Kindern des Kaufmanns, des Organisten, des Arztes, der Leute, die in unserer unmittelbaren Nachbarschaft wohnen. Da gibt es keine Probleme. Das Einzige, was ich zunehmend beobachte, sind die Abläufe in unserem Haus, die sich deutlich von denen in anderen Familien unterscheiden.

Meine Freunde haben ein geschütztes privates Leben – ich nicht. Mache ich Dummheiten, ist es sofort öffentlich, aber bei den anderen nicht. Entsprechend scharf ist der Drill, den ich zu Hause erfahre. Es gibt feste Regeln, die mir meine Eltern mitgeben. Darunter ganz einfache, selbstverständliche Gepflogenheiten, aber gebetsmühlenartig immer wieder neu von ihnen vorgetragen. Dazu gehört die höfliche Haltung, bei jeder Gelegenheit „Bitte“ und „Danke“ zu sagen. Die Erwachsenen immer zuerst und immer zuvorkommend zu grüßen. Am besten mit Knicks. Zu den simpelsten Vorschriften der Etikette gehört auch, den Älteren den Vortritt zu lassen und ihnen nicht ins Wort zu fallen und jeden Menschen anzuschauen, wenn man mit ihm spricht.

Kein Kind muss so brav sein wie ich. Es gibt eine Zeit, zwischen vier und sieben Jahren, da bin ich zumindest gefühlt die frechste Göre weit und breit. Andere Kinder können ziemlich aufmüpfig sein, aber für mich gelten sehr viel strengere Maßstäbe als für sie.

Ich bewohne das größte Areal im Zentrum des Dorfes. Das wird schon mal argwöhnisch zur Kenntnis genommen und mein Verhalten an diesem Privileg gemessen. Außerdem ist mein Zuhause ein Ort, der Anlaufstelle für jeden ist, der Hilfe braucht oder zumindest ein tröstendes Wort sucht. Und jeder darf erwarten, dass er dort anständig behandelt wird. Aber ich entwerfe gerade ein Kontrastprogramm, das sich gegen alles und jede Vorschrift aufzulehnen scheint. Natürlich nicht jeden Tag, aber zum Leidwesen meiner Eltern viel zu oft.

So scheu ich eigentlich bin, so sehr gehe ich aus mir heraus, wenn ich mich sicher fühle. Und das ist immer dann der Fall, wenn ich auf unserem paradiesischen Grundstück bin. Hier mache ich, was ich will. Immer häufiger stehe ich an einer Pforte, die hinaus auf eine Seitenstraße führt. Ich setze mich dort auf die fetten Findlinge, die unseren Grundstückswall stützen. Von diesem Platz schaue ich gern zu unseren Nachbarn hinüber, bei denen ich ein und aus gehen kann. Wenn sie nicht zu Hause sind, warte ich an dem kleinen Tor auf sie.

Häufig fährt auch die Postbotin vorbei. Ich sehe sie schon von Weitem nahen. Und ich weiß genau, was dann kommt. Ganz langsam und immer ein wenig wacklig biegt sie in den frisch geteerten Weg ein. Schwere schwarze Ledertaschen transportiert sie mit ihrem Gepäckfahrrad. Eine vor dem Lenkrad, die andere hinter ihrem Sitz. Schwer keuchend tritt sie in die Pedale, unter anderem, weil sie nicht gerade die Schlankste ist. Manchmal ist sie so sehr beladen, dass sie arge Schlagseite hat und den Kampf mit ihrer ganzen Last zu verlieren droht. Das hindert sie nicht daran, bei der beschwerlichen Fahrt eine Zigarette nach der anderen und die auch noch filterlos zu paffen.

Wenn sie mich anspricht, hört es sich an, als würde sie mit mir schimpfen. Schon Meter vorher ruft sie mit ihrer tiefen, dunklen Stimme durchdringend meinen Namen, und immer wieder werde ich erneut vor lauter Schreck darüber zusammenzucken. Mit quietschenden Reifen hält sie vor mir an, und manchmal sieht es so aus, als würde sie gleich kopfüber in meine Richtung fallen. Sie steigt ab und klickt den Fahrradständer heraus. Und während sie die Post für das Pastorat sichtet, bleibt die Kippe in ihrem Mund. Sie reicht alle Briefe und Päckchen über den Zaun und sagt: „Gibst du alles deinen Eltern?“ Diese harmlose Bitte kommt rüber wie ein Befehl, weil sie in meinen Ohren nicht spricht, sondern bellt.

Eigentlich sage ich immer „Ja“. Ich habe es schon oft gemacht. Aber eines Tages sträubt sich alles in mir dagegen. Ich will meinen Platz nicht verlassen, weil ich sekündlich meine Freundin erwarte. Ich habe ein neues Band erstanden, mit dem wir „Gummitwist“ spielen werden. Und ich kann es nicht erwarten, dass es losgeht mit unserem Spiel. Ich habe also schlichtweg keine Lust, sage zu der Frau, die fünfzig Jahre älter ist als ich: „Machen Sie das doch selbst …“, und laufe einfach weg.

Zu allem Übel rufe ich auch noch in ihre Richtung, dass sie „doof“ sei. Ich singe es fast, und zwar so oft und so laut, bis sie nach ihrem Fahrrad greift, die Pforte aufreißt, wieder auf den Sattel aufsteigt und bis zu unserer Haustür fährt. Sie klingelt Sturm und ruft und klopft. Ich ahne, dass dies nicht gut ausgehen wird für mich, und flüchte auf die Wiesen. Ich höre noch, wie sie mit tiefster Entrüstung erzählt, dass ich „unmöglich und unverschämt“ sei und „so schlecht erzogen“.

Ich laufe noch schneller und immer weiter bis zu dem Bach, dem ich mich anvertraue, wenn ich mal wieder eine kleine oder große Sorge habe. Unzählige gelbe Löwenzahnblüten streue ich dann ins klare Wasser und schaue ihnen nach, bis es nicht mehr geht. Erst dann bin ich bereit, mich heimzutrauen.

Mein Vater empfängt mich mit bösem Blick, meine Mutter schaut bedrückt. „Du kannst doch nicht die Leute im Dorf beleidigen“, schimpft mein Vater, „die Frau hat dir nichts getan.“ Und dann folgt der Text, den ich meine ganze Kindheit immer wieder höre: „Du bist die Tochter des Pastors, du musst dich gut benehmen und ein Vorbild sein!“

Viel schlimmer als diese Standpauke ist die Idee zur Wiedergutmachung. Meine Mutter sagt: „Morgen wirst du an der Pforte auf die Briefträgerin warten. Du wirst dich für dein Verhalten entschuldigen und sagen, dass es dir sehr leidtut und es nie wieder vorkommen wird!“

Eine schrecklichere Strafe kann es für mich gar nicht geben, als mich selbst wegen meines Verhaltens anzuklagen. Und es wird natürlich kontrolliert, ob ich es auch wirklich tue.

Am darauffolgenden Tag zieht mein Vater schon recht früh seine Jacke an und sagt: „Wir gehen schon mal vor an die Straße, mein Kind.“

Mit gesenktem Blick werde ich vor ihr stehen und kein Wort herausbringen. Der Text ist weg. Vollkommen raus aus meinem Hirn. Ich will ihn einfach nicht sagen. Die Frau, die sich gestern so über mich beschwert hat, ist plötzlich ganz aufgeräumt, als sie meinen Vater entdeckt – und sie zwitschert freundlich wie ein Vögelchen. Vor dem Pastor will sie sich jetzt ganz versöhnlich geben. Und sie redet auf mich ein, dass es ja alles gar nicht so schlimm sei, weil sie mich ja eigentlich als „ein ganz liebes Mädchen“ kenne.

Ich schaue erwartungsvoll hoch zu meinem Vater, der spürbar die Luft einzieht. „So, jetzt sprichst du mir nach“, sagt er unwirsch zu mir, und er „betet“ laut und deutlich die Entschuldigung vor, die ich am Ende doch noch stockend, weil innerlich zutiefst unwillig, hervorbringen werde. Aber das Ende vom Lied ist gut. Die Postbotin und ich geben uns zum Abschluss die Hände. Wir haben uns jetzt vertragen und werden uns nicht mehr ins Gehege kommen. Sie drückt mir nie wieder die Post in die Hand, und ich werde sie nie wieder in ihrer Ehre kränken.

Ich habe meine Lektion für mein ganzes späteres Leben gelernt, dass ich zugeben muss, wenn ich mich nicht korrekt verhalten habe – und man sich durchaus auch mal entschuldigen kann, ohne dass einem dabei ein Zacken aus der Krone bricht.

WAS IMMER ICH ANSTELLEN WERDE, nichts davon bleibt im Verborgenen. Die Beobachtung im Dorf ist Bürde und manchmal auch Schutz zugleich.

Ich bin ein sehr neugieriges Kind, und ich sitze gern bei anderen Leuten herum. Am liebsten lausche ich den Gesprächen der Erwachsenen. Meine Eltern lassen mir sehr früh ganz bestimmte kleine Freiheiten. Deshalb darf ich auch allein zu unseren Nachbarn gehen.

Nur wenige Häuser weiter höre ich dort lautes Gelächter auf der Terrasse. Es ist ein warmer später Nachmittag, und ich möchte wissen, was da so lustig ist. Als man mich am Zaun entdeckt, rufen die Leute: „Claudiachen, komm zu uns.“ Das „-chen“ an meinen Namen gehängt, kenne ich nicht von den Schleswig-Holsteinern. Das machen nur diejenigen, die aus Pommern und Ostpreußen zu uns geflüchtet sind. Aber ich liebe es, wenn man mich so nennt. Dann folgt immer etwas Gutes für mich. So folge ich gern der Aufforderung, denn drüben, nur ein paar Schritte von uns entfernt, ist es immer gemütlich und entspannt.

Die Dame, die dort wohnt, ist eine Kriegswitwe, und sie hat eine Rente, die ihr ein Häuschen ermöglicht. Um dieses Auskommen nicht zu gefährden, wird sie nicht wieder heiraten, auch nicht ihren zauberhaften, ewig lächelnden Lebensgefährten. Er ist ein guter Mann und ein Allroundtalent, einer, der sich mit immer neuen und ganz verschiedenen Jobs mehr schlecht als recht über Wasser hält. Er kann ein Schlitzohr sein, aber ein liebes, und er ist einige Jahre jünger als sie. Allein das ist in dieser Zeit höchst ungewöhnlich – wie auch der Beziehungsstatus, der Anfang der Sechziger auf dem Dorf quasi dem Konkubinat gleichkommt.

Ich sehe das alles nicht und verstehe nichts von solchen Feinheiten. Aber ich fühle die angenehme Energie, die von diesem Paar ausgeht. Ich sehe einen Mann, der – im Gegensatz zu meinem Vater – nicht nur immer gut drauf ist, sondern zudem seine Frau auf Händen trägt. Mich fasziniert die Tonlage, in der sie miteinander sprechen. „Hasilein, machst du mir einen Martini?“, flötet sie, während sie sich mit ihren Besuchern durch den Nachmittag lacht. Und aus der Küche schallt es zurück: „Aber ja, mein Mausilein, bin schon unterwegs."

Wenn er damit herbeieilt, meistens ein Geschirrtuch als Schürze um seinen gemütlichen Bauch in den Bund seiner Shorts gesteckt, höre ich die Eiswürfel schon von Weitem klirren. Und wenn Mausilein die schwungvoll dargebotene Champagnerschale samt Strohhalm in Empfang nehmen kann, wirft sie ihrem Hasilein verliebte Blicke zu und spielt die Empörte: „Aber Hasilein, das Glas ist doch viel zu groß, so viel Martini, wie da hineingeht, vertrage ich doch gar nicht." Und im selben Moment verschließt Hasilein seinem Mausilein den Mund mit einem sehr, sehr langen Kuss.

Das ist mein realer Lieblingsfilm, wenn ich bei diesen wirklich sehr netten und gastfreundlichen Menschen stundenlang herumhocken und einfach nur Mäuschen spielen darf. Wie im Kino gibt es dort viel zu gucken.

Hasilein und Mausilein gehören zu den Ersten im Dorf, die eine Hollywoodschaukel haben. Auch ich darf da mal sitzen und hin- und herwippen, und ich genieße dann einen Luxus, den meine Eltern nie ermöglicht hätten, weil Papa das Gartenmobiliar eigenhändig tischlert.

Aber auch sonst ist die gesamte Einrichtung dort für mich eine außergewöhnliche Erlebniswelt. Vor die Fenster hat man hellen Tüll in überdimensionaler Größe angebracht, als wollte man damit einen Palastsaal zuhängen. Überall stehen Puschelhocker mit rosa und silbrig flimmerndem Flokatifell herum. Passend zum Interieur das Outfit der Hausherrin. Sommer wie Winter stöckelt Mausilein auf Satinpantoletten mit Plüschbömmeln in den frivolsten Farben durch ihr Reich. Und sie hat eine Vorliebe für ganz spezielle Hauskleider aus zartem, fast durchsichtigem Stoff mit Volants, die nur knapp über das Knie reichen.

Komme ich zur Mittagszeit, laufen alle weiblichen Bewohner dieses Hauses noch immer im Babydoll herum. Mausileins Finger- und Fußnägel leuchten grundsätzlich signalrot. Wenn sie raucht, dann nie ohne ihre goldglänzende Zigarettenspitze. Keine Frau weit und breit, die lauter und frecher lacht. Ein Weib wie eine Art Marilyn-Monroe-Verschnitt, nur wesentlich fülliger.

Mit großem Hallo begrüßt auch sie mich an diesem Tag und sagt: „Gut, dass du da bist, Claudiachen." Wenn man schon freiwillig ins Haus kommt, kann man sich auch nützlich machen, denkt sie, um sich selbst einen Weg zu ersparen, für den auch sie ihre Pantöffelchen gegen festes Schuhwerk hätte tauschen müssen. Schnell drückt sie mir ein paar Scheinchen in die Hand und sagt: „Bist du so lieb und holst du uns mal eben eine Flasche Grand Marnier, Cordon Rouge, vom Kaufmann?"

Zur Belohnung darf ich mir ein Eis kaufen. Bestimmt viermal frage ich, wie genau das Zeug heiße. Schließlich gibt sie mir einen Zettel mit.

„Na, was kann ich für dich tun, min Deern?“, fragt mich der Kaufmann, nachdem ich seinen Laden betreten habe.

Ich schaue zu dem groß gewachsenen Mann hoch und überreiche das kleine Stück Papier. „Das soll ich holen, bitte.“

Und er fragt: „Was willst du denn damit? Ist die Flasche für deine Eltern?“

„Nein, für die Nachbarn“, erwidere ich wahrheitsgemäß.

Der Kaufmann legt den Likör in den Einkaufsbeutel, den man mir mitgegeben hat. Er gibt mir mein Eis und sagt: „Aber deine Eltern wissen, dass du jetzt die Flasche zu den Nachbarn bringst?“

Und ich antworte: „Nein, das macht aber nichts. Meine Eltern trinken ja auch immer ‚Pottwein‘ und ‚Lakör‘ …“

Ich ziehe los, und bevor ich die Straße erreiche, die zu meinen Auftraggebern führt, steht schon mein Vater vor mir auf dem Gehweg, zeigt auf meine Tasche, die bedenklich überall gegenstößt, weil ich so unkonzentriert und unachtsam damit bin, und sagt: „So, mein Kind, *das* da liefern wir jetzt gemeinsam ab …“

Kein Wort der Kritik wird mein Vater über die Lippen bringen, als wir gemeinsam durch die Gartenpforte der fröhlichen Gesellschaft treten. Auch Papa wird mit großem Hallo begrüßt, und während er stumm den Grand Marnier überreicht, hat man ihm in die freie Hand bereits eine Flasche „Flensburger Pils“ gelegt. Zu nah ist man sich auf dem Land, um wegen einer solchen Lappalie den Frieden aufs Spiel zu setzen. Bloß keinen Krieg mit den Nachbarn, lautet Papas Devise. Außerdem kennt er die Leute inzwischen auch zu gut.

Meine Mutter wird über all die Jahre die Pastoratstür öffnen, wenn „Mausilein“ klingelt oder hinten im Garten mit Panik im Blick ganz schnell und laut ans Wohnzimmerfenster tippt. Das ist immer dann der Fall, wenn mal wieder der Gerichtsvollzieher angereist ist und einfach nicht weichen will, weil er weiß, dass Mausilein zu Hause ist und gar nicht daran denkt, ihn noch ein einziges Mal in ihr Haus zu lassen. An fast jedem Möbelstück soll schon der „Kuckuck“ kleben.

„Was will der denn noch?“, höre ich sie sagen, als sie ihre ganze Empörung an meiner Mutter auslässt, zu der sie gerade mal wieder rechtzeitig auf großen Umwegen geflüchtet ist.

Aber die Beamten von der Zwangsvollstreckung sind pfiffig. Lange schon haben sie herausgefunden, dass Mausilein bei Pastors schützenden Unterschlupf findet. Es ist denn auch nur eine Frage der Zeit, da steht die Zwangsvollstreckung bei uns an der Tür. Der Beamte bittet höflich darum, die gesuchte Schuldnerin sprechen zu können. Meine Mutter leugnet und schwört Stein und Bein, „die Dame“ nicht einmal gesehen zu haben, obwohl der ganze Vorflur nach ihrem durchdringenden Duftwässerchen riecht. Und weil der Mann draußen nicht lockerlässt, darf er ins Pfarrhaus kommen und sich überzeugen, dass hier die Wahrheit gesprochen wird. Er kommt tatsächlich bis ins Wohnzimmer hinein, was Mami einen Heidenspaß bereitet. Hat sie doch „Mausilein“ in weiser Voraussicht im Kleiderschrank ihres Schlafzimmers versteckt.

Das passiert nicht nur einmal. Und nach jeder gelungenen Aktion klingelt wenig später auch „Hasilein“ bei uns, um aus lauter Dankbarkeit die herrlichsten und kunstvollsten Sahnetorten herüberzubringen, die nur er so vorzüglich gezaubert kriegt.

Mein Vater weiß nichts von Mamas Mission. Aber erzählt und gelacht darüber wird bei uns ein ganzes Pastorenkindleben lang.

7. Ihr dürft Heide nicht reizen

In den Sechzigern, in denen ich groß werde, stehen die Sprösslinge noch nicht dermaßen im Zentrum des Geschehens, wie es später gang und gäbe sein wird. Sie sind nicht der Mittelpunkt, sie laufen nebenher. Und sie haben einfach zu machen, was gesagt wird.

Natürlich wollen meine Eltern nur das Beste für uns, und sie sind auch sehr liebevoll, aber sie machen auch Fehler, ohne sich darüber im Klaren zu sein. Wahrscheinlich muss dies jedes Kind zeitweise so ertragen. Nur kommt bei mir als Pastorentochter noch etwas anderes hinzu: Ich nehme wahr, dass meine Eltern sich sehr viel sorgsamer darum kümmern, auf diejenigen einfühlsam zuzugehen, die von außen zu uns kommen. Wenn jemand nicht funktioniert, werden sofort Gründe angeführt, warum man von ihm ein bestimmtes Verhalten nicht erwarten könne. Und es wird genau überlegt, wie man ihm Dinge klarmacht, ohne ihn dabei zu kränken oder sonst wie vor den Kopf zu stoßen. Je schutzloser die Menschen sind und je schwerer sie es in ihrem Leben hatten, desto mehr Respekt und Güte wird ihnen bei uns zuteil.

So viel sensible Mühe gibt man sich mit mir nicht. An schlechten Tagen fühle ich mich ungerecht behandelt, wenn jemand wieder einmal mit viel zu viel Engelsgeduld und Verständnis für alles bedacht worden ist und ich hingegen wegen irgendeiner Nichtigkeit bestimmte Konsequenzen wie zum Beispiel „Stubenarrest“ ertragen muss. Die anderen sind immer wichtiger als ich. Und sie dürfen auch sehr viel mehr als ich.

Und sie haben sehr viel mehr Fürsorge nötig als ich – weil ich ja sowieso vom Schicksal verwöhnt bin.

So lerne ich sehr früh, dass es Umstände gibt, in denen unsere besondere Nachsicht gefragt ist. Es beginnt mit den Personen, die im Dienst für unser Haus oder der Kirche stehen. Die wichtigste Währung sei Nächstenliebe, heißt es bei uns.

UND SO ERFÄHRT HEIDE, unsere Gartenfrau, ein Entgegenkommen und eine Achtung, wie sie dies noch nie in ihrem Leben vorher erfahren hat. Wenn das Unkraut im Rosenbeet meterhoch steht und Heide für morgens um neun Uhr gebucht ist, aber trotzdem nicht zur Arbeit erscheint, müsste man sie eigentlich zur Rede stellen und sagen: „Das geht so nicht, Heide. Ich muss mich auf Sie verlassen können!“ Aber in einem Pastorat? Pustekuchen.

Natürlich ist meine Mutter sauer. „Heide hat mich mal wieder richtig sitzen lassen auf meinem Garten“, schreibt sie in ihr Tagebuch. „Ich schaffe die Arbeit einfach nicht mehr. Man könnte ja hier einen Gärtner täglich zehn Stunden beschäftigen. Doch man muss Heide verstehen, sie hat ja auch immer bessere Verdienstmöglichkeiten als bei uns.“ Aber niemand ist so lieb zu ihr wie wir!

Heide ist nämlich „ein Sonderfall“, so heißt es bei uns, wie jeder irgendwie, der in unserem Kosmos auftaucht und dort Sachen macht oder auch unterlässt, wie es ihm gerade in den Sinn kommt. Heide ist „eben nicht ganz dicht“, so stellen wir Kinder mittags am Küchentisch fest, wenn meine Mutter über ihre Unzuverlässigkeit klagt und wir uns über Heide lustig machen. Schon wie sie aussieht, wirkt ungewöhnlich, obwohl sich dies logischerweise aus ihrer Tätigkeit ergibt. Über ihren dicken dunklen, abgetragenen Baumwollhosen trägt Heide gern noch eine Kittelschürze und darüber eine abgewetzte grobmaschige graue Strickjacke. Und um ihren Kopf hat sie ganz fest ein Tuch gezwirbelt, das ihr Haar vor jedwedem Schmutz schützen und zugleich ihre schwere Weitsichtbrille stützen soll, damit diese beim Bücken nicht von der Nase in die Rabatten fällt.

Heide ist etwa im Alter unserer Postbotin, und wie diese ist sie mit schwerem Tritt immer mit ihrem alten schwarzen Damenfahrrad unterwegs. Ihr Dienstfahrzeug sozusagen, das sie stets direkt vor dem Küchenfenster abstellt, um gleich darauf mit voller Wucht mit der bloßen Hand gegen das dünne Glas zu schlagen und sich bemerkbar zu machen. Wehe, Mami reagiert nicht sofort und setzt ihr strahlendes Lächeln auf, dann kann es sein, dass Heide flugs beleidigt umkehrt und sich wieder auf und davon macht. Heides Stresstoleranz liegt bei null. Sie kann sich nur schlecht artikulieren und nicht vermitteln, was nun genau gerade nicht passt. Eine flüssige Unterhaltung, ein sinnvoller Dialog ist mit Heide nicht möglich. Wenn man ihr etwas sagt, starrt sie uns an, und in ihrem Blick ist nicht zu lesen, wie das Gesagte bei ihr angekommen ist. Das verrät immer erst ihre spät einsetzende Reaktion, die oft robust ausfällt.

Bevor Heide antwortet, muss sie extrem lange überlegen. Ihre Stimme ist dunkel, sie spricht tiefstes Holsteiner Platt. Manchmal gibt sie auch Laute von sich, die ich gar nicht verstehe. Oder sie beginnt einen Satz und bekommt ihn einfach nicht zu Ende, weil der Gedanke irgendwo feststeckt, wo wir sie nicht erreichen können.

Ihren Lebensunterhalt verdient sie als Feldarbeiterin, und sie bewohnt eine sehr einfache Hütte am Ortsrand. Mit Ende fünfzig hat Heide einen Teint, um den sie jede junge Frau beneiden kann. Er hat ein sehr feines Goldbraun, ohne große Poren oder andere Malaisen. Nur ganz zarte Lachfältchen untermalen ihre bernsteinbraunen Augen, die sehr warm schauen können, wenn sie friedlich gestimmt ist.

Sehr selten lässt sich darin etwas über ihre Seele und ihr erlittenes Schicksal erkunden. Sie wuchs ohne Eltern auf, immer hin- und hergeschubst zwischen entfernten Verwandten und Pflegeheimen, und sehr früh wurde sie sexuell missbraucht, erst als junges Mädchen, später von Soldaten als alleinstehende Frau. Jedes Erlebnis war eine Attacke auf Heides ohnehin angegriffene seelische Integrität. Sie wird das nie vergessen. Und dies ist der Grund, warum Heide immer in Habtachtstellung ist. Sie ist tüchtig – aber sie überreagiert, wenn sie meint, Feinde zu wittern. Dann schimpft sie und droht mit der Forke, ihrem wichtigsten Arbeitsgerät.

Jedes Mal wenn wir sie ärgern, ist Gefahr im Verzug. Dann sieht es so aus, als wolle sie auch auf meine Geschwister und mich losgehen, und sie tut das auch. „Kinder, ihr dürft Heide nicht reizen“, ermahnen uns die Eltern abwechselnd. Sie brauchen Heide, schätzen ihr liebes Wesen, das unter der verrückten Fassade schlummert, und ihre Arbeit, wenn sie die denn auch macht.

Mit der Zeit gewöhnt sie sich an uns. Wie ein wildes Rehkitz, das langsam Zutrauen zu seinem Pfleger bekommt. Meine Mutter umsorgt sie mit einem wärmenden Mittagessen und schenkt ihr auch mal eine Bluse, die sie von ihrer Mutter hat. Und wenn Heide im Sommer zur Gemüseernte kommt, stellt sie ihr Unterstützung in Aussicht, indem sie mich nach der Schule in Heides Programm einspannt. Nichts erfüllt Heide mit so viel Stolz, wie die Tochter des Pastors in die Geheimnisse der Landwirtschaft einzuweihen. Ich lerne, wie man staubfrei Kartoffeln ausgräbt und für den Winter einkellert und wie man die Bohnen pflückt und küchenfertig bekommt. Wie man Erbsen aus der Schale pult, Möhren zieht und die Erdbeerreihen frei von Gewächs hält, das dort nicht hingehört. Und wenn noch Platz ist im Garten, bringt Heide mir bei, wie man Gemüse anbaut.

Meine Sommer mit Heide gehören zu meinen schönsten Kindheitserlebnissen. Unseren Tisch, an dem wir am Nachmittag eine Pause einlegen, stellen wir an Trennzäune im Feld, an denen sich duftende weiß-, rosa- und violettfarbene Wicken emporranken. Dort trinken wir in der 5-Uhr-Sonne unseren Muckefuck und stärken uns mit Süßem. Wenn mal kein Kuchen verfügbar ist, gibt es selbst gemachte Marmelade, wobei Heide immer den größten Spaß hat, wenn sie mit dem Silberlöffel Zucker auf ihr fett gebuttertes Knäckebrot rieseln lässt.

Manchmal fragt sie mich, ob ich helfen wolle, wenn im Herbst in der Allee wieder Unmengen an Laub zusammengeharkt werden müssen, die einen ganzen Lastwagenanhänger füllen. „Klar, Heide, mache ich", sage ich. Und dann geht ein stummes, ganz in sich gekehrtes Lächeln über ihr Gesicht. Mit nur einem halben Satz jemanden glücklich zu machen, das ist eine beeindruckende Erfahrung für mich. Heide, die Wahnsinnige, und ich – wir sind jetzt Kolleginnen. Und mit jeder Ernte mehr wird sie ein Teil von mir und unserer ganzen Familie.

VON BEGINN AN habe ich Begegnungen, die andere Kinder in meinem Alter nicht haben.

Es ist ein ungemütlicher Sommertag, wie wir ihn im hohen Norden immer mal wieder erleben können. Es regnet Bindfäden. Und es huschen Windböen um die Ecke wie aus dem Nichts. Kein Mensch geht auf die Straße. Nur zwei Gestalten im Dorf sind zu Fuß unterwegs – meine Mutter und ich. Wir sind auf dem Weg zu einer Familie, bei der die Geburt des zehnten Kindes erwartet wird. Meine Mutter fühlt mit der Frau, hat sie doch gerade selbst wieder ein Baby bekommen. Am Stichtag hat Mama einen 10-Liter-Topf für eine Rindfleischsuppe angesetzt. Sellerie, Wurzeln, Petersilie, Lauch, das alles hat sie vorher aus dem Garten geholt. Ich habe genau zugeschaut, wie sie das Gemüse geputzt und die Knochen und das Fleisch zum Kochen gebracht hat. Die Suppe köchelte leise einen ganzen Tag vor sich hin, und durch das Pastorat wehte das Aroma einer köstlichen Kraftbouillon.

Am nächsten Morgen sagt meine Mutter zu mir: „So, Claudia, da Papa heute nicht da ist, bringen wir selbst das Essen hin. Ich denke, dass das Kind jetzt da ist …" Den Suppentopf stellt meine Mutter in die Sportkarre, in der sonst mein kleiner Bruder Rolf spazieren geführt wird, und sagt: „Du schiebst den Topf, ich nehme den Kinderwagen mit der Kleinen."

Dreißig Minuten dauert der Weg bis an das andere Ende des Dorfes. Mein kleines Schwesterchen Ricarda, die Vierte von uns, ist gerade ein paar Monate alt und schlummert selig. Aber das Gefährt, das ich schiebe, wackelt bedenklich, weil das Wetter uns vor sich hertreibt. Ich fürchte mich ein wenig. Es ist mir unheimlich, auch weil ich nicht weiß, was mich erwartet.

Und dann ist da die bange Frage, die ich aber nicht stelle: Wie überhaupt kommt ein Baby auf diese Welt? Vom Klapperstorch sprechen nur die anderen, aber nie meine Eltern. Und ich weiß nicht, wo ich dies aufgeschnappt habe, aber ich habe mitbekommen, dass eine Geburt eine diffizile Angelegenheit ist.

Schließlich sind wir da, klingeln, und die Tür geht auf. Wir werden mit Erstaunen empfangen. „Frau Pastor!", bricht es ungläubig aus dem frischgebackenen Vater hervor. „Ist das Kind da?" Er bejaht mit einer Kopfbewegung. „Dürfen wir hereinkommen?" Wieder ein stummes Ja. „Wo ist denn Ihr Baby?" Seine Hand bewegt sich Richtung Wohnzimmer, in dem wahrscheinlich die Geburt stattgefunden hat. Und er geht schon mal voraus. So eine wortlose Begrüßung habe ich noch nie erlebt. Aber meine Mutter redet die peinliche Stille weg.

Und dann stehen wir schon am Wochenbett seiner Frau. Völlig ermattet liegt sie da. Ihr Gesicht ist gerötet, und als sie meine Mutter erblickt, huscht ein verlegenes Lächeln über ihr Gesicht. In ihrem halb geöffneten Mund blitzen ein paar Zahnlücken auf. Am Hals der erschöpften Frau grunzt ein kleines Bündel. Eingewickelt in ein Tuch hat es sich der Säugling am Herzschlag der Mutter gemütlich gemacht. Die Hebamme wirtschaftet noch im Haus und stellt die Suppe auf den Herd. Nur die neun älteren Kinder gackern entspannt und haben sich stolz und neugierig um das Bett der Wöchnerin platziert.

Ich stehe am Fußende und gucke auf das frische Wunder. Ich höre Mamis Fragen nicht. Ich merke nur, wie schwach die Frau, die da im Bett liegt, noch ist. Auch sie antwortet nur mit einem müden Nicken, als Mami die Frau, die nur noch schlafen will, mit gut gemeinten Mahnungen, sich jetzt bitte nur zu schonen, traktiert.

Mit strengem Blick brieft meine Mutter eindringlich den Ehemann samt seiner großen Brut, „ihrer Mama mit dem Baby jetzt zu helfen". Schnell wird noch erklärt, wie die Nudeln zur Suppe zubereitet und bei wie viel Grad das Essen erwärmt werden müsse. Wieder ein befangenes Nicken bei allen.

Und dann stehen wir erneut im Regen und treten den Heimweg an.

Das Wort „kinderreich“ und „hilfsbedürftig“ hat jetzt für mich Gestalt angenommen. Und diese Geste meiner Mutter, ohne großes Tamtam eine mittellose Familie mit einer warmen Mahlzeit zu überraschen, wirft in mir neue Fragen auf, die ich nicht explizit stelle: Haben die sich wirklich über unseren Besuch gefreut? Oder konnten sie es nur nicht so zeigen? Und muss man überhaupt jemandem helfen, wenn er gar nicht darum gebeten hat? Meine Mutter erklärt es mir später zu Hause so: „Wir können nicht die Probleme dieser Familie lösen, aber wir können ihnen Respekt erweisen und ihnen das Gefühl geben, dass sie nicht allein sind mit ihren Sorgen.“

Die Dramen im Pfarrhaus wechseln. Immer wieder Weinen und Lachen, Trauer und Freude. Ich erlebe ein Schauspiel mit Geschichten und Requisiten, welche die Protagonisten selbst mitbringen.

Es ist Hochsommer. Und wie in der Persil-Werbung wehen unsere weißen Bettbezüge auf der Wiese vor der Scheune. Ich komme gerade vom Spielen, als meine Mutter die Berge von feuchtem Tuch zu entwirren versucht und zum Trocknen aufhängt. Und wie im Theater geht plötzlich der Vorhang auf. Es folgt der Auftritt einer Nachbarin, die ich sehr mag. Zu den vielen Kindergeburtstagen in ihrem schönen neuen Heim, zu denen auch ich eingeladen bin, begleitet sie uns mit ihrem Akkordeon, wenn nach dem „Topfschlagen“ die „Reise nach Jerusalem“, das Tanzspiel um die Stühle, folgt. Sie ist eine große Frau, die auf mich immer so gewirkt hat, als habe sie alles im Griff. Ihr strahlendes weißes Haus, ihre Töchter, ihren Beruf. Wenn ich dort zu Besuch bin, fühle ich mich gut aufgehoben. Ihr Garten wirkt sehr gerade und sauber.

Doch in diesem Augenblick, als sie in Schürze und Pantoffeln bei uns auf der Wiese steht, scheint die ganze schöne Fassade zu bröckeln. Ängstlich schiebt die Frau die nassen Bettlaken auf der Leine zur Seite. Sie sucht meine Mutter. Mami bückt sich gerade zu ihrem Korb, da hört sie ein ersticktes Weinen. Und als sie hochschaut, guckt sie auf einen großen, sehr offiziellen Briefumschlag, mit dem die Frau direkt vor Mamis Nase wedelt. „Ich kann ihn nicht öffnen“, schreit sie auf, „das ist unser Ende …“

Ich erkenne, dass meine Mutter sehr erschrocken ist. Ich sehe, wie sie der Frau den Arm um die Schulter legt und sagt: „Es wird sich eine Lösung finden.“

Aber die Verzweiflung der Frau ist da noch stärker: „Wir verlieren alles, unsere ganze Existenz.“

Mami reißt den Brief auf, und was sich daran anschließt, ist immer das gleiche Prozedere, wenn die Frau mit ihren Sorgen kommt. Meine

Mutter wird in Ruhe die Zeilen durchgehen, einen roten Kopf vor Anspannung haben, um sodann in schonenden Worten mitzuteilen, was genau in dem Schreiben steht. Und wie durch ein Wunder schafft es meine Mutter, auch die widrigsten Nachrichten so zu übermitteln, dass das atemlose Schluchzen in ein sanftes Seufzen übergeht.

Die Nachbarin wird immer wieder mit ihrer Post zu uns kommen, die sie aus Sorge vor vernichtenden Zahlungsaufforderungen nicht allein zur Kenntnis zu nehmen wagt. Wir sind ihr Filter, ohne den sie die vielen Hiobsbotschaften, die sie ob ihrer zerfahrenen geschäftlichen Situation hat, nicht ertragen kann. Bei uns wird sie vorbereitet, die richtigen Worte zu finden, um auch ihren Mann mit der Wahrheit zu konfrontieren. Eigentlich ist er derjenige, der seine Familie an den Rand des Ruins gebracht hat. Nach allem, was meinen Eltern erzählt wird, hat er sich bei seinen Planungen finanziell übernommen.

ABER NOCH VIEL BEDRÜCKENDER sind die Schicksale, über die meine Eltern auch sonst zu allen gebotenen Gelegenheiten sprechen. Wir sitzen in der Küche und haben einen schnellen Mittagsimbiss, wie immer, wenn Papa zwischen mehreren Terminen eine Lücke frei hat. Es klingelt an der Tür. Es ist die Postbotin, ganz aufgeregt mit kreideweißem Gesicht. Sie hat ein Telegramm für Papa.

Und statt es wortlos zu überreichen, erzählt sie aufgeregt, was drinstehe, was ja eigentlich gar nicht sein darf. „Furchtbar, Herr Pastor!“, und sie weint fast. Wir legen Gabel und Löffel zur Seite, und es hält uns nicht mehr auf den Stühlen. „Was ist los?“, ruft meine Mutter.

Mein Vater fährt sich mit der Hand durchs Haar und sagt: „Manche Menschen erfahren Heimsuchungen, die nicht zu ertragen sind.“ Papa wird gebeten, einer Witwe persönlich mitzuteilen, dass ihr Sohn tödlich verunglückt sei. Schon das ist eine Tragödie für die Mutter und eine schwere Aufgabe für meinen Vater, eine solche Nachricht zu überbringen. Nur hat die Frau bereits zwei Söhne verloren: einen ebenfalls durch Unfall, und ein anderer hat sich erhängt.

Diese Umstände werden noch schnell zwischen meinen Eltern in der Küche ausgetauscht, während Mama unsere noch halb vollen Teller wegräumt. Erst als mein Vater sich auf den Weg macht, wird meine Mutter den vorbereiteten Schokoladenpudding servieren.

So geht es alle Jahre weiter. Ich höre, dass Papa ein sechsjähriges Mädchen beerdigen müsse, das an Masern gestorben sei. „Das regt Papa sehr auf“, sagt meine Mutter zu mir, wohl ohne zu bedenken, dass auch ich und meine Geschwister nacheinander diese Kinderkrankheit haben und vielleicht eine Angst entwickeln könnten, daran zu sterben.

Ich lausche den Geschichten über Krankheitsfälle, die ohne Aussicht auf Heilung sind, wenn mein Vater von Klinikbesuchen zurückkommt und gerade wieder einen Bauern mit Magenkrebs und einen jungen Mann mit einem Gehirntumor getröstet hat.

Manchmal mischt sich ein Lachen in seine Berichte, und zwar immer dann, wenn es um die diversen Ehedramen im Dorf geht und es besondere Momente gibt, die nicht ohne Komik sind. Manches bekomme ich live mit. Eine Frau schimpft bei uns im Flur auf die Geliebte ihres Mannes. „Der reiße ich die Haare aus", tobt sie und erzählt meinem Vater, dass sie die „Dame" bereits verprügelt habe, aber sie trotzdem nicht von ihrem Mann ablasse.

Auf die Idee, dass man als Kind mit solchen Verhältnissen vielleicht überfordert ist, kommen meine Eltern nicht, oder sie vergessen für einen Moment, dass ich danebensitze. Und selbst auf dem Weg zum Zähneputzen höre ich noch, dass mein Vater erzählt, wie er einem über Achtzigjährigen zum Geburtstag am Krankenbett das Abendmahl gereicht habe. „Über den nahenden Tod durfte ich kein Wort verlieren, das hatte mir seine Frau verboten. Wie soll man da das Evangelium verbreiten? Und als ich das Krankenzimmer ihres Mannes verließ, zwang sie mich zu allem Übel noch anlässlich seines Ehrentages mit ihr allein ein Glas billigsten Samos-Wein zu trinken ..."

8. Besucher von einem anderen Stern

Mir geht es gut. Das ist die Grundmelodie, die in mir schwingt. Mein Pfarrhaus ist meine Insel, auf der ich mich sicher fühle. Und dennoch gibt es Momente, in denen das Gefühl des Beschütztseins ins Wanken gerät. Da sind Wesen auf unserem Areal, die dort schon lange hingehören, mit denen ich mich aber nicht anfreunden oder sie im schlimmsten Fall nur verabscheuen kann. Und es kommen Leute zu uns, denen ich nicht täglich begegne, mit denen ich fremdele, die mich verärgern oder die mich einschüchtern.

An heißen Sommertagen, wenn ich im Schatten der Allee mit dem Fahrrad fahre oder Seil hüpfe, schaue ich immer nach oben in die tuschkastengrünen Baumkronen. Auf dem Geäst hocken Eulen. Wohl Waldkäuze. So genau weiß ich das nicht, und mir ist es auch egal. Es reicht, wenn ich die Greifvögel nachts schreien höre und ängstlich die Decke über den Kopf ziehe.

Bei aller Faszination für diese besonderen Geschöpfe sind meine Eltern etwas in Sorge um uns. „Sie können gefährlich werden, wenn sie

Junge haben. Haltet euch fern", heißt es immer wieder. Nur, so einfach ist das nicht. Die Eulen haben ihren Stammplatz auf den Bäumen direkt vor dem Rondell, um das wir Kinder täglich herumrasen. Diese fast autistisch wirkenden Wesen haben ihren Kopf direkt auf unser Haus gerichtet. Warum sie dies tun, wird sich mir erst in der Rückschau erschließen. Und wenn wir sie mit Rufen locken, weil sie auf nichts reagieren, sieht es manchmal so aus, als ob sie auf uns herunterstarren.

Am Ende fliehe ich in Panik ins Haus, wenn doch mal ein Vogel unerwartet seine Flügel ausbreiten und fort auf einen anderen Baum oder in unsere Scheune mit dem löchrigen Strohdach davonfliegen wird. Ist das schon bedrohlich für mich? Wenn sich Eulen am Tag zeigen und laut schreien, kündigen sie den Tod eines Menschen an, so besagt es der Aberglaube in der Antike. Dass wird in meinem Pfarrhaus natürlich nicht als Bekenntnis gepflegt.

Doch ausgerechnet ich bin anfällig für ungewöhnliche Gesetzmäßigkeiten, die beobachtet werden und Raum für kryptische Interpretationen lassen. „Das ist das Heidnische in dir, das hast du von den Bauern in unserer Familie geerbt", sagt mein Vater häufig, wenn ich später über die in der Familie vorkommenden Sternzeichen doziere. Alles, was dem Bereich „Spökenkiekertum" zugeordnet wird, macht mich neugierig und beschäftigt mich. Und so bin ich schon als Mädchen davon überzeugt, dass dieser merkwürdige Kauz da oben in unseren alten dicken Buchen einfach nichts Gutes verheißt. Die Gattung Eule bleibt ein Rätsel, das mich anzieht und abschreckt zugleich. Aber sie ist nicht das einzige Lebewesen, das mir Respekt einflößt. Das Trauma meiner Kindheit ist nicht der Beruf meines Vaters mit seinen Besonderheiten. Es sind die widrigen Umstände, unter denen wir leben.

Es ist Herbst, ich bin neun Jahre alt. Eigentlich sieht alles so aus, als ob sich unsere Wohnverhältnisse verbessern werden. Das Gemeindehaus, dessen Bau mein Vater von der Planung über den ersten Spatenstich bis zum Ende begleitet und verantwortet hat, ist schon länger fertig. Die gesamte kirchliche Administration ist in die neuen Räume gewandert. Auch die Konfirmanden stiefeln nicht mehr durch unseren Flur. Das Pfarrhaus gehört nun uns allein, was nicht heißt, dass wir jetzt ausschließlich „privée" sind. Natürlich wird nach Büroschluss weiter an unserer Tür geklingelt. Aber wir haben mehr Platz für uns, und nach und nach werden wir Geschwister anders im Haus verteilt.

So werde auch ich mit meiner zweiten Schwester Hossa ein neues Zimmer beziehen. Meine Mutter lässt die alte Mustertapete entfernen und durch eine sehr schlichte Raufasertapete ersetzen. Als Wandfarbe wählt sie „Russischgrün“, eine Entscheidung, auf welche die Maler mit Unverständnis reagieren. „Wie sieht das denn aus?“, meinen sie, als sie die Töne mischen und die Nuancen abstimmen, worauf Mama sehr bestimmt antwortet: „Ich bin sicher, sehr gut!“ Und als sie den Wunsch äußert, am oberen Wandstück noch eine helle Blumenbordüre bis zur weißen Decke zu haben, wird dies mit hochgezogenen Augenbrauen kommentiert. Am Ende ist der Meister aber selbst angetan von seinem Werk, wobei er vergessen hat, dass man ihn dazu zwingen musste. Und als er sich tatsächlich zu einem „Ja, kann man machen“ hinreißen lässt, müssen wir alle einfach nur lachen.

Überhaupt sind die Handwerker eine Spezies Mensch, die offenbar wenig mit einem Pfarrhaus anzufangen versteht. Sind die Männer allein im Zimmer und fühlen sich unbeobachtet, lästern sie, was das Zeug hält, über „den Preester“. Durch das geöffnete Fenster höre ich sie palavern. Ich verstehe nicht jedes Wort, aber ich nehme wahr, dass sie sich abfällig äußern.

Ich bin zu jung, um zu begreifen, was da vor sich geht. Irgendwie mischen sich mangelhafte Manieren mit wenig Achtung vor allem „Christlichen“, einem tief innewohnenden Komplex und nicht zuletzt dem tiefen Unwissen, wie ein Pfarrer in seinem persönlichen Leben überhaupt tickt. Aus diesen Zutaten brauen sich eine Sichtweise und ein Verhalten uns gegenüber zusammen, die offenbar ein Ventil brauchen, sobald man sein Werkzeug in den Privaträumen eines Pastors ausgepackt hat.

Ganz anders dagegen sieht es mit den Besuchern aus, die wir nicht freiwillig zu uns gebeten haben. Viele Nächte bringen sie mich um den Schlaf. Wir haben einen neuen Teppichboden, der gleichermaßen weich wie widerstandsfähig ist und zudem in einem Farbton gehalten, der perfekt zu unserer Tapete passt. An jedem Türrahmen links und rechts hängt je ein französischer Garderobenhaken für unseren Bademantel, dessen Kopf eine Metall-Rose ziert, die eine rot und die andere roséfarben bemalt. Eigentlich fühlen wir uns wie Prinzessinnen in diesem schicken bäuerlichen Gemach – bis dunkle Schatten sich unter dem Bett meiner Schwester zu schaffen machen.

Mir wäre es vielleicht gar nicht aufgefallen, wenn nicht der Vollmond in unser Zimmer geschienen hätte. Normalerweise schlafe ich tief und fest. Allein schon deshalb, weil sich um Mitternacht unerlaubterweise unser Hund zu meinen Füßen legt.

„Bumme“ ist ein Mischling. Er schielt, und er ist nicht der intelligenteste unter seinen Artgenossen, um nicht zu sagen wirklich ein bisschen blöd. Aber er ist lieb und kann keiner Fliege etwas zuleide tun. Und so gibt er auch keinen Mucks von sich, als eine ganze Meute nun wirklich unerbetener Hausbewohner den Raum erobert.

Ich weiß nicht, warum ich wach werde. Aber als ich die Augen aufmache, sehe ich, wie unter dem Bett meiner Schwester fett gefressene Mäuse mit langen dünnen Schwänzen an der Wand entlangjagen. Oder sind es gar Ratten? Meine Schwester, nicht einen Tag so ängstlich wie ich, schläft seelenruhig die ganze Nacht durch, während ich schreiend aus den Federn springe. Nur manchmal steht später auch sie auf, wenn es mir gelingt, sie zu wecken und ihr die dramatische Invasion dieser ekligen Nager klarzumachen. Dann ziehen wir mit unserem Bettzeug ins Frühstückszimmer um und schlagen unser Nachtlager auf den harten Holzbänken auf, die wir vorher notdürftig mit Sofakissen als Ersatz für eine Matratze auslegen werden.

Die Viecher werden immer mehr. Und sie sind schlau und frech wie Oskar. Selbst am helllichten Tag spazieren sie durch die Zimmer und flüchten ins Harmonium, wenn sie sich durch unseren Lärm in den Räumen ertappt fühlen. „Es muss ein Kammerjäger her!", sagt meine Mutter eines Morgens in einem Ton, der keine Widerrede duldet. Der kommt tatsächlich. Er stellt Aluminiumschalen auf mit einem hellen Pulver darin. Eindringlich werden wir ermahnt, das Zeug nicht anzufassen.

MEIN LÄNDLICHER KOSMOS im Pfarrhaus ist trotz der vielen Erlebnisse, die der Beruf meines Vaters mit sich bringt, dennoch begrenzt. Spielen, basteln, die Jahreszeiten, meine Freunde, Tante Wally. Das sind die Koordinaten, zwischen denen ich mich bewege. Wir wohnen sehr abgelegen, und jeder Besuch aus der großen weiten Welt ist ein Fest. Ich bin aufgeregt, wenn sich Gäste anmelden. Ich ziehe mein schönstes Kleid an. Lange bevor die Leute eintreffen, bin ich fertig und gehe die Allee auf und ab, um zu schauen, wann denn nun endlich ein fremdes Auto in unsere Auffahrt einbiegt. Doch steigen die Menschen aus ihren Wagen, möchte ich am liebsten weit weglaufen und mich verstecken.

Entgegen der Offenheit, die wir Fremden gegenüber haben, bin ich bei den Freunden und Bekannten meiner Eltern und allen Verwandten, wenn es nicht gerade um meine geliebten Großeltern geht, eher schüchtern. Das städtische Milieu, das zu uns kommt, ist mir nicht vertraut. Die Leute sehen anders aus. Sie sprechen ganz anders, einige so ein fast überheblich vorgetragenes Hochdeutsch, das wir mindestens so gut wie sie beherrschen, nur nicht so zeigen. Andere haben einen sächsischen oder badisch-elsässischen Akzent. Es sind Töne im Haus, die meinen Alltag sehr durcheinanderschütteln, aber mich am Ende immer weiterbringen.

Am ehesten überwinde ich meine Scheu, wenn Familienmitglieder kommen, die meinen Eltern sehr nahestehen, egal wie selten ich sie auch sehe. Die Wärme, die zwischen ihnen herrscht, überträgt sich auch auf mich. Da ist etwa der Großvater meiner Mutter, mein „Uropi", der aus der Ostzone anreist, mit mir zeichnet, meine Schulaufgaben betreut und mir selbst ausgedachte Märchen erzählt, während er auf einem gemütlichen Rattanstuhl im Garten seinen Kaffee oder Apfelsaft dazu schlürft. Diese Stunden sind für mich schöner als jedes Kindertheater, und es kehrt Ruhe ein. Wenn Uropi da ist, muss alles seine Ordnung haben. Schließlich ist er ein betagter Herr, der fast hundert Jahre alt wird. Und auf seinen sehr preußisch geprägten Tagesrhythmus wird sich für die Dauer seiner Anwesenheit im Pfarrhaus ohne Murren eingestellt.

Wesentlich unorganisierter, wenn nicht gar ein wenig verlottert, sind die Abläufe, wenn der Onkel meines Vaters aus Süddeutschland nahe der französischen Grenze kommt. Er ist eine Gestalt, wie man sie höchstens als Fiktion aus Filmen oder der Literatur kennt. Das Frühstück mit ihm kann schon mal bis zum Mittag dauern. Und da ist er – nach bürgerlichen Vorstellungen – noch nicht einmal richtig angezogen. Er trägt zwar schon eine Tageshose, aber seine Füße stecken barfuß in Espadrilles, bunt gestreiften Leinensommerschuhen, deren Sohle wie aus altem Gras gewebt zu sein scheint, und die zu dieser Zeit nur Leute aus der Provence oder Spanien tragen. Über sein Hemd, das ein wenig schief und auch nur halb zugeknöpft ist, hat er einen ebenso bunt gestreiften, fußknöchellangen Bademantel übergezogen, den er offen lässt und dessen Gürtelenden er über die sandigen Wege bei uns hinter sich herzieht. Er ist sehr gebildet. Sehr früh studierte er das Sanskrit, die heilige Sprache Indiens, bei einem Kieler Professor. Und diese Liebe zu alten Sprachen hat er meinem Vater mitgegeben.

Mein Onkel ist ein sehr besonderer Mann. Er ist der Bruder meiner Großmutter – und wie sie ist er jüdisch. Während der Nazizeit hat er sich bei Freunden über Jahre im Keller versteckt. Er hat die schlimme Zeit unter vielen Ängsten überlebt, aber diese haben zu Verhaltensweisen geführt, die sich in einem sehr ausgeprägten Bewusstsein für sich selbst ausdrücken. Er ist Arzt mit eigener Praxis geworden: ein Verfechter der Naturmedizin wie auch ein wacher Geist, der zeit seines Lebens weiter und weiter studiert. Er weiß jede Pflanze zu benennen. Und wenn er spricht, gestikuliert er ausladend und reißt uns mit seiner Begeisterung über seine neuesten Erkenntnisse mit.

Er erzählt von seinen vielen Kindern. Eine Tochter, unsere Großcousine, hat er mitgebracht. Sie ist eine wunderbare Malerin und wie viele Künstler etwas wortkarg und zurückhaltend und in sich gekehrt wirkend. Auch ihre Geschwister haben künstlerische Berufe gewählt. Mich faszinieren diese ungewöhnlichen Lebenswege. Zum ersten Mal höre ich, dass man „Geigerin" mit „Examen auf einer Musikhochschule" werden kann. Und gebannt folge ich den Schilderungen über einen Sohn, der zwei Jahre auf Weltreise gewesen ist.

Mit jedem privaten Besucher im Haus bekomme ich einen Eindruck von den Sphären draußen, die mir noch verschlossen sind. Mich zieht da nichts hin, denn ich kann mir nicht vorstellen, dass es irgendwo anders so paradiesisch und geborgen wie in unserem Pfarrhaus sein kann. So irritiert es mich, als der beste Freund meines Vaters rasant im dicken Daimler vor der Tür vorfährt. Ein ganz anderes Tempo, ein ganz anderes Bremsen, alles lauter, fast ruppig. Die Städter fahren ganz anders, denke ich.

Der Mann ist Rechtsanwalt, und er hat mit meinem Vater studiert. Er spricht ein wenig laut und nasal. Seine Frau hat schöne kinnlange blonde Locken, um die ich sie sehr beneide, weil meine Haare dunkel und raspelkurz geschnitten sind. Sie trägt die schönsten Kostüme und immer sehr teure Bally-Schuhe. Sie hat ein freundliches Lächeln, aber es ist nicht so herzlich, wie ich es aus meinem Zuhause kenne. Doch ihre Erscheinung ist imposant.

Die Männer nehmen sich in die Arme und klopfen sich laut lachend auf die Schultern. Meine Mutter führt die Lady in unser gemütliches Wohnzimmer mit den gut gefüllten Bücherregalen. Als alle sitzen, folge ich Mama und hocke mich auf die Armlehne ihres Sessels.

Papas Freund ist ein sehr erfolgreicher Jurist. Und er ist sehr von sich überzeugt. Immer wieder fällt der Satz: „Wenn ich den Gerichtssaal betrete, fangen die Richter zu zittern an." Und jedes Mal brechen daraufhin alle um unseren Tisch in schallendes Gelächter aus. Natürlich ist mit dem Erfolg auch ein gewisser Wohlstand eingetreten, mit dem mein Vater mit seinen spärlichen Einkünften nicht im Ansatz mithalten kann. Aber es interessiert ihn nicht. Geld ist kein Indikator für Glück bei uns. Papa gönnt es dem engsten Kumpel von Herzen, dass er sich zu Weihnachten beim besten Feinkosthändler der Stadt gleich pfundweise mit echtem russischen Kaviar belohnen kann, während wir gerade von Gans auf Würstchen und Kartoffelsalat umstellen, damit Mami mit den vielen Kindern nicht so viel Arbeit hat. Papa ist es auch schnuppe, dass der Freund seine Frau mit dem teuersten Schmuck überhäufen und damit sein schlechtes Gewissen als Ehemann, der nie zu Hause ist, beruhigen kann.

Die enge Freundschaft meines Vaters mit dem Studienfreund hält bis zum Ende. Der gefürchtete Advokat wird der Patenonkel meiner Schwester Ricarda. Und auch seine Frau hat ihr Herz für uns Pastorenkinder entdeckt. Ich muss einen ziemlich erbärmlichen wie bemitleidungswürdigen Eindruck bei ihr hinterlassen haben. Ein paar Tage nach ihrer Abreise jedenfalls fährt die Post bei uns vor – und ein Beamter hievt ein Riesenpaket ins Pastorat. Darin ganz viel zum Anziehen für mich. Kein Tante-Wally-Look, sondern richtiger City-Chic: ein naturweißes Dirndl mit gelben Rosen bedruckt, ein blaues College-Kleid mit weißem Kragen. Fortan trage ich „secondhand", was in dieser Zeit noch nicht so genannt wird. Ich habe jetzt Kleider, die bereits getragen sind von der einzigen Tochter der besten Freundin der Anwaltsfrau. Und plötzlich bin ich das schickste Mädchen im Dorf.

9. Es gibt keinen Gott

Auch eine behütete Pastorentochter wird vom „Ernst des Lebens" nicht verschont. Ausgerechnet im April, einer Zeit, in der ich dem Frühsommer entgegenfiebere, werde ich eingeschult – und damit ist die schönste Zeit meines Lebens vorbei. So zumindest fühlt es sich an. Ich bin nicht mehr frei. Dies ist eine sehr erschütternde Erfahrung für mich, nachdem ich wie eine Dschungel-Prinzessin ganze Tage durch unsere grenzenlose Natur gestreift bin. Nach dem Aufstehen geht es nicht mehr hinaus zum Spielen, sondern auf einen kleinen harten Holzstuhl in einen stickigen Raum. Und es gibt feste Uhrzeiten, die ich auf die Minute einzuhalten habe. Schon das Klingeln, ein letzter Aufruf, dass man seinen Platz einzunehmen hat, ist Zwang, den ich nicht mag. Es gibt auch kein Schulfach, das mich wirklich begeistert, außer Malen, also Tuschen, vielleicht.

Ich bin eine Träumerin. Meine Gedanken schweifen immerzu ab. Überhaupt sind mir Stillsitzen und Zuhören ein Gräuel. Wenn meine Klassenlehrerin, ein „Fräulein" von gefühlt vierzig Jahren, etwas sagt, bin ich eigentlich ganz woanders. Das ist umso bedauerlicher, als sie eine unglaublich liebenswürdige Person ist. Sie hat eine mädchenhafte Stimme, und sie hat sich wie auch andere Pädagogen ein jugendliches, ja zuweilen gar auch „infantiles" Verhalten bewahrt. Auch wie sie sich zurechtmacht, begeistert mich. Ihr schwarzes Haar hat sie hochgebunden. Ihre eleganten Kostüme sind hell bis pastellfarben. Sie trägt Lackpumps. Und ihre perfekt manikürten Fingernägel leuchten zart korallenfarben. Auf ihren Lippen schimmert Perlmutt über strahlend weißen Zähnen, wenn sie lacht, was sie meistens tut.

Meine Beobachtungen lenken mich ab von den Dingen, die sie uns nahebringen will. Mir fällt es schwer, eine Geschichte nachzuerzählen. Ich mag die vorgelesenen Storys nicht hören. Das Fach „Rechnen" geht gerade so. Am besten bin ich im Lesen und Schreiben. Bis auf mein mitteilsames, zuweilen flatterhaftes Wesen als Kind habe ich kein Problem mit dem Unterrichtsstoff.

Mir macht ganz anderes zu schaffen, nämlich die Tatsache, dass ich offenbar keine Schülerin wie jede andere bin. Mir wird eine Aufmerksamkeit zuteil, die mir Unbehagen bereitet. Die unersprießlichen Begegnungen in ihrer ganzen Härte finden zunächst in der Pause auf dem Schulhof statt. Wie aus dem Nichts rempelt man mich an. Angeblich aus Versehen, in Wahrheit aber geschieht dies mit voller Absicht. Das sind Zusammenstöße, die so heftig sind, dass mir das Schulbrot aus den Händen fällt. Vorher hat man mir den Vogel gezeigt oder die Zunge rausgestreckt. Was mir wehtut, ist der Umstand, dass nur ich so schlecht behandelt werde, aber kein anderer meiner Klassenkameraden.

Unerträglich wird es für mich nach Unterrichtsende, wenn wir zu Fuß nach Hause gehen. Schon von Weitem ruft da eine Gruppe im Chor: „Preesterstochter … Preesterstochter …" Niemand ruft mich mit meinem Namen. Bereits aus den Augenwinkeln sehe ich, wie sie auf mich zurennen und mich jagen und ich eine bis dato nicht gekannte Angst aufsteigen fühle. Sie haben ihren Schulranzen vor ihre Brust gehängt. Und sie benutzen ihren Tornister, um mich wie mit einem Panzer wegzuschieben. Einer bedroht mich von links, ein anderer von rechts, und ein weiterer rast um mich herum und stürmt von vorn auf mich zu. Eine weitere Meute johlt vor Begeisterung in unmittelbarer Nähe. Man kesselt mich ein und schubst mich. Ich taumle, und manchmal falle ich auch hin. Jede Attacke verursacht mir blaue Flecken und Schmerzen. Und es kommt vor, dass mir die Tränen über die Wangen laufen und ich daheim ziemlich verheult in die Arme meiner Mutter laufe.

Das Pastorale meines Vaters scheint mich wie eine giftige Aura zu umgeben, die bekämpft werden muss. Das Themengemisch aus Moral und christlichen Geboten, das die Kirche predigt, aber niemand hundertprozentig so in seinem Alltag lebt, mag für die Menschen immer wieder eine Aufforderung zum Widerstand gegen alles Heilige sein. „Pastor" ist wohl ein Reizwort, das alle widerstreitenden Gefühle bündelt, die sich aus schlechtem Gewissen, Unsicherheit und Überheblichkeit sowie Komplexen speisen. Da muss man sich Luft machen, um wieder frei atmen zu können.

Und offenbar verleitet dies auch die Kinder, sich über mich lustig zu machen, zu lästern, zu lügen, mir mit Häme zu begegnen und mich zu verletzen. Es sind vor allem die Jungs, die mich angreifen.

Die neue Erfahrung, körperlich wie auch verbal angegriffen zu werden, bringt mein inneres Gefüge aus dem Takt. Bisher bin ich ein Mädchen, das geliebt, geküsst, geachtet und wertgeschätzt worden ist. Aber seit ich eingeschult bin, werde ich behandelt, als sei ich der letzte Idiot. Das Wort Mobbing gibt es Anfang der Sechzigerjahre noch nicht. Aber ich werde gemobbt – und zwar massiv.

Und eine weitere Erfahrung belastet mich: Meine Eltern helfen mir nicht. Sie haben nicht vor, zu den Lehrern zu gehen und dies zur Sprache zu bringen. Es wird schon erkannt, dass da im Umgang mit mir etwas schiefläuft. Aber man weiß auch, dass alles nur noch schlimmer für mich wird, wenn die Vorfälle offiziell zum Thema in der Schule gemacht werden.

Denn es gibt da eine Vorgeschichte aus einer Zeit, in der ich noch gar nicht auf der Welt war: den Sturm im Wasserglas, den eine Predigt meines Vaters auslöste. Ich muss die Konsequenzen dieser Geschichte später ausbaden, ohne dass meine Eltern je darüber mit mir sprechen werden. Der Grund für ihr Schweigen liegt nicht darin, dass sie etwas verheimlichen müssen, sondern weil der Auslöser für diesen Vorfall einfach zu banal gewesen ist und er nun auch schon zehn Jahre zurückliegt. Daher ist es nur ein schwacher Trost, wenn mein Vater mir einige Male nach Schulschluss entgegenläuft. Naht er von Weitem, lassen die bösen Buben sofort von mir ab, weil „de Preester kümmt".

DOCH AUCH IM KLASSENZIMMER erfahre ich eine Ungleichbehandlung, die mich verunsichert. Ich nehme sehr genau wahr, dass ich bei einigen Lehrern auf der Sympathieskala ziemlich weit unten stehe. So lassen sie keine Gelegenheit aus, mich zur Strafe in die Ecke zu stellen. Für jedes Dazwischenreden muss ich dort ausharren, und die Mitschüler, die mich ärgern, feixen sich eins.

Bei einem der Lehrer wird sehr deutlich, dass er mich einfach nicht ausstehen kann. Er spricht nicht mit mir, schaut mich kaum an. In seinem Unterricht darf ich nichts sagen, weil ich Luft für ihn bin. Einmal wage ich es doch, weil auf seine Fragen aus der Klasse nur falsche Antworten kommen. Ich melde mich, und in meiner Antwort auf seine Frage fällt das Wort „Gott". Abrupt dreht er sich zu mir um und entgegnet barsch: „Es gibt keinen Gott!" Und ich antworte: „Doch, mein Vater ist Pastor, und er spricht jeden Sonntag in der Kirche von Gott, natürlich gibt es ihn!"

Ich bemerke, wie der Lehrer im Gesicht rot anläuft vor Wut. Er kann nicht fassen, dass ich es wage, ihm zu widersprechen. Er stellt sich vor mir auf und guckt spöttisch auf mich hinab. Er sagt, ich könne gern glauben, was in der Kirche erzählt werde, aber es sei totaler Blödsinn. Er wiederholt: „Es gibt keinen Gott! Das müsste dein Vater mir schon beweisen, aber das kann er nicht."

Ich bin mit dieser Diskussion komplett überfordert. Ich kann noch nicht ermessen, was es bedeutet, dass ein beamteter Lehrer einer staatlichen Volksschule aus seiner privaten Meinung eine vermeintlich allgemeingültige Tatsachenbehauptung vor minderjährigen Schülern formuliert, die dem Lehrstoff in dem Fach „Reli" zuwiderläuft.

Und mir fehlen Reife und Kenntnis, um ihn zu fragen, woher er denn so genau wisse, was er da sage: Wer „weiß" das denn wirklich? Glauben oder Nichtglauben sind eine sehr persönliche Angelegenheit, die jeder für sich beantworten soll. So haben meine Eltern es mir beigebracht. Aber darf ein Lehrer – in dieser Weise – unsere christlich geprägte abendländische Kultur infrage stellen? Ich kann diese Fragen noch nicht stellen. Aber ich fühle, wie ungeheuerlich das Auftreten dieses „Pädagogen" ist, der sein Gehalt aus Steuergeldern bezieht.

Brühwarm erzähle ich beim Mittagessen davon. Und wie immer, wenn da etwas ist, das ich nicht wissen oder mir nicht so zu Herzen nehmen soll, wird auch diese Geschichte als „nicht so dramatisch" heruntergespielt. „Man muss nicht immer alles so ernst nehmen, was man hört, mein Kind", sagt mein Vater, „und auch Lehrer wissen nicht alles und erzählen manchmal komisches Zeug."

Und während meine Eltern etwas über die Sache vor sich hin murmeln, höre ich zum ersten Mal das Wort „Atheist". Das seien solche Menschen, die von Gott nichts wissen wollten. Und das müsse man so hinnehmen, erklärt mir mein Vater und zitiert aus dem Johannesevangelium: „Selig sind, die nicht sehen und doch glauben."

Macht er es sich da aber nicht ein bisschen zu einfach? Er redet doch sonst ganz anders. Warum stellt er den Mann nicht zur Rede? Ich werde dies nie verstehen. Deshalb wird meine bisher sichere Überzeugung, dass meine Eltern immer recht haben, in ihren Grundfesten erschüttert. Ich habe eine Lektion bekommen, wie verschieden Menschen ticken. Und ich gewinne eine neue Haltung zu dem, was man mir bisher über „den lieben Gott" vermittelt hat. Ich glaube selbstverständlich weiter an ihn, nur jetzt mit einem Fragezeichen.

Wenig später sehe ich den Lehrer beim Kaufmann. Er steht in sehr gebeugter Haltung da. Er weint. Er kann nicht sprechen. Eine Frage, die der Kaufmann ihm stellt, beantwortet er nicht. Er dreht sich wortlos um und verlässt das Geschäft. Ich höre die Anwesenden tuscheln, dass seine Frau Krebs habe und gerade operiert worden sei. „Verstehst du jetzt, warum er an Gott zweifelt?", fragt meine Mutter.

Nein, das verstehe ich nicht. „Warum glaubt er nicht mehr an Gott, wenn seine Frau krank ist, warum betet er nicht um Hilfe …?“ Eine Antwort bekomme ich vor den vielen anderen Kunden nicht. Wir würden später darüber sprechen, verspricht Mami, obwohl wir es dann vergessen werden.

IRGENDWANN aber folgt ein Beispiel, das ihre These bestätigen kann, ohne dass sie mir in diesem Moment ein Trost sein wird: Ich bekomme eine neue Klassenlehrerin. Sie ist das komplette Gegenteil der ersten. Nicht so schick und weit davon entfernt, so lieb zu sein. Auch sie hat mit Religion nichts am Hut. „Alles Quatsch“, sagt sie zu mir vor der versammelten Klasse.

Es geht um die Frage, wann wir den nächsten Schulgottesdienst haben, von dem sie sichtlich nicht begeistert ist. Wie sie denn darauf komme, dass das „alles Quatsch“ sei, frage ich unverblümt. Ich bin nun ein paar Jahre älter, und in mir formt sich eine Widerspenstigkeit, die rausmuss. Jetzt bin ich diejenige, die Beweise dafür haben will, dass „alles Humbug“ sein soll, was mein Vater in der Kirche erzählt. Und wie um meiner Frage etwas Nachdruck zu verleihen, habe ich mich ganz gerade gemacht an meinem Schulschreibtisch.

Mit einem sehr unangenehmen Lächeln humpelt die Lehrerin auf mich zu und überprüft meine Hausaufgaben, die man zweifelsfrei besser machen kann. Unwirsch blättert sie durch die Seiten meines Heftes, streicht ganze Passagen mit dem Rotstift durch und nimmt meine Fehler zum Anlass, mich für meine selbstbewusste Haltung in Glaubensfragen zu züchtigen. „So, du willst uns also sagen, dass es Gott gibt, aber sag mir erst mal, warum dein Heft so unordentlich ist. Guck da mal hinein …“ Und während sie dies sagt, nimmt sie mein rechtes Ohrläppchen in die Hand und zieht daran meinen Kopf nach unten – und zwar so quälend lange, bis ich mit der Stirn auf die harte Holzplatte aufschlage. Es ist nicht nur schmerzhaft, sondern vor allem ein extrem erniedrigender Augenblick für mich. Ich kann mich nicht wehren.

Als die Stunde zu Ende ist, weiß ich, dass etwas passieren muss. Ich erwarte von meinen Eltern, dass sie jetzt einschreiten. Sie müssen mit dieser Lehrerin sprechen. Aber sie tun es nicht. Ich bin verzweifelt, weil ich nicht weiß, warum ich so verlassen bin. Ich bin zu jung, um zu begreifen, dass mein Vater als Pastor nicht so frei auftreten kann wie andere Eltern. Er ist kein „Privatmann“, der seinen Unmut ohne Rücksicht auf andere mitteilen kann. Er ist eine öffentliche Person, die nicht einseitig *gegen* etwas oder einseitig *für* etwas sein darf. Nicht einmal dann, wenn es um sein eigenes Kind geht, dem Unrecht widerfährt.

Aber so erklärt es mir mein Vater nicht. Immerhin gibt er mir recht, wie immer, wenn es um Lehrer geht. Was mir widerfahren sei, hielten sie für unmöglich, sagen meine Eltern beide, auch wenn sie sich am Ende auf das Gebot der christlichen Nächstenliebe zurückziehen. Sie erklären mir, warum es besser sei, das Verhalten des Gegenübers zu verstehen: Die Lehrerin habe als junge Frau bei einem Unfall ein Bein verloren und trage jetzt eine Holzprothese. Sie sei genug gestraft. „Da hat sie wohl den Glauben an den Schöpfer verloren …", sinniert mein Vater beim Essen. „Die Frau ist schlimm, ja, aber im Grunde kann sie einem ja nur leidtun, mein Kind", höre ich, „und bald wird sie für dich auch gar keine Rolle mehr spielen."

Daran habe ich zu schlucken, und zum ersten Mal keimt in mir ein Aufbegehren gegen dieses „Immer-verstehen-Müssen", wenn da mal jemand wieder vollkommen falsch und daneben und von der Rolle ist mit seinem Benehmen. „Wichtig ist, dass du höflich bleibst, auch wenn dir Unrecht geschieht", sagt meine Mutter. Und mein Vater doziert: „Es kann kommen, was will – man muss das Dekorum wahren, mein Kind!"

Ich denke: Gut gesagt, Papa, wenn du wüsstest, was ich deinetwegen alles aushalten muss! Wer meinen Vater oder die Kirche nicht leiden mag, lässt es an mir aus.

Erst über fünfzig Jahre später werde ich in seinen Aufzeichnungen lesen, welche Kämpfe er mit „meiner" Schule hatte: Mein Vater war erst ein paar Monate im Amt. In seiner Predigt hatte er beklagt, dass der Religionsunterricht an den Schulen „Mangel leide" und die Kinder nicht mehr durch den „einfachen Kinderglauben" gingen. Daran schloss er die Frage an, wie sie denn so später einen Glauben haben könnten. Diese harmlosen Sätze reichten Mitte der Fünfzigerjahre aus, um wochenlange Auseinandersetzungen im gesamten Dorf nach sich zu ziehen. In der Schule fühlten sich die Verantwortlichen persönlich angegriffen. Es begann ein Hin und Her, bei dem mein Vater einige Anschuldigungen hinnehmen musste, die er zwar widerlegen konnte, was ihn aber sehr viel Mühe gekostet und ihn fast um sein Ansehen in unserem kleinen Ort gebracht hatte.

Die ganze Elternschaft, quasi die gesamte gläubige Gemeinde, wurde in Aufruhr versetzt. Aus Protest blieben alle Lehrer geschlossen dem Reformationsgottesdienst am 31. Oktober fern, und insgesamt dreihundertfünfzig Schüler lärmten ohne Aufsicht im Gotteshaus. Das kam zu dieser Zeit an diesem Ort einem Aufstand gleich – nicht nur gegen den Pastor, sondern auch gegen die Kirche als Institution. Man wollte den

Pfarrer in die Knie zwingen und ihm de facto vorschreiben, was er sagen und was er nicht sagen dürfe.

Und es gab Lehrer, denen diese Entwicklung höchst willkommen kam. Sie waren aus der Kirche ausgetreten. Welche Austritte im Zusammenhang mit dem Nationalsozialismus gestanden haben mochten, blieb auch deshalb am Ende reine Spekulation, weil mein Vater sich darum nicht kümmern konnte. Aber die Nachwirkungen dieser Ära waren noch sehr gegenwärtig, als er, ein erklärter Nazigegner, sein Pastorenamt antrat. Zehn Jahre nach Kriegsende war nicht klar auszumachen, wer zu welcher Zeit auf welcher Seite gestanden hatte – und wo man jetzt stand. Mein Vater mit seinem jugendlichen Enthusiasmus für seinen Beruf, seiner klaren Haltung gegen die Verbrechen der Nazizeit und zudem mit einem nicht sehr nordischen Aussehen mit dunklen Haaren und einem sehr schmalen Gesicht bedacht, passte wohl auch aus politischen Motiven dem einen oder anderen nicht, ohne dass dies je explizit so benannt wurde. Es hat ihn jedenfalls tief bestürzt, wegen eines harmlosen Predigtsatzes eine solche Wucht an Empörung auf sich zu ziehen, die im Urteil des Schulrektors gipfelte: „Ja, Herr Pastor, da haben Sie aber auch ein Ding gedreht …“

Aber er wusste sich zu wehren. Am Ende der vielen Gespräche sagte er: „Wissen Sie, ich habe in meiner Predigt zu kirchlichem Engagement aufgerufen, nicht mehr und nicht weniger. Aber ich habe kein Ding gedreht. Und in dieser Weise redet man natürlich nicht mit einem Pastor, gleichgültig, ob er nun dreißig oder sechzig Jahre alt ist …“ Mein Vater verbat sich immer sehr klar Respektlosigkeit.

Die Schuloberen hatten nicht damit gerechnet, dass der neue Pastor, ein so junger Mann, sich das traut. Und ebenso hatten sie nicht erwartet, dass die Dorfhonoratioren eine Zensur in „ihrer Kirche“ nicht dulden wollten. So hohe Wellen dieser Eklat in der kleinen Landgemeinschaft hervorgerufen haben mag, so stand sie am Ende erneut felsenfest zu ihrem Pastor. Gleichwohl hatte mein Vater in seinem ersten Berufsjahr viel dazugelernt, was sein späteres Verhalten erklärt.

In einem anderen Zusammenhang schrieb er 1956: „Ich kann nicht mehr frei reden, ohne dafür zur Verantwortung gezogen zu werden. So langsam merke ich, dass man als Pastor in der Öffentlichkeit steht. Was das heißt, habe ich bisher nicht gewusst.“ Doch vergessen wurde diese alte Geschichte offensichtlich nie. Jeder unfreundliche Blick, jede Gemeinheit, jede Ungerechtigkeit, die ich von einigen der Lehrer erdulden muss, gelten nicht mir, sondern meinem Vater.

Es ist die erste große Bewährungsprobe in meinem Leben, die mich herausfordert und am Ende stark und selbstbewusst macht.

DOCH DISZIPLIN ist auch zu Hause immer wieder ein Punkt, an dem gearbeitet wird. Meine Pastoreneltern beginnen, strengere Saiten aufzuziehen. Es sind meine typischen Kind-vom-Land-Allüren, die besonders meiner Mutter zu viel werden. Staubige Füße, aufgeschlagene Knie, Mückenstiche, Sonnenbrand, verschmierter Schokoladenmund – sie hat das Gefühl, dass wir verlottern auf diesem Dorf.

Gerade in der Sommerzeit sehe ich am Abend manchmal aus, als gäbe es kein Zuhause für mich. Kaum sind die Schularbeiten mehr schlecht als recht fertig, landet der Schulranzen unter meinem Schreibtisch, und weg bin ich. Nicht anders halten es meine jüngeren Geschwister. Wir haben ein zuweilen überschießendes Temperament und machen gern die Gegend unsicher, was meinen Eltern den letzten Nerv raubt.

Man entschließt sich zu drakonischen Maßnahmen, um uns große Kinderschar besser in den Griff zu bekommen. Es gibt neue feste Regeln. Um achtzehn Uhr wird gebadet. Um neunzehn Uhr liegen alle „im Lager", wie mein Vater oft lachend sagt. Selbst an warmen hellen Sommerabenden geht es bis auf wenige Ausnahmen gleich nach dem Abendbrot ins Bett. Wer nicht hören will und sich doch wieder aus dem Zimmer schleicht, muss damit rechnen, dass Papa mit einem Häkchen die Tür verschließt, bis man eingeschlafen ist. Zur Nacht wird er sie wieder öffnen. Dabei haben wir alle schnell den Trick heraus, wie wir selbst die Sicherung aufheben, nur kriegt er davon natürlich nichts mit.

Ich bin auch kein Kind, das mit dem Sandmännchen aufwächst. Wir sind die Einzigen, die keinen Fernseher haben, und damit sind wir Aliens in unserem Ort. „Mit dem Fernsehen vertrödelt ihr nur eure Zeit, außerdem macht es dumm, wenn man sich immer nur berieseln lässt", heißt es bei uns. Ich bin bereits süchtig, nur meine Eltern wissen es noch nicht. Da läuft eine Spätnachmittagsserie, deren Titel ich nicht kenne, aber die ich auf keinen Fall verpassen will. Eine Protagonistin hört auf den Namen „Veronika", den ich himmlisch schön finde. Ich würde gern selbst so heißen, weil ihr Spitzname „Vroni" so viel freundlicher als „Claudia" klingt.

Unter dem Vorwand, noch mit meiner Freundin zu spielen, gehe ich zu den Nachbarn, bei denen ich jede Folge schaue. Und das Bewusstsein, etwas Verbotenes zu tun, steigert die Qualität dieser Serie enorm. Es ist der schönste Moment, wenn ich die Liebesgeschichte von „Vroni" und ihrem Freund verfolgen kann und mir dabei die Sorge im Nacken sitzt, dass es klingeln könnte und mein Vater an der Tür steht und nach mir fragt. Das passiert häufiger, als mir lieb ist, weil er mich sofort von „der Flimmerkiste" wegholt. Während ich schon mal nach Hause vorgeschickt werde, verharrt er selbst dann noch bei den Leuten, um sich für den späteren Abend anzumelden, weil ein Fußballspiel im Fernsehen übertragen wird.

Diese Widersprüchlichkeit in der Erziehung hindert meine Eltern auch nicht, weiter an einem rigiden Programm für mich zu feilen. Mein Tag bekommt eine neue Struktur. Ich soll noch mehr lesen, damit ich gut schreiben und mich noch besser auszudrücken lerne. Außerdem werde ich ungefragt zusammen mit meiner Schwester im neu gegründeten Kirchenchor angemeldet. Einmal in der Woche ist Probe im großen Saal des neu gebauten Gemeindehauses unter der Leitung des Organisten. Alle Kirchenlieder rauf und runter studieren wir ein. Ich bin „Sopran", weil ich noch eine helle kindliche Stimme habe. Meine musikalische Ausbildung haben bisher meine Eltern und die Schule übernommen. Ich beherrsche alle „Volkslieder", und die gängigsten Advents- und Weihnachtslieder kann ich nicht nur singen, sondern auch auf der Flöte spielen.

Meine Eltern beschließen, dass ich auch noch ein Tasteninstrument erlernen soll, weil sie meinen, dass ich dafür eine Begabung mitbringe. Sie organisieren einen „Klavierlehrer", an den ich mich nie gewöhnen werde. Dafür wird auch ein gebrauchtes Klavier gekauft. Es ist schon sehr betagt und vollkommen falsch eingestellt. Wenn also meine Freunde in die Sonne zum Spielen dürfen, studiere ich meine kleinen Sonaten und Etüden ein. Eine Woche habe ich jeweils Zeit, bis sich mein Lehrer aus einem der Nachbarorte wieder aus dem Taxi pellt und mit seiner großen Notentasche auf unsere Eingangstür zueilt und meine Fortschritte kontrolliert.

Er ist ein Mann, der immer sehr aufgeräumt wirkt. Aber er ist mir nicht sympathisch. Er hat ein rotes Gesicht und Pausbacken. Den Speck an seinem Hals hat er in den Hemdkragen gepresst, wobei immer ein Teil über den Rand hinausquillt. Er spricht in höherer Tonlage, die nicht zu seinem beeindruckenden Körpervolumen passt. Seine Hände sind keine Pianistenhände, sondern haben eher etwas Zupackendes wie die Gliedmaßen eines Bierkutschers. Seine wulstigen Finger sind eine Spur zu warm. Immer wieder drückt er sie auf mein Knie, damit ich die Klavierpedale an der richtigen Stelle aktiviere, um den Klang meines Spiels zu nuancieren. Einen bleibenden Eindruck dieses Unterrichts hinterlässt sein Rasierwasser. Es riecht so penetrant, dass ich von ihm abrücken muss und er mich jedes Mal erneut zu sich heranziehen wird, damit ich auch richtig „mittig" vor dem Instrument sitze.

Aber auch hier heißt es jetzt: Zähne zusammenbeißen und durch. Ich kann nicht verstehen, warum ich überhaupt zum Klavierspielen gezwungen werde. Obwohl ich durchaus Spaß daran empfinde, wenn mir ein Stück endlich gelingt, so ist dieser Mann, der mir so nah auf die Pelle rückt, ein Problem für mich. Außerdem komme ich mit dem Üben nicht so nach, wie es sein sollte.

„Wenn Ihre Tochter nicht mitmacht, wird es nichts werden mit dem Klavier und ihr." Ich stehe mit glühendem Kopf daneben. Meine Mutter rauft sich die Haare und schimpft: „Warum bist du so faul, wenn es ums Lernen geht? Ach, das hast du von Papa …" Warum begreift niemand, dass ich Musik liebe, aber keine Zwänge mag.

Ja, wir sind musikalisch, und wir singen gern, wenn auch manchmal ganz schön schief. Mein Vater stimmt gern alte Studentenlieder an oder „Ännchen von Tharau" und „Der Mond ist aufgegangen", wenn er die Jüngsten beruhigen will. Abends dringt Chopin durch die Wände, wenn meine Eltern sich in Ruhe ein Glas Rotwein gönnen. Die Chansons der Knef können wir auswendig. Die Lieder von Mireille Mathieu sowieso. Und da sind auch noch die alten Schellackplatten der Großeltern. Die krame ich mit meinen Geschwistern gern in der Faschingszeit heraus, wenn wir allein sind, uns schminken und verkleiden und singen und tanzen. „Salome", „In einer kleinen Konditorei", „Die Männer sind alle Verbrecher" … Wir drehen den Plattenspieler bis zum Anschlag auf und schmettern die Schlager der Zwanzigerjahre, bis meine Eltern zurück sind, ins Zimmer stürmen, an das Gerät eilen und „Aus!" schreien.

10. Hochwürden greift durch

Nichts bleibt, wie es ist. Es kann ratzfatz gehen, dass Dinge endlich angepackt werden, die schon lange als Problem schwelen. Die Abläufe im Pastorat folgen keiner Logik. Auf den Schlendrian folgt Strenge und umgekehrt.

So ist es auch, als der erste große Abschied meines Lebens naht. Tante Wally soll weg. Sie ist schon fast im Rentenalter. Nur ist das allein kein Grund, sich von ihr zu trennen. Es ist ihr Wesen, das auf Dauer das Miteinander mühsam macht. Meine Eltern sind hin- und hergerissen in der Frage, wie man die Ära Tante Wally mit Anstand beenden kann. Die kleine Frau einfach entlassen, das geht so nicht, da ist man sich einig. Wenn sie gut drauf ist, ist sie ja eine Perle, der man im Pfarrhaus ganz viel zu verdanken hat. Sie ist tüchtig, sie ist gründlich, sie ist zuverlässig.

Zu alledem kommt eine unausrottbare Inkonsequenz, die häufig wider besseres Wissen bei mir zu Hause obsiegt. Auf der einen Seite ist da die Erkenntnis, dass etwas nicht in Ordnung ist und gelöst werden muss. Auf der anderen Seite gibt das Gewissen meinen Eltern ein, dass man lange Wegbegleiter nicht einfach vor die Tür setzen kann, nur weil sie nicht so funktionieren, wie man sich das vorstellt. Das Für und Wider, Tante Wally auf die Reise zu schicken, wird hin und her gewälzt. In den Diskussionen über eine mögliche Entlassung fließt auch immer wieder das Eingeständnis ein, wie sehr sie uns alle unterstützt habe. Schon allein darum wird sie mit Dankes- und Lobeshymnen und kleinen Geschenken bedacht, egal wie trotzig sie sich gerade aufgeführt hat. Und das ist bei uns kein Widerspruch. Es wird sauber getrennt: Was gut ist – und was noch sehr viel besser werden kann.

Bis zum Schluss laden meine Eltern sie hin und wieder ein. Zu einem Essen in einen Gasthof oder zu einem Ausflug an die See, zu dem sie auch ihren Sohn Erwin mitbringen darf. Und wie glücklich sie darüber ist, zeigt, wie sie sich vorbereitet auf diesen Trip. Ihr Junge wird in den besten Anzug mit ordentlichem Schlips gesteckt. Sie trägt ein neues Kleid und zieht ihren schwarzen Mantel mit weißem Kragen an, den sie ebenso wie alles andere selbst geschneidert hat. Auf ihre Pumps mit breitem Absatz, Schuhgröße 34, eine Sonderanfertigung, ist sie nicht nur stolz, weil meine Mutter sie spendiert hat. Nein, mit diesen Ausgehschuhen ist sie mit ihr zumindest gefühlt auf Augenhöhe.

Wenn da nur nicht die frechen Eigenmächtigkeiten von Tante Wally wären. Da ist eine junge Frau, die seit einiger Zeit bei uns wohnt und ihr von Anbeginn ein Dorn im Auge ist. Seit meine Mutter mit dem dritten Kind schwanger war, haben wir ein Kindermädchen, das in einem der oberen Zimmer wohnt. Lisa wird nicht lange bei uns sein, weil sie heiraten und fortziehen will. Trotzdem lässt es sie nicht kalt, wenn Tante Wally ihr mit kleinen Spitzen zu verstehen gibt, wie faul sie eigentlich sei. Es folgt ein Gezicke um die Zuständigkeiten. Lisa soll auf die Kinder aufpassen, Tante Wally das Haus führen. So haben es meine Eltern vorgegeben. Aber natürlich mischt sich die Ältere permanent in den Job der Jüngeren ein und herrscht sie an, „rasch mal ein Zimmer zu wischen".

„Es geht so nicht weiter", höre ich meine Mutter sagen. Sie ist sehr selbstbewusst mit jedem weiteren Kind geworden. Und sie sorgt dafür, dass unser „kleiner Feldwebel" nicht mehr mit allem durchkommt. Nach dem letzten Krach mit Lisa steht fest, dass man Tante Wally jetzt reinen Wein einschenken wird: Sie muss gehen. Doch sie wird nicht ganz vor die Tür gesetzt, nur halb. Sie wird zukünftig auf Abruf zu uns kommen, und wir werden freundschaftlich mit ihr verbunden bleiben.

Zur Überraschung aller nimmt sie diese Mitteilung erstaunlich gefasst auf. Sie lächelt ein wenig spöttisch. Und in ihren leicht distanzierten Blick mischt sich vorauseilende Schadenfreude, die sagt: Ihr werdet schon sehen, wie sehr ihr mich noch vermissen werdet. Wie bei jeder Scheidung wird auch Tante Wally das Recht eingeräumt, die Kinder zu sehen. Alles wird ihr zugestanden, solange man die tägliche Zusammenarbeit doch bitte nun einvernehmlich beenden könne.

Tante Wally bleibt unsere Hausschneiderin. Und so trete ich zur Anprobe an, wenn ich mal wieder ein neues Kleid brauche. Ich komme gern in ihr kleines Siedlerhäuschen. Seit ihr Sohn ausgezogen ist, hat sie ein Zimmer frei, in dem ich einmal übernachten darf. Und sie wirft sich ins Zeug, damit dieser Besuch für mich unvergesslich bleibt. Sie hat mich jetzt ja allein ohne das Störfeuer meiner Mutter, die ihr mit Verboten und Maßregelungen immer die Hölle heißgemacht hat. Also dreht Tante Wally jetzt richtig auf, und wir beide haben volles Programm. Verschiedene Stoffballen breitet sie auf ihrem überdimensional großen Ehebett aus, das fast den ganzen Raum füllt und in dem sie immer allein liegt. Ich suche mir etwas Buntes aus, und mit hochrotem Kopf schneidet Tante Wally die Maße zu.

Den ganzen Tag rattert die Nähmaschine, während ich mit ihren Klatschzeitungen danebensitze und so viel Schokolade in mich hineinstopfe, bis mir schlecht wird. Abends ist das „Hängerchen" fertig. So nennt Tante Wally die poppigen Kleider mit Paisley-Muster, die gerade richtig angesagt sind. Nach der letzten Anprobe klatscht sie in die Hände und tischt zum Abendbrot auf: Mettwurst, Griebenschmalz, dicke Scheiben Graubrot. Sie stellt ihre berühmten selbst eingelegten Senfgurken dazu und schenkt mir gefühlt literweise Malzbier ein.

Nachdem schon das Mittagessen mit Würstchen und Mayonnaise-Kartoffelsalat und die folgenden vielen Süßigkeiten meinen Kindermagen über alle Maßen strapaziert haben, gibt mir die Völlerei am Abend den Rest. Mir ist so übel, dass ich am liebsten nur noch nach Hause möchte. Aber das komme gar nicht infrage, so Tante Wally. „Ich habe ein Mittel, das mir immer hilft, wenn es im Bauch zwickt." Sagt es und eilt an ihren Küchenschrank. Sie stellt sich auf die Zehenspitzen, und mit Schwung schließt sie die Glastür auf und holt flink ihren Schatz hervor, den sie hinter einer großen Porzellanterrine versteckt: Es ist ein schmales Fläschchen mit wasserklarem Inhalt in durchsichtigem Glas und darauf eine Beschriftung, die mir noch nichts sagt.

„Das würde auch deinen Eltern gefallen, das trinken sogar die Nonnen im Kloster!", sagt sie und hantiert mit geübtem Griff. Schüttelt den hochprozentigen Inhalt wie ein Barkeeper, taucht einen Esslöffel in die Zuckerdose, schraubt die Flasche auf und schüttet laut zählend so viele Tropfen hinzu, bis der Heiltrank über den Löffelrand zu schwappen droht.

„Mund auf“, sagt sie bestimmt, „und … runter damit!“ Die Süße kann die Schärfe dieser „Medizin“ nicht vollkommen eliminieren. Aber ich muss zugeben, dass die wohlige Wärme, die sich in mir ausbreitet, zusammen mit der folgenden Erlösung von allem Bauchdrücken sehr angenehm ist. „Ich weiß, was gut ist“, sagt Tante Wally.

Und so holt sie immer wieder ihren Zaubertrank hervor, wenn ich mich bei ihr überfressen habe. Wahlweise zaubert sie zum Nachtisch auch „ganz feine Pralinen“ aus dem dunklen Vitrinenschrank in ihrem engen Wohnzimmer. Auch die würden ihrem Magen so guttun, erklärt sie mir, und reicht eine Schachtel Weinbrandbohnen herüber, in der bereits eine erkleckliche Anzahl der wohlschmeckenden Kostbarkeiten fehlt. Das geht ein paarmal gut, bis meine Eltern auf meine Fahne aufmerksam werden, wenn ich ins Pfarrhaus zurückkomme. Und so ist es eines Tages für mich mit den Besuchen bei Tante Wally vorbei.

„Nie wieder kommt mir ein Offizier ins Haus!“, sagt mein Vater, als Tante Wally aus unserem täglichen Leben verschwindet. Meine Eltern haben das Gefühl, dass ihnen das Pastorat zum ersten Mal allein gehört. Niemand mehr da, der ihnen Vorschriften macht. Man ist in Hochstimmung, die sich auch auf mich überträgt. Mama und Papa lachen mehr. Und auch unser Essen bekommt mir besser. Es ist würziger und weniger fett, das Gemüse schwimmt nicht mehr in üppigen Mehlsoßen.

Als zudem noch das Kindermädchen nach ihrer Hochzeit geht, sind meine Eltern in Aufbruchsstimmung und schmieden Pläne. Es muss neue Unterstützung her. Und dieses Mal soll Hilfe kommen, die nicht in allem perfekt sein, aber verträglich um sich zu haben sein muss. Auf keinen Fall darf eine Frau kommen, die gleich wieder weg ist, weil sie ein Mann an den Traualtar lotst.

Auf eine Suchanzeige in der Tageszeitung stellt sich eine Sechzehnjährige vor, von der man bei uns sehr angetan ist, weil sie ein „sehr liebes Auge hat“. Und so ist die ganze Familie voller Erwartung, als sie ihr Zimmer bei uns bezieht und mit der „Hauswirtschaftslehre“ beginnt.

Das Mädchen heißt Rosi. Und Rosi ist eine Riesin. Sie misst über eins achtzig. Rosi trägt Brille und hat einen Silberblick. Obwohl sie einen knielangen blauen Rock und eine weiße ärmellose Bluse trägt, wirkt sie sehr burschikos. Und so ist es kein Wunder, dass mein kleiner Bruder, nur mit quirligen und manchmal zickigen Schwestern geschlagen, begeistert ist. Rosi und Rolf junior sind ab sofort ein Team. Keine Eskapade, die mit Rosi nicht möglich ist. Kaum ein Moment, in dem sie nicht die jüngeren Geschwister auf ihr stattliches Kreuz schultern wird. Was ihre kameradschaftliche Umgangsweise mit uns betrifft, ist sie ein Volltreffer.

Doch es dauert nicht lange, bis die Begeisterung über Rosis Anwesenheit einen ersten Dämpfer erhält. Sie ist nicht gern im Haus, sondern treibt sich am liebsten auf dem dörflichen Sportplatz mit uns herum. Sie spielt Fußball wie ein Kerl, und so stößt sie mit meiner zweiten Schwester, die sie beim Rennen gerade Huckepack trägt, voll gegen die Torlatte. Es gibt ein Riesengeschrei, und ich muss meine Eltern rufen. Mein Schwesterchen trägt eine schwere Gehirnerschütterung und zudem eine stark blutende Platzwunde auf der Stirn davon. Und so wird unser wunderbarer Doktor alarmiert, der das Kind in seine Praxis bugsiert, wo die Stelle genäht werden muss. Nicht nur einmal wird fortan der Satz fallen: „Rosi, bitte nicht so wild toben mit den Kindern."

Aber von diesem Vorfall mal abgesehen, macht sich Rosi eigentlich gar nicht schlecht. Ich mag sie, weil ich sie in der Mittagspause auf ihrem Zimmer besuchen darf. An der Wand neben der Tür hat sie Starfotos zum Sammeln aus der „Bravo" mit Heftzwecken angebracht. Die hätte ich auch gern, aber meine schöne grün gestrichene Raufasertapete mit billigem Papier zukleistern, das darf ich nicht. Rosis schönste Aufnahmen sind die von Rex Gildo mit Gitte, dem schlagersingenden Liebespaar, das, wie sich später herausstellen wird, nie ein wirkliches Paar gewesen sein kann. Aber davon weiß man offiziell nichts, und ich schon gar nicht. Viel wichtiger jedoch ist, dass Rosi und ich zusammen singen. Am liebsten Rosis Lieblingshit, der wie für sie geschrieben klingt: „Ich will 'nen Cowboy als Mann …" Besser kann es für meine Geschwister und mich nicht laufen.

Auch meine Eltern schätzen, dass Rosi sich willig zeigt zu lernen und „ein gutes Menschenkind ist". Und noch ein Vorteil kommt hinzu und darf nicht unterschätzt werden: Rosi kann gut mit Tante Wally! Zu besonderen Familienfeiern wie einer Taufe oder runden Geburtstagen, bei denen in der Küche alles reibungslos laufen muss, wird sie um Hilfe gebeten.

Es gibt also gar keinen Grund zur Annahme, dass sich an der neuen Lösung mit Rosi auf absehbare Zeit etwas ändern könnte. Aber Rosi macht den schlimmsten Fehler, den man in meinem Pfarrhaus machen kann – sie ist nicht pünktlich. Sie kommt abends nicht zur verabredeten Zeit nach Hause. Bis zweiundzwanzig Uhr hat sie Ausgang, aber sie kehrt erst um Mitternacht zurück. Mein Vater als ihr Dienstherr und Hausvorstand, in dessen Obhut das minderjährige Mädchen steht, ist in heller Aufregung. Zuerst redet meine Mutter mit ihr und erklärt, warum sie sich an die Vereinbarungen halten müsse. Rosi verspricht, dass die Verspätungen nicht mehr vorkommen würden.

Das geht gerade zwei Wochen gut. Dann ist es wieder so weit. Erst um ein Uhr schleicht sich Rosi ins Pastorat. Und noch viel beunruhigender als die späte Stunde ist, dass unübersehbar ihr Hals bis hinters Ohr mit allerlei Knutschflecken übersät ist. Meine Eltern sind wach, sitzen im Bademantel in der Küche und erwarten sie. Und so wird mein Vater verkünden, dass sie ihre Hauswirtschaftslehre bitte woanders zu Ende bringen möge und er sie nach dem Frühstück zu ihren Eltern nach Hause fahre. Noch in der Nacht muss Rosi die Koffer packen. Meine Mutter hält diese Maßnahme für überzogen, aber sie fügt sich.

Bei allem Verständnis für menschliche Schwächen gibt es für meinen Vater bestimmte Punkte, über die er nicht mit sich reden lässt. Wie schnell er dann „kurzen Prozess" machen kann, hat er schon lange vor Rosi gezeigt. Wenn es um Liebesdinge geht, hat Papa eine Haltung, wie man es nicht anders von einem Pastor erwartet, zumindest in den Jahren, in denen ich noch Kind bin. Auch später, als die Gesellschaft liberaler wird, soll sich die sehr konservative Sicht auf das Leben wie ein roter Faden durch die Biografie meines Vaters ziehen und damit auch Einfluss auf meine Erziehung nehmen.

Papas Mantra ist: „Das Solide ist unterm Strich das Beste, weil es sich auf die Lebenslänge betrachtet am meisten bewährt." Das wird er mir predigen, solange er lebt. Schon als er selbst noch ein Kind war, ist er deshalb manchmal „Papst" gerufen worden. Und es sieht so aus, als fühle er sich in dieser Rolle richtig. Gern hält er die Fahne hoch, wenn es um alles Moralische geht. So gilt in jeder Situation das Motto: Was bei anderen möglich ist, geht bei uns noch lange nicht.

ALS ROSI WEG IST, gucken wir ziemlich bedröppelt aus der Wäsche. Meine Mutter erklärt die Gründe für ihren Abflug. Das müssen wir schlucken. Wer nicht hört, muss fühlen. Das erfahre ich immer wieder in meinem Pfarrhaus. Mitten im Schuljahr lässt sich kein neuer Lehrling finden. In unserem Haushalt geht es drunter und drüber. Und so wird erneut Tante Wally geholt. Wieder kräuseln sich ihre Lippen zu einem triumphierenden Lächeln, das ausdrückt: „Tja, so was wie mich kriegt ihr nie wieder …"

Aber es ist nur ein kurzes Gastspiel, in dem sie wieder alle Register zieht, um deutlich zu machen, wie unentbehrlich sie eigentlich ist. Keine Matratze, die sie nicht im Garten ausklopft. Kein Teppich, den sie nicht fleckenfrei kriegt. Ganz zu schweigen von ihrem segensreichen Wirken in der Speisekammer, deren Vorräte unter Rosis Ägide vollkommen aufgebraucht, aber nie wieder richtig aufgefüllt worden sind.

Trotzdem sind meine Eltern froh, als nach den Sommerferien an einem Sonntagnachmittag ein roter VW-Käfer an unserem Rondell vorfährt. Vom Rücksitz klettert ein junges dunkelblondes Mädchen. Sie ist fünfzehn und wird unsere neue Hauswirtschaftsschülerin. Mit meinen Geschwistern habe ich Iris-Margrit sofort ins Herz geschlossen. Begeistert hüpfen die Kleinen um sie herum. Sie können ihren komplizierten Vornamen nicht aussprechen und rufen sie immerzu „Iggi, Iggi". Und so wird sie alle Jahre für uns heißen. Auch meine Eltern rufen sie so.

Iggi ist ein Goldschatz. Sie ist meine ältere Freundin, meine Schwester, mein Vorbild. Meine Mutter herzt und drückt unsere Iggi, als sei sie ihre eigene Tochter. Mami hat einen ausgeprägten Beschützerinstinkt. Und Iggi braucht besondere Zuwendung, weil sie stottert. „Wahrscheinlich tut sie sie dies, weil sie es zu Hause nicht immer leicht hatte", wird mir erklärt. Und wir alle werden aufgefordert, zu Iggi immer „ganz lieb zu sein, dann spricht sie ohne Angst und gerät beim Sprechen weniger ins Stocken". Aber auch Pastorenkinder können grausam sein, und so werden wir diese sprachliche Schwäche mit üblen Streichen herausfordern und damit zeitweise auf ein Höchstmaß treiben.

Iggi hat alle Hände voll zu tun. Sie muss Vorbereitungen für das Mittagessen treffen. Sie muss einkaufen und Geschirr spülen. Und zwischendurch immer schauen, dass wir keinen Blödsinn machen. Sie holt uns von Fensterbänken und Bäumen herunter. Sie passt auf, dass wir uns beim Basteln nicht mit der Schere verletzen. Sie füttert die Kleinen, während die Größeren ihre schmutzigen Hände in den Bananenbrei stippen. Von morgens bis abends wird sie uns ermahnen, worauf wir mit wüsten Beschimpfungen reagieren. Je wilder wir sind, desto schwerer fällt es ihr, einen ganzen Satz herauszubringen, was ihre Arbeit damit unmöglich macht.

Es kommt der Tag, an dem wir für unser schlechtes Benehmen mit Taschengeldentzug, Stubenarrest und ganz harten Ansagen unserer Eltern überrascht werden. Das tut weh. Aber ich lerne, dass Menschen, die Schwächen haben, unsere Rücksicht brauchen und wir sie nicht noch extra triezen dürfen. Natürlich geht dies nur sehr langsam in unsere Köpfe hinein.

Aber es gibt auch viele friedliche Stunden mit Iggi. Zum Beispiel wenn meine Eltern abends ausgehen und sie am Wohnzimmertisch ihre Hausaufgaben für die Berufsschule macht. Eigentlich liege ich schon im Bett. Aber das Wissen, dass Iggi nebenan sitzt, macht mich neugierig. Im Schlafanzug setze ich mich zu ihr und erfahre, was sie neben der Arbeit bei uns noch zu leisten hat. Ganze DIN-A4-Seiten muss sie aus Büchern abschreiben. Meine Achtung vor ihren Aufgaben nimmt ungeahnte Ausmaße an, als sie ein weiteres Heft mit ganz vielen Linien und

Spalten aus einem Stapel zieht. Sie trägt Zahlen ein und addiert und subtrahiert Beträge und Summen und erklärt mir, dass „Rechnungswesen“ ihr schwerstes Fach sei. Was immer sie da gelernt hat, mir flößt es größten Respekt ein.

So freunden wir uns an. Und für mich beginnt ein neues Zeitalter. Dank Iggi werde ich jetzt zur leidenschaftlichen *Bravo*-Leserin. Kommt sie mit der neuen Ausgabe vom Kaufmann, laufe ich gleich hinter ihr her, obwohl sie in ihrem Zimmer verschwindet. Wenn ich klopfe und frage, ob ich hereinkommen dürfe, macht sie bereitwillig auf, obwohl sie Pause hat. Zusammen sitzen wir auf ihrem Bett und schmökern in den Liebesgeschichten der Leute, die für Teenager gerade die wichtigsten Personen der Zeitgeschichte sind.

Iggis Held ist Roy Black, der schönste und tollste deutsche Schlagersänger seiner Zeit. Es gibt niemanden, der Iggi so begeistern kann wie „Roy“. Sein Jahrhunderthit „Ganz in Weiß“ ist Iggis Hymne, die tagein und tagaus im Pastorat aus allen Lautsprechern dringt. Die hübsche Blümchentapete, mit der meine Mutter Iggis Zimmer hat herrichten lassen, ist zugeklebt von Roy Black in allen Posen und Perspektiven inklusive der von ihm persönlich unterschriebenen Autogrammkarten.

Es dauert nicht lange, da stelle ich meiner Mutter auf einmal Fragen, die ich noch nie gestellt habe. Zum Beispiel: Wie kommen eigentlich die Kinder auf diese Welt? Meine Mutter reagiert erst einmal mit einer Gegenfrage: Warum ich das denn jetzt wissen wolle. Ja, weil Iggi *Bravo* darüber schreibt. Etwas holprig hat sie mir daraus vorgelesen. Nun will ich verifizieren, ob das auch so richtig ist, was da steht. Bereitwillig gibt meine Mutter mir Antworten auf alles, was ich wissen will.

Zudem nimmt das Thema Liebe über die Zeitungsrubrik hinaus nun auch reale Formen an. Auf einmal kann ich nicht mehr so oft zu Iggi ins Zimmer. Immer häufiger kommt da ein junger Mann auf dem Motorrad angebraust. Er trägt Lederjacke und hält ganz lässig seinen Schutzhelm in der Hand, den er erst absetzt, kurz bevor er das Pastorat betritt. Darauf hat mein Vater bestanden. „Ich will sehen, wer zu uns kommt“, sagt er dem jungen Mann, als dieser bei seinem ersten Besuch behelmt durch unseren Flur schnurstracks auf die Tür zur Treppe zusteuert. Er muss sich namentlich vorstellen. Und er bekommt die Ansage, dass er spätestens abends um zweiundzwanzig Uhr das Haus zu verlassen habe. Denn „Besuche über Nacht kann ich nicht dulden“. Er nickt wortlos und verschwindet mit Iggi.

Der junge Kerl, selbst noch keine achtzehn, heißt Werner, und er sieht aus … wie sollte es auch anders sein … wie ein Doppelgänger von Roy Black, zumindest hat er sehr viel Ähnlichkeit mit dem Star. Vielleicht ist er nicht so hübsch, aber ein bisschen der Typ. Er hat ein markantes Gesicht. Dunkle Haare. Eine nicht unmännliche körperliche Präsenz. Werner ist ein sehr ruhiger Typ. Er kommt meistens in seiner Mittagspause angedüst und will mit Iggi allein sein und die freie Stunde auskosten.

Da auch ich mit meinen Schularbeiten inzwischen ziemlich eingespannt bin, kriege ich nicht mit, dass Werner eines Tages wegbleibt und auch nicht mehr wiederkommt. Ausgerechnet an einem schönen sonnigen Tag sehe ich unser Hausmädchen in Tränen aufgelöst. Mit meiner Mutter lehnt sie an unserem Auto. Es muss etwas Fürchterliches passiert sein. Immer wieder flüstert Mama: „Iggi, wir finden eine Lösung, wir werden dir helfen …" Am Abend bin ich mit meiner Mutter allein. Ich bin jetzt zehn Jahre alt und will wissen, was los ist. Ich brauche gar nicht zu fragen. Meine Mutter weiß, dass sie mir eine Erklärung schuldet. „Iggi bekommt ein Kind, aber pssst … mit deinen Geschwistern sprichst du bitte noch kein Wort darüber."

Iggi ist noch nicht einmal achtzehn Jahre alt, und mündig ist man 1968 erst mit einundzwanzig. Es ist ein Skandal, dessen Tragweite ich in diesem Augenblick noch nicht erkennen kann. Minderjährig, schwanger und verlassen.

Meine Mutter ist stiller als sonst. Und mein Vater zieht ein Gesicht, als hätte er lebende Frösche geschluckt. Seine schlimmsten Befürchtungen sind wahr geworden. Ein Mädchen, das unter seinem Schutz steht, ist schwanger. Und das Ungeborene sehr wahrscheinlich gezeugt in der Mittagsstunde in der Gesindekammer im Pfarrhaus. Iggi heult von morgens bis abends, immer wieder streicht sie sich mit ihrem pitschnassen weißen Taschentuch verstohlen über die Augen.

Ich schlage meiner Mutter vor, dass Iggi ihr Kind bei uns bekommen und großziehen könne. Auf ein kleines Wesen mehr oder weniger komme es doch gar nicht an. Ja, so denke ich und freue mich schon auf das nächste Baby in unserem Haus. Meine Mutter nimmt mich in den Arm und sagt: „Wie bin ich stolz auf dich, dass du Iggi helfen willst. Ich habe auch schon an diese Möglichkeit gedacht. Aber das geht nicht, da macht Papa nicht mit …"

Mein Vater rotiert. Und es geht gar nicht mehr nur darum, dass Iggi jetzt schwanger ist. Meinen Vater empört vielmehr die Tatsache, dass Werner sich aus dem Staub gemacht hat. „Der junge Mann muss sich seiner Verantwortung stellen", höre ich ihn aufgeregt in den Telefonhörer sprechen. Aber weil das allein nichts nützt, setzt er sich ins Auto und fährt mit einem sehr viel höheren Tempo als sonst aus unserer

Allee davon. Er will Iggi unter die Haube bringen. Das ist nur nicht so einfach, weil Werner nicht will. Da ist auch noch ein anderes Mädchen im Rennen um ihn.

Mein Vater fährt den ganzen Tag über Land. Von einem Dorf ins nächste und zurück. Zu Werners Eltern. Zu Iggis Eltern. Zu den Eltern der anderen jungen Frau. Immer hin und her. Mein Vater schimpft. Er verhandelt. Hält Vorträge, die an das Verantwortungsgefühl aller Beteiligten appellieren sollen. Die aufgebrachten Eltern werden immer stiller. Werner schweigt sowieso zu allem. Und am Ende der ganzen Bemühungen, die offenbar zu keinem Ergebnis führen, bestimmt mein Vater, was zu geschehen hat: „Du wirst Iggi heiraten", sagt er zu Werner. Und zu den Eltern gewandt: „Ich dulde nicht, dass Iris-Margrit mit den Folgen einer lustigen Stunde von allen fallen gelassen und allein mit ihrem Baby dastehen wird."

Es gibt kein einziges Widerwort. Niemand kommt auf die Idee, den Pastor auf der Stelle aus dem Haus zu weisen. Es wird gemacht, was er gesagt hat. Unsere Iggi und Werner heiraten tatsächlich. Sie werden noch viele weitere Kinder bekommen. Irgendwann feiern sie Silberhochzeit. Da rufen sie meinen Vater an und bitten ihn, zu ihrem Ehrentag zu ihnen zu sprechen. Er wird kommen und das Paar mit einer lustigen Rede feiern und an die dramatischen Anfänge erinnern. Und Werner, inzwischen ein reifer Mann, wird Papa zur Seite nehmen und sagen: „Herr Pastor, danke für alles. Sie haben mir das Glück meines Lebens geschenkt. Wenn Sie mich damals nicht gezwungen hätten … ich wäre nie wieder so einer lieben Frau begegnet. Es war die beste Entscheidung, die Sie für mich getroffen haben!"

11. Mit Griechisch … das war wohl nichts

Nicht alles läuft glatt im Leben. Das erfahre ich sehr viel früher als andere Kinder. Die Biografien mit allen Bruchlandungen, die den Berufsweg meines Vaters kreuzen, gehören zu meinem Alltag wie Essen und Trinken. Ich habe mich nicht daran gewöhnt. Das werde ich nie tun. Aber ich bin daran gewöhnt, dass es immer nur die anderen trifft. Doch jetzt mit zehn Jahren erlebe ich selbst, wie es ist, auf die Nase zu fallen.

Ich plumpse mit Karacho durch die Aufnahmeprüfung für das Gymnasium. Ein Erlebnis, das nicht nur mich kalt erwischt, sondern vor allem meine Eltern. Es ist nicht irgendein Gymnasium, auf dem sie mich gern sehen wollen. Es muss ein humanistisches sein. Altsprachlich mit

Griechisch, Hebräisch und Latein, und ich werde nicht gefragt, ob ich das überhaupt will.

„Eine gute Bildung hilft dir ein ganzes Leben weiter", sagt der Theologe im Haus. Deshalb steht es außer Frage, dass ich mich dieser wohlmeinenden Absicht ebenso unkritisch unterordne. Ich kann noch gar nicht ermessen, zu was man mich überhaupt angemeldet hat. Ich kann nicht beurteilen, ob Altgriechisch wichtiger als Englisch oder Französisch ist. So gehe ich frohgemut in die schriftliche Prüfung, die man in den Sechzigerjahren noch ablegen muss, bevor man eine „weiterführende Schule" besuchen darf. Nicht eine Sekunde denke ich daran, dass es nicht klappen könnte – bis zu dem Tag, als der amtliche Brief kommt. Meine Kenntnisse reichen nicht aus, um mich auf das „Alte Gym" in Flensburg durchzuwinken.

Es trifft mich vollkommen unvorbereitet. Als Schülerin habe ich mich eigentlich ganz ordentlich gemacht. Lustlos zwar, aber leidlich diszipliniert. Doch ich habe noch eine Chance. Ich werde zur mündlichen Prüfung durch die Gymnasialdirektion geladen. Und das ist der größte Schock für mich. Drei Vormittage hintereinander sitze ich in einem großen, mir unbekannten Gebäude und fühle mich einsam und fremd. Und ich bin nicht in der Lage, die Gelegenheit beim Schopfe zu packen und mich zumindest im Tagesunterricht für das Alte Gymnasium zu empfehlen. Ich präsentiere mich als verschlafenes Landei, das vor lauter Schüchternheit in der Stadt den Mund nicht aufkriegt.

„Die Aufnahmeprüfung ist nicht bestanden", steht in der Mitteilung, die ich Jahrzehnte in meinem Biedermeiersekretär aufbewahren werde, den meine Eltern einem Bauern anlässlich meiner Einschulung abgekauft haben. Da nutzt es auch nichts, dass der beurteilende Lehrer im Gespräch zu meinen Eltern sagt, dass ich „eigentlich sehr intelligent" sei, aber einfach „zu still".

Für mich ist der kommende Sommer, meine Lieblingszeit, gelaufen. Statt mich mit Nivea-Creme und Decken und Enid-Blyton-Büchern auf einem sonnigen Plätzchen im Garten niederzulassen und am Spätnachmittag mit meiner Freundin noch etwas Badminton zu spielen, wartet jetzt die Verbannung auf mich. Man richtet mir ein „Studierstübchen" im ersten Stock des Pfarrhauses ein, in dem ich die heißesten Nachmittage des Jahres mit Lernen zubringe.

Meine Eltern haben analysiert, woran es hapert bei mir: Alles, was nach Rechnen riecht, ist ein Buch mit sieben Siegeln für mich. Da der zweite Prüfungsversuch nur ein halbes Jahr später ansteht, werde ich jetzt speziell auf Mathe-Tests getrimmt, und ich muss täglich ein bestimmtes Pensum schaffen. Man besorgt mir ein Übungsbuch mit den von mir verhassten „Textaufgaben", die ich rauf und runter lösen muss, bis mir der Kopf raucht. Als Nachhilfelehrer fungieren im Wechsel meine Eltern. Aber auch ihnen ist alles Naturwissenschaftliche suspekt, sodass sie mir nicht immer eine Hilfe sein können.

Der Schreck, versagt zu haben, wirkt nach. Ich bin weniger verträumt. Ich weiß jetzt, dass ich so etwas wie Nachsicht von der Welt da draußen nicht erwarten kann. Ich bin zudem enttäuscht, weil ich ein „Sommerkind" bin und diese wenigen schönen Wochen im Norden einfach auskosten möchte. Es fühlt sich an wie Isolationshaft. Ich pauke mit Widerwillen – aber ich weiß jetzt, wofür.

Mit jeder gelungenen Klassenarbeit wächst mein Sportsgeist. Und ein Jahr später darf ich endlich das Gymnasium besuchen.

Ich werde in die Sexta auf die Auguste-Viktoria-Schule aufgenommen. Ein früheres Lyzeum in Flensburg, 1886 als „höhere, vornehme Mädchenschule" gegründet, direkt neben der dänischen Schule. Dies ist der Beginn eines völlig neuen Lebens für mich. Es ist mein persönlicher Urknall, der mir Welten eröffnet, die es in meinem pastörlichen Refugium noch nicht gegeben hat.

Ich gehöre zu einem der ersten Jahrgänge, an dem auch Jungen zugelassen sind. Mein Sitznachbar heißt Carlo, er ist ein bildschöner schwarzäugiger Junge aus Indien und so ganz anders als die Klassenkameraden, die ich vorher hatte. Er besitzt ein sehr verschmitztes Lächeln. Und er ist auf sehr entspannte Weise freundlich zu mir. Wir helfen uns im Unterricht. Carlo flüstert mir die richtigen Lösungen zu, wenn ich auf eine Frage nicht antworten kann. Ich lasse ihn bei mir „abschreiben", wenn ich mit einer Klausur besser zurechtkomme als er. Er hat ein sehr heiteres liebenswürdiges Gemüt. Einen so zauberhaften Mitschüler wie ihn werde ich nie wieder bekommen.

Auch meine Klassenlehrerin, eine Frau Doktor – so etwas Kluges gab es auf meiner Grundschule nicht, und zudem ist sie Mutter von vier Söhnen –, ist eine Wucht. Sie lobt immer uns Kinder vom Land, die wir viel „wacher und aufmerksamer als die Stadtkinder" seien.

Aber da ist auch noch ganz etwas anderes, viel Entscheidenderes, das mir neuen Schwung verleiht: Ich bin nicht mehr die „Tochter vom Preester". Ich bin jetzt *ich*. Welch eine Erleichterung für mich. Es ist eine wahre Errungenschaft, die mir ein bisher nicht gekanntes Leben beschert. Ich lasse alles Bedrückende hinter mir: die Volksschule, an der mich die Lehrer gängeln. Die früheren Mitschüler, die mich hänseln.

Hier werde ich als normales Mädchen wahrgenommen. Und das ist ein Hochgefühl, das mir Flügel verleiht. Nichts wird mir zu viel. Ich habe einen Schulweg, der jeden Morgen mindestens eine Stunde dauert. Und auf der täglichen Anreise fühle ich mich, als ginge ich in die große weite Welt hinaus. Ich stehe um halb sechs Uhr auf. Ich gehe zum Bäcker. Meine Mutter bereitet mein Schulbrot vor, meinen Kakao kaufe ich unterwegs. Um halb sieben verlasse ich das Haus und gehe zum Bahnhof. Auch im Winter, wenn der Schnee mir bis weit übers Knie reicht, stapfe ich in der Dunkelheit mit anderen Nachbarkindern los.

Steige ich in Flensburg aus, empfängt mich zuerst der Geruch vergorener Hefe von der Brauerei in der Nähe. Ein Aroma wie von faulen Eiern, das mich zügig auf den Hügel zu meiner Schule hochträgt, um ihm möglichst schnell zu entkommen. Ich gewinne Eindrücke, die vollkommen anders sind. Im Deutschunterricht nehmen wir ein dünnes Büchlein durch, das es in sich hat. Es geht um die Angriffe mit Atombomben im japanischen Hiroshima und kurz darauf in Nagasaki. Es ist ein Stoff, der mich bewegt, und mein erster weiter Blick über den Tellerrand der nahen Pfarrhaus-Schicksale.

Klar, dass ich jetzt neue Fragen zu Hause habe. Und für dieses Thema nehmen meine Eltern sich Zeit für mich. „Der Mensch kann böse sein", sagt mein Vater, der mich über die Historie des Grauens aufklärt. Und Mama überprüft meine Hausaufgaben zu diesem Buch und sagt: „Das geht so nicht, Kind. Da musst du noch einmal ran." Und dann erklärt sie mir, wie ich meinen Aufsatz besser schreiben kann.

Die Schule ist ja nicht alles. Meine Geburtsstadt lockt mit purem sinnlichen Vergnügen. Direkt am Ausgang des Gymnasiums wartet der Eismann mit seinem Wägelchen und einer großen Glocke, die schon vor Unterrichtsende verführerisch läutet. Meistens leiste ich mir zwei Kugeln für zwanzig Pfennige. Da wir noch Wartezeit bis zur Abfahrt des Zuges haben, schlendern meine Freundinnen und ich hinab in die City. Unser Weg mündet direkt in die Einkaufsstraße, und spätestens jetzt ist dieser kleine Grenzort so spannend wie New York für mich.

Ich finde Gefallen daran, durch die Stadt zu „ditschern". Ich werde nicht müde, bei „Kepa" die Lippenstifttester durchzuprobieren, auf eigene Faust die neue Schuhmode zu entdecken und einen eigenen Geschmack zu entwickeln. Manchmal kehre ich mit meinen Freundinnen im Grillimbiss ein, in dem ich die Jahre vorher mit meiner Mutter Rostbratwürstchen gegessen habe, bevor es mit der Bahn nach Hause ging. Ich komme an Kneipen vorbei, aus denen eine Musik hämmert, die ich noch nie gehört habe. Und wenn plötzlich junge Männer laut rufend wie eine Horde Wikinger in den beschaulichen Boulevard einfallen, kann ich nicht anders, als ihnen nachzulaufen. Vor sich her tragen sie Transparente. Automatisch stimme ich in ihren Schlachtruf ein, den ich weder verstehen noch zuordnen kann. Aber er setzt eine Energie frei, der ich mich in diesem Moment nicht entziehen kann. Im Chor schreien sie „Ho … Ho … Ho Chi Minh!“ Und wieder „Ho … Ho … Ho Chi Minh!“

Und ich, ein Hascherl aus der Provinz, bin mittendrin in einer typischen 68er-Demonstration. Den Kreuzzug des Protests erlebe ich auf Sparflamme, weil Flensburg nicht Frankfurt oder Berlin ist, wo es noch viel heißer zugeht. Aber das Bekenntnis gegen den Vietnamkrieg mit seinem Leid für die Bevölkerung und die Solidaritätsbekundungen für die vietnamesische Symbolfigur Ho Chi Minh, den kommunistischen Revolutionär und späteren Premierminister, der für die Einheit seines Landes kämpfte, beschäftigt mich.

Ein vages Ahnen von politischem Interesse lösen die Märsche kurz vor Zugabfahrt in mir aus. Mir gefällt das. Gegen einen Krieg aufzustehen, ist eine gute Sache, finde ich. Natürlich habe ich lange ein Auge auf die Anführer der Demonstrationen geworfen. Es sind die Primaner vom Alten Gymnasium.

Diese Typen, die aussehen wie von einem anderen Stern, faszinieren mich. Manche sind bärtig, die meisten haben lange Haare, und sie tragen dschungelgrüne Parkas. Wenn sie sich später an ihrem Sammelplatz unterhalten und dabei an ihren selbst gedrehten Zigaretten ziehen und sich mit den Polizisten streiten und „Bulle, hau ab!“ schreien, dann bin ich hin- und hergerissen: Ist das jetzt unhöflich, was die da sagen? Oder flößt es mir Respekt ein, wie „die Großen“ sich gegen Reglements zu wehren wissen? Da mir die spannenden Jungs am Ende doch ziemlich fremd sind und auch mich, dieses Kind, gar nicht wahrnehmen, wird meine Begeisterung für sie irgendwann versiegen.

MEIN „POLITISCHES ENGAGEMENT“ führt zu Irritationen daheim. „Halt dich da fern“, sagt mein Vater, „große Menschenmengen können auch Gefahren bergen, mein Kind.“ Und hin und wieder fällt der Begriff „Molotowcocktail“. Auf meine Frage, was das denn sei, höre ich, dass es sich um „Brandbomben“ handeln würde, mit denen „diese Verrückten um sich werfen“. In heller Aufregung und aus Sorge um meine Sicherheit monologisiert Papa über Osterunruhen, die APO, Rudi Dutschke, Wasserwerfer, Krawalle etc. Alles Wörter, die zum ersten Mal in meiner Gegenwart fallen. Ich sitze mit offenem Mund da und verstehe nur Bahnhof.

Damit ist die Ära der Studentenproteste auch in meinem Paradies angekommen. Papa sitzt häufiger am Radio als früher. Rauchend und grübelnd sehe ich ihn über eine Zeitschrift mit einer farbigen Umrandung auf dem Cover gebeugt, die ich zu diesem Zeitpunkt noch nicht als *Der Spiegel* wahrnehme.

Die Ermahnungen meiner Eltern, mich in keine Straßenschlacht verwickeln zu lassen, nehme ich hin. Ich bin selbst viel zu vorsichtig, um in den Hagel von Steinen oder Ähnlichem zu geraten, so bilde ich es mir zumindest ein. Ich bin auch noch viel zu sehr Kind, um dieses Geschrei und Gehüpfe in der Stadt weiter zu einem beherrschenden Thema werden zu lassen.

Dafür ist mir eine andere Erfahrung, die ich jetzt machen darf, viel zu heilig. Ich bin erst gegen fünfzehn Uhr wieder zu Hause. Und das ist eine Zeit, in der ich meine Mutter ganz für mich allein habe. Komme ich um die Ecke in unserer Allee, steht sie schon an der geöffneten Pfarrhaustür. Wenn es nicht regnet, ist es eine mir sehr vertraute und lieb gewonnene Angewohnheit von ihr, dass sie täglich schaut, wann ich endlich heimkomme, und mich mit einer warmen Umarmung und vielen Küssen empfängt.

Mama, manchmal noch im hellrosafarbenen Frotteebademantel, weil sie sich für eine kurze Mittagsstunde mit den Kleinsten hingelegt hat, wird mein lebenslanges Bild für „Erwartet werden“ und „Willkommen sein“ bleiben. Wenn dann in der Pfanne auf dem Herd leise ein Rumpsteak im Zwiebelbett singt oder im Ofen der Rest vom Nudel- oder Gemüseauflauf auf mich wartet, tauche ich in eine Geborgenheit ein, die mir immer wieder signalisiert, wie geliebt ich in meinem Elternhaus bin.

Wir sitzen ganz allein am Küchentisch. Ich esse und erzähle – und meine Mutter hört zu. Sie erfährt alles. Wie die Deutscharbeit war, was in Mathe dran ist, wie weit ich im Sport bei der Leichtathletik gesprungen bin, wie bescheuert der Physiklehrer ist und wer heute aus dem Dorf welche Faxen im Zug gemacht hat. Mit meiner ganzen Unbekümmertheit plaudere ich aus, was mir widerfahren ist und wer mir was erzählt hat.

So gebe ich einmal auch mein Gespräch mit einem Mädchen wieder, mit der ich schon früher viel gespielt habe und die mir nun eine treue Gefährtin auf der Reise nach Flensburg ist. Sie sagte, dass ihre Mutter immer „so komische Dinge“ sehe, die sie „bis jetzt nicht entdeckt“ habe. „So, was sieht sie denn?“, fragte ich. Und meine Freundin antwortet: „Meine Mutter sieht immer weiße Mäuse.“ Ich kann das gut nachvollziehen und sage: „Ja, ich sehe ja auch immer graue Mäuse, die meine Eltern auch nicht sehen.“ Meine Freundin scheint dies zu beruhigen, und sie sagt: „Ja, dann wird das bei meiner Mutter auch so sein. Sie sieht ganze Horden, die durch unser Wohnzimmer flitzen. Und ich verstehe nicht, wo sie die sieht.“ Diese Begebenheit ist schnell erzählt.

Ich habe noch viel Wichtigeres zu besprechen, weil ich einen neuen Badeanzug für den Schwimmunterricht brauche. Aber Mama hakt nach, sie will mehr „von den weißen Mäusen wissen. Hat das Mädchen dir das wirklich so gesagt?"

Erst Tage später erfahre ich, warum meine Mutter so insistiert hat. Im Dorf ist es kein Geheimnis, dass die Mutter meiner Freundin ein Problem mit dem Alkohol hat. „Wahrscheinlich sieht sie die Mäuse im Delirium", erklärt Mami mir, „und wenn es schon so weit ist, muss etwas geschehen." Auf einmal ergibt alles einen Sinn. Mich hat es gewundert, dass nach einem Sonntagsessen, zu dem ich eingeladen war, die besagte Frau, die zu mir immer sehr freundlich ist, nicht deutlich sprechen konnte und klagend den Kopf auf den Tisch legte und ihrem Mann kein Wort über die Lippen kam. Das war eine Situation, die ich wegen ihrer vollkommenen Unwirklichkeit mein ganzes Leben nicht vergessen werde. Ich war zu klein, um zu verstehen, was da los war.

Auf einmal wird mir klar, woher die Berge von kleinen „Flachmännern" hinter dem Gerätehaus kommen, die wir so oft beim Spielen entdeckt haben. Zum Glück gibt es meinen Vater, der in solchen Situationen keine Scheu hat, zu Hilfe zu eilen. Er macht das, was er am besten kann: Er führt Gespräche. Mit dem Ehemann, der sich dem Problem nicht mehr verschließen und es nicht länger leugnen dürfe. Mit der Trinkerin, der er ihren zu erwartenden körperlichen Verfall in drastischer Weise bildhaft vor Augen führt. Mit dem Kaufmann, den er eindringlich bittet, keinen Alkohol mehr an die Familie abzugeben. Wie er das im Einzelnen hingekriegt hat, bleibt Papas seelsorgerisches Geheimnis. Die Frau wird nie wieder ein Glas anrühren. Die Ehe ist gerettet. Und die Familie wird wieder glücklich sein. Wieder einmal erlebe ich, dass ein Pastor in den Sechzigern wie der „Heilige Vater" persönlich agieren kann.

12. Auf nach Sibirien

Es liegt eine Stille über dem Pfarrhaus, wie sie ungewöhnlich ist. Es ist Nachmittag. Wir haben frei. Keine Termine. Kein Besucher.

Von einem auf den anderen Tag ist der Frühling da. Wir haben das Jahr 1970. Ich fühle mich stark und bin auf einem Weg, der sich für mich richtig anfühlt. Mein neues Selbstbewusstsein ziehe ich aus den anerkennenden Bemerkungen meiner Lehrer und meiner täglichen Flucht aus dem Dorf sowie meinen neuen Freunden, die meine Pastorenherkunft schlicht nicht interessiert.

Ich habe gerade keine andere Sorge, als zu überlegen, wann ich meine erste Party geben soll. Ich denke laut darüber nach. Doch meine Mutter, die neben mir steht, geht mit keinem Wort darauf ein. Ich stupse sie an, wie ein Welpen-Baby, das toben will. „Hey, Mami, sag doch was." Sie druckst herum. Ich frage: „Ist was, Mama?" Sie seufzt und antwortet: „Wir werden nicht mehr lange hier sein."

Mami macht Witze, denke ich. „Papa geht als Pastor nach Kiel. Wir wollen jetzt in der Stadt leben. Das ist besser für euch, zumal ihr immer größer und damit auch andere Interessen haben werdet. Ihr braucht ein anderes Umfeld – und wir auch!"

Es kann nicht sein, was ich gehört habe. Es *darf* nicht sein. Mit keinem Wort haben meine Eltern erwähnt, dass sie sich mit Umzugsgedanken tragen. Daher trifft mich diese Mitteilung so, als sei ich mit dem Kopf gegen eine Mauer gelaufen. In diesem Augenblick ist es unvorstellbar für mich, woanders hinzugehen. Weg aus meinem Hort der Geborgenheit, hin an einen Ort, an dem ich mich nie wohlgefühlt habe, wenn wir unsere Großeltern oder Tanten und Cousins besucht haben.

Mit fast dreizehn Jahren soll ich einen Flecken Erde verlassen, auf dem mir jeder Grashalm vertraut ist. Dieses Pastorat mit allen Fehlern ist vor dem Hintergrund, es aufgeben zu müssen, plötzlich ein Juwel, das ich nicht loslassen mag. Ich bin so traurig, dass ich nicht einmal weinen kann. Ich verstumme. Nur bleibt keine Zeit, den Kopf hängen zu lassen.

Es muss ein ganzer Hausstand auf den Prüfstand und ein neuer eingerichtet werden. Und dabei muss ich als Älteste der Kinder helfen. Alles passiert Schlag auf Schlag. Der Sommer, auf den ich mich so gefreut habe, findet nicht statt, weil wir nur noch räumen, sortieren, entsorgen und über Kisten steigen.

DEN MOMENT, als wir fünf Geschwister auf der Rückbank darauf warten, dass unser Vater den Wagen startet, werde ich nie vergessen. „So, Kinder", sagt meine Mutter, „guckt noch mal alle hin, wir winken jetzt unserem alten Zuhause zu und sagen: ‚Danke für all die schönen Jahre.'" Die Kleinen wedeln mit ihrem Stofftier, die anderen mit einem Tempotaschentuch aus dem Autofenster und rufen laut „Tschüü ... hüüüü ... hüssss ...!"

Ein paar Tränen fließen, nur bei mir nicht. Aus Trotz schlucke ich meine Traurigkeit hinunter und schwöre mir: „Ich werd jetzt nicht weinen, den Gefallen tue ich dem lieben Gott nicht, wenn er das mit uns macht!" Ich mag nirgendwo hinschauen – weder auf mein altes Heim noch auf meine Eltern und Geschwister, geschweige denn auf die

Zukunft. Und so zuckeln wir hinter drei Lastwagen mit je einem langen Anhänger her, und nicht nur ich habe das Gefühl, diese Fahrt endet nie.

Wir sind verschmolzen mit dem Job unseres Vaters und deshalb auch mit seiner Residenz, in der er verpflichtet ist zu wohnen. Sie ist unser Familiennest. Und diese beruhigende Gewissheit, hier eine Heimat zu haben, überwiegt auch mein Leid, „die Tochter vom Preester“ zu sein. Aus diesem Paradies müssen wir uns als Kinder loseisen – und gänzlich schaffen werden wir dies nie. Es sind nur knapp achtzig Kilometer in die schleswig-holsteinische Hauptstadt. Aber auch mir kommt es so weit vor, als ginge es nach München.

Wir ziehen in ein neu gebautes, sehr kühl wirkendes Haus, das keinen richtigen Garten, sondern nur eine freie ungeschützte Grünfläche hat. In der Straße lärmt es, und unser Grundstück grenzt an einen Autohandel – und an die große Kirche. Meine Mutter hat versucht, allen Zimmern und dem großen Treppenhaus mit verschiedenen Farben etwas Charme zu verleihen. Sie hat die Türrahmen rot lackieren lassen. Zum Teil haben wir gelbe und grüne Wände. Und überall hängen Ölbilder eines von uns sehr geliebten dänischen Malers, in dessen Atelier wir ihn bis zu seinem Ende einmal im Jahr im langen Sommerurlaub besuchen werden. Auch schöne Drucke und unzählige Fotoaufnahmen finden ihren Platz und wirken in dieser Kulisse noch viel schöner als vorher. Und so kitschig man sich das neue Pfarrhaus mit dieser schrillen Interieur-Kreation meiner Mutter auch vorstellen mag – es passt. Unsere Villa Kunterbunt ist in den Siebzigern „le dernier cri“, der letzte Schrei.

Alles, was ich für einige Zeit als Pastorenkind habe hinter mir lassen können, holt mich jetzt in anderer Weise wieder ein.

In Kiel beherrscht mich zunächst ein Thema, das an keinem anderen Ort der Welt derart aktuell für mich sein wird wie hier: das Wetter! Der erste Winter stellt alles Dagewesene an durchlittener Kälte in den Schatten. Schon auf dem Land mochte ich nicht rodeln und Schlitten fahren. Ich sehe mich weinend durch den Schnee stapfen, wenn ich auch sehr gern „Gleitschuh“ fuhr und darauf Pirouetten drehte wie die Eiskunstlaufstars, die ich heimlich vor dem Fernseher bei meiner Freundin bewundern konnte.

Offenbar leide ich an einer Kälteallergie, auch Morbus Raynaud genannt, die aber zu dieser Zeit kein Mensch diagnostiziert. Bereits damals wärmte ich mich immer dort, wo man es gerade nicht tun sollte: an der heißen Heizung, die voll aufgedreht ist, und dies möglichst ohne Socken, die beim Spielen erst nass geworden und später steif gefroren waren.

Umso heftiger trifft mich jetzt jedes sibirische Tief, das die Minusgrade mit seinen unverschämten Winden über die Ostsee direkt in die Kieler Förde peitscht. Die eisigen Luftströme am Meer geben mir den Rest.

Noch nie habe ich so viele Mandelentzündungen in schneller Folge wie an unserem neuen Wohnort ertragen müssen. Und mit jeder weiteren Erkrankung fällt immer häufiger die hausärztliche Bemerkung, dass man dringend eine „Tonsillektomie" in Betracht ziehen müsse. Ich weiß nicht, wie viele Fläschchen Hexoral, eine hellrote Flüssigkeit, ich als Teenager vergurgele, um mir diese schmerzhafte Operation zu ersparen. Am Ende behalte ich meine Mandeln.

Aber darüber hinaus warten noch weitere Widrigkeiten, die mich eher seelisch frieren lassen. Man spricht hier einigermaßen klar Hochdeutsch, wenn es auch oft – je nach Bildungsgrad – mit dem Slang von der Küste gefärbt ist. Und aus der „Preesterstocher" vom Land wird deshalb jetzt die „Tochdärr vom Passdärr". Das bin ich nun also. Wieder und immer wieder werde ich im Zusammenhang mit dem Beruf meines Vaters wahrgenommen. Alles glotzt auf uns. Auch hier. Nur mit einem Unterschied: In Kiel schaut man bis in die Zimmer im Pastorat, und dies nicht nur weil meine Mutter auf die üblichen weißen Vorhänge verzichtet, die ihr „einfach zu spießig" sind, und die Stores an den Seiten „doch vollkommen reichen". Und „wenn es unbedingt sein muss, kann man die ja auch zuziehen". Tut aber niemand bei uns.

Ich habe jetzt Nachbarn, die ganz nah, fast Wand an Wand, mit uns sind. Das neu gebaute Pastorat mit seinem täglichen Kommen und Gehen ist Kino für sie – und somit delektieren sie sich auch an meinem persönlichen Leben. Bei geöffnetem Fenster auf Kissen gestützt, starren sie rauchend und redend und auf uns zeigend zu uns herüber. Wann ich gehe, mit wem ich im Auto sitze, wie spät es abends wird. Und zu allem Übel halten sie meinen Vater auf der Straße an und fragen, ob „Herr Passdärr denn nicht endlich mal das Kirchengeläut am Sonntagmorgen abstellen" könne, weil es einen „Krach macht, der einfach störend" sei. Mein Vater wird einem solchen Ansinnen schnell einen „Riegel vorschieben", wie er es gern formuliert. Es sei doch „vollkommen ausgeschlossen, dass wir unsere christliche Kultur, zu der auch das Geläut gehört, in irgendeiner Form einschränken" würden.

Papa kann auch mal ungestüm werden in seinen Äußerungen. Und so sagt er den Herrschaften: „Ich würde Ihnen vorschlagen, dass Sie Ihre Fenster schließen und nach Möglichkeit auch Ihre schönen weißen Gardinen, dann ist es sofort leiser …" Doch das „Public Viewing" auf unser Pastorat geht ungehemmt weiter.

„Könnet Sie des Ihrem Ma gebe, des isch arg wichtig“, sagt die Gemeindehelferin, die im Büro ihren Feierabend vorbereitet und immer die Tür offen stehen lässt, damit ihr auch ja nichts entgeht. Kaum mache ich mich mit meiner Mutter auf den Weg in die Stadt, wedelt sie schon mit einem Zettel, auf dem sie wichtige Notizen für meinen Vater hat und Mami noch ein „Aber net vergesse!“ hinterherwirft. Ein Umgangston, der eigentlich ziemlich respektlos ist und meine Mutter deshalb auch zeitweise ärgert. Aber sie hat Humor und findet den schwäbischen Dialekt, der in Kiel wie Chinesisch klingt, sehr lustig. Die Bürohilfe ist eigentlich eine nette Frau, nur mit ihrem Job scheint sie überfordert zu sein.

Stehen zwei Personen zur selben Zeit vor ihr, sagt sie: „Des gehd grad net, bidde nacheinand.“ Nicht selten ruft sie dann aufgeregt durchs Haustelefon die Pastorenehefrau, der sie gerade zuvor einen frechen Satz hinterhergerufen hat, an und sagt im Befehlston: „Sie müsset mir helfe!“ Nicht die besondere Ausdrucksform, sondern ihre Unfähigkeit, die Arbeit zu strukturieren, bringt alle auf die Palme. Und da nützt es auch nichts, dass sie im „Bastelkreis“, der mehrmals im Monat in zwei Zimmern im Souterrain unseres Hauses stattfindet, wohlgelitten ist.

Auch ich lerne unter ihrer Anleitung im Brennofen mit Emaille zu hantieren und meinen Schmuck oder andere Accessoires zu fertigen, weil ich als Pastorentochter jeden Kurs, den Papa anbietet, mitmachen muss. Die Kirche ist also mal wieder überall, wo auch unser Leben als Familie stattfindet. Zu Beginn finden alle wichtigen Konferenzen gegenüber dem Büro in einer Einzimmerwohnung statt, die später wahlweise auch an die Gemeindeschwester oder eine Vikarin vermietet ist. Daneben liegt das „Schwesternzimmer“, in dem den Senioren der Verband neu angelegt oder der Blutdruck gemessen wird oder sich Mütter ein Stillkissen und eine Babywaage leihen können. Alles dicht gedrängt neben dem Privateingang zu unserer Wohnung im ersten Stock.

Und wie selbstverständlich begegnen wir wildfremden Leuten auf dem Weg zu unseren Kellerräumen oder im Parterre, wo zwei Extraräume für die Pastorenfamilie abgezweigt sind. Alles mischt sich mal wieder – Berufs- und Privatleben. So auch, wenn ganze Trupps an jungen Leuten oder Senioren im sogenannten Annex am Pastorat verschwinden, der einen kleinen Saal mit Küche und Bad beherbergt. Dort finden alle weiteren Veranstaltungen statt, die zu den Basics einer Pfarrgemeinde gehören: Bibelstunde, Batikmalerei, Weihnachtsbasar. Auch der „Altenklub“ inklusive seiner Feiern wie „Altengeburtstag“ oder „Alten-Karneval“.

Und die Jugendtreffs finden hier statt. Samstags mit Disko, die der

Pastor persönlich pünktlich um zweiundzwanzig Uhr beendet, indem er die Tür öffnen und sich in der Dunkelheit wie ein Blinder an den Lichtschalter tasten wird. Kaum hat er die grellen Deckenleuchten angeknipst, werden alle knutschenden Pärchen mit geblendeten Augen und hochrotem Kopf aufgeschreckt, was mir als ebenfalls anwesende Tochter dieses Spielverderbers mehr als nur peinlich ist.

Wir geben uns alle Mühe, „am Kirchenleben mitzuwirken", obwohl zumindest ich dazu keine ausgeprägte Lust verspüre. Es bleibt mir aber nichts anderes übrig, als erneut in den Kirchenchor einzutreten. Mein Bruder ist davon befreit wegen Stimmbruch. Und die Vierte von uns, Ricarda, hat ebenfalls ein zu „raues Stimmchen", wie meine Mutter feststellt, sie ist deshalb lieber auf Geigenunterricht umgestiegen. Aber wir verbliebenen drei müssen von unseren Eltern den altbekannten Text hören: „Wenn ihr da nicht mitmacht, können wir es auch von keinem anderen in der Gemeinde erwarten."

Ein Vorbild sein, obwohl man es gar nicht sein will und oft auch gar nicht ist, empfinde ich als einen nachgerade schizophrenen Zustand, den ich auch jetzt als Teenager durchlaufen werde. Einmal in der Woche treffen wir uns, jeden Sonntag singen wir im Gottesdienst.

EIN GROSSER SCHOCK ist meine neue Schule in Kiel. *Nur* Mädchen! Das Gymnasium, das für mich vorgesehen ist, wird erst ein paar Jahre später auch Jungen aufnehmen. Als ich dort ankomme, ist es noch ein reines Lyzeum. Gefühlt mit allen abschreckenden Eigentümlichkeiten, die Mädchen „auf einem Haufen" in der Pubertät und darüber hinaus aufweisen können. Ich erlebe einen Umgang untereinander, den ich aus meinem skandinavisch geprägten Flensburg nicht kenne. Es ist eine wirklich bedrückende Erfahrung für mich. Wenn über vierzig Mädels sechs Tage in der Woche zusammen verbringen, bedeutet dies schon eine Herausforderung. Sowieso verhalten sich Frauen, wenn sie unter sich sind, anders als Frauen, die „gemischt" groß werden. Sie schalten vollkommen um, kaum dass ein männliches Wesen in ihrer Nähe erscheint.

Das nehme ich zum ersten Mal mit dreizehn Jahren so wahr. Wie war mein Schulleben schön mit Carlo und den anderen Jungs, mit denen wir immer nur lachten und ein so entspanntes Miteinander hatten. Ganz in der Nähe des Lyzeums hier in Kiel gibt es ein Gymnasium nur für Jungen. Und die Berufsschule nebenan hat auch einige nette männliche „Exemplare", die ein bisschen älter sind. Man trifft sich nach Schulschluss im Park oder zu den gerade beginnenden Klassenfesten. Und nähert sich uns ein pickeliges Kerlchen von sechzehn Jahren, mutiert selbst die netteste und hübscheste Mitschülerin zu einer abweisenden Zicke, die alle anderen Mädchen wegbeißen möchte, weil sie fürchtet, dass die andere ihre Attraktivität schmälern könnte.

Von der Kunst der „Stutenbissigkeit“ verstehe ich nichts, sondern stehe als treudoofes Landei daneben. Und die ganz Gerissenen unter ihnen „buchen“ mich denn auch für ganze Nachmittage als „Alibi“. Zu Hause sagen sie ihren Eltern, dass sie sich mit „Claudia, der Pastorentochter“, treffen, was ja auch stimmt. Aber mit dabei ist auch ihr Freund, den die Eltern ihr verboten haben, weil er einen schlechten Einfluss auf sie habe.

Einige Nachmittage stehe ich daneben, wenn sie rauchen und sich küssen und mein „heiliger“ Leumund dieses Vergnügen ermöglicht. Aber auch die Cliquenwirtschaft, die jede Schülerin rigoros ausschließt, die nicht zum inneren Zirkel gehört, geht mir auf den Geist. Da gibt es die „Reitstall- und Tennisklub-Connection“, die ganz unter sich bleiben möchte. Ein Verhalten, das mir als provinzielle Borniertheit in Erinnerung bleiben wird. Da sind die braven Mädchen, die sich anscheinend vorgenommen haben, als Jungfrau in eine spätere Ehe zu gehen, und lieber ihre ungeschminkten Köpfe in die Lehrbücher stecken, aber dafür die Lieblinge aller Lehrer sind. Einige wenige bilden die „intellektuell-künstlerische“ Gruppe, die sich doktrinär links gibt und über den Minirock oder alles „Kommerzielle“ die Nase rümpft, weil dies in ihren Augen „dumm und billig“ ist. Zu einem sehr kleinen Kreis, der sich besonders erwachsen vorkommt, gehören die Mädchen, die mit sechzehn schon Vollweib spielen und sich mit ihren Exkursionen zu diversen Abtreibungen in Holland brüsten. Bei minus zehn Grad auf dem Schulhof wird dabei eine Zigarette nach der anderen geraucht und sich zu Sit-ins verabredet, zu denen ich nie gehen dürfte, weil ich um zweiundzwanzig Uhr zu Hause sein muss und diese Zusammenkünfte erst später richtig beginnen.

Ich bin das behütete Pastorenkind, das danebensteht und staunt. Ich gehöre nicht dazu, weil ich anders bin. Was die anderen dürfen, darf ich noch lange nicht. Und zum Teil will ich das alles auch nicht. Die Vorstellung, dass Pfarrerstöchter sittsam groß werden, ist deshalb berechtigt.

Aber anzunehmen, dass ich prüde und keusch lebe, ist falsch. Ich werde nur beschützt vor allem, was mich auf die „schiefe Bahn“ oder auf den „falschen Weg“ führen könnte. Nur ist mir dies nicht bewusst. Irgendwann werde ich in der Schule das Pfarrerstochter-Außenseiter-Syndrom ablegen können. Nur wird dieser Prozess dorthin ein wenig dauern.

Einige Mitschülerinnen treffe ich zum Diskoabend, wenn sie in unserer Gemeinde wohnen – oder im Konfirmandenunterricht, den ich zu meinem Leidwesen bei meinem Vater absolvieren muss. Zwei Jahre, die mir übertrieben lang erscheinen und in denen ich meinem geliebten Vater nur noch auf Kriegsfuß begegne. Die Stunden bei ihm, jeden Donnerstag fünfzehn Uhr, sind ganz alte Schule. Traditionelle christliche Lehre ohne aktuelle Bezüge. Ich empfinde dies als gähnend langweilig. Papa scheut sich nicht, mich vor allen anderen Mitkonfirmanden anzuschnauzen, wenn ich nichts kann, und mir im Wiederholungsfall mit drakonischen Strafen zu drohen. Nicht selten heißt es: „Setz dich, für diese Nicht-Leistung hast du eine Woche Küchendienst extra!"

Ich möchte im Boden versinken vor Scham. Vor allen anderen so gemaßregelt zu werden, ist so ziemlich das Fürchterlichste, was man als Teenager erleben kann, und unter pädagogischem Aspekt einfach verwerflich zu nennen. Ich erfahre nicht, ob er sein eigenes Verhalten je hinterfragen wird. Ich weiß nur, dass meine Mutter mit ihm darüber streitet. In diesem Konfirmandenunterricht erlebe ich einen Vater, den ich so nicht kenne und der nicht der Vorstellung entspricht, die Gottes Schäfchen von einem Pastor erwarten können. Und beliebter machen mich solche Auftritte auch nicht.

13. Psst … Papa schreibt die Predigt

Plötzlich ist alles doof. Und ich meine wirklich *alles*. Ich bin auf „Anti" gepolt. Überkritisch mit der Schule und mit meinen Eltern. Mir ist nach Umsturz zumute – auf allen Gebieten. Ich will mehr Gerechtigkeit. Ich will mehr Freiheit. In meinem Zimmer hängt ein großes Poster der US-Bürgerrechtlerin Angela Davis. Und ihre hochgestreckte Faust, das Symbol für „Black Power", habe ich verinnerlicht für meinen eigenen Kampf gegen alles, was mir jetzt in meinem persönlichen Leben im Weg steht. „Claudia ist in der Pubertät", höre ich meine Mutter häufiger sagen, wenn sie mit ihren Freunden telefoniert und dabei gern laut lacht.

Von diesem Humor, die Dinge zu betrachten, merke ich allerdings wenig, wenn wir unter uns sind und ich sie mit Diskussionen konfrontiere, die jetzt angesagt sind. Weil man in meinem christlichen Elternhaus urplötzlich Verständnis für „solche Umstellungen" aufbringen will, möchte man ausnahmsweise auch mir entgegenkommen. Ich darf abends ausgehen, aber man möchte wissen, wie ich nach Hause komme. Findet sich niemand als Begleitung, „holt Papa dich ab". Okay, damit kann ich leben. Ich verbringe auch nicht mehr jeden Nachmittag ausschließlich mit meinen Aufgaben, sondern treffe mich mit Freundinnen in der Stadt.

Sosehr sich aber die Zügel auf dem Vergnügungssektor lockern, so verbindlich bleiben die Regeln, die eingehalten werden müssen. Dazu gehört neben den Pflichten für die Kirche auch meine eigene Bildung. Ich gehe mit meiner Schwester zu Vorstellungen ins Schauspielhaus. Und weil mich Theater sehr interessiert, schenken die Eltern uns zum Geburtstag ein Abonnement. Aber auch meine musikalische Ausbildung soll wieder aufgenommen werden. „Ich will, dass du Klavier spielst“, sagt meine Mutter, „du hast Talent!“ Natürlich kontere ich sofort: „Aber ich will das nicht, es wird mir zu viel.“ Das sei ja wohl albern, dass ich angäbe, keine Zeit zu haben, ruft sie mir nach.

Manchmal laufe ich lieber davon, statt ein vernünftiges Gespräch zu führen. „Andere Kinder würden sich darum reißen!“ Ja, Mama. Ich aber nicht. Und es knallen die Türen.

Dennoch komme ich nicht drum herum. Ausgerechnet den Musiklehrer meiner Schule wird Mami engagieren. Das zwingt mich doppelt, die klassische Musik wieder in meinen Alltag einzubauen. Wenn ich nicht funktioniere, macht dies auch bei meinen anderen Lehrern die Runde.

Er hat rote Haare und einen ebenso roten Schnauzbart. Seine blauen Augen mit den hellroten Wimpern blinzeln hektisch hinter seinen Brillengläsern, wenn ich den Rhythmus nicht halte oder die falsche Taste treffe. Er kommt aus Süddeutschland und spricht leise, aber sehr bestimmt. Und er ist sehr streng. Allein, um nicht mehr seine wortlose Missstimmung wegen meines nachlässigen Spiels ertragen zu müssen, setze ich mich tatsächlich an unser Klavier, das im Treppenhaus im Souterrain steht, und übe, wann immer es geht. Wenn ich spiele, klingt es durchs ganze Pastorat. Beethovens „Für Elise“ gelingt mir ganz gut, und ich kämpfe mich durch die Noten zum „Italienischen Konzert“ von Johann Sebastian Bach, das ich am Ende sogar auswendig spielen kann.

Meine musikalische Hochphase, die nicht ewig anhält, ist begleitet von kleinen Benimm- und Bildungs-Exkursionen, die beim Mittag- oder Abendessen ganz „en passant“ stattfinden. Der erste Grundsatz, wenn die Kleinen nuscheln, kommt von meiner Mutter. Und immer wenn sie uns belehrt, wirkt sie wie die geborene Schulmeisterin: „Kinder, sprecht deutlich, dann schreibt ihr auch richtig.“ Wir alle werden tatsächlich deutlich sprechen, wohl auch dank ihres Trainings.

Mein Vater hingegen beginnt nervös zu husten, wenn wir grammatisch danebenliegen. „Auf das Wort ‚brauchen' folgt immer ein ‚zu'", sagt er uns immer wieder. Fehlt es, schüttelt er nur mit dem Kopf, hebt die Hand, mit der er auch seine Pfeife hält, und spricht den Satz noch einmal richtig nach. Richtig entrüsten kann mein Vater sich auch, wenn in Abkürzungen gesprochen wird.

Fast spielerisch vermittelt mir mein Pfarrhaus, was ihm wichtig für meine Ausdrucksweise und auch mein äußeres Auftreten erscheint.

Zu meiner Konfirmation habe ich Glückwünsche und Geschenke und zauberhafte Worte im persönlichen Gespräch erfahren dürfen, die ich an diesem aufregenden Tag gar nicht ausreichend würdigen kann. Aber ich weiß, dass ich mich für jede Zuwendung bedanken muss. Und dies tue ich auch sehr gern. Nur der Schliff und die richtigen Worte dazu fehlen mir noch. Ich erledige es auf meine Weise, auf der Ebene eines sehr jungen Mädchens.

Meine Mutter holt das schönste Briefpapier aus dem Schrank, und ich lege los. Sie sagt: „Zeige, was dir am Herzen liegt. Aber sei höflich und freundlich und lieb mit den Leuten, so wie sie es mit dir waren." Mein Dankschreiben an einen alten Schulkameraden meines Vaters, mit dem er auch beruflich zu tun hat, bringt dann einen Fauxpas meinerseits ans Tageslicht, der mir schlimmste Vorwürfe zu Hause einbringen soll. In meinem Brief, in dem ich artig meine Freude über die Gratulation zum Ausdruck bringe, wähle ich eine Form der Anrede, die nicht angemessen ist. Ich schreibe die Leute mit einem verkürzten „Liebe Schmidts" an.

Ein fatales Missgeschick wie auch ein mich entlarvender Beweis dafür, dass ich, die Pastorentochter, keine Manieren habe. Niemand hätte davon erfahren, wenn Papas Freund sich nicht mit einem „nett gemeinten" Hinweis darüber ausgelassen hätte. Mein Vater hält mir Vorträge, als stünde er auf der Kanzel. Und es sei unentschuldbar, dass ich „einen Brief ohne jegliches Niveau aufgesetzt" hätte.

Ich kann seine Sicht der Dinge noch nicht ganz nachvollziehen. Aber ich werde mich später fragen, ob gutes Benehmen nur eine Bringschuld von jungen Menschen ist. Papas Schulfreund, selbst Lehrer, könnte ruhig ein wenig nachsichtiger sein. Schließlich lässt auch sein Verhalten zu wünschen übrig. Er ist ein gern gesehener Gast bei uns. Wenn er da ist, spricht er sehr laut und lässt sich am Abend auch gern mehrere „gemütliche Cognäckchen" schmecken, die meine Eltern für Gäste bereithalten. Ist der joviale Herr dann in kuscheliger Stimmung, bittet er mich, ein junges Mädchen, gern zu sich auf die Lehne seines Sessels. Dabei ist er, wie ich finde, eine Spur zu vertraut, wenn er ganz fest den Arm um mich legt und mich an sich zieht. Die anwesenden Erwachsenen lachen voll gütiger Nachsicht, weil er ein sehr guter Freund ist und ja auch weiter nichts passiert. Wie aber ausgerechnet dieser Mann sich über meinen Brief entrüsten kann, bleibt mir ein Rätsel.

Allein deshalb trifft mich diese harsche Kritik meines Vaters sehr. Aber ich habe Mami an meiner Seite. Und als sie sich einzumischen beginnt, schlagen die Wellen noch höher. „Kontrollierst du die Briefe nicht, die von den Kindern aus unserem Haus gehen?“, fragt mein Vater. Es folgt ein lauter Disput zwischen meinen Eltern.

Mami hat meinen Brief gelesen, aber ihn „bewusst so gelassen, weil er authentisch ist. Und es ist doch keine Schande, eine saloppe Anrede zu wählen. Nun mach mal halblang“, hält sie meinem Vater entgegen. Für mich endet diese Aufregung mit den Worten, die meine Mutter ihm mitgeben wird: „Es ist der Brief einer Vierzehnjährigen. Wenn das ein Lehrer nicht versteht, dann sitzt er auf dem falschen Posten. Ich jedenfalls schäme mich nicht für mein Kind!“ Und damit ist bei uns zu diesem Fall auch alles gesagt. Nur vergessen werde ich dieses Theater nie.

Ich bin weiter auf Kollisionskurs. Ein Zustand, der für alle Beteiligten anstrengend ist. Ich habe eigene Interessen, die jetzt auch einen eigenen Raum brauchen. Und es geht mir auf den Geist, auf den Beruf meines Vaters so viel Rücksicht nehmen zu müssen. Keine meiner Freundinnen hat etwas mit dem Job ihrer Eltern zu tun. Was ein klassisches „weekend“ ist, habe ich nie kennengelernt. Gute Laune haben, Party machen, nichts tun, vollkommen frei sein – das gibt es bei uns nicht.

Dabei ist der Samstag mein persönlicher Lieblingstag. Da gibt es die NDR-Hitparade im Radio. Immer zum frühen Abend hin nehme ich die meistgespielten internationalen Hits auf Kassette auf. Und natürlich drehe ich die Musik am liebsten bis zum Anschlag auf. Es wird sich jeden Samstag wiederholen. Irgendwann öffnet sich langsam die Tür zu meinem Mädchenzimmer und meine Mutter sagt: „Pssst, Papa schreibt die Predigt.“ Oder er selbst kommt herein. „Mein Kind, stell das doch mal leiser, ich kann mich nicht konzentrieren.“ So ein Ärger. Das, was ich am liebsten höre, klingt nur laut richtig schön. „Samba Pa Ti“, „A Whiter Shade Of Pale“, „Let It Be“ … samstags zur besten Zeit darf ich Carlos Santana, Procol Harum, die Beatles und alle anderen nur im Wispertonmodus hören.

Und je mehr Geschwister in ihren Zimmern lärmen, desto lauter die Diskussionen meiner Eltern über ein Thema, das erneut für Zündstoff im Pfarrhaus sorgt: Wann hat ein Pastor eigentlich seine Predigt zu schreiben? Mama denkt pragmatisch: „Setz dich montagmorgens um acht Uhr an deinen Schreibtisch, das machen andere Pastoren auch so.“

Und dann zählt sie die Namen der Kollegen auf, von denen sie weiß, dass diese so rechtzeitig mit dem Schreiben ihrer Andacht für den kommenden Sonntag beginnen, dass sie Samstagabend freihaben.

„Haben die nichts anderes zu tun?“, fragt Papa. Mein Vater ist außer sich, dass unsere Mutter ihm solche Vorhaltungen macht, nur weil er ein bisschen Stille für „das Lesen und Denken“ erbitte. Und er weist sie darauf hin, dass er „am Montagmorgen doch Termine in seinem Kalender stehen“ habe. Aber natürlich ist dies nicht an jedem Montag so. Viel besser wäre, er würde Mami entgegnen, dass er ganz anders gestrickt sei als die Pastoren, die wie nach der Stechuhr im Büro sitzen. Mein Vater gehört zu der Sorte Schreiber, die alles auf den letzten Drücker machen kann. So ist seine Disposition, für die er nichts kann. Und deshalb endet die Diskussion darüber mit den Worten: „Wann ich meine Arbeit mache, das möchte ich gern noch selbst bestimmen.“

Doch die Auseinandersetzungen zu diesem Thema bekommen neues Feuer, je älter wir werden. Papa steht immer wieder in meinem Zimmer, wenn der Lärmpegel im Haus sein Nervenkostüm – „bei der geistigen Arbeit, mein Kind“ – strapaziert und ich mir in diesem Moment lieber „einen Kapitän zur See“, der weit weg ist, als Vater wünsche. Schon auf dem Land war ich ein wenig eifersüchtig auf die Leute, die samstags eine Party schmeißen und tags darauf bis mittags pennen können. Bei uns hingegen ist am „heiligen Sonntag“ immer Stress angesagt.

Irgendwie steht die ganze Familie unter Strom. Und auch jetzt in Kiel wird sich keine gelöste Stimmung wie bei den Eltern meiner Freundinnen einstellen. Um acht Uhr haben wir einen sehr schön gedeckten Familienfrühstückstisch. Immerhin. Aber wir müssen alle pünktlich sein – und wenn es im Pyjama ist. Wer nicht erscheint, wird aus seinem Bett geholt. „Die Mahlzeiten nehmen wir alle gemeinsam ein“, sagt Papa und besteht darauf, dass dies mindestens zweimal am Tag der Fall ist.

Natürlich ist er um diese Zeit auch richtig angezogen. Auf nüchternen Magen schaue ich auf ein Outfit, das andere Leute nur im Ausnahmefall zu sehen bekommen: schwarze Hose, weißes Hemd, darüber eine schwarze Chemisette. Das ebenfalls schwarze Jackett wird er erst später, wenn es aus dem Haus geht, überziehen, aber es liegt schon in Griffweite auf Mamas rotem Schaukelstuhl. Papa im Bademantel frühstücken sehen, das kenne ich nur im Ausnahmefall oder aus dem Urlaub, aber nie vor der Predigt. Er ist dann stiller als sonst. Sein Gesicht ist ungewöhnlich verschlossen zu dieser frühen Stunde. Ein bisschen unwirsch bereitet er sich einen Marmeladentoast zu. Am besten spricht man ihn nicht an. Er bleibt auch nicht so lange, redet höchstens Belangloses mit meiner Mutter und verzieht sich als Erster.

Erst wenn Papa aufgestanden ist, reden wir alle wieder wild und lärmend durcheinander. Und wenn ich wenig später aus dem Fenster schaue, sehe ich ihn auf dem Rasen hinter dem Haus. Pfeife rauchend, nachdenklich, dann wieder schmunzelnd nach oben in den Himmel schauend. Es ist die letzte Stunde vor dem Gottesdienst, in der er „seinen Text memoriert". Sein Papier hat er aber nie dabei. Und so bleibt es sein Geheimnis, was genau er memoriert und worüber er gerade lächeln musste, obwohl er doch kurz vorher noch so in sich gekehrt war.

Dieser Augenblick, der sich Woche für Woche wiederholt, brennt sich für mein ganzes Leben in mein Gedächtnis ein. Es bleibt ein Bild für mich für die Notwendigkeit, dass man „sich sammeln" muss, bevor ein wichtiges Gespräch oder ein anderer Auftritt ansteht.

Und läuten die Kirchenglocken, wird es auch für mich nun Zeit. Um halb zehn Uhr muss ich mit dem Chor auf der Empore sitzen, gleich neben der Orgel. So etwas wie ein Sonntagsgefühl stellt sich erst ab Punkt zwölf Uhr ein. Wenn meine Mutter schönste Schokoladen kredenzt, Nougat, Nüsse und ein Glas Sherry oder Sekt.

Nach der Kirche kommt immer ein anderer Gast. So war es auf dem Land schon. Für uns Kinder war dies immer ein Moment zum Blödsinn machen. Unser Vater war entspannt, und meine Mutter empfing auch dort gern Gäste nach dem Gottesdienst. So schlichen wir uns hinterrücks an den Sessel, auf dem der Pastor der Nachbargemeinde saß. Unbemerkt von allen Erwachsenen robbten wir ganz dicht heran. Und derjenige, der die Nagelschere aus dem Bad stibitzt hatte, machte sich daran, dem schon älteren Herrn von hinten den spärlichen Haarkranz zu schneiden. Erst als meine Mutter aufschrie: „Kinder, seid ihr wahnsinnig!", war es mit dem Spuk vorbei.

Viel harmloser, aber meinen Eltern sehr peinlich war unser Spaß, den Besuchern kleine Scherzartikel, die nicht so angenehme Geräusche machen, unter das Sofakissen zu legen.

Nur sind das nun alte Schmonzetten aus unserem vergangenen Dorfleben. Im Kieler Pastorat werden mehr Diskussionen geführt – und wir hören zu. Kommt ein Pastorenkollege oder Theologenfreund, geht es immer um die Kirche. Da fliegen die Bonmots nur so hin und her. Die landesweiten Kirchenfürsten werden in ihrem Handeln genau unter die Lupe genommen. Eingehend wird sich ausgetauscht, wie „vollkommen falsch" und auch „unsäglich" die eine oder andere Entscheidung dieser wichtigen Herrschaften gewesen sei. Häufig höre ich meinen Vater klagen, wie sehr die „Gelder zusammengestrichen" würden und dass man um „jeden Pfennig für die Gemeinde kämpfen" müsse. Ganz wild wird er, wenn von „Fusion“ die Rede ist, die auch seine Kollegen und Freunde bemäkeln. Dann legt Papa richtig los. „Das Wort Fusion ist ein Unwort. Mit diesen Zusammenlegungen der Ressourcen wird die Kirche entseelt und damit unser Auftrag geschmälert und am Ende vielleicht zunichtegemacht.“ Papa hat zeitweise ein wirkliches Problem mit „der Kirche als Institution“.

Schon zu ihren Anfängen als Pastorenfrau klagte auch meine Mutter über den internen Umgang miteinander in der Kirche, der nicht weniger indolent oder gefühllos sein könne als in jedem anderen Betrieb. Sie kritisierte, wenn auch indirekt, eine gewisse Selbstdarstellungssucht der Pastoren, die es in der Hierarchie weit nach oben gebracht haben.

Über alles, was sehr viel besser sein könnte, darüber ist Papa sich einig mit den vielen Besuchern, die sonntags bei uns in Kiel sitzen und lange bleiben, weil es so gemütlich ist. Abwechselnd wird gelacht und gelästert und sich auch viel Frust über die Kirche von der Seele geredet. Bei diesen entspannten Zusammenkünften kann ein Außenstehender nicht unbedingt den Eindruck haben, unter Theologen zu sitzen. Es sind die Stunden in meiner Kindheit, in der ich lerne, dass der Klerus nie so heilig ist, wie man gemeinhin annehmen dürfte.

DIE DISKUSSIONEN in meinem Elternhaus bestärken mich. So flott wie bei uns am runden Tisch gesprochen wird, so meine ich, geht dies auch öffentlich. Ich bin sicher, dass es gut ist zu sagen, was ich denke. So bin ich erzogen. So kritisch wie Papa auf seine „Päpste“ guckt, so skeptisch bin ich, wenn es um den einen oder anderen Lehrer in meiner Schule geht. Es ist die Zeit, in der man aufsteht gegen jede Art von Institution, von der anzunehmen ist, dass sie gerade dabei ist, sich zu überholen.

So ist es auch im Unterricht, insbesondere mit dem Mann, der mir Mathe und Physik beibringen soll, dies aber einfach nicht hinkriegt. Es liegt weniger daran, dass ich an Naturwissenschaften kaum Interesse habe und auch kein großes Talent bin. Zudem ist der Mann aus der Sicht meiner ganzen Klasse eine „einzige Katastrophe“. Sein Auftreten kommt bei uns nicht gut an.

Er ist sehr groß, aber seine Stimme ist piepsig hoch. Ein Kehlkopfleiden. „Der arme Kerl“, könnte man meinen, aber so denkt eine mental und emotional hyperventilierende Mädchenhorde nicht. Wir sind vernichtend in unserem Urteil. Und wir lachen ihn einfach nur aus. Fast jede Schülerin erzählt daheim, wie „furchtbar dieser Mensch doch“ sei. Und da die Proteste zunehmen, bemüht sich die Schule um Schadensbegrenzung. Es wird eine große Konferenz mit allen Lehrern und uns Schülerinnen und allen Eltern einberufen. Kurz vorher haben wir uns untereinander abgestimmt, welche Kritikpunkte es gebe und welche wir gemeinsam vortragen würden.

Ich freue mich. Endlich kommt alles auf den Tisch. Und ich bin sicher, dass der Lehrer viele Zugeständnisse machen muss. Wir haben wirklich sachliche Gründe, uns zu beschweren. Allein die Tatsache, dass eine so große Runde seinetwegen einberufen wird, ist ja schon ein Sieg.

Aber sobald das Gemurmel in der Aula verstummt und der Klassenlehrer einleitende Worte spricht, ist die Revolution schon vorbei. Es gibt ein paar Bemerkungen, sehr brav vorgetragen, die jedoch nicht entscheidend sind. Und so fühle ich mich berufen, wie es abgemacht ist, Klartext zu sprechen. Selbstbewusst trage ich verschiedene Situationen aus der Mathestunde vor, von denen wir gemeinsam bis kurz vor dieser Konferenz übereinstimmend der Meinung waren, dass wir diese nicht mehr hinnehmen wollen. Aber spätestens als sich ein paar übereifrige Eltern vornehmen, mich bei jedem Kritikpunkt in die Mangel zu nehmen und das Gesagte zu hinterfragen, ist es mit der Courage meiner Klassenkameradinnen vorbei.

Am Ende bin ich die Einzige, die vehement an ihrem Protest festhält und dies auch kundtut. Die Lehrer lehnen sich süffisant lächelnd zurück. Die anderen Mädchen sind vollkommen verstummt. Und ein nicht unerheblicher Teil der anwesenden Elternschaft schaut mich an, als sei ich eine irregeleitete Aufwieglerin, die ihre Töchter zum Heroinkonsum verführen wolle.

In der Sache haben wir nichts erreicht. Der Lehrer zieht sein Ding wie gewohnt weiter durch, und die Einzige, die einen Schaden von diesem Abend davonträgt, bin ich. Ich habe drei Fünfen im Zeugnis, was sachlich nicht gerechtfertigt ist und mir von meinem Lateinlehrer auch bestätigt wird. Ich bleibe sitzen und muss die Obertertia wiederholen.

Meine Mutter, die immer stolz auf mich ist, weil ich die Dinge durchschaue und so kritisch bin, fällt fast in Ohnmacht vor Zorn – auf mich. „Ich nehme dich sofort von der Schule“, ist ihre erste Reaktion. „Du bist auch einfach zu faul“, folgt danach. Und darauf der Satz, der mich an ihrem Verstand zweifeln lässt: „Du machst jetzt eine Ausbildung als Masseurin und Fußpflegerin, ich melde dich gleich in der Praxis ganz in unserer Nähe an!“

Ich will studieren. Ich will Journalistin werden, das weiß ich schon jetzt. Wahrscheinlich fühlt man sich nur als Kind so komplett missverstanden von seinen Eltern wie ich an diesem Tag kurz vor Sommerferienbeginn. Wieder erlebe ich einen klaren Fall von Überreaktion im Pfarrhaus. Pädagogisch alles andere als wertvoll. Aber es stellt sich als effektive Methode heraus, um mich von dem Pfad des permanenten Aufstands herunterzuholen.

Im Ergebnis darf ich auf dem Gymnasium bleiben. Zu verdanken habe ich es meinem Vater, der ein Machtwort spricht: „Selbstverständlich wirst du dein Abitur machen. Du bist intelligent und wirst aus diesem Jahr mit diesen Erfahrungen deine Lehren ziehen."

Danke, Papa, so ist es auch. Ich habe erfahren, dass man sich auf niemanden verlassen kann. Wenn es zum Schwur kommt, bist du allein, Claudia. Das ist mir tatsächlich eine Lehre. Und damit ist meine Lust auf Klassenkampf für alle Zeiten vorbei.

Ich lerne tatsächlich mehr als vorher. Zum einen, um auf Nummer sicher zu gehen, was mir mit wesentlich besseren Noten auch tatsächlich gelingt. Zum anderen aber auch, um meinen Eltern zu zeigen, wie ernst es mir mit dem Gymnasium ist.

Ich erledige nicht nur sorgfältig meine Hausaufgaben, sondern ändere auch mein Verhalten. Ich sage nichts mehr. Ich werde nie ein Streber werden. Und ich werde auch nie einem Lehrer nach dem Munde reden. Aber ich werde stiller, ich ziehe mich von der Front des schulischen Widerstandes vollkommen zurück. Ich zeige nicht mehr, was mir durch den Kopf geht. Selbstverständlich erhalte ich mir meinen Widerspruchsgeist – und ich lebe ihn dort aus, wo man ihn mir vorgelebt hat: in meinem Pfarrhaus.

Ich beginne damit zum Fest der Liebe. Weihnachten gestalten unsere Eltern immer wunderschön. Wir haben einen bunt geschmückten Tannenbaum, den wir am Vorabend, sehr spät, gemeinsam behängen, während Mami ein Glas Sekt trinkt und ganz unweihnachtlich eine Platte des spanischen Pop-Duos Baccara auflegt und laut „Yes Sir, I can boogie … boogie woogie" singt. Selbst mein Vater kommt dann dazu und hat Freude daran, wenn wir lachen. An den Feiertagen kocht Mami wie eine Göttin. Und in jedem Jahr bekommen wir wunderbare, sehr liebevoll ausgesuchte, sehr passende Geschenke. Man scheut keine Mühe, uns ein traumhaftes Fest auszurichten.

Und trotzdem sind diese Feiertage in Wahrheit der pure Stress. Es ist schon in der ganzen Adventszeit die Hölle los. Andachten, Konzerte, Basare, Veranstaltungen aller Art. Angefangen im evangelischen Kindergarten, den meine Mutter in Kiel gegründet hat, bis zu den Kreisen, in denen die Senioren betreut werden. Ich verschwinde in meinem Zimmer und übe mit den Geschwistern für Flötenspiele, lerne Gedichte auswendig, die wir vor der Bescherung vortragen wollen. Aber auch dafür müssen die Türen fest geschlossen sein, damit mein Vater seine

Ruhe zum Arbeiten hat. Wieder heißt es: „Psst … Papa schreibt die Predigt.“ Immer gleich für mehrere Tage hintereinander inklusive für die Christmette am späten Abend.

Zudem zeigen sich Kummer und Schmerz an keinem Tag im Jahr so deutlich wie am Heiligen Abend. Und mit den verschiedenen Schicksalen ist deshalb mehr als sonst auch unser Pastorat konfrontiert. Haben wir uns gerade zum Festmahl gesetzt, klingelt es an der Tür. Ein Besucher vom anderen Ende der Welt. Ein Schiffssteward, aus Argentinien stammend. Katholisch zwar, aber das interessiert Papa nicht. Er sagt: „Der arme Kerl trägt sich mit Suizidgedanken. Ich gehe mit ihm in mein Amtszimmer.“ Während es meinem Vater gelingt, dem Mann wieder Mut zu machen und ihm Trost zuzusprechen, packt Mami eine Weihnachtstüte für ihn. Und wir Kinder sitzen am Tisch und sehen zu, wie das Essen kalt wird. Auch handfeste Ehekräche in der Gemeinde muss mein Vater an diesem Tag schlichten, manchmal noch, kurz bevor er mit wehendem Talar in die Kirche eilt.

Meistens fallen uns schon die Augen zu, wenn meine Mutter die Kerzen des Tannenbaums anzündet und mit dem kleinen Glöckchen bimmelt. An keinem anderen Tag ist mein Vater so gefordert wie am 24. Dezember. Auch meine Mutter, inzwischen fest angestellt bei der Kirche, ist dauererschöpft.

Fast hätte ich mich daran gewöhnen können – bis zu diesem Weihnachtsabend, an dem Mama und Papa erst um zweiundzwanzig Uhr vor uns stehen: Sie haben im neu gebauten großen Gemeindehaus eine Weihnachtstafel für Obdachlose ausgerichtet. Wir fünf Kinder sitzen und warten und warten und glauben fast, dass man uns vergessen hat.

Völlig außer Atem laufen unsere Eltern irgendwann die Treppe hoch. Sie entschuldigen sich bei uns, sind aber erfüllt davon, dass sie diesen armen wohnungslosen Menschen eine besondere Freude bereitet haben. Und natürlich fällt auch in diesem Moment die Bemerkung, wie gut es uns Kindern doch gehe, da wir alle ein warmes schönes Zuhause hätten. Ich möchte „Amen“ schreien. Aber das schlucke ich lieber herunter, als den Rest vom Fest auch noch kaputt zu kriegen.

Manchmal braucht es Zeichen von oben, wenn sich etwas ändern soll. Bei mir ist es eine Petitesse. Eigentlich vollkommen unwichtig. Aber es gibt einen Aufschrei in dieser Heiligen Nacht: „Mein Feuerzeug ist weg! Wo ist es bloß abgeblieben?“ Es ist die Ära der schmalen goldenen Cartier-Feuerzeuge. Der Inbegriff des Siebzigerjahre-Luxus. Ein Schickeria-Statement, das man eher in den angesagten Schwabinger Locations erwartet, aber nicht in einem Pfarrhaus vermutet. Nur, Mami hat eines! Nicht Echtgold, sondern vergoldet, aber immer noch teuer genug. Sie hat es immer auf ihrer Zigarettenschachtel der Marke „Kent" liegen.

Auch an diesem Abend – zur Weihnachtstafel neben einem der Obdachlosen, zu dem sie sich setzt. Das Feuerzeug wird sich nie wiederfinden. Ob es jemand gemopst hat, lässt sich nicht beweisen. Es ist auch egal, weil die feinen Gäste bereits wieder auf und davon sind. „Na ja, dann hat heute jemand ein schönes Weihnachtsgeschenk von uns bekommen", sagen meine Eltern und kommen aus dem Lachen an diesem Abend nicht mehr heraus. Ob vor lauter Übermüdung oder Verzweiflung oder echtem Amüsement, weiß ich nicht.

Nur mir ist nicht nach Lachen. Das Feuerzeug ist mir egal. Aber es will mir mit fünfzehn Jahren nicht in den Kopf, warum meine Mutter bestohlen wird von Menschen, denen sie nur Gutes tut. Es ist der Moment, an dem ich beschließe, zu Weihnachten nicht mehr in die Kirche zu gehen. Ich warte nicht mehr, bis meine Eltern müde zum Essen klingeln. Ich sage: „Mama, es wird zu viel für dich. Ich decke den Tisch. Und wenn ihr aus der Kirche kommt, ist alles fertig."

Ab da bleibt im Pfarrhaus am Heiligen Abend die Küche kalt. Es gibt nur noch Köstlichkeiten, die wenig Arbeit und uns die Stunden etwas entspannter machen. Und ich schlage zwei Fliegen mit einer Klappe: Ich sitze in keinem Gottesdienst mit stickiger Luft und plärrenden Kindern mehr. Und ich muss nicht mehr im Chor mitsingen.

14. Wer rangeht, schmiert!

Ein Juli aus dem Bilderbuch. Ich bin siebzehn und möchte den Tag umarmen. Nicht eine Wolke am Himmel. Das ist ein Geschenk in Kiel. Die Sonne in einer betörend azurblauen Kulisse scheint nur mich zu küssen.

Gerade habe ich eine Klausur im Lateinleistungskurs hinter mich gebracht. Mein Bauchgefühl sagt, dass sie „okay" ist. Die Übersetzung einer Rede von Cicero ist nun mit Abgabe der Arbeit aus meinem Kopf. Ich habe sie der Studienrätin, einer gestrengen promovierten Altphilologin, persönlich in die Hand gedrückt. Unser Verhältnis ist nicht unproblematisch. Es gibt Dissonanzen, aber ich habe Respekt vor ihr.

Ich fühle mich leicht und happy. Für den Fußweg von der Schule nach Hause brauche ich eigentlich fünfzehn Minuten. Aber an diesem Tag sind es trotz Hitze höchstens zehn. Ich gehe nicht, nein, ich fliege durch die Straßen. In zwei Stunden wird mich mein Freund abholen. Er ist ein Jahr älter als ich und wie ich Sternzeichen Skorpion. Er ist keine Affäre wie alle anderen vor ihm. Nein, mit dieser Jugendliebe werde ich immerhin sechs Jahre zusammenbleiben.

Er ist ein waschechter Kieler Junge. Ein wenig wortkarg, ruhig, einer, der immer alles mit Bedacht angeht. Trotz dieser nordischen Attribute ist er allerdings vom Aussehen her eher ein südländischer Typ. Er hat volles dunkles lockiges Haar, einen olivfarbenen Teint, den die Sonne in nur wenigen Stunden goldbraun zu tönen vermag. In seinem weißen VW-Käfer (mit Schiebedach!) werden wir durch Alleen mit Pappeln und Plantanen brausen. Vorbei an goldgelben Weizenfeldern und dschungelgrünen Schilfhainen an stillen versteckten Seen cruisen. In den sanften Kurven der ostholsteinischen Hügellandschaft werde ich die Fensterscheiben runterkurbeln, das Autoradio auf volle Lautstärke drehen und den Siebzigerjahre-Hit „Sweet Caroline" anstimmen: „Hands, touching hands, reaching out, touching me, touching you …" Und weil sich mein Freund und der Sänger ziemlich ähnlich sehen, habe ich die Illusion, als würde ich den Sommer mit dem jungen, schönen Neil Diamond erobern. Arm in Arm an der Schwentine entlang. Küssend in der Dorfpizzeria. Den Kopf voll mit Plänen für unsere erste Reise an die französische Atlantikküste. Mein Freund wohnt allein in einem Haus, das seinen Großeltern gehört. Hier haben wir an jedem Wochenende sturmfreie Bude.

Gedanklich mache ich mir einen Spickzettel, was ich jetzt noch schnell erledigen muss. Wenn ich rechtzeitig alles schaffen will, muss es zu Hause zack, zack gehen: Die Schultasche klarmachen für Montag. Den Weekender packen mit frischen Shirts und Jeans, nicht zu vergessen mein schönes Bambusköfferchen mit allen wichtigen Lotions mitsamt dem von der Hautärztin verschriebenen Anti-Akne-Equipment. Bloß keine roten Beulen im Gesicht. Ich bin high vor Glück. Hüpfe die letzten Stufen bis zu unserer Haustür hinunter, singe und summe und freue mich auf ein Obstschälchen, das Mami wie immer an heißen Tagen statt eines Mittagessens vorbereitet hat.

Ich bin im totalen Wochenendrausch, den ich als Pastorentochter ja bisher gar nicht kannte. Aber da empfängt mich bereits unten im Hausflur ein wirres Stimmengewirr. Nur, woher kommt es?

Alle Türen stehen offen, aber ich sehe nichts. Das Büro ist leer und auch das Arbeitszimmer meines Vaters. Das aufgeregte Geschnatter kommt von oben aus unseren Privaträumen. Mich erfasst eine Unruhe, die ohne dass ich etwas weiß, an meiner Vorfreude auf die ersehnten freien Tage kratzt.

Ich reagiere wie ein Seismograf, der kleinste, kaum wahrnehmbare

Erschütterungen in der Familie aufzeichnet. Meistens liege ich richtig. Und ja, da stürzt bereits mein Bruder die Treppe herunter. Er hat die Augen weit aufgerissen, wie immer, wenn er sich aufregt. „Weißt du, was passiert ist?“, ruft er mir entgegen. Mir bleibt das Herz stehen.

Der Schrecken in seinem Gesicht und die Atemlosigkeit in seiner Stimme verraten, dass sich etwas zugetragen haben muss, das alle schockiert. „Ja, nun sag schon, was ist denn?“, frage ich. Unverkennbar lässt die Sorge meine Tonlage sehr zickig klingen.

„Ein Penner hat Mama seine Bierbuddel über die Rübe gehauen …“

„O Gott, wie geht es ihr? Ist sie im Krankenhaus?“, frage ich. „Nein, so schlimm ist es nicht. Nur so’n Horn“, antwortet er, und seine Kinderhand deutet die Größe der Schwellung an, „und ein bisschen Blut. Mama ist oben im Esszimmer. Sie muss auch nicht zum Arzt!“

„Wer sagt das?“, frage ich und warte die Antwort gar nicht erst ab. Unwirsch nehme ich zwei Stufen auf einmal, und mein Herz schlägt bis zum Hals. Mir gehen alle Schreckensszenarien durch den Kopf. Ich möchte heulen vor Traurigkeit. Ich möchte lachen vor Erleichterung. Ich möchte schimpfen und schreien, weil ich ein solches Drama schon lange habe kommen sehen.

Ich laufe zum großen Tisch, an dem meine Mutter an ihrem Platz sitzt. Um sie herum die ganze Familien- und Mitarbeiter-Entourage des Pfarrhauses: mein Vater, meine Schwestern sitzen direkt neben ihr. Mein Bruder tätschelt ihren Rücken. Aber auch die Haushaltshilfe, die täglich kommt und schon längst fertig sein muss, ist noch da. Der Küster will gerade gehen und wünscht, wie immer etwas maulfaul: „… ja dann, alles Gute, Frau Pastor.“ Sie alle zusammen haben die Verletzung meiner Mutter begutachtet. „Das kriegen Sie selbst hin“, sagt am Ende auch die einzige Frau vom Fach, die Gemeindeschwester, die mein etwas zerstreuter Vater geistesgegenwärtig hinzugeholt hat.

Ich bin noch viel zu erschrocken, um mich zu freuen, dass meine Mutter bis auf die Stelle am Kopf unbeschadet ist. Ich bin einfach entsetzt. Rundherum schaue ich in Friede-Freude-Eierkuchen-Gesichter, die mich fassungslos machen.

„Seid ihr alle verrückt geworden?“, rufe ich, während ich meine Mutter in den Arm nehme. Betretenes Schweigen. „Nun reg dich bloß nicht so auf“, sagt meine Mutter, „es ist doch alles gut gegangen.“

Ich sage: „Gar nichts ist gut hier! Es reicht!“

Ja, ich bin außer mir. Es ist mein persönlicher „Point of no Return“, der sich da in meinem Herzen festmacht. Eine innere Generalabrechnung mit meinem Pastorenelternhaus, das ich einfach nicht mehr so ertragen will, obwohl mir am Ende ja gar nichts anderes übrig bleibt.

„Wir müssen uns viel besser schützen“, sage ich und werfe meinen Eltern wütende Blicke zu. Und überhaupt verstehe ich nicht, dass ausgerechnet mein Vater, der ja der Vorsichtigste und Ängstlichste von allen ist, keine Vorsorgemaßnahmen getroffen hat, damit eben dies nicht passiert. Es kommt ja nicht ganz überraschend. Es ist ja absehbar gewesen. Seit ich denken kann, ist unser ganzes Leben geprägt von den „Hilflosen“, die meinen Vater aufsuchen und ganz konkret etwas wollen. Dieser Umstand zieht sich wie ein roter Faden durch unsere Familiengeschichte.

DIESES „IMMER-DA-SEIN“ für Menschen, die alles verloren haben, beginnt bereits in unserem paradiesischen Dorf, lange bevor wir nach Kiel ziehen werden.

Ich bin fünf Jahre alt. Ab diesem Alter habe ich eine erste bleibende Erinnerung an Fremde vor unserer Tür. Es klopfen „Durchreisende“ an, die nicht einen Pfennig haben, um sich ein Brötchen zu kaufen. Nur bin ich noch zu klein, um sie als „Bettler“ wahrzunehmen.

Die Einzigen, die mir als Bittsteller im Gedächtnis bleiben, sind die Zigeuner, wie wir da noch sagen, die jeden Sommer erneut ihre Lager am Ortsrand aufschlagen. Wenn sie in einer ganzen Gruppe auf das Pfarrhaus zusteuern, fühle ich mich wie in einem exotischen Märchen. Die Frauen tragen klingende goldfarbene Armreifen. Und die silbrigen Blätter ihrer Ohrringe schallen im Takt ihrer flehenden Fragen und dramatischen Mimik. Stolz marschieren sie in glitzernden Blusen und herrlich langen Baumwollröcken in leuchtendem Rot, Gelb, Orange um unser Rondell. Einige haben feuerrot geschminkte Lippen. Sie sehen so prachtvoll aus, wie ich es vorher noch nie in unserer tiefen Provinz gesehen habe. Das Vorurteil, dass sie „alle klauen“, kann ich nicht bestätigen. Sie kommen bis ans Küchenfenster oder auf den Rasen an der Scheune, auf dem wir gerade die nasse Wäsche aufhängen. Mit einem kleinen Obolus ziehen sie schnell friedlich davon. Sehnsüchtig schaue ich ihnen nach.

Natürlich kriege ich nicht immer mit, wer da vor unserer Tür steht und um Einlass bittet. Aber ich nehme wahr, dass bestimmte Besucher es nicht in unseren Hausflur schaffen. Das sind allein ankommende Männer, die mein Vater schon von Weitem mit großer Aufmerksamkeit beobachtet. Ich stehe staunend hinter ihm und sehe, dass auch sie die Hand aufhalten. „Ich kann Ihnen bar nichts geben“, höre ich meinen Vater gebetsmühlenartig antworten. Ihr Frust darüber währt nur kurz. Denn plötzlich huscht doch ein Lächeln über ihre fahlen Wangen, nämlich dann, wenn mein Vater sie mit der rettenden Idee überrascht: „Ich werde Ihnen eine Zugfahrkarte nach Kiel besorgen. In der Stadt kann man Ihnen viel besser helfen."

Diese Personen und ihre Probleme kommen noch nicht an mich heran. Aber wie alle kleinen Kinder spüre ich wie ein Sensor das Unbehagen, das meine Eltern erfasst, wenn Leute klingeln und um Geld fragen. Und ebenso bemerke ich, wie gelöst mein Vater ist, wenn sie wieder verschwinden. Er bringt sie persönlich zum Bahnhof. Er will sichergehen, dass sie auch wirklich in den Zug einsteigen. Ja, mein Vater, der Seelsorger, schiebt solche Fälle gern ganz weit weg. Nicht nur weil seine Möglichkeiten in der kleinen Gemeinde tatsächlich sehr überschaubar sind. Nein, er will die mögliche Gefahr bannen. Es kommen Unbekannte – und die sind schwer einzuschätzen.

Ja, ich erlebe, wie differenziert mein Vater christliche Nächstenliebe handhabt. „Alle Menschen sind gleich, dieser Satz ist totaler Blödsinn", lehrt er mich. Und deshalb gibt es immer wieder ein sehr deutliches Gefälle an Stimmungen im Pfarrhaus. Meine Eltern sind hin- und hergerissen zwischen dem „Helfen-Wollen" und dem „Nicht-helfen-Können" – und manchmal einem „NICHT-helfen-WOLLEN".

Papas Zugticket in ein besseres Leben jedenfalls brennt sich für immer in mein Gedächtnis ein. So unbedarft wie ich als Kind noch bin, so klar erkenne ich mit zunehmenden Jahren schon: Es ist auch ein persönlicher Freifahrtschein für sein Gewissen. Er unternimmt, was er für angezeigt hält. Er „hilft" eben doch. Irgendwie. Aber er hält auch mögliche Unbill von unserem Wohnsitz fern und damit von seinen Kindern.

Diese „Lösung" der Dinge hat aber, seit wir in Kiel leben, ein Ende gefunden. Denn wohin soll er die in Not geratenen Leute nach unserem Umzug nun noch schicken? Das Elend ist seither ganz nah. Und es kommt mit geballter Wucht. Bei uns tauchen Typen auf, die mir noch nie begegnet sind. Ich weiß noch nicht, was ich davon zu halten habe, und fühle eine merkwürdige Unsicherheit. Und zum Zeitpunkt unseres Umzugs, kurz vor meinem dreizehnten Geburtstag, komme ich in ein Alter, in dem ich beginne zu reflektieren, was bei uns vor sich geht.

Vergleiche ich mich mit meinen Freundinnen, so beneide ich sie. Keine von ihnen muss wildfremden Menschen die Tür öffnen, um sich sodann um sie zu kümmern. Wenn sich hinter ihnen die Wohnungstür schließt, gibt es nur sie, ihre Geschwister, Eltern und Oma und Opa, wenn die mal kommen. Ihr Zuhause ist ein abgeschlossener und geschützter Kosmos.

In unserem Pfarrhaus ist latent immer Unruhe. Selbst wenn das Büro geschlossen ist und nichts Besonderes ansteht, tritt bei mir zu Hause keine wirkliche Entspannung ein. Meine Eltern sind immer „auf dem

Sprung“. Selbst mein Vater sieht da in manchen Momenten eine „schreiende Ungerechtigkeit“.

Es klingt dann ein bisschen überheblich, wenn er das Thema aufwirft. „Jeder Maurer schmeißt Freitagmittag die Kelle in den Sand und hat frei bis Montagfrüh. Aber wir sind immer im Dienst.“ Es ist nicht so, dass ich mir Papa als Maurer wünsche. Aber ein anderer Beruf, das wäre schon was. Zumal sich in Kiel alle Probleme potenzieren. Das streunende Publikum ist für mich ziemlich befremdlich. Stehe ich am großen Esszimmerfenster, sehe ich, wer des Weges kommt. Und wer von den Passanten im Anmarsch zum Pastor ist, lässt sich unschwer ausmachen: Mit der Ruhe von Wanderern nehmen die nahenden Gestalten ganz gemächlich die leichte Steigung zu unserer Dienstresidenz.

Es ist ein immer wiederkehrendes Schauspiel, das mich reifen lässt, aber von mir natürlich nicht so bewertet wird. Nein, bei aller Achtung empfinde ich als junges Mädchen diese Herrschaften auch als eine große Zumutung. Ich sehe Figuren, die man, wenn überhaupt, eigentlich nur aus dem Kino kennt: Sie sind tragisch, traurig, komisch, wehmütig, aber auch brutal und kriminell. Und meine Haltung zu ihnen wechselt täglich, stündlich, manchmal sekündlich. Sie haben mein Mitgefühl – und sie gehen mir auf den Geist. Sie faszinieren mich – und sie schrecken mich ab. Nein, ein klassischer „Gutmensch“ werde ich in meinem Pfarrhaus niemals. Aber mich beschäftigt, wie es so weit mit ihnen kommen konnte.

Hier in Kiel wird mir ganz deutlich, wie Scheitern aussehen kann. Unsere Besucher sehen ganz schön abgerissen aus. Der Stoff ihrer Anzüge ist – meist in Kniehöhe – ziemlich ausgebeult. Tragen sie einen Blazer, so verschwinden sie fast darin, weil für ihre schmächtigen Körper viel zu voluminös. Ihre Hosen sind zu kurz oder zu lang, im letzteren Fall ist der Saum zerfranst. Sie haben ihn auf dem rauen Asphalt kaputt getreten. Ihre Turnschuhe sind viel zu groß – oder zu klein. Man zieht halt an, was die Altkleidersammlung so hergibt. Ihre Haare sind mal kurz, mal länger, häufig strähnig oder fettig. Man riecht, dass sie nicht duschen können. Und manche schicken jedem gesprochenen Satz noch ihre Fahne hinterher. Das Hab und Gut wird in einer Plastiktüte mitgeführt, die nicht selten arg strapaziert ist. Nur die Reichen unter ihnen haben ihren „Porsche“ dabei, einen ausrangierten Einkaufsbuggy.

„Guten Tag, junges Frollein“, sagen sie, wenn sie mir vor der Tür begegnen. Meiner Schwester, sie hat als Teenager dunkles schulterlanges Haar und eine wunderbar hohe feine Stirn, ruft einer zu: „Du bist schön wie Mona Lisa ...!“ – „Stimmt!“, ruft sie schlagfertig zurück, und man zwinkert sich schon mal zu. Ja, mit einigen Habenichtsen stehen wir auf recht gutem Fuß. Und sie strengen sich ja auch an, uns zu gefallen. Zumindest zur Begrüßung. Dann machen sie sich ganz gerade. Halten angestrengt die Schulterblätter zusammen. Streichen sich noch einmal über das Haupt oder ihr verschwitztes Hemd, das aus dem Hosengürtel zu rutschen droht. Ganz langsam schlurfen sie um die Ecke am Haus. Wie in Zeitlupe bewegen sie sich auf das Pfarrbüro zu.

Vielen von ihnen steht ein sanftes Lächeln im Gesicht. Es muss die gute Miene der Hoffnung sein: Ein Pastor lässt mich nicht im Stich! Und natürlich will man von Anfang an einen vertrauenserweckenden Eindruck machen. Es ist nicht frei von Komik, dass manche von ihnen – ausgerechnet – im Zug angereist sind. Sie sind mittellos in der Bahnhofsmission gestrandet. Dort verweist man sie an uns, da wir das nächstgelegene Pastorat in der Gegend sind. Und spätestens jetzt holt meinen Vater die Vergangenheit mit seinen früheren Vagabunden ein.

Ich habe nie eine Frau gesehen. Es sind immer nur Männer, die kommen. Und sie alle drängen auf pekuniäre Unterstützung. Aber das sagen sie natürlich nicht freiheraus. Sie möchten bitte erst einmal den „Herrn Pastor" sprechen. Wenn er da ist, nimmt er sich Zeit für sie. Diese Gespräche finden trotzdem nur zwischen Tür und Angel statt. Er wird sie auch in Kiel nicht ins Haus hineinlassen. Ganz selten sitzt mal einer auf dem Wartestuhl vor dem Büro. Aber jeder von ihnen wird seine Geschichte vom persönlichen Niedergang in Gänze los. Sie berichten von ihrem endlosen Kummer, geben bildhafte Beschreibungen ihres erbärmlichen Daseins mitsamt allen Gründen, die dazu geführt haben.

Am Ende ihrer Schilderungen steht immer der Satz: „Herr Pastor, können Sie mir bitte etwas Geld geben?" Natürlich ist es damit nicht getan, das weiß auch mein Vater. Aber er hat ein großes Herz, und er lässt sich erweichen, die Not zumindest kurzfristig zu lindern. Wenn er ihnen zehn D-Mark gibt, reicht dies für ein Sandwich und ein paar Fläschchen, mit denen sie sich ihre Zukunft ohne Aussicht wenigstens für einen Tag schöntrinken können. Also greift er in die Kasse im Büro, die extra für solche Zwecke vorbereitet und im kirchlichen Haushaltsplan so vorgesehen ist.

Der sparsame Geldvorrat der Gemeinde für kleine Spenden ist immer schnell aufgebraucht. Jede Hilfe hat also auch Grenzen. Mit dieser Tatsache werde ich groß. Mein Vater ist da unerbittlich. Wenn nichts mehr da ist, gibt's auch nix mehr zu verteilen. Und wenn er dies vor seinen Schäfchen kundtut, kann es schon mal laut werden.

Wenn sich vor unserem Eingang die Enttäuschung entlädt, beschleicht uns alle in der Familie die Angst. Dann ist richtig Gefahr im Verzug. Ex-Knackis vergessen ihre Bewährungsauflagen, und sie ballen vorsorglich schon mal die Fäuste. Was in ihren Köpfen vorgeht, ob sie plötzlich eine Waffe zücken – diese Fragen stehen immer im Raum. Ja, ich fürchte mich oft.

Immer wieder in all den Jahren muss ich hilflos mit anschauen, wie mein Vater bedroht wird. Es ist immer der gleiche Ablauf. Leicht gebeugt mit seinen schmalen Schultern lehnt Papa am offenen Türrahmen. Den Kopf gesenkt und grübelnd nach Auswegen suchend. Lange bevor meine Mutter die Bierflasche am Kopf hat, gibt es immer wieder solche brenzligen Situationen. Ich möchte zur Tat schreiten und am liebsten die Haustür zuschlagen. Aber mein Vater gibt mir mit einer Handbewegung zu verstehen, ich möge mich bitte ruhig verhalten.

Meine Empörung weicht dann aber schnell auch einer Bewunderung für meinen Vater. Ich muss anerkennen, wie er mit den richtigen Worten eine schwierige Situation entschärfen und glätten kann. Und ich erlebe, wie meisterhaft der aufgebrachte Besucher von ihm zum Schweigen gebracht wird. Gern greift Papa dabei in seine Gesäßtasche und zerrt unter Mühen sein abgegriffenes Portemonnaie hervor. Es ist ziemlich dick gefüllt. Und der Wüterich an der Türschwelle ist auf der Stelle still. In seinem Gesicht lese ich den verlockenden Gedanken: Bei so vielen Geldnoten wird ja für mich wohl etwas abfallen können. Es soll ein Trugschluss sein, den er aber letztlich erstaunlich verständig hinnehmen wird. Er darf nämlich die Börse meines Vaters ganz genau unter die Lupe nehmen.

„Schauen Sie, hier habe ich nur meinen Ausweis und meinen Nachkriegsführerschein“, sagt er und zeigt auf die Stelle, an der bei anderen Leuten normalerweise die 20- und 50-Mark-Scheine stecken. Und: „Auf den vielen Papierzetteln dahinter habe ich mir Sachen notiert, die ich auf keinen Fall vergessen darf! Besorgungen, die ich unbedingt erledigen muss – oder Notizen für meine Predigt. Und hier …“, sagt er, wobei er umständlich einen Zettel herausfischt, während dabei andere Papiere zu Boden fallen, „ach ja, richtig, hier ist noch eine Rechnung von der Autowerkstatt, die ich noch nicht bezahlt habe …“ Ja, er selbst habe auch nichts als Verpflichtungen, offenbart mein Vater fast treuherzig. Grenzenloses Staunen.

Sodann öffnet er das Fach, in dem das Silbergeld liegt. Er dehnt es weit auf und zeigt es her. „Sehen Sie, ich habe nichts“, fährt mein Vater fort, „hier sind nur ein paar lose Knöpfe, die meine Frau dringend wieder anbringen muss. Aber Sie wissen ja, wie das ist,mit den Frauen …“ Mitfühlendes Nicken auf der anderen Seite. Der „Ein Wort unter Männern“-

Trick wirkt immer. Und überhaupt muss der Blick in den erbärmlichen Geldbeutel eines Pastors ein wahres Faszinosum sein. Der Bittsteller sieht schließlich ein, dass es jedenfalls heute mal keine Kohle geben kann.

ABER NATÜRLICH werden wir niemanden mit hängendem Kopf einfach so ziehen lassen. Keiner wird je mein Elternhaus hungrig verlassen. Klar, dass meine Mutter immer einen großen Laib Graubrot für alle Fälle bereithält. Bei jedem Großeinkauf liegen Unmengen Pfälzer Leber- und Rügenwalder Teewurst auf dem Fließband im Supermarkt. Doch wie viel Mama auch organisieren mag, unser Kühlschrank ist chronisch leer. Mit der Zeit mutiert das Pastorat zu einem Catering-Service. Unsere besten Kunden sind die Bahnhofs-Clochards. Natürlich werde ich mit meinen Geschwistern in diesen Rund-um-die-Uhr-Service eingebunden, was zu den irrwitzigsten Kapriolen führt. Täglich macht es diiinnnggg-dooonnngggg.

Es dauert nur wenige Monate in Kiel, da gebe ich die Parole aus: „Wer rangeht, schmiert." Das ist meine Drohung an die jüngeren Geschwister, die sofort wild aufspringen, sobald es läutet, und an die Sprechanlage stürzen. Sie springen hoch, reißen den Hörer herunter und schreien in die Muschel: „Wer ist da, bitte?" Und wenn sich kein Spielkamerad oder anderer Bekannter am anderen Ende meldet, reichen sie den Handapparat weiter mit dem Satz: „Da will einer was von Papa …"

Aber auch die Kleinsten lernen dazu. Irgendwann rufen wir gemeinsam im Chor: „Wer rangeht, schmiert." Alle bleiben am Esstisch sitzen oder in ihren Zimmern. Keiner will mehr Brote bestreichen. Und so bleibt meinem Vater manchmal nichts anderes übrig, als selbst die Stullen zuzubereiten. Dabei reißt er dann die besten Feinkost-Tüten auf. Als Belag wählt er schönsten Schinken und französischen Käse statt die extra dafür vorgesehene Streichwurst. Nervös hantiert er hin und her. Flucht. Schimpft. In der Eile rutscht schon mal ein Messer vom Tisch. Und beim Einpacken der Delikatessen gehorchen ihm auch die Alufolienrollen nicht. Zu allem Übel legt er auch noch die letzten Tafeln Schokolade ins Lunchpaket.

Wenn er schließlich stolz sein Werk überreicht, sieht die Küche wie ein Schlachtfeld aus. „Lassen Sie es sich man gut schmecken." Sagt's und winkt seinem Schützling erleichtert hinterher und zündet sich nach der Anstrengung erst mal eine Pfeife an. Ja, es wächst sich zu einer Belastung aus. Wir sind ja kein gastronomischer Betrieb. Ganz zu schweigen davon, dass meine Eltern die Gaben aus ihrer privaten Tasche bezahlen.

„ALLES FÜGT SICH“ ist auch so ein Satz, der meine Kindheit und Jugend begleitet. Aber als „göttlich“ wird diese Fügung wohl nicht bezeichnet werden können, als meine Mutter an diesem herrlichen Julitag die Flasche eines aggressiven Wohnungslosen am Kopf spürt. Sie arbeitet zu dieser Zeit schon länger mit im Kirchenbüro. Und sie schenkt den Hilfe suchenden Ankömmlingen ihr strahlendes Lächeln. Man kennt sich bald ganz gut. Wenn unsere „Gäste“ meine Mutter erblicken, überschlagen sie sich mit Komplimenten und artigen Bemerkungen. Die Wiederkehrer kommen mit gepflückten Tulpen, die sie aus Vorgärten entwendet haben und ihr feierlich überreichen.

Ja, wahre Galane geben sich im Pastorat die Klinke in die Hand! Einer von ihnen spricht nur Französisch mit unserer Mutter. *„Comment allez-vous, Madame?“*, ruft er schon von Weitem – Wie geht es Ihnen, Madame? Im Winter reißt er sich überschwänglich seinen Hut vom Kopf und verneigt sich. Und wenn sie ihm die Hand reicht, wird sie mit einem formvollendeten Handkuss belohnt. Nicht mal ein Hauch einer Berührung. Nur angedeutet. Der Mann kommt aus einem gebildeten und einst sehr begüterten Elternhaus. Aber er war im Krieg in Stalingrad. Die Granateinschläge, die Ängste im Schützengraben und die anschließende Gefangenschaft haben dem hochsensiblen Mann so zugesetzt, dass er – man muss es leider so sagen – verrückt geworden ist. Zu einem normalen Leben ist er schlicht nicht mehr fähig. Er erträgt geschlossene Räume nicht. Er ist nicht in der Lage, an einem Platz länger zu verharren. Er leidet an einer Art „Nomaden-Syndrom“, muss immer weiterziehen. Aber er erinnert sich gut an seine Kindheit und Jugend und erzählt unermüdlich davon.

Der Mann hat beste Manieren, und er wird Mamas Lieblingsbesucher. Er weiß nicht mehr, wie er heißt, sagt er. „Nennen Sie mich Hubert!“ Und er spricht den Namen französisch aus.

Mein Vater reagiert ein wenig eifersüchtig, wenn sie begeistert von ihren Erlebnissen mit „Monsieur Übääärrr“ beim Mittagessen berichtet. Sie liebt es einfach nur, ihr sehr gutes Schulfranzösisch hervorzukramen. Aber Papa behagt es nicht, vorgeblich aus Sorge um ihre Sicherheit. „Es ist immer gut, eine gewisse Distanz zu wahren“, sagt er und wird bis zum Ende der Mahlzeit keinen Ton mehr herausbringen. „Machst du doch auch nicht, wenn die klingeln“, rufen wir Kinder frech dazwischen. Und die weiße Stoffserviette wird er dann noch schwungvoller als sonst auf den Tisch legen und wortlos verschwinden.

Mein Verständnis für den Job meiner Eltern wird lange vor der „Bierbuddel-Story“ immer wieder auf die Probe gestellt. Und je älter ich werde, desto kritischer sehe ich, was sie und damit wir Kinder aushalten müssen. Denn die Sprache der Straße holt uns immer häufiger ein, je weniger Bargeld an unserer Haustür fließt. Und so ist es auch kein Wunder, dass da jemand kommt, der rohe Gewalt sprechen lässt.

Meine Mutter ist schon immer auf eine merkwürdige Weise furchtlos gewesen. Der absolute Gegenpol zu meinem Vater, der in Bezug auf Gefahren das Gras wachsen hört. Aber die Ignoranz und Indolenz meiner Mutter in diesem Punkt ist mir fremd. Da bin ich ganz wie Papa. Mutig stellt sie sich jedem pöbelnden und saufenden und rülpsenden Rüpel in den Weg. Ihre Ansage ist glasklar, dass sie nichts zu erwarten hätten außer ein paar Naturalien. „Wir haben kein Geld, ich darf Ihnen auch gar nichts geben."

„Mensch, Mädel, erzähl keinen Scheiß", kommt es zurück. Und die „gebildeteren" Herumtreiber kommen mit Historie und wollen argumentieren. „Die Kirche ist reich, sooo reich. Los, her damit. Mein Brot kauf ich selbst!" Es ist ihr immer gelungen, die Leute in Schach zu halten.

Bis auf diesen einen Julitag. Der Mann hat schon ein paar Fläschchen intus, als er mit schwerem Gang auf unsere Haustür zuwankt. Sein Ton ist fordernd: „Ich brauch Geld." Meine Mutter macht auch ihm klar, dass es nichts geben werde. Und wie durch ein Wunder kommt gerade mein Bruder mit seinem Freund aus seinem Zimmer. Im Flur hört er, wie der Fremde zu brüllen beginnt: „Ich brauch Geld!"

Meine Mutter will die Jungs fortschicken. Sie sind gerade dreizehn. „Nein, Mama, wir bleiben hier so lange, bis der Mann weg ist. Mit dem lasse ich dich nicht allein!", so mein Bruder. Ja, auch er ist nach den Jahren geeicht auf die Gefahr. Und mit seinem Freund, der schon jetzt ein Riese ist, und seinem eigenen guten Körpergefühl sieht er sich der Gefahr gegenüber gewappnet.

„Schrei meine Mutter nicht an, hörst du, hast du verstanden!" Er baut sich dicht vor dem Mann auf. Diesen Mut muss er von unserer Mutter haben.

Sie sagt: „Lass mal gut sein, Junge. Ich geh mal mit dem Herrn ins Büro." Sie glaubt, dass sie die Lage im Griff hat, wenn sie sich möglichst defensiv verhält. Und bevor sie mit dem stinkenden aggressiven Kerl hinter einer Holztür verschwindet, zischt sie ihrem Sohn zu: „Bleib ganz ruhig, ich krieg das schon hin. Geht doch los, Jungs!"

„Nein, Mama, auf gar keinen Fall. Wir bleiben so lange hier vor der Tür, bis der Typ weg ist!"

Es kommt zu einer lauten Debatte in dem kleinen Raum. Und nach dem letzten „Es gibt kein Geld" poltern plötzlich Stühle, es gibt einen dumpfen Knall, und meine Mutter schreit laut „Neiiinnnnn!"

Überfallartig stürmen die dreizehnjährigen Bengel das Zimmer. Der Freund meines Bruders packt den Angreifer von hinten und nimmt ihn in den Schwitzkasten. Mein Bruder verdrischt ihn von vorn, und gemeinsam bugsieren sie den Gewalttäter in den Flur und durch die Haustür nach draußen.

Meine Mutter rappelt sich wieder hoch und sagt: „Danke, Jungs, das habt ihr toll gemacht. Ohne euch wäre ich verloren gewesen!"

Der Mann hat sie mit seiner Flasche traktiert. Und als sie sich wehren will, hat er sie einfach herumgerissen und gegen die Wand geschleudert. Ihr Kopf brummt, aber vor den Kindern will sie den Vorfall herunterspielen. „Alles halb so schlimm!", sagt sie. Aber da hat mein Bruder bereits Alarm geschlagen, und alle im Haus eilen herbei. An Mamas Haaransatz tropft Blut. An der Stelle wird es zu einer tennisballgroßen Schwellung kommen, die in den nächsten Tagen in allen Farben des Regenbogens schimmern wird.

Warum sie nicht doch zum Arzt geht und sich Ruhe gönnt, werde ich nie verstehen.

Eindringlich beschwöre ich meinen Vater, dass etwas passieren müsse. Ich bin sehr aufgebracht und frage, warum denn die Polizei nicht gekommen sei. Die Polizei? Nein, daran hat bei uns nun wirklich niemand gedacht. „Warum sollen wir denn die Polizei rufen?", fragt meine Mutter fast mit Entrüstung in der Stimme, während sie sich die Eiswürfel im Geschirrhandtuch an die verletzte Stelle hält.

Nun ist es zwar nicht so, dass man den Angreifer aus christlicher Nachsicht entkommen lassen will. Nein, „weiß Gott", so weit reicht die Nächstenliebe auch an dieser Stelle nicht. „Es bringt aber nichts als Scherereien", sagt mein Vater, „und dem Kerl passiert doch nichts. Die Polizei wird seine Personalien aufnehmen und ihn ziehen lassen, wenn sie ihn überhaupt kriegen ..."

Das Vertrauen in die pubertäre Selbstjustiz ihres Jungen ist offenbar sehr viel größer und macht sie stolz, ohne dass sie je öffentlich darüber so sprechen würden. „Der Typ kommt nicht wieder!", da ist sich mein Vater ganz sicher.

Mir reicht diese Feststellung nicht. Ich stelle Fragen: Warum müssten wir „die Sozialfälle der ganzen Welt" hier empfangen? Warum gingen wir nicht in eine andere Gemeinde? Und überhaupt mischt sich in die Gedanken um unsere Sicherheit auch eine gewisse Scham. Jetzt, mit siebzehn, ist es mir auf einmal peinlich, eine solche Gesellschaft um mich zu haben.

„Es ist unser Beruf, irgendjemand muss sich doch auch um diese Menschen kümmern", sagt mein Vater, „so einfach können wir die Gefahr nicht abstellen.“ Aber natürlich erkennen beide, dass sie auf diesen Vorfall reagieren müssen.

Ab sofort wird uns verboten, die Tür zu öffnen, wenn kein Erwachsener im Haus ist. Und ab sofort gibt es weder Geld noch selbst geschmierte Brote bei uns. Das neue Zauberwort heißt „Essensgutschein“! Dafür geht mein Vater eine Art Joint Venture mit dem nächstgelegenen Imbiss ein. Er garantiert im Voraus die Abnahme von hundert „Erbsensuppen mit Einlage“, also mit einer Bockwurst. Und wenn alle Vouchers eingelöst sind, wird neu verhandelt. Unseren lieben Landstreichern macht er deutlich, dass es nichts, aber auch gar nichts anderes mehr als eine wärmende Mahlzeit gibt.

Und tatsächlich: die Geld-Pilgerei wird weniger, aber die Wanderburschen, die uns bleiben, sind nicht ungefährlicher! Einer ist ein alter „Bekannter“. Ein Mann, der bedrohlich schweigt. Er ist uns unheimlich, weil er nur starrt. Da ist keine Regung im Gesicht. „Ich will zum Pastor“, nur diese vier Worte presst er heraus, wenn ich ihn am Sprechapparat habe. Sein knöchellanger Mantel aus dunklem Leder erinnert an Deutschlands finsterste Zeiten. Deshalb nennen wir ihn immer nur „den Mann mit dem Nazimantel“. Auch ihm behagt es nicht, plötzlich nur mit einer heißen Suppe abgespeist zu werden. Deshalb haben wir auch ihn schon lange nicht mehr gesehen. Und dann steht er plötzlich da – mitten im Zimmer meiner jüngsten Schwester. Niemand hat es mitgekriegt. Niemand hat ihn aufhalten können. Er ist einfach durchmarschiert. Durch den Flur, durch die Glastür, die in unseren privateren Trakt führt. So groß und schwer, wie er wirkt, so beweglich wie eine Katze schafft er es unbehelligt in den ersten Stock zu unseren privaten Wohn- und Schlafräumen.

Und wieder kann ich es nicht fassen, welche Dinge sich bei uns zutragen können. Ich frage mich, ob ich hier eigentlich noch richtig bin. Ich möchte ausziehen und flüchten und werde mit meinen Eltern schimpfen, wie sie solche Verhältnisse nur zulassen können.

Ja, in unserem Pfarrhaus gibt es Szenen wie in einem Psychothriller: Meine Schwester liegt krank mit hohem Fieber dick eingepackt in ihrem Bett. Sie schläft tief und fest und wird offenbar durch ein Räuspern geweckt. Als sie die Augen aufschlägt, trifft sie ein kranker stierer Blick – und sie erkennt den Mann, vor dem wir uns alle fürchten. Er sagt keinen Ton. Nur irres Schweigen. Sie schreckt hoch, springt geistesgegenwärtig aus dem Bett und redet ganz viel, damit sie ihn – von welchem Vorhaben auch immer – irgendwie ablenken kann. „Moment, Moment“, sagt sie, „ich bin gleich wieder für Sie da, ich muss nur Hustensaft nehmen, ich will Sie ja nicht anstecken, ich bin nämlich so krank …“, um dann in einem wahrhaft hysterischen Hustenanfall den nahenden Tod durch Ersticken zu mimen. Es gelingt ihr tatsächlich, sich unter anhaltendem Quatschen, Röcheln und Keuchen an ihm vorbeizuwinden und aus dem Zimmer zu laufen.

Sie läuft zum Arbeitszimmer meines Vaters, der von allem nichts mitbekommen hat. Entsetzt fasst er sich an den Kopf und ruft: „Wie kann das nur passieren?“ Nun, das alte Lied: Die Eingangstür steht wieder einmal offen. Es ist Bürozeit. Und in diesen vier Stunden am Vormittag geht es bei uns zu wie in einem Lila-Lotter-Alternativ-Laden. Irgendjemand ist nur schnell mal zur Kirche oder in den Kindergarten hinübergeeilt. Damit auch nur ja kein Schäfchen eine verschlossene Bürotür vorfinden muss, lässt man sie lieber offen. Eine Einladung, die etwa heißen soll: „Bin gleich zurück. Setz dich schon mal auf den Wartestuhl.“

Dieser Umstand, so naiv und fahrlässig, eine Tür nicht zu schließen, belastet mich meine ganze Jugendzeit. Und ein zweites Mal ist etwas eingetreten, wovor wir alle immer Angst haben. Aber selbst jetzt muss ich hören: „Kind, wir sind hier nicht privat!“ Ein Satz, den ich inzwischen nicht mehr hören kann. Mal wieder ist alles gut gegangen. Meinem Vater gelingt es, den Herrn hinauszugeleiten. Vor der Haustür wird er ihm „deutliche Worte“ sagen, so nennt es Papa, wenn er jemanden zusammenstaucht. Der „Nazimantel-Typ“ wird sich Gott sei Dank nicht mehr blicken lassen.

Aber auf diesen Schreck folgt schnell der nächste. Ich erlebe ihn im Halbdunkel des schmalen Flurs vor dem Arbeitszimmer meines Vaters. Ein „Gorilla“ steht im Türrahmen. Er ist im Begriff zu gehen, wenn er dies denn auch wirklich tut. Das ist in diesem Augenblick noch nicht ganz klar. Mein Vater arbeitet noch daran, ihn endlich loszuwerden. Er hat einen festen Wohnsitz und sucht „nur“ das Gespräch mit dem Pastor. Aber was das für Gespräche sind …

Der Mann darf sich auf das Amtssofa setzen. Er hat darum gebeten, über seine Sorgen sprechen zu dürfen. Welche das sind, werde ich nie erfahren. Aber er offenbart auch perverse Sehnsüchte, die meinen Vater umtreiben werden. Der Besucher schildert seine diversen Vorstellungen darüber, wie er „einen kleinen Hamster mit der bloßen Hand durch Quetschen töten“ möchte. Und dabei grinst er gefährlich.

Papa wird seine Abscheu nicht zeigen, aber auch ihn erfasst in einer solchen Situation tiefstes Missbehagen. Mein Vater löst natürlich auch solche Situationen elegant. „Bitte nehmen Sie es mir nicht übel“, so beginnt er immer, wenn er sich von Leuten „ganz schnell verabschieden" will. Und er fährt fort: „Ich bitte Sie herzlich um Verständnis, dass wir an dieser Stelle unser Gespräch unterbrechen müssen. Ich erwarte gleich noch ein Brautpaar zum Traugespräch. Da muss ich mich vorbereiten …" Und während er schon aufsteht, das ist die Aufforderung an den Wahnsinnigen, es ebenso zu tun, sagt er: „Natürlich würde ich mich gern mit Ihnen noch lange weiter unterhalten, aber es geht leider nicht …"

Notlügen, um die eigene Haut zu retten, darin wird mein Vater mit den Jahren ein wahrer Meister. Auf diese Weise gelingt es ihm, diesen und andere schwierige Leute ganz schnell hinauszukomplimentieren. Aber so ein Besuch wirkt nach. Kaum ist der Mann weg, erzählt mein Vater mir brühwarm, wie schlecht ihm von diesem Besucher sei. Er wird den psychiatrischen Dienst einschalten – und nicht nur in dieser folgenden Nacht werde ich schreiend aus einem Albtraum aufwachen.

NEIN, ICH BRAUCHE KEIN REALITY-TV. Ich habe es zu Hause. Es ist eine Daily Soap. Kaum ein Tag ohne „Drama". Solange ich denken kann. Zu jeder Zeit geht es hoch her.

Es gibt nichts, was es nicht gibt und nicht bei uns abgeladen wird. Fürchterliche Pleiten, weil ein Familienvater alle Ersparnisse verspekuliert oder sich in der falschen Geschäftsidee verrennt. Immer wieder geht es um erhebliche Eheprobleme, weil Eltern mit ihren Kindern überfordert sind. Frauen klagen, weil sie verprügelt werden – oder zu Hause König Schnaps regiert. Wir hören von beklemmenden Tragödien und schlimmsten Krankheiten, für die es keinen glücklichen Ausgang gibt, außer Papas Zuspruch. Ich hadere damit, weil ich mir von einem Vater, der von „göttlicher Kraft" spricht, mehr Mut und Offensive wünsche. Aber jetzt kommt er mir manchmal feige vor, obwohl er es gar nicht ist.

Es soll gerade in die großen Ferien gehen, da will das Jugendamt noch schnell eine Einschätzung von meinem Vater. Die Behörde möchte einem Mann das Sorgerecht für seine Kinder entziehen. Er schlägt seine Frau, er bedroht die ganze Familie. Das Paar lebt bereits getrennt. Mein Vater unterstützt die amtlichen Pläne ausdrücklich und sagt: „Dem kann man keine Kinder anvertrauen."

Wie gefährlich ein solches Urteil für unsere Familie sein kann, werden wir nur wenige Stunden später erfahren. Wir sitzen in unserer Stammkneipe. Wir sind oft da, vor allem wenn es freudige Anlässe gibt. An diesem Abend feiern wir die Zeugnisvergabe. Auf gute Noten wie auch auf die schlechten wird bei uns am Ende gleichermaßen fröhlich angestoßen. Die ganze Familie ist zusammen. Wir erzählen, gackern, schmausen, trinken. Da kommt besagter Brutalo-Vater, ebenfalls Gast, an unseren Tisch. Er steuert direkt auf uns zu, natürlich nicht ganz nüchtern, bleibt am Kopfende, da, wo unser Vater sitzt, stehen und raunt ihm angesäuselt zu: „Sehen Sie zu, dass ich meine Kinder wiederbekomme. Ansonsten werden Sie erleben, wie ein Leben ohne Kinder ist ..."

Es ist der Augenblick, in dem meinem Vater der Schweiß ausbricht und uns Kindern die Pommes frites im Hals stecken bleiben. „Darüber unterhalten wir uns bei nächster Gelegenheit noch mal in Ruhe, das verspreche ich Ihnen", sagt mein Vater. Hastig wird das Essen runtergeschluckt, werden die Gläser geleert. Auf das Eis zum Nachtisch, auf das ich mich so gefreut habe, verzichten wir an diesem Abend. Fahrig schreibt Papa einen Scheck auf den versauten Abend aus, und wir flüchten vor dem Mann, der immer wieder wüste Drohungen ausspucken wird. Und während wir heimgehen, frage ich mich, wo denn nun die „göttliche Kraft" ist, Papa? Ich werde mich hüten, auch nur einen Mucks dazu zu sagen. Aber ich weiß sehr früh: Pastorin werde ich nie!

15. Die wilden Pastorentöchter

Ich flirte gern. Ist das schon wild? Und natürlich habe ich einige andere geküsst, bevor ich meine erste längere Beziehung eingehe. Aber ist das schon außerhalb des Rahmens, den eine „höhere Tochter" umgibt? Eigentlich bin ich seit meinem vierzehnten Lebensjahr dauerverliebt. Doch ist das bereits „mannstoll"?

Der Begriff „wild" fällt immer wieder, wenn es um den weiblichen Nachwuchs von Kirchenmännern geht. Auch ich werde manchmal angeguckt wie eine Beute, die besonders lecker schmeckt, weil sie ja eigentlich verboten ist. Oder weil man eine außergewöhnliche Freizügigkeit vermutet, da so ein heiliges Mädchen, das zur absoluten Prüderie erzogen ist, wahrscheinlich auch ganz anders tickt. Aber was die Leute so denken, ist nichts als ihre eigene Fantasie. Ich fühle mich weder wild noch lebe ich keusch. Ich finde, dass ich vollkommen normal bin. Nur habe ich es nicht so leicht wie die anderen Mädchen.

Ich frage mich, was mit mir nicht stimmt. Ich bin schlank. Ich bin hübsch. Ich bin für jeden Spaß zu haben. Und dennoch dauert es, bis sich mit einem Jungen etwas tut. Es kann nicht nur an meiner Ungeduld liegen, dass mir in der Liebe alles so schleppend vorkommt. Und wenn jemand Interesse hat, mag er nicht bei mir zu Hause sein. Niemand rückt mit der Sprache heraus, was ihn eigentlich davon abhält, auch mal in meinem Zimmer zu sitzen. Erst mit der Zeit dämmert es mir – niemand traut sich. Die meisten hält ein Umstand ab, den ich in meinen blühenden Teenager-Liebeleien überhaupt nicht auf dem Zettel habe: Ich trage das Schild „Pastorentochter“ auf der Stirn.

Irgendwie ist das nicht sexy. Die Vorurteile, wie widersinnig sie auch sind, schweben über mir, mögen sie auch noch so falsch wie lächerlich sein. Was sich die Bübchen, die meinen Weg kreuzen, unter einem Pfarrhaus vorstellen, weiß ich nicht. Ich bin ja keine Hellseherin, wenn ich auch eine gute und sehr frühreife Menschenkennerin bin.

Offensichtlich sende ich Signale von Unberührbarkeit aus. Anders kann ich nicht erklären, dass man mir signalisiert, ein „süßes“ Mädchen zu sein, aber nicht den Wunsch äußert, mir nah zu sein. „Wenn wir mit *der* etwas anfangen, kriegen wir Ärger mit ihrem Vater“, so etwa kommt die Haltung der Jungen bei mir an. Kaum einer wagt sich ins Pastorat.

Das ist für mich Ansporn zu zeigen, dass ich genauso wie alle anderen Mädchen bin und Papa kein Menschenfresser. Gehe ich abends aus zum Tanzen oder zu einem Klassenfest, wird zuerst die Brille in der Tasche versteckt oder am besten gleich zu Hause gelassen. Die wenigsten Mitschülerinnen tragen eine, und diejenigen, die eine brauchen, machen es schon lange so, dass sie, nur Umrisse wahrnehmend, sich durch die Party blinzeln, wo es ohnehin meistens sehr dunkel ist. In den Siebzigerjahren ist ein Gestell mit großen Gläsern im Gesicht einfach nicht schick.

Trotz dieser vorbeugenden Maßnahme wird mir, kurzsichtig wie ich bin, auf mancher Feier der beste Typ durchgehen, weil ich ihn und seine Flirtversuche von Weitem einfach nicht erkenne. Meine langen brünetten Haare habe ich mit einem besonderen Glanz aus einer Sprühdose versehen. Und ich schminke mich, was zu Hause bemerkt und geduldet wird, wenn auch mein Vater sich den einen oder anderen Satz nicht verkneifen kann.

Eigentlich bin ich stolz auf ihn, weil er nicht dem gängigen Männerklischee entspricht. Er hat viel Sinn dafür, wenn eine Frau sich schön macht. Er hat Spaß daran, neue Kleider an seiner Frau zu sehen. Und gesegnet mit vier Töchtern schaut er natürlich auch genau, was wir aus uns machen. Er verfolgt genau, wie meine Geschwister und ich uns verändern. Es interessiert ihn wirklich – bei jedem von uns, auch bei unserem Bruder, der sich nicht anmalt, aber einen kleinen Schnauzbart stehen lässt. Und der erste Lidschatten, den ich auftrage, und der erste Kajalstrich, den ich ziehe, werden nicht ohne sein Urteil bleiben. „Na, so viel Schwarz ums Auge, Kind, das macht dich blass!“ Nichts bleibt unkommentiert. Wahrscheinlich weil er so oft zu Hause ist. Aber er lässt mich gewähren.

Meine Verschönerungsmassnahmen bleiben nicht ohne Folgen. Ich habe einen Freund nach dem anderen. Die Bedenken der Jungs wegen meines Vaters sind berechtigt, das muss ich mir irgendwann eingestehen. Nein, eifersüchtig ist Papa nicht. Er will auch nicht der „Moralapostel" sein, wie meine Mutter ihn manchmal scherzhaft nennt. Er ist mit den neu erkämpften Freiheiten in der Gesellschaft selbst lockerer geworden. Aber er ist immer sehr besorgt und will uns beschützen.

Zum ersten Mal zu spüren bekam ich es mit dreizehn. Da war mit Liebe noch nix. Aber für meinen Vater stand sie wie eine Drohung im Raum. Wir wohnten gerade ein halbes Jahr in Kiel. Da lag unerwartet ein Luftpostbrief für mich auf dem Tisch. Mit fein säuberlich geschriebener Handschrift an mich persönlich adressiert. Schon die Briefmarke war außergewöhnlich. Auf ihr war die Silhouette einer Moschee abgebildet. Darüber arabische Schriftzeichen.

Aufmunternd schaute meine Mutter mich an. Ganz vorsichtig mit einem Brieföffner machte ich mich ans Werk und fingerte drei Seiten ebenso leserlich in deutscher Sprache Geschriebenes heraus. Der Inhalt des Briefes klang sehr kultiviert und begann mit den Worten: „Sehr geehrtes Fräulein Claudia. Für das erste Mal Guten Tag!" Der Absender war ein fast erwachsener Junge aus einem nordafrikanischen Land, der meine Adresse von meiner Freundin hatte. Sie war schon eine Weile im Austausch mit seinem besten Freund. Es war damals gerade sehr angesagt, sogenannte „Brieffreundschaften" über den ganzen Globus verteilt zu knüpfen. In den Jugendzeitschriften gab es Seiten mit Adressen von Mädchen und Jungen rund um den Erdball. Ich war aufgeregt und fand es toll, wie ein Mensch, von dem ich nicht wusste, dass es ihn gibt, so freundliche Worte für mich findet: Er sei sehr „froh, mich zu kennen, weil deine Freundin viel von dir gesprochen hat". Sie sei sehr „gütig und freundlich", und er danke ihr. Und von mir wisse er „nur dies: du bist zwischen dreizehn und vierzehn Jahre alt, du wohnst in Kiel, du bist schön und lustig", so habe es ihm meine Freundin geschildert.

Und im weiteren Verlauf schrieb er von sich: „Ich bin neunzehn Jahre alt (ich bin ja schon alt, nicht wahr?), eins siebzig hoch, braun mit schwarzen Haaren, stark." Er war kurz vor dem Abitur, sprach vier Sprachen, entschuldigte sich sehr wohlerzogen im Voraus für den Fall, dass er „etwas Schlechtes gesagt habe", was er definitiv nicht getan hatte, und erklärte: „Ich bin kein Deutscher, und das Denken ist nicht das gleiche." Auf so viel gutes Benehmen gepaart mit so viel Liebenswürdigkeit traf ich bei den Kieler Jungs nicht. Ich war begeistert.

Noch am selben Nachmittag setzte ich mich hin und antwortete ihm, nur wurde mein Brief nie abgeschickt. Denn als mein Vater davon Wind bekam, brach im Pfarrhaus die Hölle aus. Mit einem Streich waren meine Freude, mein Stolz und mein erstes freundschaftliches Gefühl in einer für mich exotischen Welt zunichtegemacht. „Es ist vollkommen ausgeschlossen, dass unsere Tochter einem erwachsenen Mann aus einem anderen Kontinent von sich erzählt", sagte mein Vater, und sein Gesicht war ganz rot vor Aufregung und Entsetzen.

Es folgte eine Grundsatzdiskussion. Und die Meinungen meiner Eltern lagen wieder einmal diametral auseinander. „Es geht um eine Brieffreundschaft, mehr nicht", warf Mami ein, „also, harmloser geht es nicht. Und es ist doch gut, Kontakte in der Welt zu haben."

Ja, in diesem Punkt mochte Papa ihr zustimmen, „nur bitte in einer anderen Konstellation, mit einer Brieffreundin in Norwegen gern, aber nicht mit einem Mann aus einer völlig fremden Kultur in der Sahara".

Kleinlaut unterbrach ich das hitzige Gespräch: „Er lebt in einer Stadt, Papa, ich hab das schon im Atlas gesehen." Vollkommen egal. Ich durfte nicht antworten.

Meine Mutter versuchte noch etwas zu retten, sie sagte: „Du glaubst doch nicht im Ernst, dass der Mann hier bald vor der Tür steht? Man schreibt sich und erfährt etwas aus einer anderen Welt, herrje!"

„Wer weiß denn, wer das ist, der da schreibt – und was will ein Neunzehnjähriger eigentlich von dem Kind …?", ereiferte sich Papa. In dieser Frage gab es kein Pardon. Und damit war das Thema erledigt.

Das war eine Erschütterung, die nachwirkte. Da war plötzlich eine leise Distanz zwischen mir und meinem Vater. Wie schon oft fragte ich mich, wie es sein konnte, dass Papa manchmal so streng war und die Eltern meiner Freundinnen in vielen Bereichen alle lockerer waren.

Manchmal waren es Kleinigkeiten, die aber für mich sehr wichtig waren. Als meine Klassenkameradinnen mit dreizehn Jahren in die Tanzstunde gingen, durfte ich nicht mitgehen. „Erst nach der Konfirmation!", war die strenge Ansage. Auch das verstand ich nicht, zudem habe ich später ohne meine Cliquen die Tanzstunde nie nachgeholt.

ZUNÄCHST schwindet die väterliche Macht, je verliebter ich bin. Mein Vater muss dulden, dass die Jungs mich anrufen oder an der Haustür klingeln. Er begrüßt sie immer sehr nett, er hat auch nichts dagegen, dass sie kommen. Aber er will die Kontrolle behalten. Sitzt einer bei mir, stellt er meiner Mutter Fragen: „Wer ist das?" oder „Wie lange bleibt er?" Mich lässt er mit dieser Fragerei in Ruhe. Sitzen sie noch eine Stunde am Abend zusammen, guckt er viertelstündlich auf seine Uhr. Ab einundzwanzig Uhr sind es alle fünf Minuten. Er raucht eine Pfeife nach der anderen und ist eigentlich schon müde. Aber bevor der Besuch nicht gegangen ist, legt Papa sich nicht ins Bett. Und so verbreitet er eine leicht gereizte Stimmung, die meiner Mutter gehörig auf den Wecker fällt.

Schlag zweiundzwanzig Uhr hält ihn nichts mehr auf seinem Platz. Er klopft nicht mal an. Aber ich bin darauf eingestellt: Ganz leise und langsam öffnet sich die Tür. Das Erste, was ich von ihm sehe, ist seine Pfeife, bevor er ganz langsam auch den Kopf ins Zimmer hält und plötzlich wie der Heilige Geist persönlich vor meinem neuen Schwarm steht: „So, mein Herr, jetzt wollen wir uns mal voneinander verabschieden." Am liebsten würde ich sagen „Ja, tschüss, dann mach das mal, Papa, ich will mich noch lange nicht verabschieden …" Aber das wage ich nicht. Schon um mir einen peinlichen Zusammenstoß mit meinem Vater vor dem Jungen, den ich richtig klasse finde, zu ersparen. Und ich muss erleben, wie auch die vielversprechendsten Amouren vorzeitig ein Ende finden, weil meine Freunde Papas Abschiedsarie einfach nicht prickelnd finden.

ALS ÄLTESTE gehe ich durch die härteste Erziehungsschule. Zumindest was das Thema „Jungs" angeht. Doch bei immer mehr männlichen Besuchern im Haus entspannt sich auch mein Vater zunehmend. Zumal meine jüngeren Geschwister sehr viel cooler ihre Interessen durchsetzen als ich. Als sei es das Normalste von der Welt, sitzt meine um drei Jahre jüngere Schwester mit ihrem Freund auf dem Bett. Händchen haltend, locker die Beine übergeschlagen, turtelnd, Küsschen werfend. Seelenruhig verharrt sie in dieser vertrauten Position, selbst wenn meine Eltern überraschend zur Tür hereinkommen. Sie bleibt einfach sitzen und redet mit ihnen, während ein Jüngling ganz fest den Arm um sie gelegt hat. Papa sagt dazu keinen Pieps. Mami sowieso nicht. Sie ist die „Fortschrittliche" in dieser Ehe, Papa dagegen stockkonservativ.

Doch sehr „bürgerlich" sind sie am Ende beide. Deshalb wird es auch zu wirklichen Auswüchsen ihrer heranwachsenden Kinder nicht kommen. Was nicht heißt, dass ich nicht auch in Etablissements auftauche, in denen keine Mutter und kein Vater ihr Kind wissen wollen. Aber das ist nun mal so, als ich mit sechzehn Jahren abends ausgehe. Eine abgenutzte Treppe führt in eine Örtlichkeit gegenüber vom Bahnhof, die im ersten Stock gelegen ist. Sie hat mehrere Räume, durch die ein süßer Dunst wabert. In dem dunkelsten Raum wird getanzt, sofern man die schlaffen Bewegungen überhaupt tanzen nennen kann. Ein Flair von „underground". Hier spielt die beste Musik von Deep Purple über The Who, Status Quo bis Pink Floyd. Und über allem liegt ein psychedelischer Spirit, der auf mich faszinierend und beängstigend friedlich wie auch verstörend aggressiv wirkt. Immer mal wieder bin ich da, weil dort die hipsten Typen hingehen. Aber richtig wohl fühle ich mich nie, weil der Blick in erweiterte Pupillen und das krause Gerede unter dem Einfluss von synthetisch herbeigeführter Bewusstseinserweiterung auf Dauer ermüdend sind.

Lieber gehe ich in einen Club, in dem Künstler verkehren und solche, die es sein wollen oder die sich für Kunst interessieren. Auch hier wird gebechert, was das Zeug hält, aber es herrscht trotzdem eine Atmosphäre, in der ich gute Gespräche führe und Menschen treffe, die wie ich ganz gern gesund bleiben möchten. So schräg auch mancher Abend endet, so bin ich nie versucht, in den Drogentopf zu fallen. Ich habe immer die Sätze meiner Eltern im Ohr: „Bitte, keine Drogen, Kind. Wenn dir etwas angeboten wird, gehst du."

In den fürchterlichsten Farben malen meine Eltern mir aus, welche fatale Wirkung die in dieser Zeit gängigen Rauschgifte haben. Mein Respekt vor ihnen ist sehr viel größer als meine Neugier, die sich ohnehin mehr auf das ganze Drumherum als auf den Stoff selbst richtet. Ich gehe halt nur mit, wo es gerade in ist zu sein.

Die Stärke meines Elternhauses besteht nicht nur aus Regeln. Ich weiß zwar, welche Pflichten ich habe – im Haus, in der Schule, für die Geschwister. Aber zwischen diesen Koordinaten erfahre ich sehr viel Großzügigkeit und Toleranz.

Und zwar in einem Ausmaß, wie es dies in anderen Elternhäusern nicht gibt. Ich darf jede Freundin, jeden Freund mitbringen. Meistens bleiben sie zum Abendbrot. Meine Geschwister haben dieselben Rechte. Oft sitzen fünfzehn Leute um den Esstisch, und alle reden durcheinander. Jeder kommt zu Wort, jeder darf denken und sagen, was er will. Wir dürfen mit Freunden kochen, auch spät noch, wenn wir hungrig von einer Party kommen, selbst wenn meine Eltern schon schlafen. Und mein erster fester Freund darf bei mir übernachten und zieht auch mal für ein ganzes Wochenende ins Pfarrhaus ein. Das pastorale System „open house", das mich so ärgert und stört, kann plötzlich auch ein großer Segen sein: Ich erfahre, was Freiheit ist. Und wenn das schon „wild" sein soll, ja bitte, dann bin ich eine wilde Pastorentochter.

16. *Bild* statt Bibel

Schon als sehr junges Mädchen nehme ich bestimmte Dinge selbst in die Hand – und niemand kriegt es mit. Ich bin sehr früh sehr autark in meinen Entscheidungen, wenn es zum Beispiel darum geht, als Schülerin nebenher Geld zu verdienen. Notwendig wird dies unter anderem deshalb, weil meine Eltern mit fünf Kindern bei Anschaffungen wie zum Beispiel unserem „Anziehzeug“, wie mein Vater dazu sagt, zeitweise die Übersicht verlieren. Sie haben zu viel Arbeit, sie haben hohe Ausgaben – und wir Kinder zu viele Begehrlichkeiten.

Dem gegenüber steht da ein gewisser Anspruch, zu dem meine Eltern mich und alle anderen erziehen. Man muss es sich schön machen. Man kauft nur Qualität – oder lieber gar nicht. So beten sie es mir vor. „An den Schuhen siehst du, wer vor dir steht“, sagt meine Mutter. „Das Material muss immer gut sein“, ergänzt mein Vater. Wohlgemeinte Ziele, die aber bei einem Pastorengehalt für eine Großfamilie kaum aufrechtzuerhalten sind.

Und so suche ich mir Aushilfsjobs. Ich gebe Nachhilfeunterricht für Legastheniker, ich spüle Geschirr in einer Mensaküche, ich trage Zeitungen aus. Ich bin Promotion-Hostess für Tütensuppen, Pudding und Zigaretten. Ich verkaufe Jeans. Meine Eltern sind stolz darauf, „wie selbstständig Claudia doch ist“.

Meine Eltern kreisen nicht wie Satelliten um uns Kinder. Dazu ist ihr Terminkalender zu voll. So habe ich die Chance zu erfahren, wie es „da draußen“ zugeht, wie hart die Arbeitswelt ist. Und es ist schön zu erleben, dass ich mit meinem eigenen Geld eigene Wünsche realisiere, ohne darum bitten und diskutieren zu müssen. Mit meinen eigenen Mitteln etwas umzusetzen ist mein erster Schritt in eine erwachsene Freiheit. Ich suche jeden Job selbst, ich stelle mich allein vor, und ich vereinbare eigenständig meinen Lohn.

Wir sind in einer Zeit, in der Frauen immer noch ihre Ehemänner um Erlaubnis fragen müssen, wenn sie erwerbstätig sein wollen. Erst ab Sommer 1977 dürfen sie allein für sich entscheiden, welche Arbeit sie eingehen und annehmen wollen. So besehen fühle ich mich auch ein bisschen als Vorkämpferin für die Gleichberechtigung der Frau.

Außerdem emanzipiere ich mich in Bezug auf meine Auswahl der Dinge, die ich kaufen möchte. Ich ziehe nicht mehr an, was Mami gut findet. Ich kann einen eigenen Stil entwickeln. Diese Erfahrungen sind meine Garantie, niemals verwöhnt und verzogen, nie wirklich faul und antriebslos zu sein. Ja, neben den wirtschaftlichen Gegebenheiten ist es auch das knapp bemessene Zeitfenster der Eltern, die Pastorenkinder häufig lebenstüchtig und erfolgreich werden lassen.

Zu meinen monetären Möglichkeiten gesellt sich zu Hause eine Unabhängigkeit, die nicht materieller Natur ist. Ich erlebe, was geistige Freiheit ist. Und sie entfaltet sich insbesondere dort, wo auch der Raum für ein sehr viel entspannteres Leben möglich ist – in Dänemark. Fünf

Wochen Sommerferien an der Nordsee in einer herrlichen Sommerhütte. Das ist ein Luxus, den unsere Eltern sich und ihren Kindern nach einem langen Arbeits- und Schuljahr gönnen. Es ist auch eine Investition in ein komplett unbeobachtetes Dasein als Familie.

Endloser Strand. Schneeweiße Dünen. Silbrig sirrende Grashalme. Goldene Bernsteine. Weiche Luft. Und Krabben satt. Selbst gefangen und gekocht und gepult und zubereitet. „Ferien am Golfstrom", wie unser Vater schwärmt, wenn er am Strand aus dem Auto steigt und tief durchatmet. Und er sagt es in einem Ton, als wären wir an den Golf von Mexiko gejettet. Zum ersten Mal waren wir 1966 in unserem „hyggeligen" Badeort. Unser schwarzes Holzhäuschen mit weißen Fensterrahmen, sehr romantisch umarmt von einem Mini-Kiefernhain. Es gab keinen Strom. Wir saßen bei Kerzenlicht, wenn es spät wurde, was nicht so dramatisch ist, weil die Juliabende im Norden sehr hell sind.

Im ersten Jahr mussten wir noch auf ein Plumpsklo gehen. Darauf folgte die Steigerung „Klo chemisch", das einmal in der Woche gereinigt wurde, wenn der Fahrer eines kleinen schaukelnden und stinkenden Lastwagens mit quietschenden Bremsen um die Ecke kam.

Aber je größer wir werden, desto mehr Zimmer brauchen wir. Und natürlich finden wir auch andere Häuser mit sehr viel mehr Komfort. Dennoch leben wir wie Hippies. Wir Frauen tragen die schönsten Sarongs aus indischer Seide und bunt bedruckte, dicke weiße Baumwolltuniken mit Kapuze, die uns am Abend vor der Kühle schützen. Es gibt zauberhafte Geschenkboutiquen mit tollem Schmuck, mit dem wir uns alle Ferien wieder neu selbst beschenken und uns mit langen Ketten und klimpernden Reifen und Ringen behängen werden.

Unser Leben hier findet draußen statt, und auf einmal ist fast alles erlaubt: Wir dürfen abends allein ans Meer gehen und im noch warmen Sand mit unseren Urlaubsbekanntschaften feiern. Wir zelebrieren Sit-ins mit Hotdogs, die wir in großen Pappschachteln balancieren und auf dem höchsten Dünenplateau zum Sonnenuntergang verzehren. Heim geht es erst, wenn der Mond hinter einer nahenden Gewitterfront verschwindet. Wir sammeln Pfifferlinge und Blaubeeren und pflücken Wiesenblumen. Und mein kleiner Bruder fängt lebendige Kreuzotter-Babys en masse, um sie in einem hölzernen Käfig vor der Eingangstür zur allgemeinen Besichtigung unterzubringen, bis meine Eltern dem Spuk ihres Naturburschen ein Ende setzen.

Schon mittags vor dem Essen mixt Mami einen weißen Martini auf Eis. Endlich frei. Nur dem Nichtstun und den Genüssen verpflichtet. Es sind die Wochen im Jahr, in denen meine Pastorenfamilie am glücklichsten ist. Es wird gegrillt oder Krocket und Federball gespielt, um sich danach auf buttrige Blätterteigkränze mit Marzipan und Vanillecreme mit pechschwarzem „dänischen" Kaffee zu stürzen.

Jeder macht, was er will. Bis auf die Mahlzeiten und ein paar Ausflüge lebt jeder sein Programm. Und zu den sinnlichen Vergnügen wie Baden, Sonnen, Essen, Trinken gehört bei uns vor allem das Lesen. Schon wenn Papa das Auto packt, flucht er, weil neben den Klamotten und den Vorräten, wie zum Beispiel diversen Konservendosen, auch Unmengen an Büchern mitgeschleppt werden. Wie er neben sieben Personen auch das Gepäck in ein und demselben Auto unterkriegt, wissen nur er und ich. Kopfschüttelnd stehe ich daneben, wenn er Schuhe, T-Shirts und Bikinis einzeln aus den fest verschlossenen Taschen fischt, um sie in freie Lücken im Kofferraum oder in den Ersatzreifen zu stopfen. Kein Jahr, in dem meine Mutter nicht am Abend vor unserer Abfahrt mit Scheidung droht. „Er kann nicht packen, der Mann", sagt sie, was Papa natürlich mitkriegt und in der Hitze des Reisefiebers damit droht, den Inhalt des ganzen Wagens inklusive fest verschnürter Ladung auf dem Dachgepäckträger wieder hervorzuholen und auf den Pastoratsparkplatz zu stellen. „Dann zeigst du mir, wie es besser geht!", sagt er und macht erst mal Pause. Am Ende kommt das meiste mit. Und so auch unsere Bücher.

Unsere ganze Familie verbindet das Interesse an Menschen. „Es gibt nichts Spannenderes", sagt meine Mutter. Und ich werde ihr immer zustimmen, weil ich es genauso empfinde und sich auf diese Weise nach und nach mein Berufswunsch herausbildet, Journalistin zu werden.

Aber da sind noch andere Lektüren, die uns ins Ferienhaus flattern. Wenn Papa nicht die Nachrichten im Deutschlandfunk über sein „Transistorradio" hört, raschelt er mit der Zeitung. Montag ist *Spiegel*-Time. Das Nachrichtenmagazin, das nicht unbedingt seine politische Meinung widerspiegelt, ist ein Muss. Besser geht es ihm mit der *Welt,* aber die wird in Dänemark nicht jeden Tag gekauft.

Was jedoch neben dem morgendlichen Brötcheneinkauf beim „koebmand" nie im Fahrradkorb fehlen darf, ist die *Bild*-Zeitung. Ganze Urlaube werden uns Klatsch und Grusel in Atem halten. Die schaurigen Berichte über den Frauenmörder Fritz Honka, der seine Gefährtinnen im Alkoholrausch umbringt und sie anschließend mit einer Säge zerstückelt, liest jeder von uns. Angefangen bei Papa, danach kommt Mama dran, dann ich und nach mir die Geschwister in der Reihenfolge ihres Geburtsdatums. Mich interessieren vor allem Romy Schneiders Dramen. Oder die Storys über Schauspieler Curd Jürgens, der wie der liebe Gott persönlich in Südfrankreich in Traumvillen residiert und eine schöne Frau nach der anderen heiratet.

Alle prominenten Ehe- und Liebes- und Scheidungsgeschichten, eingeschlossen der Prozess des Kennenlernens von Carl Gustaf von Schweden mit einer deutschen Olympia-Hostess, verschlingen wir regelrecht. Erst wenn alle die *Bild*-Zeitung durchhaben, wird sie zum Kaminholz gelegt, und ziemlich schnell verglüht sie im bollernden „Sommerhus"-Ofen, an dem wir uns nach einem Badetag wärmen.

Lesen, was uns interessiert, ist die Devise im Pfarrhaus. Ich bin sicher, dass hier meine Beziehung zur *Bild*-Zeitung ihren Anfang nimmt. Mein journalistisches Leben wird dort beginnen und mich zwölf Jahre beim Axel Springer Verlag festhalten. Ein Gefühl von Verbundenheit, das nie vergehen wird, egal wo es mich in meinem wunderbaren Beruf noch hin verschlagen wird.

ABER EIGENTLICH brauchen wir keine *Bild*-Zeitung. Denn Geschichten à la Boulevardpresse gibt es im Pfarrhaus zuhauf. Dazu zählen nicht nur die Storys mit den Herren, die auf der Durchreise sind und um Geldscheinchen bitten. Es gibt auch andere Begegnungen mit der Halbwelt.

Auf meine Frage am Frühstückstisch, warum mein Vater so spät im Bad sei, sagt meine Mutter eines Tages: „Papa kam gestern erst sehr spät aus dem Bordell." Um Himmels willen. „Was hat er da denn gemacht?", fragen wir Kinder wie aus einem Mund. „Das erzählt er euch am besten selbst", antwortet meine Mutter, die ihren Spaß an dieser Anekdote hat, dies nur nicht so zweifelsfrei zeigen will oder doch nicht kann.

Tatsache ist, dass am Abend vorher sehr spät das Telefon klingelte und mein Vater nach nur wenigen Worten den Hörer auflegte, seinen Mantel und seinen Schlüsselbund nahm und einfach verschwand. Die Anruferin meldete sich aus Kiels Rotlichtmilieu. Sie mochte nicht laut sprechen. Aber aus ihrem Flüsterton war ihre Verzweiflung herauszuhören und dass sie „dringend die Hilfe vom Pastor" brauche. Sie werde an ihrem „Arbeitsplatz festgehalten". Und nur unser Vater könne ihr jetzt aus der Patsche helfen.

„Sie war vor vielen Jahren bei mir im Konfirmandenunterricht", erzählt mein Vater wenig später, immer noch ein bisschen müde aussehend. Ja, und was wollte sie? Wir Größeren kichern. „Was macht sie denn da am Hafen?", bohren wir weiter. Mein Vater erklärt uns, dass sie als Prostituierte „in einem entsprechenden Etablissement" arbeite und ihr Zuhälter sie nicht habe gehen lassen wollen. „Sie hatte wohl Probleme", sagt Papa, wobei er auslässt, um welche „Probleme" es sich im Einzelnen gehandelt hat. Und er habe es nicht übers Herz gebracht, sie damit alleinzulassen. Auf die Idee, die Polizei einzuschalten, sei er zwar auch gekommen, „aber damit hätte ich ja für meine Konfirmandin alles schlimmer gemacht, versteht ihr?“ Wir nicken, aber verstehen eigentlich gar nichts.

Natürlich wollen wir auch wissen, ob er dem „Mädchen“ denn helfen konnte. Ja, im Ergebnis ja. Aber er habe mit „den feinen Gesellen in diesem Club viele verschiedene Worte wechseln“ müssen, bis sie die Frau dann endlich freigelassen hätten. Der Pastor als eine Art „Streetworker“, das hatten wir noch nicht. Und wir fragen ihn, ob er keine Angst gehabt habe, sich in einen Streit zwischen einer „Nutte und ihrem Boss“ einzumischen. „Aber nein“, ist Papas Antwort, „was wollen die einem Pastor denn antun? Ich habe doch nichts, was ihnen oder mir gefährlich werden könnte: keine Waffe, kein Geld, keine Muckis. Und ich habe ja Schweigepflicht!“

Nein, ganz im Gegenteil, man habe ihn „mit vorzüglichster Hochachtung“ behandelt. Und die Männer hätten „mit sehr viel Bedacht“ ihre Worte gewählt. Unter dem „Strich sei es ein sehr ordentliches, fast angenehmes Gespräch“ gewesen. Und man habe sich freundlich „mit Shakehands“ und einem kleinen „Witz“ voneinander verabschiedet. Aber er sagt auch: „Nur muss ich solche Einsätze nicht alle Tage haben, auch wenn es natürlich ganz rührend ist, dass eine erwachsene Frau sich nach so vielen Jahren an ihren Pastor erinnert.“

Wir machen Erfahrungen, die alles andere als üblich sind. Ein christlich geprägtes Gemeindeleben hat immer etwas von Großfamilie. Dazu gehören auch in Kiel wieder einmal die alleinstehenden Frauen, die meinem Vater mit Geschenken huldigen. So reicht eine Dame regelmäßig eine Portion frischen Spargel und Schinken aus besten Holsteiner Katen ins Pastorat, um für die Übergabe bis ins private Treppenhaus vorzudringen und dort laut anzukündigen, dass sie nur schnell etwas „für den armen Herrn Pastor“ bringen wolle. Nicht nur einmal werde ich davon überrascht, wenn ich, gerade frisch geduscht und in ein Handtuch eingewickelt, gezwungen bin, diese nett gemeinte, aber irgendwie auch übergriffige Aufmerksamkeit auf den Stufen entgegenzunehmen. Sie hat Pech gehabt, denn Papa ist nicht zu Hause.

Nie vergessen werde ich eine eifrige Frau, die eine unentbehrliche ehrenamtliche Hilfe in allen unseren Kirchenkreisen ist, daraus aber offensichtlich den Anspruch ableitet, regelmäßig in unserer Küche aufzutauchen. Während meine Mutter, gerade zurück von ihrem Job als Religionslehrerin an einer Waldorfschule und im Ganzen ziemlich angestrengt, schnell mittags ein Essen für uns aufwärmt, steht diese Frau da und guckt in die Töpfe und redet. Langatmig berichtet sie von irgendwelchen Schwierigkeiten mit Kaffeemaschinen vor einer anstehenden Veranstaltung oder sonstigen Hürden, die allesamt überwindbar sind und ein solches penetrantes Auftreten unter keinem Aspekt rechtfertigen können. Ganz zu schweigen davon, dass sie offensichtlich eine Gegnerin von Deodorants ist mit der Folge, dass ihr Besuch noch Stunden später trotz Lüftung wahrzunehmen ist. „Sie ist zu wichtig für unsere Arbeit, ich kann sie nicht immer rausschmeißen", sagt meine Mutter, wenn wir Kinder uns über dieses Benehmen beschweren und fragen, warum „die denn" immer zu den unpassendsten Gelegenheiten und zudem noch in unseren Wohnräumen anzutreffen sei.

Wenn Distanzlosigkeit ein frühes Bild hat, sind es die Auftritte der Gemeindemitglieder in meinem Pfarrhaus. Es ist, als sei hier ein Keim gelegt, der mich allergisch gegen jede Form von aufdringlichem Benehmen macht. Das Persönliche von dem Beruflichen deutlich zu trennen gelingt meinen Eltern nicht immer gut. Ob sie dies nicht können oder nicht wollen, wird mir nie klar. Vielleicht kommt beides zusammen.

Sie sind den Menschen zugewandt. Dies liegt im Wesen des Pastorenberufes – und auch in ihrem Charakter. Den anderen so nehmen, wie er ist, soweit dies möglich ist. Das ist ihre Haltung. Und sie ermuntern uns, ebenfalls offen zu Menschen zu sein. Und daraus entstehen wiederum Begegnungen, die unsere Freunde eben nicht haben.

17. Marx & Moses

Spätestens seit den Ho-Chi-Minh-Demos bin ich politisch wach geküsst. Aber nie werde ich auf diesen lauten Protestzug aufspringen. Bloß nicht zu einem Verein gehören. Das bin ich nicht. Ich habe schlicht kein Sendungsbewusstsein. So nennt man dies gerade, wenn man gehört werden will. Mag der gesellschaftliche Umsturz, der in vollem Gange ist, noch so willkommen sein mit neuen Freiheiten – für die Multiplikation meiner Ansichten entwickle ich keinen Ehrgeiz. Ich muss mich nicht mitteilen. Nicht auf einer Bühne, nur in der Familie oder in der Schule zeige ich, was ich denke.

Mein einziges politisches Outing habe ich mit vierzehn während des Bundestagswahlkampfs. Da knipse ich die orange-weiße „Willy wählen"-Plakette an meine Schultasche und mache mich bei allen Lehrern unbeliebt, die mit Willy Brandt nichts am Hut haben. Ich mag das „Säbelrasseln" von Ost und West und umgekehrt nicht. Deshalb begeistert mich die Idee seiner Entspannungspolitik – und seine Sprache. Ein Politiker, der fast wie ein Dichter spricht, das gab es bisher in meiner Zeit noch nicht.

Aber sonst? Mir reichen die Auseinandersetzungen zu allen aktuell relevanten Themen zu Hause. Es ist weniger der hitzige Disput, den ich gelegentlich mit meinem Vater habe, der mich des Debattierens überdrüssig macht. Denn ein Satz wie: „Das müssen wir ausdiskutieren" fällt bei uns nicht. Jeder freut sich, wenn mal gar niemand spricht, weil bei sieben Personen plus Freunden im Pfarrhaus nie nicht gesprochen wird. Manchmal klagt Papa: „Man ist ja ganz besoffen von dem vielen Gesabbel." Und dabei meint er gar nicht unseren lebhaften Talk bei Tisch, sondern seine Auftritte bei vielen Amtshandlungen oder den verschiedenen Auseinandersetzungen mit seinen Dienstherren.

Aus dieser Ecke kommt viel Zündstoff, der für endlose Gespräche mit Freunden und anderen Theologen sorgt. Und ich darf dabei Mäuschen spielen. In meiner Jugendzeit ist in der Kirche gerade die Hölle los. Denn rechte und linke Pastoren bekriegen sich in einer so dramatischen Weise, dass die Ausläufer dieser Stürme auch mein Pfarrhaus streifen. Es scheint, als sei gerade eine neue Religion im Werden. Der Glauben kommt auf den Prüfstand: Ist Gott eine Person? Wurde Jesus von einer Jungfrau geboren? Und ist er wirklich von den Toten auferstanden? Fragen über Fragen. Entrüstung, Empörung, ein gegenseitiges Nicht-Verstehen auf allen Seiten. Ein Hauen und Stechen zwischen den Talaren. Fehlt nur noch, dass sich die Herrschaften von der Kanzel herab den Vogel zeigen. Traditionelle Theologie ist nicht mehr salonfähig. Einige Geistliche machen sich auf, die Gläubigen aufzumischen und öffentlich Kritik zu üben an Regierungen, Parteien, Politikern. Gern auch weltweit inklusive globaler Reisen, wobei sich immer wieder die Frage stellen wird, wer diese Trips eigentlich bezahlt.

Eine Ikone des linken Pastorenaufstands ist ein Studienfreund meines Vaters, mit dem er die Erinnerungen an gemeinsame Zeiten im „Kieler Wingolf", einer nichtschlagenden Studentenverbindung, teilt. Und ebenso ist er mit ihm aus seinen Jahren als Landpastor verbunden. Der Rebell war Pfarrer in unserer Nachbargemeinde. Dort hatte Papa ihn zusammen mit einem anderen befreundeten Kollegen hingelockt, bevor er später nach Hamburg zog und dort noch streitbarer und noch auffälliger wurde. Der Mann ist ohnehin eine imposante Erscheinung. Ein Hüne. Zwei Meter groß. Mindestens. Tief liegende Augen, die jeden Gesprächspartner fixieren und, wenn man es zulässt, zuweilen auch hypnotisieren können. Die Stimme tiefster Bariton. Und ein Lachen wie aus dem Zwerchfell eines Löwen, das stets in seinen Bronchien hängen zu bleiben scheint.

Er hat schöne Hände. Wie er das Rotweinglas hält, verrät den Bonvivant. Auch wie gelassen er mit der Zigarette vor seinem in den Siebzigern obligatorischen vollen Henriquatre-Bart gestikuliert. Und sich dabei milde und belustigt lächelnd die Vorträge meines Vaters anhört, der in vielem anderer Auffassung ist als er. Das ist schon sexy – in dieser Zeit. Ein Mann, der links denkt, der Jugend zugewandt ist und selbst auf der Seite des Widerstandes gegen das Althergebrachte wandelt und zu alledem auch noch gut aussieht, hat etwas Unwiderstehliches. Fast überflüssig zu erwähnen, dass dieser Kerl in seinen besten Männerjahren ein wahrer Womanizer unter den vielen nicht sonderlich hübschen Theologen ist, was ihm vielleicht zusätzlich bei neidischen Amtsbrüdern geschadet haben mag. Zudem hat er eine besondere Ehegefährtin an seiner Seite, quasi die personifizierte Antipodin zur klassischen Pastorenfrau. Sie ist einen Tick älter als er, Künstlerin, Kennerin von Antiquitäten, immer brutzelbraun von mehreren Monaten persönlicher Auszeit an Dänemarks Nordspitze, außergewöhnlich gekleidet, eine eher schweigende und interessiert lauschende als quatschende Gesprächspartnerin. Sie trägt selbst entworfenen und gefertigten Schmuck. Sie raucht Kette. Sie spricht heiser. Sie ist unverkennbar eine ganz eigene Klasse für sich.

Ein Paar, das ich liebe, weil es sympathisch und zutiefst menschlich und mitfühlend und dennoch sehr bourgeois ist. Ja, das ist schick jetzt, der Pas de deux von links-intellektueller Haltung und dem Flair großbürgerlicher Eleganz. Und das Gefühl, dass da ein echter Freund bei uns im Samtsessel sitzt, wird mein Vater bei aller inhaltlichen Gegensätzlichkeit nie verlieren. Auch wenn der geistige Graben zwischen ihnen immer größer wird, so respektiert jeder den anderen und seine Meinung, die unter herzlichem Lachen und gegenseitigem Ausredenlassen und mit der selbstverständlichen Absicht, dem anderen aufmerksam zuhören und über das Gesagte nachdenken zu wollen, ausgetauscht wird.

Mit den „roten Pastoren“ hat mein Vater nichts gemein außer seiner Abneigung gegen die Bevormundung „von oben“. Aber wenn der Freund im soundsovielten Amtszuchtverfahren steckt, fühlt man mit ihm, weil man ihn kennt und weiß, wie er tickt. Und aufrichtig erleichtert ist Papa immer wieder, wenn die Kirchenprozesse glimpflich für den Freund ausgegangen sind und er weiter sein Pastorenamt ausüben darf.

Aber so ist es jetzt. Alles mischt sich gerade – die Zweifel an der bisherigen Theologie und der Wille zum Aufstand gegen eine Politik, die nicht nur der jüngere Teil der Gesellschaft verändert wissen will. Der Klassenkampf triumphiert. Mal kommt er light, mal kommt er erdrückend schwer daher. Und er schlägt durch bis aufs Pfarrhaus und seine Gotteshäuser. Als Epizentrum allen Unrechts auf der Welt wird die Herrschaft des Bimbes ausgemacht. Karl Marx lebt – auch in der

Kirche. Es ist ja die Phase, in der Kapitalismus ein schlimmes Schimpfwort ist. Und was sich daraus ableitet, klingt in der vereinfachten Vervielfältigung auf Transparenten und in Diskussionsforen in etwa so: Wer zum „Kapital gehört“ oder für das „Kapital arbeitet“, muss geächtet werden. Die Guten sind „gegen das Kapital“, und die Bösen sind „für das Kapital“ und müssen kaltgestellt werden. Dieses relativ schlichte Weltbild ist jetzt Mainstream, zumindest in den Kreisen, die mit den rechts oder mittig stehenden Parteien nichts mehr anfangen können oder wollen

IN ist, was ANTI ist. Selbst wenn jemand Bomben bastelt, mit dem Gewehr fuchtelt oder bei Demos mit Steinen schmeißt – gefühlt ist alles roger, solange sich die Aktion für das Gute und gegen das böse „Machtmonopol des Geldes“ richtet. Jeder ein kleiner Che Guevara. Die Stunde der Möchtegern-Revoluzzer. So ist die Stimmungslage. Und es gibt einige, die sogar den RAF-Terror „irgendwie verstehen“ können. Unabhängig von diesem Phänomen splittet sich auch die Pastorenschaft: Es gibt Geistliche mit einer sehr konservativen Denkweise, zu denen eher, wenn auch nicht ganz, mein Vater gehört. Daneben die gemäßigten Erneuerer, die zumeist sozialdemokratisch angehaucht sind – und darüber hinaus noch diejenigen, die sich theologisch zu ganz neuen Ufern aufmachen und sich politisch selbst aus der Liga der Akzeptanz schießen. Manchmal hat dies zur Folge, dass die engsten Weggefährten leise wegdriften, ohne dass dem ein Zerwürfnis vorausgehen muss. Ob man sich als Pastor öffentlich innerhalb seiner Amtsfunktion überhaupt zur Politik einlassen oder gar einschalten soll, daran entzündet sich gehöriger Streit.

Ich erlebe dies nur als Zuschauerin – und allein das Wahrnehmen dieser neuen Realitäten hält mich in Atem. Keine Bushaltestelle in Kiel, keine Litfaßsäule, kein öffentlicher Amtsaushang, auf dem nicht die Fahndungsfotos der gesuchten Terroristen der „Rote Armee Fraktion“ aushängen. Unzählige Berichte in allen Zeitungen zu Hause werde ich über sie lesen. Und sosehr mir soziale Themen als Pastorentochter am Herzen liegen, so fern ist mir jede Form von Extremen und Gewalt. Wenn ich die groß aufgemachten Artikel und Kommentare darüber lese, gruselt es mich. Ich verspüre Angst. Und so vehement ich meine Ansichten im vertrauten Kreis vertrete, so wenig kann ich mir vorstellen, eine zweite Gudrun Ensslin zu sein.

Es bleibt nicht aus, dass ich mich mit meinen sehr jungen Jahren in der Biografie dieser Terroristin spiegele. So unbeleckt ich von politischer Agitation bin, so sehr stelle ich mir im stillen Kämmerlein die

Frage: Was treibt eine Pfarrerstochter, einen solchen Weg einzuschlagen? Studentenproteste? Okay, das kann ich nachvollziehen. Aber Anführerin sein in einem selbst ernannten und selbst angezettelten Guerillakrieg? Eine Waffe auf Polizisten, Politiker und Bankiers richten und abdrücken wollen? Bombenattentate planen? Wegtauchen aus einem bürgerlichen Leben? Ich gehe diese Punkte gedanklich alle durch.

Ich bin vierzehn Jahre alt, als die international gesuchte Terroristin gefasst wird. Es ist in Hamburg passiert, in einer Boutique am Jungfernstieg. Ihre Jacke lag auf dem Ladentisch. Eine Verkäuferin entdeckte darin einen Revolver, ein zweiter war in der Handtasche. Beide Pistolen geladen. Nicht nur das Bereitsein zum Töten schockiert mich. Auch das äußere Erscheinungsbild der frisch verhafteten Frau auf den Polizeifotos erschüttert mich. So sieht man also aus, wenn man quer durchs Land hetzt und nicht erkannt werden will. Ich studiere dieses Bild genau. Das Gesicht einer vorzeitig gealterten Frau, die einst eine attraktive Germanistik-Studentin mit schönen langen blonden Haaren gewesen war. Jetzt trägt sie sie kurz, verhunzt vom vielen Färben, dauergewellt, unfrisiert. Die Finger gelb vom Nikotin, die Nägel wirken abgekaut. Ihr Blick leer und trotzig zugleich. Für mich als Teenager hat das Leben im Untergrund damit ein Bild – eines, das mich abschreckt.

Ist ein Pastorenelternhaus eine Brutstätte für Terror? Natürlich nicht. Aber, und das werde ich erst sehr viel später so reflektieren, als Pfarrerstochter bin ich näher dran an Erkenntnissen, die radikal machen können, wenn auch nicht müssen. Ich habe ein frühes Bewusstsein für Leid, Schwächen, Schicksale, Mangel jeder Art. Ich habe auch eine frühe Vorstellung davon, wie Leben im Idealfall gehen soll oder wie man es verbessern kann, weil meine Eltern den Menschen auf dem Weg dorthin immer wieder helfen. Und weil dies so ist, glaube auch ich, dass sich ein „Paradies für alle“ im Großen und Ganzen leicht und unbürokratisch umsetzen ließe, wenn man es nur wollte. Und es kann auch mich in der Pubertät zornig machen, wenn dies nicht geschieht oder gelingt.

Doch von diesem Standpunkt bis zum Fanatismus ist es nicht mehr weit. Hinzu kommt ein geschützter Raum, in dem ich mich bewege und in dem ich erfahre, was „freie Rede“ ist. Ich kann eine eigene Meinung entwickeln und aussprechen, was ich will. Es gibt keine Denkverbote, und das Gutgemeinte wird zunächst immer auch als gut angesehen. Als Pfarrerskind ist man – bei allem Realitätsbewusstsein – immer auch mit einer idealisierten Daseinsform belegt, die zu erreichen das Fernziel sein sollte. Gut möglich, dass da ein ohnehin anerzogenes Helfersyndrom wie ein Geschwür weiterwächst und überschießt. Nur bleibt dies eine sehr hypothetische Betrachtung der Dinge. Denn so viel kriminelle Energie, so viel kaputtes Leben sind keiner Pastorentochter an der Wiege gesungen.

Ich kann mir nicht vorstellen, meine behütete Sphäre zu verlassen, um auf andere Menschen zu schießen. Auch nicht für ein hehres Ziel. Aber die schwelende Bedrohung durch immer neue Attentate beschäftigt mich. Das geht über Jahre so.

Immer wieder reden wir darüber. Auch und vor allem über die „schwäbische Pfarrerstochter". „Die hat sich in ihrer Ideologie verloren", sagt mein Vater, schaut in die Ferne, befeuert immer wieder seine Pfeife und qualmt wie eine Dampflok.

„Papa, was würdest du machen, wenn hier mal ein Terrorist an unserer Haustür klingelt?" Auf die Antwort auf diese Frage muss ich warten. Mein Vater schweigt. Er pafft. Er hustet. Er pafft wieder. Sein Gesicht gerät zur Maske, als hätten seine Gedanken sich auf eine Reise ins Nirgendwo gemacht. Irgendwann, und sein Blick geht immer weiter in die Ferne, wird er sagen: „Ich würde mit ihnen sprechen, und ich würde versuchen, ihnen deutlich zu machen, dass sie auf dem völlig verkehrten Weg sind. Und ich würde ihnen anbieten, sie zu begleiten, wenn sie sich freiwillig bei der Polizei stellen wollen."

Und würde er sie gehen lassen, ohne die Polizei zu alarmieren? „Ich unterliege einer Schweigepflicht, und darauf, dass ich schweige, darf eigentlich jeder vertrauen." Auch Terroristen? „Sie sind gesuchte Gewalttäter, da ist eine Grenze erreicht", sagt mein Vater.

Es wird nie dazu kommen, dass er sich entscheiden muss. Der liebe Gott hat seine Gebete erhört, bitte nie die RAF vor der Tür zu haben, „denn ich will ja euch nicht in Gefahr bringen, und das würde ich, wenn ich die Polizei rufe. Und ich müsste dies wohl tun, aber kann ich das auch? Ich glaube nicht …" Fast ein Selbstgespräch, das zeigt: Die Sorge um die Familie wird immer seine größte sein.

MEIN VATER TOBT. Mal wieder. Die Holztür zum elterlichen Schlafzimmer inklusive des gesamten Holzrahmens ist über und über mit orange- und zinnoberroten Aufklebern zugekleistert. Ein Farbinferno, das grell und scheußlich zugleich ist. Zugegeben, das sieht schlimm aus. Nur geht es hier weniger um Geschmacksfragen. Der höhere Grund von Papas Zorns ist wohl eher in dem weißen Buchstabenarrangement auf den schreiend colorierten Etiketten zu sehen: „S P D" steht darauf. Es soll gerade mal wieder ein neuer Kanzler gekürt werden, und meine jüngste Schwester hat sich mit ihrer Freundin in einen Wahlkampfbus verirrt, weil es dort so schöne Luftballons, Fähnchen und andere kleine

„Goodies" gab. Sie haben noch einen ganzen Schwung SPD-Aufkleber mitgenommen. Und die müssen ja nun angebracht werden.

„Ich wollte Papa ärgern und Mama in Schutz nehmen", wird Vici mir Jahrzehnte später erzählen. Das ist eine kleine Kinder-Rache-Rauchbombe, die sie damit ins Pfarrhaus wirft. Flugs wird ein Tischler bestellt, der alles freihobeln und mit einem neuen Lack versehen wird. Ja, wenn es um Politik geht, verstehen meine Eltern schon lange keinen Spaß mehr. Zu der Frage, welche Partei in unserem Land zu wählen ist, stehen sie nämlich auf Kriegsfuß miteinander. Spätestens seit 1972. Mami gehört zu den Willy-Wählerinnen, Papa macht sein Kreuz bei CDU-Barzel, und wenn es um den Landtag und den Ministerpräsidenten geht, stur bei dem „großen Klaren aus dem Norden", Gerhard Stoltenberg. Was sich bei Entscheidungen wie diesen in unserem Pfarrhaus abspielt, darf man gar nicht laut sagen. Höchstens andeuten, weil ja zur Demokratie eine gesunde Streitkultur dazugehört.

Aber so? Ist es normal, wenn die Jüngste die Meinung der Mutter vor dem Stirnrunzeln des Vaters zu schützen versucht? Fakt ist: Meine Eltern streiten politisch wie die Kesselflicker. Mamis Vorteil ist, dass sie uns Kinder, vor allem uns Mädchen, auf ihrer Seite hat. Mein Bruder mischt da noch nicht mit. Papas Joker ist, dass er uns auf Knopfdruck mit stoisch schlechter Laune in emotionale Geiselhaft zwingt, wenn wir es mit unseren Sozi-Sentenzen übertreiben. Meine Mutter ist keine Frau, die nur macht und sagt, was der Ehemann vorgibt. Sie ist, und darin ist sie mein weibliches Vorbild, in ihrem Denken sehr selbstständig.

Meine Mutter ist begeistert von den Wendepunkten mit Willy Brandt. Sie tickt wie die meisten Frauen in dieser Zeit. Sie ist die Kanzler-Macherin, und sie fühlt sich auch so. Willy Brandt gibt den Ladys – zu Recht – mehr Rechte. Allein dafür liegen sie ihm zu Füßen. Abtreibung ist nun erlaubt, wenn auch für meine Mutter der Abbruch einer Schwangerschaft nie infrage gekommen wäre. Der Kanzler der Frauen will ein neues Familien- und Scheidungsrecht, das ihnen mehr Gerechtigkeit bringt. Und das will Mami auch – Emanzipation in allen Fragen, und dafür macht sie sich stark. Und sie schwärmt für Ruth Brandt, die elegante und kluge große Dame an der Seite dieses Ausnahmepolitikers. Es herrscht Aufbruchstimmung. Meine Mutter ist heiter und beurteilt die Entwicklungen als „himmlisch". Dagegen kommt Papa mit „seinem" Kanzlerkandidaten Rainer Barzel und dessen öliger Stimme nicht an.

Was Traditionen und ein bestimmtes Standesbewusstsein betrifft, ist Papa meilenweit von seiner Ehefrau entfernt. Ich bin auf Mamas Seite, weil alles, was politisch schwarz ist, nicht zu mir passt in dieser Zeit. Ich bin das, was man in dieser Zeit „progressiv“ nennt, und nicht „reaktionär“, wie es heißt.

Und so entwickelt sich mein Pfarrhaus in ein politisches Minenfeld. Wir lesen viel, wir diskutieren, untereinander und mit den Freunden, die uns und unsere Eltern aufsuchen. Auch die sind gespalten und sich so gut wie nie grün: einige politisch stockfinster schwarz, andere hellrot sozialdemokratisch, und vereinzelt lässt jemand auch mal eine kommunistische These fallen, die sofort zerpflückt und in die Mangel genommen wird. Bei uns wird alles ausgefochten, so lange, bis die Kirchenglocken glühen. Und Sätze, nicht zwingend die klügsten, fliegen nur so hin und her. „Die Menschen sind nicht alle gleich, mein Kind“, schnauzt mich mein Vater an. „Aber alle sollen die gleichen Rechte haben“, wirft meine Mutter ein. „Die gibt es doch“, schimpft mein Vater und wird ganz rot im Gesicht, „nicht alle Menschen können studieren. Wir brauchen auch Handwerker.“ Ja, dann können die anderen ja mal Maurer werden. So geht es zu. In den Siebzigern tanzen politisch die Mäuse auf dem Tisch.

Die Kräche wachsen sich aus. Und es zeigen sich die ersten Kollateralschäden in der Ehe meiner Eltern. Die besseren Rechte für Frauen im Scheidungsfall scheinen eine Initialzündung für die innere Verselbstständigung meiner Mutter zu bedeuten. So, wie sie jung verheiratet eine geradezu leidenschaftlich engagierte Pastorenfrau war, so fühlt sie sich jetzt auf Zusammenkünften zur „Erwachsenenbildung“ wohl. Ein fortwährendes Coaching, das sie widerspenstiger macht und von meinem Vater entfernt. Er hinkt in diesen Fragen hinterher, weil er mit gruppendynamischen Prozessen und Strategien zur Konfliktlösung nichts zu tun haben will. „Ich bin mein eigener Kopf“, sagt er und lässt meine Mutter immer häufiger allein zu ihren Wochenendseminaren fahren, zu denen er sie auch schon mal begleitet hat, um zu beweisen, dass er „offen für alles“ ist.

Sie deutet es an, und es ist nicht mehr zu übersehen, wie sehr sie bereut, keinen wirklich eigenen Beruf, bis auf die Lehrtätigkeit an der Waldorfschule, zu haben. „Ich hätte mein Studium nie aufgeben dürfen“, sagt sie mir. Und dieser neue Wille zur „Selbstverwirklichung“, der meine Mutter bei ihrem Aufstand in der Zweisamkeit trägt, geht wie eine Flutwelle durch viele andere Pastorenehen. Es ist der Beginn einer Trennungswut, die bisher in diesem Berufsstand verpönt war, aber jetzt gefühlt in Mode kommt. Es ist die Ära des Hinterfragens und Hinterfragt-Werdens. Wer bin ich? Wo stehe ich? Was will ich? Wie wirke ich auf andere? Fragen, die bisher keine Sau interessiert haben.

Im Fernsehen läuft eine Fernsehreihe „Ich und Du“, eine Art öffentliche Partnerschaftstherapie, von der man auch in Kirchenkreisen begeistert ist. Doch meinen Vater schüttelt es, wenn er nur daran denkt, persönliche Probleme in einem Kreis von Leuten oder unter der Leitung eines Dritten zu besprechen. Diese neuen psychologisch-pädagogisch-theologischen Formationen sind ihm suspekt, und so artet der politische Widerstreit zu Hause manchmal auch in einen persönlichen aus. Eine Fehde, bei der wir fünf kritischen und eigensinnigen Kinder immer neues Öl ins Feuer gießen, sodass mein Vater sich entschließt, mit mir ein ernstes Wort zu reden.

Erst kommt ein langer Vortrag darüber, dass man ja mit siebzehn viel zu jung sei, um „gewisse Dinge beurteilen zu können. Dir fehlt einfach noch viel Lebenserfahrung, mein Kind.“ Dieser Satz gehört zu Papas Standardrepertoire. Darauf folgt ein Monolog darüber, dass zu einer Demokratie verschiedene Meinungen dazugehörten, nebst einer Exkursion zu dem Nebenaspekt, von welchen griechischen Worten sich der Begriff ableite: von „demos“, dem Staatsvolk, und „kratos“, der Gewalt. Um dann eine Elegie anzustimmen, dass dieses „aggressive Geschrei der Linken“ ja nun wirklich „unerträglich“ sei, denn man müsse doch „den anderen mit abweichenden Überzeugungen“ respektieren und „nicht niederbrüllen“. Das sei ja geradezu „faschistoid“!

Papa ist in Fahrt. Er will mir meine Flausen austreiben. Das Wunschziel, dass es allen gleich gut gehe und es nur Frieden auf der Welt gebe, sei eine Utopie. „Das gibt es nicht, mein Kind. Es wird immer Unfrieden und Ungleichheit geben, so ist der Mensch.“ Und diejenigen, die das bürgerliche Leben niedermachten, seien auch nicht „progressiv“, sondern viele Mitläufer darunter, die gar nicht wüssten, „was sie da reden“. Mit dem Wort „konservativ“ könne er auch nichts anfangen, zumindest nicht, wenn man ihm diesen Stempel aufdrücken wolle. Er sagt: „Ich bin doch viel fortschrittlicher als alle linken Pastoren zusammen!“ Das muss er mir erklären. Er wählt doch CDU. „Das weißt du doch gar nicht, was ich wähle, vielleicht wähle ich ja auch FDP.“

Seine Darlegungen nehmen kein Ende, und so landen wir wieder im Jahr 1935. Wie oft hat mein Vater meinen Geschwistern und mir schon davon erzählt, und er wird es tun bis zu seinem Ende. Er kommt immer wieder auf diese Geschichte zu sprechen: Er war damals zehn Jahre alt. Ein schmaler Pastorenjunge, der mit seinen Spielfreunden auf dem Kieler Adolfplatz bolzen wollte, es nur nicht konnte, weil er noch mit den Symptomen einer Kinderlähmung kämpfte. Er trug feste, ihn stabilisierende Schuhe, die ihm weit über die Knöchel reichten. Er war sehr dünn und fühlte sich oft schwach. Er war ein ziemlich blasses, schmächtiges

Kerlchen, aber hellwach im Kopf. Es war die Zeit, in der Adolf Hitler nicht nur das Amt des Reichskanzlers innehatte. Nach dem Tod des ehemaligen Reichspräsidenten Paul von Hindenburg hatte der „Führer" auch diese Funktion übernommen. Und Kritik an diesem Mann war nicht nur verboten. Sie kam so gut wie gar nicht vor, weil eine Hitler-Manie durchs Land ging und man öffentlich fast nur Begeisterung für ihn zeigte.

Und so guckten die anderen Jungen meinen Vater sehr erschrocken an, als er eine abfällige Bemerkung über den „Führer" machte. Es war nur ein kurzer Satz in einer Ausdrucksweise, die geeignet war, beleidigend zu sein. Und dann erlaubte er sich noch weiszusagen, dass wenn es je zum Krieg komme, Hitler diesen verlieren werde. Wie alle Kinder es tun, erzählten auch Papas Freunde zu Hause, was sie am Tag gemacht hätten – und dass der Sohn des Pastors schlecht über Hitler geredet habe. Es habe nicht lange gedauert, bis bei meinem Großvater eine „Nazi-Größe der Stadt" vor der Tür gestanden habe, so schildert es mein Vater auch an diesem Tag. Er müsse etwas „Wichtiges mit ihm besprechen", sagte der Besucher einleitend zu meinem Großvater.

„Opi Kiel" war ein ausnehmend beliebter Pastor, ausgestattet mit einem strahlenden und sehr umgänglichen Wesen. „Ihr Junge spricht schlecht über unseren Führer, wie kommt er dazu?", fragte der Parteifunktionär, den mein Großvater gut kannte. Umso mehr jagte ihm diese in strengem Tonfall gestellte Frage einen gehörigen Schrecken ein. Weniger besorgte ihn, dass er als Pastor im Fokus der Nazis stand. Vielmehr ängstigte er sich, weil seine Ehefrau aus einer jüdischen Familie mit einem jüdischen Namen kam, den sie als nun verheiratete Frau öffentlich verstecken konnte, aber als sogenannter Geburtsname war er ja noch aktenkundig. Doch als Mustergattin eines protestantischen Pastors, ebenfalls treusorgende Mutter von fünf Kindern, wäre niemand auf die Idee einer solchen – in der Nazizeit – brisanten, ja lebensgefährlichen Herkunft gekommen. Und natürlich hatte er größte Angst um sein krankes Sorgenkind.

Aber wie immer in brenzligen Situationen konnte sich mein Großvater mit seinem wunderbaren Charme und einer Flucht ins Plattdeutsche retten. Seine Vorfahren waren Bauern gewesen. Er war der Erste in seiner Familie, der sich entschlossen hatte, ein Theologiestudium in Leipzig zu beginnen, weit weg vom elterlichen Hof, den er nicht zu übernehmen gedachte. Aber die Kindheit auf dem Land mit der anfallenden Arbeit im Stall hatte ihn geerdet. Mit beiden Beinen stand er auf dem Boden. Er lachte erst einmal. Länger als üblich. Ein Lachen, das laut war, herzlich, warm, schlitzohrig, ansteckend. Lachen als

Waffe, in diesem Fall feinstes Florett. „Das ist doch ‚dumm Tüch', was so ein Jung vertellt", antwortete er. Das könne man doch nun wirklich nicht ernst nehmen. Wenn er das tatsächlich gesagt habe, möchte er sich in aller Form für seinen Sohn entschuldigen. „Bi uns hört er das nicht."

Es gelang ihm mit vielen freundlichen Worten, den Nazibonzen ruhigzustellen. Man verabschiedete sich voneinander mit dem Versprechen meines Großvaters, dass er mit seinem Jungen darüber reden und so etwas nie wieder vorkommen werde. Andernfalls, so hatte der Nazi gedroht, „würde etwas passieren …". Das drohende Unheil war erst mal abgewendet, aber mein Großvater traute dem Frieden nicht. Er verschwand in seinem Büro und telefonierte fast den ganzen Tag. Am Abend eröffnete er meinem Vater, dass er noch in derselben Nacht zu Verwandten aufs Land kommen und in Zukunft ein Internat an der dänischen Grenze besuchen werde. In der Kieler Schule ließ sich seine Anmeldung dort gut mit der noch nicht ganz ausgeheilten Kinderlähmung begründen.

Die Dinge wurden geregelt, wie man so sagt. Mein Vater als sein eigenes Sicherheitsrisiko aus dem Verkehr gezogen. Aber zeitlebens hat es ihn traumatisiert: als Kind und zudem noch krank in einer Nacht- und Nebelaktion das Elternhaus verlassen zu müssen hat ihn geprägt. Wie auch ein paar Jahre später der Krieg, seine Einberufung zum Militär und die Erlebnisse mit dem Gewehr. „Ich habe immer danebengeschossen, kein Mensch ist durch mich ums Leben gekommen. Ich habe mich selbst in Gefahr gebracht und bin dafür in meiner Einheit ausgelacht und sehr gedemütigt worden", erzählt er auch bei dieser Gelegenheit zum hundertsten Mal.

Sein Glück ist die amerikanische Gefangenschaft in einem Lager in Marseille. Sein Lageroffizier „Sergeant Dick", so nennt er ihn, wird ein Freund, dem er fleißig als „Interpreter" dient und der ihm aus Dank den Gedichtband „Hundred Poems" schenkt. „Weißt du, mein Kind", so beendet mein Vater unsere Diskussion, „wenn man das erlebt hat, was ich mitgemacht habe, dann sieht man ein bisschen anders auf die Dinge. Und mit Worten wie ‚progressiv' und ‚reaktionär' kann man da nicht viel anfangen."

Die Gespräche, der Streit, gezwungen zu werden, dem anderen auch mal zuzuhören oder es auch freiwillig zu tun, das wird mich anhalten, mir immer eine eigene Meinung zu bilden. Ich darf erfahren, was ein Diskurs ist. Der runde Tisch in meinem Pfarrhaus ist meine Lebensschule.

18. Pastor oder Fantast?

Niemand wird ernsthaft behaupten können, dass Pastoren so ticken wie alle anderen Menschen auch. Sie sind Hirten, genauer Seelenhirten. So die Übersetzung des lateinischen Worts „Pastor". Was man sich darunter vorzustellen hat, ist schwer zu fassen. Es existiert ein Vorurteil, dass im Pfarrhaus alles wie nach Anleitung aus der Bibel vor sich geht und viel gebetet wird.

Ein Missverständnis. Die Bibel steht bei uns im Schrank, und es liegen natürlich Exemplare auf dem Schreibtisch meines Vaters, weil sie zu seinem Handwerkszeug gehören. Aber ich kenne nur die Kinderbibel. Gebetet wird bei uns in der Kirche. Oder abends vor dem Einschlafen, wo jeder auf seine sehr persönliche Weise mit dem lieben Gott spricht, wenn er dies will. Das Tischgebet „Komm Herr Jesu, sei du unser Gast und segne, was du uns bescheret hast" fliegt irgendwann aus dem Programm, weil wir zu viel kichern dabei. Und überhaupt ist nichts so heilig, wie man denken mag. Es passieren Dinge, die man bei einem Geistlichen nicht vermutet. Aber sie geschehen.

Ich wachse paradiesisch auf, weil meine Eltern trotz alltäglicher Konfusion immer ein sehr liebevolles Auge auf uns fünf Kinder haben. Das ist ein Geschenk. Ohne Frage. Und dennoch, was wir erfahren, ist nicht normal. Die Art und Weise, wie wir Geschwister in den Beruf unseres Vaters involviert sind, zudem gänzlich unfreiwillig, ist schon schräg zuweilen. Es gibt ein schmales Zeitfenster am Tag, an dem bei uns auf Ruhemodus geschaltet wird. Zwischen vierzehn und fünfzehn Uhr legt mein Vater sich für etwa zwanzig Minuten ins Bett. Nicht länger. Er schläft nicht. Er ruht. „Ich muss mich mal strecken", sagt er nach dem Essen. Seine Meditation. Nur wird dies jetzt noch nicht so genannt.

Meine Mutter ist an diesem einen bestimmten Tag nicht daheim. Jeder von uns geht notwendigen Tätigkeiten wie Schulaufgaben oder Zimmer aufräumen oder Ähnlichem nach. Ich bin mit dem Küchendienst dran, für den alle Geschwister, jeder für eine Woche, eingeteilt sind. Wer „Küchi" hat, muss den Tisch abräumen und das Geschirr und Töpfe in die Spülmaschine einsortieren mit der Auflage, den Herd, die Spüle und alle Schrankplatten inklusive des Fußbodens zu wischen. Niemand hat Lust dazu.

In einem solchen Moment schellt es an der Haustür. Wieder sind die Jüngeren die Ersten, die den Hörer der Sprechanlage an sich reißen, um ihn gleich an mich weiterzureichen. „Da ist ein Mann, der zu Papa will …“ Ich übernehme und frage, worum es geht. Der Mann ist höflich, aber seine Stimme klingt heiser. „Wo bleibt der Pastor?“, fragt er, wobei er seine innere Erregung kaum verbergen kann. Nur, was soll ich darauf antworten? Ich kann ja nicht erklären, dass der Pastor im Bett liegt. Ich antworte, wie man es eigentlich nicht tun sollte – mit einer Gegenfrage. „Was wollen Sie denn?“ Der Mann sagt: „Ich habe einen Termin mit ihm.“ Ich antworte, dass ich nach unten kommen und ihm die Tür öffnen und ihn schon mal in das Büro meines Vaters führen würde. Er sagt: „Das nützt mir nichts. Wir sind in der Kirche verabredet. Ich will jetzt heiraten. Wir sind schon zehn Minuten über die Zeit!“ Die ganze Hochzeitsgesellschaft sei da, und die Braut stehe frierend am zugigen Kircheneingang und warte darauf, durch den Gang zum Altar geführt zu werden.

Vor lauter Schreck fällt mir fast der Hörer aus der Hand. Herrje, stimmt ja. Das Kirchengeläut! Dieses Gebimmel, wenn auch piano zur Trauung, geht ja schon eine Viertelstunde, und es will kein Ende nehmen. Aber ich habe mir keine Gedanken gemacht, warum es nicht aufhört. Ich erkläre, dass mein Vater gleich komme. Er sei unerwartet aufgehalten worden. Und der Bräutigam eilt mit hängendem Kopf zurück zum Gotteshaus, was meine alarmierten Geschwister wiederum vom Sofa durch die Fensterscheiben vorsichtig geduckt hinter Azaleenbüschen und Töpfen mit Usambaraveilchen verfolgen.

„Papa, aufstehen!“, schreien wir alle zusammen und reißen die Schlafzimmertür auf. „Du musst sofort in die Kirche“, sagt die Jüngste. „Was muss ich?“ Papa begreift unsere Aufregung nicht. „Was ist los?“ Wieder rufen wir im Chor: „Hochzeit! Papa, du musst in die Kirche, die Leute warten schon!“

„Ja, wie spät ist es denn? Und welchen Tag haben wir heute?“ Wir sagen es ihm, um im selben Moment unseren Vater mit einem Riesensatz aus dem Bett hechten zu sehen. Er kommt auf die Füße und weiß nicht, was er zuerst machen soll. Ein Tohuwabohu bricht aus, weil keine seiner akuten Fragen von uns Kindern beantwortet werden können: „Wer heiratet? Wie heißen die Leute? Sind meine Schuhe geputzt? Ist das Hemd gebügelt?“ Und: „Wo ist mein Beffchen?“

Wie eine Herde aufgescheuchter Wiesel flitzen wir durchs Haus und suchen die kleine weiße Halsbinde, die Pastoren über der Kutte am Kragen tragen. Vici springt die Treppen runter in den Wäschekeller, und, dem Herrn sei Dank, das gute Stück hängt sauber und trocken auf der Wäscheleine, und sie ruft nach oben: „Ich hab es!“ Einer schmeißt schon mal das Bügeleisen an. Hemd und Beffchen werden in Sekundenschnelle geplättet und Papa gereicht.

Die Pastorentöchter als Kammerzofen, ja, wir machen jeden Job, wenn es sein muss. Eine andere geht fix mit der Kleiderbürste über das schwarze Anzugensemble. Und ich wühle auf dem Schreibtisch meines Vaters nach vorbereiteten Unterlagen, die ich natürlich nicht finden kann, weil ihm dieser Termin vollkommen durch die Lappen gegangen ist. Ich greife zum Terminplaner, da ist alles drin. „Hier, Papa, vierzehn Uhr dreißig, hier steht's!", sage ich und versuche, aus seinen Hieroglyphen den Namen des Brautpaares zu erraten. Mein Vater reißt mir den Pastorenkalender aus der Hand und überfliegt seine Stichpunkte nebst allen wichtigen Daten. „Ach ja, Mensch, wie kann mir das passieren?", schimpft er mit sich selbst, wirft den Talar über und stürmt in die Kirche. Puh, den Rest muss Papa nun selbst hinkriegen.

Und? Wie war's? Auf unsere Frage bekommen wir eine sehr entspannte Geschichte zu hören am Abend. Der gemütliche Teil des Tages beginnt. Und er berichtet bühnenreif: Es hätten bestimmt zweihundert Leute in der Kirche gesessen. Eine große Familie und viele Freunde. Als er gekommen sei, habe das Orgelspiel eingesetzt, das so einnehmend gewesen sei, dass es theoretisch den Pastor hätte ersetzen können. In der Illusion ist der Pfarrer da, wenn eine „Wedding"-Toccata erklingt, quasi die Freigabe zum Einzug der jungen Frau, die gerade den wichtigsten Schritt über den Kirchengang am schönsten Tag ihres Lebens in eine Traumzukunft machen will.

Der Brautvater habe Papa wütend angeblitzt, als er ihm, noch vollkommen außer Atem von der Verspätung, entschuldigend die Hand gereicht habe. Aber das alles sei vergessen gewesen, als die Zeremonie in einer wunderbar feierlichen Atmosphäre begonnen habe. „Als ich das Brautpaar sah, fiel mir wieder ein, was sie mir im Traugespräch erzählt hatten. Und so habe ich meine Predigt leicht aus dem Stegreif vortragen können." Alles sei „sehr würdig" gewesen, was zeitlebens das wichtigste Kriterium im Leben meines Pastorenvaters sein wird.

Wie es seine Art ist, wird er auch diesem Fauxpas, der eigentlich nicht passieren darf und auch nicht an der Tagesordnung ist, ein schönes Ende verpassen. „Der Brautvater, der zuerst ziemlich säuerlich dreinschaute, als ich angehetzt kam, hat sich salbungsvoll bei mir bedankt", erzählt Papa. Er habe schon so viele kirchliche Hochzeiten erlebt, sagte der Mann zum Abschied, aber noch nie habe er „eine so wunderbare Traurede von einem Pastor gehört wie heute". Fast kann mein Vater die Geschichte nicht zu Ende bringen, weil er und wir Tränen lachen und dies jahrzehntelang immer wieder tun, wenn wir uns bei einem Glas Wein an diese Begebenheit erinnern werden.

MEIN VATER gehört zu den glücklichen Menschen, die gern machen, was sie tun. „Ich habe den schönsten Beruf der Welt", sagt er immer wieder, „ich bin Seelsorger." Was viele Jahre später in unzähligen Glücksratgebern zur Nachahmung empfohlen wird, ist seinem Wesen immanent. Er ist jemand, der mit sich selbst zutiefst im Reinen ist. Er mag sich. Er findet sich gut so, wie er ist.

Was ihn so zufrieden mit sich und seinem Leben macht, ist das Vorbild, das er in seinem Vater als Pastor und als Sohn in dem Glück seiner Eltern findet. Zeit seines Lebens schwärmt er von den Menschen, die wir „Omi und Opi Kiel" nennen, wenn von ihnen die Rede ist. Mein Vater wurde in einem Pastorat mit Strohdach groß. Auch wie er den Pfarrberuf sieht, wird er von seinem Vater übernehmen. So wie „Jo", so nannte Omi Elfi ihren Mann, kann er ein hohes Maß an Verständnis und Mitgefühl für fremde Menschen aufbringen – und zeigen.

Und ebenso hat er sich den zuversichtlichen Blick auf das Leben und seine Herausforderungen zu Hause abgeschaut. In diesem Punkt sind sie sich sehr ähnlich. Mein Großvater sprach mit jedem, es gab keine Barrieren – weder nach unten geschweige denn nach oben. Die Frauen in seiner Gemeinde waren verzweifelt, als ihre Söhne und Ehemänner in den Krieg zogen. Als kein Lebenszeichen von der Front mit der Feldpost kam, saßen sie mit ihrem Kummer bei ihm. Jede trug eine andere Klage vor, obwohl es immer um den gleichen Sachverhalt ging: Wir hören nichts. Eine, die ihren Sohn in Stalingrad vermisste, tat meinem Großvater so leid, dass er einen letzten ungewöhnlichen Ausweg wählte: Er schrieb einen Brief an die sowjetische Staatsführung, an Josef Stalin persönlich. Das Schreiben an den Herrscher, in dem er um Aufklärung über den Verbleib des Vermissten erbat, begann er mit den Worten „Verehrter Friedensfreund!"

Er unterließ nichts, um seinen Gemeindemitgliedern zur Seite zu stehen. Und diese Haltung, für Menschen da zu sein, nimmt mein Vater eins zu eins in seinem Beruf an. Wer ihn braucht, kann sich auf ihn verlassen. Als Freund im persönlichen Leben und als Pastor. Und sonst? Papa ist ein fröhlicher und freundlicher Mann, mit dem man sich bis ins Koma lachen kann. Übrigens etwas, das mit Omi Elfi Amsel genauso gut geht.

Ich bin vierzehn. Sie lädt mich ein. Eine Art Five o'Clock Tea. Wir ratschen und amüsieren uns über dies und das. Sie, lange verwitwet, gackert mit mir über alles Mögliche wie ein junges Mädchen. Und als die letzten Brotkrümel vom Teller verputzt sind, serviert sie roten Martini und Schokolade. „Aber nur ein Stück, Claudia", wird sie sagen, „ein Mundvoll Süßes reicht." Im Pfarrhaus leben keine besseren, aber zuweilen besondere Menschen.

19. Wenn es drunter und drüber geht

Es gibt Erschütterungen. Persönliche. Pragmatisch häusliche. Alles stürzt auf einmal auf meine Eltern ein. Von allen Seiten droht Unheil. Und dabei geht es nicht nur um den normalen Gang des Lebens. Meinen Vater hat es schon sehr mitgenommen, als er seinen Vater begraben musste. Wir haben ihn am offenen Sarg besucht. Und meine Geschwister und ich, neugierig, unschuldig übermütig, bekamen erst mal eines auf die Finger, als wir das Leichentuch am Fußende hochklappen und gerade seine Füße kitzeln wollten. Wir waren alle noch ziemlich klein. Und das Lebensende noch so fern, dass es für uns etwas frivol Spielerisches hatte. Aber dass mein Vater förmlich erstarrte in diesem Moment, wird mir in Erinnerung bleiben.

Sehr viel später in den Siebzigern trauert Papa um seine Mutter, an der er sehr hängt, und meine Mutter weint bittere Tränen um ihren Vater, der sehr streng und voller Güte zugleich gewesen ist. Es passiert alles Schlag auf Schlag. Und als auch noch zwei Geschwister meines Vaters nach schwerer Krankheit viel zu früh diese Welt verlassen, sagt meine Mutter: „Und nun ist es gut, die Kinder können ja denken, dass nur noch gestorben wird!“ Die Erkenntnis, dass Leben einmal vorbei ist, hat bei uns den Rang eines absoluten Randthemas. Es gehört zum Beruf, potenziell täglich. Und solange man professionell auf fremde Trauernde schaut, wird natürlich darüber gesprochen und kondoliert und getröstet. Aber im Privaten wird es nach Möglichkeit verdrängt und jede familiäre Beerdigung mit sehr viel Disziplin über die Bühne gebracht.

Die Worte meines Vaters, dass „diese Wahrheit zum Leben dazugehört“, ist ein Lippenbekenntnis, das er nicht wirklich verinnerlicht hat, weshalb er uns Kinder und wahrscheinlich auch sich selbst nie ausreichend darauf vorbereiten wird. Das Sprichwort „Der Schuster trägt die schlechtesten Schuh“ passt wie die Faust aufs Auge, wenn es um den Tod und unseren Umgang damit geht. Und nicht nur da. Doch wie sehr die nahen Schicksalsschläge ihre Spuren hinterlassen, erfahre ich in anderer Form, als meinen Vater weinen und klagen zu sehen. So erlebe ich ihn nicht. Aber er fährt leicht aus der Haut. Hat Launen. Reagiert gereizt auf Petitessen. Er ist dünnhäutig geworden.

Und so kann ihn nicht einmal der Weg zu einer Feier anlässlich seines eigenen Ehrentags aufheitern, als ihn eine Nachricht erreicht, die nicht schön, aber keineswegs eine persönliche Tragödie zu nennen ist. Unbequem ja, erschreckend auch, aber noch kein Weltuntergang. Nur scheint es, als würde ihn jede Störung und jedes Problem aus der Bahn werfen.

Papa wird fünfzig. Er hat die ganze Familie und viele engste Freunde eingeladen in ein altehrwürdiges Kieler Hotel-Restaurant an der Förde. Wir wollen das Haus verlassen, das Taxi ist schon vorgefahren. Da klingelt das Telefon. Mein Vater, sprichwörtlich in Hut und Mantel, ganz verantwortungsvoller Pastor, kehrt um. Wir setzen uns schon mal ins Auto. Nur, wo bleibt er jetzt? „Sicherlich eine Beerdigung, die gerade angemeldet wird“, spekuliert meine Mutter. Das kann dauern. Der Taxifahrer klopft nervös aufs Lenkrad und stellt die Musik lauter, ohne zu fragen, ob uns dies recht ist.

Wir wollen gerade nach Papa schauen, da öffnet er unwirsch die Beifahrertür, setzt sich hin und sagt kein Wort. Das Gesicht wie versteinert. Sein Teint aschgrau. Meine Mutter fragt, was denn los sei. Seine Antwort: „Später!“ Schweigend in einer totenstillen Anti-Party-Stimmung geht es Richtung Lokalität, in der uns ein fantastisches Mehr-Gänge-Menü mit anschließender Tanzmusik bis in die frühen Morgenstunden erwarten soll. „Das kann ja heiter werden“, deuten wir Geschwister uns mit entsprechenden Blicken an.

Ja, es ist unschön, was er erfahren hat. Aber man könnte wirklich die Kirche im Dorf lassen – gerade er als Pastor. Er tut es nur nicht. Wie sich noch vor der Begrüßung der Gäste, die von allem nichts mitkriegen werden, herausstellen wird, hat die Polizei angerufen. Genauer die Kriminalpolizei. In einer Ruine am Rande unseres benachbarten Parks gebe es ein hochprofessionelles und höchst gefährliches Waffenarsenal mit schärfstem Geschütz. Niemand wusste bisher davon, bis zu dem Tag, an dem mein Vater seinen Geburtstag feiern will. „Na, Mann, das ist ja ein Ding“, sagt er, als ihm der Kommissar von dieser abenteuerlichen Entdeckung berichtet. Alles liege ganz tief versteckt, kurz vor unterirdischen Gängen, die sich dort auftäten. Und alles deute darauf hin, dass dieser Waffenvorrat der Terrorgruppe RAF zuzurechnen sei. „Oha“, entfährt es meinem Vater. „Oha“ sagt man in Schleswig-Holstein, wenn Alarm angesagt ist und einem die Worte fehlen oder man es vorzieht, lieber nichts zu sagen und vor allem keine Stellung zu beziehen.

Aber das Schlimmste an dieser Eröffnung für meinen Vater ist, dass sein Sohn, unser Bruder, vor fünf Wochen gerade dreizehn Jahre alt geworden, zusammen mit seinen gleichaltrigen Freunden in der Ruine gespielt habe. Die Kinder haben dieses Depot entdeckt und sich leichtsinnigerweise an ihrem Fund zu schaffen gemacht, wobei sich ein Schuss gelöst habe. Niemand sei ernsthaft zu Schaden gekommen, aber man müsse den genauen Hergang des Spielens und Findens und Schießens zusammen mit den Kindern nun aufklären. Das ist ein Hammer für meinen Vater – und für die ganze Familie.

Das Fest wird am Ende trotzdem wunderschön, aber es braucht seine Zeit, bis Papa zur alten Freude zurückkehrt. Erst viele launige Tischreden und einige Gläschen Chardonnay werden ihn in den Zustand versetzen, mit uns das Tanzbein zu schwingen.

Wir bekommen fortan Besuch von der Polizei zu Hause. Die Inspektoren haben Fragen, und die müssen beantwortet werden. Einmal komme ich aus der Schule, da debattieren sie mit meinem Vater und meinem Bruder vor der Haustür. Ein Kommissar redet väterlich auf den Jungen ein, in der Hoffnung, wohl mehr Auskünfte zu bekommen. Aber mein Bruder kann ja keine Story erfinden. Man habe am Fundort gespielt, das Zeug gesehen und gucken wollen, ob es echt ist. Doch so einfach will man diesen Vorfall nicht abtun. Und so drängt es die Behörden, mehr herauszufinden.

Es gibt immer mal wieder eine Frage. Hinzu kommen frühmorgendliche Ausflüge meines Bruders, bevor die Schule beginnt. Er bleibt ein Kind vom Land, das am liebsten durch die Natur streift – und immer dann wenn die Sonne aufgeht.

Einmal greift eine Polizeistreife die Kinder am frühen Morgen auf, unser Telefon klingelt. „Bloß nichts Papa sagen“, flüstert Mami mir zu, als sie das Frühstück macht. Heimlich hat sie die Jungs vom Revier abgeholt. Meinem Vater, der für jeden wie auch immer gestrandeten Menschen viel Verständnis aufbringen kann, dreht durch, wenn es Ärger mit seinem Jungen gibt. Das halten wir Frauen in der Familie für übertrieben, allen voran meine Mutter, die jedes Vorkommnis zukünftig fest unter dem Deckel hält.

Papa wird aus dem familiären Buschfunk ausgeschlossen. So auch, als ein Brief von der Polizei eintrifft und Mami das Kuvert sofort aus dem Verkehr der weiteren Post ziehen wird. Sie zittert. Sie mag das Schreiben nicht lesen. „Was hat mein Junge jetzt wieder angestellt, es herrscht doch Ruhe, seit er auf der Waldorfschule ist.“ Ich bin jetzt achtzehn. Und ich fühle mich ziemlich erwachsen. „Gib mal her“, sage ich zu Mami, nehme ihr den Brief aus der Hand und öffne ihn einfach, ohne ihr eine Chance zum Protest zu lassen.

Es ist ein Schreiben vom Polizeipräsidium. Und es enthält … Simsalabim, welch Überraschung … eine Einladung zum Polizeisportfest in die Kieler Ostseehalle für zwei Personen. Ehrenkarten für die VIP-Lounge als Dankeschön für einen ehrlichen Finder. Wer der wohl ist? Nun, mein Bruder! Mit seinen Freunden hatte er, es ist schon lange vergessen, ein Portemonnaie im Park auf der Wiese gefunden. Darin ein paar Mark, viele Papiere und der Personalausweis. Zusammen sind die

Jungs zur nächsten Polizeidienststelle und haben den Fund übergeben. Dafür wird er nun auch zu Hause gelobt. Und es wird den ganzen Tag darüber gelacht, auch mein Vater stimmt mit ein, denn natürlich wurde ihm diese fröhliche Botschaft nicht vorenthalten.

SO GEHT ES RAUF und wieder runter mit den Aufregungen, die eine große Familie beschäftigen können. Das ist bei einem Pastor nicht anders als bei jedem anderen auch. Wir sind uns sehr nah. Und es ist schon fast eine Familienkrankheit, dass sich jeder um alle anderen im Haus viele Gedanken macht. Der Kitt, der uns alle zusammenhält, ist unsere Mutter. Sie wurde als Einzelkind groß, nachdem ihre Schwester mit sechs Jahren an Diphterie gestorben war. Ein Schicksal, das sie geprägt hat. Wenn eine Lücke frei ist am Tag, was selten vorkommt, schart sie uns wie eine Glucke um sich. Sie ermahnt uns: „Haltet immer zusammen, Kinder. Wenn alle Stricke reißen, habt ihr immer euch!"

Wie viel wir ihr bedeuten, sagt sie nicht nur. Sie zeigt es, zum Beispiel mit unzähligen Briefen und Karten, die sie uns nachschickt. Ich kenne niemanden, der so viel mit Zetteln und Stiften hantiert wie meine Mutter. Egal wo sie sitzt, sie schreibt. Und wenn es nur die Notizen zur Vorbereitung eines Familienfestes oder von Weihnachten oder des Urlaubs sind. In ihrer schönen klaren Handschrift bringt sie alles zu Papier. Ganze Abende, oft bis Mitternacht, teilt sie sich mit. Was später Social Media wird, pflegt meine Mutter mit Block und Bleistift zu tun.

WOHIN ICH AUCH REISE als junges Mädchen, sie schreibt mir nach. Immer viele Seiten. Nach Devon in die englischen Sprachferien, nach Norwegen zu einem Schüleraustausch und nach Frankreich an die Atlantikküste.

Dort mache ich gerade Urlaub mit meinem Freund. Ich bin achtzehn, und wir sind mit einem uralten weißen Käfer unterwegs. Meine Eltern sind mit den jüngeren Geschwistern am selben Tag nach Dänemark gestartet. Ich fehle zum ersten Mal. Entsprechend betrübt sind alle, natürlich auch voller Sorge. Verabredet ist, dass ich ein Telegramm schicke, wenn ich gut angekommen bin. Ich werde es tun, nur nicht sofort. Wir haben eine Panne und kommen verspätet an. Es ist mein erster Zelturlaub. Wir haben einen schattigen Platz in einem großen Pinienwäldchen gefunden. Hoch oben in den Wipfeln sind Lautsprecher versteckt, über die täglich irgendwelche Mitteilungen, die ich meist nicht verstehe, verbreitet werden. Wird ein spezieller Name wiederholt und fällt das Wort „réception", wird einer der Gäste aufgefordert, sich bei der Platzverwaltung zu melden. Die Stimme, die dann durch die knisternden Boxen schallt, ist streng, hart, fremd.

Am Abend bin ich müde, habe meinen ersten Sonnenbrand und will gerade auf dem wackligen Gasbrenner etwas kochen, da plärrt es wieder durch diese schiefen Kästen im ausgedörrten Geäst: „Mademoiselle AAAAge, Mademoiselle AAAAge, *s'il vous plaît venez à la réception.*" Mademoiselle Hagge ist aufgerufen – und weil die Franzosen das „H" nicht sprechen, bin ich jetzt Mademoiselle AAAAge. Und dies wird mehrfach wiederholt. Zuerst nehme ich gar nicht wahr, dass ich gemeint bin. Und als ich es kapiere, fährt mir der Schreck in die Glieder. O Gott, was ist passiert, dass man mich hier so weit von meinem Zuhause entfernt ausruft? Aufgeregt hetze ich durch den langen dunklen Sandweg zu dieser schon älteren Madame, die mich durch ein schmales Bürofenster über ihre Lesebrille hinweg mit einem biestigen Blick anschaut. Madame ist höflich, aber nie freundlich. Sie stammt aus der Generation, die im Krieg unter den Nazis gelitten hat. Ich verstehe sie, ich kann ihre Distanz sehr gut nachempfinden, aber sympathisch ist sie mir dennoch nicht.

Sie überreicht mir einen „lettre express", den ich noch auf dem Rückweg zu unserem Zelt aufreiße. Er beginnt mit „Allerliebste Kinder! Stündlich denke ich an euch, wo ihr wohl bei dieser mörderischen Hitze steckt. Hoffentlich kommt ihr unbeschadet an eurem Ziel an und findet erholsame Zustände vor …" Klingt schon mal gut, kann nichts Schlimmes passiert sein. Ich bin erleichtert und spare mir den Rest für nach dem Essen auf unseren Campinghockern auf. Mami schwärmt vom sonnigen Wetter, Baden und altbekannten Freuden. Und berichtet, dass sie auf dem Rückweg vom Strand beim kleinen Posthäuschen nach ihren Briefsendungen nachgefragt habe, die täglich aus Kiel mit ein oder zwei Tagen Verspätungen ankommen. Es ist nicht viel dabei, und sie geht mit meiner Schwester Hossa weiter zum Ferienhaus. „Kaum hatten wir die Post verlassen", schreibt sie, „kam der Beamte uns auf der Straße nachgelaufen: ‚Ein Telegramm für Sie!' Wir waren gleich entzückt, weil wir dachten von euch. Aber es war von unserer ehrenamtlichen Mitarbeiterin ‚Erbitte Ihren Anruf!' Mir zitterten sofort alle Gliedmaßen, Hossachen wurde blaß! Papa war unterwegs, den Jungen vom Angeln abzuholen. Danach lief er dann zur Post, um zu telefonieren. Und nun haltet euch fest, was passiert ist: In der Nacht von Sonntag zu Montag ist bei uns schwer eingebrochen worden. Das ganze Haus total verwüstet."

Unsere Haushaltshilfe hatte am frühen Montagmorgen den Überfall entdeckt und sofort „die Kripo zwecks Spurensicherung verständigt".

Die beiden Frauen haben lange überlegt, ob sie „den Pastor darüber informieren sollen, weil er ja gerade sehr abgespannt in den Urlaub gestartet“ sei. Aber bei diesen Schäden mussten sie handeln. Meine Mutter weiter: „Wir waren ordentlich erleichtert, dass es nichts mit euch war. Papa kam ganz glücklich von der Post zurück, so als ob er sechs Richtige im Lotto hätte: ‚Nur Einbruch!‘“ Meine Geschwister äußern sogleich ihre Bedenken, ob denn ihre „Stereoanlagen“ wohl noch stünden, die aber, wie sich herausstellen wird, in der Tat alle verschwunden sind. Und Papa „jammerte nur wegen der goldenen Uhr von Opa Amsel, die noch in seinem schwarzen Anzug steckt“, schreibt Mami.

Es wird in der Nacht darauf ein zweites Mal eingebrochen. Die Polizei muss erneut kommen. Und in diesen ersten Ferienaufenthalt mit meinem Freund im schönen Südfrankreich erhalte ich die Nachricht: „Dein Zimmer ist total verwüstet. Die Tür oben zu deinem Schreibtisch herausgerissen. Auf den Stufen eine Buddel Bier. Ins Klo hatten sie geschissen, diese Lumpen, und nicht gespült. Alles ist weg. Auch unser Schlafzimmer eine Wüste. Nun habt ihr die Neuigkeiten von hier. Zu unserer größten Freude kam heute Nachmittag euer Telegramm an. Das war eine riesige Beruhigung für mich. Es war alles zu viel für mich an Sorgen.“

So schaut es aus. Das Familiensilber ist futsch, Schmuck mit Erinnerungswert. Aber das Schlimmste ist das Wissen, dass auch unser Pastorenhaus nicht sicher ist. Das Gefühl, dass da Fremde in unseren intimsten Räumen und Schränken wühlen, hinterlässt eine seelische Wunde. Und zumindest an diesem Doppeleinbruch ist mein Vater nicht ganz unschuldig. Einem besonders aufdringlichen Mann, der auch immer nur Geld will, hat er doch tatsächlich mitgeteilt, dass er jetzt fünf Wochen keine Zeit für ihn habe, weil er in den Urlaub gehe. Eine Einladung für jeden potenziellen Dieb. Und genau derjenige, den mein Vater kurz vor den Ferien ohne Geld verabschiedet hat, wird tatsächlich gefasst und der Tat überführt. Aber ob nun mit oder ohne einem solchen unbedachten Satz, gerechnet haben wir immer mit einem solchen Ereignis. Zu viele merkwürdige Leute streunen ums Haus, in der Hoffnung, ohne Arbeit zu etwas Hab und Gut zu kommen.

Es wird wieder geschehen. Manche Einbrecher erwischen wir in flagranti, wenn sie auch alle rechtzeitig flüchten können. Einen ertappe ich frühmorgens, als ich das Haus verlassen will. Er war über das Bürofenster ins Haus gelangt. Als ich die Tür öffne, entwischt er durch die Haustür. Das ist der Zeitpunkt, zu dem mein Vater bei seinem Dienstherrn um bessere Schlösser und Sicherungen anfragen wird. Er weiß, er muss für mehr Sicherheit sorgen.

ICH BIN AUF DER ZIELGERADEN zum Abitur. Aber ich weiß noch nicht, was ich danach machen werde. Ganz sicher weiß ich, was ich auf keinen Fall im Sinn habe. Meine Mutter drängt, dass ich vor dem Studium ein soziales Jahr absolviere. Schon seit ich Teenager bin, schwärmt sie davon, wie wichtig und wertvoll für mich eine Zeit im Kibbuz wäre. Ich habe diese Idee nie weiterverfolgt. Und jetzt ist sie für mich vollkommen abwegig. „Sozial" verhalte ich mich nun schon neunzehn Jahre lang allein angesichts des Berufs meiner Eltern, den ich „mittragen" muss, ohne gefragt zu werden, ob ich das überhaupt will.

Ich bin müde davon. Ja, noch keine zwanzig, aber erschöpft von diesem „Stand-by"-Modus eines Pastoratsbetriebs. Satt davon, den Fokus immer auf die Hilfsbedürftigkeit anderer Menschen zu richten. Als junger Mensch habe ich mir, so wie auch meine Geschwister, schon sehr viele Gedanken um wildfremde Menschen gemacht. „Das muss erst mal reichen", sage ich zu meiner Mutter. Sie schweigt dazu. Aber ihr schwerer Atem spricht von einer persönlichen Enttäuschung in diesem Moment.

Ich möchte meine Talente leben – für mich. Ich will jetzt *ich* sein. Ich habe ein großes Nachholbedürfnis an Privatheit und egoistischen Interessen. Ich habe genug von dem Weg meiner Eltern – für andere da zu sein und sich selbst darüber zu vergessen. Wenn ich mich auch aus diesen Strukturen lösen möchte, bedeutet dies nicht, dass ich mein Pfarrhaus verdamme. So ungewöhnlich meine Kindheit auch ist, so behütet ist sie doch. Meine Eltern geben mir das Wichtigste mit, das man seinem Nachwuchs mitgeben kann: das unbedingte Gefühl, sehr geliebt zu sein.

Die Geborgenheit, die ich erfahre, ist die Kraftquelle für mein ganzes Leben. Es geht nicht darum, wie viel Zeit meine Mutter oder mein Vater oder beide zusammen mit mir verbringen und wie oft sie sich mir konzentriert zuwenden. Eine feste Regelmäßigkeit nach Uhrzeit und Wochentagen gibt es nicht. Aber meine Eltern sind da, wenn ich sie brauche. Sie hören zu, wenn ich erzähle. Sie lassen mich, wie ich bin, wenn sie auch nicht immer meiner Meinung sind. Ich bin immer im Austausch mit ihnen. Wir teilen uns mit, wir sprechen miteinander, täglich, intensiv, und wenn es nur kurz ist. Und es vergeht nicht ein Tag, an dem nicht herzhaft gelacht wird. Ich wachse als Mädchen heran, das in den Arm genommen wird. Der Satz „Nur wer Liebe erfährt, kann auch Liebe geben" ist für mich keine Erkenntnis aus einem pädagogischen Lehrbuch, ich darf es erleben.

Auch wenn meine Eltern sehr viel Wert auf einen guten Schulabschluss legen, so sagen sie auch: „Die wichtigste Bildung ist die Herzensbildung." Meine Kinder- und Jugendjahre sind bunt. Das Pfarrhaus, in dem ich groß geworden bin, hat von allem etwas: Es hat die Offenheit und Ungezwungenheit eines Künstlerhauses. Ich bekomme eine moralische und soziale Orientierung mit. Ich habe das Glück, von sehr viel Humor umgeben zu sein. Ich kann eine freie Meinung entwickeln, und ich werde sie zu Hause auch los. Unsere Großfamilie ist ein fester unzerstörbarer Verbund, mein Rückhalt, wenn es mal schwer wird. Ich habe Werte kennengelernt und mitgenommen, die Schlagwortcharakter haben und abgenutzt sein mögen, aber die Säulen für ein schönes Leben sein können: Disziplin, Respekt, Treue, Liebe, Selbstständigkeit, Freiheit.

Ob ich als Pastorentochter erfolgreich bin, kann ich für mich nur sehr subjektiv beantworten. Für mich bedeutet Erfolg nicht, als einzige Frau im Vorstand oder Aufsichtsrat eines Dax-Unternehmens zu sitzen oder Bundeskanzlerin zu werden. Ich achte diese Leistung sehr, und ich freue mich aufrichtig mit, wenn jemand berufliche Höhen erklimmt und in seiner Position glücklich ist. Doch eine gute Lebensbilanz ist für mich etwas ganz anderes. Die Herausforderungen, die das Schicksal sich ausdenkt, anzunehmen und sie zu bewältigen. Aufzustehen, wenn man hinfällt. Den Mut zu haben, Neues zu beginnen, wenn Altes nicht mehr trägt. Nie das Lachen zu verlieren. Das Glück, wenn es da ist, zu erkennen. Sich an vermeintlich Kleinem zu erfreuen. Meine Form von Erfüllung zu finden. Klingt platt, ist es aber nicht.

Deshalb ist für mich Erfolg etwas ganz anderes, als in einem bestimmten Bereich die Nummer eins zu sein. Mit dem Wort Karriere kann ich deshalb auch wenig anfangen. Wie traurig die Wahrheit hinter einer glänzenden Fassade sein kann, habe ich als Pastorentochter sehr früh sehen können. Die größte Leistung für mich ist die Gabe und das Gelingen, einigermaßen durchs Leben zu kommen und ein geliebter Mensch zu sein. Alles Weitere darüber hinaus kann, aber muss nicht sein. Das ist wohl die Straße, die Pastorentöchter in allen Generationen unbeirrt nehmen, gleichgültig, wer ihren Weg säumen mag. Das Erfolgsgeheimnis einer Pastorentochter ist sehr schlicht: sein, wie man ist. Das ist nicht immer einfach. Das kommt nicht immer gut an. Dazu braucht es Mut und Stärke. Nur: Das haben wir drauf!

Epilog

Juni 2018. Ein Samstag. Sehr schwül. Der Beginn eines brüllend heißen Sommers. In den Kofferraum meines Autos lade ich Gartengerät und Gießkanne, einen großen Sack Blumenerde und ein Pappschälchen mit weißen Topfrosen. Ich bin auf dem Weg zum Grab meiner Eltern. Der Tag, an dem unsere geliebte Mutter diese Erde verließ, jährt sich zum einunddreißigsten Mal. So lange ist sie schon nicht mehr bei uns. Unser Vater ist ihr fünfzehn Jahre später gefolgt. Wie vor jedem Gang zu ihrem Platz der ewigen Ruhe legt sich eine Art seelische Isolierwatte auf meine Brust. So als wollte ich vorbeugen, damit kein trauriges Gefühl in mich hineinkriechen und keines herausklettern kann. Der Schmerz um den Verlust der Eltern ist nicht aktuell, und er ist jetzt auch nicht eklatant. Er bringt sich nur in Erinnerung. Denn in Wahrheit verlässt er uns nie. Wir merken es nur nicht.

Zudem plane ich eine Stippvisite zu unserem Pfarrhaus ganz in der Nähe. Mal schauen, wie es da ist. Ich bin gespannt. Ich bin angespannt, obwohl ich es gar nicht sein will. Ich schreibe gerade am Exposé für dieses Buch, und von dem Besuch dort verspreche ich mir Eindrücke, die das Mosaik meiner Erinnerungsfetzen vollständiger machen. Ich will dort ein bisschen herumlaufen und die Umgebung auf mich einwirken lassen. Mehr nicht. Deshalb habe ich mit dem Pastor auch keinen Termin vereinbart. Kommt er aus dem Haus und fragt mich, was ich dort zu suchen habe, werde ich mich natürlich vorstellen.

Aber auf diesen Moment muss ich vorbereitet sein. Auf mich wartet viel Arbeit am Grab, und mit verschmutzter Garderobe möchte ich ihm nicht unter die Augen treten. Also habe ich vorsorglich eine frische weiße Bluse und Hose für mich und ein Hemd für meinen Mann in den Wagenfond gehängt. Wir müssen zumindest anständig aussehen, wenn wir dort schon herumstreunen, denke ich. Ich werde mich, wenn es sein muss, schnell im Auto umziehen.

So ist der Plan. Aber als wir ankommen, wird das Einfahrtstor bald schließen. Früher als sonst, ausgerechnet zum Wochenende. Ein Beschluss der „Friedhofsverwaltung“. Ich parke an der Seite einer stark befahrenen Straße, direkt vor Mehrfamilienhäusern. Und ich sehe jetzt schon, mit schnellem Kleiderwechsel vor den Augen der vorbeirasenden Autofahrer und Spaziergänger und Anwohner wird es wohl nichts.

Fast drei Stunden bin ich am Grab. Buchsbaum und anderes Gehölz schneiden, sieben Schubkarren voll. Jäten, pflanzen, wässern. Den Stein mit Glasreiniger und Haushaltspapier polieren. Ich bin in Schweiß gebadet. Mein schön geföntes Haar nur noch Beach Waves. Ausgeschlossen, jetzt irgendwo aufzukreuzen und möglicherweise „offiziell“ ein Gespräch mit einem Fremden führen zu müssen. Ich rechne ja fest damit, weil immer jemand aus einem Pfarrhaus kommt oder hineingeht.

„An der Straße ziehe ich mich nicht um“, sage ich, „wir können an einem anderen Tag zur Kirche fahren.“ Mein Mann meint, dass es nicht nötig sei, den Besuch zu verschieben. „Du siehst doch süß aus“, sagt er und zupft an meinem Outfit und meinen Haaren herum, womit er alles noch schlimmer macht. Wir reden hin und her. „Jetzt sind wir hier und machen es", bestimmt er. Okay, am Ende lege ich, trotz gefühlten dreißig Grad im Schatten, einen großen leichten Schal um, der die kleinen Malaisen überdeckt. Sonnenbrille auf. Und los.

Der Weg hoch zum Gotteshaus liegt da wie ausgestorben. Der Platz davor ebenso. Unheimliche Stille. Ich gehe um die Kirche herum zu unserem alten Zuhause. Es ist verändert. Wo sind die roten Backsteine? Weg? Die Hauswände scheinen neu verpackt und das Material rostrot angemalt. Mhm. Und sonst? Es ist nichts los.

Ich gehe erst einmal unsere alte Straße rauf und wieder runter und erkläre aus der Ferne, welches unserer Zimmer sich hinter welchem Fenster einst verborgen hat. Und während ich die alten Zeiten wieder lebendig werden lasse, sind wir schon wieder zurück, und ich schaue hoch, jetzt etwas mutiger, zum alten Wohnzimmer. Und? Ich sehe nichts. Nur sehr langsam dämmert es mir: Das Haus ist leer.

Ich gehe auf meinen alten Hauseingang zu. Auf der Treppe hinunter zur Kellertür viel verwelktes Blattwerk aus dem Herbst. An der durchsichtigen Eingangsfront ein verlassen wirkender Aushang mit Zahlen, Adressen, Uhrzeiten. Mitteilungen im Behördensprech: „Das Kirchenbüro und das pastorale Amtszimmer sind nicht mehr regelmäßig besetzt. In Verwaltungsangelegenheiten wenden Sie sich bitte ans zentrale Kirchenbüro. In pastoralen Fragen ist in erster Linie zuständig …" Es folgen Telefonnummer und Adresse. Und weiter: „Sie können sich aber auch wenden an …" Wieder folgen Namen und Telefonnummern. Und: „Wir kommen nach Verabredung auch gern zu Ihnen oder hierher in die Räume …"

Mir verschlägt es die Sprache. Mein Pfarrhaus existiert nicht mehr. Alles weg. Ein Bewusstwerden, dass die Vergangenheit wirklich *vergangen* ist. Nicht zurückholbar. Nur ist das privat. Das erlebt jeder Mensch, der an den Ort seiner Jugend zurückkehrt, dass nichts mehr so ist, wie es war. Nicht privat ist die Erkenntnis, dass genau das eingetreten ist, wovor mein Vater in den Siebzigerjahren gewarnt hat, als verschiedene „Fusionierungen" im Kirchenbetrieb angedacht, angeschoben und auch umgesetzt wurden. Ich habe wieder im Ohr, wie er schimpft, dass an der falschen Stelle gespart werde. Die Entseelung der Kirche – hier wird sie sichtbar. Zum Pastor gehen? Das ist nicht mehr. Zumindest nicht mehr so einfach. Ihn anrufen und etwas fragen? Da läuft ein Anrufbeantworter. Okay, die Zeiten ändern sich. Aber muss es so sein? So kalt? So abweisend? So tot?

Meine Eltern und wir Kinder haben diesen Ort mit Leben gefüllt. Wie oft habe ich meine Mutter im Gemeindehaus gefunden, wenn ich sie gesucht habe. Immer gab es etwas zu tun, ein Seminar, einen Frauenabend, alles durch sie organisiert und von ihrem Esprit und ihrer Klugheit erfüllt. Sie hat den Kindergarten gegründet. Kinder waren ihr heilig – und damit auch uns. Es war ihre erste Tat in Kiel. Mein Vater hat den Neubau mit seinen Kollegen geplant und die Arbeiten überwacht.

Auf der Heimreise nach Hamburg spreche ich kein Wort. Ich bin überrascht über mich selbst. Warum nimmt mich das so mit? Was durfte ich denn eigentlich erwarten? Das Kind in uns bleibt, auch over sixty. Gut, dass mein Mann am Steuer sitzt und solidarisch schweigt und mir hin und wieder tröstend über die Hände streicht. Es braucht, bis ich das verdaut habe.

ENTSPRECHEND GROSS ist mein Unbehagen im Januar 2019. Da habe ich mich in unserem Landpastorat angemeldet. Ein Ausflug, um ein noch besseres Gefühl für dieses Buch zu bekommen. Den Platz meiner Kindheit „regiert" jetzt eine Frau im Talar. Es ist ein kühler regnerischer Tag. Die blattlosen Bäume begleiten mich wie Gespenster auf dem Weg an die Haustür. Ich hätte den Sommer wählen sollen, denke ich. Der Winter schlägt hier aufs Gemüt. Und schon finde ich mich im Pastoratsflur wieder, der inzwischen neue terracottafarbene Fliesen hat, nicht mehr den alten Terrazzoboden, den ich einst zusammen mit Tante Wally gewischt hatte. Alles ist kleiner, tiefere Decken, irgendwie gedrungener, als ich es in Erinnerung habe.

Die Pastorin ist sehr freundlich. Sie führt mich durch alle Zimmer. Kein Raum, den ich an diesem Tag nicht betreten darf. Zuerst unterhalten wir uns im Wohnzimmer. Ich sitze an der Stelle, an der mein Vater immer saß. Ich schaue auf den alten Heizkörper, an dem ich meine eisigen Füße gewärmt habe. Auf die Schiebetür, an der wir so oft unsere Finger beim wilden Spiel geklemmt haben, obwohl unsere Eltern uns immer wieder (vergeblich) gewarnt haben. Zu jeder Ecke fällt mir etwas ein. Die japanische Kirsche, die meine Eltern gepflanzt und gehegt und gepflegt haben, ist ein Ungetüm geworden, das dringend eine „grüne Kur" braucht. Wenn sie blühte, ließen wir uns vor der rosafarbenen Pracht fotografieren. Das erzähle ich, während ich Kopien aus Kirchenbüchern erhalte und die Heimatchronik gezeigt wird, die alle Pastoren samt Familien aufführt, wobei ich gleich eine Unvollständigkeit entdecke.

Ich rede überhaupt sehr viel. Ohne Punkt. Ohne Komma. Mich bewegt dieser Moment. Sehr. Für mich ist es besser, meine Emotionen wegzuquatschen, als sich von ihnen überrollen zu lassen. Ich steige die Treppe, früher aus Holz, jetzt aus Stein, hinauf in den alten Konfirmandensaal. Es ist ein gemütlicher Wohnraum geworden. Ich schaue hinaus. Und unvermittelt bin ich wieder das Mädchen von sechs Jahren. Oder mit sieben oder neun. Wie oft stand ich an diesen alten Fenstern, inzwischen denkmalgeschützt und nicht einfach austauschbar. Viele Besucher, die sich durch den Gang der Allee ankündigten, konnte ich hier fixieren – und nirgends habe ich mich je wieder so beschützt gefühlt.

Das Empfinden, am sichersten Ort dieser Welt zu sein, durchströmt mich wieder. „Flashback" nennen Psychologen dieses Phänomen, wenn man „blitzartig" durch einen Schlüsselreiz zurückgeworfen wird auf Erlebnisse und Gefühlszustände, die lange zurückliegen und die man quasi wieder durchlebt. Ich fühle mich stark. Geborgen. Ja, fast unsterblich. Das ist in diesem Augenblick ganz intensiv. Ich bin in meinem wunderbaren Pfarrhaus. Hätte ich Geld, würde ich darum kämpfen, es kaufen und restaurieren zu dürfen, um ein Museum oder eine Galerie daraus zu machen.

Es ist gut, dass ich hier bin. Es tut wohl zu spüren, woher ich komme. Von einem Stern, auf dem mir nichts passieren kann.

JILL & OLE GRIGOLEIT

Heimat
hafen

Wie wir mit unserem
Hausboot das Glück
auf dem Wasser fanden

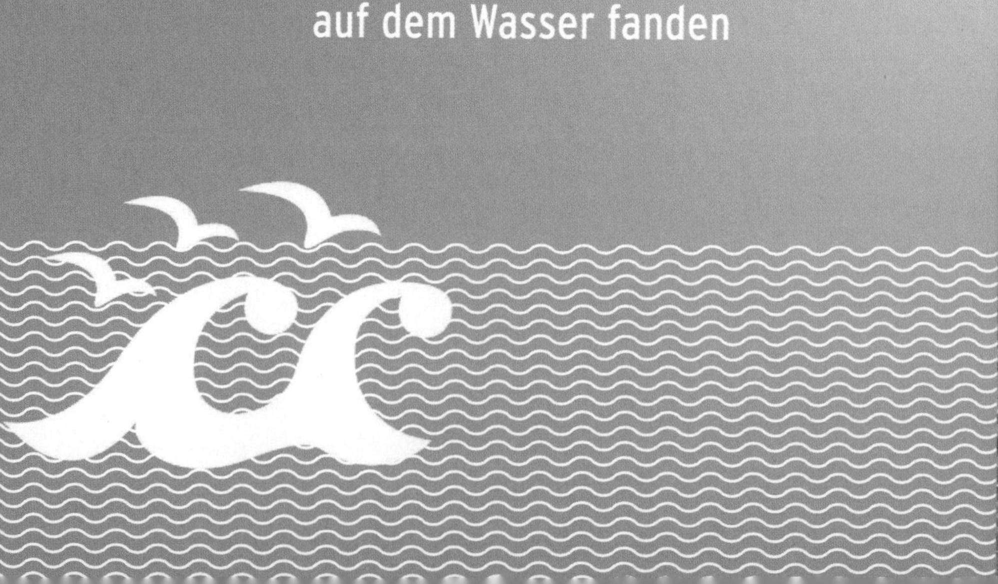

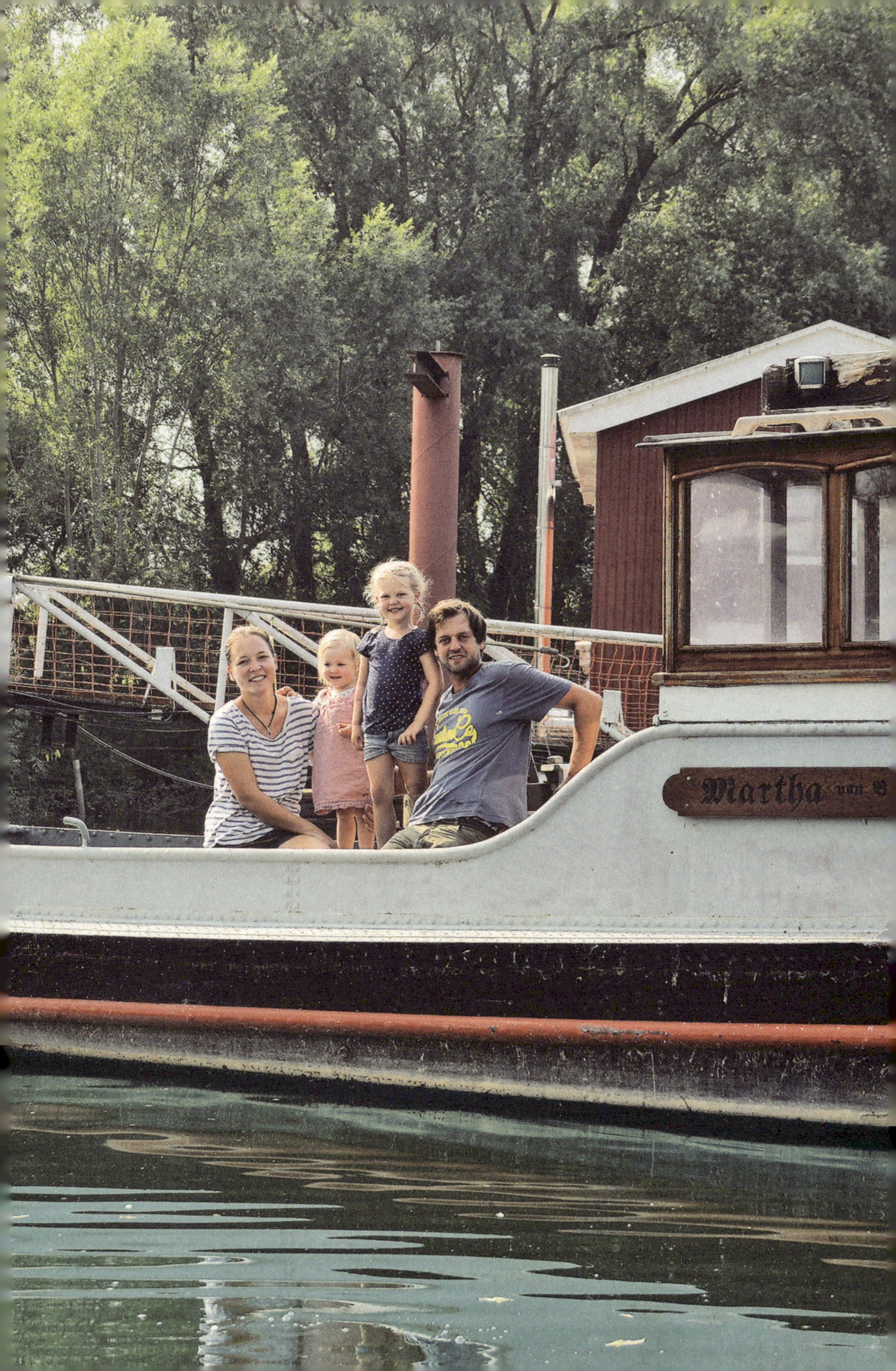

Martha

Als wir mit einer frischen Tasse Kaffee und in Wolldecken gehüllt vor dem Kamin sitzen, fassen wir einen Entschluss: Wir ziehen ein! Und das heute noch! Wir haben zwar bisher weder eine richtige Toilette noch eine Dusche an Bord, aber die gibt es ein paar Meter weiter im Hafen. Was wir haben, ist ein Kamin, ein Bett und eine Kaffeemaschine und vor allem: reichlich Platz und Zweisamkeit. Mehr brauchen wir nicht.

Jill und Ole Grigoleit

Ein Fundstück

Januar 2017

Ein selbst gemachtes Haus auf hoher See", lese ich in dem fast 30 Jahre alten Kinderbuch vor mir. Es ist eines dieser Bücher, in die man reinschreiben sollte. Auf dieser Seite hieß die Aufgabe: „Schreibe hier hin, was du nicht vergessen willst."

Mein Blick wandert über meine friedlich schlafende Tochter hinweg zum Fenster. Draußen dümpeln die Eisschollen träge auf dem ruhigen Wasser vor sich hin. Wenn sie den Rumpf streifen, gibt es ein dumpfes, beunruhigendes Geräusch. Zumindest hat es uns in den ersten Winternächten oft wach gehalten. Fünf Jahre und etliche durchwachte Nächte später gehört es aber zu den Alltagsgeräuschen, die wir kaum mehr wahrnehmen. So wie das leise Gurgeln unter dem Fußboden, wenn die Luftblasen nach oben steigen. Das Knarzen der Brücke und das Ächzen der Tampen, wenn das Wasser steigt oder sinkt oder das Boot vom Wind bewegt wird. Oder das laute Dröhnen der Abwasserpumpe, die unseren Gästen jedes Mal einen Riesenschreck einjagt, wenn sie anspringt.

Meine Tochter stören all diese Geräusche nicht im Geringsten. Sie liegt selig schlummernd in ihrem Hängekorb, der ganz automatisch vor sich hin schaukelt. Vor ein paar Wochen ist sie zu uns gestoßen.

Ich schaue mir die kraklige Kinderhandschrift in dem alten Buch an. Man könnte meinen, es sei schon immer mein Traum gewesen, so zu leben. Aber ich habe das Buch erst vor Kurzem zufällig wiederentdeckt, als wir schon längst auf dem Hausboot lebten. Ich erinnere mich an die Gänsehaut, die ich bekam, als ich diese Seite aufschlug. Weder ich noch irgendjemand aus meiner Familie konnte sich an diesen Eintrag erinnern oder daran, dass ich als Kind davon geträumt hätte, auf dem Wasser zu leben, geschweige denn in einem „selbst gemachten Haus" auf dem Wasser. Also von dem, was ich jetzt tue.

Fast täglich hören wir von Menschen, dass es schon immer ihr Traum gewesen sei, auf einem Hausboot zu leben. Wir können das nicht von uns behaupten. Wir wussten nicht, dass es unser Traum war. Bis zu diesem Tag, als wir in dem alten Kahn standen, der mal unser Zuhause werden sollte, und auf Unmengen Schutt und Rost starrten. Die meisten

Menschen hätten wohl sofort kehrtgemacht. Aber nicht Ole. Vor seinem inneren Auge war unser Haus schon fertig. „Geht nicht gibt's nicht“ ist sein Motto. Wo wären wir wohl heute, wenn wir in diesem Moment anders entschieden hätten?

Noch vor fünf Jahren saß ich, wie viele andere Menschen, jeden Morgen in der S3 in Richtung Hamburg auf dem Weg zu einem Job, der mich fünf Tage die Woche vom Aufstehen bis zum Schlafengehen ausgefüllt hat. Meistens darüber hinaus. Ich saß an einem Schreibtisch, hatte nette Kollegen – und ich mochte meinen Job. Hätte uns damals jemand gesagt, dass wir schon kurze Zeit später mit zwei Kindern auf einem selbst gebauten Hausboot leben und einen Hafen betreiben würden, hätte ich ihm den Vogel gezeigt. Und jetzt sitze ich hier, betrachte meine neugeborene Tochter, sehe meinem unermüdlich arbeitenden Mann durchs Fenster zu, wie er in der Eiseskälte mit starren Fingern versucht, die Abwasserleitung aufzutauen, und frage mich: Wie zum Teufel sind wir eigentlich hierhergekommen?

Vorwort

Im Juni 2018 wurde unser Leben als Hausbootbewohner plötzlich öffentlich. Das Magazin „37 Grad“ im ZDF berichtete über unsere – ursprünglich aus der Not geborene – Lebensform, die wir auch nicht aufgegeben hatten, als Kinder kamen. Die vielen (fast nur positiven) Reaktionen wildfremder Menschen auf den Beitrag machten uns klar, dass unser Leben für viele mehr bedeutet als für uns selbst. Wer vom Aussteigen aus den Zwängen des Lebens (als Mieter, als Angestellter, als Pendler etc.) träumt, sieht in uns oft diejenigen, die seine Träume leben und verwirklichen.

Andere betonen eher, dass Hausboote ein Beitrag zur Linderung der Wohnungsknappheit sein können, und interessieren sich für den Weg, den wir gefunden haben, obwohl wir kein eigenes Kapital hatten und immer mit wenig Geld auskommen mussten.

Und wieder andere haben sich schon ganz bewusst mit dem Traum vom Leben auf dem Wasser beschäftigt und erhoffen sich von uns konkrete Informationen über Vor- und Nachteile dieser Lebensweise.

Nachdem wir anfangs überrumpelt waren vom Interesse an uns und unserem schwimmenden Zuhause, erwärmten wir uns bald für den Gedanken, unsere Geschichte aufzuschreiben – schon um so die vielen Fragen zu beantworten, die uns immer wieder gestellt werden.

Wenn Menschen ihre Geschichte erzählen, neigen sie ja dazu, alles im Nachhinein für das zwangsläufige Resultat eines ausgeklügelten Plans zu halten. Weder die Misserfolge und Niederlagen noch das Glück und die Zufälle passen in so eine „Heldenerzählung“ , weshalb sie manchmal unter den Tisch fallen.

Wir hoffen, dass wir dieser Versuchung widerstanden haben. Wir haben jedenfalls versucht, die vielen Unwahrscheinlichkeiten unseres Lebenswegs ebenso darzustellen wie unsere Unsicherheiten und Zweifel. Wir wollen mit diesem Buch nicht erreichen, dass man uns für tolle Hechte hält, die die Weisheit mit Löffeln gefressen haben. Denn das sind wir nicht. Wir sind ein ganz normales Paar und eine ganz normale Familie – mit einem zugegebenermaßen nicht ganz normalen Lebensmodell.

Und nun: Leinen los!

Eure Jill und Euer Ole

„Weißt du was? Ich bau uns was!“
Wie alles anfing

Sommer 2011

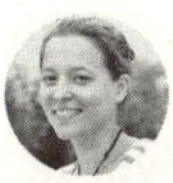

Ich traue mich kaum einen Schritt weiterzugehen in all dem Schutt, aus Angst, einzubrechen oder etwas noch Ekligeres als den Rattenkopf zu finden, den Ole eben unter einer Bohle hervorgeholt hat. Es stinkt, und es ist die reinste Bruchbude. Eigentlich kann man nicht mal von einer „Bude“ sprechen. Die Wände bestehen nur aus ein paar Brettern, und es gibt keinen Fußboden. Man blickt auf die nackte Bilge, also den Stahlrumpf. Wobei man auch von diesem vor lauter abgeblätterter Farbe und Rost kaum mehr etwas erkennen kann. Fast habe ich ein bisschen Angst davor, zu Ole rüberzuschauen. So gut kenne ich ihn schon. Und als ich sein Lächeln, das Leuchten in seinen Augen sehe, weiß ich: Die Entscheidung ist eigentlich schon gefallen. Dieser alte Kahn, dieser schwimmende Trümmerhaufen ist das reinste Paradies für Ole – und es ist offenbar unser zukünftiges Zuhause.

Manche halten Ole für einen Spinner, ich nenne ihn mittlerweile einen „Visionär“. Aber es hat Jahre gedauert, bis ich den feinen Unterschied erkannt habe. Er fantasiert nichts herbei, was nicht da ist – doch er wittert es, wenn irgendwo ein Potenzial schlummert, und sei es auch noch so versteckt. Wo andere einen Haufen Schrott sehen, entdeckt er einen Schatz.

„Das ist alles machbar! Hier ein bisschen Rost klopfen, da ein bisschen schweißen. Das Haus reißen wir ab, in ein paar Wochen bau ich dir da ein neues drauf. Du wirst sehen! Und wenn es nicht klappt, bekommen wir für den Rumpf immer noch den Stahlwert! Wir können gar nichts verlieren!“

Er ist nicht so naiv, wie es hier klingen mag. Aber er weiß, dass es mir Angst machen würde, wenn er gleich alle Karten auf den Tisch legen würde, was Probleme und Hürden angeht. Also gibt er sich Mühe, die Sache herunterzuspielen.

Das war schon immer seine Stärke: Wenn er sich etwas in den Kopf gesetzt hat, dann zieht er alle Register. Er lullt mich so lange mit Argumenten ein und rechnet mir alles so lange vor, bis selbst mir – dem Angsthasen in unserer Beziehung – das Risiko minimal erscheint. Im Grunde hatte ich schon keine Chance mehr, als er die alte Schute bei eBay entdeckt hatte. Ole ist kein weltfremder Träumer, sondern ein fantasiebegabter Anpacker. Wenn er von etwas träumt, setzt er es konsequent und in rasantem Tempo in die Tat um. Seit ich ihn kenne, ist kein Jahr vergangen, in dem er nicht mindestens fünf Projekte angepackt hat, die meisten gleichzeitig. Am liebsten hätte er sechs Hände und 48-Stunden-Tage.

Manchmal behauptet er, er wünsche sich einen einfachen Angestelltenjob und eine Mietwohnung mit „Handwerkerservice“. Aber ich bin mir sicher, er würde sich zu Tode langweilen – und wenn mal ein Handwerker käme, würde er im Nachhinein alles noch mal, nämlich „richtig“ machen. Seit ich mit Ole zusammen bin, habe ich keinen Handwerker mehr zu Gesicht bekommen, weil er alles selbst macht.

Um zu verstehen, wie es dazu kommen konnte, dass wir jetzt hier in dieser Bruchbude stehen und im Begriff sind, uns einen rostigen Kahn als Grundlage für unser erstes gemeinsames Zuhause zu kaufen, muss man noch ein paar Wochen zurückspulen.

Alles begann an einem verregneten Juninachmittag. Zusammen mit etwa fünfzig anderen genauso frustriert dreinblickenden Gestalten standen wir im Regen in einer Schlange vor einem mehrstöckigen Gebäude in Hamburg-Eimsbüttel. Und warteten.

Wir warteten darauf, uns binnen maximal fünf Minuten als die besten Mieter für eine überteuerte, heruntergekommene Zweieinhalb-Zimmer-Wohnung zu präsentieren, die wir eigentlich gar nicht haben wollten. Und wir warteten, obwohl wir schon wussten, was uns da im zweiten Stock des Klinkerbaus erwarten würde: ein genervter und überheblicher Makler, der mit einem Stapel Bewerbungsbogen im Arm an der

Eingangstür stehen und die Leute in kleinen Grüppchen an sich vorbei in die Wohnung winken würde. Er würde nicht mal so tun, als müsste er die Wohnung anpreisen oder den Leuten irgendetwas dazu erzählen. Wozu auch? Jeder hier wäre glücklich, wenn er sie bekäme, egal in welchem Zustand und egal zu welchem Preis. Und wir warteten, obwohl wir wussten, dass wir keine Chance hatten mit unseren mickrig ausgefüllten Bewerbungsbogen. Denn die erste Frage des Maklers würde unweigerlich wieder die nach einem Arbeitsvertrag sein. Und den hatten wir nicht, keiner von uns.

Nach Hamburg sind wir gekommen, um beide einen Job zu finden. Und wir wollen jetzt zusammenwohnen. Bisher war unser Lebensmodell: zusammen sein, aber in verschiedenen WGs wohnen. Eine Wohnung bekommt jedoch nur, wer einen festen Arbeitsvertrag vorweisen kann. Oles Selbstständigkeit und mein Studentenstatus genügten Vermietern nicht.

Als der Regen schlimmer wurde, löste sich die Schlange der Hoffnungslosen auf. Auch wir gaben auf und steuerten frustriert ein nahe gelegenes Café an.

Und da, in diesem Moment, nassgeregnet, wie wir waren, genervt und voller Zweifel, begann die Geschichte unseres Lebens. Denn irgendwo in den ideenreichen Windungen und Wirrungen von Oles Gehirn hatte vor einiger Zeit eine Art Plan begonnen, sich zu entwickeln. Nein, Plan ist das falsche Wort. Ole ist niemand, der ausgereifte Pläne schmiedet. Ole ist jemand, der viele verrückte Ideen hat. Und ab und zu kann er nicht anders, als eine davon umzusetzen – und zwar sofort.

Während ich also weiter tapfer nach Wohnungsangeboten suchte, zückte Ole sein Handy und ging seiner Lieblingsbeschäftigung nach: Er stöberte bei eBay herum. Und zwar so, wie er es gern tut: ziellos. Dachte ich jedenfalls.

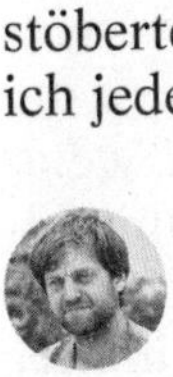

Ich hatte mich gerade selbstständig gemacht, mit einem Entrümpelungsservice und als Messebauer. Gar nicht mit der Absicht, wirklich eine Firma mit allem Drum und Dran zu gründen. Ich wollte nur keine Probleme wegen Schwarzarbeit bekommen. Als wir uns auf Wohnungssuche in Hamburg machen, bin ich gerade in einem kleinen Sportboothafen in Hamburg-Harburg damit beschäftigt, in einer Hafenbarkasse den neuen Fußboden zu verlegen. Meine Auftraggeber sind der Hafenmeister und seine Frau; sie haben den Hafen vor Kurzem übernommen. Zu der Anlage gehört eine gut ausgestattete Werkstatt, in der sowohl Holzarbeiten als auch Metallbearbeitung möglich sind. Ich verstehe mich sofort mit den beiden und finde es spannend, wie vielfältig ihre Aufträge sind und wie zielstrebig und furchtlos sie die anfallenden Aufgaben angehen. Mein Tätigkeitsfeld dort kennt eigentlich keine Grenzen – von Bootsservice bis Messebau und von Tischler- bis zu Schlosserarbeiten. Und ich lerne sogar, über einer Schmiedeesse Opferanoden aus Zink zu gießen, für ein Kraftwerk. (Als ich Jill davon erzähle, guckt sie mich allerdings an wie ein Auto. „Opferanoden?!?" Ich scheine wirklich ein Freak zu sein.)

Jill hat ein WG-Zimmer in der Hamburger Innenstadt gefunden, allerdings nur zur Zwischenmiete. Weil wir glauben, dass es nur übergangsweise sein wird (weil wir ja bald in unsere eigene Wohnung ziehen werden), klappt es einigermaßen, dass wir uns das Zimmer mehr oder weniger teilen. In dieser WG habe ich im Laufe meiner Sturm-und- Drang-Zeit bereits mehrere Male gewohnt, die Mitbewohner kennen mich daher alle sehr gut. Oft schlafe ich aber zusammen mit unserer Hündin Yola in unserem VW-Bus im Hafen, weil es bequemer ist, am Morgen direkt am Arbeitsplatz zu sein. Und es ist einfach etwas Wunderschönes, den ersten Kaffee direkt am Wasser zu genießen.

Wir haben uns damals echt viele Wohnungen angeschaut. An eine erinnere ich mich noch gut. Wir hätten sie tatsächlich bekommen können, über Vitamin B. Allerdings hatte sie bei der Besichtigung keinen Fußboden und sah sehr heruntergekommen aus. Man hatte freie Sicht auf Balken und Isolierung, und die Wände sahen einsturzgefährdet aus. Ich für meinen Teil konnte mir die Wohnung schon fertig renoviert vorstellen und hätte dafür plädiert. Aber Jill war direkt abgeschreckt. Meine Sorgen galten eher der zwielichtigen Gegend, in der meine Freundin nachts ohne Begleitung hätte herumlaufen müssen.

Allmählich müssen wir uns eingestehen, dass es weitaus schwieriger ist, eine Mietwohnung zu finden, als wir gedacht haben. Und über die Alternative „Eigentum" nachzudenken verbietet sich von selbst, wenn man keinerlei finanzielle Rücklagen hat. Allerdings würden meine Eltern für ihre drei Kinder, also für mich und meine beiden Schwestern, ihr letztes Hemd geben. Und so kommt angesichts unserer immer verzweifelteren Suche nach einer Mietwohnung irgendwann doch die Idee auf, vielleicht eine Eigentumswohnung in Hamburg zu kaufen. Der Gedanke ist verlockend. Keine Miete, sondern einen Privatkredit bei meinen Eltern, die wiederum einen Kredit bei der Bank aufgenommen hätten, und eine monatliche Miete, die der Ratenzahlung an die Bank entspricht. Also beginnen wir mit der Suche nach einem passenden Objekt.

EIN PAAR WOCHEN SPÄTER wird uns die erste halbwegs erschwingliche Wohnung im Stadtteil Hamburg-Eppendorf angeboten. Eppendorf kam für mich als Hamburger Partyszenerumtreiber bis dahin eigentlich weniger infrage – das Viertel ist im Vergleich mit meinem St. Pauli doch eher spießig. Eigentlich halte ich mich auch nur selten in anderen Stadtteilen auf, wenn es nicht wegen der Arbeit nötig ist.

St. Pauli ist für mich der Mittelpunkt Hamburgs. Es gibt alles direkt vor der Tür: kleine Cafés, wo man am Nachmittag einfach nur über das Leben reden und nachdenken kann. Alle Läden, die man braucht. Und abends kann man sich vor der Haustür entscheiden, ob man nach rechts in Richtung Schanze geht oder nach links in Richtung Hafen oder Hamburger Berg. Und man kennt seine Nachbarn, wie in einem kleinen Dorf. Verlässt man die Wohnung, trifft man ohnehin immer mindestens einen Bekannten, der genau weiß, wo gerade was los ist. Und in den Kneipen rund um den Paulinenplatz bin ich nach einigen Jahren auch kein Unbekannter mehr. Mein Stadtteil gibt mir einfach ein Gefühl von Freiheit – und diesen Ausdruck sehe ich auch in den meisten Gesichtern, in die ich auf der Straße schaue. Sicherlich habe ich es in meiner Kiez-Zeit manchmal übertrieben, aber ich bin im Nachhinein auch froh über diese durchaus wilde Zeit.

Die angrenzenden Stadtteile kenne ich, wie gesagt, fast nur aus Erzählungen. Meine Eltern hingegen kennen Eppendorf noch aus ihren Studentenzeiten, als die Gegend der eigentliche Szenemittelpunkt Hamburgs war und man in den Musikkellern die Nächte verbrachte. Nach einigem generationsübergreifenden Erfahrungsaustausch entscheiden wir uns dann, dass wir jetzt doch etwas weniger Trubel brauchen und bereit für Eppendorf sind.

DIE BESICHTIGUNG ist vielversprechend. 3½ Zimmer, Hochparterre, kleiner Garten, ruhige Straße, 120 000 €, also perfekt. Alles nimmt seinen wohl üblichen Lauf: Der Makler schleimt, die Bank gewährt meinen Eltern den Kredit mit ungeheurem Zinssatz, und wir stoßen mit einem Glas Sekt (vielleicht auch mehr) auf die Superwohnung an.

Und dann, einen Tag später, bekommen wir eine Mail vom Immobilienmakler: Die Eigentümerin habe die Wohnung jetzt doch privat verkauft. Das ist ein echter Tiefschlag für uns. Wieder kein richtiges Dach über dem Kopf. Wahrscheinlich wurden wir nur als Druckmittel für einen anderen Kaufinteressenten benutzt.

Aber vielleicht war es ja Schicksal. Wäre der Zuschlag damals an uns gegangen, sähe unser Leben heute wohl ganz anders aus. Wenn man mal die Tatsache vernachlässigt, dass wir mittlerweile zwei Töchter haben und die 3½ Zimmer wohl etwas knapp geworden wären: Zumindest der Wert der Wohnung hätte sich in der Zwischenzeit durchaus attraktiv entwickelt. Aber wären wir glücklich? Vielleicht hätten wir beide einen festen Job in irgendeinem ausbeuterischen Großkonzern, nur um irgendwie den Kredit zu tilgen.

Bei einer der diversen Flaschen Wein, die wir abends auf die Frustnachricht köpfen, kommt meine Mutter dann auf die Schnapsidee, man könne doch ein Hausboot kaufen. Beratungsresistent, wie ich bin, belächle ich diesen Einfall natürlich sofort mit einem Hauch Arroganz und tue ihn als Blödsinn ab. Aber der Gedanke lässt mich nicht wirklich los. Er hat sich in meinem Hirn eingenistet. Nur scheint er mir nicht sehr realistisch.

An einem lauschigen Abend, bei Lagerfeuer und mit einem Feierabendbier in der Hand, erwähne ich diese verrückte Idee gegenüber meinem damaligen Auftraggeber, dem Hafenmeister in Harburg. Ich tue das ohne Hintergedanken und eigentlich eher in einem Nebensatz. Der verrückte Hafenmeister, ein gebürtiger Holländer, springt aber sofort auf den Zug auf und meint, ich könne das Boot gern bei ihm auf dem Hafengelände ausbauen. Es durchfährt mich wie ein Lichtblitz, wie eine Erleuchtung. Auf einmal wird aus der Schnapsidee ein tatsächlich realisierbarer Plan. Meine Handwerkergene melden sich und machen Druck.

Ich bin in einer Familie aufgewachsen, in der immer alles selbst gemacht wurde. Nie hätte mein Vater für irgendwelche Arbeiten am Haus einen Handwerker geholt. Während meine Schulkameraden ihre Sommerferien im Freibad oder im Campingurlaub verbrachten, habe ich mit meinem Vater Fundamente ausgegraben und Leitungen verlegt. Seine Werkstatt war für mich von klein auf zugleich Faszination und Pflichtprogramm. Von ihm habe ich fast alles gelernt. Vor allem aber habe ich von ihm gelernt, dass man sich fast alles selbst beibringen kann. „*Learning by doing*“, dieser Satz hat sich bei mir eingebrannt.

Leider hatte ich in meiner Schulzeit genug Flausen im Kopf, die eine Wochenend-Strafarbeit im Sinne meines Vaters absolut rechtfertigten. Oft hat mich das noch frühere Aufstehen als an den Schultagen ziemlich genervt – aber heute bin ich eigentlich froh, dass ich dadurch gelernt habe, ein Projekt zielstrebig durchzuziehen, ohne Schonung. „Erst die Arbeit, dann das Vergnügen“, hieß es immer. Und manchmal haben mir meine Klassenkameraden zum Beispiel beim Graben des Gartenteichs geholfen, damit wir danach doch noch gemeinsam ins Schwimmbad konnten.

Meinem Vater habe ich sicherlich zu verdanken, dass ich bis heute dieses Zutrauen in mich selbst habe: den Mut, Dinge anzupacken, die anderen Angst machen würden, und das Durchhaltevermögen und den Ehrgeiz, sie dann auch bis zum Ende durchzuziehen. Das dürfte die Wurzel der fixen Idee sein, die mich im Sommer 2011 nicht mehr losließ: Wenn es nichts Fertiges für uns gibt, dann bauen wir uns halt was!

Zurück in diesen Sommer. Noch weiß Jill nichts von dem, was sich da gerade in meinem Kopf zu einem Plan zusammensetzt. Ich will sie erst einweihen, wenn ich mir sicher bin, dass ich sie auch überzeugen kann. Also mache ich mich im Internet auf die Suche nach der geeigneten Basis für unser neues Zuhause.

An dieser Stelle muss ich gestehen: Ich bin ein eBay-Junkie. Es gibt für mich kaum etwas Schöneres als eine Schnäppchenjagd im Internet. Sehr zum Leidwesen meiner Frau finde ich immer wieder Schätze, die ich einfach erstehen *muss.* Wer weiß, wozu man manches noch brauchen kann. Jahre später sollte diese Leidenschaft natürlich erst recht entfesselt werden, denn seit wir den Hafen haben, haben wir sehr viel Platz, wo ich all diese Kostbarkeiten unterstellen kann, bis ich Zeit habe, mich ihnen zu widmen. Die meisten Dinge sind natürlich nicht perfekt. Überall muss ein bisschen was gemacht werden, damit der eigentliche Wert zutage tritt. Und theoretisch kann ich es dann gewinnbringend wiederverkaufen. Oft genug funktioniert das auch sehr gut.

Jill hat für dieses Hobby allerdings kein Verständnis, sodass meine Jäger- und Sammlerleidenschaft des Öfteren der Grund für Streitereien zwischen uns ist. Als ich zum Beispiel mal ein Super-Schnäppchen bei eBay entdeckte, einen alten und völlig verrosteten Suzuki Samurai, musste ich einfach zuschlagen – und erzählte Jill nichts davon. Ein ganzes Jahr lang versteckte ich das Auto vor ihr im Schuppen. Als ich es ihr irgendwann beichtete, war sie nicht mal sauer, weil wir beide so über die Absurdität lachen mussten, dass es mir tatsächlich gelungen war, ein ganzes Auto praktisch vor ihrer Nase zwölf Monate lang zu verstecken.

Auch diesmal werde ich jedenfalls erstaunlich schnell fündig: die *Marina Sophia,* 20 Meter lang, 5 Meter breit, Baujahr 1933. Der Rumpf aus massivem Stahl, der Aufbau eine Katastrophe, das sieht man schon auf den Bildern. Aber: Für 6000 Euro kann man bei 20 Tonnen Stahl nicht viel falsch machen, denke ich mir. Im allergrößten Notfall würden wir für den Stahl noch ungefähr genauso viel bekommen, wenn wir es wiederverkaufen sollten. Und mit dieser Argumentation, den Fotos und einem kurzerhand vereinbarten Besichtigungstermin am nächsten Morgen mache ich mich daran, Jill unser neues Zuhause zu verkaufen. An einem verregneten Tag in einem Café in der Nähe einer Wohnung, in der wir niemals so glücklich geworden wären, wie wir es jetzt sind.

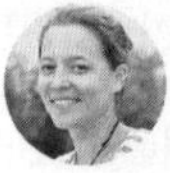
„Weißt du, was? Ich bau uns einfach was!“ Das waren seine Worte. Ich weiß es noch, als wäre es gestern gewesen. Ich starrte auf meinen Laptop und hörte ihm gar nicht richtig zu. Aber er blieb hartnäckig: „Hast du gehört? Hör auf zu suchen! Ich bau uns was!“

Etwas genervt klappte ich den Laptop zu und schaute zu ihm rüber. „Wie meinst du das? Willst du jetzt ein Grundstück kaufen und ein Haus bauen? Mit welchem Geld und wo denn bitte schön? Hier in Hamburg?“

Ich genoss es, den Sommer mitten auf dem Kiez zu verbringen. Man war immer unter Leuten, ich liebte die Atmosphäre auf den Plätzen zwischen Millerntorstadion, Reeperbahn und Sternschanze. Aber wir waren uns beide einig: Nach sechs Jahren Nomaden-WG-Leben war es damit jetzt allmählich genug. Wir wollten was Eigenes, wo wir uns nur noch zu zweit über Putzpläne, Fernbedienungen und Badbenutzungszeiten streiten mussten.

„Ein Hausboot! Ich bau uns ein Hausboot!“ – Da war es! Und in diesem Moment, als Ole mir das erste Mal von seinem Plan erzählte, war er in seinem Kopf bereits viel weiter entwickelt, als ich mir hätte vorstellen können.

„So ein Quatsch! Das ist doch bestimmt eng und dunkel und schaukelt, und im Winter ist es feucht und kalt“, tat ich den Vorschlag sofort ab.

Er klappte den Laptop wieder auf und öffnete eine Anzeige bei eBay. „Hier. 100 Quadratmeter Wohnfläche. Reicht dir das? Den Aufbau reißen wir natürlich ab, da bau ich dir was Neues drauf, das geht fix. Bis zum Winter könnten wir einziehen. Ach, und übrigens: Wir haben morgen um 10 Uhr einen Besichtigungstermin! Wir können es uns ja wenigstens mal anschauen, kostet doch nichts.“ So ist er. Und so war er schon immer. Bevor man auch nur B sagen kann, hat er C, D und E gesagt. Wenn er sich etwas in den Kopf gesetzt hat, macht er Nägel mit Köpfen.

Und nun stehen wir hier, in all dem Schutt, und sind kurz davor, die Entscheidung unseres Lebens zu treffen.

Wir kaufen ein Hausboot!

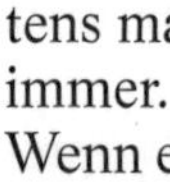
Der Besitzer der *Marina Sophia* steht mit seinen drei großen Hunden am Ufer. Man sieht ihm an, dass für ihn gerade ein Traum endgültig zerbricht. An einigen Ecken hat der angeblich gelernte Zimmermann angefangen, seine Vision in die Tat umzusetzen. Am Heck des Boots thront eine Art Turm mit 2,50 Meter hohen Fenstern. Wenn man genau hinschaut, erkennt man, was er im Sinn hatte,

wozu nur leider das Geld oder vielleicht auch das nötige Durchhaltevermögen gefehlt hat. Hinzu kommt, dass er keinen festen Wohnsitz hat und deshalb notdürftig bei jemandem untergekommen ist. Und die Stadt Geesthacht will jetzt seinen Liegeplatz räumen. Irgendwann jedenfalls muss er akzeptiert haben, dass er es allein nicht schaffen würde. Und das Ende seines Traums ist der Beginn des unsrigen.

Oles Eltern, die uns das Geld für die Baumaterialien leihen wollen, sind mitgekommen, und ich sehe, wie sein Vater skeptisch jeden Zentimeter des Rumpfs unter die Lupe nimmt. Aber der Stamm steht nicht weit vom Apfel. Auch bei ihm kann ich den Ehrgeiz in den Augen leuchten sehen, den Tatendrang, den dieses Wrack in ihm weckt. In dieser Familie wird ein Projekt erst dann wirklich spannend, wenn es nach richtig viel Arbeit aussieht. Und so hat die *Marina Sophia* die beiden Männer bereits beim ersten Rendezvous um den Finger gewickelt.

Wir bedanken uns beim unglücklichen Besitzer und sagen, wir würden uns melden. Fünf Minuten später sitzen wir zu viert in einem kleinen Beachklub, nur ein paar Meter weiter, und diskutieren bei Currywurst und Pommes über das Für und Wider eines Kaufs.

Ich muss zugeben, selbst ich bin mittlerweile angesteckt von der Euphorie, die Ole ausstrahlt. Da meine größte handwerkliche Leistung aber bisher darin bestand, ein IKEA-Regal aufzubauen, halte ich mich mit fachlichen Kommentaren lieber zurück. Ich kann überhaupt nicht einschätzen, ob wir diesem Projekt gewachsen sind. Ich traue Oles handwerklichem Können. Was ich aber noch nicht richtig abschätzen kann, ist, inwiefern er – um seinen Traum nicht zu gefährden – ausblendet, dass er ganz allein ist. Ich kann ihm kaum helfen, seine Eltern wohnen zu weit weg, sein Vater arbeitet noch. Kann er mit seinen eigenen zwei Händen aus diesem Schrotthaufen ein auf Dauer bewohnbares Zuhause schaffen? Oder werden wir am Ende ebenso traurig vor dem zerplatzten Traum stehen wie der Vorbesitzer?

Oles Vater sitzt mir mit einem verschmitzten Lächeln im Gesicht gegenüber. Dieter ist ein Seebär, wie er im Buche steht: runder Bauch, dichter grauer Bart, Seemannstattoo. Es fehlt nur die Pfeife im Mundwinkel. Seit er 15 war, ist er zur See gefahren. Viele Jahre hat er als Kapitän die Welt umschifft, bis er vor einigen Jahren sesshaft wurde und seither als Lotse auf dem Nord-Ostsee-Kanal arbeitet. Den Großteil seines Lebens war er also auf Schiffen zu Hause. Für ihn ist das alles hier sozusagen ein Heimspiel.

Ich schaue zu ihm hinüber und frage: „Schafft er das?“

Seine Antwort kommt prompt und ohne jeden Zweifel in der Stimme: „Schafft er!“ Nicht mehr und nicht weniger. Aber das hat es gebraucht.

Niemand kennt Ole und seine Fähigkeiten besser. Wenn *er* an ihn glaubt, habe ich keinen Grund mehr zu zweifeln.

Ohne mit der Wimper zu zucken, leihen Ute und Dieter uns das Geld für den Bau. In den nächsten fünf Jahren werden wir es Monat für Monat zurückzahlen. Für mich ist es ein komisches Gefühl, von jemandem Geld anzunehmen und damit in eine Art Schuld zu treten. In meiner Familie wurde nie Geld geliehen oder ein Kredit aufgenommen. Ich komme aus einer typischen Mieterfamilie. Wir haben immer in Mietwohnungen gewohnt und nur ausgegeben, was da war. Sicherheit war in meiner Familie wichtiger als das Ziel, irgendwann einmal etwas Größeres zu erreichen oder etwas Eigenes zu besitzen. Dafür wäre man bei uns nie das Risiko eingegangen, alles zu verlieren. In Oles Familie ist es genau das Gegenteil. Alle drei Kinder der Familie haben den Drang und den Ehrgeiz, etwas Eigenes zu besitzen und sich ein eigenes Unternehmen aufzubauen. Auch wenn ich diesen Drang nach Unabhängigkeit und diesen Ehrgeiz bewundere und nachempfinden kann, macht mir ihre Unbeschwertheit in Sachen Finanzen oft Angst.

WENIGE TAGE SPÄTER sitzen wir bei Kaffee und Kuchen im Wohnzimmer eines alten Professors, bei dem der Verkäufer des Boots untergekommen ist. Die Wände sind bis unter die Decke vollgestopft mit Büchern, und auf dem Fußboden liegen schwere dunkle Perserteppiche, auf denen sich drei große Hunde rekeln. Auf dem runden Eichentisch in der Mitte des Raums liegt ein dünner roter Ordner mit der krakligen Aufschrift *Marina Sophia*. Darin nur ein paar mickrige, zerknitterte DIN-A4-Seiten: ein Standard-Kaufvertrag und eine Art Urkunde, auf der Name und Registriernummer des Schiffs eingetragen sind – nicht aber ein Eigentümer. So etwas wie einen Fahrzeugbrief, der uns attestiert, dass es unser Schiff ist, gibt es nicht. Es ist ein komisches Gefühl, hier zu sitzen und im Begriff zu sein, ein Haus zu kaufen, dafür aber keinen Grundbucheintrag, kein notariell beglaubigtes Papier zu erhalten, sondern lediglich einen kleinen Zettel, den er gut auch selbst noch kurz hätte anfertigen können. Kein Makler und kein Notar ist anwesend, und bezahlt wird sofort in bar. Wir unterschreiben den Kaufvertrag, verabschieden uns und gehen – um ein dickes Bündel Geldscheine erleichtert, mit einem dubiosen Stück Papier in der Hand und mit einer unbändigen Aufbruchsstimmung in der Brust.

Schon am nächsten Tag hängt sich Ole ans Telefon und organisiert die Überführung vom Anleger in Geesthacht zu unserem neuen Liegeplatz in Hamburg-Harburg. Und schon beginnt, was eine lange Geschichte unvorhergesehener Hindernisse werden wird.

Ein Seepferdchen für unser Haus

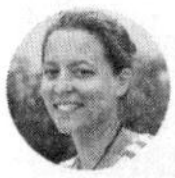

Hurra – wir besitzen ein Hausboot! Na ja, einen Rumpf jedenfalls, auf dem mal unser Zuhause entstehen soll. Das Problem ist nur: Es liegt an einem schwer zugänglichen, völlig verwucherten Liegeplatz in Geesthacht, etwa eine halbe Autostunde von Hamburg entfernt. Dass wir in dem kleinen Hafen in Hamburg-Harburg daran bauen dürfen, also ein Stück die Elbe abwärts und am anderen Ufer der Elbe, ist ein Riesen-Glücksfall. Beide Orte sind auf dem Wasserweg zu erreichen – besser geht es ja gar nicht für ein Boot. Wie schwierig es tatsächlich werden würde, es von A nach B zu bekommen, hatten wir uns nicht vorstellen können. Zum Glück vielleicht – hätten wir es sonst gekauft? Oder hätten wir den ganzen Plan gleich entmutigt wieder fallen lassen?

Als Erstes erfahren wir durch diverse Internet-Recherchen und Telefonate: Um auf deutschen Binnengewässern unterwegs sein zu dürfen, braucht ein Boot ein Schwimmfähigkeitszeugnis. Technisch gesprochen: eine TÜV-Plakette. Oder auch: das Seepferdchen-Abzeichen für Boote. Okay, das dürfte kein Problem sein. Immerhin schwimmt es, das können wir sehen, also wird uns doch wohl jemand diesen Schrieb ausstellen. Ole hängt sich wieder ans Telefon, um einen solchen Gutachter zu organisieren. Doch als er endlich jemanden an der Strippe hat, der uns weiterhelfen könnte, wird es kompliziert:

Gutachter: „Und in welchem Hafen liegt das Schiff genau?"

Ole: „Es liegt in keinem Hafen, es liegt an einem privaten Anleger bei Geesthacht."

Der Gutachter fragt noch mal nach: „Aber es liegt auf einem Trailer?" Er meint einen dieser Wagen, auf dem man Boote aufs Land zieht.

Ole: „Nein, es liegt im Wasser."

Gutachter: „Damit ich Ihnen ein Gutachten erstellen kann, muss das Boot aus dem Wasser! Ich kann den Rumpf ja nicht unter Wasser begutachten!"

Wo er recht hat, hat er recht. Um ein solches Zeugnis zu bekommen, wird das Schiff in der Regel aus dem Wasser geholt, und dann wird mit einem Schallgerät die Schichtstärke des Rumpfs gemessen. Aber wie kriegen wir das 20 Tonnen schwere Boot dort, an diesem versumpften Anleger, aus dem Wasser? Eine Slipbahn, also ins Wasser führende Fahrbahnen zum Herausziehen, gibt es dort nicht, eine Werft schon gar nicht. Bleibt nur, das Boot mit einem Kran an Land zu heben, es begutachten zu lassen und dann – wieder mit dem Kran – ins Wasser zu lassen. Gesagt, getan. Oles Ohren laufen schon heiß vor lauter Hin-und-Her-Telefoniererei. Als Nächstes hat er einen Kranführer am Apparat, der ihm erklärt, dass er eine Genehmigung braucht, wenn er auf dem besagten Grundstück kranen soll. Denn was wir bisher nicht wussten: Es liegt in einem Naturschutzgebiet.

Und wie zu erwarten: Von den Behörden bekommen wir ein kategorisches „Nein“, als wir anfragen, ob wir das Boot dort kranen dürfen. Es über den Wasserweg in eine Werft zu „verholen“, ist aber auch nicht möglich, da wir ja kein Schwimmfähigkeitszeugnis haben, es also nicht bewegen dürfen. Die Quadratur des Kreises. Schon bevor wir anfangen können, sind wir zwischen Vorschriften und Behörden eingekeilt.

Wobei wir durchaus zugeben, dass die entsprechenden Vorschriften sinnvoll sind. Dass man mit einem seit Jahren vor sich hin rostenden Kahn nicht einfach fröhlich die Elbe queren darf, leuchtet ebenso ein wie das Verbot, ein Naturschutzgebiet mit einem Kran zu ruinieren, der 20 Tonnen heben kann. Merke: Ein Boot ohne Schwimmfähigkeitszeugnis sollte nie in einem Naturschutzgebiet im Wasser liegen.

Schließlich finden wir tatsächlich einen Gutachter, der uns vor Ort ein Zeugnis ausstellen will, ohne dass das Boot aus dem Wasser muss. Zumindest ein Zeugnis für den Tag der Überführung. Er kommt, nimmt einen kleinen Stock vom Ufer, stochert damit ein bisschen im Rost herum und schaut sich ein paar Minuten lang skeptisch um.

Dann aber die nächste Hürde: Weil er die Rumpfnummer (entspricht der Fahrgestellnummer beim Auto) nicht finden kann, verweigert er uns am Ende doch das Zeugnis. Es ist zum Aus-der-Haut-Fahren!

Was jetzt? Niedergeschmettert fahren wir zurück in den kleinen Hafen in Harburg, wo Björn, der holländische Hafenmeister und unser zukünftiger Liegeplatzvermieter, schon auf uns wartet: „Na, wann geht's los? Ich hab euch schon ein bisschen Platz auf dem Hof freigeräumt, wo ihr sie bearbeiten könnt!“

Ole ist sichtlich genervt: „Hat nicht geklappt. Die blöde Rumpfnummer fehlt!“

Björn kratzt sich nachdenklich am Bart. „Hmm, aber in dem Dokument, das ihr habt, steht sie? Dann komm mal mit!“, sagt er zu Ole, und die beiden verschwinden in seiner Werkstatt.

Wenige Minuten später kommen sie, wie zwei kleine Jungs, die einen Streich aushecken, mit einem schelmischen Grinsen auf dem Gesicht und einem Satz Schlagbuchstaben wieder raus, setzen sich ins Auto und fahren zurück zum Boot.

Mit einer Art von kindlichem Trotz macht Ole eine Stelle des Rumpfs blank und stanzt die Rumpfnummer einfach selbst ein. Mithilfe eines

Schweißbrenners und einem bisschen Wasser trimmt er die Stelle wieder auf alt und schickt dem Gutachter ein Foto. Und siehe da: Gegen eine stattliche Gebühr von 500 Euro gibt uns der „Fachmann für Schiffsgutachten“, welcher mittels Wünschelrute die Stahldicke unseres Schiffsrumpfes bestimmen konnte, schließlich den ersehnten Stempel auf ein Dokument, das uns die Schwimmfähigkeit bescheinigt – diese aber keineswegs garantiert. Ob das Boot nicht trotzdem nach der nächsten Flussbiegung auf Grund läuft, kann uns niemand sagen. Eine Haftung übernehmen die Gutachter nicht für ihre Einschätzung. Das hätte mich nach dieser Begutachtung auch schwer gewundert. Im schlimmsten Fall, wenn es havariert, müssen wir also hoffen, dass die Haftpflichtversicherung für die Bergung von 20 Tonnen Stahl mitten aus der Elbe aufkommt – einem der meistbefahrenen Wasserwege Deutschlands.

Natürlich können wir trotzdem noch nicht einfach ablegen. Unser Schiff ist nicht motorisiert. Bevor es losgehen kann, brauchen wir noch einen Schlepper, der uns sicher über die Elbe bringt. Nach langem Stöbern im Internet und einigen Telefonaten stößt Ole auf einen kleinen Schlepperbetrieb, der bereit ist, uns von Geesthacht nach Harburg zu schleppen. Wie es der Zufall will, ist der Betreiber ein alter Bekannter seines Vaters, was uns sehr zugutekommt.

Aber natürlich lässt die nächste Überraschung nicht lange auf sich warten. Auf Nachfrage beim Wasser- und Schifffahrtsamt erfahren wir: Für die Überführung des Boots brauchen wir noch eine „schifffahrtspolizeiliche Schleppgenehmigung“. Man sollte wohl lieber nicht zu viele Fragen stellen, sonst weckt man schlafende Hunde.

Ein paar Antragsformalitäten und ein paar Euros später kann es dann doch endlich losgehen. Nun gibt es kein Zurück mehr. Unser Boot soll am Morgen des 11. August 2011 über die Elbe in den sicheren Hafen gebracht werden.

Leinen los!

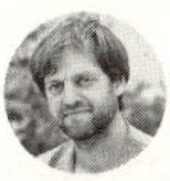

Ich sehe den Schlepper langsam auf das von uns erstandene Wrack zukommen und bin schweißgebadet. Ich habe so richtig einen auf dicke Hose gemacht vor meiner Freundin. Wir haben uns Geld geliehen für das Hausboot-Projekt, für unsere Verhältnisse sogar sehr viel. Und was ist, wenn die ganze Sache doch nicht so klappt, wie ich denke? Okay, weg mit diesen Gedanken! Vor Jill immer cool bleiben, das ist meine wichtigste Aufgabe. Und ich habe versucht, jeden denkbaren Notfall einzuplanen. An Bord sind zwei Anker, Rettungsringe, Feuerlöscher, ein Notstromaggregat – und alle Pumpen, die ich auftreiben konnte. Der Rumpf hat viele feuchte Stellen; sie sind im rostigen Staub des Rumpfinneren deutlich zu sehen. Was man aber nicht erkennen kann: Kommt das Wasser vom Regen, also von oben, oder ist der Rumpf undicht?

Ich gucke zu meinem Vater rüber, dem erfahrenen Kapitän, meinem Mentor und meinem engsten Vertrauten in Handwerksdingen. Ich glaube, es geht ihm genauso wie mir: Er hat eigentlich die Hose voll, bemüht sich aber, möglichst cool zu gucken und seine Befürchtungen mit sarkastischen Bemerkungen herunterzuspielen, um die angespannte Situation zu beruhigen.

Längsseits am Hausboot liegt noch ein kleiner Schärenkreuzer, das neue Projekt des Hausboot-Vorbesitzers. Darauf will er demnächst zusammen mit seinen drei Hunden die Welt umsegeln. Ich lasse das mal lieber unkommentiert. Als der Kreuzer weg ist, macht der Schlepper – eigentlich ist es ein Schubboot mit zwei Schrauben, mit denen er theoretisch auf der Stelle drehen kann – am Heck unseres Schiffs fest. Mein Vater und ich sind beide zur See gefahren, wir wissen also, was zu tun ist, und reagieren automatisch auf die Kommandos. Routiniert und gelassen machen der Schlepperkapitän und sein Enkel, den er als Matrosen mit an Bord hat, ihren Job.

Und dann das Kommando „Leinen los!“. Es gab wenige Momente in meinem Leben, in denen ich als bekennender Atheist mal nach oben geguckt habe. Dies ist definitiv einer davon.

Das Ablegemanöver läuft wie aus dem Lehrbuch. Der erste Halt kommt nach nicht mal zehn Minuten, an der Schleuse in Geesthacht. Bisher läuft alles nach Plan, und wir können kurz durchatmen, als wir in der Schleuse festmachen. Während das Wasser im Schleusenbecken aufläuft, nutze ich die kurze wind- und wellenfreie Phase für einen Kontrollgang. Bilde ich es mir ein oder werden die Pfützen tatsächlich größer? Bevor ich dem genauer auf den Grund gehen kann, geht es auch schon weiter. Bis Harburg liegen jetzt ca. 30 km flussabwärts vor uns. Wir fahren mit voller Kraft mit dem Strom und gegen den Wind. Der ja ganz munter sein kann, wenn er, wie jetzt, von Westen kommt. Es haben sich kleine Wellen aufgebaut, eigentlich mickrig. Mit einer Segeljolle hätten sie mir Spaß gemacht, aber mit der großen, rostigen Schute bekomme ich jetzt meine ersten kleinen Panikattacken. Da der Rumpf einen fünf Meter breiten, platten Boden statt eines Kiels hat, wirken die Wellen wie ein großflächiger Gummihammer. Sie erzeugen nicht nur ein gruseliges Geräusch, das durch den riesigen Resonanzkörper noch verstärkt wird, sondern lösen auch noch ganze Rostplacken. Und ich kann sehen, dass es tatsächlich immer mehr feuchte Stellen werden. Es blubbert überall, und ich sehe, wie sich stellenweise große Pfützen im Bootsinneren bilden. Logische Schlussfolgerung: Es handelte sich nicht um Regenwasser ... Nach mehreren besorgten Nachfragen meinerseits beim Schlepperkapitän reduzieren wir dann doch die Geschwindigkeit.

Mein Vater bleibt irgendwie entspannter. Er hat ein leicht verwegenes Schmunzeln aufgesetzt, und ich kann ihn nicht deuten. Das ist selten, aber irgendwie auch beruhigend. Denn gäbe es ein ernstes Problem, hätte er schon längst gehandelt. Im Nachhinein glaube ich, er wollte meine Selbstständigkeit ein wenig auf die Probe stellen.

„Was machen wir denn, wenn das Wasser noch mehr reinsprudelt? Wollen wir nicht lieber ans Ufer und den Rumpf irgendwie provisorisch abdichten?", frage ich ihn.

Seine Antwort ist typisch: „Ach was! Wenn's sprudelt, Hose runter und mit dem Hintern auf die Leckage setzen."

Witzig. Sarkasmus und Galgenhumor, das können wir beide gut austeilen, aber überhaupt nicht einstecken. Entsprechend genervt bin ich, dass er mich nicht ernst nimmt. Zugleich muss ich an ein Buch denken, das ich als Junge gelesen habe. Es handelt von einem Matrosen in der Nachkriegszeit, der ein Leck im Schiffsrumpf mit einer Schweineschwarte abdichtet. So abwegig ist der Gedanke mit dem Hintern also gar nicht. Vorsichtshalber verteile ich schon mal die Pumpen und versuche mich selbst zu beruhigen. Das Wasser wird nur sehr langsam mehr, und in der Aufregung merke ich gar nicht, dass wir schon über die Hälfte der Strecke geschafft haben.

Trotzdem: Als wir endlich in die Schleuse zum Harburger Binnenhafen fahren, fällt mir ein Stein vom Herzen. Während der Fahrt habe ich unseren Hafenmeister schon telefonisch gebeten, schnellstmöglich einen Kran zu organisieren. Er soll am nächsten Morgen in aller Frühe bereitstehen. Die Einfahrt in die Schleuse läuft reibungslos ab. Als wir dann in Harburg festmachen und der halbe Hafen uns in Empfang nimmt, merke ich, wie die Anspannung von mir abfällt. Aber da wir den Schlepper bezahlen müssen, bis er wieder an seinem Heimatliegeplatz festgemacht hat, versuche ich unauffällig, ihn schnellstmöglich loszuwerden. Und als er dann endlich weg ist, müssen die Vorbereitungen für den Kran getroffen werden. Langsam wird mir klar: Mir steht eine anstrengende Zeit bevor. Hoffentlich habe ich mich nicht überschätzt.

20 Tonnen können fliegen

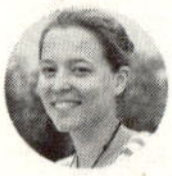

Am nächsten Morgen steht Ole um fünf Uhr in der Früh auf dem Hof. Er hat kaum geschlafen. Wegen einer Mischung aus Sorge und Tatendrang steht er seit Tagen unter Strom. Weil er nämlich tatsächlich glaubt, alle Last selbst tragen zu müssen. Dabei wünsche ich mir, dass er auch mal offen zugibt, wenn er nicht weiterweiß oder Schiss hat oder sich unsicher ist.

Bevor der Kran kommt, muss er noch den Platz freiräumen und Holztürme aufeinanderstapeln, auf denen das Boot nachher abgelegt werden kann. Kaum ist die Sonne aufgegangen, ruft auch schon jemand von der Straße herunter, dass der Kran da sei. Die Einfahrt zu dem kleinen Hafen ist sehr schmal. Als sich der riesige Kran Zentimeter für Zentimeter durch die Lücke zwischen der Halle und dem Wohnhaus der Hafenbetreiber schiebt, ist auf beiden Seiten vielleicht noch eine Handbreit Platz. Allein die Einweisung, bis der Kran auf dem Hof steht, dauert gefühlt eine Ewigkeit. Ein paar Freunde und ich beobachten das Spektakel von der Halle aus, wo wir eine große Frühstückstafel für alle aufgebaut haben.

Die Stimmung ist irgendwo zwischen freudiger Aufregung und nervöser Unruhe. Rein äußerlich merkt man Ole nicht die geringste Anspannung an. Aber ich kann mir vorstellen, wie es in ihm aussieht. Erst wenn das Boot aus dem Wasser ist, können wir tatsächlich sehen, was wir da eigentlich gekauft haben. Wie wird der Rumpf von unten aussehen? Wie viel Arbeit muss noch investiert werden, um erst mal die Basis instand zu setzen, bevor es an den eigentlichen Aufbau geht? Was, wenn er sich verkalkuliert hat und nichts mehr zu retten ist?

Ein paar Helfer und Neugierige stehen um den Kran herum und warten auf Anweisungen von Ole, dem Kranführer und dem Hafenmeister. Bei dem Gedanken, dass dieser 20 Tonnen schwere Koloss gleich an zwei Schlingen durch die Luft schwebt, wird mir ganz schlecht. Was, wenn der Rumpf den Belastungen nicht standhält? Kann so ein Schiff eigentlich einfach in der Mitte durchbrechen?

Vorsichtig werden die beiden Schlingen unter dem Rumpf platziert. Ich habe keine Ahnung, was genau die Männer da auf dem Dach des Hausboots machen, aber es fühlt sich an, als dauere es ewig. Als alle Leinen platziert sind und jeder auf seiner Position ist, geht es los. Plötzlich wird der Ton der Kommandos schärfer. Alle Unterhaltungen verstummen. Man könnte eine Stricknadel fallen hören, als die 20 Tonnen langsam abheben. Ole ist konzentriert, läuft von A nach B und kontrolliert noch mal den Sitz der Schlingen. Er gibt ein Zeichen, und schon schwenkt der Kran langsam herum. Unser Traum schwebt tropfend über unsere Köpfe hinweg, und wir können einen ersten Blick auf den grün bewachsenen Boden erhaschen. Ich weiß nicht genau, was ich erwartet habe, aber es sieht weniger schlimm aus, als ich dachte. Zentimeter für Zentimeter lässt der Kranführer das Boot auf die vorbereiteten Holzstapel herab. Auf Oles kurze, scharfe Kommandos ziehen diverse Helfer an den Führungsleinen, die am Rumpf befestigt wurden und dazu dienen, das Boot auszurichten. Ole und der Hafenmeister geben dem Kranführer Anweisungen. Ich bin schwer beeindruckt davon, wie man ein so großes Gerät auf den Millimeter genau steuern kann. Und dann endlich lässt die Spannung in den Schlingen nach. Es steht! Alles ist gut gegangen. Ole will am liebsten sofort mit der Arbeit anfangen. Er schnappt sich einen Hochdruckreiniger und beginnt, das Innere und Äußere des Stahlrumpfs vom gröbsten Dreck zu befreien.

Wir sind erleichtert und voller Tatendrang. Aber wir sind auch fix und fertig. Die letzten Tage standen wir wirklich unter extremer Anspannung. Und jetzt, da alles gut gegangen ist, merke ich, wie die Müdigkeit mich übermannt. Die Helfer verabschieden sich nach und nach, und langsam kehrt Ruhe ein. Außer uns ist niemand mehr da.

Und dann bricht aus dem Nichts das Chaos über uns herein: Mit Blaulicht fahren drei Peterwagen der Wasserschutzpolizei auf den Hof und halten mit quietschenden Reifen vor unserem Wrack. Mehrere Uniformierte steigen aus, keiner spricht uns an, alles verteilt sich auf dem Steg und auf dem Gelände. Zwölf Mann schauen sich das Wasser und vor allem das Schmutzwasser an, das von unserem Rumpf ins Hafenbecken sickert.

Ole erwacht als Erster aus der Schockstarre und wendet sich an einen der Polizisten. „Ähm, Entschuldigung. Dürfte ich fragen, was hier los ist?"

„Wir haben einen anonymen Anruf bekommen, dass hier Öl ins Wasser geleitet wird!", antwortet der Beamte.

Oles Antwort kommt prompt und vielleicht einen Tick zu patzig: „So ein Quatsch! Unser Boot hat nicht mal einen Motor. Ziemlich unwahrscheinlich, dass da irgendwo Öl rauskommt."

Die Beamten schauen sich alles genau an, müssen aber schnell feststellen, dass außer Muscheln und einem bisschen Rost nichts unter dem Rumpf zu finden ist. Wir haben extra eine Sperre ausgebreitet, die die Feststoffe davon abhalten soll, ins Hafenbecken zu fließen. Nur das Wasser des Hochdruckreinigers sickert ins Hafenbecken – dreckig natürlich, aber selbstverständlich ohne Öl. Unverrichteter Dinge fährt die Polizei wieder ab.

„Das war nicht das erste Mal, dass die wegen irgendwelcher angeblicher Umweltverstöße bei uns auftauchen!", erzählt uns Björn, der Hafenmeister. „Unser Nachbar steht regelmäßig hinter der Hecke und ruft wegen jedem Mist die Bullen, damit uns hier der Laden zugemacht wird. Den stören der Lärm und der Geruch, wenn hier gearbeitet wird. Aber ganz ehrlich, das ist nun mal ein Hafen, und das nicht erst seit gestern. Wenn der seine Ruhe haben will, muss er in eine reine Wohngegend umziehen."

Irgendwie tut der Nachbar mir sogar ein bisschen leid. Vermutlich kann er sich einen Umzug nicht leisten, und neben so einem Betrieb zu wohnen, in dem tagtäglich auf Stahl gehämmert und mit Lack hantiert wird, ist bestimmt nicht besonders idyllisch. Trotzdem: Den berühmten Streit um den „Maschendrahtzaun" oder die „schwäbische Kehrwoche" kennen wir beide zur Genüge aus unserer Kindheit. Ob zwischen Mieter und Vermieter, wie in meiner Familie, oder zwischen Grundstückseignern, wie bei Ole daheim. Genau solche Nachbarschaftsstreitigkeiten, Bespitzelungen und Denunziationen sind der Grund, weshalb ein Leben in einer Reihenhaussiedlung oder einem Mehrfamilienhaus für uns nicht mehr infrage kommt. Das wird uns gerade erst richtig klar.

Umso motivierter machen wir uns also wieder an die Arbeit, um unsere Alternative zu diesem Leben Wirklichkeit werden zu lassen. Loser Rost, Muscheln und der grüne Bewuchs lösen sich schnell. Danach ist der Rumpf gut 30 Zentimeter hoch gefüllt mit einer rostigen Suppe. Da wir sowieso vorhaben, die Stahldicke an verschiedenen Stellen zu messen, bohrt Ole kurzerhand überall Löcher in den Rumpf und lässt so einen Großteil des Wassers ab. Den Rest erledigen wir mit einem Nasssauger – unsere erste wirklich sinnvolle Investition bei diesem Unterfangen. Was übrig bleibt ist das, was uns die nächsten Wochen beschäftigen wird: Tag für Tag wird Ole schonungslos jeden Zentimeter Rost abklopfen. Wer schon einmal eine Druckluft-Nadelpistole in der Hand gehalten hat, weiß, was das für Ohren, Armmuskulatur und Nerven bedeutet. Der arme Nachbar.

Die erste große Belastungsprobe

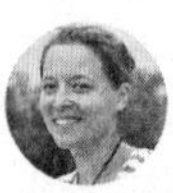

Als wir anfangen, an unserem Traum herumzuklopfen, alte Dachpappe abzureißen und eimerweise Schutt ans Tageslicht zu befördern, sind Ole und ich gerade 26 Jahre alt und seit ungefähr zwei Jahren zusammen. In diesen zwei Jahren haben wir in insgesamt sechs verschiedenen Wohnungen in drei verschiedenen Städten gewohnt. Und während ich zuerst an meiner Bachelorarbeit in Bremen und dann an meiner Masterarbeit in Hannover saß, hat Ole – nach seiner Ausbildung zum Schiffsmechaniker und zwei abgebrochenen Studiengängen – in den unterschiedlichsten Bereichen gearbeitet. Vom Hausmeisterjob über den Messe- und Ladenbau bis zum Bootsbau hat ihn seine Findungsphase gebracht. Und am Ende hat sie uns hierhergeführt, in diesen kleinen Hafen und zu diesem Projekt.

Einen normalen Alltag mit geregelten Arbeitszeiten und den eigenen vier Wänden kennen wir nicht. Wenn man es so betrachtet, ist es für uns also gar keine so große Umstellung oder Einschränkung, fürs Erste auf ein richtiges Dach über dem Kopf und einen Ort für unsere Siebensachen zu verzichten. Viel haben wir ohnehin nicht. Während der Bauphase wohnen wir den Großteil der Zeit in unserem Bulli.

Den damals schrottreifen VW-Bus haben wir uns im letzten Sommer gekauft, ihn auseinandergenommen und von Grund auf erneuert. Die 500 Euro, die wir dafür zusammenkratzten, waren für uns Studenten so unvorstellbar viel Geld, dass wir tatsächlich Fotos davon machten, wie wir in den zusammengesparten Geldscheinen auf dem Bett „badeten“, bevor wir losfuhren, um sie gegen den Bus einzutauschen. Wir liehen uns das Auto von Oles Eltern und fuhren in einen kleinen Ort irgendwo im Ruhrpott. In einem abgelegenen Waldstück stand er: giftgrün, verrostet und mit gebrochener Vorderachse. Weiß der Kuckuck, weshalb wir bereit waren, dafür Geld auszugeben.

In den darauffolgenden Wochen verbrachten wir jede freie Minute damit, den Bus auf Vordermann zu bringen. Hier erlebte ich zum ersten Mal Oles handwerklichen Ehrgeiz und bekam einen kleinen Vorgeschmack, wie mein Leben aussehen würde, wenn ich mich dafür entscheiden sollte, es dauerhaft mit ihm zu teilen.

In unserem ersten gemeinsamen Projekt wohnen wir jedenfalls in diesem Sommer, während der ersten Bauphase. Mit uns wohnt dort auch unsere Mischlingshündin Yola, die wir als Welpen zu uns genommen haben und die all die WG-Stationen und Umzüge bisher gut mitgemacht hat.

Schnell merke ich, dass mir bei vielen Arbeiten einfach die Kraft fehlt, um lange durchzuhalten. Entrosten mit der Nadelpistole halte ich höchstens zehn Minuten lang durch, dann zittere ich am ganzen Körper und habe gerade mal eine Fläche so groß wie meine Hand geschafft. Bei dem Tempo wären wir Weihnachten noch nicht mit dem Rumpf fertig. Also konzentriere ich mich auf das, was ich einigermaßen gut kann: Aufräumen und Abreißen. Während es an Ole ist, die harte Arbeit am Rumpf durchzuziehen, schleppe ich Eimer für Eimer Dreck, Schutt und Rost aus dem Rumpf.

Da Abreißen auch Spaß machen kann und wir zu zweit einfach nicht schnell genug sind, organisieren wir fürs Wochenende eine Abrissparty. Wir kaufen Grillgut und Bier und laden Freunde zum Arbeitseinsatz ein.

Mein Vater kommt zufällig auch aus Stuttgart zu Besuch und weiß von nichts. Ich weiß nicht, warum ich ihm bisher nichts von unserem Vorhaben erzählt habe. Vielleicht fand ich den Gedanken, ein Hausboot zu bauen, um darin zu leben, anfangs selbst so absurd, dass ich nicht wusste, wie ich unser Projekt gut „verkaufen“ sollte. Meine Eltern haben mich immer in dem unterstützt, was ich tun wollte, und haben darauf vertraut, dass ich das Richtige für mich wähle. Selbst wenn ich jetzt alles hinschmeißen und meinem Vater offenbaren würde, dass mein Studium eine Fehlentscheidung war, würde er noch sagen, dass das Wichtigste doch sei, dass ich das herausgefunden hätte. Man könnte denken, dass es ihm als erfolgreichem Geschäftsmann wichtig ist, dass seine Töchter „gut situierte“ Männer mit sicheren Jobs an ihrer Seite haben – also etwas ganz anderes als das, was Ole (zumindest momentan) verkörpert. Und trotzdem liebt mein Vater ihn. Als ich ihn fragte, ob es ihm etwas ausmache, dass Ole das Studium abbräche und nicht wüsste, was er künftig tun würde, sagte er: „Wieso? Wir haben unsere Töchter zur Selbstständigkeit erzogen. Der Job ihrer Männer sollte es sein, sie glücklich zu machen, nicht sie zu unterhalten!“ Und obwohl ich weiß, dass er so ist und dass er mir keine Standpauke halten würde, hatte ich irgendwie Angst, ihm zu beichten, was für ein Wahnsinnsprojekt wir hier gerade gestartet haben. Ich glaube, wie die meisten Kinder möchte ich einfach, dass Papa stolz auf mich ist und mich nicht für eine Spinnerin hält, die irgendeine „Hippiephase“ durchläuft.

Als er am späten Abend ankommt, sitzen wir bereits alle ums Lagerfeuer herum, und ich reiche ihm erst mal ein Bier und lasse ihn ankommen. Die Frage, warum wir uns in diesem kleinen Hafen treffen, hat er gar nicht erst gestellt. Daran, dass meine Wohnsituation, nennen wir es: unbeständig ist, hat er sich in den letzten Jahren wohl gewöhnt.

„Papa, ich muss dir was beichten!“, bringe ich endlich hervor, nachdem er sich hingesetzt hat und sich kurz von der langen Autofahrt erholen konnte.

„Oje, was kommt denn jetzt?“, fragt er mit einem gespielt beunruhigten Unterton.

Kaum etwas kann meinen Vater wirklich aus der Fassung bringen. Ich nehme ihn bei der Hand und führe ihn aus dem Schein des Lagerfeuers zu dem riesigen Ungetüm, das da im Dunkeln unter einer weißen

Plane verborgen liegt. Ich hebe die Plane und klettere die Leiter hoch. Als ich mich umdrehe, sehe ich, wie er etwas verdutzt sein Bier abstellt und mir folgt. Ich schalte den Baustrahler an, den wir zum Arbeiten im Dunkeln aufgestellt haben. Gott sei Dank sind wenigstens all der Schutt und der Gestank mittlerweile beseitigt. Was er nun im Schein des Strahlers zu sehen bekommt, ist eine etwa 20 Meter lange und 5 Meter breite Fläche nackter Schiffsrumpf und drum herum eine abrissreife Holzfassade und ein einsturzgefährdetes Dach.

„Ole und ich bauen ein Hausboot!“, platzt es aus mir heraus. „Hierdrauf wollen wir wohnen! Was hältst du davon?“

Einen kurzen Moment lang glaube ich, dass er mich auslacht. Das wäre noch schlimmer für mich, als wenn er mir eine Predigt halten würde! Wenn er uns nicht ernst nimmt und unser Vorhaben belächelt. Aber dann merke ich, er lacht aus einem anderen Grund. „Das kann unmöglich deine Idee gewesen sein! Du, die immer auf Sicherheit bedacht ist! Seit du Ole kennst, traust du dich auch mal, Verrücktes auszuprobieren und spontan von deinen Plänen abzuweichen. Find ich großartig. Dieser Mann tut dir nur gut!“

Ich bin sehr erleichtert, dass ich meinen Vater nun auf meiner Seite weiß. In dieser Nacht kann ich endlich mal wieder ruhig durchschlafen und am nächsten Morgen mit neuer Kraft mit anpacken, als wir gemeinsam mit unseren Freunden die alte Hütte abreißen. Wir ziehen die alten Fassadenteile zu Boden, zersägen sie auf Kamingröße und stapeln sie auf Paletten, um sie später als Brennholz zu nutzen. Zwei ganze Winter werden wir tatsächlich damit über die Runden kommen, ohne Brennmaterial dazukaufen zu müssen. So hatte die alte Hütte doch noch ihr Gutes.

Obwohl wenigstens eine Handvoll Leute zum Helfen gekommen ist, ist Ole enttäuscht. Er hatte erwartet, mehr Leute von unserem Projekt begeistern zu können. „Für das Geld, das wir für Bier und Grillgut ausgegeben haben, hätten wir auch Arbeiter bezahlen können!“, zieht er nach dem Wochenende etwas verbittert Bilanz. Für Ole, der immer sofort zur Stelle ist, wenn jemand umzieht oder handwerkliche Hilfe benötigt, ist es einfach unverständlich, dass nicht jeder Spaß daran hat, seine Freizeit mit solchen Projekten zu verbringen.

Für mich war es trotzdem ein gelungenes, wenn auch zugegebenermaßen etwas teures Unternehmen: Wir hatten Spaß, und was am Ende übrig bleibt, ist der nackte Rumpf und der Teil des Fachwerks, den wir versuchen wollen zu erhalten. Nun gibt es wirklich kein Zurück mehr. Nicht nur, weil wir jetzt schon zu viel Zeit, Geld und Arbeit investiert haben, sondern vor allem auch deshalb, weil sich bei uns beiden Schritt für Schritt die Vorstellung konkretisiert, wie unser Leben wohl in ein paar Monaten aussehen könnte. Andere träumen ja jahrelang davon – aber für uns ist dieser Traum vom Hausbootleben noch ganz neu, und wir sind schon mitten in der Realisierung. Jetzt haben wir Blut geleckt. Mittlerweile haben wir uns natürlich Bilder angesehen und Berichte gelesen – und wir können es kaum mehr erwarten, bald auf unserer Terrasse zu sitzen und die Füße überm Wasser baumeln zu lassen. Ständig das sanfte Schaukeln und die Nähe des Flusses zu spüren. Doch noch ist das weit weg.

Die große Frage ist jetzt: Wie dick ist der Stahl noch an den verschiedenen Stellen? Und muss viel vom Rumpf erneuert werden? Mit einem Bohrer bohrt Ole überall, wo Rostfraß zu sehen ist, kleine Löcher in den Rumpf und misst die Dicke des Stahls. Neben die Löcher schreibt er mit Kreide kleine Zahlen. Alles, was weniger als zwei Millimeter dick ist, schneidet er später schonungslos und großzügig heraus. Mich trifft im ersten Moment ein Schock, als ich eines Tages über die Leiter in den Rumpf klettere und all die großen rechteckigen Löcher im Boden sehe. Irgendwie kann ich mir nicht vorstellen, dass ein Boot mit so vielen Löchern im Boden je wieder schwimmen soll. Aber Ole ist guter Dinge. Noch – denn was als Nächstes kommt, wird ihn an den Rand der Verzweiflung bringen.

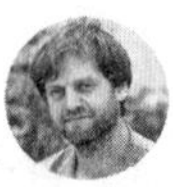

Direkt nach der Schule bin ich aufs Schiff gegangen. Meine Ausbildung zum Schiffsmechaniker sollte die Grundlage für eine Karriere in der Schifffahrt sein. Mein Job an Bord war es unter anderem, das Schiff in Schuss zu halten. Das heißt entrosten, schweißen, malen. Offiziell habe ich während der Ausbildung nur einen Schweißkurs gemacht. Alle sicherheitsrelevanten Schweißarbeiten durfte ich theoretisch gar nicht machen, deshalb unterschrieb immer ein qualifizierter Kollege, dass er diese Arbeiten erledigt habe. Wenn man so viele Quadratmeter Rost mit Hammer, Druckluft-Nagelmaschine und Drahtbürste bearbeitet hat, weiß man ganz gut, wo man hinhauen muss, um wirklich alles zu entfernen. Die Arbeit ist mühselig, aber notwendig. Auf einem Seeschiff ist sie sehr frustrierend. Wenn man gerade hinten angekommen ist, ist das Schiff am Bug schon wieder verrostet und man beginnt von vorn. Das hängt mit dem hohen Salzgehalt des Wassers und der Luft zusammen.

Unser Rumpf lässt sich erstaunlich gut entrosten. Ich benutze für den ersten groben Durchgang einen großen Hochdruckreiniger mit Heißwasser. Die Roststückchen fliegen nur so durch die Luft. Anschließend bearbeite ich die Stellen noch mit einem luftdruckbetriebenen Rostnagler und einem Rosthammer. Es dauert nur ein paar Tage, bis alles ausreichend entrostet ist. Die schlimmsten Stellen, an denen das Stahlblech nicht mehr dick genug ist, schneide ich direkt heraus.

Der Rumpf ist zum Schweißen vorbereitet, und der frische Stahl liegt schon auf dem Hof bereit – passend zugeschnitten für die offenen Stellen. Die Nachbarfirma hat mir die Bleche mit einer großen Stahlschere so zurechtgeschnitten, wie ich sie brauche. Unser Hafenmeister hat eine professionell ausgestattete Schweißerei, und ich darf alles benutzen. Was für ein Luxus! Solche Schweißgeräte habe ich bisher noch nie verwendet. Das wird ein Klacks, denke ich mir.

Aber schon kurz nach dem Anheften der ersten Stahlbleche merke ich, dass irgendetwas anders ist. Ich bekomme keine saubere Schweißnaht hin. Es bilden sich zentimeterlange Würste auf der Schweißnaht. Ich wechsle die Einstellungen des Schweißgerätes, tausche den Schweißdraht gegen hochwertigeren, aber nichts hilft. Es ist zum Verzweifeln! Mein Körper ist mittlerweile übersät von Brandbläschen – überall dort, wo die Schweißkügelchen auf mir gelandet sind. Anfangs zucke ich durch das Brennen noch zusammen und versuche eine Position zu finden, in der die glühenden Kügelchen mich nicht erwischen können, aber irgendwann stelle ich fest, dass es am besten ist, mich nicht zu bewegen und den Schmerz einfach auszuhalten. Denn immer, wenn ich mich bewege, wandern die heißen Stahlkügelchen weiter, was besonders tückisch ist, wenn sich eines in den Schuh verirrt hat.

Ich finde keine Lösung für das Schweißproblem. Aber es hilft alles nichts, es muss weitergehen. Stetig weniger motiviert, schweiße ich erst mal weiter. Als ich endlich mit den Nähten fertig bin, muss ich nur noch die vielen Löcher für die Dicken-Messung wieder zuschweißen und die Nähte zusätzlich mit einer Dichtmasse versiegeln. Die Aktion hat mich sehr viel Kraft gekostet, und auch die Euphorie ist kurzzeitig dahin.

Um festzustellen, ob die ganze Arbeit überhaupt erfolgreich war, muss ich den Rumpf von innen fluten. Wenn kein Wasser rauskommt, dann kommt – zumindest theoretisch – auch kein Wasser rein. Und tatsächlich: Es bilden sich keine Tropfen außen am Rumpf. Es scheint also, als könne man die erste Etappe als erfolgreich bezeichnen. Und wie nach jeder Etappe macht es mir Hoffnung, dass ja jetzt der nette Teil der Arbeit beginnt. Das rede ich mir jedenfalls immer ein.

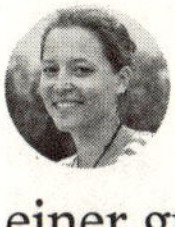

Es gibt diese Momente, da glaubt man, dass alles um einen herum düster wird. Und tatsächlich zieht eines Tages ein Gewitter auf. Der Himmel wird immer dunkler. Das Hausboot ist mit einer großen Plane abgedeckt. Damit die nicht einfach wegfliegt, ist sie an den Seiten mit mehreren 20 Kilo schweren Betonklötzen beschwert.

Doch der Wind wird immer stärker. Wir versuchen noch, die Plane zu sichern. Schnell erkennen wir aber, dass wir machtlos sind, und entscheiden uns, der Natur freien Lauf zu lassen und uns lieber in Sicherheit zu bringen. Wir rennen weg und sehen Sekunden später aus sicherer Entfernung, wie die Plane sich losreißt und die Betonklötze meterhoch in die Luft geschleudert werden. Überall auf dem Hof schlagen die Steine auf. Wie durch ein Wunder wird niemand verletzt, und es entstehen keine größeren Schäden. Das ist noch mal gut gegangen. Aber es war auch eine Warnung. Denn der erste große Herbststurm hat uns mehr als deutlich vor Augen geführt: Uns läuft die Zeit davon.

Oles Stimmung ist am Tiefpunkt angelangt. Die Arbeiten am Rumpf ziehen sich schon viel länger hin, als er es geplant hat. Eigentlich wollten wir schon längst mit dem Hausbau angefangen haben. Mittlerweile ist es Herbst geworden, die Nächte werden frischer, und wir sind in das neun Quadratmeter große Büro des Hafenmeisterpärchens umgezogen, inklusive Hund. Die Zeit drängt, wir wollen niemandem zur Last fallen, und außerdem leben wir zum Großteil von dem geliehenen Geld. Je länger Ole mit dem Bau beschäftigt ist, desto länger kann er nichts anderes arbeiten und desto schneller ist das Geld für die Materialien aufgebraucht. Der Zeitdruck und das Leben auf engstem Raum machen sich auch in unserer Beziehung bemerkbar. Die erste große Belastungsprobe.

Nur noch wenige Wochen, und ein Hausbau wird für eine Person allein lebensgefährlich. Abgesehen von unserer Wohnsituation: Wie soll Ole bei Eis und Schnee allein ein Dach decken? Wenn die Temperatur unter fünf Grad fällt, können wir nicht mehr malern, weil die Farbe dann unbrauchbar wird. Es gibt etliche Gründe, weshalb das Haus noch vor dem Wintereinbruch stehen muss. Und es fühlt sich an, als stünde er bereits vor der Tür.

BJÖRN bemerkt Oles Verzweiflung und bietet an, beim Lackieren des Rumpfs zu helfen. Er hat eine Airless-Lackiermaschine. Damit wird alles sehr viel schneller gehen, als wenn wir die Farbe rollen. Mit seiner Expertise und seinen *Connections*, Kontakten, will er auch die Schiffsfarbe beschaffen. Aber wir sind schockiert, wie teuer die Farbe ist. Wir haben ein bestimmtes Budget, und das muss zumindest so weit reichen, dass wir es am Ende warm und trocken haben. Beim Thema Design müssen wir also sparen. Das helle Grau, das unser Rumpf nun erhält, wäre zwar nicht meine erste Wahl gewesen, aber zumindest wird es schon sehr viel gepflegter aussehen als vorher. Ole mischt die Farbe und den Härter plus Verdünnung und Björn lackiert mit seiner Maschine.

Alles geht rasend schnell. Endlich mal eine Arbeit, bei der man sofort den Effekt zu sehen bekommt! In Oles Augen und seinem Lächeln sehe ich einen neuen Hoffnungsschimmer. Ich glaube, es tut ihm schon gut, dass er mal jemanden zum Reden hat beim Arbeiten und nicht immer nur allein ist.

Plötzlich gibt Björn uns ein Zeichen, leise zu sein, und schleicht sich von der Seite an die Hecke hinter unserem Boot. Mit einem „Buh!" springt er hinter einem Baum hervor – und erst jetzt sehen wir, dass sich da jemand hinter der Hecke versteckt hat. Laut fluchend verschwindet der Nachbar.

Björn ist stinksauer. „Der hat schon wieder gespitzelt! Hatte 'ne Kamera in der Hand! Ist bestimmt nur eine Frage der Zeit, dass die Bullen hier wieder vor der Tür stehen!"

Diesmal kündigt sich die Polizei jedoch an. Sie hätten einen anonymen Hinweis bekommen, dass hier illegal mit Maschinen gearbeitet werde, für die geschlossene Systeme mit Filteranlage vorgeschrieben seien.

Björn und Ole sind verunsichert. Was, wenn das stimmt? Vielleicht darf man die Lackiermaschine tatsächlich nur in einer Werkstatt mit Abluftsystem nutzen? Aus Angst vor einer kostspieligen Strafanzeige, die wir uns im Moment einfach nicht leisten könnten, verstecken wir die Lackiermaschine in unserem VW-Bus und fahren sie vom Hof.

Kurze Zeit später kommt die Polizei, diesmal etwas bescheidener, nur mit einem Streifenwagen, auf den Hof gefahren. Der Beamte zeigt uns ein Foto von der Lackiermaschine, welches ganz offensichtlich aus dem Versteck hinter der Hecke aufgenommen wurde. „Wenn das eine Airless-Maschine ist, also ohne Luft, dann dürfen Sie damit bis zu 10 Tonnen im Jahr an Lösungsmittel verarbeiten."

„Ach so!", antwortet Björn. „Das erreichen wir ja nie! Ole, hol das Ding mal her!" Ole holt den Bus und zeigt den Beamten die Maschine. Alles in Ordnung, wir haben uns nichts zuschulden kommen lassen.

Auch wenn die Beamten natürlich nicht begeistert davon sind, dass wir die Maschine versteckt haben.

Zwei Tage später strahlt der Rumpf in neuem Glanz, und wir bestellen den Kran, um unser Boot zurück ins Wasser zu heben. Die Spannung ist fast noch größer als beim Rausheben. Werden all die Schweißnähte dicht sein? Wenn nicht, müssen wir das Kranen abbrechen und den Kran nach der Reparatur noch mal bestellen.

Kaum berührt der Rumpf das Wasser, springt Ole rein und sucht alle Schotten ab, untersucht jede Schweißnaht und jedes zugeschweißte

Loch. Gespannt stehe ich am Ufer und warte auf sein Urteil. Nach ein paar Minuten schaut er aus dem Rumpf und gibt dem Kranführer das Zeichen: Daumen hoch, er kann das Boot ganz ablassen, alles ist dicht. Die Erleichterung und der Stolz stehen ihm ins Gesicht geschrieben.

Dann endlich, im Oktober, beginnen wir mit dem Hausbau auf dem Wasser. Eigentlich sind keine sechs Wochen seit dem Kauf vergangen, uns aber kommt es vor wie eine Ewigkeit. Ohne Bauzeichnung und ohne genaue Statikberechnungen, nur mit einem groben Plan im Kopf, legt Ole los. Zuerst muss er das alte Fachwerk wieder ausrichten und in den richtigen Winkel bringen. Der Vorgänger hat tragende Wände abgebaut. Dadurch ist das Dach eingesackt und hat die Wände auseinandergedrückt. Erst mal müssen wir also alles mit Spanngurten gerade ziehen und versteifen.

Ole fängt an, das vorhandene Fachwerk zu erweitern. Jeden einzelnen Balken müssen wir über den Steg zum Hausboot tragen und platzieren. Er setzt ein zweites Stockwerk oben drauf. Und das alles ohne Kran, ohne zweiten Mann und auf dem Wasser. Beim Tragen kann ich noch helfen, aber dann stoße ich auch schon an meine Grenzen. Um ihm die Balken hochzureichen, bin ich einfach zu klein und zu schwach.

Wenn ich dabei zusehe, wie er einen Balken nach dem anderen mithilfe von Schlingen und Seilen Stück für Stück fünf Meter in die Höhe zieht, um sie dann ohne Sicherung oben zu befestigen, vergesse ich fast, dass er eigentlich Höhenangst hat. Schon vom Zusehen wird mir schwindlig. Natürlich geht das alles nicht komplett ohne Unfälle über die Bühne. Während der Arbeiten ist Ole konzentriert und sich aller Gefahren bewusst. Aber abgesehen von etlichen blauen Flecken, blauen Fingernägeln, kleineren Schnittwunden und einem schmerzenden Rücken kommt er irgendwie, mit einer Mischung aus Vorsicht und einem unglaublich gnädigen Schutzengel, mehr oder weniger unbeschadet aus dieser Bauphase heraus.

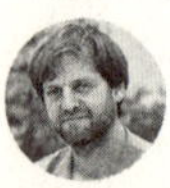

Die erste große Etappe, die Arbeit am Rumpf, war keine große planerische Herausforderung, da sich die Arbeiten einfach durch den Fortschritt ergeben haben. Aber jetzt, wo es an den eigentlichen Hausbau geht, wird es schon komplizierter, strukturiert zu arbeiten, auch wenn mich die Euphorie und der Ehrgeiz wieder gepackt haben.

Nach einer groben Berechnung, was ich an Holz benötige, lasse ich mir eine Ladung Balken anliefern. Leider hat die erste Lieferung einen Sturmschaden und ist nicht für das Ständerwerk zu gebrauchen. Nach einiger Diskussion wird die Ware dann aber getauscht, und ich kann mit dem Zuschnitt beginnen.

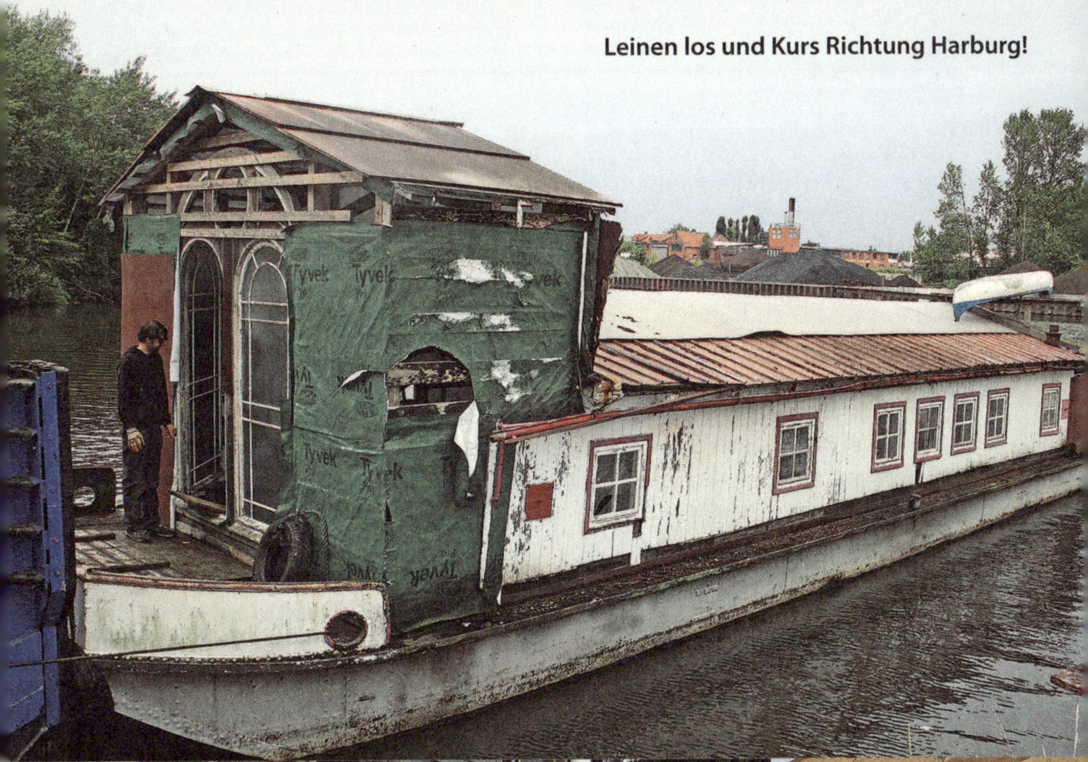

Leinen los und Kurs Richtung Harburg!

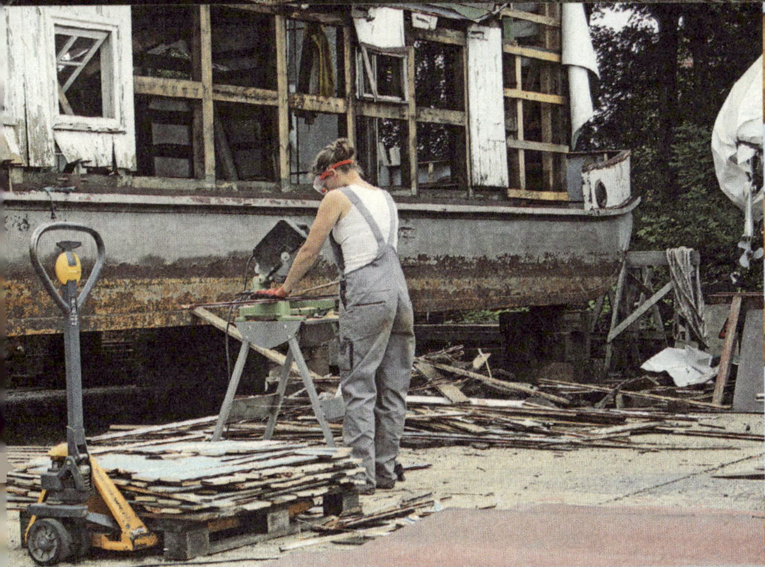

Die alte Hütte liefert uns noch Heizmaterial für zwei Winter.

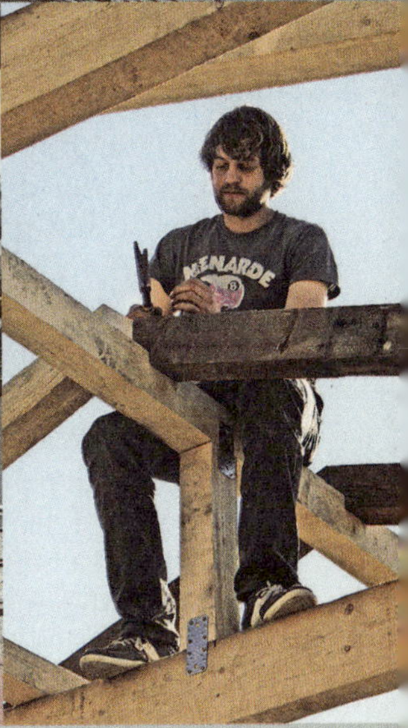

Ole baut ein Haus auf dem Wasser – und überwindet dabei seine Höhenangst.

Nachdem die Seitenwände des alten Fachwerks mithilfe von Spanngurten wieder einigermaßen im Winkel zueinander stehen, wird der Rahmen vorn und hinten geschlossen. Um eine angenehme Raumhöhe in der unteren Etage zu bekommen, erhöhe ich das untere Stockwerk noch etwas und setze dann die Balken für die Zwischendecke. So weit noch gut allein zu händeln, wenn auch etwas umständlich.

Die zweite Etage macht schon mehr Schwierigkeiten, da ja alles erst mal nach oben muss. Ich lege die fünf Meter langen Balken für das Dach auf einem gespannten Seil ab, um die andere Seite zunächst zu fixieren, während ich den Balken auf meinem Kopf balanciere. Dann kann ich auch die andere Seite verschrauben. Die Sparren fürs Dach kann ich größtenteils aus den alten Balken herstellen. Als der Rahmen dann endlich steht, wird die riesige Plane über das Gerippe gezogen, damit wir wieder regendicht sind. Zeit für ein Richtfest.

Das fällt sehr bescheiden aus, weil ich nur die einladen möchte, die mitgeholfen haben. Was bedeutet, dass eigentlich nur meine Familie und ein paar Leute aus dem Hafen dabei sind. Ich muss zugeben, dass ich etwas beleidigt und enttäuscht bin, dass sich bisher kaum jemand als helfende Hand angeboten hat. Aber es war wohl etwas naiv von mir, zu glauben, dass der Bau unseres Hausboots eine Begeisterung im Freundeskreis wecken würde, die sich in konkreter Mithilfe ausdrückt. Es ist halt unser Projekt.

Ein alter Bundeswehrofen sorgt für ein wenig angenehmere Temperaturen unter der Plane, und unsere meist leicht beschwipste Bootsnachbarin hat uns einen Richtkranz aus einem alten Rettungsring gebastelt. Bei Chili con Carne und ein paar alkoholischen Getränken halte ich einen improvisierten Richtspruch und gönne mir einen halben freien Tag. Längere Pausen sind gerade nicht drin.

In diesen Wochen ist um fünf Uhr früh Arbeitsbeginn, und je nach Tagesform arbeiten wir manchmal bis 20 Uhr, oft aber auch bis spät in die Nacht. Die Strapazen kann man mir, aber auch Jill mittlerweile deutlich ansehen. Von leichten Schürfwunden und blauen Flecken, den Verbrennungen vom Schweißen abgesehen, schlage ich mir auch noch einen der Schneidezähne aus. Der viel zu ungepflegte Bart und die Augenringe hingegen können uns egal sein – wir haben ohnehin keinen Spiegel an Bord. Und Zeit, um unter Leute zu gehen, haben wir erst recht nicht.

Der Winter ist nicht mehr allzu fern. Jetzt heißt es, schnellstmöglich die Wände dämmen und das Dach draufsetzen. Ich bin wirklich froh, dass es das Internet gibt und man sich hier quasi alles Wissen, das man braucht, suchen kann. Bei den Trapezblechen für das Dach habe ich zum Glück Unterstützung von Jills Kindergartenfreund Markus. Minimalistisch gesichert ignoriere ich meine Höhenangst bestmöglich, und zusammen bekommen wir das Dach an einem Tag drauf. Leider muss ich die Dämmung jetzt von unten zwischen die Sparren klemmen, was meine Abneigung gegen Steinwolle nur noch steigert. Als dann alles gedämmt ist, macht sich der alte Baumarktofen meiner Schwester endlich bezahlt. Es wird allmählich gemütlich auf unserer Baustelle.

Die Fassade anzuschrauben macht wieder richtig Spaß. Ruckzuck ist alles dran, allerdings noch ohne Fensterausschnitte, daher sieht es nach einem riesigen Holzklotz aus. Leider reicht das Geld nicht für alle Fenster; die obere Etage bleibt vorerst dunkel. Die Haustür ist eine Nebeneingangstür aus dem billigsten Baumarkt-Fichtenholz. Weder schön noch praktisch, aber der Wind kommt wenigstens nicht mehr durch.

Da der Weg in das Toilettenhaus des Hafens auf Dauer etwas mühselig ist, schraube ich eine Toilette auf einen Rollwagen und hinten dran ein kleines Hebewerk, also eine Abwasserpumpe mit Schlauch. Die Spülung funktioniert nur mit einem Eimer. Das Wasser holen wir durch das Fenster aus dem Hafenbecken. Das Abwasser wird über einen langen Schlauch direkt in den Kanalisationsanschluss des Hafens gepumpt. Dieses mobile Klo nutzen wir während der kompletten Bauzeit und schieben es immer wieder in eine andere Ecke, wenn es stört. Als provisorische Küche dient ein aus Resten zusammengeschraubtes OSB-Platten-Ungetüm. Gekocht wird auf einem Zwei-Platten-Kocher, und frisches Wasser zum Händewaschen oder Kochen kommt aus dem Wasserkanister. Steckdosen oder Lichtschalter gibt es noch nicht. Licht bekommen wir über kleine Lampen, die mit der Kabeltrommel durch den Raum wandern, je nachdem, wo wir sie gerade benötigen.

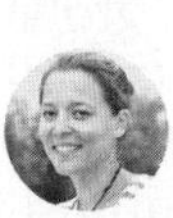

Viele der von Ole verarbeiteten Materialien sind gebraucht. Aus einer alten Ruine hat er schon vor Jahren den Dielenfußboden und aus einem anderen Abbruchhaus die alten dänischen Fenster gerettet und bei seinen Eltern zwischengelagert. Jetzt kommen sie endlich zum Einsatz. Zum ersten Mal bin ich dankbar für seine Sammelleidenschaft, denn für neue Materialien hätte das Geld nicht gereicht.

Es fühlte sich erneut an wie eine Ewigkeit, aber in Wirklichkeit hat uns Ole innerhalb von nur drei Wochen ein ganzes Haus gebaut. Kaum ist das Dach drauf, fällt der erste Schnee. Es ist Mitte November, und der Winter ist da. Während ich in unserem nackten Rohbau immerhin schon mal Kaffee kochen kann, beobachte ich, wie Ole wagemutig mit einer Leiter auf einem Floß balanciert und der Außenfassade ihr „Schwedenrot“ verpasst.

Und da ist es auch schon passiert: Ole hört Stimmen auf der Brücke. Eine Grünkohlwandertruppe ist offensichtlich beeindruckt von seinem akrobatischen Arbeitseinsatz. Als er sich zu ihnen umdrehen und grüßen will, hält er sich an der Leiter fest. Die Leiter kippt, und er fällt in hohem Bogen in das eiskalte Hafenbecken, mitsamt Pinsel und Farbeimer. Durch den Kälteschock springt er wie ein Delfin an der Bordwand unseres Boots hoch. Offensichtlich ist er selbst erstaunt, dass es ihm tatsächlich gelingt, sich ohne Leiter an Bord zu hieven.

Als wir kurze Zeit später mit einer frischen Tasse Kaffee und in Wolldecken gehüllt vor dem Kamin sitzen, fassen wir schließlich den Entschluss: Wir ziehen ein! Und das heute noch! Wir haben zwar bisher weder eine richtige Toilette noch eine Dusche an Bord, aber die gibt es ein paar Meter weiter im Hafen. Was wir haben, ist ein Kamin, ein Bett und eine Kaffeemaschine und vor allem: reichlich Platz und Zweisamkeit. Mehr brauchen wir im Moment nicht.

Parallelwelt: der erste Winter

November 2011

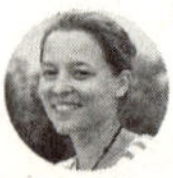

Genügsame Zweisamkeit hin oder her: Die ersten Wochen sind hart. Wir wachen morgens auf und können unseren Atem sehen, so kalt ist es. Wir haben zwar den Holzkamin, doch auch mit Kohlebriketts geht dieser irgendwann in der Nacht aus, wenn wir schlafen und niemand nachlegt.

„Du bist dran!“, murmelt Ole schlaftrunken.

„Nein, du! Ich hab’s gestern gemacht!“, protestiere ich.

Irgendjemand muss den Kamin wieder anschmeißen. Es kostet große Überwindung, die warme Bettdecke zurückzuschlagen und aufzustehen. Aber es hilft alles nichts. Solange wir liegen bleiben, wird es nicht wärmer, sondern immer kälter. Ole musste einiges an Geduld aufbringen, bis er mir beigebracht hat, wie ich das Feuer im Kamin zum Brennen bringe. Mittlerweile aber bin ich schon recht routiniert darin und fast so schnell wie er – auch wenn er mich jedes Mal skeptisch beobachtet und sich verkneifen muss, es zu kommentieren oder gleich selbst zu tun.

Aber heute ist er dran. Während er sich widerwillig aus dem warmen Bett quält und anfängt, die Asche aus dem Kamin zu fegen, ziehe ich meinen Mantel über den Schlafanzug, steige in die Winterstiefel und mache mich, bewaffnet mit Handtuch und Zahnbürste, auf den Weg zum Duschen. Der Steg ist mit einer dicken Schicht Neuschnee bedeckt – eine ganz schön rutschige Angelegenheit. Ein Geländer gibt es nicht. Wenn ich jetzt ausrutsche, lande ich nicht nur im eiskalten Wasser – das Hafenbecken ist seit einigen Tagen sogar mit einer dünnen Eisschicht bedeckt. Vorsichtig setze ich einen Fuß vor den anderen und taste mich langsam vor, bis ich endlich das rettende Ufer erreiche. Im Dunkeln stapfe ich durch den Schnee zur Hafentoilette. Der zumindest leicht beheizte kleine Raum mit Dusche und Toilette wirkt richtig einladend heute Morgen. Schnell schließe ich die Tür hinter mir, um bloß keine Wärme entweichen zu lassen.

Mittlerweile arbeite ich in meinem ersten Job als Redakteurin bei Studio Hamburg. Ich fühle mich, als würde ich in zwei Parallelwelten leben. Ich versuche mich in dem vom Wasserdampf nassen Mini-Bad „bürofein" zu machen. Kurze Zeit später sitze ich mit Hunderten anderen Pendlern in feinem Zwirn und mit schwarzen Aktenkoffern in der S3 in Richtung Büroalltag. Meine Kolleginnen wissen, dass ich auf einem Hausboot wohne. Eine genaue Vorstellung davon, wie unser Leben im Moment aussieht, haben sie aber vermutlich nicht.

Alles – vom Aufstehen bis zu dem Zeitpunkt, an dem die Arbeit die erste *aktive* Hirnaktivität von mir fordert – ist der reinste Automatismus. Wie eine riesige Armada von Robotern strömen jeden Morgen Tausende Pendler schweigsam und mit starrem Blick durch den Hamburger Hauptbahnhof – und ich bin ein Teil davon. Gemeinsam mit dem Rest dieser Masse ergieße ich mich, an meinem Zielbahnhof angekommen, aus der Bahn und fühle mich mit jedem weiteren Tag auch genauso: irgendwie „ausgespuckt". Im Gleichschritt marschieren wir weiter in Richtung Büro. Dort angekommen, murmelt jeder sein „Moin!", drückt ganz automatisch auf den Anschaltknopf des Computers und holt sich in der Zeit, die dieser zum Hochfahren braucht, erst mal einen Pott Kaffee. Dann E-Mails lesen und abarbeiten. Was liegt heute an? Im Grunde dasselbe wie jeden Tag.

In dieser Zeit, in der ich mich fühlte, als würde ich in zwei sich abstoßenden oder sich widersprechenden Welten leben, wuchs in mir langsam ein Fremdheitsgefühl gegenüber dieser „künstlichen" Existenz, die wir Arbeit nennen. Zumal ich ohnehin nicht zu den Menschen gehöre, die von sich behaupten können, sie hätten schon immer gewusst, dass sie mal Journalist werden wollen. Als ich nach dem Abi meine Sachen packte, um erst mal für ein Dreivierteljahr nach Australien zu gehen, tat ich das auch deshalb, weil ich noch immer keine Ahnung hatte, was ich eigentlich beruflich machen wollte. Ich könnte jetzt behaupten, ich hätte mich dann aus idealistischen Gründen für diesen Beruf entschieden: weil ich aufklären wollte, über Missstände berichten und die Welt im Kleinen verändern. Klar, das alles war Teil meiner Motivation. Der Hauptgrund allerdings war ehrlich gesagt viel egoistischer: Ich konnte mir ganz einfach keinen anderen Beruf vorstellen, der abwechslungsreicher und weniger langweilig ist.

Und tatsächlich habe ich in den Jahren, in denen ich ihn dann aktiv ausübte, Einblicke in so viele verschiedene Lebensbereiche und Themen bekommen und so viele verschiedene Menschen kennengelernt, wie das in fast keinem anderen Beruf möglich gewesen wäre. Die Bandbreite reicht vom niedersächsischen Biobauern bis hin zum syrischen Flüchtling in einem griechischen Internierungslager. Menschen haben mir ihre Geschichten erzählt und mich in ihr Leben gelassen, und ich habe Dinge gesehen und erfahren, denen ich sonst nie begegnet wäre.

Aber wie so oft ist das eben nur ein kleiner Ausschnitt der Wirklichkeit – der mit Abstand interessanteste. Den Großteil der Zeit verbringe ich im Bürotrott, und das mindestens 45 Stunden die Woche. Und je mehr ich davon absitze, desto sicherer weiß ich, dass ich das nicht will.

Wir lernen das Hausbootleben

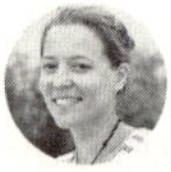

Die ersten Monate auf dem Hausboot fühlen sich ein bisschen an wie campen. Und das im Winter. Aber Stück für Stück erobern wir uns ein bisschen mehr Gemütlichkeit und Komfort. Als wir das erste Mal fließendes Wasser aus der Leitung haben und an Bord auf ein richtiges Klo gehen können, feiern wir das, als hätten wir plötzlich die reinste Luxussuite. So ein paar Wochen Entbehrungen öffnen einem erst die Augen für Dinge, die vorher so selbstverständlich waren. Trotzdem: Richtig genießen können wir unser neues Zuhause noch nicht. Die weiteren Arbeiten am Hausboot kommen zeitweilig fast ganz zum Erliegen. Denn damit das Geld nicht zur Neige geht, muss Ole wieder arbeiten gehen. Und um die Liegegebühr abzuarbeiten, schuftet er nebenbei auch noch für den Hafenmeister.

Wie die meisten anderen Menschen stehen wir also morgens im Dunkeln auf, arbeiten den ganzen Tag, kommen im Dunkeln wieder, und in den verbleibenden Minuten bis zum Schlafengehen basteln wir noch ein bisschen am Haus. Freundschaften bleiben in dieser Zeit auf der Strecke. Zu Besuch kommt niemand. Zu kalt, zu ungemütlich – und auf Mithelfen hat auch niemand so richtig Lust. So einsam hatte ich mir ein Leben auf dem Hausboot nicht vorgestellt. Doch dann kommt der lang ersehnte Frühling – und mit ihm die Gäste und das Hausbootleben, wie die meisten es sich ausmalen.

Kaum fallen die ersten wärmeren Sonnenstrahlen auf unsere Terrasse, ist bei uns plötzlich ein Kommen und Gehen wie in einer Strandbar. In unserem Freundes- und Bekanntenkreis in Hamburg hat es sich herumgesprochen, dass wir auf einem Hausboot wohnen. Viele sind neugierig, ein paar vielleicht auch neidisch. Letztere wissen ja nicht, wie die vergangenen Monate aussahen. Was sie sehen, ist ein fertiges Hausboot! Zumindest fast fertig. Der Traum von Unabhängigkeit und Freiheit. Einige sehen eine Möglichkeit, ein Stück des Traums mit zu leben, und sei es nur am Wochenende.

Leider vergessen sie dabei manchmal, dass es sich hier um unser Zuhause handelt. Was wir in den vergangenen Monaten zu viel an Zwei- und Einsamkeit hatten – nun sehnen wir es manchmal geradezu herbei. Manche Leute kommen unangemeldet, spazieren völlig selbstverständlich einmal quer durch unser Wohnzimmer und setzen sich mit einem kühlen Bier aus unserem Kühlschrank auf die Terrasse. „Wie cool ist das denn, dass ihr theoretisch jederzeit ablegen und woanders hinfahren könnt!“ Ja, theoretisch. In der Praxis sieht das nämlich ganz anders aus. Wie anders, das würden wir schon sehr bald erfahren.

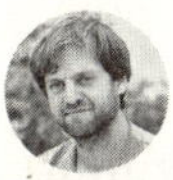

Wir haben den Winter eigentlich gut überstanden – jetzt müssen wir erst mal die Konten aufbessern. Während Jill jeden Morgen in die Bürowelt abtaucht, arbeite ich hauptsächlich für eine Messe- und Ladenbaufirma in Hamburg – und zusätzlich in dem Hafen, wo unser Hausboot liegt. Da ich selbstständig bin, kann ich mir zwar immer mal wieder ein paar Tage freischaufeln. Aber das Geld ist wie üblich knapp, weil jeder Cent in den Ausbau fließt, und ich bin ziemlich überlastet, weil einfach noch keine Zeit zum Pausemachen da war.

Zusätzlich bin ich leider so blauäugig in die Selbstständigkeit gestolpert, dass ich nicht einmal krankenversichert bin. In meinem Mund klafft noch immer die große Zahnlücke vom Arbeitsunfall. Als zu Silvester 2011 im Hafen eine „Loveboat“-Mottoparty stattfindet und ich mir ein Kapitänsoutfit von meinem Vater leihe, werde ich darauf angesprochen, wie echt meine Zahnlücke aussieht. Das ist der Moment, an dem ich merke, dass ich mich auch mal wieder um andere Dinge als den Hausbootbau kümmern muss. Zum Beispiel um mich. Nachdem ich dann die Auflistung der Krankenkasse bekomme und feststellen muss, wie unverschämt hoch allein die Säumniszuschläge sind, obwohl ich nie beim Arzt war, ist plötzlich klar, dass ich pleite bin. Nach diversen Vorsprachen bei der Bundesknappschaft werde ich zumindest noch mal leicht runtergestuft und darf die knapp siebentausend Euro in Raten abzahlen. Dazu kommt der ab jetzt monatlich anfallende Krankenkassenbeitrag. Wenigstens gibt's nun endlich einen neuen Zahn.

Nach jedem Geldeingang wird erst mal eingekauft. Dusche, Waschbecken, Wasserleitungen und und und. Die Baumarkt-Bonuskarte macht sich so langsam bezahlt. Leider arbeite ich nämlich so spontimäßig (bzw. scheue Zeit und Nerven für Recherche), dass ich fast alle Einkäufe im benachbarten Baumarkt mache. Dadurch haben wir sicher viel Geld verbrannt. Andererseits ist Zeit eben auch ein Faktor.

Aber zum Glück lernt man ja jeden Tag etwas dazu – und am besten geht das, wenn man viele Fehler macht. Nachdem ich das Bad so weit fertiggestellt habe, dass es uneingeschränkt genutzt werden kann, und wir den Gipskartonverhau a.k.a. „Küche“ etwas erweitert haben, lassen wir die Arbeiten am Hausboot erst mal ruhen. „Nichts hält länger als ein Provisorium“, hat mir mal jemand gesagt. Was unser Hausboot angeht, trifft das den Nagel auf den Kopf. Viele Stellen werden einfach zugespachtelt oder irgendwelche Reste vorgeschraubt, damit der kalte Wind nicht mehr durch die Ritzen pfeift.

Darüber, dass immer mehr Bekannte in den Hafen kommen, freut Jill sich anfangs – deutlich mehr als ich. Denn egal, woran ich gerade arbeite: Es kommt eher selten vor, dass mal jemand seine Hilfe anbietet. Mich nervt das ziemlich, aber Jill scheint es gutzutun, dass wir wieder so was wie ein Sozialleben haben. Und da sie die Strapazen der letzten Monate doch ziemlich tapfer durchgestanden hat, versuche ich zumindest, den Gästeansturm mit möglichst sanftem Sarkasmus zu ertragen, auch wenn es mir nicht immer gelingt. Obwohl es bei uns am Hausboot eigentlich genügend zu basteln und zu schrauben gäbe, kommen ein paar Bekannte aus Hamburg irgendwann auf die Idee, aus unseren Bauresten ein Floß zu bauen. Zu meinem Leidwesen entsteht so neben unserem Hausboot ein Projekt, das sich meiner Meinung nach nicht mal mehr als Kunst verkaufen lässt. Nach ein paar Wochen verlieren sie das Interesse – und wir haben einen Haufen Schrott, der neben uns vor sich hin dümpelt und beseitigt werden muss.

Hausbooteinweihungsparty

Sommer 2012

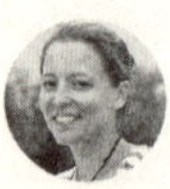

Ein Jahr nachdem unser Hausbootabenteuer begonnen hat, beschließen wir, all den Stress der vergangenen Monate hinter uns zu lassen und das, was wir bisher geschafft haben, mit einer großen Party zu feiern. Klar, ein bisschen stolz sind wir natürlich auch, und wir freuen uns darauf, allen unser neues Zuhause zu präsentieren. Aber vor allem wollen wir einfach mal das genießen, worauf wir all die Monate hingearbeitet haben. Zuerst laden wir nur den engsten Freundeskreis ein. Doch wir merken, dass sich die Nachricht über die Hausbooteinweihungsparty herumspricht wie ein Lauffeuer. Es werden schnell mehr Leute als geplant, die fragen, ob sie kommen und noch jemanden mitbringen dürften. Ole macht sich einen Spaß und sagt zu einem der „Anwärter", dass er gern kommen dürfe, wenn er in Badeanzug und mit Schwimmring erscheine. Und der nimmt ihn beim Wort: Im Männerbadeanzug und mit Schwimmring kommt er auf einem Skateboard die Hafeneinfahrt heruntergerast – und haut sich dermaßen auf die Schnauze, dass wir als erste Gastgeberamtshandlung einen Verbandskasten auspacken und den Ärmsten verarzten müssen. Damit hat er sich den Einlass auf die Party auf jeden Fall verdient.

Wir landen schließlich bei 120 Gästen. Wir haben keine Ahnung, ob unser Boot überhaupt so viele tanzende Menschen aushält. Wir hoffen einfach, dass das Wetter mitspielt und sich die Party aufs Ufer ausweitet und nicht immer alle gleichzeitig an Bord sind. Praktischerweise konnten wir uns noch keine Möbel leisten. Und da das Bett mittlerweile ins Obergeschoss umgezogen ist, ist unten reichlich Platz zum Tanzen. Abgesehen von der improvisierten Küchenzeile ist das Erdgeschoss eine einzige große Tanzfläche. Aber nicht nur der drohende Platzmangel und die Frage, ob das Boot der Menschenmenge gewachsen ist, machen mir Sorgen.

„Was, wenn jemand im Dunkeln und betrunken ins Wasser fällt?", frage ich Ole.

„Wenn man das verhindern will, dürften kein Beachklub und kein Partyboot der Welt mehr ein Event ausrichten!", argumentiert Ole.

Und er hat ja recht. Schließlich können wir nicht alle Risiken ausschließen. Und unsere Gäste sind erwachsen und geimpft, also für sich selbst verantwortlich.

Obwohl wir eigentlich keinen Cent übrig haben, gehen wir in die Vollen: Wir machen einen Rieseneinkauf beim Großmarkt und hoffen ansonsten einfach auf großzügige Spenden der Gäste. Wir dekorieren das Hausboot und den Steg mit Fackeln, Schilfrohr und Liegestühlen, und mein Vater spendiert ein paar Lampen.

Es wird eine legendäre Party. Den ganzen Abend laufen wir mit einem breiten Grinsen umher. Die Anerkennung, die uns entgegengebracht wird, tut gut. Die Euphorie ist ansteckend.

Dann, am frühen Morgen, als die Party noch in vollem Gange ist, passiert, was passieren musste: Unsere sichtlich angetrunkene Freundin Jenny fällt rückwärts von der Terrasse ins Wasser. Kurzer Schock. Doch als sie prustend und lachend wieder auftaucht, gibt es kein Halten mehr. Einer nach dem anderen springt in voller Montur ins Hafenbecken. Im Dunkeln und mit dem entsprechenden Alkoholpegel stört sich keiner daran, wie das Wasser aussieht und wie es riecht. Das dilettantisch zusammengezimmerte Floß, das neben unserer Bordwand vor sich hin dümpelt, taugt immerhin als Sprungturm. Als es langsam hell wird, liegen überall im Haus nasse Klamotten verstreut, und unser Kleiderschrank ist geplündert.

Nach all den Entbehrungen der letzten Monate erleben wir es das erste Mal: das Hausboot-Feeling, von dem so viele träumen und nach dem wir ursprünglich gar nicht gesucht haben. Aber seit wir vor gut einem Jahr in dem alten Wrack standen, haben wir uns oft solche Szenen ausgemalt, wie wir sie jetzt erleben: Wir sitzen bei Sonnenaufgang auf unserer Terrasse, beobachten zusammen mit den letzten Gästen, wie die ersten Sonnenstrahlen auf dem Wasser glitzern, und sind uns das erste Mal sicher: Das war die beste Entscheidung unseres Lebens.

Nichts hält länger als ein Provisorium

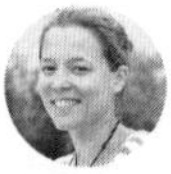

Was viele unserer Besucher nicht sehen, ist die Tatsache, dass wir auf einer ewigen Baustelle leben. Viele, die sich gegen einen Neubau und für die Renovierung eines alten Gebäudes entscheiden, kennen das. Man beginnt, einen Raum nach dem nächsten bewohnbar zu machen. Aber überall gibt es versteckte Schwierigkeiten, warten neue böse Überraschungen. Und wenn man beim letzten Raum angekommen ist, kann man beim ersten wieder anfangen, die Provisorien auszutauschen, die man zu Beginn aus Geld- oder Zeitmangel in Kauf genommen hat.

Das Geld, das wir uns für den Bau geliehen haben, ist längst aufgebraucht. Für das Nötigste hat es gereicht: Wir haben vier Wände, ein Dach über dem Kopf und eigentlich alles, was zu einem bewohnbaren Haus gehört: fließend Wasser, Strom, einen Kamin und mittlerweile auch eine 70er-Jahre-Küche aus dem Familienbestand. Fertig ist es damit zwar noch lange nicht, aber alles, was jetzt noch gemacht werden muss, kann in den kommenden Jahren Stück für Stück geschehen. Wir werden freie Zeit dafür nutzen müssen, nach und nach Dinge zu verbessern, auszutauschen oder zu überholen. Momentan fehlt es einfach an Geld und Zeit. Gefühlt besteht die Hälfte des Hauses aus Provisorien.

Irgendwann gewöhnt man sich an den Anblick und vergisst fast, dass man hier eigentlich mal etwas anderes geplant hat. An vielen Stellen allerdings machen sich das Sparen und die Tatsache, dass es anfangs wegen des nahenden Winters sehr schnell gehen musste, unweigerlich bemerkbar. Und auch die Besonderheiten, die so ein Dasein auf dem Wasser für ein Haus bedeuten, fallen erst mit der Zeit auf.

Holzhausbewohner kennen das ständige Knacken und Knarzen, wenn das Holz „arbeitet", sich also ausdehnt oder zusammenzieht. Bei einem Holzhaus auf dem Wasser kommen die Bewegungen dazu, was die Belastungen natürlich deutlich vergrößert. „Man könnte sagen, wir wohnen in einem Erdbebengebiet", erklärt Ole die Besonderheit beim Bau von Hausbooten. Im Grunde grenzt es an ein kleines Wunder, dass er uns ohne das Wissen und die Erfahrung, die er mittlerweile hat, ein Haus gebaut hat, das all diesen Belastungen seit Jahren standhält.

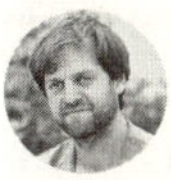

Irgendwie kann ich in unserem neuen Zuhause nie richtig abschalten. Überall, wo ich hinschaue, entdecke ich irgendwelche Fehler oder denke an die Folgen eines Provisoriums. Die gebrauchten Fenster, die wir von meiner Schwester geschenkt bekommen haben, sind zwischen den Scheiben der Zweifachverglasung beschlagen und man kann zum Teil nicht mehr durchgucken. Die Dämmwirkung ist also nicht gerade optimal. Die Wände haben durch die ständige Bewegung des Hausboots Risse bekommen. Und auch nachdem ich alle Fugen wieder aufgemacht und alles noch mal gespachtelt habe, hört die Rissbildung nicht auf. Also beginne ich, an einigen Stellen mit teuren Produkten aus dem Bootsbereich zu experimentieren.

Die alte Küche fällt immer mehr auseinander: Die Türen hängen und die Schubladen haken. Die alte Mahagoni-Schiffstür, die im Badezimmer als Terrassen-Zugang dient, fängt an zu schimmeln. Die Kabel an der Decke liegen offen. Egal, wo ich hinschaue: Der Baustellencharakter ist deutlich zu erkennen. Auch wenn alle Besucher versuchen, mir ihre Anerkennung für die erbrachten Arbeiten zu signalisieren – ich kann einfach keine Komplimente annehmen.

Abgesehen von den rundum ersichtlichen Mängeln gibt es leider einen sehr unangenehmen, aber immer wiederkehrenden und dann sehr akuten Job: unsere Abwasserpumpe. Die Abwasseranlage auf dem Hausboot ist so aufgebaut, dass das Abwasser direkt in ein Kleinsthebewerk geleitet wird. So eine Anlage ist quasi ein Tank mit einer Pumpe. Diese Pumpe wird durch einen Schwimmerschalter bei einem bestimmten Wasserstand im Tank eingeschaltet und hat einen Zerkleinerer, der unter anderem das Klopapier zerreißt. Hat man jetzt Besuch, der noch nie davon gehört hat, dass gewisse Gegenstände nicht in die Toilette wandern sollten, dann bedeutet das auf unserem Hausboot, dass die Pumpe nicht mehr pumpen kann und der Wasserstand in dem 30-Liter-Tank innerhalb kürzester Zeit so ansteigt, dass alles kurzerhand überläuft. Unappetitliches Thema, ich weiß, aber ich muss es leider erwähnen, weil es zur Realität unseres improvisierten Hausboot-Lebens gehört. Wenn also der Tank überläuft, fließt das Abwasser direkt in die Bilge des Hausboots. Die Bilge ist das Innere des Rumpfes, also quasi der Boden unter dem Zimmerfußboden. Dass das Abwasser in die Bilge läuft, merkt man in der Regel erst daran, dass es stinkt. Und dann muss der Hausherr zum einen die komplette Kleinsthebeanlage zerlegen und reinigen, zum anderen aber: Er muss sich flach in die Bilge legen und mühsam bis in alle Ecken das stinkende Abwasser aufwischen und die festen Bestandteile aufsammeln. Unter anderem das Corpus Delicti aus dem Bereich Damenhygiene.

Passiert so etwas ein Mal, dann will man nicht, dass sich jemand für diesen Vorfall schämen muss, also macht der Hausherr einfach seinen Job und redet nicht weiter darüber. Passiert es zum zweiten Mal, findet der Hausherr das nicht gut und bittet seine Freundin, der verantwortlichen Person einen kleinen Tipp zu geben. Beim dritten Mal fliegt schon mal ein Werkzeug durch die Gegend und vielleicht wird auch ein bisschen geflucht. Erst ab dem vierten Mal kann der Hausherr nicht anders, als die Person direkt und nicht gerade freundlich anzusprechen, die dafür verantwortlich ist. Und ab dem fünften Mal habe ich kurzzeitig eine generelle Abneigung gegen das Hausbootleben entwickelt.

Die Suche nach einem neuen Liegeplatz

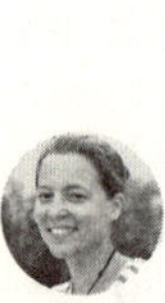

Im Vergleich zu unserem alten Leben in WG-Zimmern fühlt sich unsere Situation jetzt schon selbstbestimmter an. Doch so richtig frei sind wir nicht. Wir zahlen zwar keine Miete mehr, aber stattdessen gut 4000 Euro Liegegebühr im Jahr. Zusätzlich zahlen wir monatlich das geliehene Geld an Oles Eltern zurück.

Hinzu kommt, dass Ole immer unzufriedener mit seiner Arbeitssituation ist. „Wir müssen hier weg, Jill!“, sagt er mir eines Abends, als ich von der Arbeit nach Hause komme. „Ich bin Björn und Dani ja dankbar dafür, dass sie uns hier haben bauen lassen und uns sogar in ihrem Haus aufgenommen haben, aber ich bin es leid, ewig das Gefühl zu haben, diese Schuld abarbeiten zu müssen. Das funktioniert nicht. Außerdem muss ich hier auch mal raus. Das geht nicht gut auf Dauer, dass ich hier wohne und arbeite.“

Ich weiß, was er meint. Er fühlt sich gefangen. Er persönlich ist von der ersehnten Freiheit vielleicht sogar weiter entfernt als vorher. Denn sein Arbeitgeber ist gleichzeitig unser Vermieter. Eine schwierige Kombination.

Ich stimme ihm zu: „Für mich war sowieso immer klar, dass wir hier nicht ewig bleiben können. Wenn ich schon auf einem Hausboot wohne, dann möchte ich in die Natur sehen, wenn ich aus dem Fenster schaue, und nicht auf eine Brücke, über die im Sekundentakt Lkw donnern." Von unserer Terrasse aus blicken wir auf einen großen Supermarktparkplatz. Nicht gerade idyllisch. Wir sind uns also einig: Ein neuer Liegeplatz muss her.

Aber das ist leichter gesagt als getan. Erst jetzt, wo wir uns intensiver mit dem Thema Liegeplatz beschäftigen, merken wir, dass das für die meisten Hausbootbesitzer das größte und ständig wiederkehrende Problem ist. Und realisieren jetzt erst, was wir für ein Riesenglück hatten, dass wir den Liegeplatz praktisch schon vor dem Hausboot hatten. Für viele ist das Liegeplatzproblem sogar der Grund, ihren Traum irgendwann wieder aufzugeben. Die deutschen Städte sind, was das Thema „Wohnen auf dem Hausboot" angeht, Jahrzehnte hinter Städten wie Amsterdam, London, Seattle oder San Francisco zurück. Dabei ist gerade Hamburg mit seinen vielen Kanälen und kleinen Häfen prädestiniert dafür. Theoretisch könnten Hausbootsiedlungen, wie es sie zum Beispiel in Seattle gibt, dabei helfen, den chronischen Wohnungsmangel zu beheben. Doch offensichtlich ist das nicht erwünscht, zumindest nicht für den Durchschnittsbürger.

In ganz Hamburg gibt es derzeit nur rund 80 Hausboote, die meisten davon eher halblegal und geduldet. Die Liste der Bedingungen, die die Hausboote erfüllen sollten, ist lang, das Genehmigungsverfahren sehr viel umfangreicher als beim normalen Hausbau. Wer hier durchblicken will, muss sich erst mal durch den 42-seitigen „Genehmigungsleitfaden für Hausboote und schwimmende Häuser im Bezirk Hamburg-Mitte" kämpfen. Die schwimmenden Heime heißen im Behördendeutsch übrigens „Lieger". Und man lernt viel über Schwimmfähigkeitszertifikate, Freibordhöhen, Kippstabilitätsnachweise, Havarie- und Bergeversicherungen, Artenschutzgutachten und die „faunistische Kartierung" für Muscheln und Vögel. Im Einzelnen sicher alles sinnvoll, in der Summe und der Präsentation aber eher das Signal an interessierte Bürger „Lass es sein!".

Für viele potenzielle Hausbootbauer ist außerdem die Finanzierung ein großes Problem. Für Liegeplätze gibt es keinen Grundbucheintrag wie bei einem normalen Hausbau. Weil dem Lieger kein Grundstück zugeordnet werden kann, vergeben die Kreditinstitute nicht so einfach ein Hypothekendarlehen. Denn theoretisch könnte der Gläubiger mehrere Darlehen gleichzeitig beantragen oder sich mit seinem noch nicht abbezahlten Hausboot ins Ausland absetzen, so die Angst der Banken. Es gibt bei einem mobilen Zuhause einfach nicht dieselbe Sicherheit wie bei einer Immobilie, weder für die Banken noch für den Liegeplatz-Verpächter.

Wer in Hamburg also einen Hausbootliegeplatz braucht, hat nur wenige Optionen: Entweder er hat das nötige Kleingeld und legt allein schon für die Erschließung des Liegeplatzes – also Stegzugang, Strom, Wasser und, wenn man Pech hat, auch noch die Kampfmittelbeseitigung – gut 100 000 Euro hin. Und nimmt in Kauf, dass er selbst dann nicht mal die Sicherheit hat, dort auch unbegrenzt liegen zu können.

Oder er legt sein Hausboot mehr oder weniger illegal in einen der kleinen stillgelegten Seitenarme oder ein altes Hafenbecken weiter außerhalb und wird mit Glück von den Behörden geduldet. Dort aber gibt es manchmal weder Strom noch Frischwasser, zudem lebt man ständig mit der Angst im Nacken, dass man am nächsten Tag von den Behörden verscheucht wird.

Die dritte Möglichkeit ist ein gewöhnlicher Sportbootliegeplatz in einem der Jachthäfen. Dort ist man auf die Gunst des Hafenbetreibers angewiesen. Nicht jeder Hafenmeister akzeptiert Dauerlieger. Viele haben die Erfahrung gemacht, dass man sich damit oft Ärger einfängt. Dauerhafte Bewohner dehnen ihren Radius gezwungenermaßen – wir sprechen da aus eigener Erfahrung – auch aufs Ufer aus. Denn wohin mit Fahrrädern, Auto, Brennholzlager? Normale Sportbootbesitzer, die einmal die Woche zum Bootfahren kommen, sind da natürlich unkomplizierter. Und für den Hausbootbesitzer bedeutet das legale Liegen in einem Hafen relativ hohe Liegeplatzgebühren. Denn viele Hafenmeister wissen um die Not der Hausbootbesitzer, einen Liegeplatz zu finden, und nutzen diese aus, indem sie mehr als die üblichen Quadratmeterpreise berechnen, die sie von den anderen Bootsbesitzern verlangen.

Während ich mich eher mit dem Gedanken befasse, dass unser Hausbootleben vielleicht doch nur ein abenteuerliches Intermezzo war und wir das Boot wieder verkaufen müssen, weil wir keinen geeigneten Liegeplatz finden, spinnt Ole mal wieder mit völlig abstrusen Ideen herum. Sein neuester Plan: Wir kaufen ein Grundstück am Wasser, wo wir dann umsonst liegen können. Das Geld müssten wir uns natürlich wieder mal leihen – aber wir könnten ja das, was wir im Moment an Liegegebühr bezahlen, zum Abbezahlen nutzen. Nach demselben Prinzip entscheiden sich ja viele für den Kauf einer Eigentumswohnung oder eines Hauses und gegen das ewige Mieten. Vom Grundgedanken her gar nicht so schlecht. Aber leider gibt es im Raum Hamburg Wassergrundstücke keineswegs wie Sand am Meer.

Dabei haben wir unsere Ansprüche bereits ordentlich heruntergeschraubt. Die Erschließung mit Steg, Strom und Wasseranschlüssen ist gar kein Kaufkriterium, das würden wir selbst machen. Doch das Einzige, was wir finden, sind riesige Industriegrundstücke mit alten Fabrikhallen, die an schmalen Kanälen liegen. Zu einigen kämen wir nicht mal auf dem Wasserweg, sondern müssten das Hausboot mit Kran und Trailer dorthin transportieren und dann in ein von allen Seiten begrenztes betoniertes Becken einsetzen, in dem wir dann festsäßen. Nicht unbedingt die ersehnte Verbesserung im Vergleich zu unserer jetzigen Aussicht. Außerdem sind die angebotenen Grundstücke viel zu teuer, viel zu groß und hässlich noch dazu. Es ist frustrierend – aber immerhin ist da eine Art Plan, wenn auch noch unausgereift und unerreichbar.

Und dann, wie so oft in unserem Leben, fällt uns das Glück in den Schoß. Einfach so, an einem lauen Spätsommerabend, bei Lagerfeuer und Rotwein.

Zusammen mit einigen anderen Bootsbesitzern aus dem Hafen haben wir uns um die Feuerschale versammelt und genießen einen der vermutlich letzten warmen Abende des Jahres. Es könnte so gemütlich sein, wenn da nicht diese nagende Ungewissheit wäre. Wo sollen wir hin mit unserem Hausboot? War alles umsonst? Müssen wir aufgeben? Vielleicht haben wir das doch alles nicht gut genug durchdacht?

Einer der Bootsbesitzer ist neu hier. Lars hat keinen festen Liegeplatz. Mit seinem Plattbodenschiff segelt er die Elbe hoch und runter und kommt dabei immer wieder in den verschiedensten Häfen unter. Als er von unserer Suche hört, erzählt er plötzlich eine Geschichte, die zu schön klingt, um wahr zu sein. Er berichtet, dass er manchmal in einem kleinen Hafen etwa 15 km elbaufwärts einkehrt. Dieser werde von einem älteren Herrn betrieben, einem kauzigen alten Seebären um die achtzig und mit Beinprothese. Und weil er den Betrieb nicht länger allein bewältigen könne und seine Kinder den Hafen nicht übernehmen wollten, suche er nach einem geeigneten Nachfolger. Ein Hafen, der zum Verkauf steht?! Aber selbst wenn das tatsächlich stimmt und wir als Nachfolger infrage kämen: Was kostet so ein Hafen überhaupt? Wir nehmen die Geschichte zunächst nicht richtig ernst und wischen den Gedanken beiseite. Doch in der folgenden Nacht schlafen wir beide kaum. Die Vorstellung lässt uns nicht los. Könnte das die Lösung für all unsere Probleme sein? Ein eigener Hafen?

Am nächsten Morgen gehen wir rüber zu Lars, der gerade auf seinem Boot frühstückt, und haken noch mal nach. Wo genau befindet sich der Hafen? Winsen (Luhe)? Kennen wir nicht. Und ist der wirklich privat und zu verkaufen? Wir können es kaum glauben. Nur wenige Häfen sind in Privathand, die meisten werden von Vereinen betrieben. Und zum Verkauf ausgeschrieben werden sie praktisch nie, weil sie nach Jahrzehnten einfach weitergereicht werden. Auch in diesem Fall gibt es keine Anzeige, keine offizielle Ausschreibung. Der ältere Herr warte einfach auf den Richtigen, sagt Lars. Wahrscheinlich falle ihm der Gedanke schwer, sich von seinem Lebenswerk zu trennen, weshalb er sich noch nicht habe überwinden können, den Hafen zum Verkauf auszuschreiben. „Wenn ihr Lust habt, fahre ich am Wochenende mal mit euch zusammen hin und stelle euch vor!", bietet Lars an.

Ein paar Tage später sitzen wir im Auto und fahren am Elbdeich entlang in Richtung Winsen (Luhe). Obwohl gerade einmal 20 Minuten Autofahrt von Hamburg entfernt, ist die Kreisstadt mit ihren rund 35 000 Einwohnern den meisten Hamburgern völlig unbekannt – abgesehen vielleicht vom Zorn auf Pendler mit dem Kennzeichen „WL". Viele Großstadtbewohner kreisen sehr um sich und ihren Kiez. Auch wir haben das Gefühl, in eine andere Welt abzutauchen, die uns aber beiden aus unserer Kindheit sehr vertraut ist. Nach all den Jahren in Großstädten erscheint mir das Bild, das sich mir hier bietet, wie aus einem Bilderbuch: Auf dem Deich grasen Schafe, ein kleines Dorf reiht sich ans nächste, und die Kinder spielen auf der Straße.

Bald schon erreichen wir den Stöckter Hafen. Wir fahren auf den kleinen Deich und nach ein paar Metern eine kleine, steile, geschotterte Rampe hinunter auf einen Hof. Wir stehen vor einer aus Containern und ein paar Brettern zusammengezimmerten Werkstatt. Rechts von uns befindet sich ein dunkles kleines Nurdachhaus mit einer Terrasse in Richtung Wasser. Ein paar Schritte weiter geht es auf die Brücke zur Steganlage. Ich glaube, in dem Moment, als wir auf der Brücke stehen und auf das von grünem Ufer umgebene Hafenbecken blicken, ist es um uns beide geschehen. Der Anblick dieser Idylle macht uns blind für all die Mängel, für all die Arbeit, die reingesteckt werden müsste – und er macht uns auch blind für all die Hürden, die es zu umschiffen gilt, bevor wir auch nur daran denken können, dieses kleine Paradies zu unserem zu machen.

Lars stellt uns dem Hafenmeister vor und erklärt kurz, wer wir sind und weshalb wir hier sind. Klaus ist freundlich, aber zurückhaltend. Ich kann mir vorstellen, was er denkt: Da kommen zwei junge Spinner, zwei Träumer, die keine Ahnung haben, was so ein Hafen eigentlich für Arbeit bedeutet. Die haben bestimmt jahrelang in der Uni gesessen, leben jetzt ihren Hippietraum und haben noch nie körperlich gearbeitet.

Aber er gibt uns eine Chance.

Als wir auf dem Rückweg einen kleinen Spaziergang auf dem Deich machen, der das Hafengelände einfasst, fühlt es sich unwirklich an. Noch scheint das alles so weit weg, so unerreichbar. Aber irgendwie spüren wir, dass das hier unsere Chance ist – mal wieder. Und der erste Schritt ist immerhin schon gemacht.

Ein Lebenswerk

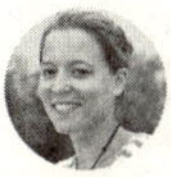

In den kommenden Wochen und Monaten verbringt Ole jede freie Minute in dem kleinen Hafen an der Ilmenau. Er gibt sein Bestes, Klaus von sich zu überzeugen. Der scheint auch erst einmal positiv überrascht und zufrieden. Ein handwerkliches Allround-Talent wie Ole gibt es schließlich selten. Und trotzdem: 34 Jahre lang hat er den Hafen in Eigenregie aufgebaut, betrieben, gehegt und gepflegt. Klar, dass es ihm schwerfällt, jetzt das Steuerruder abzugeben. Vor allem, wenn Dinge plötzlich anders gemacht werden oder neue Ideen kommen – und seien sie auch noch so gut gemeint.

„Dem Richtigen würde ich den Hafen auch gegen eine Kiste Bier abgeben", hatte Klaus uns zu Anfang gesagt, als wir nach dem Preis fragten. Ganz ernst gemeint war das natürlich nicht, das war uns klar. Aber was er damit sagen wollte, war offensichtlich: Dieser Hafen ist mehr als nur sein Hobby. Er ist sein Lebenswerk. Als er 1979 anfing, gab es hier nichts. Er rammte die Pfähle, baute die Steganlage, das Nurdachhaus mit Aufenthaltsraum und Toiletten, einen Schuppen und die Slipbahn mit Winde für die großen Boote. Für ihn ist wichtig, dass sein Betrieb in gute Hände übergeht. Seine Nachfolger sollen der Aufgabe und der Verantwortung für dieses Lebenswerk gewachsen sein. Er möchte sichergehen, dass sein Werk in seinem Sinne weitergeführt wird. Doch genau hier liegt leider die Krux: Über die Jahre hat sich die Welt kräftig verändert – aber im Jachthafen Ilmenau ist die Zeit stehen geblieben. Es gibt keine Internetpräsenz; den meisten Dingen sieht man an, dass sie in den Achtzigerjahren gebaut worden sind, und die Kunden sind im Durchschnitt um die siebzig und fast alle hier, seit es den Hafen gibt. Neukunden gibt es kaum. Uns wird klar: Wenn wir den Hafen übernehmen wollen, müssen wir einiges umkrempeln.

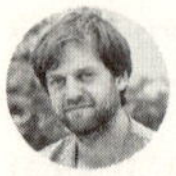

Klaus ist ein Hafenarbeiter, wie er im Buche steht. Kein Jammern über die Arbeit, sondern anpacken und machen. Dabei aber immer auf die gesetzlichen Pausen achten! Den Hafen hat er 1979 mit einem Partner gegründet. Damals war ein derartiges Unterfangen um einiges einfacher zu realisieren, da es noch keine behördlichen Auflagen im heutigen Ausmaß gab. Pragmatisch wurde das Grundstück gepachtet, urbar gemacht und aufgeschüttet und das Hafenbecken ausgebaggert. Da Klaus im Strom- und Hafenbau tätig war, hatte er die Möglichkeit, sich nach Feierabend oder zum Wochenende das kleine und große Werkzeug für den Hafenbau auszuleihen. Ob Schwimmramme oder Schuten: Klaus machte einfach, ohne groß nachzufragen. Als echter Finkenwerderaner schnackt er halt nicht lang.

Einen Nachfolger für seinen Sportboothafen zu finden war deshalb auch nicht ganz einfach. Interessenten gab es wohl zur Genüge, aber Klaus war auf der Suche nach „dem Richtigen“. Als ich mich ihm vorstelle, ist mir klar, dass er mich für einen Dummschwätzer hält – einen Typen, der das ohnehin nicht packen würde. Da mir diese Tatsache bewusst ist, biete ich meine Hilfe im Hafen an, damit er die Möglichkeit hat, mich und vor allem meinen Fleiß und mein Engagement kennenzulernen. Und so kommt es, dass ich meine freie Zeit nun nicht mehr zur Vollendung unseres Hausboots nutze, sondern jede freie Minute in dem kleinen Hafen bei Winsen an der Luhe verbringe und versuche, die Anlage mit in Schuss zu halten. Unbezahlt natürlich.

Ich helfe beim Mähen der Fläche, beim Slippen der Boote und bei allen weiteren Arbeiten, die Klaus mir zutraut. Durch die Arbeiten lerne ich natürlich schon einiges über den Hafen und die vielen vorhandenen Mängel. Außerdem brennt sich der Traum vom eigenen Hafen so tief in mir ein, dass ich fast alles tun würde, um ihn zu verwirklichen.

Klaus scheint so langsam zu erkennen, dass ich trotz der wilden Frisur ganz fleißig bin und auch einige Fähigkeiten in vielen handwerklichen Bereichen habe. Er beschließt, uns auf unserem Hausboot im Harburger Binnenhafen zu besuchen, und so steht er eines Nachmittags plötzlich vor der Tür.

„Ja, ich kann mir vorstellen, dass du den Hafen übernimmst.“

Jackpot! Das Hausbootprojekt noch immer nicht ganz fertig und schon die nächste Lebensaufgabe. Voraussetzung für Klaus ist allerdings, dass wir eine offizielle Genehmigung haben, mit dem Hausboot in dem Hafen zu liegen. Die nächste (Be-)Hürde …

Ein Bauantrag für unser fertiges Haus

Frühjahr 2013

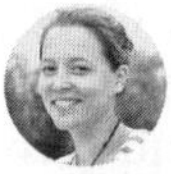

Als Ole Klaus schließlich überzeugt hat, dass er den Aufgaben eines Hafenmeisters handwerklich gewachsen ist, steht die Organisation des Umzugs zum neuen Liegeplatz an. Es gilt also, die Behörden von uns zu überzeugen. Wenn das nicht klappt, war alles umsonst. Mit Fotos, den dürftigen Unterlagen, die wir vom Hausboot haben, und unserem freundlichsten Lächeln auf den Lippen machen wir uns also eines Morgens auf zum Termin bei der Stadt Winsen (Luhe).

Aufgrund unserer Erfahrungen mit den sperrigen und oft im Ablehnungsmodus verharrenden Behörden einer Großstadt und weil wir das Hamburger Genehmigungsverfahren für Hausboote noch gut im Gedächtnis haben, sind wir sehr skeptisch und befürchten das Schlimmste. Aber wir werden überrascht!

Der Vorteil an den Behörden kleinerer Städte und Gemeinden ist, dass man nicht nur eine weitere Wartenummer mit nervigem Anliegen ist, sondern tatsächlich als Mensch empfangen und behandelt wird. Einer Geschichte wie der unseren wird aufmerksam und interessiert zugehört. Vielleicht haben wir auch nur Glück und sitzen an jenem Tag dem richtigen Beamten mit der richtigen Laune gegenüber. Jedenfalls werden wir nicht sofort abgewiesen, sondern man versucht, uns zu helfen und eine Lösung für unsere Sondersituation zu finden.

„Nun, das Problem ist, dass Wohnen ohne eingetragene Anschrift in Deutschland nicht möglich ist", überlegt der Beamte laut. „Zuallererst müssen wir also dafür sorgen, dass im Jachthafen Ilmenau eine Wohnadresse eingetragen wird. Dafür müssen Sie einen Bauantrag stellen!", teilt uns der freundliche Beamte mit.

„Aber wofür denn?", fragen wir ihn. „Unser Haus ist doch schon fertig!"

„Ja, aber dafür gibt es noch keine Genehmigung. Dann müssen Sie eben nachträglich eine Bauzeichnung anfertigen lassen und einen Bauantrag stellen, damit wir Ihnen das Gebäude an dieser Stelle genehmigen und eine Hausnummer eintragen können." Weil es sich bei dem Gelände aber leider nicht um Bauland für Wohneinheiten handelt, sondern um ein Gewerbegebiet, muss unser Bauantrag auf „Hafenmeisterbüro und Unterkunft" lauten – auch diesen Tipp gibt uns der nette Beamte mit.

Etwas verwirrt, aber wenigstens nicht völlig niedergeschmettert, verlassen wir wenig später das Winsener Rathaus. Okay, einen Bauantrag müssen wir stellen. Das wird sich ja irgendwie organisieren lassen. Und wenn alles gut geht, steht unserem Umzug „aufs Land“ dann nichts mehr im Wege.

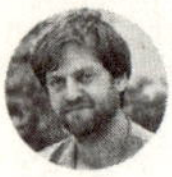

Bis wir alle erforderlichen Unterlagen zusammenhaben, vergehen ein paar Wochen. Ich arbeite trotzdem weiter im Hafen mit und sorge nebenher dafür, dass die nie erstellten Zeichnungen vom Hausboot nachträglich gemacht werden. Zum Glück hat Jill ein paar Fotos vom Bau gemacht, mit denen der Bauzeichner arbeiten kann. Nach der Abgabe der Unterlagen bei der Behörde heißt es nun: abwarten.

Ein großes Problem gibt es noch: Das Grundstück, auf dem der Hafen liegt, gehört dem Nachbarn auf der anderen Deichseite; Klaus hat es nur gepachtet. Ein Kauf des Hafenbetriebs kommt für uns aber nur infrage, wenn wir auch das Land kaufen können. Das Risiko, die Pacht gekündigt zu bekommen und dann alles zu verlieren, ist uns einfach zu hoch. Denn rein rechtlich gesehen ist alles, was mit dem Land verbunden ist, also alle Gebäude und auch die Steganlage, eigentlich Eigentum des Grundstückseigners. Wenn dieser die Pacht kündigt, könnte er verlangen, dass wir alles abreißen, und wir hätten nichts mehr. Wir fragen uns, wie Klaus dieses Risiko über 30 Jahre lang tragen konnte.

Er erzählt, dass er schon mal versucht habe, das Grundstück zu kaufen, allerdings ohne Erfolg. Entsprechend wenig Hoffnung macht er mir, als ich ihn darauf anspreche. Aber auf meine Bitte hin vereinbart er einen Termin mit Heinrich, dem Nachbarn. Anders als von Klaus prophezeit, ist Heinrich nett, stimmt dem Verkauf des Grundstücks zu und nennt auch gleich eine Hausnummer, was den Preis betrifft.

Klaus weiß jetzt, dass ich den Hafen übernehmen will und dem auch gewachsen bin. Ich kann es gar nicht richtig fassen. Als wir an einem Nachmittag mit seinen Freunden und den treuesten Kunden grillen, stellt er mich der Runde mit den Worten vor: „Das ist Ole, und er möchte mein Nachfolger werden.“ Wir haben es geschafft, ein gutes Verhältnis aufzubauen. Besser als in diesem Moment wird es allerdings nicht mehr werden.

Unserem bisherigen Hafenmeisterpärchen in Harburg haben wir mittlerweile von unseren Plänen berichtet. Ihnen ist natürlich auch schon aufgefallen, dass ich nicht mehr allzu oft im Harburger Hafen mithelfe – nachdem ich bisher quasi die Vertretung für Björn war. Der ist darüber nicht sehr erfreut. Die Situation in Harburg wird irgendwie angespannter, teilweise unangenehm. Es gibt des Öfteren kleinere Streitereien, und wir versuchen, uns aus dem Weg zu gehen.

Der Schlepperkapitän unserer ersten Überführung ist bereits informiert und wartet nun, genau wie wir, auf die Erteilung der Baugenehmigung. Wie der Zufall es will, kommt diese Genehmigung genau in den zwei Wochen, in denen Björn im Urlaub ist. Wir beschließen, den Umzug trotzdem schnell durchzuziehen. Wir wollen endlich Nägel mit Köpfen machen.

Umzug ohne Kistenschleppen

März 2013

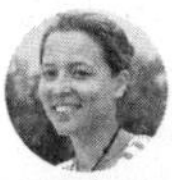

Mit einem Hausboot umzuziehen hat Vor- und Nachteile. Ganz klarer Vorteil: Wir müssen nichts packen und keinen einzigen Karton schleppen. Alles kann mehr oder weniger an seinem Platz bleiben. Unsere Umzugsvorbereitung sieht lediglich so aus, dass wir die Schranktüren zukleben und Regale zwar leer räumen, die Bücher aber in den Kartons vor dem Regal stehen lassen. Auf der Elbe kann auch mal ein bisschen Seegang sein, und dann würde uns hier vielleicht alles um die Ohren fliegen.

Der Nachteil ist: Der Umzug lässt sich nicht auf lange Sicht planen. Wir müssen spontan sein. Denn wir sind abhängig von Wetter, Wind und Tidenstand. Zwischen Wilhelmsburg und Harburg, den südlichsten Stadtteilen Hamburgs, überqueren vier unmittelbar nebeneinanderliegende Brücken die Süderelbe. Bei Flut kommen wir mit unseren 5,50 Metern Haushöhe nicht unter diesen Süderelbbrücken durch – das geht nur bei Niedrigwasser. Wenn wir diese Hürde hinter uns gebracht haben, liegen noch knapp 13 Flusskilometer vor uns. Klingt erst mal nicht viel, dennoch können die es in sich haben. Bei zu starkem Wellengang oder zu starkem Wind wird es schwierig, unser Hausboot zu manövrieren.

Außerdem brauchen wir diesmal zwei Schlepper: einen vorn, der den Kurs angibt, und einen hinten, der schiebt. Beim ersten Mal, als wir das Boot aus Geesthacht abholten, hat ein Schlepper hinten ausgereicht. Der Kapitän konnte von seinem Führerhäuschen aus noch gut über die Bauversuche des Vorbesitzers hinwegsehen. Das ist jetzt nicht mehr möglich – das Haus versperrt die Sicht. Außerdem haben wir mit dem neuen Haus eine größere Angriffsfläche für den Wind geschaffen. Ein Schlepper allein würde es vielleicht nicht schaffen, das Boot gegen den Wind auszurichten.

Doch seit ein paar Tagen kündigen sich perfekte Bedingungen an, und wir haben spontan zwei Schlepper organisiert, die uns morgen abholen sollen. All unser Hab und Gut ist seetauglich verschnürt.

Am nächsten Tag geht es los. Es ist komplett windstill und die Elbe liegt glatt da wie ein Spiegel. Wir passieren die Harburger Schleuse und erreichen bei Niedrigwasser die Süderelbbrücken. Ole steht vorn an Deck und beobachtet angespannt, wie die Brücke immer näher kommt. Es ist verdammt knapp. Ole hat nicht bedacht, dass sich die Höhe leicht verändert, sobald wir fahren. Denn das Schiff taucht durch die Fahrt hinten etwas tiefer ein und kommt vorn etwas weiter aus dem Wasser. Am Ende haben wir nur knappe 10 cm Luft zwischen Hausbootdach und Brückenkante. Schwein gehabt.

Die beiden Schlepper haben nicht mal die Geschwindigkeit gedrosselt. Sie setzen ihre Fahrt fort, als sei nichts gewesen. Wie von zwei Bodyguards abgeschirmt gleitet unser Haus über die Elbe. Die befürchteten Schwankungen durch Wind und Wellen bleiben Gott sei Dank aus; alles bleibt heil.

Zwei Stunden später passieren wir das Sperrwerk, wo das kleine Flüsschen Ilmenau in die große Elbe fließt. Auch hier passen wir gerade noch so durch mit unserer Höhe. Eine letzte Hürde muss unser Schlepper-Verband noch nehmen: die Haarnadelkurve in das Hafenbecken, eine 180-Grad-Wende gegen den Strom. Keine einfache Übung.

Als wir in unseren neuen Hafen einlaufen, ist noch zu wenig Wasser im Hafenbecken. Das wird erst in den nächsten Stunden so weit auflaufen, dass wir mit unserem Hausboot bis ganz nach hinten ins Hafenbecken können. Für die erste Nacht machen wir also ganz vorn am Steg fest. Dort erwartet uns Klaus. Als endlich alle Fender und Tampen befestigt sind, wird mit einem „Einlaufbier“ angestoßen.

Am nächsten Morgen stehen wir bei Tagesanbruch auf. Wir müssen schnell sein und das Hochwasser nutzen, um unser Hausboot weiter nach hinten ins Hafenbecken an seinen hoffentlich endgültigen Liegeplatz zu ziehen. Zu zweit ziehen wir jetzt unser ganzes Haus durch das Hafenbecken, Ole vorn, ich hinten, jeder mit einem langen Tau in der Hand. Ich finde es immer wieder faszinierend, dass man im Wasser mehrere Tonnen praktisch mit dem kleinen Finger anstoßen kann und sie dann so lange in die entsprechende Richtung treiben, bis sie von irgendetwas oder irgendjemandem gestoppt werden.

Am Ende des Hafenbeckens angekommen, machen wir unser Haus fest und setzen uns mit einem dampfenden Kaffee auf den Steg. Wir beobachten, wie der Nebel vom Wasser aufsteigt, und genießen die Stille. Kein Lkw-Brausen, keine Maschinen, nur das Zwitschern der Vögel und der Wind in den Bäumen. Es ist noch kein Boot im Wasser, die Saison wird erst in ein paar Wochen beginnen. Trotzdem sieht schon alles so freundlich und einladend aus. Am Ufer sieht man die ersten Knospen, der Frühling steht in den Startlöchern – und wir auch.

Unser neues Zuhause

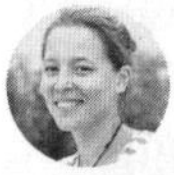

Die Ilmenau ist die Wasserverbindung zwischen Lüneburg und Hamburg. Sie entsteht in der Lüneburger Heide aus dem Zusammenfluss von Gerdau und Stederau und schlängelt sich dann in nördlicher Richtung über Bad Bevensen, Bienenbüttel und Lüneburg nach Winsen. Hinter dem Stöckter Hafen wurde 1974 zum Schutz vor Sturmfluten das Ilmenau-Sperrwerk errichtet. Hier, an der Mündung dieses kleinen Flusses in die Elbe, liegt der Jachthafen Ilmenau, unser neues Zuhause.

Es gibt einen Steg mit etwa 40 Liegeplätzen, der über eine flexible Brücke erreichbar ist. Flexibel deshalb, weil der Hafen stark tidenabhängig ist. Für jemanden wie mich, der im Süden Deutschlands aufgewachsen ist und nicht von klein auf mit dem Auf und Ab der Gezeiten konfrontiert war, ist das im ersten Moment schwer zu verstehen. Ebbe und Flut hatte ich immer mit der Nordsee verbunden. Dass es hier, gut 130 km landeinwärts, noch immer über drei Meter Tidenhub geben kann und ein Hafenbecken bei Niedrigwasser komplett flachfällt, war für mich absolut neu und faszinierend. In Harburg hatte die Schleuse für immer gleichen Wasserstand gesorgt. Hier bestimmt die Tide unseren Alltag.

An Land ist der Hafen vom Stöckter Deich eingefasst, der hier einen kleinen Bogen macht. Etwa 6000 Quadratmeter Rasenfläche und Schotterhof gehören zum Gelände. Auf der Wiese lagern im Winter die Boote. Außerdem gibt es einen kleinen Schuppen für den Trecker, eine Slipbahn und eine Winde, um die großen Boote herauszuziehen; ein Hafenhäuschen mit Aufenthaltsraum und Toiletten sowie eine improvisierte Werkstatt, bestehend aus drei zusammengezimmerten Containern. Auf den ersten Blick sieht alles urromantisch und gemütlich aus. Vielleicht ein bisschen altbacken und stehen geblieben, aber authentisch und paradiesisch ruhig.

Auf den zweiten Blick sehen wir natürlich die Arbeit. Der Steg muss erneuert werden. Und überall auf dem Gelände entdecken wir versteckte Müllhalden, die entrümpelt und aufgeräumt werden müssen. Trotzdem: Keine Hürde, und sei sie noch so groß, kann uns jetzt noch von der Idee abbringen, dass wir hier unser eigenes Zuhause aufbauen wollen. Dieser kleine Hafen ist unsere Zukunft – komme, was da wolle.

Das erste Jahr im Jachthafen Ilmenau – und die erste Krise

2013/2014

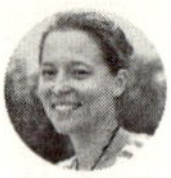

Was mich an der Idee, den Hafen zu übernehmen, am meisten überzeugt hat, war die Tatsache, dass Ole dann endlich was Eigenes hätte. Seit ich ihn kenne, war er auf der Suche. Auf der Suche nach dem richtigen Job, nach mehr Freiheit und Unabhängigkeit, nach irgendetwas, das ihn ausfüllt, ihn herausfordert und glücklich macht. Und hier war die perfekte Lösung: ein kostenloser Liegeplatz für unser Hausboot und Oles eigener Betrieb. Er könnte handwerklich arbeiten, wäre mit den Booten nah an dem, was er mal gelernt hat, könnte mit der eigenen Werkstatt trotzdem noch andere Aufträge annehmen – und er wäre sein eigener Boss.

Und ich? Ich träume eigentlich schon lange davon, nicht mehr jeden Tag in ein Büro in der Stadt zu pendeln. Schon länger mache ich mir Gedanken darüber, wie ich leben möchte, wenn wir Kinder haben. Am liebsten würde ich dann frei und von zu Hause aus arbeiten. Und was könnte es Schöneres geben als einen Arbeitsplatz mit Blick aufs Wasser? Es ist, als wäre das Ganze auf uns zugeschnitten.

Die große Unbekannte in dieser Gleichung ist allerdings Klaus, der bisherige Besitzer. Was will er genau haben für den Hafen, und vor allem: Wann will er verkaufen? Will er überhaupt an uns verkaufen? Das Jahr 2013 geht vorbei, und es hat sich nichts getan. Wenn wir ehrlich sind, sind wir ohne richtigen Plan hierhergekommen. Vielleicht hatten wir gehofft, dass Klaus den Spruch mit dem Kasten Bier doch ernst gemeint hat, vielleicht haben wir auch einfach auf ein Wunder gehofft. Denn selbst wenn Klaus jetzt sagen würde, wir könnten den Hafen morgen kaufen, wüsste ich nicht, woher wir das Geld dafür nehmen sollen. Würde uns eine Bank einfach einen Kredit dafür geben? Andere Leute in unserem Alter kaufen sich ein Haus und zahlen dieses über Jahrzehnte ab. In unserem Fall wäre das überzeugende Argument, dass es sich um einen Betrieb handelt, der immerhin seit vielen Jahren verlässlich Umsatz macht, der zum Abbezahlen genutzt werden könnte.

Aber reicht das aus? Vor Klaus haben wir natürlich nie zugegeben, dass wir zweifeln, kreditwürdig zu sein, oder dass wir überhaupt nicht wissen, ob wir uns seinen Hafen leisten können. Unser naiver „Plan" hieß mal wieder: einen Schritt nach dem anderen. Erst mal hinziehen und dann weitersehen. Irgendwas wird sich schon ergeben. Hat doch immer geklappt.

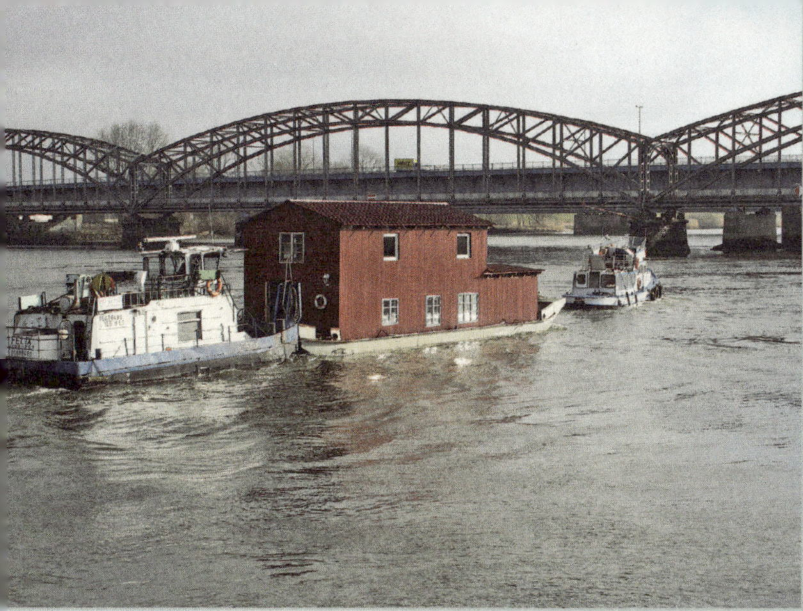

Mit voller Kraft voraus geht es für unser Haus auf der Elbe Richtung Heimathafen.

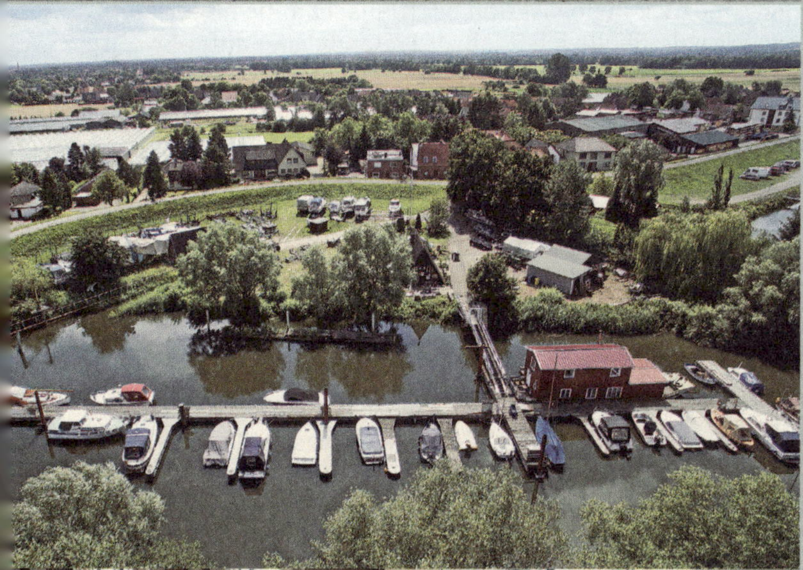

Unser neuer Liegeplatz im Jachthafen Ilmenau

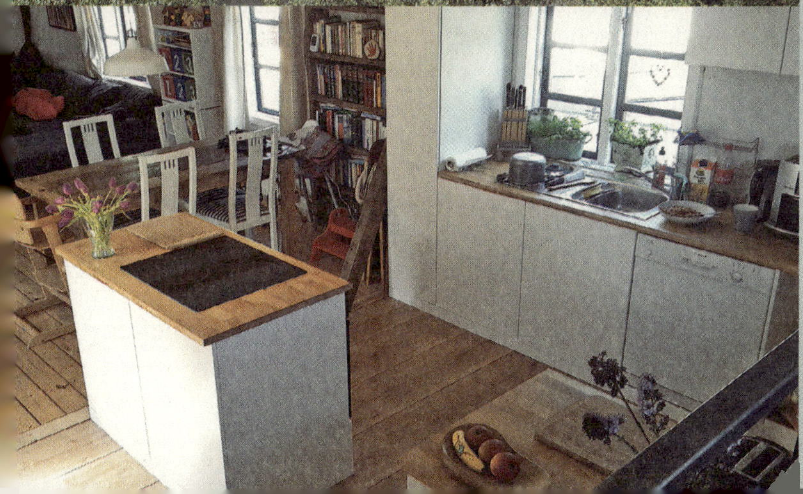

Auch im Inneren wird es immer gemütlicher.

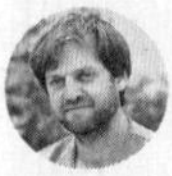

Bald nach unserem Umzug schlage ich Klaus vor, den Hafen im Internet zu bewerben, um ihn auch vor der offiziellen Übernahme schon mal besser auszulasten, damit er sich etwas mehr rentiert. Nach seinem Okay setze ich den Hafen auf diversen Sportboot-Portalen ein und gebe meine Telefonnummer an – Klaus hat Bedenken, dass ihn zu viele Menschen anrufen würden.

Am Ende ist es die Homepage, die unser gutes Verhältnis ins Wanken bringt. Dort gibt es je ein Feld für „Hafenmeister 1" und „Hafenmeister 2". Ich setze also Klaus als Hafenmeister 1 ein, ohne Telefonnummer, und mich als Hafenmeister 2, mit Telefonnummer. Tatsächlich melden sich auch immer wieder Interessenten für einen Liegeplatz, die ich direkt an Klaus weitervermittle. Super, denke ich, hätte mir nicht vorgestellt, dass das so einfach wäre. Allerdings hätte ich auch nicht gedacht, welchen Eindruck meine Aktion bei Klaus' Familie hinterlässt. Für sie sieht es so aus, als spielte ich mich als Hafenmeister auf, obwohl mir noch gar nichts gehört und ich nichts zu sagen habe.

Mich wundern die Stimmungsschwankungen, die Klaus regelmäßig an den Tag legt: Abends haben wir noch gelacht und uns die Hand geschüttelt – und morgens begrüßt mich dann ein übel gelaunter Mensch, der nicht gerade konstruktive Kritik äußert. Als hätte ihm zu Hause jemand einen Floh ins Ohr gesetzt. Da mich das stutzig macht, bitte ich um ein Gespräch mit seiner ganzen Familie, damit wir uns endlich konkret über den Hafenkauf unterhalten und darüber reden können, welche Unstimmigkeiten es gibt.

Das Gespräch findet dann statt – mit Klaus, seiner Tochter, deren Mann und mir. Bevor ich allerdings das Gespräch auch nur eröffnen kann, werde ich schon dermaßen rundgemacht, dass es anschließend eigentlich kein Gespräch mehr über den Kauf gibt. Ich verstehe die Welt nicht mehr. Mittlerweile helfe ich seit mehreren Monaten kostenlos auf dem Gelände mit – und jetzt werde ich als unverschämter Wichtigtuer hingestellt. Alles scheine ich falsch zu machen – bis hin zur Harke, die ich mit den Zinken in der falschen Richtung abgestellt habe.

Am meisten bedauere ich, dass die Gespräche mit Klaus danach nicht mehr so auf Augenhöhe stattfinden wie vorher. Aus der Kiste Bier ist eine echt komplizierte Beziehungskiste geworden.

SOWOHL Jills als auch meine Familie sichern uns finanzielle Unterstützung für unser Projekt zu. Wir wollen den Kauf baldmöglichst durchziehen, aber Klaus will gern noch „ein paar anstehende Arbeiten abschließen", damit er den Hafen ordentlich übergeben kann.

Wie es der Zufall will, treffe ich eines Morgens zwei Herrschaften mit Aktenordnern unter dem Arm auf dem Hafengelände. Ich frage also wie immer, ob ich irgendwie helfen könne. Und die Antwort überrascht mich dann doch sehr: „Wir sind vom geologischen Amt und sind wegen der Bodenuntersuchungen von vor vier Jahren hier. Wir haben einen Termin mit dem Betreiber, weil die Ergebnisse ja so schlecht waren."

Mir fällt einfach die Kinnlade runter. Eine sehr interessante Information, wenn man gerade kurz davor ist, das Gelände zu kaufen. Also bitte ich, an dem Gespräch teilnehmen zu dürfen. Es müssen weitere Bodenproben genommen werden, um die neuen Werte mit den damaligen zu vergleichen, weil sich die zinnorganischen Verbindungen eventuell abgebaut haben könnten. Sollte dies nicht der Fall sein, müsse man auf dem gesamten Gelände einen Bodenaustausch der oberen 10 cm durchführen, also auf knapp 6000 m². Auf meine Frage nach den Kosten hat keiner eine Antwort. Man müsse auf jeden Fall jeden Anhänger gesondert prüfen, um eine entsprechende Deponie zu bestimmen.

Nach diesem erschütternden Gespräch muss ich Klaus logischerweise mitteilen, dass wir den Kaufprozess bis zur Klärung der Sache auf Eis legen müssen. Von Verständnis gibt es aber leider keine Spur. Wieder ein Vorfall, der unser Verhältnis nicht gerade verbessert.

In den folgenden Monaten ändert sich seine Meinung beinahe täglich. Einmal will sein Sohn Blumen auf dem Gelände anpflanzen und teilt uns dabei mit, der Hafen stehe nicht mehr zum Verkauf. Ein anderes Mal können nur WIR den Hafen nicht mehr kaufen. Plötzlich dann doch wieder, dann wieder nicht.

Und eines schönen Tages kommt unser Nachbar Heinrich, der Besitzer des Grundstücks, und erzählt mir, dass Klaus' Tochter in der Woche zuvor das Land von ihm gekauft habe – natürlich zu den zuvor mit uns ausgehandelten Konditionen. Ich bin sprachlos. Heinrich war davon ausgegangen, dass wir davon wüssten.

Weshalb sie diesen Schachzug gemacht haben, ist klar. Wenn wir gewollt hätten, hätten wir das Land, wie mit Heinrich vereinbart, einfach kaufen und Klaus die Pacht kündigen können. Rein rechtlich gesehen hätte uns damit schon alles gehört, was auf dem Land gebaut ist. Theoretisch hätten wir Klaus also dafür gar nichts mehr zahlen müssen. Er hätte alles verloren. Und natürlich lässt sich der Wert des Hafenbetriebs schwer berechnen. Aus Sicht der Tochter, die das Erbe ihres Vaters schützen wollte, können wir diesen Schritt also sogar nachvollziehen, auch wenn wir ihm das natürlich niemals angetan hätten. Aber das Misstrauen, das sich in diesem Nacht-und-Nebel-Manöver ausdrückt, schmerzt uns trotzdem.

Als ich Klaus damit konfrontiere, ist er erkennbar peinlich berührt und meint, wir könnten das Land ja von ihnen pachten. Uns wird klar: Die Familie will die Kontrolle behalten – und sei es nur, indem sie uns das Land verpachten und uns so in der Hand haben. Das kommt für uns allerdings nicht infrage. Kurze Zeit später werden dann die Bodenproben auf dem Gelände genommen, und es wird festgestellt, dass sich die Kontaminierung über die Jahre von selbst abgebaut hat. Darüber werden wir aber schon gar nicht mehr informiert. Der Traum vom Hafen ist plötzlich wieder in weite Ferne gerückt.

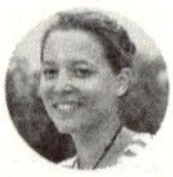

Als der erste Sommer in unserem kleinen Paradies zu Ende geht, kommen uns langsam Zweifel. An unserer Situation hat sich rein gar nichts geändert. Wieder leben wir hier in Abhängigkeit und von der Gnade anderer. Ole muss für Klaus arbeiten, ist gefangen in einer Art „Schuld", und wir müssen Liegegebühren bezahlen – letztlich genau wie in Harburg. Die einzig positive Veränderung ist der Ausblick aus dem Fenster. Doch der Preis dafür ist hoch. Ich muss jeden Morgen 45 Minuten mit dem Auto zur Arbeit und abends wieder zurück pendeln.

Kaum wird das Ufer kahler und das Hausbootleben etwas ungemütlicher, verlässt mich wieder der Mut, und all der Enthusiasmus der vergangenen Monate ist verflogen. Zur selben Zeit erreicht mich die Nachricht, dass mein Vater im Sterben liegt.

Wochenlang rückt alles andere in den Hintergrund. Ich verbringe so viel Zeit wie möglich bei meiner Familie in Süddeutschland und durchlebe die schlimmsten Wochen meines Lebens. Als ich im November als Halbwaise nach Hause zurückkehre, sind mir das Hausboot und der Hafen ziemlich egal. Am liebsten würde ich alles hinschmeißen.

Wir werden Eltern!

Dezember 2013

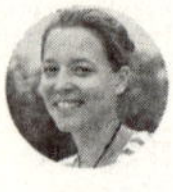

Erschöpft starre ich aufs Meer hinaus und nehme einen tiefen Atemzug der salzigen Seeluft. Ich glaube, ich war noch nie im Leben so müde. Auf der Suche nach neuen Protagonisten für eine Dokureihe bin ich mit einem Kollegen für ein Casting auf dem Darß. Die Halbinsel in der Ostsee ist atemberaubend schön, selbst jetzt im Winter. Oder vielleicht gerade deshalb. Es ist so ruhig, so wunderbar einsam. Alles, was ich höre, ist die sanfte Brandung, das Kreischen der Möwen über mir und der Wind, der durch die Dünen hinter mir fegt.

Da wir unser Casting draußen drehen, die Sonne aber schon gegen 16 Uhr untergeht, haben wir früh Feierabend gemacht, und ich bin mehr als dankbar dafür. Nach einem kurzen Spaziergang am Strand kuschle ich mich im Hotelzimmer in meine Bettdecke und chatte mit einer Freundin: „Ich weiß nicht, was mit mir los ist. Ich bin so melancholisch. Ja, da ist die Trauer um meinen Vater. Aber irgendwie fühl ich mich so seltsam, so schlapp. Ich möchte den ganzen Tag nur schlafen. Und essen! Ich habe ständig Lust auf Burger mit Pommes!"

Ihre Antwort kommt prompt: „Schwanger?!"

Wie Schuppen fällt es mir von den Augen. Eine Sekunde lang setzt mein Herz aus. Dann muss ich breit grinsen. Ich hole meinen Kalender raus. Keine Ahnung, warum ich das bisher nicht in Betracht gezogen habe, immerhin haben wir es seit Monaten darauf angelegt. Als wir im Frühling an unseren neuen Liegeplatz umzogen, mit der Aussicht, den Hafen zu übernehmen, haben wir beschlossen, dass wir nun bereit seien, eine Familie zu gründen. Nichts war auch nur im Ansatz in trockenen Tüchern. Aber für ein Kind gibt es bekanntlich nie den perfekten Zeitpunkt. Irgendwie hatten wir uns der Illusion hingegeben, angekommen zu sein. Und dann passierte natürlich: nichts. Die ersten zwei, drei Monate rechneten wir ständig mit der Nachricht, dass ich schwanger bin. Dann kam der Herbst und mit ihm der Abschied von meinem Vater. Alles andere verlor an Bedeutung und unsere Familienplanung geriet in Vergessenheit.

Und jetzt, wo es schon länger kein Thema mehr war, trifft es mich wie aus dem Nichts. Ich versuche ruhig zu bleiben. Es ist bisher ja nur eine Theorie. Aber kaum ist der Gedanke da, bilde ich mir ein, es zu spüren. Und schon meldet sich das schlechte Gewissen. O Gott, ich war ja vorhin noch in der Sauna. Darf man das überhaupt schwanger? Und letztes Wochenende habe ich ordentlich einen über den Durst getrunken, als ich mit Freunden feiern war. Bin ich schuld, wenn das Kind behindert zur Welt kommt? Ich muss über mich selbst lachen. Ich weiß noch nicht mal, ob ich tatsächlich schwanger bin, und schon bin ich eine dieser Helikopter-Mamas, über die ich mich sonst lustig mache.

Auf der Fahrt nach Hause am nächsten Tag drehen sich meine Gedanken im Kreis. Meine Emotionen spielen völlig verrückt. Ich bin aufgeregt und freue mich wie ein kleines Kind vor Weihnachten. Gleichzeitig spüre ich eine tiefe Traurigkeit. Warum ausgerechnet jetzt? Wenn ich daran denke, dass mein Vater sein erstes Enkelkind so knapp verpasst haben könnte, kommen mir die Tränen. Schnell wische ich jeglichen Gedanken an ihn zur Seite. Dafür bin ich noch nicht bereit.

Und natürlich mache ich mir Gedanken, ob wir der Herausforderung gewachsen sind, ein Kind großzuziehen. Diese Unsicherheit teilen wir sicherlich mit allen werdenden Eltern. Bei uns kommt aber noch hinzu, dass wir überhaupt nicht wissen, wie es weitergehen soll. Im Moment sieht es nicht danach aus, als ob der Hafenkauf noch klappen wird. Können wir trotzdem mit unserem Hausboot bleiben? Oder müssen wir es verkaufen und zurück in die Stadt? Je länger ich darüber nachdenke, desto mehr Fragen tauchen auf. Als ob wir im Moment nicht genug Baustellen hätten! Fast fühle ich mich schuldig gegenüber Ole, dass ich sozusagen ein weiteres Projekt mit nach Hause bringe, das uns neue Sorgen bereitet.

Ich habe einen Kloß im Hals, als ich an diesem Freitagabend mit Ole auf dem Sofa sitze. „Freu dich nicht zu früh, aber ich glaube, ich bin schwanger." Neugierig beobachte ich seine Reaktion. Zu meiner Überraschung ist bei ihm keine Spur von der Angst oder den Sorgen zu sehen, die sich in mir seit gestern breitgemacht haben. Aber er hatte ja auch noch keine Zeit, sich zu viele Gedanken zu machen.

„Bist du dir sicher? Wie lange bist du drüber?", fragt er skeptisch. Aber man sieht ihm an, dass er sich jetzt schon freut.

„Fünf Tage. Ich weiß, das heißt noch lange nichts, aber da ist so ein Gefühl. Irgendwie weiß ich es."

„Lass uns morgen einen Test machen und uns dann freuen!", schlägt er vor.

Am nächsten Morgen hole ich Brötchen und einen Schwangerschaftstest. In den Filmen sieht man immer, wie die Frauen ungeduldig die angegebenen Minuten bis zum Ergebnis warten und sich dann langsam diese blaue Linie bildet, die dir sagt, dass sich dein Leben ab jetzt für immer verändern wird. Bei mir taucht diese schicksalsträchtige blaue Linie bereits auf, während ich noch auf den Teststreifen pinkle. Eindeutiger geht es wohl nicht. Mit zitternden Händen mache ich den Deckel wieder auf den Test und rufe Ole.

Der kommt mir mit einem breiten Lächeln entgegen: „Na, positiv?" Er hat es wohl an meiner Stimme gehört. Wir fallen uns in die Arme, und er tröstet mich. Ohne Worte versteht er, was jetzt in mir vorgeht. „Vielleicht ist es ganz gut, dass er es verpasst hat. Stell dir mal vor, das wäre schon vor ein paar Wochen passiert und du hättest dich schwanger von ihm verabschieden müssen. Der Abschied wäre ihm nur noch schwerer gefallen mit dem Gedanken, dass er sein Enkelkind so knapp verpasst. So ist es wie ein Zeichen für einen Neuanfang! Und mach dir keine Sorgen. Wir kriegen das schon hin!"

Jetzt oder nie!

Januar 2014

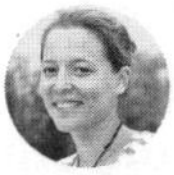

Das Wissen um die Schwangerschaft setzt uns eine neue Frist. Wir spüren die Verantwortung, die wir von nun an tragen, und wir wissen: So wie bisher kann es nicht weitergehen. Wir brauchen endlich Klarheit darüber, wo, wie und wovon wir leben werden. Hinzu kommt, dass nur ich eine Chance auf den nötigen Kredit bei der Bank habe. Ole als Selbstständiger braucht es gar nicht erst zu versuchen.

Meine Arbeitsverträge sind aber immer nur auf ein Jahr befristet, und der aktuelle läuft im Juni aus. Da ich nachweisen kann, dass ich die letzten beiden Jahre jeweils eine Verlängerung erhalten habe und ein weiterer Jahresvertrag auch dieses Mal absehbar ist, habe ich gute Chancen, dass die Bank mir den Kredit bewilligt. Das klappt aber nur, wenn sie keinen Wind davon bekommen, dass ich im August Mutter werde und deshalb mit Sicherheit keinen weiteren Arbeitsvertrag mehr bekomme. Ansonsten wären alle Chancen auf den Hafenkauf dahin. Der muss zwingend in den nächsten paar Wochen über die Bühne gehen, solange man mir die Schwangerschaft noch nicht ansieht.

Wir setzen alles auf eine Karte und sagen Klaus, dass wir jetzt die feste Zusage brauchen, dass wir den Hafen und das Land kaufen können. Wir vereinbaren ein Treffen mit ihm und seiner Frau im kleinen Hafenhäuschen. Mit klopfenden Herzen begrüßen wir die beiden.

An ihren verschlossenen und grimmigen Gesichtern können wir schon sehen, dass es kein einfaches Gespräch wird. Und wie wir es befürchtet hatten: Die Fronten sind verhärtet. Über die Monate hat sich immer mehr Frust und Enttäuschung bei ihnen aufgebaut. Und bei uns. Trotz aller Mühen konnten wir es ihnen nicht recht machen. Für die Frau war Ole ohnehin von der ersten Minute an ein junger Schmarotzer, der ihren Mann über den Tisch ziehen will. Sie vertraut uns nicht, hat das Gefühl, dass wir uns etwas unter den Nagel reißen wollen, das uns nicht zusteht. Während des ganzen Gesprächs sitzt sie uns mit verschränkten Armen gegenüber. Ole versucht die Wogen zu glätten. Aber im Grunde ist völlig egal, was er alles getan hat, wie viel Mühe er sich auch gegeben hat. Diese Frau hat ihr Urteil über ihn schon in den ersten Minuten gefällt und war nicht vom Gegenteil zu überzeugen.

Klaus hingegen scheint hin- und hergerissen. Einerseits weiß er, dass er keinen besseren Nachfolger als Ole finden wird, auf der anderen Seite fällt es ihm schwer loszulassen. Er ahnt, dass Ole einiges anders machen wird, und das gefällt ihm nicht. Zudem sind die beiden sehr unflexibel: Ein Eigentümerwechsel stehe grundsätzlich nur zum Jahreswechsel zur Debatte. Für dieses Jahr sind wir also wenige Wochen zu spät dran. Eine Übernahme kommt für sie frühestens zum nächsten Jahr infrage. Basta. Im Bruchteil einer Sekunde brechen all unsere Träume und Pläne in sich zusammen wie ein Kartenhaus. Denn ein weiteres Jahr warten kommt für uns nicht infrage. Abgesehen davon, dass wir die Situation mit Klaus und die Unsicherheit nicht noch ein weiteres Jahr aushalten, geht es auch praktisch nicht, wie oben geschildert.

Hand in Hand gehen wir die Brücke runter zum Hausboot, schließen die Tür hinter uns und fallen uns in die Arme. Einen langen Moment sagen wir nichts. Ich glaube, jeder von uns ist damit beschäftigt, sich von der Zukunft zu verabschieden, die wir uns schon so schön ausgemalt hatten. Ole ergreift als Erster das Wort: „Dann eben nicht. Das Gute ist doch, dass wir jetzt endlich Klarheit haben und dieses Kapitel abschließen können! Jetzt können wir uns darauf konzentrieren, eine Alternative zu finden. Wie wäre es mit einem Baumhaus?"

Lachend wische ich mir eine Träne aus dem Gesicht. Ich bin unendlich traurig. Gleichzeitig aber verspüre ich heimlich auch eine gewisse Erleichterung. Die Verantwortung, ein Kind großzuziehen, fühlt sich schon riesig an. Nun bleibt uns wenigstens erspart, gleichzeitig noch Verantwortung für einen Betrieb zu übernehmen. Ganz ehrlich: Im Moment finde ich den Gedanken, alles aufzugeben und in eine kleine, normale Mietwohnung zu ziehen, sehr verlockend. Aber ich war ja schon immer der Angsthase in unserer Beziehung. Und im Moment käme es mir natürlich besonders gelegen, zurück in meine Komfortzone zu kriechen. Dass wir beim Thema Wohnungssuche wieder genau da anfangen müssten, wo wir vor drei Jahren aufgegeben haben, verdränge ich in diesem Moment.

Ole wird an diesem Rückschlag jedenfalls sehr viel mehr zu knabbern haben. Für mich und das Kind wird er seine Selbstständigkeit aufgeben und einen Job suchen, aber so richtig glücklich wird er damit bestimmt nicht.

Plötzlich klopft es an der Tür. Es sind nur zehn Minuten vergangen seit unserem Gespräch da oben im Hafenhäuschen. Aber es waren zehn Minuten, in denen unser kompletter Lebensentwurf einmal auf den Kopf gestellt wurde. Wir schauen uns an, und unsere Herzen fangen wieder wie wild an zu pochen.

Ole öffnet Klaus die Tür. Zerknirscht kommt er gleich zur Sache: „Also gut. Meine Frau ist zwar dagegen, aber ich mach das jetzt. Sonst wird das ja nie was. Zum Quartalswechsel könnt ihr den Hafen übernehmen.“ So grummelig und widerwillig er da in der Tür steht – in diesem Moment tut er mir leid und ich könnte ihm gleichermaßen vor Mitleid, Dank und Freude um den Hals fallen.

Als er wieder weg ist, sind Ole und ich völlig durch den Wind. Nun also doch. Was für eine Gefühlsachterbahn!

EINIGE WOCHEN SPÄTER, ich bin gerade im vierten Monat schwanger, sitzen wir geschniegelt und gebügelt bei der Bank. Ole so sauber und mit Jackett zu sehen, bringt mich zum Lachen, also vermeide ich, zu ihm rüberzublicken, damit ich nicht laut losprusten muss. Gott sei Dank ist Winter und ich falle nicht auf mit meinem weiten Pulli, unter dem ich die kleine, stetig wachsende Kugel verstecke. Ich fühle mich richtig mies. Obwohl ich weiß, dass es nicht das Geld dieses freundlichen Bankberaters ist, das wir leihen wollen, sondern das der großen Bank, für die er arbeitet, fühle ich mich, als würde ich ihn persönlich hinters Licht führen. Im Grunde tun wir nichts Unrechtes. Wir erschleichen uns nichts, von dem wir nicht wüssten, dass wir es auch ohne mein Gehalt abbezahlen können. Der Plan war von vornherein, dass der Kredit auch ohne mein Zutun, mit den Einnahmen des Hafens, abbezahlt wird – unabhängig davon, was wir beide dazuverdienen. Trotzdem ist in den formalen Kreditbedingungen jeder Bank eine Sicherheit wie der Arbeitsvertrag unumgänglich. Die Tatsache, dass mein befristeter Arbeitsvertrag überhaupt ausreicht, wundert mich. Was das angeht, scheinen die Banken mit der Zeit zu gehen, sonst würden sie ihr Geld vermutlich überhaupt nicht mehr loswerden.

Die seit Jahren konstanten Betriebseinnahmen des Hafens, mein kleines Eigenkapital und nicht zuletzt meine Arbeitsverträge der letzten Jahre überzeugen den Bankberater schließlich. Der Kredit wird uns gewährt, und der Kauf kann über die Bühne gehen.

Klaus' Tochter verkauft uns das von ihr erst vor Kurzem erstandene Grundstück natürlich gewinnbringend. Aber das ist uns egal. Hauptsache, wir können das alles hinter uns lassen.

Noch mal einige Wochen später müssen wir uns morgens kneifen. Aber es ist kein Scherz: Als am 1. April 2014 die ersten Krokusse und Narzissen ihre Köpfe durch den Schnee stecken, beginnt für uns ein neues Leben als Hafenbetreiber.

Wir sind Hafenmeister!

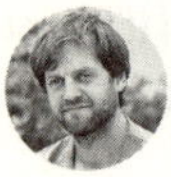

Den Hafen zu übernehmen ist für mich die Chance, meine Selbstständigkeit zu konkretisieren. Was es allerdings bedeutet, einen Betrieb mit Kundenstamm zu betreiben, habe ich mir vorher nie so richtig klargemacht. Von Anfang an versuchen wir, den Hafen sehr familiär zu betreiben und freundschaftlich mit den Kunden umzugehen. Das hat seine Vorteile, aber es verursacht auch Probleme, wie wir schnell feststellen müssen. Vor allem, weil viele der Kunden sehr viel älter und schon seit vielen Jahren hier sind. Sie haben erst mal damit klarzukommen, sich den neuen Regeln eines „Jungspunds" anpassen zu müssen. Den Respekt muss ich mir bei vielen erst erarbeiten.

Ich habe einen Plan gemacht, was wir in den ersten fünf Jahren schaffen müssen und wollen. Im Vordergrund steht für mich die Instandsetzung der Anlage. Alles, was aus Holz ist, hat nach dreißig Jahren freier Bewitterung einfach seine Zeit hinter sich.

Dieses riesige Gelände zu verwalten und instand zu halten ist allein fast nicht möglich, vor allem wenn der Umsatz so gering ist wie in unserem Hafen. Eine unserer ersten Amtshandlungen muss also eine Anpassung der Liegeplatzgebühren an die heutige Zeit sein. Gar nicht so einfach, auf all die Fragen zu antworten, die einem plötzlich gestellt werden. Zum Teil habe ich das Gefühl, die Bootseigner fühlten sich persönlich angegriffen. Wahrscheinlich wäre manches leichter durchsetzbar, wenn wir autoritär aufträten statt freundschaftlich – aber das liegt uns einfach nicht. Einige der alten Kunden verlassen uns nach der Preisanpassung. Aber es kommen schnell neue nach – und erstaunlicherweise sinkt der Altersdurchschnitt dadurch dramatisch.

Das erste Jahr als Hafenbetreiber widme ich hauptsächlich der Neugestaltung der Werkstatt und der Instandsetzung des Geländes. Nebenbei mache ich außerhalb noch ein paar Jobs wie Ladenausbauten und Montagen, um unsere Kasse aufzubessern. Wirtschaftlich gesehen ist es im Grunde völliger Blödsinn, diesen Hafen zu betreiben. Rechnet man allerdings die eingesparten Wohnkosten und die Nutzung der ebenfalls mietfreien Werkstatt dagegen, lohnt es sich für uns durchaus. Zumal wir uns um steigende Mieten keine Sorgen mehr machen müssen.

Der Jahresrhythmus ist eigentlich immer ähnlich. Zu Anfang des Jahres muss der Hof auf Vordermann gebracht werden. Das heißt, Bäume müssen beschnitten und die Winterschäden am Steg repariert werden; dazu kommt die eine oder andere Arbeit, die man nur machen kann, wenn die Boote nicht im Wasser sind. Im Frühjahr gehen dann die Boote zu Wasser: Saisonbeginn für die Freizeitkapitäne. Die Besitzer der kleinen Boote machen das größtenteils ohne meine Hilfe, bei den mittleren Booten assistiere ich mit dem Traktor. Und die größeren muss ich mit der Dieselwinde reinlassen. Allerdings gibt es bei mir keine Hauruck-Entscheidungen. Wenn das Wasser nicht hoch genug ist oder das Boot nicht richtig liegt, dann breche ich den Vorgang ab. Egal, was der Eigner sagt. Ein „Komm, das passt schon" wird nicht akzeptiert.

Im Sommer, wenn alle Boote im Wasser sind und an ihrem Platz liegen, mache ich in der Regel Restaurationsarbeiten an Booten, repariere den einen oder anderen Motor oder mache kleinere Reparaturen für unsere Kunden. Es ist wirklich erstaunlich, wie viele Bootsbesitzer auf der Elbe jährlich über die Staggs fahren. Die Staggs sind aufgehäufte Steinwälle, welche vom Ufer bis weit in die Elbe hineinragen. Bei niedrigen Wasserständen sind sie gut zu sehen, bei höheren liegen sie allerdings unter Wasser. Aber die Fahrrinne ist durch Tonnen gut sichtbar markiert. Nur scheint das manch einer nicht so genau zu nehmen. Zigmal im Jahr hören wir die Sirene der Feuerwehr des benachbarten Örtchens Hoopte, die mal wieder mit ihren Booten ausrücken muss, um einen der havarierten Sportbootpiloten zu bergen. Und bisweilen handelt es sich dabei auch um einen unserer Kunden.

DURCH DEN HAFEN hat sich meine selbstständige Tätigkeit komplett verändert. Ich bin plötzlich eine Anlaufstelle für Leute mit Interesse an Booten oder dem Hafen. Um zu wenig Arbeit muss ich mich nie sorgen, und ich merke, dass mir vieles über den Kopf wächst. Ich sehe ähnlich wie auf unserem Hausboot überall die Baustellen.

Keine Frage: Ich verzettle mich heftig in unserem ersten Jahr. Aber solange ich keine Idee habe, wie ich das ändern kann, muss ich wohl verzettelt weitermachen. Und das meiste Geld lässt sich für mich tatsächlich außerhalb des Hafens verdienen, deshalb nehme ich weiterhin Montagejobs und Ladenausbauten an. Zeitweise mache ich im Hafen nur das Nötigste und bin oft nicht da.

S.O.S.? Mit Kleinkind auf dem Hausboot

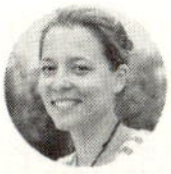

„Habt ihr schon eine Wohnung gefunden?" oder: „Und was macht ihr jetzt mit dem Hausboot?" – diesen und ähnlichen Fragen begegnen wir fast täglich, seit man mir ansehen kann, dass wir bald ein Kind bekommen werden. Für viele Menschen steht fest, dass ein Leben auf dem Hausboot nicht kindersicher ist. Komischerweise habe ich mir darüber kaum Gedanken gemacht, bis ich ständig darauf angesprochen wurde. Für mich war immer klar, dass ich mal eine Familie haben wollte, und zwar gern noch, bevor ich 30 werde. Hätte ich mir ein Leben mit Kindern auf dem Hausboot nicht vorstellen können, hätte ich vor drei Jahren nie zugestimmt, eins zu bauen.

Vor allem ältere Frauen reagieren schockiert, fast vorwurfsvoll, wenn sie hören, dass wir unser Kind auf dem Wasser großziehen wollen. „Viel zu gefährlich! Ihr habt ja keine Ahnung, wie schnell so ein Kind im Wasser landet! Ihr habt ja noch kein Kind, wartet nur ab! Nur eine Sekunde weggeschaut, und schon ist es zu spät!"

Das Einzige, was all diese Ermahnungen bei mir bewirken, ist Trotz. Jetzt erst recht! Mit unerbetenen Ratschlägen konnte ich schon immer schlecht umgehen. Ja, ich werde das erste Mal Mutter. Und nein, ich weiß noch nicht, wie das ist, 24 Stunden für ein Baby oder Kleinkind verantwortlich zu sein. Aber ich werde es herausfinden. Genau wie ihr. Und dann werde ich schon sehen, ob ich mir das zu einfach ausgemalt habe. Immerhin wird das Neugeborene ja nicht am ersten Tag aufstehen und zur Tür hinausspazieren, um sofort ins Wasser zu fallen. Es wird – genau wie wir – in die Situation hineinwachsen. Es wird mit der Gefahr und dementsprechend mit den Grenzen aufwachsen. Und genauso wenig, wie ein einjähriges Kind, das gerade laufen lernt, in der Stadt allein zur Haustür raus darf, weil es dort überfahren werden könnte, darf unser Kind allein zur Tür raus, weil es ins Wasser fallen könnte.

Ich verstehe auch nicht, weshalb das Leben *auf* dem Wasser für Kinder gefährlicher sein soll als *am* Wasser. Nur wenige Meter entfernt von unserem Hafen stehen die ersten Häuser, direkt am Deich. Alle Kinder hier wachsen mit der Nähe zum Wasser auf und lernen schon in jungen Jahren den respektvollen Umgang damit.

Ich glaube, man vermittelt seinen Kindern ganz intuitiv, welche Gefahren in der Welt lauern, in der sie aufwachsen. Andere Gefahren wiederum spielen für das eigene Umfeld keine so große Rolle.

Das wird mir einige Jahre später bewusst: Line ist gerade drei geworden. Ich sitze mit einer Freundin und ihrem Sohn in Hamburg auf einem völlig überfüllten Spielplatz. Unsere zweite Tochter Morlin lernt gerade laufen. Line rennt über den ganzen Platz und verschwindet immer mal wieder kurz aus meinem Blickfeld. Als ich merke, wie schwer es mir fällt, in diesem Trubel meine beiden Kinder gleichzeitig im Auge zu behalten, fällt mir plötzlich siedend heiß ein, dass ich völlig vergessen habe, meiner Tochter einzuschärfen, dass sie nie mit einem Fremden mitgehen darf! Weil wir sonst nie auf Spielplätzen sind, weil wir so gut wie nie an solchen überfüllten Plätzen mit so vielen fremden Menschen sind. Für Stadtkinder ist das – gleich nach „niemals auf die Straße rennen!“ – so ziemlich das Erste, was sie lernen: Gehe nie mit einem Fremden mit, egal, was er dir verspricht! Für unsere Tochter, die im Hafen täglich mit vielen Kunden zu tun hat, sind Fremde nichts Bedrohliches. Sie ist ein sehr offenes Kind, das gern auf Fremde zugeht und vermutlich arglos darauf eingehen würde, wenn ihm jemand die viel beschworene Schokolade oder ein Häschen verspräche.

Und so wird mir klar, dass ich bisher vergessen habe, sie auf die Welt da draußen vorzubereiten – und darauf, dass es auch andere Gefahren als das Wasser gibt. Dafür bleibt sie völlig selbstverständlich an der Brücke stehen und streckt ganz automatisch die Hand nach meiner aus, wenn wir den Steg entlangspazieren.

Wie sehr sie das verinnerlicht hat, wird mir klar, als wir eines Abends noch mit Freunden am Ufer sitzen. Es ist schon dunkel, und die Kinder schlafen. Natürlich haben wir ein Babyphon mit, und wenn Morlin sich meldet, sieht einer von uns nach. Was wir nicht bedacht haben: Line ist mittlerweile aus dem Alter raus, dass sie einfach nur weint und nach uns ruft, wenn sie aufwacht. Stattdessen krabbelt sie aus ihrem Bett und macht sich auf die Suche nach uns. Als sie unser Bett leer vorfindet und auch im Wohnzimmer alles dunkel und verlassen ist, zieht sie ihre Schuhe an, öffnet zaghaft die Haustür, macht einen Schritt nach draußen, lässt aber die Türklinke nicht los und ruft nach uns.

Sofort komme ich die Brücke runter und nehme sie auf den Arm. Es dauert mehrere Minuten, bis ich sie beruhigen kann, so sehr weint sie. „Was ist denn los, mein Schatz? Ist doch alles gut, ich bin doch hier! Entschuldige, dass wir nicht da waren, das hat dir sicher Angst gemacht! Wir waren nur auf der Terrasse oben!“

Schluchzend und schniefend antwortet sie: „Nein, ich hatte keine Angst, weil ihr nicht da wart!“

„Nein? Hattest du nicht?“, frage ich verwundert.

„Nein! Aber es tut mir so leid, Mama. Ich weiß doch, dass ich die Tür nicht allein aufmachen darf! Aber es war so dunkel und ich wollte wissen, wo ihr seid, und ihr habt mich nicht gehört, als ich gerufen hab, da *musste* ich die Tür aufmachen!“

So tief verwurzelt ist diese Grenze in ihr. Sie weint nicht vor Angst, weil sie allein war. Sie weint, weil sie sich schuldig fühlt, gegen die oberste Regel verstoßen zu haben. Gerührt und voller Stolz auf unser tapferes kleines Mädchen drücke ich sie an mich und bringe sie zurück ins Bett.

Nein, ich mache mir keine Sorgen, dass wir unsere Kinder in einer gefährlichen Umgebung großziehen. Mehr Geborgenheit und Sicherheit als an diesem Ort kann ich mir kaum vorstellen.

Auf dem Wasser, auf dem Land

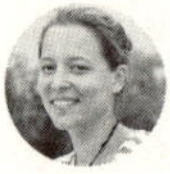

Wir wohnen jetzt nicht nur auf dem Wasser, sondern auch auf dem Land. Und dieser Umzug von Hamburg nach Stöckte hat in mir sehr gemischte Gefühle ausgelöst. Einerseits war für mich immer klar, dass ich meine Kinder nicht in einer Großstadt aufwachsen lassen würde. Ich hatte selbst eine unbeschwerte Kindheit auf dem Land und habe mir immer vorgestellt, wie meine eigenen Kinder später auch mal durch Wälder streifen und in den Gassen Räuber und Gendarm spielen.

Und auch die Aussicht auf die tägliche Pendelei zur Arbeit war nicht so sehr mein Problem. Einige meiner KollegInnen, die im Hamburger Westen wohnen, fahren täglich 45 Minuten quer durch die Stadt, um an ihrem Arbeitsplatz ganz im Osten anzukommen. Sie sind genauso schnell wie ich, nur dass ich entspannter ankomme als sie, die sich durch die Rushhour kämpfen müssen – und dass ich jeden Abend in eine andere, stressfreiere Welt zurückkehren darf.

Andererseits hatte ich bei unserer Ankunft das Gefühl, in eine Enge zurückzukehren, die ich als 19-Jährige geradezu fluchtartig verlassen hatte. Fast zehn Jahre lang hatte ich diesem vermeintlich spießigen Dorfleben den Rücken gekehrt – und nun stand ich kurz davor, mich ausgerechnet in einem ähnlich kleinen Vorort wie dem niederzulassen, in dem ich aufgewachsen bin. Nur dass es damals ein kleines Dorf im Großraum Stuttgart und nicht in der Nähe von Hamburg war.

Mitte der 80er-Jahre zogen meine Eltern mit uns von Hannover in das kleine Dörfchen Ingersheim, etwa 30 Kilometer nördlich von Stuttgart. Wir waren *Neigschmeckte* (schwäbisch für Zugezogene) mitten im *Schwobaländle.* Ich kann mir nicht vorstellen, wie es damals für meine Mutter gewesen sein muss, als norddeutsche, emanzipierte Akademikerin in die gefühlte Enge eines schwäbischen Dorfes der 80er-Jahre einzutauchen. Ich habe heute noch das Bild vor Augen, wie sie am helllichten Tag mit Minirock, 80er-Jahre-Dauerwelle und geschminkt mit uns drei Kindern zum Dorfbäcker stöckelte. Kinderbetreuung für unter Dreijährige war im Westen damals noch ein Fremdwort, Kindergarten und Dorfschule gingen von 8 bis 12 Uhr. Die Frauen blieben zu Hause bei den Kindern. Meine Mutter hatte keine andere Wahl.

Jahrelang habe ich sie fast dafür verurteilt – und als „gebranntes Kind" hatte ich mir geschworen, dass mir das nie passieren würde. Dass ich meine akademische Ausbildung niemals für Mann und Kinder an den Nagel hängen würde. Mittlerweile bewundere ich sie für die stoische Ruhe und Gelassenheit, mit der sie uns unter diesen Umständen ihre Werte vermittelt und uns alle drei zu selbstbewussten, eigenständigen Menschen herangezogen hat. Und was mir damals überhaupt nicht in den Sinn kam, war, dass sie das vielleicht nicht nur aus Zwang tat, sondern weil sie es gern tat.

Ich vermute, vielen Frauen meiner Generation geht es ähnlich wie mir: Wir wurden so emanzipiert erzogen, dass wir glauben, nur wenn wir Karriere machen und uns nicht zum „Heimchen am Herd" degradieren lassen, werden wir den Errungenschaften unserer feministischen Vorkämpferinnen gerecht. Was wir dabei völlig vergessen: Bei der Emanzipation sollte es darum gehen, dass jede und jeder die Wahl hat. Egal, wofür ich mich entscheide: Ich sollte mich für nichts davon schlecht fühlen oder rechtfertigen müssen. Ich sollte nur die Wahl haben. Und das sollte sowohl für Frauen als auch für Männer gelten. Bis heute habe ich das Gefühl, mich vor KollegInnen dafür rechtfertigen zu müssen, dass ich zu Hause bleibe und meine Kinder hüte. Und auf der anderen Seite stehe ich einer imaginären Armada perfekter Mütter gegenüber, vor denen ich mich als Rabenmutter fühle, weil ich mein Kind in die Fremdbetreuung gebe, um zu arbeiten. Und beide „Kämpfe" spielen sich überwiegend in meinem Kopf ab.

Die Ironie des Schicksals wollte es jedenfalls, dass ich gut 30 Jahre nach meiner Mutter nun in einer ganz ähnlichen Situation stecke wie sie damals. Mein Leben lang dachte ich, sie hätte etwas für uns aufgegeben. Aber vielleicht hat sie ja ihre Erfüllung genau darin gesehen, zumindest für diese paar Jahre, bis wir sie nicht mehr so sehr gebraucht haben und sie sich etwas anderem widmen konnte.

Spätestens seit ich selbst Mutter bin, habe ich größten Respekt vor jeder Frau, die sich entscheidet, in Vollzeit zu Hause die Kinder zu hüten und den Haushalt zu schmeißen. Das alles schreibe ich aus heutiger Perspektive. Als wir nach Stöckte kamen – noch kinderlos, voll arbeitend und frisch aus der Großstadt –, war meine Perspektive sicherlich eine etwas andere.

DIE ERSTEN ZWEI JAHRE in Stöckte haben wir – mal abgesehen von Leuten, die ihr Boot bei uns liegen haben – kaum Kontakt zur einheimischen Bevölkerung. Wir arbeiten den ganzen Tag, und die Wochenenden verbringen wir mit Freunden in der Stadt oder lassen uns von ihnen besuchen.

Erst mit Lines Geburt beginnen wir langsam und sehr zaghaft, uns anzunähern. Mit Kindern findet man immer schnell Anschluss. Ein Baby ist zwar ohne Frage anstrengend – den Großteil der Zeit empfinde ich die Zeit als frischgebackene Mutter aber vor allem als unglaublich eintönig. Nie war ich so einsam und so gelangweilt wie im ersten Jahr als Mutter auf dem Land. Und so gebe ich mir das volle Programm: Babyschwimmen, Babymassage, Rückbildungskurs. Alles ist mir recht, um nur irgendwie die Woche vollzubekommen. Ich mache so viele Bekanntschaften wie sonst nur in mehreren Jahren. Es erfüllt seinen Zweck: Es beschäftigt mich und das Kind und ich kann mich über die typischen Probleme austauschen, die man so als frischgebackene Mama hat. Ole leistet seinen Beitrag durch den Beitritt in die Freiwillige Feuerwehr. Und unser Integrationswille geht sogar so weit, dass wir uns schließlich dazu überreden lassen, am *Faslamsumzug* teilzunehmen.

Faslam ist das hiesige Pendant zum rheinischen Karneval. Für uns, die wir beide nicht aus Gegenden kommen, in denen Karneval oder Fastnacht groß gefeiert wird, ist das Narrentum ein echter Kulturschock. Und nun sind wir ausgerechnet in einer norddeutschen Hochburg des Karnevals gelandet – nein, des Faslams natürlich.

Jedes Jahr versammeln sich unglaubliche 20 000 Zuschauer an den Straßen von Stöckte bis in die Winsener Innenstadt, um sich den Stöckter Faslamsumzug anzuschauen. Klar, dass das die gerade einmal 1850 Einwohner Stöcktes stolz macht. Und so ist es selbstverständlich, dass die meisten dieser 1850 Einwohner irgendwie am Umzug beteiligt sind. Vom Neugeborenen bis hin zur 90-jährigen Oma: Fast jede und jeder ist Mitglied in einer Faslamsgruppe. In den Wintermonaten stecken die meisten Stöckter einen Großteil ihrer Freizeit in die Vorbereitung des nächsten Umzugs. In den Hallen und Scheunen der Landwirte wird wochenlang gehämmert, gebohrt und gemalt und in den Stuben an den Kostümen genäht. Und ich muss sagen: Als ich meinem ersten Faslamsumzug beiwohne, staune ich nicht schlecht. Die Wagen sind riesig, detailverliebt und wirklich humorvoll. Man kann sehen, wie viel Leidenschaft darin steckt und wie viel Spaß es den Menschen bereitet.

Auch wenn Faslam uns vorerst noch fremd bleibt – unsere „Integrationsbemühungen“ zeigen Wirkung: Die Leute im Dorf gehen freundlich und offen auf uns zu, sind neugierig und interessiert. Zwar verlaufen die meisten meiner „Babybekanntschaften“ nach einiger Zeit im Sande, weil man eben doch nicht mehr gemeinsam hat als ein Kind im gleichen Alter, aber langsam bemerken wir eine Veränderung in unserem Umfeld. Man grüßt uns im Vorbeifahren, lächelt uns zu. Dass die meisten wissen, wer wir sind, wundert uns nicht. Schnell spricht sich herum, dass in dem kleinen Jachthafen vor dem Deich jetzt eine junge Familie wohnt.

Kindheit zwischen Containerschiff und Dorfschulterror

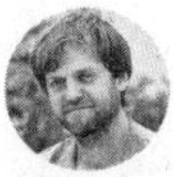

Ich bin zwar in Hamburg geboren, aber den ersten Teil meiner Kindheit habe ich in einem winzigen Dörfchen namens Tramm im Kreis Herzogtum Lauenburg verbracht. Tramm hatte damals knapp 180 Einwohner. Meine Eltern haben die alte Dorfschule gekauft und wieder hergerichtet. In Tramm kannte wirklich jeder jeden. Wer nur eine Kleinigkeit zum Essen brauchte, der ging in den kleinen Laden von Frau Singelmann und bekam dort das Nötigste. Ich holte die Milch mit der Milchkanne. Und jede Kuh von Bauer Walter trug den Namen eines Dorfkinds. Der Trammer Spielplatz lag dicht bei unserem Haus. Die Trammer Kinder trafen sich – trotz ein paar Jahren Altersunterschied – alle dort und hielten zusammen wie Pech und Schwefel. Ich erinnere mich noch genau, wie ich mit fünf Jahren, zusammen mit den Älteren, das erste Mal heimlich an einer Zigarette gezogen habe. Niemals vergessen werde ich auch den Tag, an dem wir auf die glorreiche Idee kamen, im Schuppen von Frau Singelmann ein kleines Lagerfeuer zu entfachen. Vorsorglich hatten wir das Feuer in einem aus Draht geflochtenen Mülleimer entzündet, damit es sich nicht ausbreiten konnte. Blöd nur, dass der Mülleimer auf einem Holztisch stand. Innerhalb kurzer Zeit stand die halbe Scheune in Flammen.

Ein Großteil der Familie meiner Mutter lebte im Dorf. Wenn es eine Feier im Ort gab, dann waren immer gleich alle Einwohner da. Und von unserem Haus aus, der alten Dorfschule, konnte man zum Feierabend alle Straßenlaternen des Ortes ausschalten.

Mein Vater fuhr zu dieser Zeit als Kapitän zur See. Manchmal sind wir auch an Bord des Containerschiffs gewesen und mit durch die Weltgeschichte gefahren. Ich war noch sehr klein, aber ich erinnere mich gut an einige Erlebnisse. Ich weiß sehr genau, wie wir an Weihnachten eine Girlande quer durchs Schiff gebastelt haben, auch wenn ich mittlerweile denke, dass sie nicht ganz so lang war wie in meiner Erinnerung. Der Weihnachtsmann kam damals im Taucheranzug und mit einem Müllbeutel für die Geschenke. Die Tatsache, dass mein Vater oft auf See war, hat mich als Kind nicht wirklich beschäftigt. Es war halt einfach so.

Als er dann einige Jahre später einen Job als Kanallotse im Nord-Ostsee-Kanal bekam, mussten wir unser kleines Dörfchen verlassen und zogen nach Burg in Dithmarschen. Für mich brach eine Welt zusammen, und ich nahm mir fest vor, eines Tages wieder nach Tramm zu ziehen.

Burg hatte um die 5000 Einwohner, und es dauerte nicht lange, bis ich Anschluss fand. Viele meiner Klassenkameraden wohnten in unmittelbarer Nähe, und auch in Burg musste man sich nicht allzu große Sorgen machen, ein Kind frei herumlaufen zu lassen. Meine Grundschulzeit verlief eher ruhig. Ich war zwar auch zu dieser Zeit schon ein kleiner Querulant, aber meine Lehrer wussten mich gut zu nehmen. Mein Vater fuhr in unregelmäßigen Abständen mit dem Schiff über den Kanal, und meine Mutter gab sich die größte Mühe, sich in der Rolle der Hausfrau und Mutter zu verausgaben. Ich begann im Brunsbütteler Segelverein Opti zu segeln, das ist ein kleines Segelboot. Mit sechs Jahren machte ich dann meinen Jüngstenschein und hatte viel Spaß, Regatta zu segeln – immer gut trainiert durch meinen Vater, der zusammen mit meiner Mutter früher auf der Alster gesegelt war.

Kurze Zeit später wurde mein Vater zu einem Segeltörn nach Helgoland eingeladen, bei dem ich mitfahren durfte. Ich war das erste Mal so richtig seekrank. Mein Vater fragte, während ich über dem Eimer hing, ob wir nicht auch ein Boot kaufen wollten. Noch heute erzählt er mir, wie ich mir den Mund mit dem Ärmel abwischte und begeistert „auf jeden Fall!“ erwiderte. Er kaufte daraufhin das Neun-Meter-Segelboot *Genese.* Das Boot war ein sogenannter Halbtonner und ursprünglich nur für Regattazwecke gebaut worden. Deshalb gab es im Inneren auch nur ein paar Hängematten. Unsere erste Tour endete mit einer Superbilanz: zwei gebrochene Rippen bei meinem Vater, drei seekranke Kinder, eine verzweifelte Mutter und ein Motorschaden.

In Kleinstarbeit wurde die *Genese* nun Stück für Stück ausgebaut, wobei ich mithalf und eine Menge lernte. Ein paar Kojen, ein Tisch, Regale und eine kleine Küche sowie ein neuer Motor wurden eingebaut. Die nächsten Jahre nutzten wir das kleine Boot für unsere Familienurlaube. Ich denke oft daran zurück und sehe die Parallelen zu unserem heutigen Leben auf dem Hausboot. Auch wir sind früher oft am Wasser gewesen und in den Ostseehäfen mit anderen Kindern ohne Aufsicht rumgelaufen. Passiert ist nie etwas Dramatisches.

Meine Eltern waren im Gemeinderat für *Bündnis 90/Die Grünen* engagiert und arbeiteten ehrenamtlich für den Ausländerfreundeskreis. Ich erinnere mich gut an die wilden Parteifeten, die an Wahlabenden bei uns gefeiert wurden. Wenn ich an diese Zeit zurückdenke, muss ich sagen, dass ich eine sehr harmonische Kindheit hatte – zumindest bis dahin.

Zu Anfang meiner Realschulzeit in Burg lief noch alles normal – aber bald danach entwickelte sich bei mir etwas, das man später wohl Depression genannt hätte.

Ich war ein ziemlich quirliges Kind – und das änderte sich auch im Teenageralter nicht. Damit konnten die wenigsten Lehrer umgehen. Meine Leistungen und Noten waren dabei weniger das Problem – es ging eher um meine Persönlichkeit, die vielen nicht zu passen schien.

Ich weiß nicht, warum es sich so zugespitzt hat, aber es gab an dieser Schule unzählige Vorfälle, die mich regelrecht traumatisiert haben. Ungefähr ab der siebten Klasse ging es los. Und weil meine Eltern nicht so recht glauben mochten, was ich erzählte, behielt ich vieles leider viel zu lange für mich. Als ich es später nachholte, waren sie regelrecht schockiert.

So gab es zum Beispiel einmal einen Jungen, der mich im Schulflur würgte, sodass ich schon blau anlief. Mein Klassenlehrer stand direkt daneben, wartete ab und sagte dann ganz ruhig zu Hauke (dem Würger): „So, ich glaube, das reicht. Lass ihn mal los. Wenn er wieder frech wird, weißt du ja, was du zu tun hast."

Einen speziellen Hass auf mich hatte mein Musiklehrer. Nach vier Jahren mit einer Eins in Musik rutschte ich im ersten Halbjahr auf eine Drei und im nächsten auf eine Fünf. In der 8. Klasse wurde ich eines Tages ins Nachbarklassenzimmer gerufen, mitten in der Stunde. Im Nebenraum, wo der Musiklehrer gerade die Parallelklasse unterrichtete, sollte ich mich ans Lehrerpult setzen. „So, liebe Klasse, jetzt könnt ihr dem Ole alle mal sagen, was euch an ihm nicht passt", höre ich ihn heute noch sagen. Als dann die ersten schonungslosen Kommentare auf mich einprasselten, konnte ich meine Tränen nicht zurückhalten. Irgendwann stand ich auf und ging in Richtung Tür. Aber der Lehrer hielt mich auf: „Ach, und Ole …" Als ich mich umdrehte, zeigte er mir den Mittelfinger, woraufhin die gesamte Klasse in Gelächter ausbrach. Ich erzählte meinen Eltern vorerst nichts davon, entschloss mich aber, den Vertrauenslehrer anzusprechen. Leider geschah dennoch: nichts.

EINEN AUSGLEICH und eine Ablenkung von diesem Mobbing durch Mitschüler und Lehrer schuf die Veränderung unserer Wohnsituation. Das bisher vermietete Haus, das meinen Eltern gehörte, war endlich frei geworden. Es war reichlich heruntergekommen, aber meine Eltern sahen darin enormes Potenzial. Und so begann eine Zeit, an die ich mich trotz des Ärgers in der Schule heute gern erinnere. Wir haben damals wirklich alles aufgearbeitet oder erneuert – von den Dielen-Fußböden bis zu den alten, verschnörkelten Bauernhaus-Zimmertüren. Wir haben Wände neu verputzt, Durchbrüche hergestellt, tapeziert, gefliest, die gesamte Elektrik erneuert und Wasserleitungen verlegt.

Nahezu alles geschah ohne das Mitwirken eines Handwerksbetriebs, nur durch uns. Das meiste machten mein Vater und ich, aber auch meine Mutter und meine ältere Schwester Jana halfen mit.

Da von meiner Schule häufig Rügen und Tadel eintrudelten, hatte mein Vater genügend Argumente, mich zu Hause mit Arbeit zu beschäftigen, um mich von weiteren (angeblichen oder tatsächlichen) Dummheiten abzuhalten.

Die Werkstatt meines Vaters war mir mehr als vertraut. Sie war gut ausgestattet, aber allein darin zu arbeiten war für mich natürlich tabu. Mein erstes eigenes Projekt gestaltete sich deshalb etwas schwierig. Ich wünschte mir nichts sehnlicher als einen Moped-Führerschein. Für meine Eltern kam das leider nicht infrage.

Aber als mir eines Tages ein älterer Herr von einer alten Zündapp R50 erzählte, die ich für 50 Mark kaufen könne, sofern ich sie zum Laufen bekäme, konnte ich mich nicht im Zaum halten. Ich kaufte das gute Stück heimlich, deponierte den Oldtimer-Roller in einem kleinen Waldstück und begann zu basteln. Der Fehler war schnell gefunden: Es kam kein Sprit aus dem Tank. Das kleine Sieb am Benzinhahn hatte sich zugesetzt. Ich ersetzte den kompletten Sprithahn kurzerhand durch den vorderen Teil eines Kugelschreibers. Und siehe da: Die Karre sprang sofort an. Aber leider konnte ich das Moped nicht mit nach Hause nehmen, also deckte ich es regelmäßig mit Zweigen ab und fuhr manchmal mit meinem Kumpel Gordon auf diversen Feldwegen ein bisschen herum. Dass Mopedfahren tatsächlich gefährlich ist, merkten wir, nachdem wir an einem kleinen Abhang einfach geradeaus durch den Stacheldrahtzaun fuhren und abstürzten. Zu Ende war der Traum vom eigenen Moped allerdings erst, als ich nach ein paar Wochen den Mut fasste und den Roller doch mit nach Hause nahm. Meine Eltern waren konsequent und blieben hart: Ich musste ihn zurück zu seinem Vorbesitzer bringen – der sich natürlich freute, dass er wieder lief.

Irgendwann, ich muss ungefähr 14 gewesen sein, kaufte mein Vater einen gebrauchten Suzuki Sj 413, einen kleinen Geländewagen. Das Auto diente eine Zeit lang als Zweitwagen für die Familie – angeblich, weil es billiger gewesen war als eine Anhängerkupplung für unseren Saab. Als es dann nicht durch den nächsten TÜV kam, haben mein Vater und ich alle Roststellen mit neuen Blechen verschweißt, alles neu lackiert und anschließend mit Bravour den TÜV-Stempel eingeheimst.

Eines Nachts habe ich das kleine Auto mit zwei Freunden kurzerhand vom Hof geschoben, bis hinter die nächste Straßenecke. Wie man fährt, hatte mir mein Vater bereits auf Feldwegen gezeigt, also Schlüssel rein und dann ging es los. Wir sind auf diversen Feldwegen gefahren, haben Vollbremsungen gemacht, und jeder durfte mal ans Steuer. Nach ein paar Stunden haben wir das Auto auf demselben Weg zurückgebracht. Das Feuer war nach der ersten Tour natürlich geweckt, und wir wiederholten unsere waghalsigen Touren und wurden dabei immer mutiger. Einmal waren wir sogar bei McDonald's in Brunsbüttel, also knapp 20 km weiter. Aber eines Nachts, als wir das Auto, mittlerweile routiniert, wieder auf den Hof schoben, rief plötzlich eine raue Männerstimme: „Was macht ihr da, was ist da los?" Die anderen Jungs rannten einfach weg – und ich raste ebenfalls schnell in mein Bett und versuchte, mein Herz wieder zu beruhigen. Und dann klingelte das Telefon … erwischt! Meine Mutter war überzeugt, ich würde so was niemals machen – aber mein Vater überzeugte sich selbst und sie durch das Berühren der noch warmen Motorhaube.

Die darauffolgende Zeit hatte eine gewisse Ähnlichkeit mit einem Bootcamp. Drei Monate Hausarrest. Ich habe mich so geschämt. Und es war ein Wunder und reines Glück, dass bei unseren bodenlos leichtsinnigen Touren niemandem etwas passiert ist. Da ich meine Mittäter nicht mehr sehen durfte, entstanden nach meinem Hausarrest neue Freundschaften. Mädchen wurden plötzlich interessant, und ich war irgendwie bei den meisten Mädels-Abenden dabei. Vielleicht brauchte ich einfach ein bisschen Sanftheit neben dem grausamen Schulalltag und den heimischen Arbeitseinsätzen, die durchaus als Strafe gemeint waren (auch wenn ich heute dankbar dafür bin).

MEINE ELTERN merkten, dass ich verzweifelt war und immer öfter nach Gründen suchte, nicht in die Schule zu gehen. Da meine ältere Schwester bereits nach der Realschule die Waldorfschule besuchte, um ihr Abitur zu machen, und meine kleine Schwester Laura auch dorthin ging, wurde beschlossen, dass auch ich dorthin wechseln sollte.

Nach zwei Jahren Wartezeit war es dann endlich so weit – ein Platz wurde frei. Ich muss noch heute schmunzeln, wenn ich an den Tag nach dem Bescheid denke. Mein alter Klassenlehrer, wieder mal wütend auf mich wegen irgendwas, brüllte mich mit knallrotem Kopf quer durch die Schulaula an, ich solle sofort zu ihm kommen – und ich habe ihn komplett ignoriert. Das tat so unglaublich gut. Nur weg von diesem schrecklichen Ort und endlich wieder Hoffnung.

Den ersten Tag an der Waldorfschule erlebte ich wie eine Art Kulturschock. Es flogen Papierkügelchen durch den Raum, es wurde geredet, gelacht. Aber ich fand mich schnell zurecht – und die Lehrer waren für mich ein Segen. Diese Schule war das Beste, was mir passieren konnte.

Mein Abi war nicht gut. Trotzdem bekam ich nach ein paar Bewerbungen einen Ausbildungsplatz zum Schiffsmechaniker. Die Ausbildung sollte die Grundlage meiner Seefahrerkarriere darstellen – und ich war auch nicht abgeneigt, ein richtiger Seemann zu werden wie mein Vater. „Du musst ja auch wissen, was es bedeutet, wenn du jemanden im Sturm an Deck schickst. Wer Anweisungen gibt, muss wissen, wovon er redet." Ich fand das durchaus einleuchtend.

Meine Berufsschule war in Rostock. Natürlich waren alle Azubis der Meinung, dass sie bereits richtige Seeleute seien, weshalb es drunter und drüber ging. Ich glaube, so richtig beliebt waren wir in Rostock nicht gerade. Mit Geld konnte ich zu dieser Zeit rein gar nicht umgehen, deshalb wurde kurzerhand ein Mini Cooper beim Autohaus finanziert und das restliche Azubigehalt für nächtliche Sauftouren ausgegeben. Das kleine Zimmer über dem Lidl in Rostock bezahlte die Reederei, zusätzlich gab es jede Woche einen Essenszuschuss.

Nach knapp drei Monaten war der erste Berufsschulblock abgeschlossen, und es sollte auf mein erstes Schiff gehen. Da das in Singapur lag, ging es erst mal ins Flugzeug. Und dann begann das eigentliche, das ernsthafte Seemannsleben. Klare Anweisungen und harte Arbeit, das war der Alltag. Drei Monate an Deck und drei Monate im Maschinenraum. Diese erste Reise war eigentlich die schönste, da ich noch so unbefleckt und alles sehr spannend war. Trotzdem wäre ich nach knapp vier Monaten am liebsten wieder nach Hause gefahren. Tagein, tagaus auf dem Schiff, immer dieselben Gesichter, Telefonieren nur über das Satellitentelefon auf der Brücke und immer hört jemand zu – das war schon auch zermürbend.

Nach dem nächsten Berufsschulblock ging es wieder aufs Schiff, diesmal nach Hongkong. Unser Erster Offizier hat mich irgendwie gemocht. Später erzählte er mir, dass ich ihn an seinen verstorbenen Sohn erinnerte, was vielleicht auch erklärte, dass er mich regelmäßig zu sich auf die Kabine zu Osborne-Weinbrand einlud. Ich habe in dieser Zeit eigentlich jeden Abend einen Vollrausch gehabt, obwohl ich im Schnitt 13 Stunden am Tag gearbeitet habe, meistens mehr. Nach der Reise war ich also immerhin trinkfest – aber der Gedanke, die nächsten Jahre zur See zu fahren, gefiel mir immer weniger. Ich blieb vor allem dabei, um meinen Vater nicht zu enttäuschen.

Doch auf dem nächsten Schiff wurde mir immer klarer: Ich will nicht ewig weg sein – zumal jeder, der schon lange auf See war, irgendeine gravierende Macke hatte. Der eine trank zu viel, der andere war arrogant und wieder ein anderer war stark depressiv. Und ich begann bereits, mich in eine Mischung aus all dem zu verwandeln.

Nach der dritten Reise und der Abschlussprüfung in Rostock war meine Ausbildung beendet. Eigentlich hätte ich dringend mal eine Pause gebraucht, um mir klar darüber zu werden, wo meine Reise eigentlich hingehen sollte. Stattdessen hatte ich schon den nächsten Job über meinen Vater beim Lotsbetriebsverein. Ich fuhr also ein Jahr lang Lotsen zu den ankommenden Pötten hinaus auf die Nordsee oder holte sie von den ausgelaufenen Schiffen ab.

Eigentlich war das ein super Job: sehr gut bezahlt, nur zwei Wochen an Bord des Stationsschiffes und dann zwei Wochen frei, dazu zollfrei Zigaretten und Schnaps – was wollte man mehr? Die Crew bestand aus rauen Fischerleuten, die prädestiniert für den Job waren, da sie auch bei stürmischer See gut mit der Winde arbeiten konnten. Teilweise war man mit Adrenalin vollgepumpt, wenn man das Boot bei Windstärke zehn durch die hohen Nordseewellen steuerte, aber der Job hat mir wirklich Spaß gemacht. Egal, ob draußen Minusgrade herrschten oder der Nebel so dicht war, dass man das gesuchte Schiff nur noch mittels Radar finden konnte – die enorme Verantwortung gefiel mir.

Nach gut einem Jahr bekam ich dann einen Studienplatz in Bremen. Der Studiengang hieß „Diplom-Wirtschaftsingenieur für Seeverkehr“ oder kurz: Nautik.

Zum Glück hatte meine beste Freundin Vanessa, die ich aus der Ausbildung in Rostock kannte, denselben Studiengang belegt, nur zwei Semester über mir, sodass ich direkt Anschluss hatte. Ich fand eine kleine Wohnung in der Bremer Fußgängerzone. Ich weiß nicht, was für ein Mensch der Vormieter gewesen war – jedenfalls war die Bude in einem miserablen Zustand. Ich bot dem Vermieter an, sie grundlegend zu renovieren, inklusive eines neuen Badezimmers, und bekam dafür drei Monate mietfrei.

Während dieser Zeit lernte ich Jill kennen. Sie war schockiert, wie ich wohnte, denn als sie das erste Mal bei mir war, gab es gerade keine Toilette. Ich bin in der Kneipe unter meiner Wohnung aufs Klo gegangen. Mein Hinweis „Wenn du pinkeln musst, dann in die Dusche, aber bitte gut nachspülen“ hat sie kurz aus der Fassung gebracht. Eigentlich ein Wunder, dass sie den Kontakt nicht gleich abgebrochen hat.

Nach etwas mehr als einem Jahr brauchte ich ein neues Projekt, also suchte ich mir eine neue heruntergekommene Wohnung – wieder mit dem Deal „Renovierung gegen Mietfreiheit“. Jill nannte mich damals einen „positiven Mietnomaden“.

Kurze Zeit später, nach ihrem Bachelorabschluss, beschloss Jill, nach Hannover zu gehen, um ihren Master zu machen. Für mich gab es keinen guten Grund mehr, in Bremen zu bleiben. Die Seefahrt machte mich nicht glücklich, das Studium machte keinen Spaß, und meine Wohnung war weiterhin eine Katastrophe. Nach ein paar Monaten Wochenendbeziehung beschloss ich also, ihr nach Hannover zu folgen. Ich fand ein WG-Zimmer, das nur knapp zehn Minuten zu Fuß von Jills WG lag. Ich hatte mich für den Studiengang Maschinenbau eingeschrieben – besucht habe ich genau zwei Vorlesungen. Studieren ist einfach nicht meins, das wurde mir klar. Um über die Runden zu kommen, nahm ich einen Job als Hausmeister in einem Studentenwohnheim an, wo ich die nächsten Monate Fußböden verlegte, Wände strich, Fliesen verlegte und den Keller entrümpelte.

Irgendwann entschied ich mich, einen Gewerbeschein zu beantragen und das Ganze offiziell zu machen – zunächst nur vorübergehend, bis ich wusste, was ich dauerhaft machen wollte. Ich fragte im Freundeskreis nach Jobs in allen Branchen – und kam so irgendwann zur Messebaufirma *Mehrblick* in Hamburg, einem grundlegenden Baustein meines Werdegangs. Für einen Messeaufbau wurden Helfer gesucht, der Stundenlohn sollte 18 Euro betragen. Für mich war das damals eine Menge, da ich bisher nur Studentenlöhne kannte. Nach meiner ersten Woche bei *Mehrblick* wurde mein Stundenlohn allerdings auf 15 Euro heruntergesetzt, weil ich mich nicht an die riesige Formatkreissäge traute und keine Erfahrung mit so akkuraten Tischlerarbeiten hatte. Mein Auftraggeber gab mir aber die Chance, mich einzuarbeiten. Ich wurde immer öfter engagiert und begann zu verstehen, wie man durch genaue Vorarbeit später viel weniger Probleme beim Zusammenbau von Elementen hat.

Da ich zwischen Hamburg und Hannover pendelte und oft in Hamburg auf irgendwelchen Sofas in diversen Küchen pennte, gab ich das WG-Zimmer in Hannover auf und quartierte mich einfach ungefragt bei Jill mit ein. Als Jill ihren Masterstudiengang beendet hatte, beschlossen wir, uns in Hamburg gemeinsam niederzulassen. Zu jener Zeit schickte mich die Firma *Mehrblick* in den kleinen Hafen in Hamburg-Harburg. Und so nahm die ganze Geschichte ihren Lauf …

Leben mit der Natur

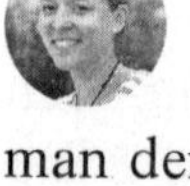

Der größte Unterschied zum Leben in einem normalen Haus im Grünen besteht wohl darin, dass man mit einem Hausboot nicht nur *in* der Natur, sondern *mit* ihr lebt. Mit einem Hausboot ist man den Naturgewalten sehr viel mehr ausgeliefert – oder positiver ausgedrückt: Man erlebt wieder viel bewusster und hautnah den Wechsel der Jahreszeiten, die Witterungsverhältnisse und die Naturgewalten und richtet sich ganz selbstverständlich nach ihnen. Was früher für die Menschen völlig natürlich war, nämlich dass die Natur und die Wetterlage ihren Alltag bestimmten, ist für die meisten Menschen heute nicht mehr nur fremd, es ist auch unerwünscht. Denn es macht unser Leben weniger planbar, es durchkreuzt unseren Drang nach Kontrolle.

Wir haben uns so sehr daran gewöhnt, dass alles nach Plan funktioniert und wir die Natur beherrschen können, dass es uns völlig aus der Bahn wirft, wenn dem mal nicht so ist und wir uns nach ihr richten müssen. Viele potenzielle Kunden, die zu uns in den Hafen kommen, weil sie einen Liegeplatz für ihr Boot suchen, machen auf dem Absatz wieder kehrt, sobald sie hören, dass unser Hafen jeden Tag flachfällt und man rund ums Niedrigwasser nicht rein- oder rauskommt mit dem Boot. Komplett nachvollziehbar: Wenn man fünf Tage die Woche bis 17 oder 18 Uhr im Büro sitzt, möchte man natürlich bei schönem Wetter spontan mit seinem Boot rausfahren können. Wenn dann zu Feierabend Niedrigwasser ist, ist das ärgerlich.

Für uns gehört das Auf und Ab des Wasserstands mittlerweile natürlich zum Alltag. Wir haben den Tidenkalender im Kopf wie andere den Busfahrplan ihrer täglichen Strecke zur Arbeit. Und vieles richten wir danach: Wenn gerade Hochwasser ist, tragen wir den Müll oder den Wäschekorb raus oder holen einen Sack Pellets zum Heizen rein. Weil wir wissen, dass es in ein paar Stunden mit der steilen Brücke beschwerlicher sein wird. Wenn Presseanfragen kommen, bestelle ich die Fotografen zu Hochwasser, damit es auch hübsch aussieht und das Hausboot nicht im Schlick liegt. Manchmal wünschte ich, das Wasser würde dableiben, einfach weil es gleich viel schöner aussieht. Aber dann erinnere ich mich an den fischigen Geruch des Schlicks bei Niedrigwasser, der für uns mittlerweile nach Zuhause riecht. Als wir ihn, gerade frisch in Stöckte angekommen, das erste Mal wahrgenommen haben, fühlten wir uns beide sofort in die Urlaube unserer Kindheit zurückversetzt, als wir mit unseren Geschwistern durch die malerischen kleinen Häfen der dänischen Südsee gerannt sind und Verstecken gespielt haben. Schon damals hätten wir uns über den Weg laufen können. Ist nicht passiert – als ob das Schicksal mit uns Verstecken gespielt hätte.

Mit dem Wechsel der Gezeiten ist es für mich ähnlich wie mit den Jahreszeiten. Wäre es immer Sommer, also schön und sonnig und warm, würde ich mich nicht mehr darauf freuen. Ich finde, es gibt nichts Schöneres als die Vorfreude, wenn man im Frühling die ersten warmen Sonnenstrahlen auf dem Gesicht spürt. Oder das wohlige Gefühl, wenn man im Herbst Kerzen anzündet und sich mit einer dampfenden Tasse Tee und einer Kuscheldecke einem neuen Buch widmet. Dabei bin ich definitiv kein Wintermensch. Ich konnte noch nie verstehen, dass Menschen freiwillig länger als nötig in die Kälte ziehen. Auch wenn das etwas komisch klingt für jemanden, der von Schwaben nach Norddeutschland gezogen ist: Mich lockten schon immer die wärmeren Gefilde. Doch ich könnte nicht auf Dauer in einem Land leben, in dem das Wetter immer gleich (schön) ist. Die Abwechslung würde mir fehlen.

Die Tide hat uns aber auch vor neue Herausforderungen gestellt – zum Beispiel als wir unsere Wasserleitungen verlegen wollten. Gewöhnliche Abwasserrohre sind auf einem sich ständig bewegenden Hausboot natürlich nicht möglich. Da sich der Wasserstand unter unserem Hausboot stetig verändert, ist eine Leitung entlang des Grunds unmöglich. Die Brücke ist die einzige Möglichkeit, weil sie sich mitbewegt. Wasser und Abwasser fließen bei uns also durch flexible Schläuche, entlang der Brücke bis hoch ans Ufer. Das Abwasser wird weiter zu einer Grube geleitet, das Frischwasser kommt aus der kommunalen Wasserleitung. Im Winter müssen die Leitungen isoliert sein. Unter der Isolierung haben wir Heizkabel verlegt, die verhindern sollen, dass die Leitungen zufrieren. Das Problem: Eben *weil* die Brücke sich bewegt, sind natürlich die Leitungen und damit auch die Isolierung unter ständiger Belastung. Immer wieder reißen Teile der Isolierung auf – und vor allem an Stellen, wo die Leitung eine Kurve macht, friert sie immer wieder zu. Da wir auch hier mit einem Provisorium leben, haben wir selbst nach Jahren im Winter immer wieder Tage, an denen kein Wasser aus der Leitung kommt und wir nicht an Bord auf die Toilette können, weil die Leitungen zugefroren sind.

Vor allem das Thema Abwasser hat uns über die Jahre immer wieder Kopfzerbrechen bereitet. Im Harburger Hafen hatten wir uns einfach an Land an die Kanalisation angedockt. Doch im neuen Hafen gibt es keinen Anschluss an die Kanalisation, da wir vor dem Deich liegen und ein Durchbruch nicht genehmigt wird. Es gibt eine Abwassergrube, die regelmäßig geleert werden muss. Bevor wir hierherzogen, musste der Vorbesitzer die Grube vielleicht zwei oder drei Mal im Jahr auspumpen lassen. Jetzt, wo wir hier wohnen, bekommen wir die Grube gut einmal im Monat voll. Das bedeutet, dass wir jeden Monat 220 Euro nur dafür bezahlen, dass unser Abwasser abgeholt wird.

Im Sommer 2017 bekommen wir den Tipp, dass es seit Neuestem Mini-Kläranlagen für Hausboote gibt. Mit diesen Anlagen könnten wir das geklärte Abwasser einfach direkt ins Hafenbecken ablassen. Man spart Geld und ist noch dazu praktisch autark, kann überall hinfahren mit dem Hausboot. Mit einem zusätzlichen Frischwassertank könnte man sogar Frostzeiten überbrücken oder auch mal ein paar Tage an einem Platz ohne Wasseranschluss liegen.

Aber nicht nur Tide und Frost bestimmen unser Leben auf dem Hausboot. Weil sich das Haus im Wind bewegt, spüren wir ständig, wie das Wetter gerade ist. In einem Haus kann man sich tagelang aufhalten, die Rollläden runterlassen, an einem Computer sitzen und die Welt da draußen aussperren. Man bekommt nicht mit, wie das Wetter ist. Auf einem Hausboot ist das nicht möglich – man ist immer mittendrin. Selbst nach vielen Jahren liegen Ole und ich in manch einer Sturmnacht noch wach und lauschen dem Heulen des Windes, dem Ächzen der Balken, hören, wie der Rumpf immer wieder gegen den Steg knallt, und beobachten angespannt, wie sich unser Haus im Wind bewegt.

Bei praktisch jedem Sturm fallen auf der Uferseite, die unter Naturschutz steht, etliche Weiden um. Viele davon landen in unserem Hafenbecken. Jedes Frühjahr, kurz bevor die Boote wieder ins Wasser sollen, ist Ole gut einen Monat lang damit beschäftigt, die umgestürzten Weiden aus dem Wasser zu bergen, zu zerkleinern und zu beseitigen, damit der Hafen wieder befahrbar wird.

In unserem ersten Sommer in Stöckte, im Juni 2013, kündigt sich das Elbehochwasser an, das vor allem den Menschen in Ostdeutschland zu schaffen macht. Da sich genau vorhersagen lässt, wann es uns erreichen wird, können wir alles, was nicht niet- und nagelfest ist und nicht nass werden darf, noch rechtzeitig in Sicherheit bringen. Die Werkzeuge werden hochgebunden, alles auf dem Hof gesichert, und unser Auto parken wir auf dem Deich. Als uns das Hochwasser dann erreicht, überschwemmt es tatsächlich den kompletten Parkplatz und die Slipbahn. Alles steht unter Wasser. Für uns kein Problem: Unsere kleine „Arche" schwimmt sicher oben auf. Da ich morgens aber ins Büro nach Hamburg muss, trägt Ole mich, ganz Gentleman, in Hochwasserhose vom Steg bis zu meinem Auto auf dem Deich.

Aber das Leben mit der Natur hat auch seine Sonnenseiten. Von April bis Oktober genießen wir es in vollen Zügen, nur einen Fuß vor die Tür zu setzen und mittendrin zu sein. An heißen Sommertagen brauchen wir nicht vor überfüllten Freibädern Schlange zu stehen. Wir springen einfach direkt vor der Haustür vom Steg aus ins Wasser, wenn wir Lust auf eine Abkühlung haben.

Und ich liebe es, hier draußen wieder Tiere zu sehen. Ich habe das Gefühl, ich habe seit Jahren nur noch welche hinter Gittern oder an

Leinen gesehen. Wenn wir früh aufstehen, können wir Rehe beobachten, die nur wenige Meter von uns entfernt zum Trinken ans Ufer kommen. Und unser bisheriges Highlight: ein Eisvogel! Wie ein blauer Blitz schießt er knapp über der Wasserfläche an unserem Fenster vorbei zum Ufer. Manchmal haben wir das Glück, ihn auf einem Zweig sitzen zu sehen mit seinem unwirklich glänzend blauen Federkleid. Wenn man hier nicht zur Ruhe kommt, wo dann? Die Kinder füttern Enten aus dem Wohnzimmerfenster, beobachten die Rehe beim Trinken, und zu ihren ersten Wörtern zählen „Ente“, „Reiher“ und – „Trecker“.

Bei Hochwasser schwimmt unser Hausboot auf Uferhöhe. Dann kommt die ganze Schönheit dieses Ortes zum Tragen. Ich liebe diesen Anblick, wenn ich morgens, noch im Bett liegend, aus dem Fenster auf den Steg blicke. Genau da, wo der Steg endet, über dem Wasser, geht die Sonne auf. Ich liebe die flackernden Wasserreflexionen an der Zimmerdecke, wenn die Sonne scheint. Es sieht dann aus, als tanzten glitzernde Wellen über die Holzbalken.

EINE FRAGE, die uns immer wieder gestellt wird, ist die nach dem Ungeziefer. So nah am Wasser gebe es bestimmt viele Mücken. Erstaunlicherweise ist das aber nicht der Fall. Ganz selten verirrt sich im Sommer mal eine Mücke zu uns. Ich glaube, der Grund dafür ist, dass es auf unserem Hausboot nur so von Spinnen wimmelt, die ja die Wassernähe lieben. Ich liebe diese kleinen Achtbeiner. Ihre kunstvollen Netze, mit denen sie unsere Fensterrahmen schmücken, nenne ich liebevoll „unsere natürlichen Moskitonetze“. Im „Spinnenmonat“ August allerdings, wenn die Armada an Moskitojägern gelegentlich überhandnimmt, sammeln wir auch mal ein paar von ihnen ein und quartieren sie nach draußen um.

Manchmal kommt es vor, dass wir etwas an der Haustür nagen hören. Sobald wir die Tür öffnen, huscht es davon. Und auch in den Wänden hören wir es manchmal rascheln und nagen. Wir wissen nicht, ob es Ratten oder Mäuse sind. Irgendetwas jedenfalls hat schon den halben Bauschaum aus der Lücke zwischen Fassade und Türzarge geknabbert und im Herbst unsere Zierkürbisse aufgefuttert. Ab und zu werden unsere gelben Müllsäcke zerfetzt und der Plastikmüll ist auf dem Hof verteilt. Wir vermuten, dass es die Biberratten sind, die wir schon öfter am Ufer oder schwimmend beobachtet haben und die auch gern mal unter dem Steg bauen. Uns stören sie aber nicht – und auch ansonsten haben wir nicht viel mit sogenannten „Schädlingen“ zu kämpfen.

Eines Tages erwischen wir ein Pärchen Nerze dabei, wie sie versuchen, einen Zugang durch unsere Fassade zu knabbern. Eigentlich sind Nerze Einzelgänger. Sie waren wohl in Paarungsstimmung und auf der Suche nach einem geeigneten Ort für ihren Nachwuchs. So flauschig, wie sie aussehen, kann man fast nachvollziehen, weshalb Menschen auf die Idee gekommen sind, sie wegen ihrer Pelze zu jagen. Diese beiden Exemplare müssen Nachfahren der Tiere gewesen sein, die vor einigen Jahren von Tierschützern aus einer Pelztierfarm gerettet wurden.

EINES der häufigsten Vorurteile über Hausboote: Es sei darauf kalt, nass und ungemütlich. Auch ich hatte anfänglich ja genau diese Bilder im Kopf. Oles nur scheinbar etwas plumpe Antwort darauf ist meist: „Na ja, wenn dein Haus nicht gut gedämmt ist und du nicht heizt, wird es auch kalt, oder?" Genau wie bei jedem anderen Gebäude gibt es auch bei einem Haus auf dem Wasser verschiedene Möglichkeiten zu heizen. Die ersten fünf Jahre heizen wir mit einem Holzofen.

Der Nachteil liegt auf der Hand: Im Winter müssen wir täglich einen Korb voll Holz vom Ufer über die teils steile und glatte Brücke schleppen. Irgendwann in der Nacht geht der Kamin aus, und am nächsten Morgen ist es ziemlich kalt. Vor allem, wenn wir mehrere Tage nicht zu Hause sind und das Haus in der Zeit überhaupt nicht geheizt wird, gibt es keine gemütliche Heimkehr. Ich erinnere mich daran, wie unsere Hündin Yola eines Tages an einem Eisklumpen in ihrem Hundenapf leckte, als wir nach einem mehrtägigen Ausflug nach Hause kamen.

Trotzdem bin ich froh, dass wir den gemütlichen Holzkamin erst nach der Geburt unserer zweiten Tochter im Winter 2016 gegen einen automatischen Pelletofen ausgetauscht haben. Der kann zwar schön eine Raumtemperatur halten und heizt auch in der Nacht weiter, aber ob man nun einen Korb Holz zum Boot trägt oder einen Sack Pellets, macht nicht so einen bedeutenden Unterschied. Und der große Nachteil in meinen Augen: Er ist nicht halb so gemütlich. Das Gebläse dröhnt laut, und es gibt nur eine kleine, unruhige Stichflamme hinter der Glasscheibe anstatt des hypnotisch flackernden Lichts und des romantischen Knisterns des alten Holzkamins.

Hafenhochzeit

Sommer 2015

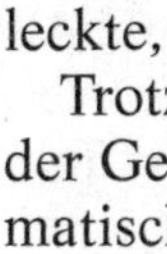

Ole und ich sind uns im Winter 2009 im legendären Bremer Nachtklub Lila Eule begegnet. Das ist die jugendfreie Kurzfassung. Im Detail ist es eine Geschichte, die man nicht unbedingt seinen kleinen Kindern erzählt, wenn sie danach fragen, wie Mama und Papa sich eigentlich kennengelernt haben.

Tatsache ist, dass wir keine fünf Sätze miteinander gesprochen hatten und ich nicht mal sicher bin, ob ich seinen Namen kannte, als ich bereits in seinem Bett lag. Ich konnte im Dunkeln kaum sein Gesicht erkennen, wusste nicht, ob er überhaupt mein Typ ist, geschweige denn, ob wir uns verstehen würden. Aber das war mir an diesem Abend auch relativ egal. Ist es möglich, dass wir Menschen doch irgendwie einen „Riecher" dafür haben, wer uns sympathisch ist und mit wem wir zusammenpassen könnten, selbst wenn man kein Wort miteinander wechselt? Oder hätte es mit irgendeinem anderen Menschen auf dieser Tanzfläche vielleicht genauso funktioniert?

Natürlich weiß ich auch, dass aus 99 Prozent der One-Night-Stands keine dauerhafte Beziehung wird. In meinem Fall aber hat es beim ersten Mal hingehauen. Auch wenn Ole mir das bis heute nicht glauben mag: Ich hatte so etwas noch nie vorher gemacht. Nach einer schmerzhaften Trennung war ich gerade aus der monatelangen Frustphase erwacht und hatte an diesem Abend das erste Mal beschlossen, aus meinem Schneckenhaus zu kriechen und wieder Spaß zu haben. Wo wäre ich heute, wenn ich mich an diesem Abend noch nicht dazu hätte aufraffen können?

In dieser Februarnacht jedenfalls steige ich das erste Mal in meinem Leben mit einem wildfremden Mann ins Taxi und fahre mit zu ihm. Als ich am nächsten Morgen erwache, kann ich es kaum erwarten, zu verschwinden. Noch nie habe ich mich so unwohl in meiner Haut gefühlt. Als ich meine Sachen auf dem Fußboden verstreut erblicke, stelle ich erschrocken fest, dass ich in der „Hitze des Gefechts" wohl meine Jacke im Klub gelassen habe. Es ist Winter – ich kann unmöglich im T-Shirt mit der Straßenbahn durch halb Bremen nach Hause fahren. Also rufe ich meine Mitbewohnerin Magdalena an – und realisiere erst, als sie verschlafen und hörbar verärgert ans Telefon geht, dass es gerade mal acht Uhr morgens ist. Es ist Sonntag, und sie ist selbst erst vor wenigen Stunden ins Bett gekommen.

„O Mist, ich hab dich geweckt, sorry! Schlaf weiter!", entschuldige ich mich.

Aber sie antwortet: „Jetzt bin ich schon wach! Was gibt's denn?"

Ich erkläre ihr die unangenehme Situation, in die ich mich gebracht habe.

„Okay, ich hol dich ab und bring dir eine Jacke! Wo bist du denn?", fragt sie mich.

Gute Frage! Wo bin ich überhaupt? Ich drehe mich zu dem fremden Mann neben mir um, stoße ihn vorsichtig an und frage: „Ähm, wo bin ich denn hier?"

„Hm?“, grunzt er schlaftrunken und öffnet nicht mal die Augen. „Hmm, irgendwo in Bremen-Mitte!“, murmelt er.

„Geht das auch etwas konkreter?“, frage ich leicht gereizt. Ich glaube, der will mich verarschen. Doch das Problem ist: Ole ist gerade frisch nach Bremen gezogen und hat seine Adresse tatsächlich noch nicht im Kopf. Aber in diesem Moment fällt mir wieder ein, wo wir aus dem Taxi ausgestiegen sind. „Lena, ich bin bei den Schweinen! Sögestraße! Bis gleich! Und tausend, tausend Dank, du hast was gut bei mir!“

Jahre später lachen wir beide über die Geschichte, doch in diesem Moment findet sie das überhaupt nicht witzig. Aber wozu sind gute Freunde da? Und so macht sie sich an diesem bitterkalten Sonntagmorgen auf den Weg durch die leer gefegten Straßen der Bremer Innenstadt, um mich mit einer Jacke von einem One-Night-Stand abzuholen, der bekanntlich keiner bleiben sollte.

Schnell ziehe ich mich an, nuschele ein „Tschüss“ und mache mich auf den Weg nach draußen. Als ich schon ein Stockwerk weiter unten im Treppenhaus bin, ruft er mir plötzlich hinterher: „Hey! Das ist jetzt nicht dein Ernst, oder?“

„Was?“

„Na, du willst jetzt nicht einfach gehen, ohne mir deine Telefonnummer zu geben?!“

SECHS JAHRE SPÄTER, im Sommer 2015, stehe ich mit ihm vor dem Traualtar und habe unsere einjährige Tochter auf dem Schoß, die nicht existieren würde, wäre er mir damals nicht hinterhergelaufen.

Eigentlich hatten wir schon 2013 beschlossen, zu heiraten, als logische Konsequenz sozusagen, weil wir im Begriff waren, uns den Hafen zu kaufen. Wir sind beide nicht die größten Romantiker, und Heiraten stand noch nie ganz oben auf unserer To-do-Liste des Lebens. Ich bin ein Scheidungskind und glaube nicht wirklich an die ewige Liebe. Wir haben beschlossen, gemeinsam Kinder in diese Welt zu setzen. Eine festere Verbindung können zwei Menschen meiner Meinung nach ohnehin nicht eingehen. Eine Ehe kann geschieden werden, aber ein Kind verbindet zwei Menschen ein Leben lang, ob sie wollen oder nicht. Aber wir sind eben Pragmatiker – und für eine gemeinsame Lebensplanung hat eine Ehe doch manchen Vorteil. Und für mich war immer klar: *Wenn* ich mal heirate, dann richtig! Wann bekommt man schon mal die Gelegenheit, so eine große Party zu schmeißen, zu der man einfach jeden einladen kann und zu der meistens auch alle erscheinen? Doch dann kamen der Tod meines Vaters und die Schwangerschaft dazwischen. Weil ich nicht schwanger heiraten wollte, verschoben wir die Hochzeit um ein Jahr auf den Sommer 2015.

Unsere Hochzeit ist kein durchgeplantes und organisiertes Event. Sie ist wie wir: Ein bisschen chaotisch, unkonventionell, und es gehört eine große Portion Glück dazu, dass am Ende irgendwie alles gut wird. 120 Gäste sind eingeladen, und wir haben keine überdachte Location. Die Feier findet auf unserem Hafengelände statt. Wir haben Sonnensegel und Pavillons auf dem Gelände verteilt. Aber wenn es in Strömen regnet oder zu kalt wird, ist die Party schnell vorbei. Die meisten Sachen können wir erst am Tag vor der Hochzeit aufbauen und dekorieren, denn die ganze Woche hat es gestürmt und geregnet. Wenige Tage vor dem Ereignis stürzt eine große Weide auf das Gelände und muss noch zerlegt und beseitigt werden. Als hätten wir nicht schon genug zu tun in den letzten Tagen vor der Hochzeit. Andere Paare sind Monate vorher mit der Planung fertig. Bei uns passiert natürlich wieder alles auf den letzten Drücker.

Zwei Tage vor dem großen Fest geht Ole mit meiner Schwester einen Anzug kaufen.

Und einen Tag vorher – unser Gelände ist voll mit Helfern, die Paletten-Bänke bunt bemalen und Girlanden basteln – gehen Ole und ich die Ringe kaufen. Wir brauchen zehn Minuten im Juweliergeschäft, gehen danach noch schnell eine Currywurst essen und sind nach nur 30 Minuten zurück bei unseren Helfern. Fassungslos schüttelt meine Schwester den Kopf, als sie uns sieht. „Ihr seid wirklich bekloppt. Wenn ich mal heirate, brauche ich mindestens anderthalb Jahre Vorlaufzeit, und dann gibt es einen auf die Minute durchgetakteten Zeitplan. Den Stress würde ich mir nicht antun!“

Was die Ringe angeht, sind Ole und ich uns von Anfang an einig gewesen – was nicht oft vorkommt. Wir halten es beide für Quatsch, viel Geld für Schmuck auszugeben, wo es doch nur um ein Symbol geht. Ole kann ihn sowieso nicht bei der Arbeit tragen. Und wann arbeitet er denn mal nicht?

Ich bin natürlich diejenige, die seit Monaten Druck aufbaut, zumindest im Kopf Pläne erstellt und sich Sorgen macht. Aber irgendwie schafft Ole es immer wieder, mir all diese Sorgen zu nehmen. Und wie so oft, behält er auch dieses Mal wieder recht. Am Morgen des 1. August 2015 scheint die Sonne, und es wird ein herrlicher Sommertag. Für einige Gäste ist es vielleicht zuerst befremdlich, dass die klassischen Programmpunkte nicht auf der Tagesordnung stehen. Es gibt keine richtige Hochzeitstorte, keine Spiele, keinen offiziellen Hochzeitstanz. Aber für uns ist es die beste Hochzeit, auf der wir je waren. All unsere Freunde und unsere Familien sind da, wir feiern auf unserem eigenen Gelände und unsere gerade einjährige Tochter schläft selig auf unserem Hausboot nur ein paar Meter entfernt, während wir mit Babyphon und einem breiten Grinsen im Gesicht über die Tanzwiese hüpfen. Das Leben könnte nicht schöner sein!

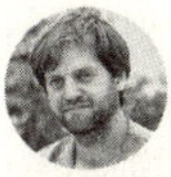

Die Trauung findet im Trauzimmer des Winsener Schlosses statt. Ich komme dummerweise auf die Idee, mich noch kurz vorher glatt zu rasieren und mir selbst die Haare zu schneiden. Leider führt meine Veränderung dazu, dass Line mich nicht mehr erkennt und auf meinem Arm nur noch schreit. Später, als die ersten Gäste eintreffen, laufen sie einfach an mir vorbei, weil sie mich ohne Bart nicht erkennen.

Wir haben die vergangene Woche bis in die Nacht gearbeitet, um das völlig ungeplante Event zu perfektionieren. Tatsächlich ist dabei eine kleine Festivalhochzeit entstanden, bei der die Stände und Dekoelemente fast ausschließlich aus Bauresten zusammengebastelt sind. Der Treckerschuppen ist jetzt eine Cocktailbar mit kleinem Strand davor, das Windenhaus eine Crêpe-Bude, alle Bäume um das Gelände sind bunt angeleuchtet. Es gibt Stände mit Räucherfisch, Gyros- und Pilzpfannen, einen Eiswagen, einen Holzofen-Stand mit Flammkuchen, eine Fotobox und natürlich einen DJ. Wir hatten so viele Helfer, die alles gegeben haben, um diesen Tag perfekt zu machen. Die meisten sind mit Wohnmobilen oder Zelten angereist. Alles läuft nach Plan. Na ja, fast alles.

Kurz nach dem Entzünden der Feuertonnen fliegt eine von ihnen gut einen halben Meter in die Höhe, weil der Beton, auf dem sie stand, aufgrund der Hitze auseinandergesprungen ist. Wieder etwas dazugelernt – und zum Glück ist niemand verletzt worden. Nach dem ersten Schreck betrachten wir es als Hochzeitsfeuerwerk. Weil wir als Paar eben der Knaller sind.

Hafen, Kind, Geld – wie kann das gehen?

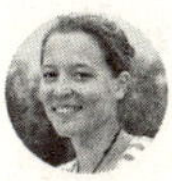

Die ersten zwei Jahre für uns als Familie und Hafenbetreiber stellen uns vor große Herausforderungen. Wir versuchen alles unter einen Hut zu bekommen: Hafen, Kind, Jobs. Und stellen am Ende fest: Es funktioniert nicht.

Als Line 14 Monate alt ist, versuche ich, wieder in meinem alten Job Fuß zu fassen – als freie Redakteurin bei meinem alten Arbeitgeber, der Fernsehproduktionsfirma in Hamburg. Line bringe ich morgens auf dem Weg dorthin zu einer Tagespflege. Der Plan war, dass ich mich nicht wieder fest einstellen lasse, sondern versuche, freiberuflich zu arbeiten und so ein bisschen Flexibilität und Freiheit zu erhalten. Um mehr Zeit für Line zu haben und mich dafür nicht rechtfertigen zu müssen. Doch schon nach kurzer Zeit stellt sich heraus, dass das ein Trugschluss war. Fünf Tage die Woche komme ich erst gegen 19 Uhr nach Hause, wo ich dann meiner Tochter gerade noch einen Gutenachtkuss geben kann. Für Ole bedeutet das, dass er um 14 Uhr alles stehen und liegen lassen muss, um Line aus der Tagespflege abzuholen. Noch dazu hat er sich in Teilzeit bei der Messebaufirma einstellen lassen, damit wir eine monatliche Grundsicherung haben.

Für den Hafen bleibt kaum Zeit. Nur wenn ich da bin, um mich um Line zu kümmern, kann er sich dem Hafen widmen, also an den Wochenenden oder spätabends. Gerade jetzt in der Anfangszeit ist das einfach viel zu wenig. Die Liste an Dingen, die dringend erledigt werden müssten, wird immer länger, und unsere Unzufriedenheit wächst von Tag zu Tag. Es bleibt keine Minute für ein bisschen Familienleben.

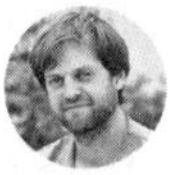

Obwohl wir selbst mehrere Boote haben, kommen wir nie dazu, damit Ausfahrten zu machen. Den Hafen verlasse ich damit nur, um jemanden abzuschleppen. Wir wohnen direkt in einem Freizeitparadies – aber wir nutzen es nicht. Denn ohne dass wir es wollten, sind wir zu einem 24-Stunden-Stand-by-Unternehmen geworden. Egal, wo wir sind – wer uns sucht, gibt nicht auf, bis er uns gefunden hat. Wenn wir mit der Familie oder Freunden auf der Terrasse grillen oder ein Feuer machen, dann dauert es meistens nicht lange und es setzt sich jemand dazu. Oft freut uns das, manchmal ist es aber auch anstrengend. Mittlerweile können wir uns damit in den meisten Fällen gut abfinden. Weit schlimmer ist, dass wir auch auf dem Hausboot quasi rund um die Uhr gesucht werden. Man ist nie sicher, ob nicht gleich jemand klopft oder irgendwer durchs Fenster glotzt. Privatleben und Geschäft sind eins geworden, und das nervt immer mehr. Es fehlt eine Struktur, so viel ist klar.

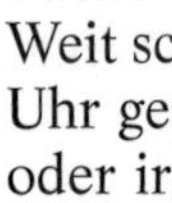

„So kann das nicht weitergehen!“, sagt Ole eines Abends frustriert, als Line endlich eingeschlafen ist. „Ich schaffe nichts in der Zeit, bis ich Line abholen muss, und zu irgendwelchen Jobs, die Geld einbringen würden, komme ich überhaupt nicht.“ Das, was der Hafen an Liegegebühren abwirft, geht eins zu eins an die Bank zum Abzahlen des Kredits. Alles, was Ole im Hafen arbeitet, ist sozusagen unbezahlt. Jobs, mit denen er Geld verdienen könnte, sind im Moment nicht drin. Wie auch, wenn er um 14 Uhr schon wieder los muss, um das Kind abzuholen? Aber was das Geld angeht, mache ich mir im Moment ausnahmsweise mal weniger Sorgen. Denn ich verdiene ja jetzt auch wieder welches. Doch der Preis dafür ist hoch. Ich vermisse mein Kind. Noch dazu fällt es mir jetzt erheblich schwerer, mich wieder in das alte Tretmühlen-Leben einzugliedern. Wie kann man das bloß sein Leben lang machen? Fünf Tage die Woche von morgens bis abends?

Am meisten ärgert mich, dass ich mich trotz meiner Selbstständigkeit – die ohnehin nur auf dem Papier besteht – jedes Mal rechtfertigen muss, wenn ich zum Beispiel mit meinem kranken Kind zum Arzt gehe.

Bei meiner Chefin, die ja im Grunde nur noch meine Auftraggeberin ist, treffe ich nur auf Unverständnis. „Warum kann das nicht dein Mann machen? Wieso ist dafür automatisch immer gleich die Frau zuständig?“ Sie ist so sehr darauf bedacht, dass wir Frauen das gleiche Recht haben wie Männer, uns für den Beruf und gegen die Mutterrolle zu entscheiden, dass es ihr gar nicht erst in den Sinn kommt, dass Ole und ich uns vielleicht ganz einfach und völlig gleichberechtigt abgesprochen haben. Je nachdem, wer wann welchen wichtigen Termin hat, wechseln wir uns mit der Zuständigkeit für unsere Tochter ab. Da er näher an der Tagespflege arbeitet, holt er sie ab und bringt sie zur Arztpraxis. Weil er aber einen wichtigen Kundentermin hat und für mich nichts Wichtiges ansteht, löse ich ihn im Wartezimmer ab.

Es ist März 2016, als für uns beide feststeht: So haben wir uns das nicht vorgestellt. Und wie schon so oft in unserem Leben schlägt just in diesem Moment mal wieder das Schicksal zu – und alles verändert sich ganz von allein.

Aus zwei mach vier

März 2016

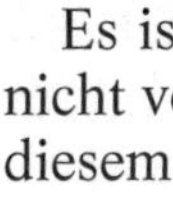

Wie vom Blitz getroffen starre ich auf den Teststreifen. Das kann nicht sein! Das darf nicht sein! Line sitzt auf dem Kachelfußboden einer öffentlichen Behindertentoilette. Unter normalen Umständen würde ich sie da nicht so einfach spielen lassen, aber im Moment habe ich nur Augen für diesen kleinen blauen Streifen. Innerhalb von Sekunden schießen mir tausend Dinge durch den Kopf. Line ist anderthalb, und wir hatten gerade das Gefühl, dass es langsam einfacher wird. Die Nächte werden ruhiger, unsere Beziehung als Paar wird wieder etwas besser, weil wir uns nicht mehr nur als Eltern wahrnehmen. Ich habe gerade erst vor ein paar Wochen wieder angefangen zu arbeiten. Wenn ich jetzt zu meiner Chefin gehe und ihr beichte, dass ich schon wieder schwanger bin … Als mir all die anfänglichen Schwierigkeiten, der Schlafmangel, das nervenaufreibende Gebrüll eines Neugeborenen und meine körperlichen Veränderungen durch Schwangerschaft und Stillzeit einfallen, kommen mir die Tränen. Nach anderthalb Jahren hatte ich gerade das Gefühl, dass mein Körper langsam wieder mir allein gehört und sich fast wieder so anfühlt wie früher. Ich sitze auf dem kalten Fußboden dieser Toilette, halte mir die Hände vor die Augen und lasse den Tränen lautlos freien Lauf.

Plötzlich spüre ich, wie kleine Fingerchen meine Hände von meinen Augen lösen. Dahinter sehe ich die fragenden und besorgt dreinblickenden blauen Augen meiner Tochter. „Mama taurig?“, fragt sie. Sie nimmt mich in den Arm – oder besser gesagt, sie schlingt ihre kleinen Ärmchen um meinen Hals, weil das die einzige Stelle meines Körpers ist, um die sie herumkommt – und tröstet mich. Und wie von Zauberhand sind alle Ängste und Sorgen verschwunden. Das hier ist ein Geschenk. Auch wenn der Weg sich manchmal schwer und unüberwindbar anfühlt. Wenn da ein zweites kleines Wesen auf dem Weg ist, das auch nur halb so starke Gefühle in mir auslöst, dann immer her damit!

OLE ist nicht halb so geschockt wie ich. Überrascht ist er schon, aber er ist sofort Feuer und Flamme. Eigentlich hatten wir ohnehin immer gesagt, dass wir mehr als ein Kind wollen. Wir sind beide mit Geschwistern aufgewachsen, ein Einzelkind kam für uns nicht infrage. Und für die Kinder ist der Altersabstand perfekt. Wäre das jetzt nicht passiert, wann wäre denn dann der geeignete Zeitpunkt für ein zweites Kind gewesen? Der erneute Absprung aus dem Job wäre vermutlich immer schwieriger gewesen, je länger ich wieder dabei gewesen wäre.

Außerdem bestehen die ersten Monate mit einem Neugeborenen ja nicht nur aus Geschrei und Schlafmangel. Je mehr Zeit ich habe, mich mit dem Gedanken anzufreunden, dass wir wieder ein Baby bekommen werden, desto mehr freue ich mich auch auf die vielen schönen Momente. Am Ende ist es wie so oft bei uns: Das Schicksal scheint genau zu wissen, was das Beste für uns ist.

DAS NÄCHSTE HALBE JAHR zieht an uns vorbei – und allmählich entwickelt sich in unseren Köpfen so etwas wie ein Plan. Zumindest wissen wir jetzt, wie es *nicht* geht und was wir *nicht* wollen. Wir werden bald zu viert sein, und deshalb werde ich nicht mehr mit meinem gelernten Beruf Geld verdienen, zumindest nicht in der Fernsehbranche. Irgendwie müssen wir es also hinbekommen, dass wir von dem, was wir im Hafen aufbauen, leben können.

Langsam nehme ich in diesen Monaten Abschied von meinem Bürojob und meinem alten Leben. Mit wachsendem Bauchumfang wächst auch meine Abneigung gegen diese künstliche Arbeitswelt. Allein für diese Erkenntnis war meine kurze Rückkehr in den Job es wert. Als ich mit Line im Mutterschutz zu Hause war, hatte ich oft Sehnsucht nach meinem Job. Nun weiß ich, dass ich nicht mehr zurückwill. Natürlich: Manches wird mir fehlen. Der Austausch mit Kollegen, das „Rauskommen“ aus dem Familienleben mit Kindern und vor allem die kreative und intellektuelle Herausforderung. Aber an meinem letzten Tag vergieße ich keine Träne, als ich dem Büro endlich den Rücken kehre und raus aufs Land fahre – in unseren Hafen, zu unserer Familie, um dortzubleiben. Wie genau wir unsere Zukunft gestalten, das wissen wir noch nicht, aber irgendwas wird sich schon ergeben.

Unser Leben soll öffentlich werden

Oktober 2016

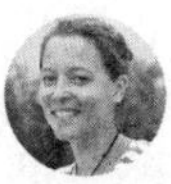

Und genauso ist es: In dem Moment, als ich entscheide, der Fernsehbranche den Rücken zu kehren, kommt die Anfrage vom ZDF. Die Sendung *37 Grad* will über Menschen berichten, die auf einem Hausboot wohnen. Seit wir das tun, kam auch bei mir in der Arbeit immer wieder die Frage auf, ob wir nicht einen Beitrag über uns machen lassen wollten. Solange ich für das Fernsehen arbeitete, kam das für mich aber nicht infrage. Mein Platz war hinter der Kamera, nicht davor. Aber jetzt? Wir wissen zwar noch nicht genau, wie, doch irgendwie wollen wir von dem leben, was wir im Hafen aufbauen. Ein gewisser Bekanntheitsgrad kann da nicht schaden. Also sagen wir kurzerhand zu.

Das Kamerateam, das uns im Herbst 2016, kurz vor Morlins Geburt, besuchen kommt, ist ein echter Glücksfall. Sie begleiten uns, stellen zwischendurch Fragen, greifen aber nicht groß in unseren normalen Ablauf ein. Da sie den Wechsel der Jahreszeiten dokumentieren möchten, der für unser Leben eine so zentrale Rolle spielt, besuchen sie uns im folgenden Jahr noch im Winter und im Sommer. Wir merken, dass es Spaß macht, unsere Geschichte zu erzählen – und dass es guttut, auch über die Schattenseiten sprechen zu können.

Als der Beitrag anderthalb Jahre später, im Juni 2018, ausgestrahlt wird, bringt er eine Menge ins Rollen. Durch die Fernsehausstrahlung wird der Ullstein Verlag auf uns aufmerksam und fragt, ob wir ein Buch über unsere Geschichte schreiben wollen. Wir können es erst kaum glauben. Wer soll denn das lesen, das interessiert doch keinen! Aber das Interesse, das uns nach der Ausstrahlung entgegengebracht wird, überzeugt uns vom Gegenteil. Es erreichen uns Hunderte Anfragen von Menschen, die uns im Fernsehen gesehen haben, die uns kennenlernen möchten oder die Fragen zu unserem Leben haben.

Einmal mehr ist es eine kleine Entscheidung, die unser Leben wieder in neue Bahnen lenkt. Unsere Geschichte öffentlich zu machen ist uns nicht leichtgefallen. Natürlich ist es die logische Konsequenz, wenn wir aus den Abhängigkeiten des Tretmühlen-Alltags ausbrechen und etwas Eigenes aufbauen möchten. Wenn wir damit Erfolg haben wollen, müssen wir aus unserem Schneckenhaus raus und uns ein Stück weit nackig machen vor der Welt. Denn was die Menschen interessiert, ist nicht nur das Hausboot. Es ist auch die Geschichte. Wir bekommen E-Mails, die Bewerbungsschreiben gleichen. Manche Menschen wollen zu uns ziehen, eine Art Kommune aus Hausbooten und Tiny-Häusern in unserem Hafen gründen. Das Interesse schmeichelt uns. Wenn wir wollten, könnten wir unseren Hafen locker komplett mit Hausbooten belegen.

Aber wollen wir das? Wir lehnen dankend ab. Ein Grund, weshalb wir uns hier im Hafen so wohlfühlen, ist ja, dass wir hier für uns sind, dass wir uns nicht mit anderen Bewohnern absprechen oder uns für unser Chaos entschuldigen müssen. Genau das, was diese Menschen so schön an unserem Leben zu finden scheinen, die Freiheit und die Ruhe, wäre vielleicht gerade damit schon futsch.

In diesem Sommer bekommen wir den Zuspruch und die Bewunderung für das, was wir uns bisher aufgebaut haben, für den Mut und das Durchhaltevermögen. Die Schattenseiten liegen auf der Hand. Viele Menschen gehen von einer unangebrachten Vertrautheit zwischen uns und ihnen aus. Weil wir „in ihren Wohnzimmern" waren, fühlt es sich für sie so an, als würden wir uns ewig kennen. Schon vor dem Beitrag hatten wir gerade am Wochenende das Problem, dass unser Privatleben kaum von der Arbeit zu trennen war. Das Hausboot wurde nicht als unser Zuhause gesehen, sondern oft als eine Art Vereinsheim, in das man einfach eintreten könne, ohne anzuklopfen.

Als Line gerade ein paar Tage alt war, lag ich mit ihr an der Brust auf dem Sofa, als plötzlich ein fremder Mann vor mir stand. Ole hatte den Schlüssel stecken lassen, wie wir es oft tun, damit er ihn nicht ständig mit sich herumtragen oder suchen muss auf dem Hof und damit ich nicht aufstehen muss, um ihm zu öffnen. Halb entblößt und entgeistert fragte ich den Mann, wie ich ihm helfen könne. Er suche nach dem Hafenmeister, antwortete er völlig unbeeindruckt.

Und eines späten Abends sitzen Ole und ich auf dem Sofa, als plötzlich hinter uns im Dunkeln jemand ans Fenster klopft. Die Entschuldigung war so absurd, dass wir schon wieder darüber lachen mussten: „Weil vorn an der Tür steht *Bitte nicht klopfen*!"

Doch all diese Vorkommnisse waren noch relativ selten, und meistens waren es Kunden, die ihre Boote bei uns liegen haben oder einen Liegeplatz suchen. Nach dem Fernsehauftritt jedoch wird unser kleiner Hafen für kurze Zeit zu einem Pilgerörtchen für Menschen, die von überall her kommen. Immer wieder spazieren Leute vom Deich runter auf unseren Hof – oft einfach nur, um zu schauen oder Fotos zu machen. Oft aber auch, weil sie sich mit uns unterhalten wollen. Sie klingeln an unserer Tür, sonntags und zu jeder Tages- und Nachtzeit, und wecken dabei oft das Kind, das man gerade so mühsam zum Schlafen gebracht hat. Es braucht einige Zeit, sich daran zu gewöhnen und einen Weg zu finden, damit umzugehen. Das Problem ist, dass jeder dieser Besucher meint, er brauche nur fünf Minuten unserer Zeit – und dabei nicht weiß, dass er bereits der Fünfte an diesem Tag ist. Die Menschen, die uns E-Mails mit Fragen zum Hausbootleben schreiben, können (oder wollen) nicht wissen, dass wir täglich mehrere Mails dieser Art bekommen. Irgendwann merke ich, dass ich die Hälfte meiner Arbeitszeit damit verbringe, E-Mails mit den immer gleichen Fragen zu beantworten. Ole kommt kaum zum Arbeiten, weil er ständig „nur einen kurzen Kaffee trinken" *muss*. Es grenzt schon an ein Wunder, dass wir nicht kugelrund sind, so viel Kuchen wird uns in diesem Sommer gebracht.

Die allermeisten Kontakte sind für sich genommen nett – aber in der Summe würden sie jeden Menschen nerven. So auch uns. Irgendwann ziehen wir die Reißleine. Wir können schlicht nicht jedem eine „kostenlose Beratungsstunde" opfern, der sich selbst auch ein Hausboot bauen möchte oder der einfach nur neugierig ist. Wir möchten gern anderen dabei helfen, sich diesen Traum zu verwirklichen – aber ohne dass wir selbst dabei unter die Räder kommen. Doch bevor es so weit ist, haben wir sowieso noch ein anderes Projekt …

Hausbootgeburt

November 2016

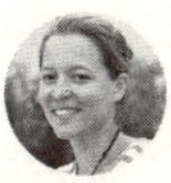

Ich kann es nicht fassen. Ich sitze am Fenster und beobachte die dicken Schneeflocken, die vom Himmel fallen. Zentimeter um Zentimeter wächst die Schneeschicht auf unserem Hof und auf dem Steg. Das dritte Mal schon geht Ole die Wege mit Schneeschippe und Streugut ab. Aber nach kürzester Zeit ist von seinen Bemühungen kaum mehr was zu erkennen. Im Moment sieht es so aus, als ob er wie so oft recht behalten wird. Ich weiß nicht, ob mich diese Tatsache allein schon wütender macht als die Möglichkeit, dass ich meine romantische Vorstellung von einer gemütlichen Hausgeburt begraben muss. Wer hätte das ahnen können, dass wir ausgerechnet in diesem Jahr so einen frühen und starken Wintereinbruch haben würden?

Zum ersten Mal in unserer gemeinsamen Zeit ist Ole derjenige, der sich Sorgen macht und lieber auf Nummer sicher gehen würde, während ich felsenfest davon überzeugt bin, dass alles gut gehen wird. Vermutlich liegt es daran, dass er zum ersten Mal mehr Zuschauer ist und es nicht um seine Sicherheit geht, sondern um meine und um die unseres Kindes, um die er sich sorgt und die er nicht in der Hand hat. Er muss mir das Steuer überlassen, und das fällt ihm schwer. Oles größte Sorge war von Anfang an, dass uns das Wetter einen Strich durch die Rechnung machen würde. „Was, wenn der Deich zugeschneit ist und die Hebamme nicht mit dem Auto rüberkommt? Und was, wenn du mittendrin doch noch ins Krankenhaus verlegt werden musst und dann die Brücke vereist ist? Stell dir vor, es ist Niedrigwasser und die Rettungskräfte kriegen dich nicht die steile, rutschige Brücke rauf!“

Die Schreckensszenarien, die er so bildlich beschreiben kann, machen mir schon ein bisschen Angst. Aber mein Entschluss steht fest: Ich werde mein zweites Kind zu Hause bekommen.

Tatsächlich habe ich diesen Entschluss bereits vor zwei Jahren gefasst, als Line, gerade ein paar Minuten alt, auf meiner Brust lag und ich mich von den schmerzhaftesten zwei Stunden meines Lebens erholte. Lines Geburt war zwar komplikationsfrei, doch für eine erste Geburt ziemlich rasant. Von der ersten Wehe bis zu ihrem ersten Schrei vergingen nur knapp zweieinhalb Stunden. Den Großteil der Geburt verbrachte ich bei hochsommerlichen Temperaturen zusammengekrümmt und schweißgebadet auf dem Beifahrersitz unseres Polos, während Ole aufs Gaspedal drückte. Als wir endlich hollywoodreif mit quietschenden Reifen vor dem Krankenhaus hielten, konnte ich der entgegenkommenden Hebamme kaum noch meinen Namen nennen. Im Kreißsaal angekommen, hatte ich bereits Presswehen, durfte aber laut Hebamme noch nicht pressen, weil mein Körper noch nicht bereit war. Es ging einfach zu schnell. Die Hölle auf Erden. Ich wurde verkabelt und auf dem Rücken liegend untersucht. Ich fühlte mich wie auf einer Schlachtbank gefesselt, umgeben von wildfremden Menschen, denen ich halb nackt und unter schlimmsten Schmerzen hilflos ausgeliefert war.

Als Line dann da war, hatten wir einen kurzen glücklichen Moment zu dritt. Doch schon bald wurden wir auseinandergerissen, weil es kein Familienzimmer für uns gab und die Besuchszeit auf der Wochenbettstation vorbei war. Und so war jeder von uns allein mit seinen Gedanken und Gefühlen nach diesem aufwühlenden Erlebnis. Die erste Nacht als Familie getrennt zu verbringen war der Horror für uns beide. Das wollte ich für kein Geld der Welt noch mal erleben.

Nachdem ich im Frühjahr den anfänglichen Schock, erneut schwanger zu sein, verdaut hatte, war meine erste Handlung, eine Hausgeburtenhebamme anzurufen. Denn nun wusste ich genau, was ich wollte: mich nicht mehr vom Fleck bewegen müssen, sobald ich Wehen hätte. Auf keinen Fall will ich noch mal bei 180 km/h auf der Autobahn Wehen veratmen und mit einem Rollstuhl durch ein Krankenhaus geschoben werden, während ich angestrengt versuche, nicht zu schreien, um vorbeilaufende Patienten nicht zu erschrecken.

Ich will Ruhe, ich will von Anfang an wissen, wer bei mir sein wird, nämlich Ole und die Hebamme meines Vertrauens und sonst niemand. Und ich will selbst bestimmen, wie ich mich hinlege, setze oder stehe. Ich will keine Kabel und keine piependen Bildschirme, die mich nervös machen, und vor allem will ich, dass wir danach als Familie zusammenbleiben, gemütlich zu Hause, im eigenen Bett. Alles ist vorbereitet. Alle Boote sind aus dem Wasser. Immerhin können nun also keine neugierigen Bootsbesitzer mehr während der Geburt am Fenster vorbeilaufen. Das ist der große Vorteil an der Wintergeburt. Auch dass Ole den Kopf frei hat und die ersten Tage nach der Geburt nicht so viel arbeiten muss. Bis vor einer Woche hatte er noch alle Hände voll damit zu tun, die Boote aus dem Wasser zu holen und den Hafen winterfest zu machen.

Alle nötigen Utensilien stehen bereit, Lines Tagesmutter ist in Rufbereitschaft, und die Hebamme wartet auf meinen Anruf. Nur noch eine Woche bis zum errechneten Entbindungstermin. Line kam 12 Tage vorher. Es könnte also jeden Moment losgehen. Und nun das: Seit gestern Abend hat es nicht aufgehört zu schneien. Der Deich liegt unter einer dicken weißen Decke und wird nicht geräumt. Außerdem liegt Line mit einer Magen-Darm-Grippe flach, und Ole hat Zahnschmerzen und übersteht den Tag nur mit Schmerzmitteln. Eine Geburt und ein Neugeborenes würden hier gerade gar nicht reinpassen. Wie ein Mantra führe ich ein eindringliches Gespräch mit dem kleinen Zwerg in mir: „Noch nicht, kleine Maus! Bitte, bitte, warte noch ein paar Tage!"

Und tatsächlich tut sie uns den Gefallen. Pünktlich am errechneten

Geburtstermin, am 18. November 2016, macht sie sich auf den Weg. Der Schnee ist weggeschmolzen, Ole und Line sind wieder gesund, und alle sind bereit für ihren großen Auftritt. Diesmal ist alles ganz anders. Es geht nicht von null auf hundert los, sondern kündigt sich langsam an. Die anfänglichen Wehen sind viel sanfter und ruhiger, ich habe zwischendurch Pausen, und wir können Line beim Abendbrot ganz in Ruhe erklären, was gerade passiert und dass sie heute bei ihrer Tagesmutter Laura übernachten wird. Ole bringt sie weg, und als er gegen 19 Uhr wiederkommt, ist Miriam, unsere Hebamme, auch schon da. Es wird ein gemütlicher und unvergesslich schöner Abend. Das Feuer im Kamin taucht alles in ein warmes flackerndes Licht, das Sofa ist zu einer großen Liegewiese ausgezogen, und Ole kann neben mir liegen und nicht nur passiv danebenstehen wie im Krankenhaus.

Miriam hält sich zurück, hört in regelmäßigen Abständen die Herztöne des Kindes ab, macht sich Notizen und lässt mich ansonsten meiner Intuition folgen. Um 22:20 Uhr erblickt Morlin das Licht der Welt. Sie sieht so makellos und so entspannt aus, als wäre das eben die leichteste Übung gewesen. Alles ist gut gegangen, und wir können die erste Nacht zusammengekuschelt vor dem Kamin verbringen. Ich bin so voller Adrenalin, dass ich die ganze Nacht kein Auge zubekomme. Stattdessen beobachte ich meinen schlafenden Mann, auf dessen Brust sich der kleine Körper unserer neugeborenen Tochter hebt und senkt, und kann mein Glück kaum fassen.

Am nächsten Morgen bringt Laura Line vorbei. Als sie zur Tür hereinkommt, gibt es kein Halten mehr: „Ist meine Schwester endlich da? Meine Schwester ist da!!" Sie rennt auf uns zu und strahlt über das ganze Gesicht. Ganz vorsichtig nimmt sie die winzigen Fingerchen in ihre kleine Hand und gibt ihrer Schwester einen Begrüßungskuss auf die Backe. „Oh, ist die klein! Wie süß!! Hallo Schwester!"

Spätestens jetzt haben wir alle Tränen in den Augen. Vom ersten Moment an ist Line verliebt in ihre kleine Schwester. Ich schaue zu Ole und realisiere: Von heute an sind wir zu viert. Eine richtige kleine Familie. Und ich bin sicher, nicht nur für mich war die Hausgeburt die beste Entscheidung. Ich bin so froh, dass Line ihrer Schwester nicht an einem Ort der Krankheit zum ersten Mal begegnet, sondern in ihrer vertrauten Umgebung, unserem Zuhause. Dieser Moment, als die beiden Schwestern sich das erste Mal begegnet sind, hat sich für immer in unser Gedächtnis eingebrannt. Und für Morlin war das sowieso der beste Start ins Leben. Wer kann schon von sich behaupten, auf einem Hausboot geboren worden zu sein?

Wir bauen Hausboote!

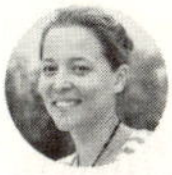

Gleichzeitig mit Morlin kommt im Winter 2016 sozusagen unser drittes Baby zur Welt. Schon seit einigen Monaten hat es in Ole mal wieder gebrodelt – und aus einer anfänglich vagen Idee ist inzwischen ein handfester Plan geworden. Wir wollen unsere mittlerweile fünfjährige Erfahrung nutzen, um anderen zum Traum vom Hausboot zu verhelfen. Gegen Bezahlung, versteht sich. Wir sind ohnehin schon selbstständig. Wir haben den Hafen, also Platz zum Bauen, eine Werkstatt, Trailer, eine Slipbahn, Liegeplätze und das Wichtigste: Erfahrung. Wenn wir uns mit etwas auskennen, dann ist es das Leben auf einem Hausboot und das, was es dabei alles zu beachten gibt. Ganz nebenbei hat uns das Leben sozusagen in die Lehre geschickt. Ole hat über die Jahre so viel über das Hausbootleben gelernt, wie man es nur tut, wenn man selbst auf einem lebt und ständig daran herumrepariert und -baut. Könnte das die Lösung sein? Wenn wir gemeinsam ein Unternehmen aufbauen, das mit dem Hafen im Einklang steht, mit dem wir zusätzlich Geld verdienen, ohne das Gelände groß zu verlassen, und bei dem ich auch meinen Platz finde?

Nächtelang sitzt Ole an Zeichnungen und baut in seiner Werkstatt an einem Modell für ein kleines, modernes Hausboot. Als es endlich fertig ist und er es mir mit einer Begeisterung vorstellt, die ich schon seit langer Zeit nicht mehr bei ihm gesehen habe, weiß ich: Das ist mehr als nur sein nächstes Projekt. Das ist sein Plan für unser Leben.

Die Idee ist, mit der finanziellen Hilfe eines befreundeten Investors erst mal ein Musterhausboot zu bauen, das Interessenten als Besichtigungsobjekt und zum Testwohnen dienen soll. Und nebenbei können wir damit noch etwas Geld verdienen, wenn wir es an Feriengäste vermieten.

Diesmal soll kein fertiger Schwimmkörper gekauft und nur das Haus darauf gebaut werden. Ole will auch den Rumpf von Grund auf selbst schweißen. „So weiß man, was man hat."

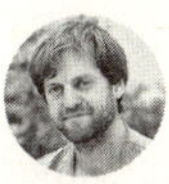

Als wir den Hafen gekauft haben, war uns klar, dass dieser allein uns finanziell nicht über Wasser halten würde. Von Anfang an haben wir deshalb versucht, das bestehende Angebot zu erweitern. Ursprünglich dachten wir dabei an einen Reparaturservice für Boote und vielleicht ein kleines Café auf dem Gelände. Die Servicearbeiten stelle ich jedoch nach gut zwei Jahren nahezu komplett ein, weil die meisten Bootseigner nur die undankbarsten Arbeiten abgeben, wie beispielsweise das Überarbeiten des Unterwasserschiffes. Und obwohl ich nur knapp ein Viertel der für diese Arbeiten üblicherweise anfallenden Kosten verlange, muss ich regelmäßig über meine Preise diskutieren.

Für Gastronomie müssten wir zuerst wieder investieren. Wir sind allerdings nicht risikobereit genug, um dafür einen Kredit aufzunehmen. Also führe ich weiterhin Aufträge der verschiedensten Kategorien aus. Ob zum Bau von Fotoautomaten, zu Winterdienst, Bootsausbau, Motorenservice, Möbelbau oder Bau einer Sauna – ich sage eigentlich zu allem JA. Mein Problem ist dabei weiterhin die Antwort auf die Frage: „Was machst du eigentlich beruflich?" Meine Entgegnung kommt immer etwas nachdenklich: „Eigentlich alles, ach ja, und wir betreiben einen kleinen Sportboothafen." Gern würde ich sagen, dass ich irgendetwas Spezielles mache oder irgendetwas mein Spezialgebiet ist, aber das kann ich leider nicht. Irgendwer hat einmal gesagt: „Er kann fast alles, aber nichts richtig." Das war zwar gar nicht auf mich gemünzt, aber diesen Spruch habe ich mir gemerkt, und ich denke in dieser Zeit oft darüber nach.

Dann im Herbst 2016, als klar ist, dass ich bald eine vierköpfige Familie zu ernähren habe und Jill ihren Job aufgibt, überlege ich erneut, wie ich etwas ändern kann. Ich brauche ein Produkt, eine Bezeichnung für meinen Beruf. Schon zu Beginn unserer Hausbootzeit haben wir mal darüber nachgedacht, weitere Hausboote zu bauen und vielleicht Hausboothersteller zu werden, aber wo sollte man das nötige Kleingeld dafür auftreiben? Und vor allem: Wo sollte man die Hausboote bauen? Den Platz haben wir jetzt immerhin. Fehlt noch das Kapital.

Wichtig ist mir, dass alles viel besser geplant ist als beim ersten Mal. Themen wie die Abwasserentsorgung sowie der Zugang zur Bilge müssen von Anfang an geklärt sein. Ich beginne also einfach mal ein paar Entwürfe zu zeichnen. Die sind sicher nicht so professionell, wie sie ein Architekt oder ein technischer Zeichner machen würde, aber für mich selbst reichen die Pläne allemal. Die Euphorie, in die mich der Gedanke versetzt, ich könnte mich eines Tages als professionellen Hausbootbauer bezeichnen, packt mich beim Zeichnen. So entsteht beispielsweise auch eine Idee von modularen Hausbooten.

Kurz vor Weihnachten fasse ich dann den Entschluss, einen Investor zu suchen. Jill muss ich diesmal nur kurz überzeugen – wobei ich mir nicht ganz sicher bin, ob sie sich einfach damit abgefunden hat, dass ich ständig neue Einfälle und Pläne habe, oder ob sie dieses Mal wirklich selbst abfährt auf die Idee. Zuerst baue ich in meiner Werkstatt ein kleines Hausbootmodell. Bei der Bank frage ich diesmal gar nicht erst nach einem Kredit, da ich bei meinen letzten Geschäftsideen nicht mal bis zum „Bitte setzen Sie sich" kam. Also frage ich einen Bekannten, ob er uns das Geld leiht. Eine Art erfolgsabhängiger Rückzahlungsplan ist schon aufgestellt. „Das machen wir", sagt er ziemlich schnell.

Ich bin Feuer und Flamme und beginne gleich am nächsten Morgen nach einem Schiffskonstrukteur zu suchen, der uns den Rumpf entsprechend der notwendigen Festigkeit berechnen kann. Wie er grundsätzlich aussehen soll, ist bereits klar, allerdings sollen die Hausboote ein CE-Zertifikat als Sportboot erhalten, und dafür sind diese Berechnungen Vorschrift. Die Suche stellt sich allerdings als sehr schwierig heraus. Ich führe so viele Telefonate, frage so viele Firmen an und kontaktiere so viele Zertifizierungs- und Klassifizierungsgesellschaften, dass sich langsam wieder Frust breitmacht.

Doch dann kommt endlich eine Rückmeldung auf meine vielen Anfragen. Ein Konstrukteur aus Kiel ist bereit, mir die Berechnungen zu machen. Während sie in Gang gesetzt werden, lasse ich mir Angebote für den Stahl, die Farbe und die Anoden schicken. Das ganze Prozedere erstreckt sich über gut zwei Monate, sodass ich in der Zwischenzeit auch schon den Aufbau, also das Haus, planen kann. Und dann ist es endlich so weit: Die Papiere für den Rumpf sind da!

Diesmal alles anders

Frühjahr 2017

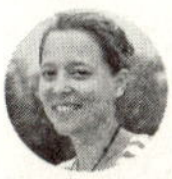

Im April geht es los: Die großen Stahlplatten für den Rumpf werden geliefert. Ole hat ein großes Partyzelt auf dem Hof aufgebaut, damit er auch im Regen schweißen kann. Die erste Hürde ist, alle Platten an ihren Platz zu heben. Jede wiegt gut 70 Kilogramm, und Ole muss jede einzelne allein heben. „Die nächste Investition ist definitiv ein Gabelstapler!", sagt er völlig erschöpft, als endlich alles an seinem Platz ist. Voller Tatendrang beginnt er, Platte für Platte aneinanderzuschweißen. Fasziniert beobachte ich, wie er Stück für Stück einen Schiffsrumpf aus dem Nichts zusammensetzt. Und gleichzeitig beobachte ich, wie ihm schon bald die Luft ausgeht.

Die Bedingungen sind mal wieder alles andere als optimal. Es ist Mai, und unter dem Zeltdach sind es bei sommerlichen Temperaturen über 40 Grad. Hier stauen sich die Hitze und der Gestank vom Schweißen. Um sich vor der heißen Glut zu schützen, muss Ole aber trotzdem in voller Schutzkleidung und mit Schweißerhelm arbeiten. Jede halbe Stunde muss er eine Pause einlegen und an die frische Luft kommen. Zwischendurch gibt es natürlich auch immer wieder Arbeiten, die im

Hafen anliegen. Und so zieht sich der Bau des Rumpfs über den gesamten Sommer.

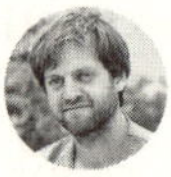

Die Schweißarbeiten am Rumpf ziehen sich in der Tat ziemlich in die Länge. Damit alles gerade wird, musste ich zunächst eine Art Richttisch – 12 Meter lang, 5 Meter breit – bauen, um die Bleche sauber auszulegen. Alle Platten müssen nach dem Auslegen erst einmal angeheftet werden, anschließend die Spanten und Schotten. Die Spanten dienen zur Verstärkung des Rumpfs. Die Schotten sind durchgehende Wände, die den Rumpf in mehrere Räume unterteilen. Sollte das Boot irgendwo leckschlagen, würde nur eine Abteilung volllaufen.

Das riesige Schweißgerät wiegt gute 200 kg und muss ständig hin und her transportiert werden. Jedes Mal muss ich das Zeltdach aufklappen, es mit dem Trecker herausheben und an neuer Stelle wieder absetzen. Es ist so heiß, dass ich in dem Partyzelt kaum Luft bekomme. Aber am Ende des Sommers steht diese riesige Wanne fertig auf dem Hof.

Im Herbst stelle ich dann innerhalb kürzester Zeit den Holzrahmen des Hauses auf. Diesmal ist alles gut vorbereitet und vormontiert.

Ich werde oft gefragt, wie ich das Hausboot zu Wasser lassen will. Geplant habe ich, den Rumpf mit mehreren Kurbelwinden ein wenig anzuheben und einen großen Anhänger drunterzuschieben. Nachdem ich neue Träger und neue Reifen montiert habe, wird der Rumpf Stück für Stück angehoben, bis der Anhänger darunterpasst. Und dann geht es los. Zentimeter um Zentimeter manövriere ich unser zukünftiges Aushängeschild mit dem Trecker von unserem Hof um die Kurve zur Slipbahn. Das Zuwasserlassen klappt ohne Probleme, der Rumpf ist dicht. Es schwimmt! Auch wenn es noch nicht ganz ein Hausboot ist, so kann ich zumindest schon mal behaupten, ein 44 Quadratmeter großes Boot von Hand geschweißt zu haben.

Auf dem Wasser zu bauen ist ähnlich wie an Land – nur dass man alle Baumaterialien einzeln über die Brücke und den Steg zum Hausboot tragen muss. Das Haus ist bereits regendicht. Nur die Fenster hatte ich noch ausgelassen, weil ich befürchtete, sie beim Transport über den Hof zu beschädigen. Als erste Maßnahme auf dem Wasser baue ich nun also mit der Unterstützung von ein paar freiwilligen Helfern aus dem Dorf die Fenster ein. Gleich darauf verlege ich die Stromkabel. Nun gibt es sogar schon Licht an Bord. Im Dunkeln sieht es richtig toll aus, wenn die großen Panoramafenster erleuchtet sind. Nachdem ich die Wasserleitungen verlegt habe, kommen die Rigipsplatten an die Wände.

Obwohl es noch eine Baustelle ist, fühlt es sich irgendwie schon richtig gemütlich an – vor allem, wenn man am Fenster steht und das Gefühl hat, direkt über dem Wasser zu schweben.

Es ist mittlerweile Frühsommer 2018, und eigentlich sollte das Hausboot schon fertig sein. Gott sei Dank scheint unser Investor überhaupt nicht beunruhigt. Oder ist vielleicht genau das der Grund für die Verzögerung? Brauche ich den Druck von außen?

Okay, dann machen wir uns den eben selbst. In der kommenden Woche läuft der ZDF-Beitrag über uns im Fernsehen. Jill und ich beschließen, das als „Tritt in den Hintern" zu nutzen. Wir legen fest, dass das Hausboot ab August 2018 gemietet werden kann und dass wir das ab jetzt auch öffentlich verkünden. Neben dem Hausbootbau fallen allerdings im Hafen wie immer viele Arbeiten an – und ich muss alles allein machen. Es ist also mal wieder ein Endspurt angesagt.

Die ersten Gäste

Sommer 2018

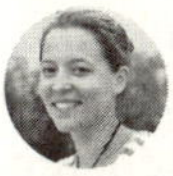

Ursprünglich war der Plan, dass das neue Hausboot pünktlich zur Fernsehausstrahlung der ZDF-Reportage fertig sein sollte. Interessierte Zuschauer hätten dann beim Surfen gleich eine Homepage mit schönen Fotos vorfinden und ihren Hausbooturlaub direkt buchen können. Und vielleicht würden wir ja Glück haben und ein potenzieller Käufer wäre unter den Zuschauern! Aber es ist einfach nicht zu schaffen. Um sich voll auf das Hausboot konzentrieren zu können, brauchte Ole einen Angestellten, der sich um den Hafen kümmerte.

Als der Fernsehbeitrag im Juni 2018 über unfassbare drei Millionen Bildschirme flimmert, befindet sich unser Musterhausboot noch im Rohbau. Eine Homepage mit Fotos des gemütlichen Innenraums gibt es also natürlich auch noch nicht. Na, was soll's – dann muss es eben so funktionieren.

Und das tut es: Noch am selben Abend erreichen uns Unmengen von Anfragen per E-Mail oder SMS, und auf Facebook trudeln im Sekundentakt Nachrichten von wildfremden Menschen ein, die der Beitrag inspiriert hat und die uns über Google gefunden haben. Wir sind sprachlos. So eine große und positive Resonanz hatten wir nicht erwartet. Und das Interesse reißt nicht ab. Noch Monate später besuchen uns viele Menschen oder schreiben uns Interessenten, die den Beitrag in der Mediathek gesehen haben. Innerhalb kürzester Zeit ist das Ferienhausboot bis in den Winter praktisch ausgebucht. Die Leute buchen blind einen

Urlaub bei uns – ohne Foto, ohne Referenz. Für ein Ferienquartier, wohlgemerkt, das noch nicht mal fertig ist. Durch das Annehmen der ersten Buchung setzen wir uns selbst endgültig die Pistole auf die Brust: Ab Anfang August wird vermietet, komme, was da wolle.

In den letzten Wochen arbeitet Ole Tag und Nacht. Er hat sich zum Ziel gesetzt, trotz des Zeitdrucks nicht mit Kompromissen anzufangen. Er will keine Abstriche mehr machen, keine Provisorien akzeptieren. Diesmal soll alles perfekt sein. Wochenlang spachtelt er die Wände, Schicht für Schicht, und ich halte ihn schon für völlig bekloppt. Für meine Begriffe ändert sich tagelang nichts. Ich sehe keinen Fortschritt und verstehe seinen Ehrgeiz nicht.

Als ob wir nicht schon genug Stress hätten, haben wir uns ausgerechnet für dieses Jahr ein großes Sommerfest vorgenommen. Parallel zum Hausbootbau organisieren wir also für die erste Augustwoche auch noch eine Party für schätzungsweise 300 Leute. In der Woche vor dem großen Hafenfest campen viele unserer Freunde bei uns auf dem Gelände und packen mit an. Es wird gehämmert, gemalt, Buden und Bänke werden aufgebaut und dekoriert. Am Ende wird es ein schönes Fest, zu dem allerdings sehr viel weniger Gäste kommen als erwartet, weil wir bewusst auf Werbung und Einladungen verzichtet haben. Außerdem sind wir beide so am Ende, dass wir uns am liebsten in eine Ecke verkriechen und schlafen würden, als die Party losgeht.

Wir müssen uns eingestehen, dass wir uns zu viel vorgenommen haben, und uns hinterfragen: Wieso eigentlich tun wir uns immer diesen Stress an? Innerhalb einer Woche haben wir ein Sommerfest und Lines vierten Geburtstag gefeiert und nebenbei das neue Hausboot fertiggestellt. Und noch in derselben Woche ziehen die ersten Gäste ein: eine vierköpfige Familie aus Bremen.

Am Tag vor ihrer Ankunft fahre ich zu IKEA, um die Einrichtung zu kaufen. Ole hat bereits den Großteil der Möbel besorgt, ich soll mich nun um den „Kleinkram“ kümmern. Ich habe drei Stunden Zeit, bis ich die Kinder aus dem Kindergarten und von der Tagesmutter abholen muss. Unter Zeitdruck einkaufen ist nicht so meine Stärke. Und was ich unterschätzt habe: Für ein Ferienhaus braucht man ja mehr als nur ein paar Handtücher und Bettwäsche. Ich muss einen ganzen Haushalt einrichten, vom Mülleimer bis zur Kuchengabel. Am Ende stehe ich mit zwei überladenen Wagen und völlig fertig mit den Nerven in der Kassenschlange – und bezahle über 2000 Euro. Warum nur muss bei uns immer alles auf den letzten Drücker passieren?

Als ich meine Beute zu Hause ausladen will, kommt mir mein gereizter Ehemann entgegen: „Du kannst alles im Auto lassen, drinnen ist noch nichts fertig. Wir können die Sachen nicht einräumen, solange die Schränke nicht fertig aufgebaut und geputzt sind!" Ole ist genervt. Kein Wunder, er hat seit 48 Stunden praktisch durchgearbeitet und kaum geschlafen. Schon zwei Mal musste er das Waschbecken im Baumarkt umtauschen, weil es gebrochen war. Beim ersten Mal dachte er noch, er hätte es aus Versehen beim Transport kaputt gemacht, und wir waren froh, dass sie im Baumarkt so kulant waren. Doch als das zweite dann auch beschädigt im Karton liegt, platzt ihm der Kragen.

Zum Glück helfen ein paar Freunde beim Endspurt. Ein befreundeter Elektriker und sein Sohn kümmern sich um die Verkabelung und installieren Lampen und Schalter, während Ole das Bad fertig macht. Die ganze Nacht baut er Möbel auf. Und trotzdem schafft er es nicht.

Als am nächsten Tag unsere ersten Gäste anreisen, ist das Hausboot nicht bereit für sie. Dusche und Toilette funktionieren noch nicht. Es gibt kein Wasser an Bord. Es ist uns mehr als unangenehm. Sofort bieten wir ihnen an, ein Hotel zu bezahlen. Aber wir haben unglaubliches Glück mit ihnen. Verständnisvollere und geduldigere Gäste hätten wir uns für den missglückten Start nicht wünschen können. Die Familie reist mit einer dreijährigen Tochter und einem kleinen Baby an. Ich weiß, wie es ist, mit kleinen Kindern zu reisen. Wenn man aus dem Auto steigt, möchte man nur noch schnell ein Zimmer, sich ausbreiten, sich ausruhen. Nichts dergleichen können wir ihnen bieten. Aber sie bleiben tiefenentspannt. Unser Joker an diesem Tag ist Line: Innerhalb kürzester Zeit ist das kleine Mädchen ihre beste Freundin, und die beiden toben über unseren Spielplatz und planschen gemeinsam im Pool, als würden sie sich schon ewig kennen. Das Wetter ist an diesem Tag auch auf unserer Seite, und so kann ich den ganzen Nachmittag mit der Familie draußen verbringen, während Ole und seine Helfer drinnen bei den letzten Handgriffen schwitzen. Am Abend, mit einigen Stunden Verspätung, kann die Familie endlich einziehen und unser Ferienhausboot einweihen. Wir atmen durch und stoßen an.

Und dann: auf zum nächsten Projekt …

Auf dem Wasser geerdet

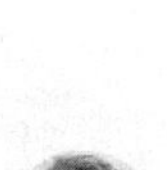

Als wir darüber nachdachten, ein weiteres Hausboot zu bauen und es an Feriengäste zu vermieten, bezweifelte ich stark, ob überhaupt irgendjemand Urlaub in Stöckte machen möchte. Ich selbst hatte vorher noch nie von diesem Fleckchen Erde gehört. Und

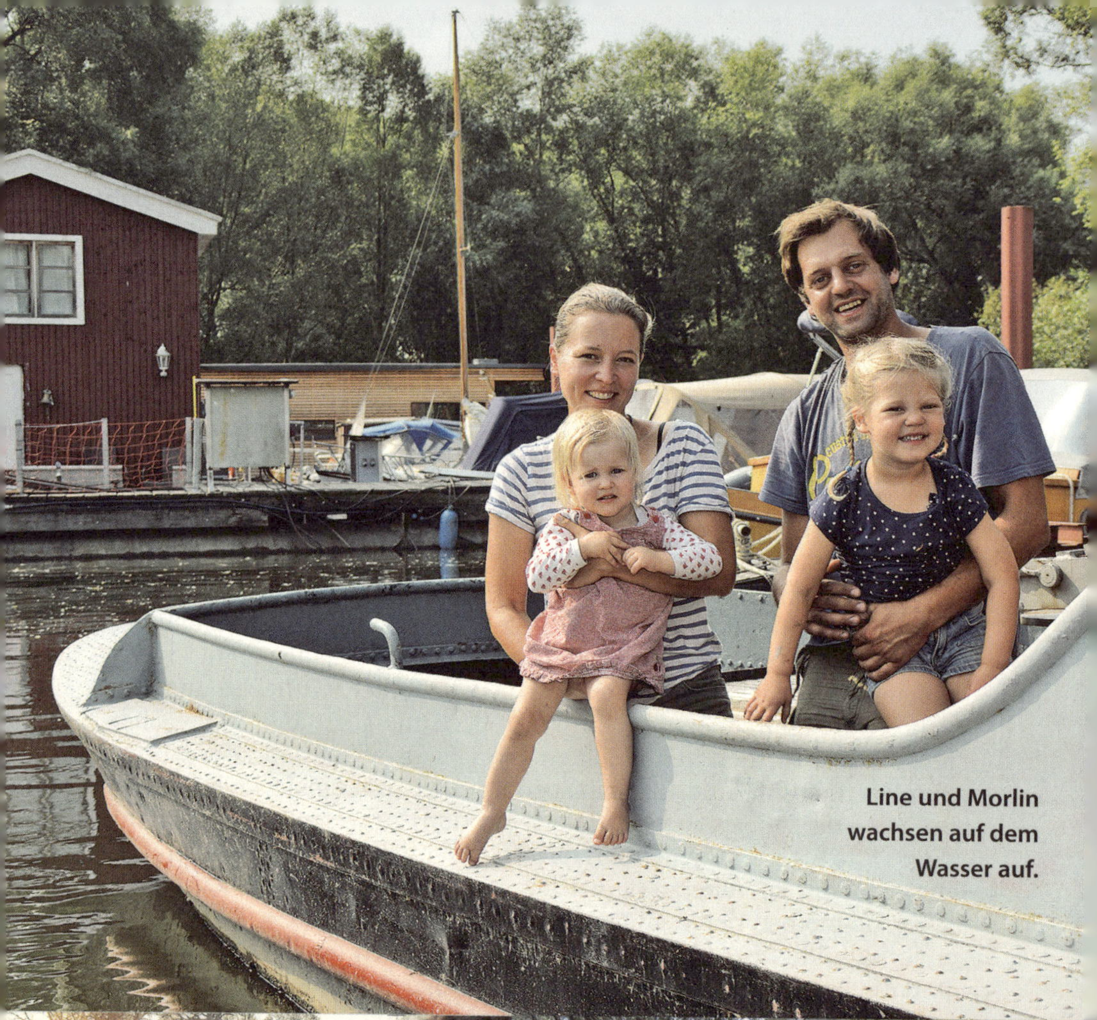

Line und Morlin wachsen auf dem Wasser auf.

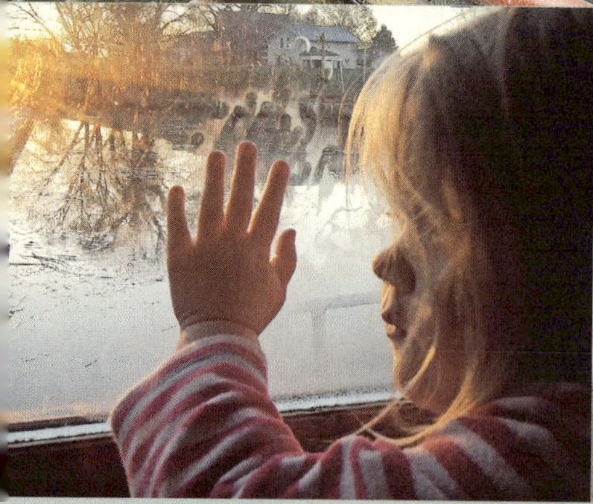

Sonnenaufgang über dem Wasser

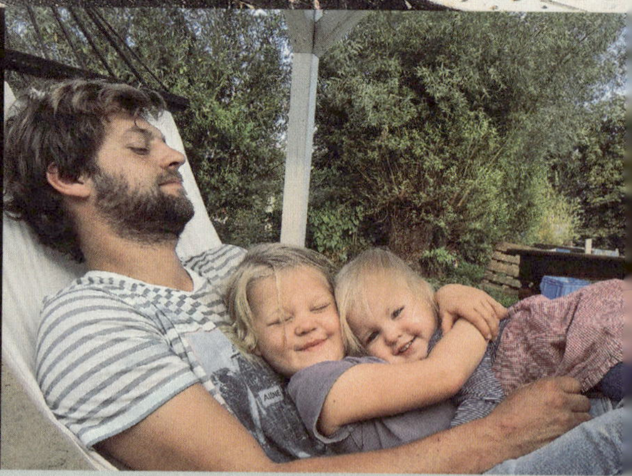

Versteckenspielen zwischen Bootstrailern und danach Abhängen mit Papa

auf den ersten Blick gab es für mich hier – obwohl ich mich ja inzwischen so sauwohl und angekommen fühle – nichts, das einen dazu bewegen könnte, hier seinen Urlaub zu verbringen.

Ich hatte mir vorher überlegt, wie ich unser Domizil bewerben könnte: mit der Nähe zu Hamburg und der Lüneburger Heide, mit Bootsausflügen auf der Elbe und in den Hamburger Hafen und so weiter. Bald aber wird uns klar, weshalb die meisten Leute eigentlich zu uns kommen. Es sind nicht unbedingt die touristischen Highlights dieser Region. Eigentlich ist sogar relativ nebensächlich, wo wir mit dem Hausboot liegen. Manche kommen nur aus Hamburg und wollen mal raus aus der Hektik der Stadt, die Stille genießen. Eine Frau schreibt in unser Gästebuch: „Sich auf einem Hausboot geerdet fühlen – eigentlich ein Widerspruch in sich. Aber genau so fühlt es sich an." Für viele ist es eine Auszeit.

Als uns immer mehr E-Mails von Leuten erreichen, die den Beitrag gesehen haben, dämmert uns, dass es manchen gar nicht nur um das Hausboot geht. Es geht um das Gesamtpaket – um etwas, das wir für viele offenbar verkörpern. Ohne es beabsichtigt zu haben, sind wir zur Projektionsfläche für eine Sehnsucht geworden, die viele Menschen umtreibt. Es geht darum, aus dem Alltäglichen auszubrechen – aus einem System, in dem der Lebensweg von klein auf vorgezeichnet ist und das die meisten Menschen kaum infrage zu stellen wagen.

Natürlich sehen die Menschen nur einen klitzekleinen Ausschnitt unseres Lebens. Sie sehen sozusagen den „Best-of"-Zusammenschnitt: einen Bullerbü-Trailer, in dem nur die besten Szenen gezeigt werden. Viele schwärmen von der Harmonie, die wir als Familie ausstrahlen. Als wir das hören, müssen wir beide laut lachen. Ich glaube, den meisten ist natürlich klar, dass unser Familienalltag genauso stressig und voller Streitereien und Kompromisse ist wie der jeder anderen Familie auch. Aber was am Ende im Gedächtnis bleibt, ist, dass wir irgendwie etwas anders gemacht haben. Dass wir den Mut hatten, den üblichen Weg zu verlassen und ins Ungewisse zu steuern.

Und noch etwas imponiert vielen Besuchern. Der häufigste Kommentar lautet: „Das hat Ole alles allein gebaut?!" Für die meisten Menschen ist es einfach unvorstellbar, dass ein Mensch allein so etwas schaffen kann. Wie kann es sein, dass sich jemand mit Motoren auskennt, aber auch mit Holzbearbeitung, Stahl, Sanitär, Elektrik und so weiter? Wie kann man mit seinen eigenen zwei Händen ein ganzes Haus, geschweige denn eines mit Schwimmkörper darunter bauen? Dabei war es noch vor einigen Jahrzehnten gar nicht so ungewöhnlich, dass die Menschen alles Mögliche selbst gemacht haben. Sie konnten es sich schlicht nicht leisten, für alles Fachkräfte zu bezahlen. Und innerhalb der Familien wurde noch viel mehr praktisches Wissen und Können weitergegeben. Ich glaube, Ole ist sozusagen einer der „Letzten seiner Art". Einer, der von allem ein bisschen kann – und wenn mal nicht, bringt er es sich eben selbst bei.

Zugegeben, in vielen Fällen lohnt es sich einfach nicht mehr, Dinge selbst zu bauen oder zu reparieren. Wenn man die Arbeitszeit berechnet, die Ole darauf verwendet, Dinge selbst zu bauen oder zu reparieren, die wir auch neu kaufen oder in Auftrag geben könnten, kommt man schnell zu dem Schluss, dass wir nichts sparen, wenn nicht sogar draufzahlen, weil er in derselben Zeit auch hätte Geld verdienen können. Aber so rechnet Ole nicht. Für ihn geht es um mehr als ums Geld. Es geht auch darum, zu wissen, wie etwas funktioniert. Wenn man etwas selbst gebaut hat, weiß man auch, wie es zu reparieren ist, wenn es kaputtgeht.

Seit den 80er- und 90er-Jahren waren vor allem Berufe in der Kreativbranche, in der Finanz- oder Computerwelt angesehen. Nur wer am Schreibtisch sitzend und mit seinem Kopf arbeitend Geld verdiente, hatte wirklich etwas erreicht, so der gesellschaftliche Konsens. Menschen, die „gezwungen" waren, körperlich zu arbeiten, wurden eher von oben herab betrachtet. Ich glaube, heute gibt es bei manchen ein Umdenken, weil sie das Glück und den Stolz wiederentdecken, die man empfindet, wenn man etwas mit seinen eigenen Händen erschaffen hat.

Und vielleicht liegt hier auch der wahre Grund für das Interesse an uns: Wir repräsentieren für viele Menschen dieses „geerdete Leben", nach dem sie sich sehnen, weil sie in einer gefühlt „künstlichen Welt" leben und sich in ihrer Arbeits-Alltäglichkeit gefangen fühlen.

Der Weg ist das Ziel?

Der Antrieb für all die Entscheidungen, die uns hierhergeführt haben, kam immer von Ole. Doch den Drang, ins Ungewisse zu starten und sich einfach überraschen zu lassen, hatte ich auch schon immer in mir. Kaum hatte ich mein Abi in der Tasche, saß ich im Flugzeug nach Australien, mit einem Rucksack und einem „Lonely Planet", zwei vorgebuchten Nächten im Hostel und ansonsten keinem Plan, was ich die nächsten Monate eigentlich wo und wie machen würde. Zu der Zeit gab es wohlgemerkt noch kein Smartphone. Ich hatte zu Anfang noch nicht einmal eine E-Mail-Adresse.

Lustigerweise haben Ole und ich Jahre später festgestellt, dass wir uns damals, mit gerade 19 Jahren, am anderen Ende der Welt gut hätten über den Weg laufen können: Als ich gerade für ein paar Wochen als Nanny und Haushälterin in Brisbane arbeitete, um meine Weiterreise zu finanzieren, lag er als Seemannslehrling mit einem Containerschiff nur wenige Kilometer von mir entfernt im Hafen.

Wenn es eines gibt, das ich in meinem Leben vermisse, seit wir mit den Kindern in unserem Hafen leben, dann ist es das Reisen. Fast zehn Jahre lang war das Erkunden fremder Welten und Kulturen mein Lebenselixier. Eigentlich ist es seltsam: Für die meisten verheißt ein Hausboot Freiheit. Aber ich bin mit dem Moment, als ich auf ein Hausboot zog, sesshaft geworden. Als hätte erst das Wissen um die theoretische Mobilität, also dass man ja jederzeit ablegen *könnte,* meine Rastlosigkeit gestillt. Klar, man könnte auch mit Kindern viel reisen. Bei uns lag es in den letzten Jahren eher daran, dass wir jeden Cent und jede freie Minute, die übrig waren, in das Hausboot und in den Hafen gesteckt haben. Und ohnehin verliefe der Versuch, mit Kindern dieselbe Art von Reisen zu machen wie als ungebundene junge Leute, vermutlich nur enttäuschend.

Während meines Studiums bin ich jeden Sommer mit meinem besten Freund Markus im VW-Bus quer durch Europa getourt – von den norwegischen Fjorden bis auf die griechische Peloponnes, von der portugiesischen Atlantikküste bis in die entlegensten Ecken Rumäniens. Nie hatten wir ein Navigationssystem dabei, selten eine Ahnung, wo wir unser nächstes Camp aufschlagen würden. Doch wenn man jung ist und noch keine Kinder hat, machen einem ungeplante Irrfahrten mitten in der Nacht auch noch nichts aus. Es ist einem relativ egal, ob aus einer auf 10 Stunden veranschlagten Fahrt plötzlich eine 20-stündige Odyssee wird, weil man die Qualität der osteuropäischen Straßen überschätzt hat. Der Weg ist das Ziel!

Wenn man jedoch Kinder hat, ändert sich alles. Ein Kind hat kein Verständnis für die Abenteuerlust seiner Eltern. Wenn es Hunger hat oder einfach keine Lust mehr, eingepfercht in einer Babyschale zu liegen, dann wird so eine Fahrt ganz schnell zum Höllentrip. Bei einer Reise mit Kindern zählt das Ziel, nicht der Weg – so unromantisch das klingt.

Das Gefühl der Freiheit und der süße Geschmack des Ungewissen, sie fehlen mir. Und jetzt, nachdem unser Leben öffentlich geworden ist, erreichen uns plötzlich so viele Nachrichten von Menschen, die unsere Geschichte inspiriert hat. Sie schreiben, dass wir ihren Traum leben, dass sie uns bewundern, dass wir es gewagt haben, aus der Enge des Alltäglichen auszubrechen. Und ich werde nachdenklich. Kann es sein, dass wir Menschen niemals glücklich und zufrieden sind mit dem, was wir haben? Wird es je eine Situation geben, in der ich mich umschaue und denke, „Nö, ich möchte mit niemandem tauschen, alles ist perfekt, so wie es ist.“?

Viele unserer Freunde reisen weiterhin um die Welt. Es versetzt mir jedes Mal einen Stich, wenn uns mal wieder neue Bilder und Berichte aus den Dschungeln und Wüsten dieser Welt erreichen. Doch dieselben Menschen beteuern immer wieder, wie sehr sie uns manchmal um *unser* Leben beneiden. Wer immer nur unterwegs ist, spürt nie das bittersüße Gefühl, das Fernweh in uns auslöst, weil es zum Großteil auch die Vorfreude auf das Ungewisse ist, die uns diesen gewissen Kick verspüren lässt. Und hätte ich mich für dieses andere Leben entschieden oder hätte das Leben mir einen anderen Weg gezeigt, zum Beispiel, weil ich keine Kinder hätte kriegen können: Vermutlich wäre ich jetzt noch viel weiter und mehr gereist in meinem Leben – aber vielleicht zutiefst einsam und trauernd um die Familie, die ich mir immer gewünscht hatte.

Irgendwie glaube ich mittlerweile, dass es immer etwas am Leben anderer Menschen geben wird, das man begehren, auf das man neidisch sein wird und das man vermisst. Wir blicken sehnsüchtig und nostalgisch zurück. Gleichzeitig blicken wir in die Zukunft und können manches kaum erwarten. Immer arbeiten wir auf etwas hin – darauf, dass irgendetwas besser oder leichter wird. Dass wir irgendwann vielleicht nicht mehr so viel arbeiten müssen oder weniger Geldsorgen haben. Dass ich irgendwann auch wieder reisen kann.

Und dann? Dann werde ich vermutlich mit Tränen in den Augen ein Fotoalbum in den Händen halten und mich nach unserer gemeinsamen Zeit auf dem Hausboot zurücksehnen, als meine Kinder noch so klein waren und mich gebraucht haben. Eines wird mir immer klarer: Erinnern ist schön. Hoffnungsvoll in die Zukunft schauen ist wichtig, um seine Träume zu verwirklichen. Und Zufriedenheit mit dem Erreichten kann schnell träge machen. Aber bei alldem sollten wir nicht die Gegenwart aus dem Blick verlieren – und die Wertschätzung für das, was wir haben.

KLAMMERN wir uns vielleicht gern an Vergangenem fest, weil wir Angst davor haben, eine Version von uns zu verlieren, an die wir uns gewöhnt haben? Ich glaube, ich vermisse gar nicht so sehr das Reisen an sich. Und wahrscheinlich mache ich mir auch etwas vor, wenn ich glaube, dass ich dieses einfache und spärliche Dasein heute genauso genießen könnte wie damals. Habe ich es denn damals überhaupt wirklich genossen?

Die meisten von uns haben doch einen verklärten Blick auf ihre Vergangenheit – vor allem auf diese spannende Zeit zwischen dem Auszug von zu Hause und den Verpflichtungen und Sorgen einer eigenen Familie. Diese Zeit, in der wir niemandem Rechenschaft schuldig waren, uns einfach treiben lassen konnten. Sicherlich sehne ich mich manchmal nach dieser Version von mir, diesem furchtlosen, im wortwörtlichen Sinne verantwortungslosen *Ich*, das unwiederbringlich verloren ist. Doch was habe ich dafür gewonnen? Ich werde nie wieder einsam sein.

Der Hausboot-Mittelstand

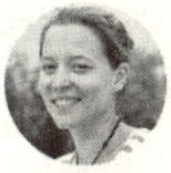

Wie erhofft, kommen mit der Ausstrahlung des Fernsehbeitrags nicht nur Feriengäste, sondern auch die ersten Kaufinteressenten für unsere neuen Hausboote. Es melden sich Menschen bei uns, die schon immer davon geträumt haben, auf einem Hausboot zu wohnen, bisher aber nie den Mut hatten, sich näher damit zu beschäftigen – oder die das Angebot auf dem deutschen Markt nach kurzer Recherche abgeschreckt hat. Aus gutem Grund. Ohne uns vorher richtig dessen bewusst gewesen zu sein, füllen wir offenbar eine Lücke.

Bisher gab es Hausboote vor allem für zwei Zielgruppen: Menschen mit sehr gutem Einkommen, die sich eine Luxusimmobilie und den dazugehörigen, eigentlich unbezahlbaren Stadtliegeplatz leisten können – und Aussteiger, Hippies, die meist recht kärglich auf mehr oder weniger maroden, zusammengezimmerten und eher geduldeten Booten in irgendwelchen Seitenarmen leben. Für den Durchschnittsmenschen, eine ganz normale Familie, ist ein Leben auf dem Hausboot in Deutschland eher nicht vorgesehen. Und wer sich damit beschäftigt, stößt auf so viele Fragen und Hürden, dass er oder sie sich meist schnell wieder davon abbringen lässt.

Bei den ersten Besichtigungsterminen wird deutlich, weshalb die Menschen zu uns kommen: Sie finden es sympathisch, dass wir keine große Immobilienfirma sind, sondern eine kleine Familie. Dass wir die Hausboote noch selbst bauen wollen und es uns auch reichen würde, wenn wir einen oder zwei Aufträge pro Jahr bekommen würden. Natürlich schafft es Vertrauen, dass wir selbst seit Jahren auf einem Hausboot leben, deshalb also aus eigener Erfahrung sprechen und alle Fragen zum praktischen Leben auf dem Wasser ehrlich beantworten können. Die Kunden können außerdem von Anfang an dabei sein und mitbestimmen, wenn ihr Hausboot geplant und gebaut wird, und bekommen keine fertigen Bausätze aus dem Ausland vor die Nase gesetzt, an denen kaum mehr etwas geändert werden kann.

Letztere werden uns nach dem Fernsehbeitrag angeboten und mit den Worten ans Herz gelegt, dass wir damit mit nur drei Mann innerhalb von zehn Tagen ein ganzes Hausboot fertig bauen, unsere Produktivität also enorm steigern könnten. Abgesehen davon, dass wir gar nicht so groß werden wollen, schreckt uns allein schon das starre Wort „Bausatz“ ab. Nach einem kurzen Blick auf die Materialliste lehnt Ole dankend ab. „Alles Plastik und miese Qualität. Und noch dazu dürften wir die Garantie übernehmen!“

Das Erste, was Feriengästen oder Kaufinteressenten auffällt, wenn sie das neue Hausboot betreten, ist der Geruch, die Atmosphäre: „Oh, wie schön würzig das nach Holz riecht!“, hören wir immer wieder. Und: „Man spürt geradezu, dass hier alles atmen kann, dass alles in Bewegung ist.“ Jetzt zahlt sich aus, dass Ole bei der Materialauswahl nicht gespart hat. Gerade die Menschen, die von einer alternativen Wohnidee träumen, die sich reduzieren und näher an der Natur leben möchten, legen Wert auf Nachhaltigkeit und Gesundheit.

Während es beim gewöhnlichen Hausbau meist junge Paare oder Familien sind, die für sich ein Zuhause schaffen wollen, locken wir mit unserem Konzept eine ganz andere Zielgruppe an. Die meisten Interessenten sind um die 50 oder etwas älter, stehen also mitten im Leben, haben oft viele Jahre in ein und demselben Job gearbeitet, haben Kinder, die gerade im Begriff sind, auszuziehen – und stehen jetzt an einem Punkt in ihrem Leben, an dem sie sich fragen, ob es das schon gewesen sein soll. Sie wollen noch mal etwas verändern, etwas Neues erleben, ausbrechen und noch mal neu anfangen. Sie wollen etwas für sich allein. Und häufig wollen sie sich auch radikal verkleinern, damit sie sich im Alter nicht um ein großes Familienhaus mit Dachboden, Keller und Garten kümmern müssen.

Oft haben wir in den vergangenen Monaten gehört, man bewundere uns für unseren Mut. Dabei sind es eher diese Menschen, die wirklich mutig sind. Denn wir sind im Grunde gar nicht ausgebrochen und haben nie irgendwo komplett neu angefangen. Wir sind nicht die Aussteiger, für die uns vielleicht der eine oder andere hält. Denn wir kennen es ja eigentlich gar nicht anders. Es gab nie eine Sicherheit, die wir hätten aufgeben müssen. Wir haben unser (erwachsenes) Leben direkt so begonnen. So konfus und kurvenreich und wunderbar, wie es sich entwickelt hat – nichts davon war ein bewusstes Aussteigen.

Eigentlich bin ich sogar ein Mensch, der – wenn er es sich erst mal gemütlich gemacht hat – nur sehr schwer dazu zu bewegen ist, sich aufzuraffen und etwas zu verändern, was doch gut funktioniert. *Never change a running system!* Hätte ich vorher ein paar Jahre das „normale Leben" geführt, mit einer Stadtwohnung und einem Job, der mir jeden Monat verlässlich mein Gehalt auf mein Konto spült – ich weiß nicht, ob ich den Mut gehabt hätte, das aufzugeben. Den Menschen, denen das gelingt, gebührt mein größter Respekt.

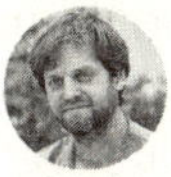

Die Hausbootvermietung läuft super, und unsere Gäste sind zufrieden. Wir haben ursprünglich mit einer Auslastung von vielleicht 30 Prozent gerechnet, sind aber bei gut 80 Prozent – und das bisher ohne Vermieterportale im Internet. Wir haben es geschafft. Das Hausboot hat einen gehobenen Standard. Es gibt eine Liste von Kaufinteressenten, die von einem Hausboot träumen und unser Konzept gut finden. Einige davon waren bereits zum Testwohnen auf dem Prototypen.

Ein Hindernis ist für viele noch die Frage nach dem Liegeplatz. Einen Teil der Sorgen können wir zerstreuen, weil unsere Hausboote ja offiziell als Sportboote zugelassen sind, was bedeutet, dass man in nahezu jedem Sportboothafen Deutschlands liegen darf. Und auf seinem Boot zu schlafen kann einem keiner verbieten. Einen festen Wohnsitz darauf anmelden kann man jedoch weiterhin nicht ohne Baugenehmigung.

Wir hoffen, dass sich die deutschen Behörden in Zukunft weiter gegenüber alternativen Wohnideen öffnen und bürokratische Hürden abgebaut werden.

WAS DEN BAU der Hausboote angeht, sind einige Verbesserungen geplant. Klar ist, dass ich die Hausboote künftig nicht mehr allein bauen werde – weil ich das weder zeitlich noch körperlich schaffe. Wir wollen mit ortsansässigen Firmen und Fachkräften kooperieren. Regionalität und kurze Wege sind uns wichtig, genauso wie ökologisch sinnvolle Baustoffe. Wir würden auch gern eine Art Hausmeister einstellen, der sich um den Hafen kümmert, damit ich mich auf die Hausboote konzentrieren kann.

Unser nächstes großes Projekt ist der Bau einer Halle, in der die Hausbootteile in Segmentbauweise entstehen und mithilfe eines Krans auf dem Wasser zusammengesetzt werden sollen. Wir sind guter Dinge, was die Firma angeht, und glauben daran, dass wir genügend Interessenten finden, um vom Hausbootbau gut leben zu können.

Geankert

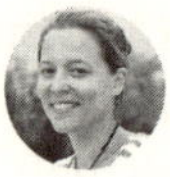

Es ist schon eine Ironie des Schicksals, dass wir uns, nachdem wir beide jahrelang umhergezogen sind, am Ende ausgerechnet mit einem Hausboot sesshaft gemacht haben. Klar, uns ging es von Anfang an nie darum, damit umherzuziehen, also unser Nomadenleben fortzusetzen. Ganz im Gegenteil wollten wir ganz pragmatisch endlich eine Wohnung haben. Dass sie so ungewöhnlich sein und eine so schöne Aussicht bieten würde, war sozusagen der unerwartete Bonus. Und dass wir uns dann mit dem Hafen ein Zuhause *und* eine Existenz schaffen konnten, das hätten wir so nie planen können. Wenn wir auf die vergangenen acht Jahre blicken oder jemandem unsere Geschichte erzählen, können wir manchmal selbst kaum fassen, wie viele zufällige Begegnungen, Glücksumstände und spontane Wahnsinns-Entscheidungen uns am Ende hierhergeführt haben. Und wie oft uns die „Not“ erfinderisch gemacht hat.

Die Wohnungsnot hat uns zum Hausboot gebracht. Die Liegeplatzproblematik hat uns zum eigenen Hafen gebracht. Und das Problem, Jobs, Kinder und Hafen unter einen Hut zu bringen, hat uns auf die Idee gebracht, Hausbootbauer zu werden. Durch das Medieninteresse kamen die Anfrage für das Buch, die ersten Feriengäste und die ersten Kaufinteressenten. Manchmal haben wir das Gefühl, unser Leben rast unkontrolliert an uns vorbei. Und wir fragen uns öfter: Ist uns alles in den Schoß gefallen? Haben wir das eigentlich alles verdient?

Am Ende war es wohl eine gute Mischung aus Glück, Mut, Risikobereitschaft und natürlich Oles handwerklichen Fähigkeiten.

Im Moment denken wir darüber nach, das Hausboot früher oder später zu verkaufen und wieder aufs Land zu ziehen. Ole träumt schon länger davon, dieses dauerhafte Provisorium abzustoßen und uns wieder etwas Neues zu erschaffen.

Über die Jahre hat er bei jedem Projekt so viel dazugelernt, dass er unser Hausboot am liebsten komplett abreißen und neu bauen würde. An allen Ecken und Kanten sieht er Mängel und Provisorien, die ihn wahnsinnig machen. Seine Ansprüche sind gestiegen – und je länger wir hier wohnen und er wegen des Hafens und der neuen Hausboote keine Zeit hat, etwas am eigenen Haus zu machen, desto größer werden hier die Baustellen.

Ich kann ihn zwar verstehen, aber der Gedanke macht mich auch traurig. Für mich ist das Hausboot unser erstes gemeinsames Zuhause –

der Ort, an dem wir eine Familie gegründet haben. Für unsere Kinder ist es das einzige Zuhause, das sie kennen. Als Line in den Kindergarten kam und sie anfing, sich mit anderen Kindern zu verabreden, wurde ihr überhaupt erst bewusst, dass sie anders wohnt als alle anderen.

Eines Tages kam sie vom Spielen bei einer Freundin nach Hause und fragte mich: „Mama, können wir bitte umziehen? Ich will auch mal in einem richtigen Haus wohnen!"

Für Kinder ist es vermutlich nicht besonders erstrebenswert, „anders" zu sein. Ich kann mir allerdings vorstellen, dass viele Kinder, wenn sie bei uns gespielt haben, ihre Eltern danach fragen, ob sie nicht auf ein Hausboot ziehen könnten. Und ich bin mir ziemlich sicher, dass unsere Kinder sich später nach diesem Zuhause sehnen und sich gern daran erinnern werden.

Trotzdem merke auch ich, dass vielleicht bald die Zeit gekommen ist, etwas zu verändern und einen neuen Abschnitt zu beginnen. Die Kinder werden so schnell groß. Noch teilen sie sich ein Kinderzimmer, und das ist auch überhaupt kein Problem. Die beiden sind ein Herz und eine Seele. Aber irgendwann werden sie das Bedürfnis haben, sich zurückzuziehen. Wenn Line bald zur Schule kommt, wäre ein eigenes Zimmer mit Schreibtisch schön. Und auch Ole und ich sehnen uns immer mehr nach Rückzugsmöglichkeiten für uns selbst. Außerdem sammeln sich mit den Kindern so viele Dinge an, und es fällt immer schwerer, sich auf das Nötigste zu reduzieren. Uns fehlt es an Stauraum, das Hausboot platzt aus allen Nähten.

Seit fast acht Jahren ist das Hausboot unser Zuhause. Es hat uns nicht nur ein Dach über dem Kopf gegeben, sondern unser Leben in neue Bahnen gelenkt. Wir haben ihm alles zu verdanken, was sich in den letzten Jahren entwickelt hat. Das klingt, als ob ich von einem Menschen spreche, von einem Familienmitglied, das aktiv an unserer Geschichte mitgewirkt hätte. Und irgendwie fühlt es sich für mich tatsächlich so an.

Zu meiner Verteidigung muss ich allerdings sagen, dass ich noch nie in meinem ganzen Leben so lange in ein und demselben Haus gewohnt habe. Bis zu meinem 27. Lebensjahr, als wir auf das Hausboot zogen, bin ich zehnmal umgezogen. Die bis dahin längste Zeit in einem Haus waren meine Teenagerjahre auf dem Dorf. Was mir damals vorkam wie ein halbes Leben, waren in Wirklichkeit keine sieben Jahre. Kein Wunder also, dass ich so einen starken Bezug zu diesem Haus habe. Es graut mir vor dem Moment, wenn ich mich von ihm verabschieden und dem Hausbootdasein Lebewohl sagen werde.

Aber ich spüre langsam, was Ole schon seit ein paar Jahren unter den Nägeln brennt. Es meldet sich langsam wieder die Sehnsucht nach Veränderung, nach Neuem. Wir haben schon wieder Hunderte Ideen und Projekte im Kopf – nicht nur beruflich, sondern auch für unser eigenes Zuhause. Eines aber ist sicher: Dieser Hafen wird unser Zuhause bleiben. Wir haben unseren Ankerplatz gefunden. Und egal, wie wir in Zukunft leben werden – gewöhnlich wird es bestimmt nicht.

Epilog

Wir werden oft gefragt, warum unser Hausboot keinen Namen hat. Jedes Boot habe doch einen Namen! Aber ausgerechnet das, auf dem wir viele Jahre unseres Lebens verbringen, bleibt für uns namenlos. Ja, auf der Kaufurkunde stand damals *Marina Sophia.* Aber seit dem Kauf hat keiner von uns diesen Namen noch mal erwähnt. Irgendwie war es für uns immer nur ganz pragmatisch „das Hausboot" – als ob es nur das eine gäbe auf der Welt.

Bei unserer Hausboot-Einweihungsparty haben wir uns den Spaß gemacht, unsere Gäste Namensvorschläge auf einen Zettel schreiben zu lassen. Einige davon waren gar nicht mal so schlecht. Aber irgendwie wollte es uns danach nicht gelingen, uns auf einen Namen zu einigen und unser Haus zu benennen. Ich glaube, uns kam es einfach kindisch vor, unser Haus beim Namen zu nennen. „Du, die *Marina Sophia* hat heute Nacht aber wieder ordentlich geschaukelt." Wir sind offensichtlich nicht die Art Menschen, die Gegenständen Namen geben – auch wenn sie uns noch so sehr am Herzen liegen. Und vielleicht liegt es auch daran, dass wir ursprünglich ja nicht nach einem Boot suchten, sondern ganz pragmatisch nach einem Dach über dem Kopf. Für uns ist es weniger Boot als Haus. Und seinem Haus gibt man keinen Namen. Trotzdem ist es für mich mehr als vier Wände und ein Dach. Es ist mehr als ein Zuhause. Und das hat einen Grund.

Wenn mich jemand fragt, wo ich herkomme, gerate ich seit jeher ins Stottern. Ich weiß nicht, warum mich diese einfache Frage immer so aus dem Konzept bringt, aber Tatsache ist, dass ich keine einfache Antwort darauf habe. Meinen die Menschen, wo ich geboren wurde, wo ich aufgewachsen bin oder wo ich im Moment wohne? Mit dem Begriff „Heimat" konnte ich lange Jahre nichts anfangen. Irgendwie ist er auch nicht unbedingt positiv besetzt. Für mich klingt er ein bisschen nach Volksmusik und Hirschgeweih.

Ja, wenn ich meine Familie im Süden besuche und durch das Dorf spaziere, in dem ich aufgewachsen bin, dann durchströmt mich ein wohliges, warmes Gefühl von Geborgenheit.

Und wenn ich mich mit meinen ehemaligen Kommilitonen zum kinderfreien Kiezwochenende in Bremen treffe, dann fühle ich mich wieder wie Anfang zwanzig und ich bewege mich in den Gassen, als wäre ich dort zu Hause, weil ich den Heimweg im Schlaf kenne. Doch Heimat würde ich das alles nicht nennen. Es sind Orte, die ich mit Phasen meines Lebens und den dort lebenden Menschen verbinde.

Aber hier, in unserem kleinen Hafen, habe ich das erste Mal das Gefühl, angekommen zu sein. Dieser Ort ist die Heimat unserer Familie. Und auch wenn wir in ein paar Jahren vielleicht nicht mehr auf unserem Hausboot leben, sondern vielleicht am Ufer mit Blick auf unseren ehemaligen Liegeplatz, so hat das Hausboot unser Leben doch für immer geprägt und gelenkt. Und es hat uns zu unserem eigentlichen Zuhause gebracht: in unseren Heimathafen.

Dr. med. Dierk Heimann

Wie ein Wunder

»Mein Schlaganfall war unwahrscheinlich und kam überraschend – meine vollständige Heilung noch mehr.«

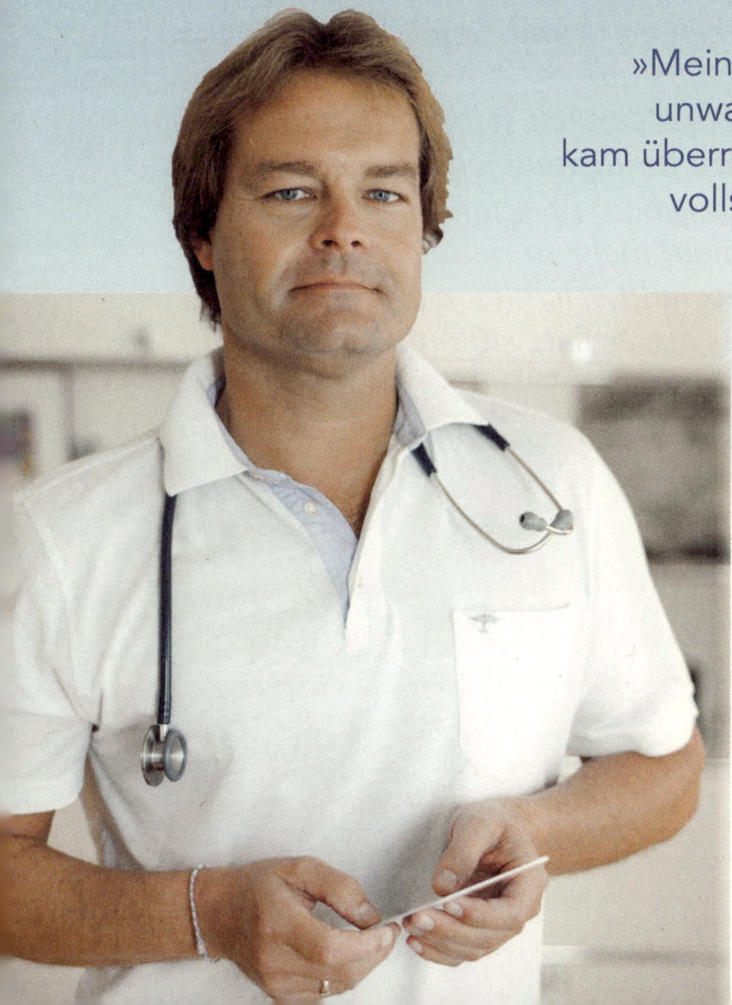

Mein ehemaliger Chef besucht mich. Wie er mir später erzählen wird, ist er schockiert von den sichtbaren Beeinträchtigungen, die ich an diesem Tag zeige, und zugleich beeindruckt vom unbedingten Genesungswillen. Meine verwaschene Sprache, die offensichtliche Gangunsicherheit, die Koordinationsprobleme der linken Seite und meine Vergesslichkeit fallen ihm besonders auf.

Er sagt einen Satz, den ich selbst schon oft verwendet habe. „Es wird für dich ab jetzt immer ein ‚Davor' und ein ‚Danach' geben. Erst dann, wenn der Unterschied für dich nicht mehr so richtig auszumachen ist, hast du es geschafft." Ich habe im Laufe der Zeit gemerkt, wie sehr dieser Satz stimmt. Nicht nur für mich.

Dr. med. Dierk Heimann

Prolog

Normalerweise sind Krankenhäuser für mich Gebäude wie andere auch. Diesmal ist es jedoch anders. Das spüre ich schon Tage vorher.

Als ich mit dem Auto in die Parkgarage fahre, die ich vor einem Jahr – gerade mal 14 Tage nach meinem lebensgefährlichen Schlaganfall – im Rollstuhl, in völliger Erschöpfung, mit wirrem Kopf und mit massiven Doppelbildern durchquert habe, schnürt sich mir die Kehle zu. Ich nehme den Blumenstrauß vom Beifahrersitz und steige langsam aus. Das Zuschlagen der Tür hallt nach. Mir wird mit einem Mal unfassbar schwindelig. Bilder steigen in mir auf, die ich lange verdrängt hatte. Ich schwitze, nehme eine Treppe in der Nähe, die ins Freie führt. Beim Gehen wird es besser. Durch eine Seitentür betrete ich den Gebäudekomplex und glaube, den Korridor wiederzuerkennen. Bin ich über diesen nicht zur Kernspinuntersuchung geschoben worden?

Wieder drängen sich mir Bilder auf. Beklemmend.

Ich habe das Gefühl, meinen unsagbaren Schwindel, die fürchterliche Übelkeit und völlige Hilflosigkeit von damals erneut zu spüren. Jetzt. Hier. Heute. Mir wird bewusst: Das sind Flashbacks. Ich kann mich nicht wirklich gegen sie wehren. Zeichen einer posttraumatischen Belastungsstörung?! Doch mein ärztliches Wissen hilft mir jetzt nicht. Hier, in diesem, in meinem Korridor der Angst.

Ich kann mich nicht daran erinnern, damals solch eine Angst gehabt zu haben. Jetzt ahne ich, dass mein Gedächtnis sie möglicherweise nur weggesperrt hat. Für einen Moment setze ich mich. Mein Puls rast. Ich ringe den Impuls nieder, den Gang sofort zu verlassen. Sinnentleert drehe ich den Blumenstrauß in meinen Händen. Eigentlich wollte ich den Strauß nur kurz in der *Stroke-Unit*, der Spezialeinheit für Schlaganfallpatienten, übergeben, auf der ich vor einem Jahr eingeliefert wurde, ein paar Worte wechseln. Jetzt möchte ich einfach nur wieder weg. Vielleicht bin ich an diesem Tag im Mai 2016 viel mehr ein Patient als damals vor einem Jahr. Aber heute laufe ich, selbstständig.

Schon oft habe ich gehört, dass Jahrestage es in sich haben können, aber nie geglaubt, dass ich dafür anfällig sein könnte.

Ich habe mich getäuscht.

„Mein Leben ohne Kleinhirn“

Wie fange ich an?

Vielleicht so: Mir geht es heute wieder gut. Sollten Sie oder ein Ihnen nahestehender Mensch sich gerade in einer ähnlichen Situation befinden wie die, in der ich war, hilft Ihnen diese Bemerkung gleich zu Beginn womöglich, besser mit dem umzugehen, was Sie lesen werden. Die Idee zu diesem Buchprojekt kam mir ein paar Wochen nach dem Schlaganfall. Bestärkt wurde ich durch unsere mittlere Tochter Lea Katharina (damals 14), durch Fragen während meiner Rehazeit – an mich als einen Betroffenen und eben Arzt – sowie Dutzende Mails, die mich nach einem Interview erreicht haben.

„Papa, schreib doch wieder mal ein Buch, das kann bestimmt vielen Menschen helfen“, sagte unsere Tochter Lea damals, „irgendwas wie ‚Mein Leben ohne Kleinhirn‘ oder so …“

Ich musste schmunzeln. Sie hatte so recht. Einfach wieder anfangen!

MEIN SCHLAGANFALL ist nun knapp drei Jahre, also rund 1000 Tage her. Seitdem werde ich immer wieder als ein „medizinisches Wunder“ bezeichnet. Nett. Dennoch: Ich schäme mich dann meistens ein wenig, weil ich nur zum Teil etwas dafür kann. Ich hatte Glück im Unglück. Die optimale, schnelle Therapie der ersten Stunden auf einer modernen Stroke-Unit war zweifelsohne die wichtigste Voraussetzung für alles Folgende. Hinzu kam mein medizinisches Wissen als Arzt, der Mut der Verzweiflung („Genesungstrotz“ habe ich ihn genannt), der mich immer mal wieder gegen das System rebellieren und meinen Weg einfordern ließ.

Weitere Aspekte meiner „heilenden Melange“ waren mein Humor, ein unbeugsamer Optimismus, das Aufgefangensein in meiner Familie, das „Sich-eingebettet-Fühlen in etwas Größeres“ und nicht zuletzt meine eiserne Entschlossenheit, es entgegen allen (!) Prognosen zu schaffen. Längst nicht auf alles konnte ich kämpfend Einfluss nehmen, dies sei einschränkend gleich zu Beginn gesagt. Vieles ist einfach Schicksal … leider. Oder zum Glück?! Wie kann man sich ein solches Kämpfen vorstellen? Ein gelähmter Arm ist schließlich gelähmt – genauso wie ein Tumor eben ein Tumor ist. Vielleicht so: Das wenige, was ich noch an Ressourcen hatte, habe ich genutzt.

Ich bin unzählige Male mit Übungen oder Therapien gescheitert, habe mir ständig zu viel vorgenommen, es dann nicht geschafft. Es anders gemacht. Vielleicht ist es das: Zu kämpfen heißt, nicht aufzugeben. Sich nicht hinzulegen. Erneut sei jedoch gesagt: Dafür brauchen Sie, dafür brauchte ich Ressourcen – Optionen, die man nutzen kann. Es war mein Privileg, in dieser Situation nicht zu verzweifeln.

„Unmögliche Dinge passieren jeden Tag“, heißt es im Musical „Cinderella“. Das stimmt. Ich habe es erlebt. Deshalb gehört dieser Satz zu meinen Lieblingssätzen.

Mein Schlaganfall war äußerst unwahrscheinlich. Der Heilungsverlauf ebenfalls. Laut Statistik müsste ich tot, mindestens aber schwer eingeschränkt sein. Nichts davon bin ich. Gleich zweimal zeigte der Blick in die statistische Glaskugel etwas völlig anderes als das, was eintraf – zuerst, vor dem Schlaganfall, „trügerische Sicherheit“ („So was passiert mir nie!“), dann „schwärzeste Nacht“ („Das wird nix mehr!“). Fazit: Die Statistik ist – für den Einzelfall – nur eine Zahl ohne persönliche Aussagekraft.

Meine linke Hand ist nach wie vor etwas langsamer, mir ist im Stehen oder Gehen ständig schummrig, und ich sehe manchmal Doppelbilder, wenn ich müde bin. Auch ist eine Migräne mein fast täglicher Begleiter. Und müder als früher bin ich leider auch, besonders am frühen Abend. Mein Schlaganfall war eine Art Alterungszeitmaschine.

Doch all das ist nichts im Vergleich zum 6. Mai 2015, dem Tag des Schlaganfalls, und dem 7. Mai 2015, dem ersten Tag auf der Stroke-Unit. Da ging wirklich nichts mehr – außer ruhig liegen. Jede noch so kleine Lageänderung verursachte unfassbaren Schwindel, Übelkeit und Erbrechen. Ständig hatte ich das Gefühl, aus dem Bett zu fallen. Ich konnte zunächst überhaupt nicht mehr sprechen, später nur lallen. Mein Müsli sabberte mir tagelang aus dem Mund, und an Stehen oder gar Laufen war nicht im Entferntesten zu denken. Seit frühen Kindertagen unbedachte, selbstverständliche Dinge waren einfach ausradiert. Meine linke Körperhälfte machte nichts – oder nur das, was sie wollte. Auf der rechten Seite war mein Berührungs-, Temperatur- und Schmerzempfinden fast erloschen. Nichts war mehr sicher. Auch ich meiner selbst nicht. Mein Gedächtnis war ein Sieb. Mein früheres Können weg. Nicht mal bis dreißig konnte ich zählen, ohne den Faden zu verlieren. Ich wusste nicht mehr, welche Zahl ich zuletzt genannt hatte.

Ich fiel auf mich selbst zurück. Meine Umwelt rückte weit weg. Ich brauchte alle Energie für mich. Meine Welt engte sich ein. Wurde immer kleiner. Einsamkeit. Ein existenzielles Minimum. Eine schlimme Erfahrung für mich, für meine Kinder, für meine Frau, für meine Eltern. Ich schwebte in akuter Lebensgefahr. Unbehandelt standen die Chancen 9 zu 1 gegen mich, behandelt etwa fifty-fifty. Bleibende massive Schäden waren nahezu sicher.

Mich hatte ein Blutgerinnsel in einem besonders empfindlichen Teil des Gehirns ereilt (in der Fachsprache: eine distale Arteria-basilaris-Thrombose). Mein Atem- und Kreislaufzentrum war ohne ausreichende Blutversorgung. Jede Sekunde zählte, um zu überleben. Jede Minute ohne Blutversorgung zerstört etwa zwei Millionen Hirnzellen in der betroffenen Region.

Dank schneller Auflösung („Lyse“) des Blutgerinnsels hat es auf Dauer nur meine linke Kleinhirnhälfte (zuständig für die Bewegungskoordination der linken Körperhälfte) erwischt, Atem-, Kreislauf und Bewusstseinszentrum (Hirnstamm) konnten sich größtenteils zum Glück wieder erholen. Zu Beginn sah das anders aus. Ein Risikofaktor mehr, eine schlechtere Fitness – und ich hätte den Schlaganfall wohl nicht überlebt.

Bis zum 6. Mai 2015 war ich aktiver Hobby-Sportler, bin mindestens dreimal pro Woche gejoggt (noch am Tag davor etwa acht Kilometer mit einem Kollegen), war ausgebildeter Presslufttaucher, zertifizierter Taucherarzt, seit 25 Jahren Snowboarder, zudem Surfer und Schwimmer – vor Jahren sogar mit Trainerlizenz in der DLRG. Blutdruck und LDL-Cholesterin waren früher zu hoch, aber gut eingestellt. Ich war Nichtraucher, normalgewichtig, ärztlich ausgebildet in Ernährungsmedizin. Beste Voraussetzungen also, dass nichts passiert. Es ist aber passiert. Da liegt die Frage schon nahe, die sich fast jeder stellt, ich mir auch, unzählige Male: *Warum ich?*

Ich habe schnell lernen müssen, dass sowohl die Frage als auch das Nachdenken darüber für mich sinnlos sind. Damit Sie mich nicht falsch verstehen: Risikofaktoren für Herzinfarkte, Gefäßerkrankungen und Schlaganfälle gilt es akribisch zu suchen, zu finden und möglichst zu beseitigen! Wir können so neun von zehn Herzinfarkten und Schlaganfällen verhindern. Ich tue dies als Arzt heute mehr denn je, mit großem Engagement, lasse meine Patienten auf extragroßen Monitoren ihre eigenen, im Ultraschall sichtbaren Gefäßablagerungen verfolgen. Jedoch kennt jeder von uns Menschen, die rauchen, hohen Blutdruck und Diabetes haben, sich nicht sportlich betätigen und trotz dieser Risikofaktoren bis ins hohe Alter keinen Schlaganfall bekommen.

Das Leben ist nicht fair. Im Guten wie im Schlechten. Es gibt nicht immer einen erkennbaren Sinn. Medizin ist Statistik, und Statistiken haben keinerlei Aussagekraft für den Einzelnen. Ich erwähnte es schon kurz. Es ist wie beim Lotto: Am Ende gibt es einen Gewinner – wie schlecht die Chancen für ihn auch standen. Auch mich hat es getroffen, nur kann man da nicht von einem Glücksfall sprechen.

Um es klar zu sagen: Ein Schlaganfall ist echter Mist – die ersten Tage,

Wochen, Monate waren bei mir unbeschreiblich angstbesetzt, deprimierend, niederschmetternd, kräftezehrend und frustrierend. Ich habe nie etwas Schwierigeres im Leben zu meistern gehabt.

Auf den nächsten Seiten werde ich sehr offen berichten. Ich werde Ihnen einen möglichst direkten Einblick in meine damalige Erlebniswelt gewähren – auch die dunklen Tage und die vielen Tiefen, selbst die intimen und peinlichen Momente nicht verschweigen. Warum? Ich habe es oft vermisst, dass meine Therapeuten mit mir offen reden, wahrscheinlich haben sie vieles selbst nicht gewusst. Ich möchte es in diesem Buch daher anders halten. Vielleicht hilft es Ihnen, besser zu verstehen oder besser verstanden zu werden. Das ist mir ein echtes Anliegen.

Nichts Menschliches sollte uns peinlich sein, so wir uns für aufgeklärt und modern halten. Egal, ob jemand schmunzelt, wenn ich über meine Schwächen, Emotionen und Erlebnisse schreibe: Ich tue es dennoch. Es gehört nun zu meiner Biografie. Es gibt viele Fragen nach einem Schlaganfall, die einem niemand stellt. Warum eigentlich nicht: aus Scham? Aus Unwissen? Offene Kommunikation kann lindern. Sie ist wohl der einzige Weg aus der Isolation. Viele Mails, die ich nach meiner Genesung erhielt, zeugten von Dankbarkeit dafür, dass endlich einmal jemand beschreibt, was während eines Schlaganfalls mit einem Menschen passiert. Was mit mir passiert ist.

Gab es für mich eine Kernbotschaft in dieser schwierigen Zeit, die mich getragen hat? Ja! Sie lautet: „Aufgeben ist keine Option!" Das klingt wie ein Appell. Es ist wohl auch einer.

„Nehmen Sie den Schlaganfall sportlich!" Das riet mir damals jemand. Schreibt sich leicht. Ist es aber überhaupt nicht. Leider kann ich da inzwischen ein wenig mitreden. Ich hatte das Glück, ihn dennoch so sehen zu können, vom zweiten Tag an. Diese pragmatische Sicht passte zu mir. Ich habe meinen Schlaganfall als weitere Herausforderung des Lebens begriffen, so wie die Besteigung des Mount Everest. Doch es war und wurde viel schwerer als gedacht. Mir hat später ein Kollege gesagt: „Sie haben sich immer etwas vorgenommen, das hat dann nicht geklappt – also haben Sie es anders gemacht. Das war Ihr Erfolgsrezept." Das beschreibt meinen Weg sehr gut.

Für wen schreibe ich dieses Buch? Für Sie? Für mich? Für meine Familie? Für mein Umfeld? Wahrscheinlich für uns alle. Mir haben die reflektierenden Gedanken und das Schreiben in den zurückliegenden 1000 Tagen jedenfalls immer wieder sehr geholfen. Es war für mich oft leichter, als darüber zu reden. Gleichzeitig habe ich erkannt: Als mir das Schicksal von jetzt auf gleich viel von meiner Freiheit genommen hat, fehlte mir auch die Freiheit, mit meiner Familie – vor allem mit meiner Frau und meinen Kindern – darüber zu reden. Auf diese Sprachlosigkeit war ich nicht vorbereitet. Meine Frau auch nicht. Obwohl ich das von Berufs wegen doch eigentlich können müsste. Auch meiner Frau fiel es schwer. Sie ist Psychiaterin und in Fragen der Kommunikation noch besser ausgebildet als ich.

Ich kann das inzwischen (etwas) besser, auch weil ich akzeptiert habe, dass die Krankheit nun mal zu meiner Lebensgeschichte gehört und ich das Glück hatte, die Folgen weitestgehend zu überwinden.

Dennoch möchte ich hier nichts schönreden: Ein schwerer Schlaganfall bedeutet, wie jede lebensbedrohliche Erkrankung, die pure Panik – und oft dunkelste Nacht. Bei Betroffenen. Bei Angehörigen. Bei Freunden. Aber auch: bei ärztlichen Kollegen. Bei den vielen wichtigen Therapeuten. Der Schlaganfall zählt immer noch zu den häufigsten Todesursachen. Machen wir uns nichts vor: Uns Weißkitteln fehlt meist die Erste-Person-Perspektive. Erfahrene Ärzte haben zwar schon alles miterlebt, aber dankenswerterweise nicht alles selbst erlebt. Ich hatte dieses Pech. Möge es ein Glück sein, wenn ich nun darüber schreibe.

TROTZ meiner damals erst 46 Jahre hatte ich das Privileg, auf ein sehr reiches und zufriedenes Leben zurückblicken zu dürfen. Ich habe schon immer vieles gewollt – und habe das meiste davon auch erreicht: Ich wollte immer Arzt werden. 1998 bin ich es geworden. Ich wollte immer Radio- und Fernsehmoderator werden – 1991 war es so weit. Ich wollte immer Wissenschaftsjournalist und -autor werden. Seit 1995 bin ich es. Ich wollte immer eine Familie gründen. 1995 habe ich geheiratet, 1997, 2001 und 2006 kamen unsere drei Kinder zur Welt.

Aber: Ein Schlaganfall-Patient wollte ich nie sein, bin es aber 2015 geworden.

Ich verstehe mich gut mit meinen Eltern und Geschwistern. Meiner Frau und mir ist es zudem offensichtlich gelungen, eine einladende und offene Atmosphäre bei uns zu Hause zu schaffen. Selbst die Freundinnen und Freunde unserer ältesten Kinder begleiten uns gern in den Urlaub. Auch wenn dieses Buch primär von meinem Schlaganfall erzählt, das Lebensmotto meines guten Freundes, Mitstudenten und Trauzeugen Holger Nölle stimmt nach wie vor auch für mich: *Life is good*, oder wie ich es für mich formuliert habe: „Das Leben ist eine wunderbare Sache."

Wie die meisten Menschen trage ich viele Lieblings-Musikstücke mit mir durchs Leben. Vielleicht ein paar mehr als der Durchschnitt, weil ich nach dem Abitur bei einem privaten Radiosender als Musik- und Unterhaltungsmoderator arbeiten durfte. Die meisten Musikstücke begleiten mich seit vielen Jahren. Pop und Rock vor allem. Einige sind im

Laufe der Zeit dazugekommen und legen sich wie eine Folie passend über das Erlebte. Eine Art Soundtrack meines Lebens.

Diese Stücke verbinden mich mit Erinnerungen. Wie eine Nabelschnur in die Vergangenheit. Während meiner Erkrankung haben viele dieser Liedzeilen für mich eine ganz neue, sehr persönliche Bedeutung bekommen. Bei manchen hatte ich das Gefühl, sie wären für mich geschrieben. Die Textpassagen beschreiben gut, wie ich mich gefühlt habe, was mich beschäftigt hat.

Stundenlang habe ich vor verschiedenen Kliniken in der Sonne gesessen, einen Kaffee getrunken, die Sonnenbrille aufgezogen, mich abgeschottet, weggeträumt und mit dem Knopf im Ohr Musik gehört. Plötzlich war es nicht nur Musik. Viele der Texte veränderten die Sicht auf meine Situation. Sie sprachen zu mir. Das Hören bereitete mir Momente großen Glücks. Viele dieser Songs haben in mir, in meiner Situation, Wesentliches bewirkt – ich führe sie immer wieder einmal an, um meine sich verändernde Gefühlslage besser vermitteln zu können.

Plötzlich konnte ich zum Beispiel den deutschen Interpreten Jan Delay sehr gut verstehen. Mit dem Hören seines Songs „Hoffnung“ wurde mir klar: Musik kann für mich tatsächlich zu einem Strohhalm werden. Er bringt es so auf den Punkt:

> Wenn du denkst, es geht nicht mehr,
> kommt von irgendwo diese „Mucke“ her …
> Und sagt dir, dass alles besser wird
> und dass die Hoffnung als Allerletztes stirbt …*

WÄHREND MEINER ZEIT nach dem Schlaganfall kreisten meine Gedanken häufig um das Buch „In eisige Höhen“ von Jon Krakauer aus dem Jahr 1997. Es geht um ein Bergsteigerdrama am Mount Everest – eine fatal gescheiterte Expedition. Mit vielen Opfern. Auch im Mai. Wenn auch 19 Jahre zuvor … Ich hatte es vor Jahren – noch auf Kassetten – fasziniert und zugleich voller Erschütterung im Auto gehört.

In mir formten sich nun viele Parallelen: eine große Herausforderung, die Folgen des Sauerstoffmangels für das Gehirn in großen Höhen, das Schwinden von Kraft und Sinnen in der „Todeszone über 8000 Höhenmetern“, die Dauer von Vorbereitung und Expedition, die Ungewissheit des Ausgangs … Wenn „da oben“ etwas passiert, bist du auf dich allein gestellt. Mir ist auch „da oben“ was passiert, ich war oft auf mich allein gestellt. Mein Umfeld hatte häufig Schwierigkeiten, mich und meine

* Auszug aus „Hoffnung“ von Jan Delay, veröffentlicht 2009

Handlungsweisen zu verstehen. Ich hatte häufig Schwierigkeiten, mich und meine Handlungsweisen, auch nur meinen Körper zu verstehen. Auch das war wie beim Bergsteigen: Ich musste das Neue meiner Situation von einem vermeintlich sicheren Basislager aus erkunden und mich – im Zweifel – immer wieder dahin zurückziehen. Das klingt schöner, als es war. Mein „sicheres Basislager" war leider sehr lange sehr klein.

ICH HABE GROSSE TEILE DIESES BUCHES im Osterurlaub am Lago Maggiore und im Skiurlaub in Hopfgarten in den Kitzbüheler Alpen geschrieben. Das ist vertrautes Terrain. Ich selbst kann leider nicht mehr surfen, Motorrad fahren, klettern oder snowboarden. Mein verbliebener Gleichgewichtssinn lässt es nicht mehr zu. Für das normale Leben reicht es aber. Was „gleichgewichtskompetenten Personen" (klingt viel schlauer als „Gesunde") schwerfällt, ist für mich heute leider unmöglich. Ein Klettergarten zum Beispiel. Hinzu kommt, dass jeder größere Sturz für mich bedrohlich wäre. Da ich ein blutverdünnendes Mittel einnehmen muss, wären auch kleinere innere Blutungen höchst gefährlich. Dennoch bin ich dankbar: Denn dieses moderne Medikament hat mich wahrscheinlich vor einem weiteren Schlaganfall bewahrt.

So genießt meine Familie gerade den Schnee, während ich gemütlich im Café „Rundel" sitze, ein paar Haferl Kaffee trinke und diese Zeilen schreibe. Natürlich: Ich vermisse das Snowboarden. Ich vermisse das Surfen. Ich vermisse das Motorradfahren – und einiges mehr. Doch das ist Klagen auf hohem Niveau.

DIESES BUCH habe ich in den ersten Wochen nach dem Schlaganfall begonnen, die Arbeit daran anschließend immer wieder vor mir hergeschoben, später alles noch mal umgeschrieben. Dennoch wollte ich es immer zu Ende bringen – und hatte gleichzeitig Angst, was mich beim schreibenden Durchleben erwarten würde. Nun ist es geschafft.

Ich lebe. Und es ist ein gutes Leben. Unterwegs sah es oft nicht danach aus.

Alles neu macht der Mai

Der Tag, an dem der Schlag mich traf

Es ist Mittwochmittag. Schönes Wetter. Ich fahre gut gelaunt mit einem Arbeitskollegen von Mainz nach Mannheim. Ziel ist einer der größten Anbieter von Produkten und Lösungsangeboten für medizinische Labore. Vor einiger Zeit habe ich eine Medizinfirma gegründet, die sich darauf spezialisiert hat, ärztliches Spezialwissen in der Breite verfügbar zu machen.

Zurzeit widme ich mich der Entwicklung von intelligenter Software, die dazu beitragen soll, im Alltag zuverlässigere Diagnosen zu stellen und vielversprechende Therapien auszuwählen. Heute wollen wir eine mögliche Kooperation besprechen. Ich soll im kleinen Kreis einen Standardvortrag halten. Nichts Ungewöhnliches. Alles ist wie immer.

Schließlich sitzen wir zu viert in einem fensterlosen Besprechungsraum. Es gibt Wasser aus Plastikflaschen. Nach kurzem Austausch über die Bedürfnisse heutiger Labore beginne ich mit meinem Vortrag.

Bei Folie III merke ich, dass etwas mit mir nicht stimmt. Zunächst halte ich es für einen harmlosen Migräneanfall, doch es ist diesmal anders. Ich sehe alles verschwommen und doppelt, kann nichts mehr lesen. Nach wenigen Augenblicken beginnt sich alles zu drehen, wie im Schleudergang einer Waschmaschine. Mir wird übel, unfassbar übel. Auch merke ich, dass mir das Sprechen plötzlich schwerfällt. Mir, dem Freiredner und ehemaligen TV-Moderator.

Nun spinnen auch mein linker Arm und das linke Bein. Möchte ich auch nur kleinste Bewegungen machen, reagiert die linke Seite völlig chaotisch. Mir ist das alles sehr peinlich. Ich bitte um zwei Minuten Auszeit – erfinde schnell noch einen fiebrigen Infekt, den ich vorschiebe, doch ich kann schon nicht mehr allein gehen, muss mich an der Wand abstützen, werde geführt und falle vor dem Raum in ein Sofa. Mit Mühe trinke ich einen Schluck Cola, kann plötzlich nicht mehr sprechen. Vor drei Minuten habe ich noch frei redend präsentiert.

Dieser Moment bedeutet das Ende meines bisherigen Lebens. Das weiß ich heute. Von hundert auf null in wenigen Augenblicken.

Zwar habe ich die Worte, die ich sagen will, klar im Kopf, verstehe jeden um mich herum, doch verlassen nur noch unverständliche Laute meinen Mund. In mir steigt Beklemmung auf. Ich befürchte zu wissen, was ich habe. Als Mediziner weiß ich, dass es eigentlich nur zwei Erklärungen gibt: entweder eine TIA, eine transiente ischämische Attacke (also eine Durchblutungsstörung des Gehirns mit rascher Rückbildung der Symptome, aber immer verbleibenden Zellzerstörungen und einer Gefahr der Wiederholung) oder, noch schlimmer: einen echten Schlaganfall, also eine schwerwiegendere Durchblutungsstörung des Gehirns mit verzögerter, nur geringer Rückbildung oder gar zunehmender Verschlechterung. Doppelbilder und Drehschwindel lassen mich an das sogenannte hintere Stromgebiet der Blutgefäße mit dem Hirnstamm denken, also die Steuerzentrale für Atmung und Kreislauf.

Doch selbstbetrügerisch hoffe ich in diesen dramatischen Momenten immer noch auf einen schweren Anfall von Migräne, unter der ich ab und zu leide.

Ich muss mich übergeben. Mehrfach. Gut, dass ein Papierkorb da ist. Je schlechter es mir geht, desto mehr verblasst die Außenwelt.

Ein Kollege des Gastgeberteams kümmert sich rührend um mich. Jetzt sehe ich die Panik im Gesicht meines Mitarbeiters, der links auf einem Sessel neben mir in der kleinen Couchgruppe sitzt. Ich kann nichts mehr sagen. Der Betriebsarzt wird gerufen, ich werde unsagbar müde. Mir ist nun alles egal. Schwindel, Übelkeit, Doppelbilder, der Verlust der linksseitigen Kontrolle – alles wird schlimmer. Nichts besser. Binnen Augenblicken. Spürbar.

Jetzt wird mir – wie durch dichten Nebel – klar, was alle anderen um mich herum schon längst wissen: Heute Nacht werde ich nicht in meinem eigenen Bett schlafen. Die Situation ist lebensgefährlich. Ich ahne es in diesem Augenblick mehr, als dass ich es weiß.

Der Werksarzt kommt. Puls und Sauerstoffsättigung werden gemessen. Ich habe deutlich zu wenig Sauerstoff im Blut.

Mein (Not-)Arztverstand – immer noch glasklar, wenn auch langsamer und müde – warnt jetzt: Dein Sauerstoff-Regelkreis ist betroffen. Deine Atemsteuerung versagt. Du schwebst in Lebensgefahr. Und gleichzeitig denke ich: Na und?

Meine Gedanken verlassen Mannheim. Sie gehen auf die Reise. Durch Zeit und Raum. Zurück ins Jahr 2009 – damals habe ich in Mailand ein kuscheliges Open-Air-Konzert der Simple Minds besucht. Damals stellte Sänger Jim Kerr das neue Album vor. In diesen lange zurückliegenden Sommertagen habe ich den Titelsong „Stars will Lead The Way“ nicht recht verstanden – jetzt kommen mir einige Liedzeilen in den Sinn, die exakt das ausdrücken, was mir gerade widerfährt:

And I'm wandering in a trance, taken over me
Wandering in a world but I can't see
Wandering in a trance, taken over me
Taken over me, taken over me
I'm the one who broke apart, yeah I'm the one that's free
I'm the one who broke apart, the one that couldn't see

Ich wandle wie in Trance, die sich meiner bemächtigt.
Ich wandle in einer Welt, die ich nicht sehen kann.
Ich wandle wie in Trance, die sich meiner bemächtigt.
Ich bin derjenige, der ausgebrochen ist, ich bin es, der nun frei ist.

Ich bin derjenige, der ausgebrochen ist, der, der nicht sehen konnte.*

Den Mitarbeiter des Gastunternehmens, der sich so rührend um mich gekümmert hat, habe ich übrigens einige Monate später wiedergetroffen. „Man hat damals gemerkt: Sie wollten das Ereignis nicht akzeptieren", sagte er mir. „Sie wollten weitermachen. Sie haben gekämpft. Bis zum Zusammenbruch. Das fand ich sehr beeindruckend."

Dies ist eines der schönsten Komplimente, die ich je bekommen habe. Ich habe versucht, es den ganzen Genesungsweg so zu halten: zu kämpfen. Das mag martialisch klingen. Doch das war es nicht. Es war für mich ein Versuch, die Kontrolle zurückzugewinnen.

Zwischen Kotztüte und Kernspin

Eine Nadel landet in einer Vene in meinem Arm. Wie oft habe ich als Arzt selbst Nadeln gesetzt?! Die wenigen Schritte zur Liege des Rettungswagens auf dem Gang kann ich nicht mehr allein gehen. Mein linkes Bein versagt den Dienst. Mein linker Arm zuckt. Ein echter Zusammenbruch. Als ich endlich auf der Liege bin, ist mir so schwindelig, dass ich den Eindruck habe runterzufallen. Ich muss mich nun ständig übergeben – in die Kotztüte der Sanitäter. Im Anzug werde ich auf der Liege durch das Bürogebäude geschoben, bemerke die neugierigen Blicke. Egal! In der Uniklinik wird mir schnell geholfen, hoffe ich.

Die Fahrt im Rettungswagen beginnt. Wie skurril. Erst vor wenigen Monaten habe ich selbst eine Notarztfortbildung gemacht. Ich werde immer müder. Jetzt liege ich auf der anderen Seite. Mir fallen die Augen zu. Ich erbreche mich dennoch.

Wenn ich jetzt noch Schluckprobleme bekomme, wird es heikel mit dem Erbrechen, geht es mir durch den Kopf. Mühsam stammle ich schwer verständlich diejenigen Medikamente zusammen, die ich regelmäßig nehme, gegen Bluthochdruck und – vorsorglich – zu hohe Cholesterinwerte (wahrscheinlich bewahrt mich das davor, an diesem Tag das Leben zu verlieren), lalle meine Krankengeschichte. Als ich mich selbst reden höre, denke ich nur: Entsetzlich, das soll ich sein? Das ist kein Sprechen. Das ist Kauderwelsch. Mir fehlen Worte. Ich kann sie zwar denken, aber ich kann sie nicht aussprechen. Ich verstehe alles. Doch niemand sonst versteht mich. Das macht mir Angst.

Mein Sauerstoffspiegel im Blut fällt – trotz Sauerstoffgabe über die Atemluft – immer weiter ab. „Mach schneller!", bittet der ärztliche

---

* Auszug aus „Stars Will Lead The Way" von den Simple Minds, veröffentlicht 2009

Kollege den Fahrer. Mein Allgemeinzustand verschlechtert sich zusehends, der Notarzt redet beruhigend auf mich ein.

Die Notaufnahme am Uniklinikum Mannheim. Ich drifte immer wieder weg. Der aufnehmende Kollege hält es zu Beginn auch für eine schwere Migräneattacke. Für alles andere sei ich zu jung, zudem kein Raucher, noch dazu sportlich. Ich bekomme ein Medikament gegen die Übelkeit gespritzt (Vomex). Es kommt mir vor, als explodiere eine Nebelbombe in meinem Hirn. Alles rückt in immer weitere Ferne.

Ich werde zur Kernspintomografie gerollt. Es geht einen langen Gang entlang, ich schlafe immer wieder ein. Meine Erinnerungen sind bruchstückhaft.

Die Untersuchung ist rasch überstanden, doch die Ergebnisse bestätigen die schlimmsten Befürchtungen: Es ist doch ein Schlaganfall. Ein lebensgefährlicher noch dazu. Atemzentrum, Mittel- und Kleinhirn und eventuell auch das Sehzentrum seien in akuter Gefahr. Ein Blutgerinnsel unbekannter Herkunft verstopfe den oberen Teil der Arteria basilaris. Dieses müsse so schnell wie möglich aufgelöst werden!

Chaos in meinem Kopf. Ich kann mir in diesem Augenblick nicht vorstellen, wie ich „das hier" überstehen soll. Gibt es ausweglosere Situationen?

Seit dem Beginn der Beschwerden sind gerade mal zwei Stunden vergangen – oder weniger. Ich sage mir: Nach der Lyse, bei der das Blutgerinnsel im Kopf aufgelöst wird, wird alles wieder in Ordnung sein. Spritze in den Arm, Zeugs rein, Gerinnsel auflösen, alles wieder wie vorher. Das ist wohl der Moment, an dem mich mein bis dahin noch halbwegs klarer, wenn auch vernebelter Verstand endgültig verlässt.

Traum, Wünsche und Realität lassen sich in den nächsten Stunden (und Tagen) nicht mehr klar trennen. Auf der Stroke-Unit komme ich immer wieder zu mir, und eine freundliche Oberärztin klärt mich über meine Situation sowie die Chancen und Risiken der anstehenden Lyse auf. Sie lächelt nett. Ich hätte zu allem Ja gesagt.

Die Medikamente werden injiziert. Ich schlafe wieder ein. Das Zeitgefühl kommt mir endgültig abhanden. Ich bin in meiner eigenen Welt gefangen. Irgendjemand redet auf mich ein. Die Neuroradiologen wollen das Blutgerinnsel mit einem Katheter entfernen, sollte es sich noch nicht aufgelöst haben.

Ich werde wieder in Richtung MRT gerollt. Die jungen Kollegen hinter meinem Kopfende unterhalten sich im Gehen darüber, ob sie schon einmal einen Patienten auf dem Weg zum MRT wiederbeleben mussten. Nein, so die einhellige Antwort. Das empfinde ich nicht gerade als ermutigend. Doch es ist mir egal.

Mir fällt mein Benimmkurs gegenüber Patienten ein, als ich Medizinstudent im vierten Semester an der Uni in Gießen war. Da mussten wir selbst Patient spielen, uns ins Krankenbett legen und nachher das Erlebte aus anderem Blickwinkel berichten. Mist, jetzt bin ich wirklich der Patient, denke ich nur, und: Die jungen Kollegen hinter mir hätten dort noch etwas lernen können.

Ein artig mit Mundschutz vermummter Neuroradiologe erklärt mir, er werde jetzt einen Katheter über die rechte Leiste einführen. Meine Frau Antje ist gekommen. Zum Glück erinnere ich mich so weit an alles, weiß, wo ich bin, wer ich bin, welcher Tag es ist, kenne meine Biografie noch. Ein gutes Gefühl.

Ich schlafe wieder ein.

„Jetzt den Kopf bitte nicht mehr drehen!“ Dieser Satz reißt mich aus meinem Dämmerzustand. Der Katheter sei gut drin, liege optimal. Das Kontroll-Durchleuchten zeigt: Das Blutgerinnsel ist weg. Die schnelle Lyse hat bereits eine unerwartet gute Wirkung gezeigt. Auf eine Entfernung des Blutgerinnsels via Katheter kann verzichtet werden.

Zeit ist für mich jetzt wie Kaugummi. Irgendwer kaut darauf rum, dehnt sie, drückt sie zusammen.

Mein Hirn, die Zeitbombe

Auf der Stroke-Unit werde ich wieder klarer. Die erste Gefahr ist gebannt. Doch nur die erste. Nun droht eine Blutung – als Komplikation der Auflösung des Blutgerinnsels – in das abgestorbene Hirngewebe oder sogar ein erneuter Infarkt. In den ersten Stunden und Tagen ist das Risiko erheblich. Mein Hirn ist eine Zeitbombe. Sie tickt. Wenn jetzt vom Schlaganfall zerstörtes Gewebe rund um ein Blutgefäß im Kopf aufreißt, kann ich daran sterben. Zudem ist die betroffene Region – das Stammhirn – für alle wichtigen Lebensfunktionen verantwortlich. Einen sehr viel schlechteren Ort hätte sich mein Schlaganfall gar nicht aussuchen können. Eine Blutung dort kann mich binnen Augenblicken töten. Mein Behandlungsteam entschließt sich, mir über 14 Tage hinweg dauerhaft einen Blutverdünner als Infusion zu geben.

Das bedeutet ein hohes Risiko: Wenn es zu einer Blutung kommt, sinken meine Chancen rapide. Doch kann andererseits so vielleicht ein weiterer Schlaganfall vermieden werden. Das Problem: Es gibt dazu bislang keine Daten. Also alles auf eine Karte.

Meine Frau, die gerade nicht im Raum ist, werde über Nacht bleiben, wird mir gesagt. Ist es so ernst? Was ist mit den Kindern zu Hause? Die Fragen sickern in mich hinein. Sie werde sich um alles kümmern. *Gut.*

Danke. Ein sicheres Gefühl. Mein Handy ist weg. Ich suche es. Meine Frau habe es mitgenommen, damit ich etwas Ruhe hätte. Sprechen fällt mir immer noch schwer. Eigentlich klappt es gar nicht. Ich höre, dass ich Laute unsauber artikuliere. Mist, ich lalle ja. Mir fallen viele Wörter nicht ein – oder falsche.

Ich versuche, eine Erklärung für meine Situation zu finden. Einen „Schuldigen", auf den ich zeigen kann. Wut steigt in mir auf. Ich habe den irrationalen Eindruck, das Schicksal habe sich gegen mich verschworen. Lächerlich? Vielleicht. Doch das haben schon andere Menschen vor mir in solchen Begebenheiten versucht, wie ich weiß. Es braucht eine Erklärung für das Unfassbare.

MEIN NÄCHSTER GEDANKE, an den ich mich erinnere, ist: Es ist ja schon Abend?! Ich kann nur auf dem Rücken liegen und zur Decke starren. Ein Sehen ist das nicht. Ich nehme nur Schemen wahr.

Ich liege völlig bewegungslos. Nur dann steht die Welt um mich herum halbwegs still. Lässt die Übelkeit für einen Augenblick nach. Der EKG-Monitor nervt mit seinen ständigen Fehlalarmen. Ich weiß, er ist notwendig. Meine Vitalzeichen – Atmung, Puls, Blutdruck, Herzaktionen, Sauerstoffgehalt im Blut – könnten jederzeit entgleisen, ich in erneute Lebensgefahr geraten, wenn ein weiterer Infarkt auftritt oder es zu einer Hirnblutung kommt. Jetzt, genau jetzt, ist das Risiko am höchsten.

Kaum verschiebt sich eine Elektrode, geht das Gebimmel los, und eine der freundlichen Schwestern erscheint, um nach mir zu sehen. Sie verabreicht mir eine weitere Ampulle Vomex. Es macht benommen und müde, wie auf der Notaufnahme – eine mir jetzt hochwillkommene Nebenwirkung. Auf dieser Welle reite ich in meine Traumwelt. Endlich. Da kann ich wieder laufen. Es ist gestern – alles geht. Frei. Gut. Ich will hierbleiben.

Plötzlich: ein helles Licht. Der Nachtdienst leuchtet in meine Pupillen. Gleichmäßige Reaktionen auf Helligkeit, beide Pupillen sind gleich groß, rund – alles andere wäre kein gutes Zeichen. Weiß ich alles. Dennoch nervt das ständige Gewecktwerden, gefühlt jede Stunde. Ich will doch im Traumland bleiben.

Ich muss auf die Toilette. Die ist eigentlich nur fünf Meter entfernt – in meinem Zustand eine unüberwindbare Strecke. Es könnten auch Hunderte von Kilometern sein. Allein stehen könnte ich wohl. Oder? Hoffentlich! Aber an Aufstehen ist nicht im Entferntesten zu denken. Schon Umdrehen im Bett klappt nicht ohne das Gefühl eines Erdbebens der Stärke 10, Übelkeit, Würgereiz und Erbrechen inklusive. Es ist ein irritierendes Gefühl, darüber nachzudenken, ob man den Kopf wirklich drehen möchte. Haben Sie jemals einen Gedanken daran verschwendet? Aus Angst vor dem, was dann passieren wird? Ich kann die Toilettentür (doppelt) sehen, aber nicht dorthin gelangen.

Es bleibt also nur die Urinflasche. Toll. Sie steht im mittleren Fach des Nachttischs. Es ist mir peinlich. Schon wieder. Auch muss ich mich dazu umdrehen. Alles Mist. Urinflasche und Umdrehen. Fängt beides mit U an. Ich hasse Us. Ich breite meine Decke darüber. Erniedrigend. Aber morgen, morgen gehe ich auf die Toilette. Allein. Ich nehme keine Bettpfanne – dieser Gedanke hält mich aufrecht. Dumm ist er dennoch.

Meine Frau hat Angst, ich sehe es, sie tut mir leid, sie sieht erschöpft aus. Sie spricht mich an, untersucht mich nebenbei, ob ich neue Ausfallerscheinungen zeige, der Nachtdienst ist mit der Taschenlampe unterwegs, es gibt Neuzugänge, eine unruhige Nacht auf der Stroke-Unit für mich, gemeinsam mit vier weiteren Patienten, deren (Fehl-)Alarmen und bangenden Familien.

Gegen vier Uhr werde ich wieder wach. Wie lange muss ich wohl hier ausharren?

Als Arzt Patient

Ich kenne die Mannheimer Stroke-Unit. 1993 habe ich hier für das ZDF einen Fernsehbeitrag für das „Gesundheitsmagazin Praxis“ gedreht. Ironischerweise hieß er „Schlag dem Schlaganfall“. Es war unter anderem die publikumswirksame Geburtsstunde der Stiftung Deutsche Schlaganfallhilfe, bis heute gibt es den Beitrag als VHS-Video zu kaufen. Damals forderte der bekannte Neurologe Professor Michael G. Hennerici als junger Klinikdirektor mehr Versorgungsbetten auf solchen Stroke-Units, um Menschenleben zu retten. Auch die Mannheimer haben von den damals aufkommenden Forderungen profitiert.

23 Jahre später hat mir diese Strategie womöglich das Leben gerettet. Ironie des Schicksals?

Jetzt öffne ich die Augen und sehe ihn visitieren. Mich. Ich versuche aufzustehen und schaffe es nur mit Festhalten am Bett und Tisch. Es ist kein Gehen. Es ist ein Mich-am-Umfallen-Hindern.

„So können wir Sie ja nirgendwohin schicken“, sagt er zu mir. Leider hat er recht. Und das Schwanken ist in diesem Moment nur das Offensichtlichste.

Mir wird schmerzhaft bewusst, wie schnell es mit meinem bisherigen Leben vorbei war. Meiner mittleren Tochter habe ich häufiger von einem Song erzählt, der genau das beschreibt:

If I were you,
holding the world right in my hands,
the first thing I'd do
is thank the stars above
tell the world I love that I do.
If I were you.
So what's it going to take
for you to realize
it all could go away in one blink of an eye
it happens all the time ...

Wenn ich an deiner Stelle wäre,
die ganze Welt, das ganze Leben noch vor mir hätte,
dann wäre das Erste, was ich tun würde,
den Sternen über mir genau dafür zu danken.
Ich würde der Welt zurufen: Ich liebe es, hier zu sein.
Wenn ich du wäre.
Was brauchst du noch, um es dir bewusst zu machen:
Das hier kann alles im Bruchteil einer Sekunde vorbei sein.
Mit einem Wimpernschlag.
Genau das passiert ständig ...*

In diesen Stunden erlebe ich, dass es wirklich stimmt: Mit einem Wimpernschlag kann das alles vorbei sein. Doch das zu wissen und es selbst zu erleben sind sehr verschiedene Dinge.

Ich erinnere mich an eine philosophische Diskussion über „Qualia". Ich befasse mich gern mit solchen Themen. Dabei erörtern Philosophen die Frage, ob jeder von uns Sinneseindrücke, beispielsweise Farben, anders wahrnimmt. Es gibt – grob gesprochen – zwei Strömungen: Die einen behaupten, jeder von uns nehme Sinneseindrücke „einzigartig" wahr, die anderen sagen, dies sei bei allen gleich.

Es gibt ein berühmtes Gedankenexperiment dazu, das sogenannte Mary-Gedankenexperiment. Eine Wissenschaftlerin verbringt ihr ganzes Leben in einem schwarz-weißen Labor, weiß aus ihrer Forschung aber alles über die Farbe Blau. Eines Tages tritt sie aus diesem Schwarz-Weiß-Gefängnis hinaus ins Freie und sieht einen blau strahlenden Himmel. Zum ersten Mal. Weiß sie dadurch nun mehr über die Farbe Blau? Sprich: Muss man etwas wirklich erleben, um es zu begreifen, oder reicht theoretisches Wissen dafür aus?

Für mich kann ich sagen: Obwohl ich als Arzt viel über Schlaganfälle

---

* Auszug aus „If I Were You", von Hoobastank, veröffentlicht 2012

und ihre Auslöser, Ursachen, Beschwerden, Diagnostik und Therapie wusste – was ich hier gerade erlebe, ist etwas völlig Neues. Ich weiß jetzt, wie es sich anfühlt – und es ist mehr, als ich vorher auch nur erahnen konnte. Es ist anders. Es ist schlimmer.

Der Tag danach

Der erste Tag „danach" bricht an, es ist der 7. Mai. Meine Frau ist wieder da. Sie schläft im Patientenhaus der Uniklinik. Ich bin froh, dass sie nach mir sieht. Ich setze mich im Bett auf (glauben Sie mir, niemals war „aufsetzen" ein so großes Wort), will sitzend frühstücken. Ein Willens- und Kraftakt. Es dreht sich alles. Mir ist schlecht. Ich versuche zu trinken. Mir läuft Wasser aus dem Mund. Es tropft auf die Decke. Ich sabbere. Erschütternd.

Die nette Oberärztin kommt herein. „Na, Sie sitzen ja – dann geht es Ihnen ja richtig gut?!" Es wirkt sehr freundlich. Aufmunternd. Zugewandt. Ehrlich erleichtert. Vielleicht denkt sie: Der Kollege im Bett mit dem unattraktiven Klinik-Flügelhemdchen könnte es tatsächlich schaffen. Entgegen der akuten Prognose.

Ich erwidere lallend: „Gut? Na ja, vorgestern bin ich um diese Uhrzeit acht Kilometer gejoggt."

Sie lächelt milde weiter: „Die Aussichten sind gut, Sie bleiben ein paar Tage hier auf der Stroke-Unit – und wenn es bis Sonntag keine Komplikationen gibt und Sie das überleben, kann alles wieder werden."

Bitte? Überleben? Was meint sie mit Komplikationen? Eine Blutung? Noch einen Schlaganfall?

Ich merke ihr die Unsicherheit an. Wie kommuniziert man mit einem Arzt, der akut lebensbedrohlich erkrankt ist? Etwas unsicher fügt sie hinzu, ich hätte aktuell noch eine ausgeprägte Hirnschwellung, die wolle sie den Neurochirurgen gern zeigen, eventuell müsse entlastend operiert werden. Auch gut. Ich hänge in meinen Gedanken immer noch ihrem anderen Ausspruch nach. Normalerweise hätte ich nach Prozentzahlen und Ähnlichem gefragt – doch nicht jetzt. Mir ist alles egal. Ich bin müde. Nein, erschöpft. Wovon? Dem Hirnödem? Dem Sitzen? Dem Lallen? Auch egal. Alles egal.

Wie geht es jetzt weiter? Meine Blase nimmt mir die Entscheidung ab: Auf zur Toilette! Und wenn ich schon mal im Bad bin: auch duschen, sonst muss ich noch mal hin. Allein ist der Weg für mich nicht zu bewältigen. Eine freundliche Schwester kommt zu Hilfe und fragt, ob ich mich selbstständig in einen Rollstuhl setzen könne.

„Klar", sage ich siegesgewiss. Ich beginne, mich zu bewegen. Habe ich je etwas Anstrengenderes getan? Ich brauche Minuten, bis ich in dem Ding sitze. Minuten! Wir fahren aus dem Zimmer über den Flur. Mir ist schlecht. Schwindelig. Alles dreht sich. Ein Geschwindigkeitsrausch im Rolli.

Sie sieht es mir an und fragt, ob alles in Ordnung sei.

„Alles okay!“, lüge ich. Das Bad besteht aus Dusche mit Stuhl, Toilette mit Haltegriffen und Waschbecken, dazwischen jeweils maximal ein Meter freier Raum. Unendliche Weiten für mich.

Ich bekräftige nachdrücklich, dass ich hier drin schon allein klarkomme. Lüge Nummer zwei. Autarkie-Notlügen werden bestimmt nicht bestraft. Oder? Doch, werden sie! Beim Aufstehen (oder besser gesagt: bei dem dilettantischen Versuch) muss ich erkennen: Ich kann nicht mal mehr allein stehen. Zwei Füße auf dem Boden kommen nicht mehr gegen diese blöde Schwerkraft an. Mein linkes Bein knickt weg. Es fehlt völlig die Kontrolle. Ich dachte bis vor fünf Sekunden, nur Gehen sei ein Problem. Ein Irrtum mit schmerzhaften Folgen.

Ich stehe dennoch auf, zumindest fast. Ich falle, knalle auf den rechten Arm. Macht nix, denke ich, rechts fühle ich derzeit eh weniger Schmerzen. Ich taste mich ab. Alles beweglich. Wohl nix gebrochen.

„Kann ich Ihnen helfen? Alles in Ordnung?“, höre ich es dumpf durch die geschlossene Tür rufen.

„Klar, alles fein“, lüge ich zum dritten Mal. Ich lege mir eine erste Regel zurecht: Ab jetzt musst du immer drei Fixpunkte haben – zwei Füße auf dem Boden, eine Hand mit sicherem Halt. Zwei Füße allein reichen nicht mehr aus.

Nun „falle“ ich kontrolliert an der Badwand entlang in Richtung Dusche. Eine neue Erfahrung. Wie nennt man diese Fortbewegungsart? Wird das jemals wieder anders werden? Duschen geht nur noch im Sitzen. Auch neu. Kaum stehe ich auf, dreht sich alles. Ich verliere total die Orientierung. Jeder noch so kleine Handgriff wird zum Kraftakt.

Ich bin sauer. Ich bin erschöpft. Ich bin am Boden zerstört. Ich kenne mich so nicht, will mich so nicht kennen. Warum ist alles so anders, so viel schwerer als in den letzten 46 Jahren? Sehen, Greifen, Fühlen, Behalten. Meine bisherigen Routinen versagen. Alle.

Das Duschgel läuft aus. Ich halte es mit der linken Hand schlicht falsch herum. Viel zu fest. Ich bemerke es erst beim Hinsehen. Obwohl – „sehen“ kann man das kaum nennen, denn ich erkenne fast nichts. Der Automatismus ist weg, jetzt kann ich die Flasche gar nicht mehr halten. Sie gleitet mir aus der Hand und fällt auf den Boden. Klar. Scheiß Schwerkraft. Lächerlich. Meine komplette linke Seite zittert, macht, was sie will – oder nichts. Komische Bewegungen kommen hinzu. Ich habe sie nicht gewollt. Ich komme mir vor wie ein zur Untätigkeit verdammter Zaungast im eigenen Körper.

Bücken bedeutet, unsagbaren Schwindel zu bekommen! Dazu Übelkeit. Liegen lassen? Nein! Dann hätten Duschgel und Schwerkraft gewonnen. Diese blöden Säcke. Beide sind doch nur hier, um mich zu ärgern. In der Rückschau: Welch ein skurriler innerer Dialog!

Ich beschimpfe beide mit wüsten Worten, die zum Glück vom laufenden Duschwasser davongespült werden. Lasse meinen Frust raus, bücke mich – und gewinne! Die Flasche ist wieder fest in meiner Hand. Kindisch? Ja klar. Und doch tut es mir gut. Mein zweiter Sieg des Tages. Der erste? Ich lebe noch!

Genesungstrotz

Mir gelingt es, einen Großteil von Frust, Ärger und Wut in Trotz zu verwandeln. Trotz gegen das Schicksal. Trotz gegen alle Prognosen. Ich nenne es meinen Genesungstrotz.

Ich bin mir bewusst, dass diese Situation meine ganz persönliche Apokalypse zu sein scheint. Vielleicht das Ende meines Lebens.

Ich muss erkennen: Mein alter Körper, 46 Jahre lang engster Begleiter, ist tot. Es gilt nichts mehr von dem, was bis gestern galt. Ich verstehe, dass ich von nun an jeden Morgen mit einem Körper aufwachen werde, der mal mehr, mal weniger kann. Ich weiß nur dummerweise vorher nie, was gerade funktioniert und was nicht. Viele meiner Automatismen sind Makulatur geworden. Doch welche? Das liest sich viel leichter, als es dieser Tage war. Ich musste jeden Tag bei unzähligen Dingen den Mut aufbringen, es einfach zu probieren.

Als ich 1993 für das ZDF Beiträge zum Thema Schlaganfall erstellte, suchte die neu gegründete Stiftung Deutsche Schlaganfallhilfe nach einem passenden Slogan. Einer lautete: „Dein Körper stirbt – und du bist noch drin". Heute weiß ich, dass die beauftragte Werbeagentur mit dieser drastischen Beschreibung richtiglag.

Hinzu kommt, dass mein Hirn wie ein Sieb ist. Sogar selbstverständliche Kleinigkeiten vergesse ich ständig. Wo steht die Seife? Wohin habe ich die Zahnpasta getan? Was habe ich gesagt?

Zum Glück merke ich das selbst. Gleichzeitig wird mir klar: Vieles merke ich sicher auch nicht! Das beunruhigt mich. Was geht mir unbemerkt durch die Lappen? Auch dafür bastle ich mir nun Regeln – beispielsweise: Toilettenzeugs gehört immer in die vordere Tasche des Rucksacks. Weniger reden. Klingt eh wie betrunken.

In mir wächst die Überzeugung, der zu diesem Zeitpunkt völlig trotzig-naive, unbändige Wille, dass ich es schaffen werde. Ich werde offen und transparent mit diesem Scheiß umgehen und es hinbekommen!

Ich werde zurück auf die Stroke-Unit gerollt. Psychisch unbemerkt verändert. Noch nicht unbedingt zuversichtlich. Aber maximal, ja radikal entschlossen. Zur Genesung. Ich weiß, die Genesungschancen stehen haushoch gegen mich. Doch heißt das automatisch, dass ich mich in mein vermeintliches Schicksal ergeben sollte? Ich kann, ich möchte, ich werde auf das Unwahrscheinliche hoffen!

Ein Liedtext von Phil Collins, in dem er über den Verlust einer Liebe singt, deutet sich für mich um. Es ist bei mir nicht der Verlust eines Menschen, es ist der Verlust des gewohnten Lebens, das sich auflöst. „Against all odds" – gegen alle Wahrscheinlichkeiten:

How can you just walk away from me
When all I can do is watch you leave?
'Cause we've shared the laughter and the pain
And even shared the tears
You're the only one who really knew me at all
So take a look at me now
Well there's just an empty space
[…]
And you coming back to me is against the odds
And that's what I've got to face

Wie kannst du mich einfach so verlassen?
Ich bin zum bloßen Zuschauen verdammt.
Wir haben doch alles geteilt: Lachen, Schmerzen, selbst Tränen.
Du bist die Einzige, die mich wirklich kennt.
Schau mich jetzt an.
Da ist nur noch eine einzige, große Leere.
[…]
Dass du zu mir zurückkommst, ist gegen alle Wahrscheinlichkeiten.
Und das muss ich nun akzeptieren.*

Genau hier mit dieser Melodie im Kopf und dem Blick auf die „Unwahrscheinlichkeit" meiner Genesung sage ich für mich trotzig *Nein*. Ich werde es nicht akzeptieren. Jahre später wird ein Patient mit schwieriger Prognose, der inzwischen gestorben ist, zu mir – seinem Arzt – sagen: „Das Spiel ist erst vorbei, wenn der Schiedsrichter es abpfeift."

---

* Auszug aus „Against All Odds" von Phil Collins, veröffentlicht 1984

Er hat so recht. Er hat mich tief beeindruckt. Mein Spiel gegen den Schlaganfall hat gerade erst begonnen. Doch wie lange dauert so etwas? Wie lange muss meine Kraft reichen? Niemand kann mir das sagen.

Ich hieve mich zurück ins Bett. Genug Sport für heute.

Eine nette Dame bittet mich, mein Mittagessen für die ganze Woche vorauszuwählen. Welche Herkulesarbeit. Vorspeise, Hauptgang, Beilagen, Nachtisch – je drei Optionen. Lesen kann ich aufgrund von Doppelbildern nichts. Sie liest mir vor. Wie soll ich mir das merken?

„Ich esse alles, wählen Sie doch bitte aus!“, stammle ich. Gerettet. Überspielt. Fassade erhalten. Wenn das so bleibt, war's das mit meiner beruflichen Zukunft. Mir ist schlecht.

Aber: Aufgeben ist keine Option. Ich muss da durch! Mein Vorteil ist, dass ich – Arzt oder nicht – in diesem Moment nicht genau weiß, wie es um mich steht. Mein Handy ist bei meiner Frau. Ich kann nicht googeln. Man könnte fast sagen: Ich habe das Glück des unwissenden Schlaganfall-Anfängers. Ich habe keine Angst vor dem, was vor mir liegt – weil ich noch nicht mal erahnen kann, was kommen wird. Wieder so eine Parallele zum Bergsteigen. Doch ich verstehe diese Koinzidenz erst im Nachhinein. Beim erneuten Hören des Buches „In eisige Höhen“. Ich erkenne: Hätte ich zu viel gewusst, hätte ich wahrscheinlich resigniert.

> Der große Vorteil, welchen die Unerfahrenheit dem künftigen Bergsteiger verschafft, ist, dass er nicht in Traditionen und alten Vorgehensweisen steckenbleibt. Alles erscheint ihm unkompliziert, und sieht er sich einem Problem gegenüber, so wählt er die einfachste Lösung […] Oft verbaut er sich dadurch natürlich den so sehr herbeigesehnten Erfolg, und manchmal nimmt es ein tragisches Ende, aber er selbst weiß von alldem nichts, wenn er in sein Abenteuer zieht.*

Der Aufstieg beginnt

Ich fange an, mein verbliebenes Leben zu sortieren. Was möchte ich als Erstes angehen? Ich entscheide mich fürs Stehen und Laufen.

Doppelbilder, Sabbern, linksseitige Schwäche, Koordinationseinbußen, Gefühlsstörungen, Gedächtnisprobleme, Hörstörungen rechts, verwaschene Sprache – alles erst mal zweitrangig. Ich muss Selbstständigkeit zurückgewinnen. Auf kleinstem Raum. Irgendwie. Ich lasse mir im Bad nicht helfen. Ich werde nie nach dem Pflegepersonal klingeln. Der Wunsch nach Autarkie gebiert ein seltsames, ja unsinnig trotziges Verhalten.

---

* Walt Unsworth, „Everest“, Zitat aus „In eisige Höhen“

Meine folgenden 14 Tage nenne ich daher *stand up and start walking* – steh auf und fang an zu laufen. Das bin ich gewohnt: Ziele benennen, sich dafür anstrengen, sie erreichen, sich daran messen lassen. Ich bin dankbar, dass ich mich zumindest in diesem kleinen Rahmen noch selbst strukturieren kann.

Ich werde bestens betreut. Von Schwestern, Pflegern, Ärzten. Einem Physiotherapeuten. Ist meine Genesung unerreichbar? Mag sein. Niemand weiß das. Ich schaffe es irgendwie, das konsequent auszublenden. Das ist keine heroisch bewusste Entscheidung. Ich bin naiv davon überzeugt, dass es wieder werden wird.

Objektiv gesehen, geht es mir echt schlecht. Mein linkes Kleinhirn und wichtige angrenzende Strukturen wurden in ein „schwarzes Loch" verwandelt. Diesen Begriff wird später eine Journalistin dafür verwenden. Ein Hörsturz auf der rechten Seite schränkt mich zusätzlich ein. Ich bin gereizt. Wohl auch depressiv. Wenn mein Allgemeinzustand vorgestern in Schulnoten eine Zwei plus war, ist er heute eine Fünf minus. Dennoch will ich das vermeintlich Unerreichbare. Zum Glück bin ich kein Spezialist für Schlaganfälle.

Ein Neurochirurg mit Assistentin stellt sich bei mir vor und möchte über einen möglichen entlastenden Eingriff sprechen, der aufgrund der Hirnschwellung („Ödem"), ausgelöst durch den großen Infarkt, nötig ist. Beide stehen, klar. Ich liege. Wie war das mit dem Benimmkurs für Ärzte? Ich reiche ihm die Hand zur Begrüßung. Er lehnt sie ab. „Wegen der Hygiene." Besser kann man Distanz nicht aufbauen. Gelungen.

Stehend, im weißen Kittel, hätte ich die Hand bekommen. Coole Erkenntnis. Was ist ein Arzt als Patient wert? Schlimmer noch: Was ist für viele meiner Kollegen ein Patient wert? Es geht hier nicht nur um vorgeschobene Hygiene. Es geht um die Wahrnehmung des Gegenübers als Mensch. Er könnte sich ja die Hände desinfizieren.

Du operierst mich jedenfalls nicht. Was du fachlich kannst, ist mir egal. Du bist kein zugewandter Arzt, wallt es durch mein halbes Resthirn. Wahrscheinlich tue ich dem Kollegen unrecht, aber mir zeigt diese Begebenheit, was vermeintliche Kleinigkeiten für mich als Patient plötzlich an Bedeutung in sich tragen können.

Meine Frau und die Kinder kommen mich besuchen. Mein Anblick muss für sie schockierend sein. Sie sagen aber nichts. Da liegt der starke Papa. Ich will natürlich einen guten Eindruck machen. Wir gehen raus – eine schöne Formulierung, nur völlig falsch. Alle gehen, ich werde im Rollstuhl geschoben. Schon da reinzukommen ist wieder eine Qual. Geschweige denn, halbwegs stabil darin sitzen zu bleiben. Das Wetter ist toll. Doch ich bin so platt, dass schon nach wenigen Minuten nichts mehr geht. Ich gebe das aber nicht zu.

Ich weiß, man nennt das ein narzisstisches Verarbeitungsmuster. Ich spiele meine Beschwerden herunter, möchte für meine Fortschritte gelobt werden. Eine interessante Selbsterkenntnis. Ich glaube, dass dieses Verarbeitungsmuster dazu beigetragen hat, an meiner Situation nicht zu verzweifeln. Ich habe mich selbst und andere Menschen über die Schwere meiner Beschwerden belogen. Bis es wieder ging.

Heute weiß ich aber auch: Das hat mich viel zusätzliche Kraft gekostet. Ich habe mir nicht helfen lassen.

Wir gehen zum Klinikteich. Ein schönes Gelände. Dort tummeln sich echte Schildkröten im Wasser. Zudem gibt es bronzene Nachbildungen der gepanzerten Tierchen. Ich sehe so wenig, dass ich eine sitzende Schildkröte nicht von einer Bronzeskulptur unterscheiden kann.

Mir fallen die Augen zu. Ich bekomme einen Schweißausbruch. Mein Herz rast. Alles gut!

Alles doppelt

Nach einigen Tagen ist die erste Etappe geschafft. Ich lebe noch. Keine weiteren Komplikationen. Glück im Unglück. Auch die Hirnschwellung ist ein wenig zurückgegangen. Ich muss den unfreundlichen Neurochirurgen also erst mal nicht wiedersehen.

Man hat mich in ein Einzelzimmer gelegt. Ich habe mir eingeredet, wenn ich von der Stroke-Unit runterkomme, wird alles besser. Nun erkenne ich: Das war ein frommer Wunsch. Ich kann nach wie vor nicht richtig sehen. Diese Formulierung ist eine Untertreibung.

Seit dem Schlaganfall sehe ich nur Doppelbilder. Ich erkenne Menschen lediglich, wenn ich mir ein Auge zuhalte. Eine Augenklappe soll Abhilfe schaffen. Wenn nur ein Auge etwas sieht, gibt es auch keine Doppelbilder. Ich weigere mich jedoch, sie anzulegen. In mir reift der Gedanke, dass ich mein Hirn zwingen muss, die Doppelbilder zu synchronisieren. Dies geht nur über permanente Reize. Beweise habe ich dafür nicht. Erst nach etwas mehr als einer Woche werde ich zum ersten Mal den Baum vor meinem Fenster als nur einen Baum sehen. Wird es nun besser? Ich gehe fest davon aus. Danach werde ich die Augenklappe erst recht nicht mehr anfassen. Genesungstrotz.

Von meinem Bett zur Wand und von dort zum Bad sind es etwa vier Meter. Ich kann diese Distanz jedoch nicht frei gehen. Zum ersten Mal seit 45 Jahren. Ich würde sofort umfallen. Also halte ich mich am Bett fest, stoße mich ab, kippe vornüber, bis ich aufrecht stehe, kippe weiter und erreiche mit der rechten Hand die Wand. Links bin ich zu ungenau. Halsbrecherisch. Verrückt – doch selbstbestimmt verrückt. Ich entscheide. Nicht das Schicksal. So kann ich mich zumindest bewegen. Allein.

Nun geht es entlang der Wand. Ich ziehe das linke Bein nach. Es gehorcht mir nur zum Teil, eigentlich gar nicht. Das winzige Bad ist ja nur vier Meter Laufdistanz von meinem Bett entfernt. Ich bin schweißgebadet, als ich es erreiche. Ich habe mir geschworen, mir nicht helfen zu lassen. Die freundlichen Pfleger und Schwestern würden dies sofort tun. Objektiv gesehen: sinnlose Kleinkämpfe gegen das Schicksal. Doch mein Beweis: Ich schaffe das! Ich glaube, das verstand damals fast niemand. Den Chinesen wird die Weisheit zugeschrieben: Wenn ein Plan nicht funktioniert, mache einen anderen. Das werde ich von nun an sehr häufig tun müssen.

Meine Frau kommt, wie jeden Tag. Auch meine Kinder besuchen mich. Selbst das kleinste Gespräch ist für mich unendlich anstrengend. Mindestens 16 Stunden pro Tag schlafe ich. Sonst reichen vier bis sechs. Ich kann mir vorstellen, wie schwer ihnen das alles fallen muss. Doch was soll, was kann ich jetzt tun? Ich kann mich ja oft nicht mal an den Anfang eines Satzes erinnern. Mir kommt meine gelassene Lebenseinstellung zu Hilfe, die mein Sohn mit mir teilt: „Wird schon!"

Der „manchmal eine Baum" vor meinem Fenster wird einer meiner Strohhalme. Es wird wieder besser. Bestimmt. Wider alle Vernunft. Wie ein Wunder. Ich werde übermütig. Inzwischen habe ich auch mein Handy wieder. Mit einem zugehaltenen Auge lese ich in einer Mail meines Stellvertreters, dass auf der Gesellschafterversammlung meine und unsere Arbeit im vergangenen Jahr sehr gelobt und mit einer Gehaltserhöhung honoriert worden ist. Ich arbeite zu diesem Zeitpunkt nicht als Arzt, sondern leite eine von mir gegründete Firma für Medizin-Software, die mehreren Gesellschaftern gehört. Alle Anwesenden wünschen mir gute Besserung und freuen sich auf meine Rückkehr. Ich solle mir bitte alle Zeit der Welt dafür nehmen.

Später werde ich erfahren: Es sind nur Worte. Als ich hinschmeiße, bekomme ich das zugesagte Geld nicht. Auch von den guten Wünschen bleibt nichts.

Meine Eltern kommen zu Besuch. Auf der Stroke-Unit wäre es sicher zu belastend für sie gewesen, mich so zu sehen. Ich habe mich mit Mühe in eine Bermuda-Jeans und mein Lieblings-T-Shirt aus dem letzten Urlaub gekämpft. Mein Aussehen täuscht über meine Situation hinweg. Wenn ich sitze, nichts sage und mich nicht bewege, sehe ich wohl fast gesund aus. Ein Leben wie auf einem Foto. Ändere ich an diesem passiven Zustand auch nur ein wenig, werden die Probleme offensichtlich. Es ist dennoch schön, dass meine Eltern gekommen sind. Sie sind sehr gläubig, meine Mutter ist in größtem Gottvertrauen davon überzeugt, dass „es wieder wird". Ich teile ihre Zuversicht.

Meine Frau bringt mir meinen Laptop mit, weil ich sie darum bitte. Ich habe immer gehasst, auf dem Handy zu tippen, weil es mit einem Finger zu langsam geht. Jetzt bin ich dort um Längen schneller als auf dem Laptop, weil ich mit links nicht mehr tippen kann. Ich treffe die Buchstaben schlichtweg nicht. Zudem bewegt sich meine linke Hand oft unkontrolliert. Ich tippe also nicht nur den falschen Buchstaben ein – ich tippe den Fehler auch gleich dreimal. Ich bin sehr frustriert. Eigentlich schreibe ich mit zehn Fingern. Geschichte.

Dennoch will ich nicht aufgeben. Ich will nicht in die berufliche Bedeutungslosigkeit abstürzen. Suche nach einem Halt!

Das schwarze Loch in mir

Bis letzte Woche war ich geschäftsführender Gesellschafter eines Start-up-Unternehmens, das ich vor vier Jahren gegründet habe. Knapp dreißig Menschen arbeiten für das Unternehmen mit Sitz in Mainz. Schon jetzt reden die Großen der Branche mit uns. Idee und Umsetzung scheinen anzukommen. Ich habe meinen Teil dazu beigetragen. Man sagt mir nach, ich sei visionär, kreativ, könne gut präsentieren, Medizin und Medien zusammendenken und Menschen erreichen.

Jetzt hat mein Stellvertreter übernehmen müssen. Noch einen Tag vor meinem Schlaganfall habe ich mit meinen Mitarbeitern in einer Klausurtagung unter anderem darüber diskutiert, wie ein Algorithmus aussehen könnte, mit dem man eigentlich unerwartbare Schlaganfälle vorhersagen kann. Gute Ansätze gibt es viele. Doch für mich kommt das nun leider zu spät. Mir wird noch viele Jahre ein Schauer über den Rücken laufen, wenn ich meine Präsentation des Tages sehe, an dem mich der Schlag traf. Nein, ich habe nichts geahnt.

Bei dem Termin, während dessen ich zusammengebrochen bin, ging es darum, mit einem renommierten Hersteller für Labordiagnostik unsere bereits beschlossene Zusammenarbeit zu besprechen. Unser System kann bei hormonellen Fragestellungen aus medizinischen Laborwerten selbst komplizierte gynäkologische Verdachtsdiagnosen ableiten, diese über gezielte Vorschläge an meine Kollegen weiter absichern und Therapien heraussuchen. Mit dieser Technologie wird es möglich, mehr Menschen besser zu helfen. Auch wenn gerade kein Experte verfügbar ist. Auf dem Land. In der Dritten Welt.

Darauf bin ich stolz. Ich bin nicht der Typ, der programmiert. Ich bin der Mensch, der die Konzepte ersinnt, Medizin kreativ denkt, daraus

Systematiken ableitet und dann Teams zusammenstellt und leitet, die so etwas können.

Meine Kollegen mailen mir, dass – trotz des unerwartet verlaufenen Termins – die Zusammenarbeit gut vorangeht. Das gilt es nun in einer Pressemeldung zu verkünden. Als Medienprofi ist das eigentlich mein Job. Ich bilde mir ein, ich müsse diese nun hier in der Klinik verfassen.

Heute weiß ich, dass es lächerlich war. Eine Woche zuvor dem Tod von der Schippe gesprungen, ein Loch im Hirn, lallend, links fast gelähmt, sabbernd und mit Doppelbildern auf der neurologischen Station liegend.

Zu diesem Zeitpunkt kann ich noch nicht wissen, was mein Zustand beruflich bedeutet, sehe meinen anstehenden „beruflichen Infarkt“ noch nicht kommen. Dass ich raus bin, weil einige meiner „Partner“ mich nicht mehr haben wollen, werde ich erst knapp drei Monate später realisieren. Unter Tränen gegenüber meinem befreundeten Kollegen Oliver im Büro eingestehen. Gut, dass ich zu diesem Zeitpunkt noch nicht alles weiß. Da ist sie wieder: die Gnade der Unwissenheit.

Da ich kaum tippen kann, lade ich mir eine Spracherkennung fürs Handy herunter. So klar bin ich in lichten Momenten noch. Immerhin. Beim Einsprechen merke ich jedoch, dass Teile meiner Worte nicht richtig oder (noch häufiger) gar nicht erkannt werden. Ich fertige ein Sprachmemo an. Beim Abhören erschrecke ich: Ich lalle stark. Das wusste ich eigentlich schon. Aber dass es so schlimm ist? Ich bin schockiert. Und das passiert mir, einem Menschen, der Rundfunk- und Fernsehmoderator war? Der unter anderem für das ZDF als Sprecher gearbeitet hat? Ich nehme mich zusammen, formuliere bewusst klar. Spreche quälend langsam. So klappt es besser. Ein wenig. Ich kopiere die Texte in Word und baue einen Pressetext zusammen. Es dauert ewig.

Ich maile ihn an die Kollegen – und ernte bemerkenswert wenig Kritik. Normalerweise sind die da nicht zimperlich. Klar: Man will mich schonen. Ich ahne es damals zwar, verdränge es aber. Heute weiß ich: Der Text war zwar passabel, aber eben nicht sehr gut. Er entspricht nicht dem, was ich noch Tage zuvor von jedem anderen erwartet hätte.

Erst später wird mir klar: Ich bin in vielen Dingen nicht mehr sehr gut. Das „schwarze Loch“ in meinem Hirn absorbiert viele meiner Ressourcen. Auch meine eigentlich sehr realistische Selbsteinschätzung.

„Sabbernder Volltrottel?“

Eine SMS an meine Jogging-Partnerin Angela, die gerade Ferien macht, zeigt ebenfalls, wie weit ich in diesem Moment von einer gesunden Selbsteinschätzung entfernt bin: Sie wird sie mir – fast drei Jahre später – an mich weiterleiten. Die Zeilen lesen sich, als hätte ich mir den kleinen Zeh verstaucht: LASS DIR ZEIT MIT DEM URLAUB. KANN CA. ACHT!! WOCHEN NICHT JOGGEN. SCHLAGANFALL. ECHT JETZT. LIEGE IN DER UNI MANNHEIM AUF DER STROKE-UNIT. MITTWOCH PASSIERT. WAR KNAPP. DOCH: DAS LEBEN IST EINE WUNDERBARE SACHE ... EBEN! LG DIERK.

Über drei Monate später werde ich zufällig – immer noch mit nur einem Auge lesend – auf ein Interview im Nachrichtenmagazin *Der Spiegel* stoßen. Philippe Pozzo di Borgo wird dort interviewt. Viele kennen sein Schicksal aus dem Kinofilm „Ziemlich beste Freunde“.

Pozzo di Borgo ist nach einem Gleitschirm-Unfall vom Hals an abwärts gelähmt. Kaum ist er nach dem schweren Unglück wieder ansprechbar, lässt er sich Arbeitsunterlagen in die Klinik bringen. Erst später wird ihm klar, dass er längst raus ist. Pozzo di Borgo sagt in dem Gespräch: „Ich ließ mir Akten aus dem Büro ins Krankenhaus bringen und arbeitete. Zumindest meinte ich das. In Wahrheit war ich längst abgemeldet. Ich habe meine Situation anfangs wirklich nicht überblickt.“

Erst einige Monate später werde ich erkennen, dass diese Sätze exakt das beschreiben, was mir im Mai auch widerfahren ist: Ich überblicke meine Situation nicht. Zwar muss mir das mit dem Lallen, den Sehstörungen, dem Schwindel oder den Bewegungsproblemen niemand sagen. Das bemerke ich selbst. Vieles andere – vor allem Berufliches – jedoch nicht. Doch ich muss irgendetwas tun.

Ich beschließe, pragmatisch mit einer Tradition weiterzumachen, die bis vor dem 6. Mai galt: Ich habe meinen älteren beiden Kindern alle Bände von „Harry Potter“ vorgelesen. Viele Abende lang. Im Moment hört meine jüngste Tochter Mirja zu. Doch im Krankenhaus? Ich lasse mir den aktuellen Band mitbringen, nehme das Sprachmemo zur Hand, halte mir ein Auge zu, lese einige Seiten vor, höre es mir an, lösche es, lese neu, lösche es wieder, lese neu, schicke es meiner Tochter. So entsteht mein persönliches Logopädie-Tagebuch. Lesen ist unfassbar anstrengend. Ich erkämpfe mir Zeile um Zeile. Zumindest hier kann ich mein Tun offensichtlich noch ein wenig beurteilen.

Schlimm ist, dass ich mich wahrscheinlich dennoch vielfach sehr seltsam verhalte, dies aber nicht realisiere. Was ist noch normal, was nicht, was gar peinlich? Mich selbst so zu erleben erschüttert mich bis ins Mark. Ich kann mir selbst nicht mehr trauen. Fühlen sich so Betroffene am Beginn einer Demenz? Oder Menschen mit einer Psychose in ihren lichten Momenten? Schlimm. Jetzt verstehe ich es besser. Niemand redet mit mir darüber, und ich hoffe immer noch, es merkt keiner.

Ehrliche Rückmeldungen werden daher für mich immer wichtiger.

Die Zahl der Menschen, von denen ich diese erwarten kann, wird jedoch immer kleiner. Man will mich schonen – oder nicht verärgern.

Einer der wenigen offenen Menschen besucht mich spontan. Professor Markus Leweke. Er ist Psychiater am Zentralinstitut für Seelische Gesundheit (ZI) in Mannheim. Wir kennen uns seit Jahren. Er kommt vorbei, weil er von meinem „Pech" gehört hat. Eine erste Nagelprobe, so empfinde ich es. Meine Frau ist auch da. Zwei Psychiater auf engstem Raum. Ich nehme mich extrem zusammen – die Sache mit der Fassade. Doch einen Profi wie ihn kann ich nicht täuschen.

Er gibt mir später per SMS eine sehr ehrliche Rückmeldung über mein Befinden. Er schreibt mir, was ich schon befürchte: dass ich langsamer, vergesslich und sehr dünnhäutig bin. Fast aggressiv. Doch das sei in dieser Phase „normal" – interessant aus der Feder eines Psychiaters. Was mich freut: Aus seiner Erfahrung ginge ich sehr „orientiert" mit der fatalen Situation um. Er habe keine tieferen Wesensänderungen im Gespräch erkannt. Er verspricht zudem, mir in Zukunft ehrlich zurückzumelden, sollte ich denn doch „wunderlich" werden. Davor nämlich habe ich Angst. Große Angst. Panik.

Meine Kinder kommen erneut zu Besuch. Diesmal gehen wir in das Café auf dem Klinikgelände. Ich esse sehr gern Mango. Ich bestelle mir eine – und muss erkennen, dass ich sie nicht mal mehr schälen kann. Mit rechts klappt es zwar halbwegs, mit links aber kann ich die Frucht nicht halten. Und wenn doch, zerquetsche ich durch zu viel Druck das Fruchtfleisch zu Brei, oder die Frucht tritt einen eleganten Flug vom Tisch an. Mit Mühe kann ich ihrem Entschwinden mit einem Auge folgen. Mein komplettes Feingefühl samt Feinmotorik in der linken Hand ist dahin. Meine Frau und meine Kinder bemerken es.

Betretenes Schweigen. Mir ist das alles unfassbar peinlich. Binnen Minuten vom bislang sportlichen Vater zum sabbernden Volltrottel – das ist sicher hart in der Selbstbeurteilung, doch so fühle ich mich.

Ich gehe davon aus, dass viele Betroffene in einem solchen Moment ähnlich empfinden. Doch alle wiegeln ab. Wenn ich später Schlaganfall-Betroffenen offen von meinen damaligen Empfindungen berichte, signalisieren mir diese immer wieder: Ja, so fühle ich mich auch. Es kann erleichternd sein, die Fassade fallen lassen zu dürfen, weil das Gegenüber sowieso weiß, wie es einem geht. Ich weiß es heute.

Meine Vorliebe für Mangos kommt übrigens daher, dass ich als Student in Israel leben durfte. Das war in den 1990er-Jahren. Damals machten meine spätere Ehefrau und ich zunächst 14 Tage Urlaub dort. Am Strand in Tel Aviv haben wir Anatomie gelernt. Aus dicken Büchern.

Ein älterer Herr kam vorbei, der sich als neurologischer Oberarzt entpuppte. Als ihm klar wurde, dass wir Deutsche sind, lud er uns spontan nach Israel zum Studieren ein. Es gebe offizielle Austauschprogramme des Gesundheitsministeriums. Adressen wurden getauscht – und die Sache vergessen.

Monate später bekam ich eine Einladung des Gesundheitsministeriums, an einem solchen Austausch teilzunehmen. Meine Frau auch. Ich war insgesamt über ein halbes Jahr im Nahen Osten. Meine Frau einige Wochen. Wir mussten nur die Flüge bezahlen – Kost und Logis im Krankenhaus waren praktisch umsonst. Ich habe unter anderem meine ersten chirurgischen Erfahrungen dort gesammelt. Mit meinem späteren Trauzeugen und guten Freund Holger, der heute in Washington lebt und dort als Arzt praktiziert, habe ich das Land per Motorrad erkundet. Wir waren an den wunderschönen kleinen Seen der Golanhöhen. Am Roten Meer in Eilat. Am See Genezareth. Die schönsten Erlebnisse meines Studiums stammen aus diesen Tagen. In der Kantine des Wolfson Medical Centers in Holon, in dem wir lebten und arbeiteten, gab es immer Mangosaft in Dosen aus israelischer Produktion.

An genau diesen Geschmack erinnere ich mich jetzt, als ich hier mit meiner Familie sitze. Seltsam. Diese Erinnerungen geben mir Kraft.

Und noch etwas hilft mir durchzuhalten – persönliche Vorbilder wie Holger: Sein Ziel war es immer, die amerikanischen Medizinerprüfungen bis zur Anerkennung zu meistern. Das ist echt schwer, wenn man aus Deutschland stammt. Die Systeme sind anders. Er hat jahrelang gebüffelt, ist mehr als einmal durchgefallen – und hat es geschafft. Ich hätte wohl längst aufgegeben. Er nicht. Für dieses Durchhaltevermögen habe ich ihn bewundert. Sein Ziel war klar: Arzt in Amerika. Er hat alles dafür gegeben. Er ist es heute.

Ein Arzt wird visitiert

Aus einem Verantwortungsgefühl für mein Team heraus beginne ich damit, einmal pro Woche eine kurze Statusmeldung zu verfassen – sie zu erstellen dauert lange, und sie wimmelt vor Rechtschreibfehlern. Dennoch: Ich möchte Gerüchten vorbeugen, transparent sein, Sicherheit vermitteln. Daher formuliere ich sehr ehrlich. Dass ich nicht laufen kann, dass ich nicht richtig sehe. Heute weiß ich: Es ist vergebene Liebesmüh. Ich bin schon längst abgeschrieben.

Ich werde täglich visitiert. Chefarzt Professor Hennerici ist in dieser Woche auf Reisen. Sein Oberarzt – begleitet von verschiedenen Kollegen – schaut regelmäßig vorbei. Er ist sehr nett.

Ich habe viele Fragen, traue mich aber nicht, sie zu stellen. Was wird nun alles nicht mehr gehen? Worauf muss ich mich einstellen?

So verstecke ich mich bei den Gesprächen hinter technischen Aspekten: Was macht das Hirnödem? Was ist mit der Ursache?

Zum Kern meiner Unsicherheit dringe ich nicht vor: Wie steht es um meine Prognose? Werde ich wieder laufen können? Kann ich wieder Sex haben? Werde ich etwas spüren? So bleibt mir nur, es nach meiner Entlassung auszuprobieren.

Wann wird das sein? Wenigstens diese Frage traue ich mich zu stellen. Der Kollege stellt mir in Aussicht, ich könne Ende der Woche entlassen werden, wenn die Hirnschwellung weiter zurückgehe.

WIE SEHR meine Wahrnehmung beeinträchtigt ist, zeigen viele meiner WhatsApp-Nachrichten aus diesen Tagen. Über meine „Jogging-SMS" habe ich ja schon kurz berichtet.

Viele Nachrichten, die ich von Kollegen und Freunden bekomme, loben meine Fortschritte – ich weiß bei den meisten, dass sie schlicht nicht stimmen. Es ist in diesen Tagen schwer, mir etwas recht zu machen. Es ist aber für mich auch schwer, meinem Umfeld etwas recht zu machen. Ich sehne mich nach der Wahrheit, nach ehrlichem Feedback, will sie aber nicht akzeptieren, wenn ich sie tatsächlich höre. Da ich weiß, dass ich verwaschen spreche, telefoniere ich nicht mehr gern. Eine völlige Wandlung gewohnter Verhaltensweisen. Ich will meine Fassade aufrechterhalten.

Während meines Krankenhausaufenthaltes ruft mich fast täglich ein alter Schulfreund an. Ben Streubel, er ist Nachtmoderator bei SWR3. „Eine Sendung kannst du so aber nicht moderieren, Alter. Du klingst ja schrecklich." Er sagt mir klar, dass ich lalle, zu lange für eine Antwort brauche, Worte nicht zielsicher finde – lobt mich bei späteren Anrufen aber auch für den hörbaren Fortschritt, der sich beim Sprechen einstellt. Ben vermittelt mir ehrlich und ungeschminkt, wie er mich wahrnimmt. Dafür bin ich ihm dankbar. Das hilft mir, meine verzerrte Eigenwahrnehmung mit der Fremdsicht abzugleichen. Wir werden über Monate immer wieder miteinander sprechen. Es tut mir gut.

DER TAG DER ENTLASSUNG NAHT. Meine Frau und meine Kinder holen mich ab. Ich kann immer noch nicht ohne Hilfe laufen. Es wird noch Wochen so bleiben. Ein freundlicher Kollege in der Klinik hat einen Leih-Rollstuhl organisiert. Meine Frau schiebt mich zum Auto.

Es wird das einzige Mal bleiben, dass ich nach der Klinik in so etwas sitze. Das schwöre ich mir in diesem Moment. Wie ein trotziges Kind. Und ich werde es wahr machen.

Schon nach einer Minute im Rollstuhl bin ich total fertig. Ich sehe weder den Gang richtig, noch kann ich mir den Weg merken. Als wir im Parkhaus ankommen, quäle ich mich ins Auto. Mein Glück in diesem Moment: meine körperliche Fitness. Doch werde ich das Autofahren überhaupt vertragen? Jede Verzögerung, jede Unplanmäßigkeit strengt mich an, schon das Suchen meiner Frau nach der Parkmünze macht mich unruhig. Mir wird klar: Ich habe überhaupt keine Reserven mehr. Ich bin gereizt. Ungerecht. Hinzu kommen unkontrollierbare tiefe Atemzüge, die mir offensichtlich mein gestörtes Atemzentrum aufzwingt und die mich verunsichern. Ich kann nichts dagegen tun. Was ist die Ursache? Doch eine Blutung? Kleine Reinfarkte? Die Atemzüge werden mich noch für Monate begleiten. Hunderte Male Unsicherheit.

Mein bisheriges Leben? Gibt es nicht mehr

Die Autofahrt von Mannheim nach Mainz ist eine echte Tortur. Obwohl es noch nicht einmal 100 Kilometer sind. Obwohl ich nur mitfahre. Nicht einmal die Lautstärke am Radio kann ich mit links verändern. Das, was sich in der Theorie so lapidar „feinmotorische Störung" schimpft, wirft mich in der Praxis um Jahrzehnte zurück. Ich bekomme den Knopf nicht zu fassen. Liest sich banaler, als es sich anfühlt.

Die vorbeiziehende Landschaft, die ich – dank Doppelbildern – mehr erahne als sehe, überfordert mein verbliebenes Sehvermögen. Sie können versuchen, das nachzuempfinden: Versuchen Sie, so intensiv wie möglich zu schielen, blicken Sie sich um. So erging es mir über Monate.

Nach etwas mehr als einer Stunde komme ich zu Hause an. Ein Nachbar sieht mich. Er begrüßt mich freundlich. Scheint erleichtert. Schon die zwei Meter bis zur Hauswand schaffe ich nur mit Festhalten. Die eine Stufe zum Eingang ist eigentlich ein unüberwindbares Hindernis. Doch meine Frau hat bereits einen Griff anbringen lassen. In den Rollstuhl setze ich mich nicht mehr. Es muss nun so gehen. Ich bin trotzdem noch immer fest davon überzeugt, dass zu Hause alles besser wird.

Die nächsten Tage sind anstrengend. Ich versuche, Normalität zurückzugewinnen, und will die Pflanzen wässern, kann aber nicht mal allein über den Rasen im Garten laufen, ohne umzufallen. Mühsam taste ich mich an der Hauswand entlang. Wenn das unser Nachbar sieht, wird er sich wundern. Mir wird klar: Selbst mit unserem Beagle kann ich nicht spazieren gehen. Mehr und mehr erkenne ich: Mein bisheriges Leben gibt es so nicht mehr. Das tut sehr weh.

Unser gemeinsames Schlafzimmer liegt im ersten Stock. Es sind gerade mal 14 Stufen. Nun ein unüberwindliches Hindernis. Eines von vielen. Vor dem 6. Mai habe ich gern zur Entspannung ferngesehen – daran ist nicht mehr zu denken, meine Doppelbilder machen das unmöglich. Erst vier Monate später werde ich mir wieder den ersten Fernsehfilm ansehen.

Ich schlafe im Zimmer unserer mittleren Tochter im Erdgeschoss. Es liegt Tür an Tür mit einem kleinen Bad. Nun ist selbst dieser kurze Weg zu weit. Ich überlege mir deshalb genau, ob ich zur Toilette gehe. Trinke lieber wenig. Skurril. Wenn ich aufstehe, dreht sich alles, zudem sehe ich schlecht – nach dem Liegen ist es am schlimmsten. Ich taste mich Halt suchend am Regal entlang. Mehr als einmal fällt etwas herunter. Hoffentlich nichts Wertvolles. Das Regal ist an der Wand festgedübelt. Zum Glück. Auch im Bad sind nun Griffe angebracht. Neben der Toilette. In der Dusche. Sie helfen, reichen aber nicht. Duschen kann ich nur im Sitzen. Wenn ich mich anziehen will, geht das nur an die Wand gelehnt. Schon das Überziehen des T-Shirts erscheint mir wie eine Achterbahnfahrt.

Mit der Entlassung hat man mir ein Dreißig-Tage-Langzeit-EKG mitgegeben. Die Kollegen vermuten ein sogenanntes Vorhofflimmern als Ursache für meinen Schlaganfall. Vorhofflimmern führt dazu, dass das Herz ab und an oder sogar ständig unregelmäßig schlägt. Dadurch können sich gefährliche Blutgerinnsel bilden, die mit dem Blutstrom auf eine fatale Reise gehen und so einen Schlaganfall hervorrufen können. Ist das bei mir passiert? In den bisherigen EKG-Aufzeichnungen war nichts zu finden. Die Ableitung über dreißig Tage, verbunden mit einem Handy, das verdächtige Aufzeichnungen sogleich verschickt, soll Klarheit bringen.

Nur bei eindeutiger Diagnose im EKG können blutverdünnende Medikamente wie Apixaban zum Einsatz kommen, die weitere Schlaganfälle verhindern sollen, denn nur dann überwiegt die Schutzwirkung mögliche Nebenwirkungen. Immer nach dem Duschen klebe ich mir die drei Elektroden neu auf und verbinde sie mit dem EKG – ich habe selten Schwierigeres getan.

Um in der Wohnung überhaupt voranzukommen, nutze ich nun Krücken. Es muss nur ein wenig nass auf dem Boden sein, und die Sturzgefahr steigt erheblich.

In 14 Tagen beginnt meine stationäre Rehabilitation. Für drei Wochen soll ich in eine Klinik nach Hessen. Ich verzichte darauf, den genauen Ort zu nennen, weil dort nicht alles glattgegangen ist. Für meine Geschichte tut es nichts zur Sache.

Bis dahin gilt es, noch einiges zu regeln – unter anderem muss ich meine Anträge auf Berufsunfähigkeit an die Versicherer schicken und der Ärztekammer anzeigen, dass ich bis auf Weiteres nicht arbeiten kann. Es ist eine Art Abschied. Mein Abschied als Arzt. Vorerst. Ob ich jemals wieder im weißen Kittel tätig sein werde, kann ich zu diesem Zeitpunkt nicht sagen.

Vielerlei Formulare gilt es für die Versicherungen zusammenzustellen. Ich scheitere schon am richtigen Zählen. Dasselbe Hirn, das vor wenigen Wochen noch hochkomplexe Software-Programme zur Diagnostik und Interpretation von Laborwerten erdacht und auf der Notaufnahme komplizierteste Situationen gemeistert hat, kommt nun mit dem Zahlenraum bis dreißig nicht mehr klar. Dieses Verlusts an intellektuellen Ressourcen bin ich mir voll bewusst. Es ist mal wieder ein Abschied. Davon gibt es viele in diesem Mai. Meinen Erfahrungen im Management und in der Problemlösung ist es zu verdanken, dass ich nun in der Lage bin, mich selbst zu „managen".

Ich überlasse die bürokratischen Dinge daher meinem Anwalt, Peter Schultz. Seit Jahren kenne und vertraue ich ihm. Das Gefühl „Das kriegt der schon hin" ist in dieser Situation Gold wert. Ich nehme mich selbst als stark eingeschränkt, um nicht zu sagen als „dumm" wahr. Mit aller Kraft erhalte ich zwar meine Fassade aufrecht, doch dahinter ist wenig.

Mit Krücken in den Keller

Freunde kündigen sich an. Der erste Besuch nach meiner Rückkehr. Sie kommen zum Kaffee. Mir ist es wichtig, ihnen einen Sekt anzubieten. Warum, weiß ich nicht. Wahrscheinlich ist es sogar falsch, da mein Freund ohnehin zu viel Alkohol trinkt, wie er von sich selbst sagt.

Um mir zu beweisen, dass ich das kann, will ich die Flasche aus dem Keller holen und steige mit Krücken die steile Treppe hinunter. Ständig muss ich mich an der Wand anlehnen. Mich abstützen. Mich ans Geländer klammern. Die Krücken jonglieren. Eine entgleitet mir, fällt laut scheppernd die Treppe hinunter. Eine eigentlich total verrückte Aktion. Meine Frau sieht das auch so. Sie formuliert es nur netter.

Und doch: Mir geht es um die Freiheit, das zu tun, was ich will. Ja, unvernünftig. Dennoch: Freiheit.

Als unsere Freunde mit uns am Tisch sitzen, merke ich ihnen an, dass sie schockiert sind. Sie sagen es natürlich nicht. Stattdessen loben sie mich für meine angeblich so tollen Fortschritte. Ich kann damit nur schwer umgehen. Mir fehlt die Gelassenheit, ihre Unsicherheit richtig einzuordnen. Nach einer Stunde bin ich am Ende und muss mich hinlegen. Ich weiß nicht, ob sie das verstehen.

Ich kann den Mangel unserer Freunde an Aufrichtigkeit natürlich nachvollziehen. Ihr oberflächlicher Optimismus tut mir aber nicht gut. Ich weiß, dass es mir nicht gut geht, dass ich zurzeit nur ein Schatten meines früheren Selbst bin – da ändern auch gut gemeinte Worte nichts. Leere Phrasen wie „Das wird schon wieder“ klingen einfach nur hohl. Was ich an diesem Tag lerne: Auch das Umfeld sollte offen, ehrlich sein. Leere Sprüche demotivieren nur, weil ich merke, dass sie nicht stimmen. Wird es wirklich „wieder werden“? Das kann niemand sagen. Selbst die Kollegen nicht.

Es wäre falsch zu schreiben, dass zu Hause alles glattläuft. Auch wenn es nach außen wohl für viele so aussieht. Ich bin mit mir, der Situation und überhaupt allem überfordert. Das Schicksal hat mich für einige Minuten an den Rand des Überlebens gespült, hat mein bisheriges Leben auf den Kopf gestellt. Damit muss ich nun umgehen. Mir gelingt das nicht immer. Hat mich dieser Moment, dieser Prozess verändert? Bin ich ein anderer als der, der ich vor dem Schlaganfall war – auch über die körperlichen Einschränkungen hinaus? Natürlich!

Nehmen wir ein Beispiel: Ich hatte zum Glück schon immer wenig Angst vor dem Tod. 2013 habe ich eine Ausbildung zum Palliativmediziner begonnen, um Menschen besser helfen zu können, die schwerstkrank oder vom Tod bedroht sind. Jetzt habe ich gar keine Angst mehr. Ich habe mich also bestimmt verändert. Im Moment habe ich keinerlei Reserven mehr. Normalerweise bin ich schwer aus der Ruhe zu bringen.

Jetzt ist es anders. Schon Kleinigkeiten lassen mich regelrecht explodieren. Ich bin gereizt, ungerecht, aufbrausend – keine leichte Situation. Nicht für mich. Nicht für meine Kinder. Nicht für meine Frau.

„Aggression ist die Depression der Männer“, heißt es. Da ist sicher was dran. So unangemessen, wie ich mich verhalte, agiert mein Umfeld jedoch auch häufig. Es gibt für solche Ausnahmesituationen keine Schablonen. Stress ist keine Einbahnstraße. Ich erzeuge ihn bei anderen. Andere erzeugen ihn bei mir. Klassische Schuldzuweisungen greifen ins Leere. „Schuld“ sind, wenn überhaupt, die Umstände.

Ich möchte mit Macht in mein Leben zurück. Kämpfe um jede Kleinigkeit. Es ist ein Weg der kleinen Schritte. Vielleicht ist mir deshalb jeder noch so kleine davon wichtig. Am Wochenende sind wir immer zusammen einkaufen gegangen. Warum nicht jetzt auch?

Wir entschließen uns, zum Supermarkt nach Wiesbaden zu fahren. Schon auf dem Parkplatz beginnt das Chaos. Ich kann nur laufen (wobei das Wort meine Fortbewegungsart nicht wirklich beschreibt), wenn mich jemand stützt oder ich mich am Einkaufswagen festhalte – den hoffentlich jemand bremst. Das sieht so lange einigermaßen normal aus, wie sich der Wagen nur langsam fortbewegt. Kaum fährt er jedoch ein wenig schneller, wird's haarig und ich komme nicht hinterher. Als ich mich in einem Restaurant setzen möchte, um etwas zu essen, falle ich erst mal vom Stuhl. Entwürdigend. Ich wirke wie jemand, der am Samstagmittag schon blau ist.

Das EKG hat immer noch nichts Auffälliges ergeben. Bleibt der Grund für meinen Schlaganfall im Dunkeln? Die reine Willkür des Schicksals? Ich neige immer mehr zu dieser Sicht. Ich höre auf, einen Sinn hinter alldem zu suchen. Es hat mich halt erwischt. Ich habe es halbwegs überlebt. Eigentlich müsste ich im Koma liegen oder tot sein. Meine Ausnahmeerfahrung isoliert mich – das wird mir von Tag zu Tag mehr bewusst. Ich bin auf mich allein gestellt. Das Leben um mich rum geht weiter. Ich bin es, der den Strom verlassen hat. Ich mache mir klar: Ich muss es selbst hinbekommen, mich selbst wappnen. Andernfalls wird es schlimm enden. Das ist sicher. Doch mir wird auch deutlich: „Das hier" wird einen Preis fordern – wenn ich mein Ziel erreichen möchte, muss ich alles aufbieten, was ich an Ressourcen noch habe. Und ob das reicht, ist dennoch unsicher.

Sex?

Offen ist noch immer die Frage nach dem Sex. Ich bin mir unsicher, ob ich das überhaupt aufschreiben soll. Ist das zu persönlich? Zu peinlich? Ich habe mich aber entschlossen, offen zu sein. Daran möchte ich festhalten. Auch jetzt. Auch wenn mir Dinge peinlich sind.

Warum spricht niemand darüber? Ich habe selbst als Angehöriger und als Arzt „Fälle wie mich" erlebt. Keiner der Betroffenen hat offen über sein Ergehen gesprochen. Aus Scham? Aus Unwissenheit? Ich glaube: aus beidem! Ich möchte es daher anders halten.

Zunächst recherchiere ich im Internet. Auf Patienten- und Ärzteseiten. Und finde sehr wenig. Es wird schnell klar, dass bei mir keine Hirnregionen betroffen sind, die das Libido- oder Orgasmusbefinden tangieren. Liest sich erst mal gut. Doch stimmt es? Während der zwei Wochen zu Hause haben meine Frau und ich Gelegenheit, es auszuprobieren. Was ich schon weiß: Mein Berührungsempfinden auf der gesamten rechten Körperhälfte ist nahezu erloschen. Auf Dauer? Keine Ahnung. Oft fühlt es sich an, als sei meine rechte Körperhälfte komplett mit Eukalyptusöl überzogen. Ein winziger Reiz und es wird eiskalt. Die sensiblen Fasern der rechten Körperseite laufen am Kleinhirn vorbei ins zentrale Nervensystem, wo die Reize verarbeitet werden. Mein linkes

Kleinhirn ist größtenteils abgestorben, scheinbar hat es dabei auch Nervenabschnitte in der Nähe erwischt. Selbst Schmerzen oder Temperaturunterschiede bleiben jetzt irgendwo „stecken".

Libido kann ich noch empfinden. Gut. Auch die erektile Funktion ist unbeeinträchtigt. Seit Viagra weiß jeder, was damit gemeint ist. Doch wird auch ein Orgasmus funktionieren? Nein. Jegliche Empfindung bleibt aus. Meiner Frau sage ich das nicht. Es ist mir peinlich. Dieser Zustand wird mich noch monatelang begleiten. Dann erst normalisiert sich das Empfinden langsam.

Ich spreche mit niemandem darüber. Mit keinem Freund. Mit keinem Kollegen. Mit keinem Mitpatienten. Genauso bemerkenswert: Ich werde auch von niemandem darauf angesprochen. Von keinem Freund. Von keinem Kollegen. Von keinem Therapeuten. Von meiner Frau kann ich das nicht erwarten. Ich will ja gerade nicht, dass sie sich mir gegenüber wie eine Therapeutin verhält.

Ein Freund kommt vorbei. Frank Maleiner ist ein durchtrainierter Sportler. Pilot. Wir kennen uns über die Töchter. Ich erzähle ihm, dass ich bald wieder den üblichen Hundespaziergang durch den Wald hinter dem Haus schaffen möchte. Noch kann ich das nicht. Auch nicht mit Krücken. Der Waldboden ist viel zu weich. Frank schlägt spontan vor, es trotzdem direkt mal auszuprobieren, und bietet an, mich zu stützen. Es muss seltsam aussehen, wie ich da, die Hand auf seiner Schulter, durch den Wald humpele. Knapp zwei Kilometer. Allein wäre ich schon nach zwei Schritten umgefallen. Es fühlt sich dennoch gut an.

Mein Onkel Walter ruft an. Er ist ein erfahrener, inzwischen pensionierter Physiotherapeut. Walter rät mir, die lästigen Krücken gegen Gehstöcke zu tauschen. „Krücken sehen immer krank aus. Die müssen weg", sagt er. Die Sicht gefällt mir.

Am nächsten Tag gehe ich ins Sanitätshaus, um mir einen Aluminiumstock zu kaufen. Immer wieder muss ich ein Auge schließen, um nur *eine* Verkäuferin zu sehen. Als ich mich, mühsam gestützt, in den Verkaufsraum bewege, um mir einen Stock auszusuchen, bietet mir ein älterer Herr seinen Sitzplatz an. Eine freundliche Geste. Ich bedanke mich artig, bin aber stinksauer: auf mein offensichtliches Erscheinungsbild. Auf mich. Auf meine Schwäche.

Den frisch gekauften Stock fasse ich nie wieder an. Damit gibt es schon zwei Relikte: den Rollstuhl und den Aluminiumstock.

Ich versuche, etwas zu tun, was mir Spaß macht. Ich möchte kochen. Doch schon beim Heraussuchen der Zutaten muss ich ständig überprüfen, was ich nun schon aus dem Schrank geholt habe und was noch fehlt. Ich kann mich nicht einmal daran erinnern, ob ich die Kartoffeln schon ins Wasser getan habe oder nicht.

Am schlimmsten aber ist mein nicht mehr vorhandenes Gleichgewicht. Ohne ständiges Festhalten würde ich sofort auf dem Boden landen. Ich dränge mich in die rechtwinklige Ecke der Arbeitsplatte, sodass ich nach rechts und links etwas Halt habe.

Jetzt kann ich beide Hände einsetzen. Ich nehme mir eine noch ungeschälte Kartoffel und versuche, sie mit links festzuhalten. Doch das ist schwierig: Entweder greife ich zu fest zu oder sie entgleitet mir. Mir fällt der Fernsehmehrteiler „Der Seewolf" aus den 1970er-Jahren mit Raimund Harmstorf ein. Dort beeindruckte der damals 31-Jährige als „Seewolf" damit, dass er rohe Kartoffeln mit der bloßen Hand zerquetschen konnte. Ich selbst kann sie nicht mal richtig halten.

Ich nehme mir ein Schälmesser und versuche, die Kartoffel zu schälen. Ich bin so ungelenk, dass ich irgendwann entnervt aufgebe und die halbe Kartoffel samt Schale wegwerfe. Von Fingerfertigkeit kann keine Rede mehr sein. Gleichzeitig habe ich große Mühe, nicht aus meiner Ecke rauszurutschen und auf den Boden zu fallen. Es muss halsbrecherisch aussehen. Und trotzdem ist mir wichtig, es zu versuchen. Freiheit hat ihren Preis. Und das hier ist meiner.

Später kommt mir die Idee, beim Laufen Nordic-Walking-Stöcke zu nehmen und mir so zumindest etwas Stabilität zu verschaffen. Wenn auch nur eine sehr wacklige. Aus therapeutischer Sicht ist das mal wieder Schwachsinn. Doch das ist mir egal. Ich fahre mit meiner Frau zum Supermarkt und kaufe mir welche. Sie werden in den kommenden Wochen enge Begleiter werden.

Alles bleibt anders!

Von 20 Schritten auf 20 Kilometer

Ein paar Tage nach dem missglückten Kochversuch beginnt meine stationäre Rehabilitation. Ich beantworte vorab schriftlich Dutzende Fragen zu meinem Gesundheitszustand sowie den Medikamenten, die ich einnehme, und bin schon genervt, bevor es überhaupt losgeht. Wahrscheinlich, weil mir vor Augen geführt wird, wo ich Defizite habe und auch, was der Schlaganfall noch alles hätte anrichten können: „Können Sie allein gehen?" – „Brauchen Sie Unterstützung bei der Körperpflege?" –„Benötigen Sie Hilfe beim Essen?" Hinzu kommt, dass die Gefahr einer Verschlechterung noch längst nicht ausgestanden ist: Eine Blutung, ein erneuter Infarkt und auch eine Epilepsie aufgrund der Hirnschädigung sind immer noch drin. Ich versuche, das Wissen darum weiterhin auszublenden. Passiert mir schon nicht. Oder?

Ich möchte mich die etwa 75 Kilometer nicht von meiner Frau fahren lassen. Ich will es allein schaffen. Ja, das ist eine Trotzreaktion. Gegen was auch immer. Mal wieder. Also packe ich einen Koffer, meinen schwarzen Rucksack mit den vielen Taschen und bestelle mir ein Taxi. Es ist Ende der Woche. Mein noch durchtrainiertes Aussehen passt nicht zu meiner Gebrechlichkeit. Der Taxifahrer braucht einen Augenblick, bis er bemerkt, dass er mir das Gepäck abnehmen muss. Die Fahrt dauert knapp eine Stunde. Baustellen. Dann steuert der Fahrer die falsche Klinik an. Ich bin zu unkonzentriert, um es zu bemerken. Schon am Namen neben dem Eingang hätte ich es erkennen können. Am Tresen macht man mich freundlich auf den Irrtum aufmerksam.

Als wir schließlich in der richtigen Klinik ankommen, scheinen sich meine schlimmsten Befürchtungen zu bestätigen: Es wirkt grauenhaft. Zwar ist das Foyer nett und einladend gestaltet, jedoch sind es vom Eingang bestimmt noch zehn Meter bis zum Check-in-Tresen. Das schaffe ich nie ohne Hilfe. Auch an der Wand kann man nicht gut entlanggehen. Ich versuche es dennoch. Der Taxifahrer trägt meine Koffer. Irgendwie komme ich an. Ich bin schweißgebadet.

Nach dem Check-in wird mir ein Zweibettzimmer im ersten Stock zugewiesen. Zum Glück kann ich Lift fahren. Treppen gehen gar nicht. Oben angekommen, stelle ich fest, dass mein Zimmernachbar gerade einen schweren epileptischen Anfall hatte. Seinen ersten. Nach einem Schlaganfall. In den ersten drei Monaten ist die Wahrscheinlichkeit am höchsten.

In mir krampft sich alles zusammen. Solche Dinge habe ich bislang erfolgreich verdrängt. Jetzt schläft er den „postikterischen Dämmerschlaf", wie es im medizinischen Fachjargon heißt. Kenne ich alles. Von anderen. Ist das irgendwann auch mein Schicksal? Mein Optimismus bekommt einen herben Dämpfer. Ich lasse es mir nicht anmerken.

Sehnsuchtsziel Kreuzkapelle

Doch es kommt noch schlimmer. Eine Schwester zitiert mich zum Aufnahmegespräch. Sie fragt mich all das noch einmal, was ich mühsam in den Aufnahmebogen der Klinik eingetragen habe. Sämtliche Verweise darauf laufen ins Leere. Sie habe viel zu viel zu tun, um so etwas zu lesen. Kein Wunder, dass ich mich als Nummer fühle.

Um es gleich zu sagen: Solche Erfahrungen waren in der Zeit der Reha eine Ausnahme. Ansonsten waren die Schwestern immer sehr, sehr nett und zuvorkommend. Trotzdem: ein unglücklicher Start. Ich schleppe mich also zurück in mein Zimmer. Meine Nordic-Walking-Stöcke habe ich in Mainz vergessen. Oder liegen sie doch im Zimmer?

Mein Zimmer hat einen kleinen Balkon. Ich blicke auf Wanderwege und eine Kapelle. Sie heißt Kreuzkapelle, erfahre ich später, und liegt knapp drei Kilometer von der Klinik entfernt. Als ich so auf dem Balkon stehe, formt sich in meinem kranken Hirn ein ambitionierter Plan: Bevor ich hier weggehe, werde ich ohne Hilfe dreimal pro Tag zu dieser Kapelle laufen. Das sind insgesamt 18 Kilometer. Momentan schaffe ich keine zehn Schritte.

Mein schlafender Zimmernachbar wird in ein anderes Zimmer gebracht. Ich bin allein. Nun werde ich von einem netten, jungen Kollegen erstuntersucht und von verschiedenen Therapeuten eingeschätzt. Ein interessantes Prozedere. Wie bei einem Casting.

Die Neuropsychologin nimmt sich viel Zeit. Den Gesprächsstil kenne ich. Die Fragen auch. Das verständnisvolle Nicken. Auch ich bin in Grundzügen darin ausgebildet. Es ist sicher für beide seltsam. Ich weiß, was ich antworten muss, um das ein oder andere Bild von mir zu erzeugen. Auch hier will ich die Kontrolle behalten. Es steuern. Mich einfach mal fallen zu lassen und authentisch zu meiner Situation zu stehen, kommt mir nicht in den Sinn. Mir wird eine Reittherapie empfohlen – ich habe zwar keinerlei Beziehung zu Pferden, aber so komme ich wenigstens raus, denke ich mir. Also gern, ja.

Massagen möchte ich nicht. Die Physiotherapeutin sieht mich ehrlich verwundert an. „Aber jeder mag doch Massagen?!" Ich schüttle mit dem Kopf. Eine Physiotherapie mit vielen Übungen, viel Sport und Ergotherapie ist es, was ich will. Was helfen mir Massagen?

Die Logopädin hält mich schon zu Beginn für ziemlich weit, man könne mich ja gut verstehen. Das mag zwar sein, denke ich, aber für mich ist der Vergleichsmaßstab mein früherer Zustand – und verglichen damit sind Sprache, Bewegung, Konzentration und überhaupt alles das totale Desaster.

Ich bekomme meine erste Anwendung: Physiotherapie. Der engagierte Therapeut ermutigt mich, nicht ständig mehr zu wollen. „Ein gutes Pferd springt nur so hoch, wie es muss!" Wieder so eine Worthülse. Ich bin sicher, er meint es gut. Mein Selbstanspruch ist es jedoch, sehr gut zu sein. Nur gut zu sein, das reicht mir nicht. Auch jetzt nicht.

Noch schlimmer wird es, als er mir tatsächlich rät, einen Rollator zu benutzen. Ich weiß nicht, ob man mir den Widerwillen, ja regelrechten Schock ansieht, der sich in mir ausbreitet. „Sie laufen damit sicherer, und die anderen passen besser auf.“ Es ist gut gemeint. Er hat zweifelsohne mein Problem voll erkannt – mir aber eine völlig unpassende Lösung vorgeschlagen. Mein Verarbeitungsmuster ist – wie erwähnt – eher narzisstisch geprägt. Ich untertreibe Beschwerden. Daraus ziehe ich Hoffnung. Er möchte nun genau das Gegenteil. Warum fragt er mich nicht mal, was mir wichtig ist? Was meine Ziele sind?

Dennoch drehe ich anschließend artig in der Sporthalle ein paar Runden mit dem ungeliebten Gefährt. Ich bekomme viele gute Tipps, weiß aber: Ich werde keinen davon brauchen. Wenn es irgendwie in meiner Macht steht, möchte ich dieses Ding nie mehr anrühren. Entsprechend gering ist meine Enttäuschung, als man mir anschließend mitteilt, dass ohnehin kein Rollator mehr da sei, den ich mit aufs Zimmer nehmen könne. Ich heuchle Enttäuschung!

So torkle ich aus dem Therapieuntergeschoss in mein Zimmer zurück, während mir klar wird, dass ich später ohne Krücken, ohne Nordic-Walking-Stöcke und ohne Rollator in den Speisesaal gehen muss. Natürlich könnte ich mich von einer der Schwestern bringen lassen, aber das würde meiner Sturheit widersprechen.

Ich versuche, den Pflegern und Therapeuten offen und freundlich zu begegnen. Aber mir ist klar, dass ich für die meisten der Prototyp des Horrorpatienten bin: ein besserwissender, bislang gesunder Arzt, der sein Schicksal noch nicht angenommen hat. Natürlich wird es auch dadurch nicht leichter, dass die Klinik eigentlich auf einen anderen Patiententypus ausgerichtet ist. Normalerweise sind die Klienten älter und auch ohne Schlaganfall nicht besonders fit.

Das führt zu für mich absurden Situationen: wenn zehn Schritte am Stück schon als „toller Erfolg“ gelobt werden etwa oder es „richtig klasse“ ist, wenn ich kurz auf einem Bein stehen kann. Mir kommt das alles vor wie totaler Bullshit. Als Sportler bräuchte ich eine andere Ansprache. *Hört mich denn keiner? Das ist alles Scheiße!*

DER BALKON meines Zimmers wird für mich zur Kraftinsel. Ich fühle mich irgendwie geborgen. Hier kann ich den Blick über die Wiesen des „Goldenen Grundes“ schweifen lassen, wie diese Gegend genannt wird. Den Begriff habe ich übrigens zum ersten Mal Mitte der 1980er-Jahre gehört. Damals habe ich – noch als Schüler – Artikel für die *Nassauische Neue Presse* verfasst. Eine Regionalseite der Zeitung war ebenfalls mit „Goldener Grund“ überschrieben.

Mein Vater hatte mir das Fotografieren und das Entwickeln von Schwarz-Weiß-Bildern beigebracht. Während meiner Zeit als Sanitätshelfer beim Deutschen Roten Kreuz habe ich begonnen, die Regionalpresse mit Fotos und Berichten über unsere Tätigkeiten zu versorgen. Irgendwann fragte mich die Lokalredaktion, ob ich nicht auch über anderes schreiben könnte. So begann meine Tätigkeit als freier Mitarbeiter der Tageszeitung. Selten habe ich in kürzerer Zeit mehr über Journalismus gelernt. Bis heute zehre ich davon, wenn ich über medizinische Inhalte berichte.

Jetzt, mit Blick auf den echten „Goldenen Grund“, fällt mir all das wieder ein. Ich habe Jahre nicht daran gedacht.

Zoff mit dem Oberarzt

Das erste Abendessen steht an. Ich erfahre, mit welchen Mitpatienten ich an welchem Tisch sitze. Einmal quer durch den Raum laufen. Horrorvorstellung. Da kann ich mich nirgendwo festhalten. Ich schaffe es dennoch. Das Essen wird serviert. Den Salat muss man sich am Buffet selbst holen. In den ersten Tagen verzichte ich darauf. Ich würde umfallen. Vom Balancieren des Tellers gar nicht erst zu reden.

Ein paar Tage später versuche ich es. Es geht schief. Salatblätter samt Dressing rutschen mir vom Teller und landen auf dem Teppich.

Mir gegenüber sitzt ein sympathischer Feuerwehrmann, der auch einen Schlaganfall erlitten hat. Zum Glück nicht so schwer. Man merkt ihm nichts an. Er ist sehr kommunikativ und macht mir das Ankommen leicht. Weitere vier Patientinnen essen mit uns. Es ist eine nette Tischgemeinschaft. Ich halte mich dennoch zurück.

Die erste Nacht verläuft besser als gedacht. Das EKG hat immer noch nichts Auffälliges gezeigt. Am Samstagvormittag bitte ich darum – nur wenige Stunden nach der Aufnahme –, zur häuslichen Selbsterprobung für eine Nacht nach Hause zu dürfen. Ein sehr früher Rehakoller. Der junge Kollege vom Vortag kommt in mein Zimmer, im Schlepptau sein Oberarzt. Kaum hat der mir die Hand geschüttelt, kommt er mit einem Satz rüber, den ich schlicht als Unverschämtheit betrachte. Ohne mit mir je auch nur ein Wort geredet zu haben, sagt er: „Bei Ihnen war das der viele Stress – ganz klar!“

Ich schlucke. Woher hat er das? Mit einem lapidar dahingeworfenen Satz stellt er meinen kompletten Lebensstil infrage und gibt mir das Gefühl, an dem Schlaganfall selbst schuld zu sein. Mich ärgert dieses Verhalten kolossal. Ohne mich auch nur zu kennen, erlaubt sich der Kollege eine solch weitreichende Aussage. Küchenpsychologie in 15 Sekunden. Normalerweise hätte ich das mit einem Schulterzucken abgetan. Doch nicht jetzt. Die Worte wirken auf mich wie eine Anklage.

Zum Glück ist ein kleiner Teil meiner Schlagfertigkeit zurückgekehrt. Ich entgegne lallend, aber trocken: „Das kann Ihnen ja sicher nicht passieren: Ein neurologischer Oberarzt in einem peripher gelegenen Rehakrankenhaus kann nicht besonders ehrgeizig sein. Da gibt's bestimmt wenig Stress."

Mir ist heute klar: Ich habe völlig überzogen reagiert – und dennoch habe ich es damals genau so empfunden. Ich wollte ihm in diesem Moment einfach klarmachen, wie sehr mich seine Anmaßung gestört hat. Ohne mich zu kennen, solch ein Urteil über mich zu treffen. Sosehr mich sein kurzer Satz in diesem Moment schockiert – und sosehr ich heute über meine Reaktion lächle –, so sehr wird er mir später aber auch eine Lehre werden: „Hör erst mal zu, bevor du anderen Menschen ungefragt deine Einschätzung mitteilst."

Keine Frage – ich hatte es schon kurz erwähnt: Ich hatte in meinem selbst gewählten Leben tatsächlich immer viel Stress. Doch ich habe viel dafür getan, diesen gut zu verarbeiten und meine Risikofaktoren niedrig zu halten. Ich glaube nicht an die so oft herangezogene Stress-These, die eine allzu schnelle Erklärung für alle möglichen Arten von Erkrankungen bietet. Auch deshalb wird sie so häufig herangezogen. Sicher gibt es viele Hinweise darauf, dass zu viel Stress (beispielsweise extrem viele Überstunden) tatsächlich auch Schlaganfälle begünstigt, aber nur, wenn man ihn nicht wieder abbaut. Und später wird sich tatsächlich herausstellen, dass Stress nicht der Grund war.

NOCH ZEHRE ICH von meiner Vor-Schlaganfall-Fitness. Doch mir fehlt die Bewegung. Da ich allein im Zimmer bin, beschließe ich, Liegestütze zu machen. Normalerweise schaffe ich fünfzig am Stück. Da sollten doch immer noch ein paar gehen.

Ich lasse mich aus dem Bett auf den Boden gleiten, drehe mich um. Schwindel. Versuche den ersten Liegestütz und kippe nach links weg, knalle auf die linke Schulter und mein Gesicht. Mir fehlt die Kraft, nicht nur die Koordination. Mist. Doch Aufgeben gilt nicht.

Ich habe ein berühmtes Vorbild. 2011 habe ich mir bei einem USA-Aufenthalt ein Foto mit der Originalsignatur *Failure is not an option* von NASA-Flight-Director Gene Kranz im Kennedy Space Center in Cape Canaveral in Florida gekauft. Er hat die Bodencrews von Apollo 11 (erste Mondlandung) und Apollo 13 („Houston, wir haben ein Problem") geleitet. Ein Jahr zuvor habe ich sein Buch darüber gelesen. Sehr beeindruckend. Nun gilt sein Spruch für mich. Wieder ist dieser Begriff da: Genesungstrotz.

Ich ziehe mir also die Decke vom Bett, rolle sie notdürftig zusammen und lege sie unter mich. Die Hände rechts und links davon. Wenn ich jetzt runterknalle, falle ich bloß auf die Decke. Wenn jetzt nur niemand reinkommt, denke ich. Das muss ja völlig bescheuert aussehen. Zunächst knicke ich noch ein paarmal ein. Doch schließlich schaffe ich drei Liegestütze. Und bin völlig fertig. Meine Arme zittern. Drei, also 47 weniger als sonst.

ALS ICH MEINER FRAU, die mich später abholt, von meinem Erlebnis mit dem Oberarzt berichte, rät sie mir, dem Kollegen „doch erst mal zuzuhören". Vielleicht habe er ja recht. Ihr Ziel: das Verhältnis nicht gleich zu Beginn zu trüben. Aus übergeordneter Sicht bestimmt richtig.

Für mich in diesem Moment jedoch nicht. Der Satz „Bei Ihnen war das der viele Stress" klingt für mich nach einer anmaßenden Anklage, so wie: „Sie sind doch selbst schuld. Hätten Sie mal weniger von sich gefordert."

Nein, bin ich nicht!, ruft es in mir. Wenn Stress zwingend zu gesundheitlichen Problemen führen würde, dann müssten die gesamte Weltkriegsgeneration und auch alle Steinzeitmenschen vorzeitig verstorben sein. Sind sie aber nicht. Unbearbeiteter Stress ist natürlich ein wichtiger Risikofaktor bei vielen Erkrankungen. Aber zwingend ist das nicht.

Für mich spiegelt sich in dieser angeblichen Zusammenhangsfindung von Stress und Erkrankung auch der – wohl unerfüllbare – Wunsch nach einer Kontrollierbarkeit des Schicksals. Wie bei einem Kaugummiautomaten: Man schmeißt oben das richtige Verhalten rein und bekommt unten Gesundheit raus. Vielleicht entschuldigt der Kollege damit sein eher entspanntes Leben, vielleicht rechtfertige ich mit meiner Ablehnung aber auch meines.

ZU HAUSE stelle ich fest, dass sich mein Schlafbedürfnis völlig verändert hat. Schon die „Tagesschau" um 20 Uhr ist für mich zu spät. An das Anschauen eines Films ist überhaupt nicht mehr zu denken – nicht nur, dass ich nichts sehe, ich bin auch einfach zu müde. Zerschlagen.

Dafür werde ich mitten in der Nacht wach. Statt wach zu liegen und zu grübeln, greife ich bald zu Hörbüchern. So schlafe ich irgendwann wieder ein. Das vermehrte Schlafbedürfnis wird mir auch später bleiben. Früher haben mir vier bis sechs Stunden gereicht, von nun an sind es eher zehn bis zwölf.

Meine Frau weist mich darauf hin, dass das nächtliche Wachliegen Ausdruck einer Depression sein kann. Auch wenn es natürlich stimmt und ich das weiß, möchte ich es in diesem Moment nicht von meiner Frau hören. Sie ist in dieser Phase die Falsche, mir das zu sagen. Mutig, dass sie es dennoch versucht. Im Nachhinein werde ich es als Liebe und

Besorgnis werten können, zu diesem Zeitpunkt habe ich es als harschen Angriff empfunden.

Eine enge Beziehung zu einem Hausarzt habe ich nicht. Ein Fehler, wie ich später erkenne. Mir fehlt ein Kümmerer in dieser Phase. Ich glaube, alles selbst schaffen zu müssen. Das ist ein Irrtum.

Umso mehr werde ich mich später freuen, wenn Patienten mich als zugewandt und verständnisvoll beschreiben. Als „ehrlich interessiert" an der Situation. Genau das möchte ich sein.

Meine jahrelange Jogging-Partnerin Angela Rinn besucht mich zu Hause. Bislang hat sie außer besagter SMS nichts von mir gehört. Als sie mich sieht, ist sie sichtlich entsetzt über mein Entlangfallen an der Wand. Später wird sie mir das auch sagen. Wir sitzen auf der Terrasse. Selbst den Tee muss sie sich selbst zubereiten und raustragen. Ich würde doch nur alles verschütten.

Für sie ist das kein Problem, für mich schon, weil ich es eigentlich selbst tun möchte – und wieder mal nicht die Freiheit habe, es zu tun. Ob wir je wieder gemeinsam joggen werden?

Ball fangen? Schwierig

Am Sonntagabend kehre ich zurück in mein „Reha-Gefängnis". Meine Frau fährt mich. Ich nehme meine Nordic-Walking-Stöcke mit. Ich meine, mitleidige Blicke bei den Schwestern zu bemerken, als ich damit den Gang entlangtorkele. Mein Zimmernachbar ist zurückgekehrt. Es geht ihm besser. Das freut mich. Doch wegen der Epilepsie muss er von nun an ständig Medikamente nehmen. Sie machen ihn müde. Sein Schlaganfall liegt drei bis vier Monate zurück. Dass sich eine Epilepsie so spät entwickelt, ist ungewöhnlich. Und zeigt mir: Ich bin noch mittendrin in der heißen Risikophase – auch wenn Epilepsien selten durch ein geschädigtes Stamm- oder Kleinhirn hervorgerufen werden.

Ich bekomme meinen Therapieplan ausgehändigt. Langsam finde ich mich zurecht. Pro Tag sind es bis zu fünf Stunden Anwendung. Gut, doch für mich zu wenig. Ich beschließe, meine eigenen Übungen obendrauf zu setzen. Das Laufziel mit der Kreuzkapelle gilt es schließlich zu erreichen. Es ist genau das Gegenteil dessen, was mir geraten wurde.

Ich habe noch knapp zwanzig Tage in diesem Juni. Ich bin mir der Absurdität und Realitätsferne dieses Plans vollauf bewusst. Ich kann immer noch keine zehn Schritte frei laufen. Wie soll ich es da bis zur Kapelle schaffen? Doch ich glaube fest daran. Sprechen will ich aber mit niemandem darüber. Nicht mit meiner Frau. Nicht mit meinen Therapeuten. Es ist *mein* Plan.

Ab und zu beschleichen mich natürlich Zweifel – werde ich es schaffen? Doch ich halte an meinem Bergsteiger-Bild fest. Auch dort haben es Menschen auf Gipfel geschafft, vor allem, weil sie ihre Ausdauer als Ressource hatten – die habe ich auch.

Erst in der Nacht zuvor habe ich in „In eisige Höhen" genau das beschrieben gefunden:

> Ich war mir nicht sicher, was man alles zu erreichen imstande war, wenn man nur wenig mehr als sein Ausdauervermögen in die Waagschale zu werfen hatte, aber das Ziel war hochgesteckt, und jeder Rückschlag ließ mich nur noch entschlossener werden, um wenigstens einmal einen großen Traum erfüllt zu sehen.*

So gehe ich nun allein auf meine Genesung zu. Hoffentlich.

Eine meiner ersten Anwendungen in dieser Woche findet in der großen Sporthalle statt. Die Übungen wirken lächerlich einfach – ich schaffe sie dennoch nicht.

Mit einem Bein frei auf einer Sportmatte stehen? Für mich unmöglich. Auf einer aufgemalten Linie entlanglaufen – gibt es Schwierigeres? Ohne linke Kleinhirnfunktion. Ohne ausreichende visuelle Orientierung im Raum. Mit Schwindel im Hirn und Bewegungsstörungen auf der linken Seite. Ich torkele. *Mist.*

Doch es kommt noch besser. Wir sollen uns Bälle zuwerfen. Das Werfen mit rechts geht zwar, das Fangen mit beiden Händen jedoch überhaupt nicht. Wenn ich zugreife, ist der Ball schon weg. Das konnte ich im Kindergarten besser. Ich muss völlig verpeilt aussehen.

Diese erste echte Rehawoche hat für mich viele Tiefpunkte. Es gilt, Abschied zu nehmen von Fertigkeiten, die ich glaubte nie zu verlieren. Ich weiß „vorher" nicht mehr, was geht oder was nicht. Immer erst „nachher". Ich kann es nur ausprobieren. Ich bin mir meiner selbst nicht mehr sicher.

Eine weitere Anwendung findet im Bewegungsbad statt. Ich freue mich darauf. Gut, dass es eine Treppe samt Geländer für den Einstieg gibt. Die paar Stufen ins Becken hätte ich sonst nicht geschafft. Schließlich finde ich mich im Wasser mit bunten Schaumstoff-Auftriebshilfen wieder und versuche, im flachen Becken halbwegs koordinierte Bewegungen hinzubekommen. Echt knifflig. Und zutiefst frustrierend. Ich war früher Rettungsschwimmer-Ausbilder, bis vor Kurzem Taucher und Taucherarzt.

---

* Earl Denman, „Alone to Everest", Zitat aus „In eisige Höhen"

Und jetzt? Der wahrscheinlich jüngste Schlaganfallpatient, der je das Bewegungsbecken erklommen hat – ein zweifelhafter Titel.

Die letzten Minuten dürfen wir uns frei bewegen. Ich versuche zu schwimmen. Wird das noch gehen? Wieder diese bange Frage – solche kenne ich ja nun zuhauf. Zwar machen mein linker Arm und meine linke Hand nicht exakt das, was ich mir so vorstelle, aber es geht. Nun versuche ich es mit Kraulen. Auch das geht.

Mir kommen meine unkontrollierbaren Einatmer in den Sinn. Kann mir das unter Wasser auch passieren? Normalerweise kann ich neunzig Sekunden und länger den Atem anhalten. Und jetzt? Ich habe nur eine Möglichkeit, das herauszufinden: ausprobieren. Ich schwimme zu einer der Leitern des flachen Beckens, meine wiedergewonnene Mobilität im Wasser genießend, halte mich oben fest und tauche den Kopf unter Wasser. Luft anhalten. Schon nach zwanzig oder dreißig Sekunden wird mein Atemreiz jedoch so stark, dass ich auftauchen muss. Viel zu früh. Aber immerhin. Und: kein unkontrolliertes Luftholen unter Wasser. Gut. Ich bin ganz zufrieden mit mir und ziehe mich am Geländer aus dem Becken. Die Therapeutin hat mich beobachtet und möchte mich eine Gruppe höher einstufen. Ist das ein Erfolg?

Lebensgefährliche Spaziergänge

Ich gehe, wie immer Wand und Aufzug nutzend, zurück auf mein Zimmer. Nach dem offiziellen Teil der Therapie möchte ich mein privates Bewegungsprogramm starten. Ich melde den Schwestern, dass ich mit meinen Nordic-Walking-Stöcken kurz rausgehe. „Bitte nicht das Gelände verlassen", schallt es mir entgegen.

Ich nicke, ohne es so zu meinen. Wenn ich kann, werde ich genau dies tun. Ich habe keine Ahnung, wie weit ich kommen werde. Schon der Gang durchs Foyer ist eine echte Wackelpartie. Jetzt die Glastür, weg von der Wand. Ich überlege, wie ich die Stöcke am besten halte. Mit links bin ich schwerfällig, ja, ungelenk. Aber es geht irgendwie.

Ich entschließe mich, den Anstieg zu nehmen, der auf der linken Seite der Klinik vorbeiführt. Objektiv betrachtet, ist das halsbrecherisch. Wenn ich hinfalle, drohen innere Blutungen, was durch die Blutverdünner, die ich einnehme, lebensgefährlich werden kann. Doch ohne Selbstbestimmtheit möchte ich auch nicht leben.

Schon nach vierzig Schritten muss ich eine Pause machen. Ich bin gerade mal am Grundstücksende vor dem Haupteingang angekommen. Der Bodenbelag wechselt. Nach ein paarmal durchatmen gehe ich weiter. Ich schaffe vielleicht achtzig Meter. Zumindest den ersten Schritt in Richtung Kapelle habe ich gemeistert. Dennoch frustrierend. Aber mehr geht nicht. Ich muss ja auch wieder zurück. Entlang des Weges vor mir stehen überall Bänke. Ich kann sie mehr erahnen als sehen. Morgen gehe ich bis zur ersten oder zweiten, nehme ich mir vor. Dann sehen wir weiter.

Am nächsten Tag habe ich weniger Anwendungen. Ich mache meinen Plan wahr und stöckle bis zur zweiten Bank. Und das, ohne zu fallen. Das ermutigt mich. In der Ferne sehe ich einen Anstieg. Den will ich bald auch schaffen. Aber nicht heute.

Ich setze mich, hole Harry Potter hervor und nehme eine Passage mit der Sprachmemo-Funktion des iPhones für meine Tochter auf. Ich blicke mich mehrfach um. Wenn jetzt jemand vorbeikommt und mich laut lesen hört, wird's peinlich. Doch ich mache weiter. Heute bin ich schon nach nur zwei Durchgängen mit mir zufrieden und schicke die Datei los. Wird es besser? Der Weg zurück gelingt ganz gut. Wieder falle ich nicht, auch wenn ich einige Male sehr dicht dran bin (um es mal vorsichtig auszudrücken).

Am nächsten Tag lasse ich die Anwendungen über mich ergehen, verhalte mich zurückgezogen. Zwischen den Therapien laufe ich fast ständig mit Sonnenbrille umher. Das Wetter ist sonnig, und so kann ich zumindest ab und zu ein Auge schließen, um etwas genauer zu betrachten, ohne dass es gleich auffällt.

Nachmittags hole ich mir oft einen Kaffee und einen Schokoriegel und setze mich mit Kopfhörern auf eine der Bänke vor der Klinik. Das wird mein neues Ritual. Die Songs helfen mir, meine Sicht auf die vor mir liegenden Dinge zu verändern. Einer dieser Songs macht mir deutlich: Ich muss lernen, mich von Verlorenem zu lösen, nach vorn zu schauen. Wenn ich das nicht schaffe, bleibe ich im Gestern hängen und verpasse all das Gute um mich herum:

> Cause if your eye's on the ground
> When the night comes down
> You only see the stars when they fall like rain
> Like rain
> […]
> I won't run when the storm clouds come
> I won't turn away

> Wenn du auf den Boden schaust,
> wenn die Nacht hereinbricht,
> wirst du die Sterne nur sehen,

wenn sie wie Regen vom Himmel fallen,
wie Regen.
[…]
Ich werde nicht weglaufen, wenn der Sturm aufzieht.
Ich werde nicht wegrennen.*

Get on your feet!

Mir wird klar: Ich muss nach vorn schauen, um meine Fortschritte und Ziele sehen zu können. Also raffe ich mich jeden Tag aufs Neue auf. Mir geht das alles viel zu langsam. Von Tag zu Tag gibt es nur wenig spürbare Verbesserung. Vielleicht ist auch das ein „Lernmoment". Zeit füllt sich für mich jetzt anders. Und sie fühlt sich anders an. Noch nie in meinem Leben habe ich mir so viel Zeit „für mich" genommen. Da kommen Gedanken, die ich bislang so nicht von mir kannte.

Wenn ich mit Mitpatienten rede, berichten viele davon, alles in ihrem Leben ändern zu wollen: mit dem Rauchen aufhören, abnehmen, mehr Sport, eine neue Beziehung, den Job wechseln.

Ich selbst hingegen spüre keine großen Änderungswünsche. Im Gegenteil: In mir breitet sich bei dem Gedanken an mein bisheriges Leben eine große Zufriedenheit, ja Dankbarkeit aus. Ich möchte nichts Wesentliches ändern. Kleinigkeiten, klar. Doch mein Ziel ist es, mein bisheriges Leben weiterzuführen. Nicht mehr, nicht weniger. Das fühlt sich gut an. Ich beschließe, darauf aufzubauen.

Und mir ist auch klar: Es wird noch eine Weile dauern, bis ich dieses Ziel erreicht habe.

Ich bin nun in der fünften Woche nach meinem Schlaganfall, es ist Juni. Ich brauche für alles viel, viel länger als früher, bin unsicher bei Bewegungen und habe immer noch massive Sehstörungen. Selbst wenn ich bald wieder frei laufen kann, werde ich nicht mehr unter massivem Zeitdruck arbeiten können. Das heißt: Ich kann meine Tätigkeit in der Notaufnahme nicht weiterführen. Es wäre unverantwortlich, unter Handlungsdruck nicht das Optimale für einen Patienten erreichen zu können. In solchen Momenten bin *ich* die Chance des Betroffenen. Damit muss ich auch voll funktionieren. Mir ist bewusst: Das kann ich nicht mehr. Die Einsicht schmerzt, doch alles andere würde mir nicht entsprechen. „Wird schon gut gehen" ist für mich keine Option.

Auch als Fernsehmoderator für Medizinsendungen werde ich bis auf Weiteres nicht mehr arbeiten können. Als Moderator muss man auf den

* Auszug aus „Falls Like Rain" von Klangkarussell, veröffentlicht 2014

Punkt abliefern. Bis zu dreißig Personen sind gleichzeitig an einer Studioproduktion beteiligt. Da muss alles klappen. Zudem ist geschmeidiges Bewegen vor der Kamera unerlässlich. Nur so gelingt es, Souveränität, Selbstbewusstsein und Sicherheit auszustrahlen. Das gelingt mir zurzeit nicht. Auch das kann ich also erst mal knicken. Auch hier erst mal (Sende-)Pause. Es werden noch weitere No-Gos dazukommen.

Ich beschliesse, mit meinem persönlichen Bewegungsprogramm weiterzumachen. Heute soll es mit dem Anstieg klappen, den ich gestern von der Bank aus erspäht habe. Ich schnappe mir meine Nordic-Walking-Stöcke und breche auf. Das Wetter ist klasse. Ich merke, wie mich der Schwindel immer wieder dazu zwingt, mich stark auf die Stöcke zu stützen. Er ist immer noch da. Und wird es wohl auch noch eine Weile sein. Doch ich lerne langsam, mit ihm zu leben. Was bleibt mir auch übrig?

Als ich loslaufe, fällt mir eine Begebenheit ein, die knapp 25 Jahre zurückliegt. Damals war ich junger Moderator im ZDF. Die Redaktion hieß „Gesundheit und Natur". Geleitet wurde sie von der Fernseh-Legende Hans Mohl. Er hat auch die „Aktion Sorgenkind" (später „Aktion Mensch") mit ins Leben gerufen. Es war die erste Sendung, die ich im Fernsehen moderiert habe. An Ostern 1991, damals noch als Hospitant. Hans Mohl wollte das Erscheinungsbild des etwas angestaubten Formats verjüngen. Nachdem mein Erstauftritt gut geklappt hatte, wurde ich in die erlauchte Riege der Moderatoren und freien Mitarbeiter aufgenommen. Eine Art Ritterschlag, und das als Student. So habe ich es empfunden. Ich war stolz wie Oskar. Dafür musste Hans Mohl damals interne Hürden überwinden, von denen ich zunächst nichts wusste.

Als er auf die Idee kam, einen Hospitanten (also mich) moderieren zu lassen, lief die zuständige Abteilung Sturm. „Das geht nicht als Hospitant. Die arbeiten nicht. Die lernen."

Hans Mohl hatte die rettende Idee: „Dann endet seine Hospitanz vor dem Tag der Aufzeichnung und fängt am Tag danach erneut an. An dem Tag dazwischen wird er freier Mitarbeiter, moderiert die Sendung und bekommt sein Honorar vom ZDF. Und am Tag darauf bin ich froh darüber, nun einen Hospitanten mit Moderationserfahrung vor mir zu haben."

So wurde es gemacht. Nachdem Hans Mohl 1993 in den Ruhestand gegangen war (eine meiner letzten Sendungen mit ihm war „Schlag dem Schlaganfall" im Oktober 1993), haben Gunther Vogel und ich miteinander gearbeitet, von dem ich bis dahin schon viel gelernt und der sich meiner als Mentor angenommen hatte. Wir sind bis heute Freunde. Gemeinsam haben wir unter anderem die Paralympics für das ZDF porträtiert. Gunther nannte seine Fernsehbeiträge damals „Die Trotz-allem-Athleten“. Wie treffend. Nun bin ich derjenige mit den Handicaps und muss sie meistern. Trotz allem eben.

Im Zuge der „Aktion Sorgenkind“-Sendungen stieß ich Anfang der 1990er-Jahre auf das Schicksal der kolumbianischen Sängerin Gloria Estefan. Sie war 1990 in einen schweren Autounfall verwickelt und hatte sich massive Wirbelsäulenverletzungen zugezogen. Monatelang saß sie im Rollstuhl – mit ungewissem Ausgang. Später widmete sie dieser Zeit das Album „Into the Light“. Ich fand das damals so beeindruckend, dass ich einen ihrer Songs als Moderator zitierte, um anderen Mut zu machen (auch wenn dieser eigentlich schon vor dem Unfall entstanden war). Heute fühle ich mich von diesem Song verstanden. Er zeigt mir: Auch ich muss nun „aufstehen“. Ich muss es wahr werden lassen. Ich darf nicht aufhören, bis es geschafft ist.

Get on your feet
Get up and make it happen
Get on your feet
Stand up and take some action
Get on your feet
Don't stop before it's over
Get on your feet
The weight is off your shoulder

Komm auf die Beine.
Steh auf und mach es wahr.
Steh auf.
Steh auf und unternimm etwas.
Steh auf.
Hör nicht auf, bis du es geschafft hast.
Steh auf.
Das Gewicht auf deinen Schultern ist weg.*

Ich hänge diesen Gedanken nach und stelle fest, dass sie mir nun Mut machen. Ich schaffe es tatsächlich bis zum Anstieg und werde wieder übermütig. Ich verlasse den Weg und trete auf das Gras. Hier ist der Boden weicher. Ich will jetzt zehn Schritte frei laufen. Sollte ich fallen, lande ich im Gras. Ist dann halt so. Meine Nordic-Walking-Stöcke lege ich hin, da ich befürchte, ich könnte in einen hineinfallen, wenn ich sie in der Hand behielte. Nachdem ich mich gebückt habe, ist mir unfassbar

* Auszug aus „Get on Your Feet“ von Gloria Estefan, veröffentlicht 1990

schwindelig. Doch keine gute Idee? Ich atme ein paarmal durch. Und laufe los.

Ein Schritt, zwei, drei, vier. Ich bin selbst überrascht, dass es klappt. Ich schaffe die zehn und lege noch ein paar drauf. Mein Blick ist fest auf einen Baum in der Ferne gerichtet. Ich stehe immer noch. Jetzt fällt mir jedoch mein Denkfehler auf. Ich bin nicht im Kreis gegangen. Meine Nordic-Walking-Stöcke liegen etwa 15 Meter entfernt im Gras. Mist. Ich mache mich auf den Rückweg. Es klappt. Ich bin stolz. Auf 30 Meter wackliges Gehen.

Ich nehme die Nordic-Walking-Stöcke und erklimme den restlichen Anstieg. Es sind nur ungefähr 300 Meter. Vorbei an einem Kneipp-Becken aus früheren Tagen und einem Trinkwasserbrunnen. Als ich oben ankomme, bin ich total erschöpft, aber glücklich. Ich habe Rückenschmerzen durch den noch unrunden Bewegungsablauf. Der Weg mündet in eine wenig befahrene Straße. Von hier aus kann ich sie sehen: die Kreuzkapelle. Die Hälfte des Weges habe ich geschafft.

Hier oben gibt es keine Bank. Ich setze mich ins Gras. Muss durchatmen. Gleich wieder zurück. Ich habe später noch Hippotherapie. Mühsam richte ich mich auf und mache mich auf den Rückweg. Ich falle nicht. Die letzten Meter nehme ich meine Nordic-Walking-Stöcke in die linke Hand. Ich laufe frei den Weg von der Straße in Richtung Eingangstür. Ein gutes Gefühl, auch wenn mich einige meiner Mitstreiter verwundert ansehen. Es verunsichert mich, doch ich muss lernen, damit klarzukommen. Es fühlt sich so ähnlich an, wie im Studio oder auf der Bühne zu laufen, wenn man weiß, dass viele Augen auf einen gerichtet sind. Nur bin ich heute nicht bühnengerecht gekleidet – kurze Bermuda-Jeans, Turnschuhe und ein verwaschenes Piraten-T-Shirt.

Wunder oder was?

Ein Bus holt unsere kleine Gruppe ab. Wir sind nur zu dritt. Zwei Patientinnen und ich. Beide leiden unter Multipler Sklerose und waren schon mehrfach hier. Ich erfahre, dass die Hippotherapie begehrt ist. Ich frage mich kurz, ob ich dann meinen Platz vielleicht abtreten sollte – und bin im Nachhinein froh, es nicht getan zu haben.

Zum ersten Mal überhaupt verrate ich, dass ich eigentlich Arzt bin. Von meiner Tätigkeit im Fernsehen oder als Manager erzähle ich nichts. Es ist für viele Menschen so weit von ihrer Lebenswirklichkeit entfernt, dass es komisch, ja angeberhaft rüberkommen kann. Obwohl ich es nicht so meine. Es kommt wie erwartet: Von diesem Moment an werde ich immer wieder um Rat oder eine medizinische Einschätzung gebeten.

Ich trage dann etwas bei, so gut ich kann. Doch im Moment bin ich es, der Hilfe braucht.

Wir fahren knapp zehn Minuten zu einem Reiterhof in der Nähe. Er liegt unterhalb „meiner“ Kreuzkapelle. Jetzt bin ich dankbar, dass ich so viel geübt habe. Ich muss mich frei bewegen. Der freundliche ältere Herr, der den Bus fährt, scheint zum Inventar zu gehören. Er hat für jeden ein freundliches Wort übrig. Etwas irritiert fragt er mich, warum es denn wohl einen so jungen Menschen wie mich erwischt hat. Ich frage ihn, was er damit meine. „Sie sind doch höchstens Ende dreißig.“ Ich weiß, dass es ein bisschen geflunkert ist, freue mich aber dennoch.

Kurz darauf wird mir schlagartig klar, dass der einzige Grund, aus dem ich nun auf diesem Reiterhof stehe und nicht künstlich beatmet im Koma auf einer Intensivstation liege, meine körperliche Fitness ist. Mein halbwegs gesundes Leben in den letzten Jahren hat mich zwar nicht vor diesem Schlaganfall mit all seinen Konsequenzen schützen können, aber es hat mir eine gute Chance auf weitgehende Genesung beschert. Ich gebe zu, dass ich Prävention so noch nie begriffen habe. Sie kann nicht nur vor Ereignissen schützen, sondern auch dazu beitragen, diese besser zu überstehen.

Ich bin ein religiöser, ja gläubiger Mensch, aber hadere nicht mit Gott. Hunderte Lauf-Kilometer im Mainzer Wald habe ich mit meiner Jogging-Partnerin und Pfarrerin Angela Rinn über göttliches Wirken diskutiert. Sie vertritt die Auffassung, Gott greife aktiv ins Leben ein, lasse Dinge geschehen – oder eben nicht.

Ich glaube das nicht. Ich denke, Gott schenkt einem eine bestimmte Sicht auf Dinge, die dann für einen zu einem persönlichen Wunder werden. Wie ein Regenbogen, den Hunderttausende über der Stadt sehen, der für mich in diesem Moment aber einen Neuanfang repräsentiert. Durch diese Sicht muss ich mich nicht fragen, warum mir das passiert ist. Es ist eben passiert. Gott greift nicht ein. Es ist der Preis des freien Willens. Meine Eltern würden dieser Sicht vehement widersprechen, meine Jogging-Partnerin sowieso.

Der Preis dieser Einschätzung ist jedoch ein gefühlter Kontrollverlust. Ich kann mich nicht darauf verlassen, beispielsweise durch weniger Stress einen neuen Schlaganfall zu verhindern oder dank Gebet verschont zu werden. Das Einzige, was in meiner Hand liegt, ist das, was ich daraus mache. Und sei es nur, dass ich zukünftig als Arzt meine Patienten in schweren Lebensabschnitten besser verstehe.

Denn so schlimm meine aktuelle Erfahrung auch ist, sie hat mir auch neue Sichtweisen ermöglicht. Die persönliche Situation eines einzelnen Patienten muss bei der Behandlung im Mittelpunkt stehen. „Individualisierte Medizin“ nennt man das. Ein verheißungsvoller Begriff – leider läuft er oft ins Leere. Aus Zeitmangel. Aus Unwissenheit. Vielleicht auch aus Angst, sich als Arzt zu sehr auf seinen Patienten einzulassen und dann von dessen Schicksal mehr berührt zu werden.

Mein fester Vorsatz an diesem Tag: Ich möchte das zukünftig von mir verlangen. Darin einen Sinn des Schlaganfalls zu erkennen wäre aber zu viel.

Jetzt sehe ich, wie die erste Mitpatientin, die sonst meist im Rollstuhl sitzt, auf das Pferd steigt – ihr wird hinaufgeholfen. Was nun geschieht, ist für mich mehr als bemerkenswert. Während das Pferd geführt wird und losläuft, passen sich ihre sonst unrunde Körperhaltung und Bewegung dem Rhythmus des Tieres an. Sie hat zu Beginn zwar Angst, wirkt verkrampft, liegt mehr, als sie sitzt, doch das bessert sich. Die Bewegung in der Reithalle tut ihr gut. Nach einiger Zeit führt die Therapeutin sie ins Freie. Ich staune.

Aus einer Unterhaltung mit der jungen Mitpatientin weiß ich, dass sie allein lebt und ihren Alltag möglichst auch allein bewältigen möchte. Ihre Eltern haben Schwierigkeiten damit. Sie befürchten, ihr könne in den eigenen vier Wänden etwas passieren. Verständlich. Vor ein paar Wochen hätte ich wohl auch so gedacht. Heute kann ich es nachvollziehen. Es geht dieser jungen Frau um ihr Leben, um ihre Selbstbestimmtheit. Um ihre Ziele. Um ihr Wollen.

Andere gehen tauchen, kaufen sich tolle Autos oder nehmen die schwarze Piste auf Skiern im Urlaub – und werden dafür bewundert.

Und diese junge Frau? Sie ist dafür zu bewundern, dass sie es schaffen will. Allein. Ihre schwarze Piste heißt eigene Wohnung. Ihr Tauchen ist es, allein einkaufen zu gehen.

Auf diesem Reiterhof gehen mir viele Dinge durch den Kopf, die mich demütig werden lassen. Ich merke, dass sich meine Werte durch das Durchleben der eigenen Schwäche verändern. Ist das gut? Meine Ordnung verschwimmt.

Ich erinnere mich an einen Lauf mit meinem Sohn vor einigen Jahren. Eine ältere Dame ging offensichtlich unsicher durch den Wald. Sie hatte einen großen Hund an der Leine. Mein Sohn fragte mich, ob man ihr den Hund nicht eigentlich verbieten oder wegnehmen solle, das sei doch zu gefährlich. Ich habe damals widersprochen und entgegnet: „Nein, wenn es ihr Wunsch ist, mit diesem Hund durch den Wald zu gehen, und sie sich der Konsequenzen bewusst ist, dann ist das für mich völlig in Ordnung. Ich würde auch lieber im hohen Alter im Wald stürzen und daran sterben, als im Bett dahinzusiechen.“ Heute bin ich der Mensch, der sich – um beim Vergleich zu bleiben – den Hund nicht wegnehmen lässt.

Als großer Anhänger der evidenzbasierten, also beweisgestützten Medizin bin ich ein Verfechter von Studien und ständigen Lernprozessen, um Diagnostik und Therapie weiter voranzubringen. Wie wir damit die medizinischen Erkenntnisse voranbringen, wissen wir heute sehr gut. Ein unschätzbarer Wert. Doch die evidenzbasierte Medizin fordert ausdrücklich auch, die therapeutischen Erfahrungen und Wünsche des Betroffenen einzubeziehen.

Zum Beispiel die der jungen Frau auf dem Pferderücken, die hierherkommt, um mehr Kraft für ihren selbstbestimmten Alltag zu sammeln. Es ist gut zu wissen, wie wir ein Ziel optimal erreichen, hier also diese junge Frau durch einen Pflegedienst vor Unfällen in der Wohnung zu schützen. Doch ob dieses Ziel für diese Frau auch einen Wert hat oder es für sie übergeordnete Ziele, wie Selbstbestimmtheit, gibt, läuft Gefahr, einfach unterzugehen. Diese Frau auf dem Pferd: Ihre Eltern und ihr Umfeld sehen wahrscheinlich Sicherheit und das Vermeiden von Verletzungen als oberste Priorität an. Aber das ist nicht das primäre Ziel der jungen Patientin: Sie will allein leben können, solange es geht. Sie nimmt das Risiko in Kauf, dabei zu stürzen. So wie Taucher die Möglichkeit eines schweren Tauchunfalls auf sich nehmen. So wie Skifahrer den Sturz auf der schwarzen Piste einkalkulieren. Was ist vernünftiger?

Ich möchte später versuchen, das in meinem Umgang als Arzt mit meinen Patienten zu beachten. Ich versuche als Erstes, meine Patienten zu verstehen, und frage sie, was sie denn wollen. Erst dann schlage ich Optionen vor.

Das kann der Rheumabetroffene sein, der trotz gegenteiliger Lehrmeinung einmal pro Woche joggen möchte. Dann müssen ihm halt höher dosierte Schmerzmittel dabei helfen.

Das kann der Achtzigjährige Mann mit leichter Leberzirrhose sein, der seit vierzig Jahren mit seinen Freunden einmal pro Woche einen Wein trinken möchte – dann soll er es halt tun.

Ich erinnere mich gut an einen älteren Herrn, der knapp ein Jahr nach meinem Schlaganfall zu mir kam. Er sagte: „Ich bin jetzt Mitte sechzig. Ich will noch möglichst zehn gute Jahre haben, nicht auf alles verzichten müssen. Ich will nicht achtzig oder älter werden. Können Sie mir dabei helfen?“

Ich musste nicht überlegen. Ich habe als Arzt nichts zu verbieten. Mein Patient legt die Richtung fest. Mein Selbstverständnis ist: Ich habe zu ermöglichen, drohende negative Konsequenzen aufzuzeigen und diese möglichst gering zu halten, so es sich mit dem Berufsethos vereinbaren lässt.

Generalist sein heißt für mich, den ganzen Menschen zu sehen, nicht nur seine Laborwerte. Tatsächlich rücken in den letzten Jahren die Wünsche der Betroffenen stärker in den ärztlichen Fokus. Viele Behandlungsmethoden gehen inzwischen darauf ein.

Mir selbst wurde während meiner gesamten Genesung kein einziges Mal die Frage gestellt: „Was möchten Sie denn?" Immer hatte mein therapeutisches Gegenüber ganz klare Vorstellungen, was das Beste für mich sei.

Meine erste Reitstunde

Nun bin ich dran. Meine erste Reitstunde. Ich komme recht gut aufs Pferd. Bei mir dauert es jedoch deutlich länger, bis ich den Rhythmus des Tieres auf- und annehmen kann. Passt irgendwie. Ich habe Schwierigkeiten, die Dinge einfach so anzunehmen. Doch es tut mir gut. Ich merke es sehr schnell. Vor allem daran, wie meine linke Seite reagiert. Viele Automatismen sind durch den Schlaganfall zerschossen worden. Einer davon: die gegenläufige Bewegung von Armen und Beinen. Das machen wir normalerweise automatisch. Ich nicht mehr.

Auf dem Pferd gewinne ich ein Gefühl davon zurück. Meine Arme schwingen mit. Anfangs noch bewusst gesteuert, dann ganz von allein. Auch meine Rumpfmuskulatur lockert sich. Meine Therapeutin führt das Pferd aus der Halle. Die Feldwege dahinter bieten schöne Tourmöglichkeiten. Kaum dass wir unterwegs sind und ich mich halbwegs sicher auf dem Tier fühle, erschrecken Spaziergänger unbeabsichtigt das Pferd. Es wird unruhig. Nach ein paar Sekunden ist alles wieder gut. Ich sitze noch oben – wenn auch etwas schräg und mit schiefer Sonnenbrille auf der Nase.

Meine Therapeutin ist besorgt und entschuldigt sich: „Geht's Ihnen gut? Das passiert sonst nie. Jetzt setzen wir Sie erst mal wieder richtig hin."

Auf mich wirkt das Ganze eher harmlos. Ich lächle sie an und sage betont lässig: „Alles okay."

Ihre Antwort überrascht mich: „Sie würden ja auch noch ‚Alles okay' sagen, wenn Sie quer unter dem Sattel hingen." Sie hat meinen Narzissmus durchschaut.

Ich klettere vom Pferd. Nun ist die nächste Patientin dran. Sie kann gleich ins Freie, da sie diese Anwendung schon mehrfach durchlaufen und eine Beziehung zu Pferden hat.

Auf dem Rückweg im Bus unterhalten wir uns. Mich beeindruckt, wie die beiden Frauen in die Zukunft schauen. Beide wissen, dass die Multiple Sklerose ihr Leben dauerhaft beeinflussen wird. Es schlimmer werden wird. Im besten Fall lassen sich die Nervenschäden aufhalten, doch nur wenige der einmal verlorenen Fähigkeiten kehren zurück. Sie haben beide einen Weg gefunden, ihr Schicksal anzunehmen.

Ich nehme von dieser Anwendung viel mehr mit als nur die wohltuende Bewegung auf dem Pferd. Ich sage es aber niemandem. Schade, dass pro Woche nur eine Doppelstunde angeboten werden kann.

ZURÜCK IN DER KLINIK, schaue ich mir meine Laborwerte an und messe selbst den Blutdruck – beides gefällt mir noch nicht. Als Arzt mit einer internistisch-allgemeinmedizinischen und kardiologisch fokussierten Ausbildung fühle ich mich dabei zu Hause. Ich erhöhe mir selbst den Cholesterinsenker und passe die Kombination meiner Blutdruckmedikation an.

Die neurologischen Kollegen lassen ihren schwierigen Patienten gewähren. Es ist für mich wie sie eine herausfordernde Situation. Mir fehlt ihr Verständnis, mir fehlt ein offenes Fragen – vielleicht wirke ich dafür aber auch zu schroff.

Meine Kinder sagen, ich könne mit gelassen freundlichen, wohlgewählten Formulierungen sowie einem Lächeln auf den Lippen meinem Gegenüber das untrügliche Gefühl vermitteln, dass er ein Vollidiot sei.

Jetzt kann ich selbst das nicht mehr. Ich überreagiere oft, bin dünnhäutig und interpretiere vieles als Angriff. Doch es wäre auch zu leicht, die Schuld für dieses Verhalten ausschließlich in der eigenen Psyche zu suchen. Auch das Umfeld agiert und reagiert.

Da kommt eines zum anderen: überforderter Arzt. Überforderter Arzt-Patient (ich). Keiner da, der vermitteln könnte. Ich komme nicht damit zurecht, so anders wahrgenommen zu werden, als ich es gewohnt bin. Nicht als Kollege, sondern als seltsamer Patient.

Ich kann nur vermuten, dass es meinen Kollegen ähnlich ergeht. Sie kommen nicht damit zurecht, dass ihr Patient ihre Ratschläge hinterfragt – und sie nur dann umsetzt, wenn er sie für richtig hält.

Will ich zu viel?

Immer noch ist die Ursache meines Schlaganfalls unklar. Am Wochenende schicke ich das Dreißig-Tage-EKG an die Uniklinik in Mannheim zurück.

Der nächste Tag bricht an. Mein reguläres Programm sieht lediglich eine Walking-Runde um die Klinik herum vor. Ich nehme mir aber vor, heute die Kreuzkapelle zu erreichen.

Ich mache mich auf den Weg. Die Sonne scheint herrlich. Ich schaffe tatsächlich wieder den Anstieg und fühle, dass es klappen kann. Ich überquere die kleine Straße und laufe in der Allee auf die Kapelle zu. Die Aussicht ist grandios. Es geht ein leichter Wind. Doch immer, wenn mir ein Auto entgegenkommt, werde ich unsicher, gerate ins Wanken und weiche auf das angrenzende Gras aus. Der unebene Boden macht mir das Balancieren schwer.

Da ich nicht wie ein Betrunkener wirken oder in ein Auto fallen möchte, stelle ich mich schon beim ersten Motorengeräusch an den Rand und schaue scheinbar interessiert dem Wagen nach. So habe ich genügend Zeit, den richtigen Stand zu finden. Wieder einmal wird mir das dünne Eis bewusst, auf dem ich unterwegs bin. Da darf wirklich nichts schiefgehen. Eine plötzliche Irritation, und ich falle um. Ich gehe weiter, erreiche die Mauer der Kapelle und lasse mich auf eine Bank fallen.

Ich bin völlig geschafft. Schockierend, was ein paar Wochen Schlaganfall-Folgen aus mir gemacht haben. Ich esse mein mitgebrachtes Bounty und genieße die Aussicht. Mit einem Auge. Ich bin zu müde, um auch nur in Ansätzen kein Doppelbild hinzubekommen. Es sieht wirklich toll aus. In der Ferne rauscht ein ICE vorbei. Dort muss auch die A3 liegen. Wie oft bin ich auf ihr unterwegs gewesen.

Mir kommt das Thema Autofahren in den Sinn. Ich weiß, dass ich nach einem Schlaganfall mindestens drei Monate nicht fahren darf. Ein epileptischer Anfall könnte mich ereilen und ich dadurch einen Crash verursachen. Mir wird bewusst, dass ich ohnehin nicht werde fahren können, solange ich diesen „Knick in der Optik“ habe. Auch die neuropsychologischen Tests müssten ein „Go“ attestieren und ein Neurologe ebenfalls. Dies alles liegt noch in weiter Ferne.

Fahrradfahren vielleicht? Zumindest nicht im Moment. Hier wird mir mein Gleichgewichtssinn wahrscheinlich einen Strich durch die Rechnung machen. Bleibt also nur das Laufen.

Ich stehe auf und laufe einige Dutzend Meter frei über den Rasen zwischen Kapellenmauer und Weg. Es klappt. Ein Glücksgefühl breitet sich in mir aus. Meine Anstrengungen scheinen sich zu lohnen.

Mit meinen Nordic-Walking-Stöcken gehe ich zurück zur Klinik. Bergab ist es leichter. Pünktlich zur Ergotherapie bin ich da. Mir gefallen besonders die Geschicklichkeitsspiele. Es gilt, mit der beeinträchtigten Hand Gebilde aus Holzklötzen zu errichten – beispielsweise auf einer schwankenden Unterlage. Ich kann meinen eigenen Fortschritt messen.

Vor der Anwendung unterhalte ich mich mit einer jungen Frau. Sie hat einen kahl rasierten Schädel mit einem langen Pflaster. Die Folge einer Tumoroperation. Sie ist Mutter und erzählt mir ihre Geschichte.

Ich merke: Man kommt sich schnell nahe, wenn man Ähnliches erlebt hat. Sie kann beide Hände nur eingeschränkt bewegen. Ihr Ziel ist klar: Sie möchte für ihre Familie wieder kochen können.

Mir kommen fast die Tränen. Ich bin viel emotionaler geworden, auch das merke ich. Eigentlich bin ich mehr der Unemotionale, der Belastendes erst mal zur Seite schiebt, bis Zeit dafür ist. In der Notaufnahme hat mir das immer geholfen. Jetzt ist es anders.

Gleichzeitig frage ich mich: Will ich zu viel? Bin ich zu ehrgeizig? Ich weiß es nicht. Eine Optikerin, die ich aus der Wasseranwendung kenne, ist auch da. Sie ist Handwerksmeisterin, hat mit ihren Händen komplizierteste Linsen geschliffen. Sehr filigran. Sehr knifflig. Nun ist das dahin, ihr Können erst mal futsch. Beide Hände sind feinmotorisch eingeschränkt, zittern. Dennoch ist sie hier und will in ihren alten Beruf zurück. Dafür kämpft sie. Wie ich.

Ich schleppe mich in mein Zimmer. Ich bin kaputt von meinem Kreuzkapellenweg. Etwa sechs Kilometer auf Nordic-Walking-Stöcken. Vor knapp einer Woche habe ich nicht mal zehn Schritte geschafft.

Voller Enthusiasmus maile ich meine Fortschritte auch diese Woche an die Kollegen. Ich habe immer noch nicht begriffen, dass sie mich längst abgehakt haben. Das ist im Nachhinein hochinteressant: Ich bin immer davon ausgegangen, dass es nur auf meine Genesung ankommt. Mir ist nie auch nur in den Sinn gekommen, dass meine Umwelt später an mir zweifeln könnte. Vielleicht ist das ein Segen gewesen. Wäre mir diese Erkenntnis während der Reha gekommen, hätte sie mich noch mehr Substanz, mindestens aber viel Motivation gekostet.

FÜR DEN NÄCHSTEN TAG steht mein Plan fest: wieder zur Kreuzkapelle. Diesmal mehr frei laufen. Für meinen ersten Aufstieg habe ich weit über eine Stunde gebraucht. Das muss nun schneller gehen. Ich lade mir eine kostenfreie Lauf-App auf mein iPhone. Damit kann ich meine Zeit stoppen und gegen mich selbst antreten.

Nach dem Frühstück gehe ich meinen Therapieplan durch und überlege, wann ich wieder loslaufe. Über Mittag kann es gehen – dann eben kein Mittagessen. Die Stunden ziehen sich endlos. Als sich das ersehnte Zeitfenster öffnet, gehe ich los. Die App lässt sich einfach bedienen. Nun wird sich zeigen, wie schnell ich wirklich bin.

Nach etwa sechzig Minuten bin ich an der Kreuzkapelle. Ich laufe noch eine Schleife, dann sind es genau drei Kilometer. Also zwanzig Minuten pro Kilometer. Die Zeit ist total unterirdisch, das weiß ich selbst, aber nun kann ich mich nach vorn bewegen. Messbar. Das macht mir Mut. Ab jetzt ist es ein Wettbewerb gegen mich selbst. Oben angekommen, setze ich mich wieder auf die Bank neben dem steinernen Tor der Kapelle.

Es wird meine kleine Tradition. Jeden Tag. Ich hole den mitgebrachten Harry-Potter-Band hervor und lese meiner jüngsten Tochter per Sprachmemo einige Seiten vor. Dann bin ich bereit für den Abstieg.

Ich schaffe ihn in ungefähr fünfzig Minuten. Ich kann nicht umhin: Ich bin stolz. Ich werde schneller. Auch wenn es nur bergab war.

Schwindelig im Supermarkt

Ich kann in ein Einzelzimmer im obersten Stock umziehen. Ich verabschiede mich von meinem netten Zimmernachbarn. Wie sein Weg weiterverlaufen ist, werde ich nicht erfahren. Ich hoffe, gut.

Mein Einzelzimmer ist ein echtes Privileg. Die erste Visite einer mir unbekannten Oberärztin verläuft jedoch etwas überraschend. „Sind Sie der Herr mit der Basilaristhrombose?“ Diese Form eines Schlaganfalls ist besonders gefährlich und hinterlässt in den allermeisten Fällen schwerste Behinderungen – so der Patient überhaupt überlebt. Ich meine, ihr die Verwunderung anzumerken, womöglich denkt sie: „Das kann doch unmöglich der Patient mit dieser schlimmen Prognose sein.“ So banal es klingt: Diese Kleinigkeiten tun mir gut!

Ich stehe wieder angelehnt neben dem Schreibtisch. Darauf mein Laptop. Daneben Therapie-Knete für meine linke Hand. Ich selbst wieder in Bermuda-Jeans, T-Shirt samt Turnschuhen. Noch tief gebräunt von meinem Sitzen in der Sonne vor der Klinik.

Nein, ich sehe wohl wirklich nicht aus wie jemand, der vor etwa fünf Wochen dem Tod viel näher als dem Leben war.

Am Wochenende darf ich erneut nach Hause. Für mich ist das pures Krafttanken. Übermütig geworden durch meinen Kreuzkapellen-Erfolg, nehme ich mir vor, ein neues Fahrrad zu kaufen, um ein oder zwei Wochen später damit üben zu können. Zumindest hoffe ich das. Denn noch könnte ich das nicht. Das ist schon wieder so ein echter Blödsinn. Mit nahezu fehlendem Gleichgewichtssinn und zwei Blutverdünnern denke ich übers Fahrradfahren nach. Ich kann im Geschäft das Rad noch nicht mal Probe fahren.

Doch der Verkäufer gibt sich alle erdenkliche Mühe und berät mich hervorragend. Ich merke mir seinen Namen und kaufe später mehrere Räder für unsere Familie bei ihm. Ich will wieder selbstständig sein. Am Laufen arbeite ich schon hart. Jetzt muss Stufe II kommen.

Bis es so weit ist, laufe ich mit meinen Nordic-Walking-Stöcken und

Sonnenbrille in den Ortskern des Mainzer Stadtteils Gonsenheim und versuche einzukaufen. „Versuche“ beschreibt es ganz gut. Mir fehlt so dermaßen das Gefühl für den Raum, dass ich in unserem kleinen Lebensmittelgeschäft einiges umschmeiße oder fallen lasse. Die Mitarbeiter sind sehr nett, fragen sich aber bestimmt, was mit mir wohl los ist.

Es wäre eine totale Übertreibung, so zu tun, als ginge es nach meinen lebensentscheidenden Tagen auf der Stroke-Unit immer nur aufwärts. Wohl Dutzende Male bin ich in der Wahrnehmung meiner Umgebung der „Volltrottel“. Zumindest fühle ich mich so. Da ich mir das zumuten will, sind auch die Rück- und Ratschläge nicht weit. Ich muss lernen, mit beidem umzugehen.

Mit Rückschlägen umgehen

Bei uns zu Hause ist meist offenes Haus. Freundinnen und Freunde unserer Kinder sind zu Besuch. So auch an diesem Wochenende. Da ich ja nun halbwegs im Haus zurechtkomme (auch das ist geschönt), macht mir das wenig aus. Eine Freundin meiner jüngsten Tochter Mirja wird abgeholt. Meine Frau und ich unterhalten uns noch mit der Mutter. Sie fragt ganz direkt, wie es mir geht. Ich antworte ehrlich. Sie sagt etwas sehr Richtiges. „Sei froh, dass du Sportler bist. Da hast du gelernt, mit Rückschlägen umzugehen – das wirst du brauchen.“ Dieser Satz beschreibt meine Situation sehr genau.

Ich bin es gewohnt, mir selbst viel zuzumuten. So möchte ich sein. Mich hat das immer nach vorn gebracht. Als ich noch beim ZDF arbeitete, erkrankte der damalige Redaktionsleiter und „PRAXIS“-Moderator für mehrere Wochen. Der Hauptredaktionsleiter bat mich, „PRAXIS – das Gesundheitsmagazin“ zu moderieren. Ich sagte zu. Eine riesige Chance, Hauptsendezeit um 21 Uhr! Große Erleichterung bei den Verantwortlichen.

Was ich leider nicht bedacht hatte: In diese Zeit fiel auch das zweite Staatsexamen meines Medizinstudiums. „Wird schon“, sagte ich mir.

Doch der Zufall wollte es, dass ich an einem Mittwochvormittag zuerst die Aufzeichnung einer Sendung in Mainz (bis 12 Uhr) und mittags (ab 14 Uhr) mein mündliches Staatsexamen in Gießen zu bestreiten hatte – dazwischen lagen etwa 100 Kilometer und eine chronisch verstopfte A 5 rund um das baustellengeplagte Frankfurter Kreuz. Was sollte ich tun? Ich entschloss mich zu beidem. Und nahm das Motorrad, um einen Stau umfahren zu können. Morgens moderierte ich also die Sendung, sauste dann nach Gießen, zog mich in der Toilette geschwind um, kam rechtzeitig zum Examen – und bestand mit Bestnote. Abends erzielte auch „PRAXIS – das Gesundheitsmagazin“ eine ziemlich gute Einschaltquote.

Außer meinem Mentor Gunther Vogel hatte ich im ZDF niemandem von diesem Wahnsinn erzählt. Man hätte mir abgeraten. Nach der guten Quote steckte es Gunther sowohl dem damaligen Hauptredaktionsleiter als auch dem Programmdirektor und späteren Intendanten. Von da an hatte ich den Ruf des „Wahnsinnigen, der irgendwie alles hinbekommt“. Ein Ruf, der mich natürlich nicht wirklich gestört hat. Sicher hätte alles auch fürchterlich schiefgehen können – ist es aber nicht.

Auf dem Weg zurück in die Rehaklinik denke ich über meine Rückschläge nach. Meinen ersten großen hatte ich auf dem Gymnasium in der neunten Klasse. Damals bin ich sitzen geblieben. Mit einer Fünf in Bio (später mein Leistungskurs mit einer Eins im Abi), einer Sechs in Englisch (ich habe später unter anderem auf Englisch in Tel Aviv studiert und englischsprachige Sendungen bei der „Deutschen Welle“ moderiert) und einer Fünf in Latein (braucht man ja angeblich, um in Medizin gut folgen zu können). Mitten in der Pubertät musste ich damit klarkommen, ein echter Schulversager zu sein. Ein Loser. Es lag nicht an den Lehrern. Es war die Quittung für jahrelange Faulheit.

An die Sommerferien vor dem Neustart kann ich mich gut erinnern. Sie waren fürchterlich. Von Angst geprägt, was kommen würde. Schließlich kam ich in eine neue Klasse – und mein Image dort war natürlich sofort klar. In dieser Zeit habe ich wohl gelernt, etwas aus einer solch verfahrenen Situation zu machen.

Fünf Jahre später habe ich mein Abi mit der Note 1,4 abgeschlossen und anschließend den Medizinertest ziemlich gut gemeistert. Ich bekam sofort eine Studienplatzzusage. Später wollte ich beides: Journalismus und Medizin.

Ein ratsuchender Anruf bei der Journalistengewerkschaft DJV brachte Orientierung: Lernen Sie was Vernünftiges (Medizin) und erarbeiten Sie sich den Journalismus zusätzlich von der Pike auf. Wenn Sie Talent haben, ist das die perfekte Kombination – Medizin- und Wissenschaftsjournalismus. Prägende Tage. Ich habe es so gemacht.

Viel wichtiger war aber: Ich habe damals meine heutige Frau Antje kennengelernt. Meine große Liebe. Ab der zehnten Klasse waren wir zusammen. Klar, mit Höhen und Tiefen. Das Leben hatte ja gerade erst begonnen. War ich damals ein anderer Mensch? Nein. Ich habe mir später nur ein anderes Verhalten angewöhnt.

„Non scholae, sed vitae discimus“, wie mein alter Lateinlehrer Herr Simon immer gesagt hat: Nicht für die Schule, sondern für das Leben lernen wir.

Ich sehe meinen Infarkt

Meine zweite Woche in der Rehaklinik bricht an. In meinem Einzelzimmer fühle ich mich wohl. Eine Schwester weckt mich morgens, um meinen Blutdruck zu messen. Sie legt das Stethoskop auf meinen Arm und pumpt die Manschette auf. Die Nadel schnellt nach oben. Wie hoch ist er heute? 150/90 mmHg ist ihr Ergebnis. Ihre Stirn liegt ein wenig in Falten. Zu Recht. Ich bin auch noch nicht zufrieden. Viel besser, um einen erneuten Schlaganfall unwahrscheinlich werden zu lassen, wären Werte unter 130/85.

Also heißt es für mich, weiter an der Medikation zu feilen. Das mit der Dosierung mache ich lieber selbst. Auch hier merke ich im Nachhinein: Ich kann und will nicht loslassen. In Gedanken habe ich den weißen Kittel immer noch an. Ich möchte die Kontrolle behalten.

Etwas mehr als vier Wochen nach dem Schlaganfall wird es Zeit, sich ein Bild meiner grauen Zellen zu machen. Oder von dem, was davon noch übrig ist. Mit einem CT. Die Assistentin bereitet mich vor. Ich bin gespannt, was die Bilder zeigen werden.

Mein Herz klopft. In mir steigt Angst auf. Sind neue Infarkte entstanden? Wie groß ist das abgestorbene Areal?

Zwar ist mein Geschick bei der Interpretation von Schädel-CT-Aufnahmen etwas eingerostet, doch was da in Grautönen über den Befundmonitor flimmert, hätte ich auch nach ein paar Vorlesungen Radiologie schon deuten können: Mein linkes Kleinhirn – und viel Gewebe in der Nachbarschaft – ist weg. Na ja, weg ist es nicht, aber viel dunkler.

Die dort befindlichen Hirnzellen sind bei meinem Schlaganfall den Bach runtergegangen. Was früher mal Hirn war, wird zu Binde- und Füllgewebe umgebaut. Eine weitgehend funktionslose Masse. Lediglich an den Grenzflächen finden sich Säume aus hellerem Grau. Reste meines früheren Lebens. Reste meiner Bewegungssteuerung. Reste vieler weiterer Eigenschaften.

Dieses „schwarze Loch“ in meinem Kopf erschüttert mich. Dass es ein großer Infarkt war, wusste ich. Jetzt aber sehe ich ihn vor mir. In meinem Kopf. In keinem anderen. Wäre mir während meiner Zeit als Notaufnahmearzt in einem MRT ein solches Bild eines frischen Infarktes auf den Computer geflattert, ich wäre echt nervös geworden. Doch das ist ein älterer, ein offensichtlich stabiler Infarktzustand. Meiner.

Zwei gute Nachrichten lese ich jedoch auch aus dem Bild – oder will sie herauslesen: Es ist wohl kein neuer Infarkt hinzugekommen, und es gab bislang keine Blutung.

Mit gemischten Gefühlen gehe ich auf mein Zimmer zurück und überlege, ob es wirklich gut war, dass ich das gesehen habe.

Ich rufe meinen alten Chef an. Professor Hans-Joachim Schäfers. Ein hervorragender Herzchirurg am Universitätsklinikum des Saarlandes. Bis 2013 habe ich knapp zwei Jahre seine Privatambulanz koordiniert. Dort habe ich sehr viel über kardiologische Fragestellungen gelernt. Er hat mir damals den Rat gegeben, neben meinen Medienprojekten den Facharzt für Allgemeinmedizin abzuschließen. „Mit Ihrer Erfahrung, Ihren kommunikativen Skills, Ihrer Empathie und dem ungewöhnlichen Breitenwissen können Sie ein sehr guter Generalist werden. Vielleicht einer der besten, die ich so kenne." Der Satz ging leider noch weiter. „Ein sehr guter Spezialist jedoch werden Sie nicht mehr. Dazu waren Sie zu lange in den Medien, anstatt etwas Anständiges zu tun, und sind schlicht zu alt." Der Satz war in seiner Gesamtheit Gold wert, auch wenn ich den zweiten Teil nicht mochte. Dabei war ich damals erst Anfang vierzig. Seit Beginn der 2000er-Jahre habe ich zunehmend gespürt, dass ich über Medizin nicht nur berichten, sondern sie auch selbst wieder praktizieren wollte.

Professor Schäfers verliert wenig Worte und wird ab und zu ungehalten, wenn andere langsamer, weniger präzise, schlechter informiert oder unentschlossener sind als er. Eine harte, aber sehr gute Schule.

Für seine Patienten tut er alles. Inklusive Visiten an fast jedem Wochenende. Ich kann ihn gut verstehen. Wahrscheinlich habe ich deshalb so gern und viel von ihm gelernt. Dennoch war die Zeit in Homburg eine anspruchsvolle. Morgens um 6.30 Uhr hatte ich die erste Visite. Abends um 20.30 Uhr oft die letzte. Plus An- und Abfahrt aus Mainz.

Wenn ich heute von Kollegen gefragt werde, wo ich denn wohl die kardiologische Praxis gelernt hätte, und dann von Professor Schäfers erzähle, ist die Reaktion immer ähnlich. „Wow, das ist sicher eine harte Schule gewesen. Respekt. Etwas Anspruchsvolleres hätten Sie sich ja nicht aussuchen können. Sie haben das überlebt?" Ich lächle dann meist verschmitzt.

Ich werde die Tage nicht vergessen, in denen ich Patienten vor einer am nächsten Tag anstehenden Herzoperation per Ultraschall untersucht habe. Es galt, ihre Herzklappenfehler und die Herzfunktion genauestens zu erfassen. Dem Vernehmen nach habe ich mich dabei wohl ganz wacker geschlagen.

Doch es gab auch Fälle, bei denen ich den Herzklappenfehler einem falschen Klappensegment zugeordnet habe. Das änderte zwar nichts an der Notwendigkeit der Operation, war aber dennoch ärgerlich. Meine

Angaben waren schlicht ungenau. Ans Licht gebracht wurde der Fehler dann während der Operation von einer gleißend hellen OP-Lampe. Dann klingelte mein Telefon, und ich wurde in den OP, hinter den grünen Vorhang des Anästhesisten, zitiert. Der Brustkorb des mir aus den Voruntersuchungen bekannten Patienten war bereits eröffnet. Das Herz stillgelegt. Die Herz-Lungen-Maschine arbeitete leise vor sich hin, und die betroffene Herzklappe war kunstvoll freigelegt. Dann erkundete ein steril behandschuhter Finger von Professor Schäfers die vom Herzfehler betroffene Stelle und zeigte mir auf der OP-Kamera über dem Eingriffsfeld, dass sie genau ein Segment neben dem von mir angegebenen lag.

Damals fand ich das schrecklich. Heute bin ich dankbar dafür. So etwas ist einzigartig. Glauben Sie mir: Nach dieser Zeit konnte ich „Herzecho". Es waren wertvolle, direkte Einblicke. Gestern noch auf dem Echomonitor, heute direkt vor Augen. Unmittelbarer geht es nicht.

Vielleicht aber noch wichtiger von dem, was ich bei Professor Schäfers gelernt habe, war eine ganz schlichte Frage, die er seinen Mitarbeitern immer gestellt hat. „Was ist Ihr Plan für den Patienten? Wo steht er morgen, übermorgen, in ein paar Jahren? Nur wenn Sie einen Plan haben, den Ihr Patient voll mitträgt und der in sein Leben passt, können Sie planvoll für ihn handeln."

Nun stellt er mir am Telefon diese Frage erneut, diesmal in leicht abgewandelter Form. Mit gewohnt wenigen Worten: „Was ist Ihr Plan für sich selbst? Kommen Sie vorbei, wenn Sie es wissen. Ich sage Ihnen dann ehrlich, wie weit Sie damit sind. Schicken Sie mir den Brief der Kollegen. Alles Gute." Da ich ihn kenne, schwingt darin ungesagt mit: Sie werden das packen. Und wenn ich kann, helfe ich Ihnen.

Gut, dass ich kein Spezialist geworden bin, kommt es mir in den Sinn. Meine Karriere als Herz- oder Hirnchirurg wäre mit den Bewegungseinschränkungen meiner linken Hand endgültig vorbei. Eine über Jahrzehnte erworbene Fingerfertigkeit könnte ich nicht mehr aufholen. Wie bei einem Starpianisten. Seitdem antworte ich auf die Frage „Wie geht es Ihnen?" oft mit einem Augenzwinkern: „Na ja, Hirnchirurg oder Starpianist werde ich nicht mehr. Stand aber zum Glück auch nicht so weit oben auf meiner Prioritätenliste." Und bin mit mir im Reinen.

Weiter ohne Angst

Mein Handy klingelt. Mein Cousin Ulrich ist dran. Ich habe ihn jahrelang nicht gesprochen. Er ist Pfarrer. Jetzt erkundigt er sich nach meinem Befinden. Ich freue mich darüber. Er fragt mich, ob ich Angst habe, dass es wieder passiert.

Mir schießen viele Gedanken in den Sinn. Das Risiko eines weiteren Schlaganfalls ist in den ersten Tagen, Wochen und Monaten am höchsten. Da stecke ich also gerade mittendrin. Und trotzdem merke ich: Nein, ich habe keine Angst. Ich bin erfüllt von naiver Zuversicht, ohne zu wissen, warum.

„Mir passiert das nicht!“, kann ich meinem Cousin aus voller Überzeugung sagen. Ich weiß nicht, woher ich diese Gewissheit nehme. Natürlich sehne ich mich danach, die Situation kontrollieren zu können, doch ich bin mir zugleich bewusst: Mein weiteres Schicksal lässt sich nicht vorhersagen. Ich kann nur alles in die Waagschale werfen und hoffen, dass es reicht.

MEIN TAG BEGINNT mit stillem Balancieren in meinem Zimmer. Ich suche mir eine gerade Fuge im Boden und versuche, einen Fuß vor den anderen zu setzen. Gehen auf einer geraden Linie. Das ist für mich in diesen Tagen die Hölle. Da mir praktisch ständig schwindelig ist, wenn ich nicht liege oder sitze, ist schon eine solch vermeintlich leichte Gleichgewichtsübung der Hammer.

So setze ich zwischen Bett und Bad einen Schritt vor den anderen. Eins, zwei, drei, vier – mehr werden es heute nicht. Ich schwanke, habe Angst, über meine eigenen Füße zu stolpern, und muss mich an der Wand festhalten. Doch immerhin: Ich habe vier Schritte geschafft.

Es wird wohl noch Monate dauern, bis ich wieder halbwegs fit bin. Das bedeutet, dass meine Gehaltsfortzahlungen als Geschäftsführer demnächst enden. Ich schreibe im Ein-Finger-Suchsystem eine kurze Mail an das Steuerberatungsbüro, das mich seit Jahren betreut. Es gehört Andrea und Stephan Schlenger, sie sind Freunde seit inzwischen 15 Jahren. Ich möchte wissen, was es bedeutet, dass demnächst meine Krankenkasse monatlich Krankengeld überweist – das hatte ich schließlich noch nie.

Was ich schon wenige Minuten später erfahre, trifft mich hart. Eine Sachbearbeiterin dort hat mir den zu erwartenden Überweisungsbetrag ausgerechnet. Die Summe liegt weit unter dem, was meine Familie und ich in gesunden Tagen zur Verfügung haben. Tiefe Niedergeschlagenheit erfasst mich. Nun schleichen sich auch die anderen Konsequenzen in meinen Alltag. Zwar bin ich sehr gut gegen Arbeitsunfähigkeit versichert, doch diese Verträge sehen in der Regel eine Wartefrist von sechs Monaten vor.

Nur wenige Minuten später erreicht mich eine Mail von Stephan. Er scheint meine Gedanken zu erraten und schlägt einen Besuch in der kommenden Woche vor. Er habe da eine Idee. Ich bin gespannt.

Nach dem Frühstück sehe ich mir meinen aktuellen Rehaplan an.

Auch heute tut sich eine Lücke zum Laufen auf. Meine automatischen Bewegungsprogramme und besonders die Koordination (sie befinden sich im Kleinhirn) sind größtenteils hin. Es ist ein echtes Neulernen. Ich zwinge meinem Resthirn eine neue Bewegungsprogrammierung auf – durch Bewegung. Durch Versuch und Scheitern. Durch Wiederholung um Wiederholung, bis es klappt. Die Bewegung ist meine Illusion von Kontrolle. Ich befasse mich in diesen Tagen viel mit meinem Genesungsprozess.

Ich bin mir bewusst, dass ich zwar keine echte Kontrolle habe, aber dadurch, dass ich alles tue, was irgendwie möglich ist, dennoch versuche, sie zurückzugewinnen. Das gibt mir die Illusion, die Situation im Griff zu haben. Ist es schon die bloße „Illusion der Kontrolle", wie Allie Brosh es ausdrückt, die mir hilft?

> Die Illusion, die Kontrolle zu besitzen, macht die eigene Hilflosigkeit etwas erträglicher.
> Aber wenn diese Illusion zerplatzt, bleibt mir nichts als schiere Panik.*

Bewegung ist mein Weg

Zum ersten Mal seit dem 6. Mai beginne ich, einen Weg aus meinen körperlichen und mentalen Beeinträchtigungen heraus zu erahnen: Er heißt Bewegung.
Heute will ich unbedingt wieder hinauf zur Kreuzkapelle laufen. Ich kann das Ende meiner Vormittagsanwendungen kaum erwarten. Ich möchte einfach nur raus an die frische Luft. Ich wusste schon immer, dass ich gern draußen bin, doch nun gibt mir die Natur echten Halt.

Meine Frau – und mit ihr viele Psychiater und Psychotherapeuten – spricht gern von einem inneren *safe place*. Einem Ort, den man sich vorstellt oder in Erinnerung ruft, an dem man sich geborgen, sicher und einfach rundum gut fühlt. An den man mental flüchten kann, wenn es bedrohlich wird. Bislang konnte ich damit nichts anfangen. Jetzt versuche ich das auch. Das habe ich bislang noch nie getan.

Die vier sicheren Orte, die mir einfallen, liegen alle draußen: der Waldweg hinter unserem Haus, den ich unzählige Male mit unserem Hund und den Kindern gegangen bin. Der Lago Maggiore, an den wir als Familie immer wieder in den Urlaub fahren, mit der Melodie des Glockenturms im verträumten Bassano. Das Tessiner Versasca-Tal ganz

* Allie Brosh: Hyperbole and a Half. Touchstone, 2013, Exton, USA

in der Nähe mit seiner wunderschönen Römerbrücke Ponte dei Salti und dem tief türkisfarbenen Wasser. Das weite isländische Pingvellir mit seinem satten Grün. Es sind die Gedanken an wunderschöne Orte und damit zusammenhängende Erlebnisse, die mich in Momenten der drohenden Verzweiflung ans Licht zurückziehen.

Noch wichtiger als die Natur sind mir die Menschen um mich herum: meine Familie. Meine Frau. Meine Kinder. Auch von ihnen habe ich „Kraftbilder" in meinem Kopf: zum Beispiel meine jüngste Tochter Mirja. Ich sehe sie vor mir, wie sie im sommerlichen Gras einen Hügel hinabkullert und dabei aus vollem Herzen lacht. Oder meine Tochter Lea, die auf einer aufgeblasenen Banane hinter einem Motorboot sitzt und dabei vor Freude jauchzt. Mein Sohn Lukas, mit etwa fünf Jahren, nach einem seiner ersten Skischulrennen in den österreichischen Alpen. Seit fast zwanzig Jahren sind wir im Winter dort. Meine Frau Antje, die sich bei einem „Fury in the Slaughterhouse"-Konzert auf der Loreley während eines Platzregens die Plastikplane vom Kopf reißt, um besser mitklatschen zu können – lange her. Eine Szene aus Heidenfarth am Rhein: Meine Eltern, meine Frau mit unserer gerade erst geborenen Tochter Mirja und Lukas sowie Lea sitzen dort im Sommer.

Ein Satz fällt mir ein: „Wir merken uns keine Daten, wir merken uns Erlebnisse." Ich weiß nicht, wer ihn gesagt hat. Doch er stimmt. Ich bin dankbar für so viele Erlebnisse, an die ich mich nun erinnern kann. Viele schöne Orte überall auf der Welt sind dabei und – wichtiger – viele mir wichtige Menschen. Es sind daher für mich eher *safe situations* als *safe places*.

Ein wenig Licht am Ende des Tunnels wäre gut

Geht es jetzt endlich bergauf? Um ehrlich zu sein: Ich bin in den letzten Wochen vielfach durch die Hölle gegangen. Ich habe mich nie beklagt. Es stoisch hinzunehmen versucht. Doch meine Kraft ist langsam am Ende. Ich spreche mit niemandem darüber. So ein wenig Licht am Ende des Tunnels wäre jetzt mal gut. Auf vieles habe ich keine Antworten mehr. Ich weiß zwar, ich habe schon vieles erreicht. Doch die dunklen Momente kommen dennoch immer häufiger. Ich kann keinerlei Sinn in meinem Schlaganfall erkennen, doch ich weiß auch, ich kann mit meinem Üben nicht einfach so aufhören. Es wäre fatal. Viel zu viele Einschränkungen habe ich nicht im Griff. Würde ich jetzt aufgeben, wäre das katastrophal.

Wieder pingt mein Handy. Der Absender ist mein ehemaliger Chef, Professor Ralf Kiesslich. Er meldet sich per WhatsApp. Ich habe knapp zwei Jahre mit ihm in Frankfurt zusammengearbeitet. Wir kennen uns schon lange. Sind etwa gleich alt. Auch seine Frau ist Ärztin. Auch er hat drei Kinder. Jetzt ist er Chefarzt an der Dr. Horst Schmidt Klinik in Wiesbaden und dort auch Ärztlicher Direktor.

Wir sind uns freundschaftlich verbunden. Er kündigt sich für einen Besuch übermorgen an. Eventuell begleiten ihn zwei weitere meiner ehemaligen Kollegen. Wir haben einiges zusammen erlebt. Ich bin ehrlich gespannt, was er sagen wird.

Heute aber heißt es für mich erst einmal: weiterlaufen. Es wird ein guter Tag werden. Fast ein Durchbruch. Ich kaufe mir ein Bounty und eine Coke Zero als Wegzehrung im Klinik-Café und mache mich mit meinen Nordic-Walking-Stöcken auf den sommerlichen Weg zur Kreuzkapelle. Ich erreiche mein Ziel schneller als zuvor, gönne mir eine Pause auf der Bank, lese (mit einem Auge) meiner jüngsten Tochter aus Harry Potter vor und bin fest entschlossen, auf dem Rückweg die Nordic-Walking-Stöcke so wenig wie möglich einzusetzen.

Ich bin mir bewusst, dass ich stürzen könnte – zudem bin ich allein unterwegs. Trotzdem. Ich halte beide Stöcke zwar noch in Händen, doch setze ich ihre Spitzen nur dann auf dem Boden auf, wenn ich glaube, zu einer Seite abzudriften. Es gelingt. Ich komme gut in der Klinik an. Überpünktlich zur nächsten Anwendung. Meine Lauf-App dokumentiert meine Geschwindigkeit. Wie schon zuvor sende ich meinen Erfolgsstatus an mir vertraute Kollegen.

MEINE FRAU und meine Kinder besuchen mich oft. Auch zu Hause geht das Leben weiter, sie berichten mir davon. Schule bis zum Nachmittag. Hobbys wie das Turnen. Die Praxis meiner Frau. Es sind für alle anstrengende Wochen. Doch es entstehen auch viele schöne Bilder in dieser Zeit: meine Frau und ich beim Spazierengehen. Meine Tochter Lea vor einem sommerlichen Feld. Mirja und ich in meinem Zimmer. Lukas draußen vor der Klinik mit einem Kaffee.

Die Hälfte meiner Zeit in der Klinik ist um. Meine Eltern kommen zu Besuch. Wir fahren nach Limburg an der Lahn. Gestützt gehe ich unterhalb des Doms mit ihnen spazieren.

Wir essen ein Steak neben der dortigen Mühle. Mit Messer und Gabel zu essen ist eine echte Herausforderung. Zwar klappt das Schneiden mit rechts ohne Probleme, doch mit links kann ich die Gabel immer noch nicht richtig zum Mund führen. Meine Muskeln in Hand und Arm verkrampfen sich und zittern. Entweder fällt mir die Gabel dann aus der Hand, oder ich habe Probleme, überhaupt meinen Mund zu treffen. Zum Glück trage ich meine Sonnenbrille!, schießt es mir durch den

Kopf. Da steche ich mir wenigstens nicht ins Auge. Mittlerweile schaffe ich es, meiner Situation etwas unfreiwillig Komisches abzugewinnen. Zumindest manchmal. So schneide ich zunächst mein Steak und nehme dann die Gabel in die rechte Hand.

Ich denke kurz darüber nach, bei welchen Speisen im Restaurant mein derzeitiges Links-Handicap am wenigsten auffällt, und komme auf Suppen, Pizza, Pasta und Salat. Ich beschließe, zukünftig bei der Restaurant- und Speisenauswahl darauf zu achten. Als mich meine Eltern zurück in die Klinik bringen, bin ich total erschöpft. Meine Doppelbilder sind jetzt so ausgeprägt, dass ich so gut wie nichts mehr richtig sehen kann.

Ralf Kiesslich besucht mich. Wir unterhalten uns lange. Ich bin froh, dass er da ist. Wie er mir später erzählen wird, ist er schockiert von den sichtbaren Beeinträchtigungen, die ich an diesem Tag zeige, und zugleich beeindruckt vom unbedingten Genesungswillen. Meine verwaschene Sprache, die offensichtliche Gangunsicherheit, die Koordinationsprobleme der linken Seite und meine Vergesslichkeit fallen ihm besonders auf. Er sagt einen Satz, den ich selbst schon oft verwendet habe. „Es wird für dich ab jetzt immer ein ‚Davor‘ und ein ‚Danach‘ geben. Erst dann, wenn der Unterschied für dich nicht mehr so richtig auszumachen ist, hast du es geschafft.“ Ich habe im Laufe der Zeit gemerkt, wie sehr dieser Satz stimmt. Nicht nur für mich.

Etwa zwei Jahre später werde ich mit Ralf ein Projekt in seiner Klinik besprechen. Dabei wird er etwas sagen, was bei mir hängen bleibt: „Du hast dich entschlossen, mit aller Kraft gesund zu werden – und es zu sein. Das war dein Erfolgsrezept. Hättest du die Schlaganfallfolgen akzeptiert, würdest du bis heute über deinen Schwindel trauern oder dich über deine langsamere linke Hand beklagen. So hast du gesagt: Ich bin jetzt wieder gesund! Fertig. Und kein Außenstehender merkt oder ahnt etwas, auch wenn du selbst natürlich noch eine Menge spürst. Damals habe ich dir nicht gesagt, wie schockiert ich über deinen Verfall war, den ich vor mir sah. Doch mir war klar: Dein ‚Genesungstrotz‘, wie du es für dich genannt hast, kann dich da rausbringen. Und nur der. Das war echt irre zu erleben.“

Ich habe es mir nicht anmerken lassen, aber seine Worte haben mich sehr gefreut. Gleichzeitig hat es mich sehr demütig gemacht. Wie viele Betroffene haben nicht das Glück, wählen zu können. Sie sind krank. Und bleiben krank. Trotz aller Willensstärke. Diese kann nur etwas bewegen, wenn die Voraussetzungen dafür vorliegen: in meinem Fall die schnelle und erfolgreiche Therapie auf der Stroke-Unit.

Alte Freunde, große Ziele

Als Ralf zurückfährt, pingt mein Handy erneut. Ein ehemaliger Kollege vom ZDF, Klaus Heckenhahn, der ganz in der Nähe wohnt, möchte mich zum Essen einladen. Wir kennen uns seit Beginn der 1990er-Jahre. Vor einigen Jahren konnte ich ihm bei einer Erkrankung weiterhelfen, heute unterstützt er mich. Er überlässt mir die Wahl des Restaurants. Ich erinnere mich an meine Steak-Erfahrung und entscheide mich für einen Italiener. Mittlerweile kann ich ausreichend viele freie Schritte laufen, um mich auch ohne Hilfe in ein solches Restaurant zu wagen. Mulmig ist mir dennoch.

Es wird ein schöner Abend. Ich stelle fest, dass ich mich nun langsam wieder in die Öffentlichkeit trauen kann, wenn ich auf bestimmte Dinge achte. Bei einer flüchtigen Begegnung fallen meinem Gegenüber im Moment am ehesten meine verwaschene Sprache und der etwas unsichere Gang auf. Könnten also auch zwei Gläser Rotwein zu viel gewesen sein. Ich bin Klaus dankbar für diesen Besuch. Er hat mir gezeigt, dass ich mich wieder trauen muss und kann, aktiv am Alltag teilzunehmen. Allein hätte ich sicher länger für diesen kleinen Neuanfang gebraucht. Da ich vorher eben nie genau weiß, was zu welchem Zeitpunkt gerade wie geht, bleibt nur der Weg, es einfach zu versuchen. Ich sagte es schon – Gewinnen und Scheitern inbegriffen.

Die Tage laufen alle ähnlich ab. Anwendungen, draußen in der Sonne Musik hören, zur Kreuzkapelle laufen. Inzwischen habe ich meinen ersten Gang hinauf ganz ohne Stöcke geschafft. Kleiner Sieg. Große Freude.

Die letzte Woche steht an und wird wohl schnell vergehen. Es haben sich einige Besucher angekündigt. Ich freue mich darüber. Freunde und Bekannte interessieren sich für mein Schicksal. Es geht ihnen um mich als Person.

Vorher aber steht ein weiterer Punkt auf meiner Agenda: Ich möchte es am Wochenende, wenn ich zu Hause bin, mit Fahrradfahren versuchen. Ich habe in den letzten Tagen viele Therapeuten, Mitpatienten und ärztliche Kollegen gefragt, was sie davon halten. Die Antworten waren allesamt ernüchternd. Niemand kann mir sagen, was ich tun soll oder wie die Chancen stehen. Einen Simulator kennt keiner. Stützräder würden mich nicht am Fallen hindern. Auf dem Hometrainer fühle ich mich zwar sicher, doch das zählt nicht. Der ist fest verankert. Reicht mein lädierter Gleichgewichtssinn also aus? Ich nehme mir fest vor, es zu Hause zu versuchen. Als 85-Kilo-Mann möchte ich es niemandem zumuten, mich halten zu müssen, wenn es nicht klappen sollte.

Im Jahr 2017 stoße ich – beim Schreiben dieser Zeilen – auf ein Musikstück, das auf diesen Tag, ja, meine Haltung in dieser Phase meiner Genesung genau passt. Es ist von der Gruppe „30 seconds to Mars" und heißt „Walk on Water". Zum Leidwesen meiner Familie lasse ich es wochenlang in Endlosschleife laufen. Laut.

Do you believe that you can walk on water?
Do you believe that you can win this fight tonight?
[…]
Do you believe? Walk on water.

Glaubst du, dass du übers Wasser gehen kannst?
Glaubst du, dass du diesen Kampf heute gewinnen kannst?
[…]
Ja, glaubst du das? Dann geh übers Wasser,
versuch das Unmögliche.*

Aufgeben ist keine Option

An diesem Juni-Wochenende 2015 glaube ich, dass ich es schaffen kann. Mein Ziel ist es zwar nicht, übers Wasser zu gehen, aber zumindest wieder halbwegs sicher Fahrrad fahren zu können. Meine Frau holt mich fürs Wochenende ab. Zu Hause angekommen, überlege ich, welcher Ort für den Fahrrad-Test geeignet wäre. Der asphaltierte Wendehammer vor unserem Haus scheidet aus. Wenn ich dort umfalle, knalle ich auf Boden und ziehe mir schwerste Prellungen, wenn nicht sogar Brüche zu. Zudem habe ich keine Lust auf neugierige Blicke der Nachbarn. Mir fällt die Waldlichtung hinter unserem Haus ein. Hier stehen weder Bäume noch Sträucher, auch finden sich keine größeren Unebenheiten oder Baumstümpfe im Boden. Die Fläche ist von Gras bedeckt. Zudem muss ich nur etwa 300 Meter dorthin laufen.

Das Herz schlägt mir bis zum Hals, als ich mein neues Fahrrad mit dem passenden Namen „Spurtreu" zur Lichtung schiebe. Auf diesen wenigen Metern geht mir viel durch den Kopf. Unter anderem, dass ich vor etwas weniger als vier Wochen hier nur gestützt entlanggehen konnte. Jetzt schaffe ich es sogar samt Fahrrad. Ja, ich bin ein wenig stolz. Bin froh über meine Motivation, immer weiterzumachen.

Ich erreiche die Lichtung. Nun wird es spannend. Ich kann nur von rechts aufsteigen, mein linkes Bein macht nach wie vor nicht alles, was

* Auszug aus „Walk on Water" von 30 seconds to Mars, veröffentlicht 2017

mein Kopf vorgibt. Beide Füße stehen jetzt auf dem Boden. Die Stange dazwischen. Der schmale Weg vor mir ist eher ein Trampelpfad, doch der Boden ist sandig weich. Genau das, was ich brauche. Ich prüfe, ob ich mein Handy griffbereit in meiner Jackentasche habe. Wenn ich doch stürzen sollte, kann ich wenigstens Hilfe holen.

Ich schiebe mich mit den Füßen an. Laufe mit der Stange zwischen den Beinen. Lieber etwas schneller, damit das Rad stabiler fährt und kleinere Unsicherheiten verzeiht. Mein Puls beginnt zu rasen. Jetzt ist es so weit. Ich hebe irgendwie meinen rechten Fuß auf die Pedale, trete an und schwinge mich (ein großes Verb für eine solch ungelenke Bewegung) auf den Sattel. Ich merke, dass meine linke Hand den Griff viel zu fest umklammert. Doch ich fahre tatsächlich. Es holpert ein wenig, aber ich kann gut die Spur halten. Der Name des Fahrrads passt also.

Erst mal nur geradeaus. 20 Meter, 50 Meter, 100 Meter. Mist, die Lichtung ist zu Ende. Ein Glücksgefühl breitet sich in mir aus. Es klappt, tatsächlich. Ich fahre den breiteren Waldweg in Richtung Reitplatz. Spätestens in 200 Metern muss ich jedoch eine Linkskurve meistern. Wird das auch gehen?

Ich fahre schön langsam, links droht mein Fuß immer wieder vom Pedal abzurutschen. Das kenne ich schon vom Hometrainer. Die motorische Unsicherheit fordert ihren Tribut.

Die erwartete Linkskurve kommt auf mich zu. Die nächste Bewährungsprobe. Es gelingt. Langsam und vorsichtig, aber erfolgreich komme ich rum. Nun gehe ich auf einen Zwei-Kilometer-Kurs gen Heimat. Ohne Autos. Nur auf weichen Waldwegen.

Ich habe das völlig Unvernünftige versucht – und gewonnen. Es ist ein gutes Gefühl. Vielleicht nur vergleichbar mit dem eines kleinen Kindes, das zum ersten Mal allein Fahrrad fährt. Für mich eröffnet sich damit wieder die Möglichkeit, auch größere Strecken allein zurückzulegen. Auch wenn ich von meiner ersten Fahrt auf der Straße noch weit entfernt bin. Ich weiß zu diesem Zeitpunkt noch nicht, dass ich drei Monate später meine jüngste Tochter und ihre Schulklasse bei einem Teil der Fahrradprüfung begleiten werde. Dank Hunderter Kilometer auf dem Rad werde ich einen Teil meiner Fähigkeiten zurückerradeln können.

Doch es gibt auch Rückschläge. Ein paar Wochen später verabrede ich mich mit Stephan Schlenger aus dem Steuerbüro zu einer Fahrradtour. Er ist überrascht, dass ich mir das schon wieder zumute – und prompt werde ich an einem Berg zu langsam und falle hin. Eine Schürfwunde ziert meine rechte Hand und blutet dank Blutgerinnungshemmern wie verrückt. Ich blute eine Packung Papiertaschentücher durch und radle taschentuchumwickelt dennoch weiter. Knapp 30 Kilometer schaffen wir an diesem Tag. Das bestärkt mich. Ich merke aber auch: Schon kleine Verletzungen können jetzt zum Problem werden.

Übermütig geworden durch meinen Fahrrad-Erfolg, entschließe ich mich, in den Ort zu laufen – es sind fast zwei Kilometer. Längere Strecken zu Fuß – das muss jetzt auch ohne Nordic-Walking-Stöcke wieder klappen. Oder? Mein Ziel ist das kleine Lebensmittelgeschäft auf der sogenannten Breiten Straße. So schnappe ich mir meinen schwarzen Rucksack mit den vielen Fächern und mache mich auf den Weg. Die Strecke schaffe ich tatsächlich ohne größere Probleme, auch wenn durch meinen Schlaganfall meine Rumpfmuskulatur noch verkrampft ist. Ich muss für einen Außenstehenden wie ein Mensch mit schweren Rückenproblemen aussehen, so stocksteif bin ich unterwegs. Egal.

Ich kaufe im Ort ein und packe alles ordentlich in den Rucksack. Nur Himbeeren und Heidelbeeren passen nicht mehr hinein. Also nehme ich sie in die Hand: Rechts halte ich die Nordic-Walking-Stöcke, die ich möglichst wenig einsetze, links die Plastikschalen mit den Beeren. Doch schnell merke ich, dass das keine gute Idee ist. Beim Überqueren einer Seitenstraße bin ich kurz unaufmerksam. Die Schalen fallen auf die Straße, und die Beeren springen hinaus. Ich kann nichts tun. Nicht einmal die unbeschädigten Früchte kann ich auflesen, längeres Bücken würde mich ebenfalls auf die Straße befördern. Also hebe ich lediglich die Plastikschalen auf, werfe sie in einen Mülleimer in der Nähe und gehe unter den fragenden Blicken zahlreicher Menschen weiter. Als ich zurückblicke, sehe ich, wie ein Auto über meine Beeren fährt. Es spritzt in alle Richtungen.

Mit dem Rest meiner Einkaufsbeute trete ich ernüchtert den Weg zurück an. Ich mache mir klar: Mit links mache ich erst mal gar nichts mehr. Ich kann weder die Kraft richtig dosieren noch balancieren.

Als ich wieder zu Hause bin, schenkt mir meine Tochter Lea ein Bild. Der Farbton ist ein freundliches Sonnengelb. *Failure is not an option* steht darauf. Sie war bei unserem Besuch in den USA, als ich das signierte NASA-Foto in Cape Canaveral gekauft habe, zehn Jahre alt. Seitdem habe ich diesen Spruch vielen Menschen mit auf den Weg gegeben – und sie gelegentlich damit sicher genervt. Jetzt bin ich damit konfrontiert.

Ich entschließe mich, den Spruch als Ermutigung zu nehmen – gerade nach der Geschichte mit den Beeren – und meine Situation neu als Herausforderung zu sehen, bei der Versagen eben „keine Option" ist.

Meine Frau hält diese Sicht für zu hart. Ich solle auch mal gnädiger mit mir sein.

Zurück in der Rehaklinik. Stephan Schlenger hat sich angekündigt. Den ersten Schock über mein zu erwartendes Krankengeld habe ich inzwischen verdaut. Stephan und ich beschließen, nach meinen Anwendungen die etwa sechs Kilometer hin und zurück zur Kapelle zu laufen. Zum ersten Mal lasse ich meine Nordic-Walking-Stöcke im Zimmer.

Unterwegs eröffnet Stephan mir seine Idee, die Gesellschafter meiner Firma zu bitten, das Krankengeld auf das bisherige Nettogehalt aufzustocken. Da ich mich ja so schnell wie möglich wieder selbst mit kleineren Aufgaben erproben wolle und so auch etwas zurückgeben könne, sei das nur fair. Ich finde die Idee gut.

Der Aufstieg gelingt. Wieder unterbiete ich meine bisherige Zeit. Auf dem Rückweg wählen wir eine andere Strecke. Ich fühle mich in Begleitung sicherer. Nicht durch den kleinen Wald, sondern durch die Felder, vorbei an dem Reiterhof, den ich von meinen Hippotherapie-Stunden kenne.

Stephan fährt nach unserem kleinen Ausflug zurück nach Mainz. Seine Idee hat mir Auftrieb und Perspektive gegeben. Nachdem ich eine kurze Mail mit ebendiesem Vorschlag an meinen stellvertretenden Geschäftsführer geschrieben habe, schnappe ich mir meine Nordic-Walking-Stöcke und mache mich erneut auf den Kapellen-Weg. Heute möchte ich ihn zweimal schaffen. Und bis Ende der Woche dreimal.

Doch schon auf halber Strecke merke ich, dass mich eine tiefe Erschöpfung überkommt und meine Doppelbilder schlimmer werden. Meine linke Seite zittert. Immer wieder ereilen mich unkontrollierbare tiefe Einatmer. Ich laufe unsicherer, schwanke sichtbar nach links und rechts – doch gehe weiter. Failure is not an option – Scheitern ist keine Option. So wie meine Tochter Lea es als Spruch auf das Bild gemalt hat. Ich sage mir den Spruch nun vor. Er ist längst zu meinem Mantra geworden. Ich erreiche die Kapelle im späten Nachmittagslicht, muss mich aber längere Zeit auf der Bank ausruhen. Es ist noch schwieriger als gedacht.

Für den nächsten Tag hat sich ein ehemaliger Kollege, Erik Massmann, angekündigt. Wir kennen uns aus unserer gemeinsamen Zeit bei einem großen Anbieter von Software-Programmen für Arztpraxen. Er war dort Finanzvorstand. Später hat Erik mit mir das Start-up-Unternehmen gegründet, für das ich zurzeit als geschäftsführender Gesellschafter arbeite. Erik ist inzwischen aber ausgestiegen und zu einem Unternehmen in der Schweiz gewechselt. Er ist extrem sportlich und nimmt das Leben pragmatisch und leicht.

Wieder laufe ich mit meinem Besuch zur Kapelle. Erik treibt mich an, meinen Rekord zu brechen, was mir tatsächlich gelingt. Meine App zeigt meine bislang beste Zeit an. Als wir oben sind, entdeckt er ein kleines

Metallschild mit einem Dank an die Spender auf der Bank vor der Kapelle, auf der ich immer sitze. Er meint: „Wenn du hier weg bist und es dir wieder richtig gut geht, sollten wir so eine Bank stiften, ein Schild mit unseren Namen draufkleben und das Ding hier hinstellen. Als Erinnerung. Immerhin ist das irgendwie ja dein Ort geworden. Oder?" Ich nicke.

Das mit der Bank haben wir noch nicht umgesetzt. Ich glaube, ich erinnere ihn mal daran. Aber seine Idee war für mich wie ein Brückenschlag in die Zukunft. Meine Zukunft. „Wenn es dir wieder richtig gut geht" – der Gedanke daran hat mich sehr ermutigt.

Nachdem Erik gefahren ist, mache ich mich erneut auf den Weg. Gleiches Ziel. Ich spüre, dass ich langsam wieder in Form komme. Nun zahlt es sich aus, dass ich so viel Zeit wie möglich auf dem Hometrainer verbracht habe. Ich schaffe es wieder den Berg rauf. Fast so schnell wie kurz zuvor mit Erik. In meiner Wahrnehmung treten meine übrigen Anwendungen hinter meiner Selbstbewegung zurück. Später kann ich erkennen, dass es der Gesamtmix war, der mir geholfen hat. In welcher Gewichtung auch immer.

Zurück auf meinem Zimmer. Ich versuche mich mal wieder an der „Tagesschau". Doch ich bin todmüde. Von meiner früheren Leistungsfähigkeit bin ich noch immer weit entfernt. 16-Stunden-Tage mit Flügen, jeder Menge Telefonaten, Konferenzen und Dutzenden Mails waren kein Problem. Jetzt ist es anders.

Schon nach fünf Minuten gebe ich frustriert auf. Ich kann das Fernsehbild einfach nicht fokussieren, sehe nur die Doppelbilder und erkenne nichts. Kann keine Schrifteinblendung lesen, ohne mir ein Auge zuzuhalten. So macht Fernsehen keinen Spaß.

Also nehme ich mein iPhone zur Hand und lade wieder ein Hörbuch runter. Damit komme ich zur Ruhe.

Ich bin verändert

Mir ist klar, dass mein frühes Aufwachen – in Verbindung mit meiner Reizbarkeit und dem ständigen Grübeln – Anzeichen einer Depression sein kann. Immer noch. Ich bin also noch nicht über dieses Problem hinweg. Selbstmordgedanken habe ich zum Glück keine. Auch nicht den Wunsch zu sterben. Da ich nicht der Typ für eine Psychotherapie bin, nehme ich dieses Angebot der Klinik nicht wahr.

Auch möchte ich keine Medikamente einnehmen. Stur. Dass ich keine Medikamente nehmen möchte, hängt auch mit meinem Orgasmusproblem zusammen. Viele Antidepressiva greifen in diese Funktionen negativ ein. Darüber redet nur kein Mensch.

Es ist schon interessant, was mir morgens um vier Uhr in meinem höhenverstellbaren Rehabett so durch den Kopf geht. Das Nachdenken über eine mögliche Depression, in der ich stecke. Meine Chancen auf Genesung. Meine Sturheit, genau diese anzustreben und mich in kein Schicksal zu ergeben … Ich träume wenig.

Wenn aber, dann hat der Schlaganfall nun auch hier leider Eingang gefunden. Während ich in der Zeit in der Akutklinik in meinen Träumen immer noch der Alte war und mich normal bewegen konnte, bin ich jetzt auch im Traum gehandicapt. Schade.

Leider erlebe ich nicht nur Aufmunterndes mit meinen bisherigen Freunden. Ein Ereignis ist mir besonders im Gedächtnis geblieben: Seit Jahren bin ich in einer WhatsApp-Gruppe mit anderen Männern aktiv, in der wir uns gegenseitig motivieren abzunehmen. Jeden Montag teilen wir uns ehrlich das aktuelle Gewicht mit – eine wirklich hilfreiche Methode. Als ich mich wieder beteilige, fragt einer der anderen lapidar, ob ich denn wenigstens abgenommen hätte. Sonst nichts.

Das trifft mich hart. Ich wäre in den ersten Tagen und Wochen im Krankenhaus wahrscheinlich sogar von der Waage gefallen, hätte ich sie ausprobiert, vom Ablesen der Ziffern ganz zu schweigen. So beschissen ist es mir ergangen. Mir ist längst klar, dass selbst Freunde mit meiner Situation überfordert sind (und auch der damit verbundenen Spiegelung der eigenen Endlichkeit). Und doch entsetzt mich diese unverhohlene Oberflächlichkeit. Ich bin zutiefst enttäuscht und denke mir: Wenn du nichts Besseres zu schreiben hast, halt am besten die Klappe. Unmut macht sich in mir breit, aber ich behalte ihn für mich. Stattdessen ziehe ich mich langsam aus der Gruppe und von den Menschen dort zurück. Beteilige mich nicht mehr am Chatten über unser Gewicht.

Habe ich mich verändert? Da ist sie wieder, diese Unsicherheit. Rückblickend werde ich erkennen: Natürlich hat mich das alles verändert! Doch in diesen Tagen gestehe ich mir das noch nicht ein. Ich habe schlicht schon zu viel verloren. Ich möchte an Vertrautem festhalten, auch an meinem alten Selbst. Erst später werde ich einsehen, dass es das so nicht mehr gibt. Eine solche Grenzsituation am Rand des Lebens, zurückgeworfen auf das eigene Ich, wochenlanges Grübeln in Krankenhäusern und Rehaeinrichtungen, existenzielle Unsicherheit – all das lässt einen nicht unverändert. Es macht etwas mit mir.

Ich bin reizbar, schnell gekränkt, aufbrausend und reagiere häufig unangemessen. Die Situation bringt es mit sich, dass andere Menschen Entscheidungen für mich treffen oder mir sagen, was ich tun soll. Das bringt mich auf die Palme, auch wenn es gut gemeint ist. Ich konnte es noch nie leiden, ungebetene Ratschläge zu bekommen. Jetzt passiert das ständig. Fazit: Nicht nur ich mache Fehler, auch mein Umfeld tut es.

Den zeitweiligen Verlust großer Teile meiner Erinnerungsfähigkeit erlebe ich als unfassbar erniedrigend. Ich bin es gewohnt, mich an fast alles präzise erinnern und auf dieser Basis verlässliche Entscheidungen treffen zu können. Jetzt kann ich mir nicht mal mehr Dinge ins Gedächtnis rufen, die ich erst vor wenigen Minuten selbst gesagt habe. Wie gehe ich also damit um? Ich muss akzeptieren, mir selbst zu misstrauen. Skurril. Wem vertraue ich denn dann? Mich nicht auf mich selbst verlassen zu können ist das Gegenteil von dem, was ich gewohnt bin. Was ich von mir über Jahrzehnte erwarten konnte. Was andere von mir erwarten konnten. Es fällt mir schwer zu lernen, eigene Irrtümer einzugestehen und nicht darauf zu pochen, recht zu haben. Das ist fürchterlich. Und fordert Teile meiner Persönlichkeit, die ich bislang kaum kannte. Häufig bestehe ich trotzdem noch darauf, im Recht zu sein. Das ist Gewohnheit. Nach zahlreichen Argumentationsfehlschlägen muss ich zurückrudern.

Eine seltsame Erfahrung ist für mich das fehlende Gefühl, mir „sicher“ zu sein. Neurologisch kann man das sicher erklären. Ich kann es im Moment nicht. Es dauert Monate, für mich eine gefühlte Ewigkeit, bis ich zu meiner gewohnten Gedächtnisleistung zurückkehre.

Stellen Sie sich vor, Sie wissen, dass zwei und zwei in Summe die Zahl Vier ergibt. Das Ergebnis steht Ihnen sofort klar vor Augen. Aber Sie fühlen nicht, dass es stimmt. Sie sind sich nicht sicher. Obwohl sogar der Taschenrechner Gleiches ausspuckt.

Wie gesagt: So geht es mir seit Wochen, wenn nicht Monaten. Sachliches Wissen und gefühlte Gewissheit sind irgendwie entkoppelt. Das gehört zu dem Seltsamsten, was ich erfahren habe.

Resignation und Stärke

Mit wieder zunehmenden Sinnen erlebe ich: Mein Gegenüber kann häufig nicht nachvollziehen, wo genau im Heilungsverlauf ich mich gerade befinde. So schwer es für mich war zu realisieren, was der Schlaganfall in den ersten Stunden, Tagen und Wochen aus mir gemacht hat, so schwer ist es jetzt für andere, zu realisieren, welche Sinne ich wieder beisammenhabe. Wahrscheinlich gebe ich ihnen auch nicht die Chance. Ich rede ja nicht darüber. So wird dann lieber eine Entscheidung mehr als weniger über meinen Kopf hinweg getroffen. Das erlebe ich als wirklich kränkend und erniedrigend. Doch was soll ich dagegen tun? Ich fühle mich wie ein Volltrottel, wenn mir etwas misslingt. Ich fühle mich jedoch noch mehr wie ein Volltrottel, wenn ich das Gefühl habe, dass mein Umfeld mich als solchen betrachtet.

Nach anfänglichen Ausrastern reagiere ich mit Rückzügen. Ich dränge mich also selbst immer wieder ins soziale Aus. Ich gehe immer häufiger dazu über, Dinge einfach stehen zu lassen. Aus Resignation. Ich hatte lange das Glück, mich für ziemlich schnell im Hirn halten zu dürfen. Aber das ist erst mal Geschichte.

Dieser Verlust an Selbstachtung, -sicherheit und -bestimmtheit ist am schwersten zu ertragen. Ich werde mich leider in noch vielen demütigenden Szenen wiederfinden. Sie zu vergessen wird später schwierig. Dann werde ich mir manches Mal wünschen, weniger Erinnerungen an diese schwere Zeit zu haben. Doch sie gehören dazu. Sind der Preis der Genesung. Ich muss ihn akzeptieren.

Rückblickend kann ich sagen: Ich habe diese Zeit psychisch bemerkenswert stabil überstanden. Klar, ein paar Dellen habe ich abbekommen. Die Monate, während derer ich auf altbekannte Ressourcen verzichten musste, haben mir jedoch auch eine wesentliche Ressource eingebracht: Ich bin stärker geworden. Viel ruhiger. Ich habe heute weder Einsamkeitsängste noch Angst vor Stille, Sprachlosigkeit oder Tod. Ich muss mir über Wochen und Monate selbst genug sein. Trotz aller Ablenkungen. Trotz aller Besuche.

Abends im Bett, ausharrend in der Dunkelheit der Nacht. Ohne aufmunternde Worte, die ich wahrscheinlich ohnehin nicht hätte annehmen können. Auf schwankendem Boden.

Ich habe mich in dieser Zeit selbst besser kennengelernt. Ich verstehe in der Rückschau, dass mich mein Schlag damals in die Isolation getrieben hat. Eine Art inneres Gefängnis mit Einzelhaft.

Ich kann ein wenig besser verstehen, warum Menschen, die so etwas durchgemacht haben, besonders gern mit solchen Menschen reden, die ähnlich Schweres erlebt haben. Sei es im Krieg. Sei es nach einem Unfall, einer persönlichen Katastrophe oder einer Krankheit. Das Verstehen untereinander ist ein anderes, tieferes. Es bringt einen Resonanzboden zum Klingen, den andere Menschen nicht besitzen. Theoretisch über etwas Bescheid zu wissen zählt nicht. Als ausgebildeter Palliativmediziner weiß ich, wovon ich spreche.

Wenn mir Menschen, denen es bislang weitgehend gut im Leben ging, heute von ihren Ängsten vor dem Tod berichten, kann ich sie sehr gut verstehen. In mir formt sich dann ein interessanter Gedanke: Ich war schon mal ganz nah dran. Es war nicht schlimm. Ich werde wieder dorthin gehen. Eines Tages.

Doch man kann dieses Gefühl, diese Erfahrung, diese Beruhigung, diese Sicherheit den Tod betreffend, leider nur schwer weitergeben. Und ich versuche es auch nicht ungefragt. Gleichzeitig bemerke ich, dass viele – gerade auch meiner Patienten – sehr erleichtert reagieren, wenn sie mit mir offen über Tod und Sterben sprechen können, wenn es so weit ist. Sie dürfen mir da alles zumuten. Es wirkt auf sie befreiend. Das sind die wenigen Momente im Alltag, in denen ich von meinen Erlebnissen berichte, sie teile.

Ist das die viel zitierte Todesverachtung? Nein. Ich bin weder risikofreudiger noch leichtsinnig geworden. Doch viel gelassener in diesem Punkt. Ist das innere Stärke? Ich weiß es nicht. Vielleicht ist es auch die Überzeugung, im Leben alles überstehen zu können. Das kann Einbildung sein. Aber auch eine Erfahrung des Es-schon-mal-überlebt-Habens. Das ist der einzige Ausdruck, der mir einfällt. Ich kenne sonst keinen dafür.

Doch mir ist noch etwas anderes widerfahren. Ich spüre: Ich bin in vielem stärker geworden. Bin geduldiger, gelassener. Lasse mich nicht mehr so schnell aus der Ruhe bringen, wenn etwas nicht so läuft, wie ich es mir wünsche.

Die letzten Tage in der Reha

Den nächsten Tag beginne ich mit einem frühen Spaziergang zu meiner Kapelle. Aus Hamburg hat sich Professor Freimut Leidenberger zu mir auf den Weg gemacht. Seit 2011 arbeitet er mit mir an der Vision, mithilfe spezieller Software ärztliches Expertenwissen breitflächig verfügbar zu machen. Hunderte, wenn nicht Tausende Stunden widmet er der Idee, sein Wissen, seine jahrzehntelange Erfahrung, er ist Mitte siebzig, an eine Art künstliche Intelligenz weiterzugeben, die sie praktisch überall verfügbar macht. Zu jeder Zeit. An jedem Ort. In jeder Sprache. So könnten viel mehr Menschen davon profitieren: egal ob in Europa, den USA oder Dritte-Welt-Staaten.

Obwohl er im Jahr zuvor eine komplizierte Herzoperation hinter sich gebracht hat, nimmt er für den Besuch eine stundenlange Zugfahrt in Kauf. Ich freue mich sehr darüber. Auch er erklimmt mit mir den Aufstieg zur Kreuzkapelle. Als wir oben sind, sagt er zu mir: „Ich bin mehr außer Atem als du! Wer von uns ist denn hier gerade in Reha?“ Ein schelmisches Lächeln huscht über sein Gesicht.

Ich sehe ihm an, dass er sich Sorgen macht. Er weiß: Wenn ich nicht an meine alte Position zurückkehren kann, steht ein Teil des Werkes auf dem Spiel, dem er sich in den letzten Jahren verschrieben hat.

Mein Stellvertreter Oliver Schauer besucht mich am nächsten Tag. Er hat sich mit allen Gesellschaftern besprochen: Mein Krankengeld wird tatsächlich aufgestockt auf mein ursprüngliches Gehalt. Ich bin dankbar dafür und gleichzeitig hoch motiviert, so schnell wie möglich herauszufinden, was mir beruflich noch möglich ist. Ich muss es Schritt für Schritt ausprobieren, nur so kann ich ergründen, was noch geht.

Tief enttäuscht bin ich darüber, dass einige Gesellschafter keine Zeit für einen Besuch finden. Wir sind eigentlich gut befreundet, zumindest glaube ich das in jenen Tagen, und haben uns bis zu meinem Schlaganfall kontinuierlich per SMS oder Telefon ausgetauscht.

Erst im Nachhinein werde ich erkennen: Als ich meine berufliche Funktionsfähigkeit eingebüßt hatte und es nicht schnell wieder besser wurde, war es auch mit der freundschaftlichen Verbundenheit vorbei. Seit Ostern 2016 haben wir keinerlei Kontakt mehr. Keine Zeile zu Geburtstagen. Kein Anruf zu Weihnachten. Und das, obwohl wir früher jeden Tag mehrere Stunden miteinander verbracht haben. Heute weiß ich: Es war falsch investierte Zeit.

Auch Oli geht mit mir spazieren. Ich erzähle ihm von meinem Plan, im Herbst zurückzukehren und ab Juli mit der beruflichen Selbsterprobung zu beginnen. Er sagt mir loyal jede Unterstützung zu. Hochanständig. Er ist einer der Menschen, denen ich voll vertraue.

Als er aufbricht, gehe ich erneut los. Morgen – so nehme ich mir vor – muss es dreimal klappen mit meinem Gang. Die Nordic-Walking-Stöcke brauche ich nicht mehr. Ich merke: Die Zeit ist knapp. Ich muss mich beeilen. Die größten Fortschritte kann ich in den ersten Wochen und Monaten erreichen. Ich habe keine Zeit zu verlieren.

Am vorletzten Tag der Reha stehe ich sehr früh auf. Meine drei Spaziergänge brauchen Zeit. Die Pausen dazwischen fülle ich mit meinen Anwendungen. Zwei davon möchte ich bis mittags geschafft haben. Zudem kommt nachmittags mein Freund Dr. Uwe Baumann mit seiner Frau Barbara. Uwe und ich kennen uns seit den 1990er-Jahren. Das Verhältnis von Uwe und mir ist von großer Offenheit und spaßhaften Provokationen geprägt. Vor einem Jahr hat er mich gebeten, Patenonkel seines Sohnes Yannick zu werden. Ich habe das als große Wertschätzung empfunden und versuche seitdem, meine Rolle gut auszufüllen.

Ich versuche mehrfach im Jahr, Uwe, Barbara und Yannick in deren Heimat in der Nähe von Erlangen privat zu treffen. Wenn das gelingt, entspannen sich oft lange Gespräche über Gott und die Welt.

Für mich ist der Glaube ein wichtiger Bestandteil meines Lebens. Erst nach unserem Umzug nach Mainz habe ich mich selbst taufen lassen – hier in Gonsenheim. Beim obligatorischen Taufgespräch habe ich unsere Pfarrerin und meine heutige Jogging-Partnerin Andrea kennengelernt.

Meine Eltern gehören einer evangelischen Freikirche an, die eine Taufe im Erwachsenenalter favorisiert. So wurde ich weder getauft noch konfirmiert. Nach einer Phase massiver Glaubenskritik zu Beginn des Medizinstudiums ist es mir im Laufe der Zeit jedoch gelungen, mein zunehmendes naturwissenschaftliches Verständnis mit dem Thema Glauben in Einklang zu bringen. Das war für mich jedoch ein echt schwieriger Weg.

Heute glaube ich, dass beide Welten nebeneinander existieren. Also Glaube und Wissenschaft. Es sind verschiedene Beschreibungsebenen. Heißt konkret: Die Naturwissenschaft sollte nicht versuchen, Menschen ihren Glauben abzusprechen, und die Theologie sollte nicht versuchen, Glaubensinhalte „beweisen" zu wollen, oder Andersdenkende mit Macht zu missionieren suchen.

Uwe selbst kann mit dem Thema Glauben eher wenig anfangen. Doch die naturwissenschaftlich geprägten Diskussionen mit ihm haben mich immer weitergebracht. Er nimmt mir gegenüber kein Blatt vor den Mund (ich allerdings ihm gegenüber auch nicht) und hat mir mehr als einmal die Schwächen meiner Glaubens-Argumentation aufgezeigt. Das hat mir geholfen. Auch wenn ich es nie zugegeben habe.

Jetzt sind Uwe und Barbara hier. Uwe schildert in gewohnter Offenheit seinen Eindruck. „Du torkelst hier ja ganz schön rum, Dierk. Bekommst du das in den Griff?"

Es ist ein gutes Treffen. Wir sitzen in der Eingangshalle der Klinik und unterhalten uns lange. Auch dieser Tag in der Rehaklinik neigt sich seinem Ende entgegen.

Ich bin gespannt, was mich anschließend erwartet. Was kommt jetzt? Diese Frage wird für mich langsam drängender. Das Gefühl, vieles erreicht zu haben, ist gut – doch ich bin noch meilenweit von meiner alten Form entfernt. Mein Schlaganfall ist jetzt knapp acht Wochen her, und meine anfängliche Selbsteinschätzung „Für das hier brauche ich bestimmt acht Wochen" längst Makulatur. In mir formt sich der Gedanke, eine ambulante Rehabilitationsmaßnahme anzuschließen.

Das würde bedeuten, jeden Tag für etwa vier bis sechs Stunden in eine Klinik zu fahren, um dort weitere Anwendungen zu bekommen. Mir ist klar, dass ich in meiner aktuellen Verfassung nicht in mein altes Leben zurückkehren kann. Widerstrebend gestehe ich mir ein: Das hier wird locker noch ein halbes Jahr brauchen.

Ich schreibe eine kurze Mail an meinen betreuenden Arzt in Mainz. Er unterstützt mein Vorhaben, eine ambulante Rehabilitation anzuschließen. In Mainz und Wiesbaden gibt es geeignete Kliniken.

Alles auf Anfang

Endlich ein Weißkittel, der mir zuhört

Die ambulante Rehabilitation ist nun seit einer Woche beantragt. Ein einfaches Formular reicht. Eigentlich. Ich denke nicht im Traum daran, dass es ein Problem geben könnte. Doch es gibt eines. Ein großes sogar. Meine Krankenkasse lehnt die ambulante Rehabilitationsmaßnahme ab: Ambulante Einzelmaßnahmen seien doch gewiss ausreichend.

Ich rufe einen mir bekannten Neurologen an, der sich meiner annimmt und bereit ist, mich zu untersuchen und zu beurteilen, ob aus seiner Sicht eine ambulante Rehabilitation sinnvoll ist.

Dr. Klaus Hartmann hat meiner Frau vor einigen Jahren ermöglicht, ihre für die Weiterbildung zur Psychiaterin vorgeschriebenen neurologischen Erfahrungen in seiner Praxis zu sammeln. Als ich auf der Stroke-Unit in akuter Lebensgefahr schwebte, hat meine Frau bei ihm telefonisch Rat gesucht. Dabei hat er ihr auf der einen Seite reinen Wein eingeschenkt, auf der anderen Seite aber auch Hoffnung vermittelt.

Meine Frau beschreibt ihn als hoch präzise, zielorientiert, evidenzbasiert und fokussiert. Und auch als weniger emotional, als sie selbst es ist. Das ist jedoch genau das, was ich nun dringend brauche. Ich möchte kein Mitleid. Ich möchte wissen, wie es jetzt weitergehen kann. Zudem möchte ich eine Beurteilung meiner medizinischen Situation.

Ich sitze auf der Bank vor seinem Sprechzimmer und bin echt nervös. Nach ein paar Minuten bin ich bereits dran. Kollege Hartmann nimmt sich viel Zeit – und was mich besonders beeindruckt: Er hört mir zu. Er signalisiert mir sein authentisches Interesse daran, zu verstehen, wohin ich in Zukunft möchte.

In meiner Wahrnehmung ist das das erste Mal seit dem 6. Mai, dass mir ein Arzt so begegnet. Er möchte wissen, was meine Hoffnungen und Erwartungen sind. Als ich ihm von meinem Ziel berichte, bis Jahresende wieder arbeiten zu können, versucht er mir schonend beizubringen, dass dies vielleicht zu ambitioniert sein könnte.

Wahrscheinlich weiß er von meiner Frau von meinem Ehrgeiz und meiner Sturheit, wenn es darum geht, eigene Ziele zu erreichen. Er untersucht mich ausführlich und sagt mir dennoch längst nicht nur die Dinge, die ich hören möchte. Doch von ihm kann ich das Ungewollte annehmen. Was mir sehr gut gefällt: Kollege Hartmann geht partnerschaftlich mit mir um. Erörtert das Für und Wider. Zudem passt seine

Art zu meiner: die Karten auf den Tisch. Welches Blatt ich dann spiele, muss ich entscheiden.

Es ist seit dem 6. Mai vieles besser geworden – ein riesengroßer Erfolg. Aber vieles ist eben auch geblieben. „Ich bin echt überrascht, dass Sie vom Taxi selbstständig in meine Praxis laufen konnten nach all dem, was Ihnen im Mai erst widerfahren ist."

Nach dem Termin muss ich mir eingestehen: Ich habe bei einer Reihe von Teilaspekten schlicht gelernt, damit zu leben, weil ich nicht mehr alles mit dem Zustand vergleiche, den ich vor dem 6. Mai hatte, sondern mit dem von gestern. Das ist neu für mich. Die Zeit verändert Sichtweisen. Deshalb belasten mich viele Einschränkungen nun offensichtlich weniger.

Am Ende bestätigt Dr. Hartmann die Sinnhaftigkeit einer ambulanten Rehamaßnahme und verfasst ein Schreiben an die Krankenkasse. Ich lege es meinem Widerspruchsschreiben bei.

Meine Einlassung zeigt unerwartet schnellen Erfolg. Binnen Kurzem flattert die Bestätigung der Kostenübernahme ins Haus. Nicht nur für drei Wochen, sondern gleich für zweimal drei Wochen.

Vorhofflimmern

Während ich die Unterlagen mit der Zusage abhefte, beginnt mein Herz wie wild zu schlagen. Ich taste meinen Puls. Von sechzig ist er auf über hundert hinaufgeschnellt. Ein Verdacht drängt sich mir auf: Das könnte das Vorhofflimmern sein, dem die Mannheimer Kollegen über dreißig Tage im Fern-EKG erfolglos nachgespürt haben. Der Grund für meinen Schlaganfall? Zum Glück wird mir nicht schwindelig. Mein Herz ist stark genug, um ohne Beeinträchtigungen mit dem schnellen Puls und dem Wegfall der Pumpkraft der Vorhöfe klarzukommen. Leider ist der Beweis für ein solches Vorhofflimmern nur per EKG zu erbringen. Springt der Rhythmus später wieder zurück, geht die Jagd von vorn los.

Ich suche meinen ärztlichen Notfallrucksack, den ich seit Wochen nicht mehr angerührt habe und in dem sich ein kleines EKG-Gerät befindet. Mit pochender Brust greife ich hinein und finde das Taschen-EKG. Ich ziehe mein T-Shirt aus und beklebe mich mit den drei Elektroden. Dann drücke ich den ON-Knopf. Das Display wird hell. Linien zeichnen sich ab.

Auf den ersten Blick sehe ich: Die sogenannte P-Welle fehlt. Die QRS-Komplexe erscheinen unregelmäßig. Das heißt: Die Vorhöfe feuern wie wild vor sich hin, flimmern unkontrolliert, und die Herzkammern übernehmen daraus ab und zu einen Impuls und pumpen – dadurch der schnelle Puls und das unregelmäßige Schlagen. Da ich weiß, dass mir keine unmittelbare Gefahr droht, bin ich gelassen. Mir wird aber auch klar: Durch das Vorhofflimmern bilden sich nun „Totwasserzonen“ im Herzen, weil dort fast keine Strömung herrscht. Das Blut kann in diesen Totwasserzonen gerinnen. Es bilden sich kleine Klumpen, die als gefährliche Fracht mit dem Blutstrom ins Gehirn gerissen werden und einen Schlaganfall verursachen können.

Ist genau das am 6. Mai passiert? Da solche Episoden oft unbemerkt, zum Beispiel nachts, auftreten können, ist die Wahrscheinlichkeit sehr hoch. Im Moment nehme ich nur Aspirin und ein weiteres Medikament (Clopidogrel) – beide können mich vor solchen Blutgerinnseln jedoch nicht effektiv schützen. Schon dreißig Sekunden Vorhofflimmern reichen, um mein Risiko eines weiteren Schlaganfalls erheblich zu steigern.

Dann normalisiert sich mein Herzschlag – von jetzt auf gleich. Der Rhythmus ist wieder normal. Zum Glück habe ich alles aufgezeichnet. Das Problem ist jetzt: Meine Vorhöfe sind durch das Flimmern so erschöpft, dass sie bis zu vier Wochen nicht mehr mitspielen. Sie nehmen am Pumpvorgang schlicht nicht teil. Damit können sich für dreißig Tage weiterhin Gerinnsel bilden und auf ihre gefährliche Reise geschickt werden. Jederzeit.

Ich rufe in der Uniklinik Mainz an und lasse mich mit der Kardiologie verbinden. Man rät mir, direkt auf die Vorhofflimmer-Station zu kommen. Ich packe ein wenig Wäsche und Badutensilien ein. Ich möchte eigentlich nicht noch mal für längere Zeit ins Krankenhaus. Meine Frau fährt mich.

Die Kollegen auf der Station – gefühlt alle halb so alt wie ich – nehmen mich nicht ernst: „Und Sie wollen Vorhofflimmern haben, ja?“ Sie geben mir das Gefühl, ein hypochondrischer, hirnverbrannter Volltrottel zu sein. Fast schon verteidigend zücke ich das EKG-Gerät und schalte es ein. So was hat der junge Arzt wohl auch noch nicht erlebt – ein Patient mit eigenem EKG-Gerät. Der kleine Bildschirm füllt sich mit dem aufgezeichneten Rhythmusbild.

„Und wie nennen Sie das hier, Herr Kollege?“ Ich presse die Worte beinahe hinaus. So sauer bin ich. Der unerfahrene junge Mann hätte auch einfach mal fragen können. Er scheint seinen verpatzten Start nun langsam zu erkennen.

So lande ich schließlich in einem netten Einzelzimmer. Ich werde mit dem Kontrollmonitor verkabelt. Die Kurve meiner Herzströme zeigt einen normalen Sinus-Rhythmus.

Nach zwei Stunden kommt der Chefarzt und bespricht mit mir die zu Hause aufgezeichnete Kurve. „Sie haben recht. Das war ein lupenreines Vorhofflimmern, das Sie ins Gerät gebannt haben. Das könnte die Ursache für Ihren Schlaganfall gewesen sein. Gut, dass das jetzt klar ist. Nun können wir intensiver medikamentös vorbeugen, Sie antikoagulieren.“ Damit meint er, dass die Substanzen Aspirin und Clopidogrel, die ich bislang einnehme, nur die Blutplättchen am Verklumpen hindern – ein sicherer Schutz vor einem weiteren Schlaganfall ist das jedoch nicht. Eine Antikoagulation bedeutet, dass die Gerinnungsfaktoren im Blut gehemmt werden – das wirkt viel intensiver. Bis zu achtzig Prozent aller stattfindenden Schlaganfälle können so vermieden werden. Ich nicke. Jetzt ist zwar klar, was meinen Schlaganfall ausgelöst hat (also doch kein Stress), doch dank der jetzt auf mich zukommenden, noch intensiveren Blutverdünnung sind ab sofort auch alle verletzungsgefährdenden Tätigkeiten tabu.

Jeder kleine Sturz könnte mich innerlich verbluten lassen. Die Antikoagulation ist die stärkste Waffe, die wir im Kampf gegen Blutgerinnsel kennen. Ganz egal also, ob ich meinen Gleichgewichtssinn wieder in den Griff bekomme: Viele meiner Hobbys sind damit Geschichte. Snowboarden, Motorradfahren, Klettern. Ich muss nun für mich selbst entscheiden, welche Risiken ich eingehen möchte – und welche nicht. Fahrradfahren möchte ich jedenfalls weiterhin. Klar kann ich auch dabei stürzen. Doch ein Unfall könnte mich auch im Auto ereilen. Ich kann mich nicht vor allem schützen.

Bereits nach ein paar Stunden kann ich wieder nach Hause. Es gibt nichts weiter zu tun. Mir geht durch den Kopf, dass ein solches Vorhofflimmern das Schlaganfallrisiko bis auf das 13-Fache steigert. Allen Medikamenten zum Trotz. In mir tickt also eine Zeitbombe. Dass ständig die Gefahr besteht, einen erneuten Anfall zu erleiden, wusste ich schon vorher. Jetzt fühle ich es jedoch auch. Ich höre das Ticken in mir.

Der Juli ist angebrochen. Meine ambulante Rehabilitation in Wiesbaden beginnt. Morgens werde ich von einem Fahrer zu Hause abgeholt, der auf dem Weg zur Klinik weitere Mitpatienten aufsammelt. Der Sommer ist heiß und drückend. In der Klinik werde ich zunächst von zwei Kolleginnen untersucht. Mein Rehaplan wird zusammengestellt: Gleichgewichtsübungen, Fitness, Logopädie und Neuropsychologie. Mir gefällt alles gut, es unterstützt meine Ziele. Am meisten sagt mir die Neuropsychologie zu. Ich sitze vor dem Computer und trainiere Sehsinn und Reaktionsvermögen. Ich trete mit mir selbst in eine Art Wettbewerb. Ich kann vergleichen, ob ich besser geworden bin.

Das Vertrauen sinkt

Auch an anderer Stelle geht es vorwärts. Zwar bin ich nach acht Wochen noch meilenweit von meiner früheren Form entfernt, doch ich nehme mir vor, mich in kleinen Schritten wieder beruflich zu erproben. In Meetings und Präsentationen. Ich bespreche das mit meinem Anwalt. Kniffig, wenn man krankgeschrieben ist – aber bei guter Dokumentation und voller Transparenz möglich. Ich möchte mir dies zumuten. Es passt zu mir. Ich möchte verstehen, was ich noch – beziehungsweise wieder – kann. Bammel habe ich natürlich schon. Nein, es ist eher Angst – gepaart mit der Hoffnung, etwas Gutes zu erleben.

Einer der vielen Gesellschafter unserer Firma meldet sich. Vor einigen Monaten habe ich eine Idee entwickelt, wie man aus anonymen Verordnungsdaten auf Praxis-Computern Rückschlüsse auf Wirkungen und Nebenwirkungen von Medikamenten ziehen kann. Eine riesige Chance, neues Wissen zu entdecken – ohne dass man auf einzelne Menschen oder deren Erkrankungen rückschließen kann. Die Idee kam so gut an, dass ein großer Inhaber von Versorgungsdaten sogleich einen Kooperationsvertrag unterschrieben hat. Einige große pharmazeutische Unternehmen interessieren sich nun brennend dafür. Sie hoffen auf neue Erkenntnisse aus der echten Versorgungswelt und wünschen eine Präsentation mit allen Informationen. Die Gesellschafter bitten mich jetzt, dies erprobend zu übernehmen und das Team zu leiten, das die Vorbereitungen durchführt. Eigentlich eine leichte Übung für mich. Nun aber ein Kraftakt. Ich schreibe also die notwendigen Algorithmen, zugeschnitten auf die Medikamente derjenigen Firmen, die uns eingeladen haben, und gebe sie dem Auswertungsteam einer kooperierenden Firma zur Umsetzung.

Wenige Tage vor der ersten Präsentation treffen wir uns zur Vorbesprechung. Alle sind da: das Team, mehrere Gesellschafter, eine Vertreterin des externen Partners für Rohdaten. Ein halb öffentlicher Termin also. Ich bin extra mit dem Taxi aus der Klinik in Wiesbaden nach Mainz gekommen. Tage vorher habe ich mir den Foliensatz angesehen und um Entfernung diverser Grafiken und Abbildungen gebeten, weil sie medizinisch schlicht falsch oder unsinnig sind. Der Termin beginnt. Ein Kollege der kooperierenden Firma präsentiert die Folien – die von mir eigentlich aussortierten finden sich jedoch nach wie vor darin. Alle. Ich bin sprachlos und weise freundlich auf das vermeintliche Versehen hin. Doch er verteidigt die Folien, Grafiken und Ergebnisse.

Ich bin tief getroffen. Verletzt. Entsetzt. Zuvor gab es kein Wort mir gegenüber darüber. Keinen Hinweis. Keine Frage. Er hätte sich doch wenigstens mit mir abstimmen können, schließlich bin ich der Teamleiter. So viel Niedertracht auf offener Bühne hatte ich nicht erwartet. Bin ich neuerdings naiv geworden? Mir ist klar: Entweder ich zeige nun Stärke und gehe diese offensichtliche Untergrabung meiner Autorität offensiv an, oder ich werde zur „lahmen Ente“. Ich entschließe mich, auf dem Herausnehmen der Folien zu bestehen. Doch ich bin – das muss ich rückblickend wirklich zugeben – wenig souverän und agiere viel zu laut. Ich wirke völlig „durch den Wind“. Anders als sonst. Die übrigen Anwesenden wissen nichts vom Vorgehen meines Kollegen und sind von meinem aggressiven Verhalten irritiert. Eine schwierige Situation, die ich nicht schaffe aufzulösen. Das Ergebnis: Die Folien bleiben drin. Gegen mein ausdrückliches Veto als Arzt und Teamleiter. Selbst die mir eigentlich freundschaftlich verbundenen Gesellschafter springen mir nicht mehr bei. Eine klare Niederlage. Ich trage an diesem Freitagnachmittag eine tiefe Verletzung meines Selbstbewusstseins davon. Das tut mir nicht gut – gehört aber wohl dazu.

Im Anschluss ziehe ich mich in mein Büro zurück und muss erst mal durchatmen. Obwohl, „durchatmen“ ist falsch. Ich vergieße bittere Tränen des Selbstmitleids. Ich verachte mich dafür. Mir wird klar: Mein berufliches Umfeld vertraut mir nicht mehr. Zwar brauchen sie mich noch, doch auch hier tickt nun die Uhr. Nach dem Meeting schreibe ich eine lange SMS an meinen Stellvertreter. Ich teile ihm mit, was sich zugetragen hat und dass ich Zweifel habe, wie lange ich mit diesen offen zur Schau gestellten Dissonanzen klarkomme. Es ist erst der Anfang.

Ich bestrafe mich selbst für meinen Misserfolg, indem ich bei brütender Hitze im Anzug nach Hause laufe. Elf Kilometer in unbequemen Lederschuhen. Ich reagiere kindisch.

Meine ambulante Rehabilitation geht weiter. Morgens mit dem Bus hin, Mitpatienten abholen, bis zu fünf Anwendungen pro Tag, nachmittags zurück – dazwischen warten im Aufenthaltsbereich. Wie schon in der stationären Reha starte ich meinen persönlichen Eskapismus. Ich unterhalte mich wenig mit Mitpatienten, geselle mich mittags nicht zum Mittagessen in der Kantine. Lieber bin ich für mich, gehe in den Apothekergarten gegenüber. Der Ort ist mir vertraut. Zwei Häuser entfernt habe ich in der Deutschen Klinik für Diagnostik (DKD) meine Zeit als Arzt im Praktikum verbracht und meine Doktorarbeit „gebaut“.

Meine Gedanken wandern zurück, es tut gut: Die Zeit von Studium und Medien war anspruchsvoll. Direkt nach dem Abitur konnte ich einen Hospitationsplatz in Mainz bei Radio RPR ergattern. Jeden Tag bin ich mit meinem kleinen Fiat Uno etwa 100 Kilometer dorthin gefahren. Um halb sechs morgens ging es los. Ich hatte ganz gute Ideen für zehn Radiobeiträge. Der damalige Studioleiter sagte zu mir: „Wenn Sie daraus bis zum Ende Ihrer Hospitanz sendefertige Beiträge machen, bekommen Sie eine Festanstellung." Eine Festanstellung als Redakteur ist in den Medien so etwas wie der Heilige Gral. Erst recht nur mit Abitur in der Tasche, ohne Studium. So habe ich mich ins Zeug gelegt. Es tatsächlich geschafft. Und die Anstellung dann doch abgelehnt. Ich wollte Medizin studieren. Ich bin froh, dass ich mich nicht habe „verführen" lassen.

Schon wenige Monate später wechselte ich ins RPR-Studio nach Koblenz. Dort durfte ich Moderator sein. Das ging echt nur in den wilden Frühzeiten des Privatrundfunks. Gleichzeitig begann mein Studium. Morgens bis Viertel nach neun Frühdienst im Radio, dann ab auf die Autobahn. Etwa 100 Kilometer galt es, nach Gießen an die Uni zu fahren. Ich war mehr als einmal todmüde in Vorlesung oder Praktikum.

Und jetzt sitze ich in brütender Hitze hier im Apothekergarten in einer Rehapause und muss mir eingestehen, dass ich so was bei Weitem nicht mehr schaffen würde.

AM NÄCHSTEN TAG sitze ich im geräumigen Foyer der Klinik und beobachte, wie eine Reihe Bewerber das Haus betreten. Ich erkenne sie an ihren schicken Klamotten und der typischen „Unterlagenmappe".

Ich frage mich, ob ich das nun auch wieder könnte: mich bewerben. Einen guten Eindruck machen. „Ja", fühle ich. Ich bin wieder kurz davor. Aller Skepsis der Prognosen, aller Ungewissheit, aller Bedenken zum Trotz. Wie viele Bekannte, Freunde, Therapeuten haben mir in den letzten Monaten zu verstehen gegeben, ich solle mein Schicksal endlich annehmen, sprich: mich damit abfinden, nie wieder beruflich tätig sein zu können. Solche Ratschläge haben mich mehr als einmal beunruhigt. Und wenn sie nun doch recht haben? Immer wieder habe ich mir dann gesagt: Lass dich nicht beirren!

Ich steige aus

Doch noch warten einige Schatten auf mich. Ein paar Tage später stellen mir einige Gesellschafter einen Kollegen vor, ebenfalls ein Arzt, den ich bitte in alles einführen möge und der das Team zukünftig beraten soll. Ich führe ihn wunschgemäß ein. Offen. Transparent. In mehreren Treffen. Gedankt wird es mir nicht. Eher im Gegenteil. Ich schaufle mein eigenes Job-Grab. Ich mache mich ersetzbar.

Wenige Tage später findet der Präsentationstermin in hochkarätig besetzter Runde bei einem Interessenten aus der pharmazeutischen Industrie statt. Einem der größten Pharmakonzerne der Welt. Während wir noch an der Anmeldung stehen, gesellt sich der Kollege zu mir, der meiner Bitte nach Austausch der Folien nicht nachgekommen ist, und raunt mir zu, dass man meinen Algorithmus eigenmächtig verändert habe. Einfach so. Ohne Info vorab. Fünf Minuten vor Präsentationsbeginn. Ich mache gute Miene zum bösen Spiel, denn ich muss die Präsentation halten. Wenn ich gleich im Termin nach Details gefragt werde, bin ich bloßgestellt. Ich spüre Angst und unfassbaren Ärger in mir aufsteigen. Das hatte ich bei Präsentationen noch nie.

Meinen Schlaganfall thematisiere ich offen in der Präsentation. Zeige sogar den erwähnten CT-Scan. Ein anerkennendes Raunen geht um den Tisch. Man hört mir gespannt zu. Die Präsentation gelingt trotz des Ärgers zuvor gut. Die Anwesenden sind von den Möglichkeiten der Analyse fasziniert. Ich hingegen bin angeschossen. Das ist nicht mehr das Team, mit dem ich vier Jahre so erfolgreich zusammengearbeitet habe, das ich aufgebaut habe.

Dieser Eindruck verstärkt sich in den nächsten Wochen, während deren ich immer häufiger den Weg ins Büro auf mich nehme. Szenen wie die vor der Präsentation bleiben keine Ausnahme. Immer wieder werde ich in den folgenden Wochen hinter- und übergangen. Später lasse ich meine Erinnerungen an diese Zeit von meinem damaligen Mitarbeiter Oliver Schauer kritisch prüfen, um sicherzugehen, dass meine Wahrnehmung mich nicht täuscht. Er bestätigt die Fakten uneingeschränkt: Ich wurde eiskalt abserviert.

Irgendwann reicht es mir. Ich habe erkannt, dass ich dieses „Spiel" nicht mehr gewinnen kann, und beschließe, es heute meinem Stellvertreter mitzuteilen. Es tut mir sehr leid, meinem Freund Oliver das antun zu müssen, doch es gibt keine andere Möglichkeit. Die zurückliegenden Wochen, mein Autoritätsverlust und das Entkernen meiner Integrität haben mich zermürbt und mir klargemacht: Ich bin raus.

Als wir uns gegenübersitzen, fange ich zaghaft an zu sprechen. Ich glaube, er weiß schon, was ich sagen möchte. Ich komme nicht sehr weit. Kurz nachdem ich es herausgebracht habe – „Ich werde es, glaube ich, nicht schaffen zurückzukommen" –, schüttelt mich ein heftiger Weinkrampf. Mein beruflicher Weg – zumindest der abseits des weißen Kittels – endet für den Moment genau hier. Oliver nickt. Er reagiert äußerst sensibel und verständnisvoll.

Ich sage ihm zu, bis auf Weiteres alles zu tun, jedoch solle bitte schnell ein ärztlicher Nachfolger gesucht werden. Zum Wohle der Sache. Er nickt erneut. Es wird nicht dazu kommen. Die anderen Gesellschafter möchten keinen weiteren Arzt anstellen. Nicht in Verantwortung. Oli wird als Verwaltungsspezialist und Organisationsentwickler zum geschäftsführenden Nachfolger bestimmt.

Damit entsteht ein medizinisches und visionäres Vakuum, das er allein nicht füllen kann. Es kommt wohl nicht ungelegen. Als Doppelspitze waren wir klasse. Einer allein kann das nicht sein. Ich nehme noch an zwei weiteren Präsentationen vor möglichen Kunden federführend teil. Nur dafür braucht man mich noch. Als Arzt, der medizinisch kompetent ist und Glaubwürdigkeit ausstrahlt. Darüber hinaus bekomme ich immer weniger mitgeteilt.

Später werde ich erfahren: Das Unternehmen wird von keiner dieser Firmen einen Auftrag erhalten. Interessanterweise werden mich aber alle diese Unternehmen nach meinem Ausscheiden bitten, beratend in ihre Teams zu kommen. Es wird eine späte Genugtuung.

Zunächst aber bin ich am Boden zerstört. Ich lerne: Jetzt, wo ich endlich wieder weniger an mir zweifle, tun es dafür andere. Damit habe ich niemals gerechnet. Ich bin bislang von einer Art Urvertrauen beseelt gewesen, dass mein Zurückkehren von meinem beruflichen Umfeld begrüßt werden würde. Das Gegenteil ist der Fall.

Auf meiner vorletzten Gesellschafterversammlung schlage ich eine Brücken bauende Zukunftsstrategie vor. Ich kann noch nicht ganz loslassen. Mein Vorschlag, auf Unternehmen wie Google und andere mit gezielten Pilotprojekten (unter anderem zur Reduzierung von Herzinfarkten in der Dritten Welt) zuzugehen, wird einstimmig verabschiedet. Ich glaube an das Unternehmen, die Idee, das immense Potenzial – und an die Menschen. Doch: zu früh gefreut. Mein Plan scheitert, weil die Geld gebenden Gesellschafter im Nachhinein die Finanzierung verweigern. Gesellschafterbeschluss und Beschlussfassung hin oder her.

Im Oktober 2015 kommt es zum offenen Bruch. Ich unterschreibe einen Auflösungsvertrag und muss auf Teile meiner Abfindung verzichten. Oliver sitzt in dieser Zeit zwischen allen Stühlen. Er muss mich, den Mitgründer, den ursprünglichen Ideengeber und freundschaftlich verbundenen kreativ-medizinischen Kopf, „abwickeln" und mir die zweifelhaften Entscheidungen der anderen mitteilen. Ich sehe große Teile meines Traumes zerplatzen, für den ich so viel gegeben habe. Seit Jahren. Leider werde ich mich nicht irren. Ist da Verbitterung? Ganz ehrlich: ja.

Zum 1. Dezember 2015 lege ich mein Amt als Geschäftsführer mit sofortiger Wirkung nieder. Oliver übernimmt. Was es für mich leichter macht: Das Unternehmen betreibt die Abkehr von den ursprünglich vereinbarten Idealen. Ein Kurswechsel hat stattgefunden. Das kann und will ich mit meinem Gewissen als Arzt ohnehin nicht vereinbaren. Ich möchte meinen Namen damit nicht verbunden wissen und verkaufe für einen obligatorischen Euro alle meine Firmenanteile an Oliver. Eine vernichtende Niederlage. Meine vernichtende Niederlage.

Offizielle Begründung meines Ausstiegs: krankheitsbedingt. Klingt doch für alle Beteiligten gesichtswahrend. Ist aber nur Fassade. Es gibt eine *hidden agenda,* einen Hintergedanken. Wie ich später erfahre: Einige Gesellschafter mailen in dieser Zeit an mir bekannte Unternehmen, ich hätte mich durch den Schlaganfall stark verändert, man könne mit mir nicht mehr zusammenarbeiten. Klingt plausibel. Immerhin hat es erhebliche Teile meines Hirns erwischt. Dankenswerterweise jedoch erfahre ich das von genau den Unternehmen, an die diese Mails gegangen sind, als sie mich später dennoch beauftragen, für sie zu arbeiten.

Am schlimmsten ist aber: Meine negative Prognose für das Unternehmen tritt ein – und das schlimmer noch als befürchtet. Genau ein Jahr und zwei Wochen nach meinem Ausscheiden verweigern die Geldgeber Oliver eine eigentlich zugesagte Finanzierungs-Folgezahlung. Oliver muss Insolvenz anmelden. Dreißig hoch engagierte Menschen sehen einer ungewissen Zukunft entgegen. Viele davon habe ich eingestellt. Es macht mich traurig. Ich fühle mich mitverantwortlich, weil viele mir vertraut haben. Mir macht dieses Scheitern echt zu schaffen. Über Wochen.

Es dauert lange, bis ich es akzeptieren kann. Mit niemandem kann ich darüber reden. Außer mit Oliver. Nachdem ich meine innere Unsicherheit langsam überwinde, ist es nun eine äußere Unsicherheit, die mich quält. Irgendwann regt sich in mir massiver Widerstand in all der Erschöpfung: Ich beschließe, in meine seit Herbst 2014 pausierte Arztfunktion zurückzukehren und die Leitung der von mir 2011 parallel gegründeten Medizinmedienfirma wieder zu übernehmen.

Ein Team von zehn Mitarbeitern erarbeitet dort medizinische Videos und Multimedialösungen. Vor allem ärztliche Kollegen lernen durch unsere Videos, die selbst komplizierte medizinische Sachverhalte oder Ergebnisse großer Kongresse leicht verständlich vermitteln. Als ich die Geschäftsführung der von mir ebenfalls gegründeten Start-up-Firma übernommen habe, habe ich die operative Leitung meiner Medienfirma abgegeben – es wäre sonst alles zu viel geworden. Zumindest wirtschaftliche Zukunftsängste habe ich keine. Ich bin gut versichert, und zudem sind inzwischen genügend Ressourcen zurückgekehrt, sodass ich wieder neu durchstarten kann.

Doch vor dem Neuanfang muss ich halbwegs gesund sein. Ich werde vorsichtiger mit meinen zeitlichen Prognosen. Nach dem Sommer werde ich mich neurologisch untersuchen lassen müssen, um einen unabhängigen Eindruck zu gewinnen. Ein Gutachten muss her.

Fatigue – unendlich erschöpft

Der Urlaub steht an. Laut meinem Anwalt kann ich ins Ausland reisen, obwohl ich noch krank bin. Wie seit vielen Jahren zieht es uns nach Italien. Zunächst an den Lago Maggiore, eine Woche später ans Mittelmeer. Wir haben Freunde eingeladen, uns einige Tage zu begleiten. Knapp hundert Tage liegt mein Schlaganfall nun zurück. Es ist August. Die Urlaubstage sind für mich viel anstrengender als gedacht. Selbst die wenigen unebenen Treppen im Garten kann ich nicht frei laufen, ohne Angst haben zu müssen, hinzufallen.

Italien war für mich über viele Jahre ein Ort der Verheißung und der Entspannung. Diesmal ist es anders. Nach dem Überstehen der ersten Wochen nach dem Schlaganfall und dem Zurückerobern rudimentärer Fähigkeiten wird meine Erschöpfung zunehmend lähmender. Ein normaler (Urlaubs-)Tag zwingt mich bereits am späten Nachmittag in die Knie. Ich bin dann wie gerädert.

In solchen Phasen geht wirklich nichts mehr. Stellen Sie sich vor, Sie haben zwei Tage lang nicht geschlafen. So geht es mir in diesen Momenten. Das Tückische: Die Fatigue überfällt mich regelrecht. Unplanbar. Selbst wenn ich dann Schlaf finde, wache ich ohne spürbare Erholung wieder auf. Geht das wieder weg? Ich weiß es nicht. Keiner kann mir das sagen.

Besonders schlimm ist es, wenn ich mich körperlich anstrenge, was ich gern tue. Danach ist an einen normalen Tag nicht mehr zu denken. Mehr als einmal ziehe ich mich schon vor den „heute-Nachrichten" um 19 Uhr zurück. Ich hoffe, unsere Freunde können damit umgehen. Selbst ein gemeinsames Abendessen schaffe ich manchmal nicht mehr. Ich esse dann im Bett Süßigkeiten, um etwas in den Magen zu bekommen. Sogar meine jüngste Tochter ist länger auf den Beinen als ich. Doch es geht nicht anders. Auf mein Umfeld muss das total willkürlich, ja zurückweisend wirken.

Mit der Fatigue erscheint noch etwas anderes: eine intensive Wut auf Ereignisse, die sich ab jetzt außerhalb meiner Reichweite befinden. Andere gehen abendessen. Ich nicht. Andere verabreden sich zu Partys. Ich nicht. Gleichzeitig möchte ich niemandem im Weg stehen und ermutige mein Umfeld, es ohne mich zu erleben.

Die Fatigue begleitet mich noch lange. Teils bis heute. In der Folgezeit werde ich zu einem „unzuverlässigen Gast": Ich sage oft kurzfristig Einladungen zu Partys ab, oder meine Frau geht allein. Das ist für alle nicht schön. Manchen Freunden und Bekannten kann ich das erklären, den meisten nicht. Sie können das Erschöpfungssyndrom Fatigue nicht verstehen. Ich erahne dadurch, was Betroffene mit Krebserkrankungen oft mitmachen, die diesen Zustand noch viel intensiver durchleben.

„All in"

Aufbruch in ein neues Leben

Die erste Woche des Urlaubs ist um. Ich fühle mich doch langsam entspannter. Ein Problem jedoch tut sich auf: Obwohl der Lago Maggiore eigentlich angenehm warm ist, fühlt er sich für mich auf der rechten Körperhälfte eiskalt an – meine Missempfindungen sind leider noch nicht besser geworden. Ich habe es schon erwähnt: Die sensiblen Nervenstränge aus der rechten Seite des Körpers gelangen am linken Kleinhirn vorbei ins zentrale Nervensystem. Und genau diese Kleinhirnhälfte samt Umgebung ist „hin". Erst etwa zwölf Monate später wird eine halbwegs normale Körperwahrnehmung zurückkehren.

Vom Lago Maggiore fahren wir in ein uns gut bekanntes Hotel am Mittelmeer in der Nähe von Florenz. Morgens gibt es ein leckeres Frühstücksbuffet in einem zentral gelegenen Speiseraum. Ich gehe davon aus, nun das Schlimmste hinter mir zu haben. Doch etwas sehr Peinliches erwartet mich in den nächsten Minuten.

Seit meinem Schlaganfall haben sich einige Regelkreise in meinem Körper verändert. Einer davon betrifft die Verdauung und das dazugehörige „Empfinden". Ich frage meine Patienten mit akuten Rückenschmerzen immer, ob sie noch die volle Kontrolle über Blase oder Darm haben. Alles andere wäre ein ernst zu nehmender Hinweis auf einen Druck auf wichtige Nerven, der möglicherweise sofort operiert werden müsste. Ich bin es gewohnt, sprachlich solche Tabus bei anderen Menschen zu brechen.

Doch bei mir selbst? Nun muss ich mir selbst die Frage stellen: Habe ich noch die volle Kontrolle? Wenn ich ganz ehrlich bin: nicht wirklich. Jeder von uns weiß, wie es sich anfühlt, „zu müssen", und auch, wie viel Zeit man sich dann noch nehmen kann. Bei mir hat sich das verändert – mein Organismus reagiert nicht mehr wie gewohnt und sendet mir andere Signale als früher.

Und so passiert es. Ich bin mit meiner Familie auf dem Weg zum Strand – wir wollen im Hotelzimmer eigentlich nur schnell die Handtücher aufgabeln. Was passiert? Der Stuhldrang ist unerträglich. Ich mache mir in die Hose. Meine Familie merkt davon nichts. Ich sage, ich würde noch kurz etwas im Zimmer holen. Meine Frau ist irritiert. Sie merkt, dass etwas nicht stimmt, ich aber nicht mit ihr spreche. Sie kann nicht verstehen, warum es „schon wieder so schwierig mit mir" ist. Ich verstehe sie – kann gleichzeitig aber nicht darüber reden. Eine Zwickmühle.

„Nicht reden" und unverstanden bleiben – oder darüber sprechen und noch größere Peinlichkeit durchleben? Was ist in einer solchen Situation die bessere Lösung? Ich entscheide mich für Ersteres. Ich brauche locker eine halbe Stunde, um die ganze „Sauerei" zu beseitigen. Auf Strandleben habe ich eigentlich keine Lust mehr, gehe meiner Familie aber dennoch nach. Und bekomme zu hören, warum ich denn so lange gebraucht hätte. Ich fühle mich ungerecht behandelt und erfinde irgendeine Ausrede. So ist das mit den Niederungen des menschlichen Seins.

Es ist beim Schreiben schon unangenehm, beim Lesen sicher auch. Es zu erleben ist so ziemlich das Entwürdigendste, was mir bislang passiert ist. Doch ich möchte mir nichts vormachen und mein Erlebnis nicht zu wichtig nehmen: Solche Tragödien im Stillen spielen sich bei unzähligen Menschen ab. Jeden Tag. So etwas ist Alltag, etwa in der Pflege. Ich werde das Privileg haben, meine Probleme in den Griff zu bekommen. Trotzdem: Meine Würde hat in diesem Moment einen echten Knacks abbekommen.

Ich fühle mich wie in einem ständigen Kampf. Solche Dinge lehren mich, dass auch Niederlagen dazugehören. So etwas passiert. Der Song der Gruppe „Yes", den ich auf dem Weg zum Strand zufällig höre, scheint in diesem Moment wie für mich geschrieben:

It's a constant fight
A constant fight
You're pushing the needle to the red
[…]
Who knows who's right
No substitute you're born you're dead
Fly by night
Created out of fantasy
Our destinations call
Look up – look down
Look out – look around
Look up – look down
There's a crazy world outside
We're not about to lose our pride

Es ist ein ständiger Kampf. Jeden Tag.
Du forderst alles – und mehr – von dir.

[…]
Wer weiß schon, wer recht hat?
Es gibt keinen anderen Weg – du wirst geboren, du stirbst.

Ein Blindflug durchs Leben.
Deine Fantasie bestimmt den Kurs.
Es ist der Ruf nach unserer Bestimmung.
Schau dich um.
Schau überallhin.
Da draußen tobt eine verrückte Welt.
Doch wir werden unseren Stolz, unsere Würde, nicht verlieren.*

Schluss mit dem Selbstmitleid!

Ich erlebe mich als ständig gereizt und schwierig im Umgang. Ungeduldig war ich schon immer, doch nun kann man mir wenig recht machen. Ich nenne meinen Zustand „stressdurchbrüchig“. Damit versuche ich zu beschreiben, dass ich meinen Frust und meine Anspannung, die aus meinem körperlichen Zustand resultieren, mit in andere Situationen hinübernehme. Ich kenne den Mechanismus: Die Psychologen nennen ihn „Verschiebung“. Schön, dass ich das alles weiß – es bringt mir nur leider überhaupt nichts. Ich erlebe und durchlebe es dennoch. Ich verachte mich selbst für das in mir immer wieder aufsteigende Selbstmitleid. Das möchte ich nicht. So bin ich nicht.

Ich erkenne aber auch: Die nun schon monatelange Ruhe tut mir nicht länger gut. Ich brauche dringend neuen Input. Ich muss wieder produktiv werden. Mich so fühlen. Ich entschließe mich noch im Urlaub, meine ärztlichen Fortbildungen weiterzuführen und mich dabei selbst zu erproben. Kann ich das noch? Die Erfahrung, nicht vernünftig bis dreißig zählen zu können, liegt knapp vier Monate zurück. Es wäre falsch zu sagen, dass ich diese schon komplett abgeschüttelt hätte.

Der Urlaub ist vorbei. Ich melde mich zum nächsten Modul meiner Fortbildung Palliativmedizin in Mainz an. Möglicherweise bin ich nie zuvor qualifizierter gewesen, mich dem Thema Tod und Sterben zu stellen – medizinisch und menschlich. Zudem zu Update-Kursen in Ultraschalluntersuchung und Prävention auf Norderney sowie einem allgemeinmedizinischen Wochenprogramm in Köln. Damit habe ich mir echt viel vorgenommen. Doch eines steht noch an: eine ärztlich-neurologische Untersuchung, die meine Arbeitsfähigkeit prüft, und eine wei-

* Auszug aus „It Can Happen“ von Yes, veröffentlicht 1983

tere medizinische Untersuchung, ob ich wieder Auto fahren kann. Beides könnten noch echte Brocken auf meinem Weg werden.

Die Sache mit der neurologischen Untersuchung nimmt mir das Ärzteversorgungswerk ab, das ist die Rentenversicherung von uns Medizinern. Sie fordert ein unabhängiges ärztliches Gutachten ein und beauftragt eine mir bis dahin unbekannte Praxis in Mainz damit. Der Grund für die Untersuchung: Nach sechs Monaten Arbeitsunfähigkeit müsste gegebenenfalls eine dauerhafte Rente gezahlt werden.

Als ich das Schreiben in Händen halte, merke ich in mir Beklommenheit aufsteigen. Was, wenn mich der Gutachter tatsächlich für dauerhaft arbeitsunfähig hält? Nach schwerster Erkrankung möchte ich so schnell wie möglich wieder zurück. Ich will nicht länger als nötig krank sein. Da ist er wieder, der unbändige Ehrgeiz in mir und die feste Überzeugung, alles „anders" machen zu wollen – und sei es mit dem Mut der Verzweiflung.

VOR DEM TERMIN steht eine Verabredung mit dem ärztlichen Kollegen an, bei dem ich eigentlich schon Ende 2014 in die Praxis mit einsteigen wollte. Ich treffe mich mit ihm in einem Restaurant am Rhein. Wenn ich wieder so weit fit sei, könne es ab dem 1. Dezember losgehen. Zwei Tage ganztags die Woche, plus den Samstagvormittag, um auf meine Stunden zu kommen und zudem Reserven zu haben. Bis dahin gilt es noch einiges an Bürokratie zu meistern.

Doch als Erstes muss das Gutachten über meine Genesung erfolgreich laufen. Mein Bauchgrummeln nimmt zu. Packe ich das?

Per Taxi fahre ich in die neurologische Praxis der Gutachterin. Ich muss kaum warten. Neben einem Ableiten der Hirnströme (EEG) werden unter anderem meine Halsschlagadern untersucht. Wie oft habe ich das selbst gemacht. Jetzt liege ich hier.

Die Kollegin begrüßt mich beim Hereinkommen mit den Worten: „Sie brauchen keine Angst zu haben: Natürlich bescheinige ich Ihnen Ihre Arbeitsunfähigkeit."

Mir rutscht das Herz in die Hose. Rein nach Aktenlage muss sich ihr der Eindruck aufdrängen, dass das die richtige Lösung sei. Ich verstehe das. Doch nun muss ich versuchen, sie von meinen Fortschritten zu überzeugen. Wir reden lange. Ich werde gründlich untersucht. Meinen Wunsch, ab Dezember wieder zu arbeiten, hält sie zunächst für viel zu optimistisch. Doch offensichtlich gelingt es mir, ihr meinen ungewöhnlichen Verlauf transparent zu machen. Ihre Untersuchungen bestätigen meine Angaben. Sie stimmt einem vollen Arbeitseinstieg ab dem 1. Dezember zu – möchte mir aber die Hintertür offen halten, dass ich in den ersten drei Monaten jederzeit wieder aussteigen könne, wenn es zu viel wird. Für diese Idee bin ich ihr dankbar. Sie empfiehlt mir eine augenärztliche Untersuchung, um auch in Sachen Autofahren weiterzukommen. Neurologisch habe sie keine Einwände.

Erleichtert verlasse ich die Praxis. So kann es etwas werden. Jetzt kann ich alle notwendigen Formalitäten angehen. Ich rufe den allgemeinmedizinischen Kollegen an und teile ihm mit, dass ich tatsächlich ab Dezember bei ihm einsteigen kann – halbtags, um die restliche Zeit für meine Medienaktivitäten zur Verfügung zu haben. Darum muss ich mich nun auch noch kümmern: Durch meine anderen Aktivitäten – also als Arzt zu arbeiten und das Start-up-Unternehmen aufzubauen – habe ich mich in den letzten beiden Jahren nicht um meine Medieneinheit gekümmert, sondern sie in andere Hände gelegt. Jetzt ist die Zeit gekommen, mich auf den Wiedereinstieg vorzubereiten.

Ich schaue mir Abläufe, Projekte und nicht zuletzt die Buchhaltung an und bin entsetzt. Was ich vorfinde, entspricht in keiner Weise meinen Qualitätsvorstellungen hinsichtlich medizinischer Medienangebote. In meiner Abwesenheit scheint nichts weitergegangen zu sein. Aus meiner Sicht herrscht Chaos in vielen Bereichen – bei gerade mal einer Handvoll Mitarbeitern und zahlreichen freien Kollegen.

Mir ist klar: Es ist ein gewaltiger Kraftakt nötig, um alles wieder auf Vordermann zu bringen, und es wird den Kollegen nicht nur Spaß machen, dass ich nun zurückkehre und alles auf den Kopf stelle. Kann ich das schaffen? Es ist echt viel. Ich sehe, dass sich die zahlreichen Brocken nur mit großer Entschlossenheit beiseiteräumen lassen werden. Aber es muss sein, da hilft leider alles nichts. Auch wenn mich die Sache bis weit ins Jahr 2016 hinein beschäftigen wird.

Endlich wieder auf der Bühne

Was ich jetzt brauche, ist eine rechte Hand (oder besser: eine linke) – jemand, der ähnlich tickt wie ich. Dem ich vertraue und der schon lange mit mir arbeitet. Eine Mitarbeiterin fällt mir ein, die derzeit noch bei meiner alten Firma tätig ist und bei der ich den Eindruck hatte, dass sie dort unzufrieden ist. In einem Telefonat schlage ich ihr vor, als Redaktionsleiterin in mein Team zu kommen. Ich kenne Inka Lude seit über zehn Jahren, damals hat sie in meinem Team das Fernsehmachen gelernt. Seitdem ist viel passiert, und sie ist – als Geisteswissenschaftlerin – eine gestandene Medizin-Redakteurin geworden, die hervorragende Videos erstellt und sich so schnell von nichts umhauen lässt.

Inka kommt ab dem 1. Februar zu mir ins Team. Ein wichtiger Schritt für den Neuanfang!

ERST DURCH VIELE ÜBERLEGUNGEN, Gespräche und Erfolge kehrt bei mir ein Großteil der Gewissheit zurück, dass ich alles so machen möchte und sollte, wie ich es als richtig empfinde. Ich will nicht länger von den Umständen bestimmt werden. Mir ist klar, dass viele Weggefährten denken: Nach so kurzer Zeit wieder einsteigen? Der nimmt sich doch selbst nicht mehr richtig wahr. Ich bin sicher, viele Weggefährten empfinden mich dieser Tage als wild marodierenden Irrläufer, den sein Schlag offensichtlich härter getroffen hat, als von ihm gedacht.

Doch ich denke mir nur: Wenn ich auf dem richtigen Weg bin, wird die Zeit es zeigen. Der Erfolg spricht für diesen Weg.

Meine Abwesenheit hat zu einer Reihe seltsamer Entwicklungen in meinem kleinen Medienteam geführt. Wie gesagt: Es ist dringend nötig, die Arbeitsweise umzukrempeln. Viele der in der Zwischenzeit produzierten Videos hätte ich niemals abgenommen. Sie entsprechen nicht dem, was ich als Arzt von guten Medien erwarte.

Ja, ich bin anspruchsvoll. Das zumindest ist geblieben. Ich wirke zwar nach außen fokussiert und überzeugt – doch ich bin es oft nicht. Ich zweifle. An mir. An meiner Urteilskraft. Ich versuche, mir zurückliegende Erfolge in Erinnerung zu rufen, bei denen ich mit meiner Sicht von vornherein richtiglag. Aber die mir entgegenschlagenden Widerstände demotivieren mich ein ums andere Mal. Doch statt aufzugeben werde ich meist noch entschlossener. Gehe weiter. Ich weiß nicht, woher diese Zuversicht kommt, doch ich hoffe auf den Neuanfang.

KAUM NEHMEN MENSCHEN WAHR, dass ich wieder aktiv bin, kommen viele neue Anfragen und Aufträge. Ich freue mich sehr darüber. Unter anderem treten Kunden an mich heran, die von meinem Pech wissen – und uns dennoch beauftragen. Darunter ist auch das Deutsche Rote Kreuz. Viele Jahre habe ich für das DRK große Veranstaltungen moderiert. Worauf es dabei ankommt: medizinisches Fachwissen, ein schnelles Reagieren auf Fragen des Fachpublikums und ein straffes Zeitmanagement. Und nicht zu vergessen ein wenig Humor, der auch bei solchen Gelegenheiten nicht fehlen darf. Es geht diesmal um schwere Themen: die Vorbereitung auf Katastrophen, die eine Gesellschaft an den Rand ihrer Existenz führen können. Für mich ein vertrautes Terrain. Ich war früher selbst knapp zehn Jahre Katastrophenhelfer.

Ich sage zu. Die Veranstaltung soll vor ausgewähltem Publikum in Berlin stattfinden. Das bedeutet für mich: Ich fliege zum ersten Mal seit meinem Schlaganfall wieder. Kann ich das noch? Wie werde ich mich fühlen? Verträgt mein Gleichgewichtssinn die Beschleunigungen? Ich lasse es drauf ankommen – wie so oft – und fahre mit dem

Taxi zum Flughafen. Als Vielflieger bin ich vor Flügen eigentlich nie aufgeregt.

Diesmal schon. Ich nehme mir mehr Zeit als sonst vor dem Sicherheitscheck. Ich bin mit links immer noch ungelenk. Schon ein schnelles Ein- und Auspacken meines Handgepäck-Rucksacks beim Check-in könnte mich überfordern. Und ich habe tatsächlich Pech: Ich muss meinen Rucksack auspacken und einen Wischtest auf Sprengstoff durchführen lassen. Mit diesem Rucksack hatte ich schon mehrfach dieses zweifelhafte Vergnügen.

Da ich ihn oft im medizinischen Umfeld dabeihabe, können sich leicht verdächtige Spuren finden. So auch heute. Mein Rucksack löst also Sprengstoffalarm aus. Toll. Und ich mittendrin. Jetzt helfen nur Freundlichkeit und Offenheit. Zwei Polizisten machen sich schwer bewaffnet auf den Weg zu mir und dem gelangweilt wirkenden Sicherheitskontrolleur. Ich werde höflich befragt, zeige meinen Personal- und Arztausweis und darf nach erneuter Kontrolle passieren. Ich schaffe es gerade noch rechtzeitig zum Flug. Doch, alles passt. Der Flug verläuft völlig problemlos für mich. Eine riesige Erleichterung. Das geht also auch wieder. Lediglich die Anstrengung macht mir zu schaffen, sodass ich vor lauter Doppelbildern nicht mal die Exit-Schilder im Flugzeug lesen kann. Auch egal, dann mache ich halt die Augen zu.

Bleibt noch die nächste Hürde: Kann ich wieder moderieren? Bin ich schnell genug im Kopf? Da ich beim Gehen ab und zu noch sehr ungelenk wirke, was auffallen würde, ist mir der reservierte Platz in der ersten Reihe sehr willkommen. Die zwei Schritte zum Moderationstisch schaffe ich. Um mich mit rechts frei bewegen zu können, möchte ich das Mikro gern mit der linken Hand halten. Dann fällt nicht auf, dass ich links ungelenker bin. Ein erster Test läuft gut. So wirke ich gewohnt agil auf der Bühne.

Da ich im Laufe der Jahre sicher Hunderte solcher Veranstaltungen gemeistert habe, trägt mich meine Erfahrung durch den langen Tag. Der Beginn ist dennoch nervenzehrend.

Überwinde ich die wenigen Meter bis zum Rednerpult sicher? Treten linksseitig die mir schon bekannten unkontrollierbaren Zuckungen auf? Könnte ein tiefer Einatmer meinen Redefluss durchbrechen?

All das weiß ich nicht. Ich lasse es drauf ankommen. Ich habe keine Wahl. Es klappt oder nicht. Doch ich gehe – wie so oft – vom Besten aus.

Wieder mal ist es Musik, die mich kurz vorher genau in die richtige Stimmung versetzt:

Ace high, I'm going all in Visualize it
I'll give you something to do

Die Asse zählen. Ich setze alles. Stell es dir genau vor.
Ich werde dir etwas zu tun geben.*

Eine solche Veranstaltung war schon in normalen Zeiten ein harter Ritt. Heute fordert sie mich jedoch ganz. Doch ich möchte es so. Selbst abends beim Empfang halte ich noch durch. Ziehe mich aber früher ins Hotel zurück. Ich bin kaputt, aber glücklich. Ich bin wieder da – selbst auf der Bühne.

Am nächsten Tag folgt der Abschluss. Ich erhalte viel positive Kritik für meine Moderationen, Bewertungen, Einordnungen und Anmerkungen. Außer DRK-Organisator Wolfgang Kast weiß niemand von meinem Schlaganfall – damit kann ich das Lob gut annehmen. Nach Ende des Symposiums werde ich gleich zu weiteren Veranstaltungen eingeladen. Es ist ein gutes Gefühl, die Härteprobe erfolgreich absolviert zu haben.

Mir ist dennoch klar, dass ich noch längst nicht wiederhergestellt bin – ich werde viele weitere Monate, vielleicht Jahre noch nicht wieder als Fernsehmoderator arbeiten können, dafür muss ich mich erst noch besser bewegen können. Auch als Notaufnahmearzt kann ich noch nicht tätig sein, der Handlungsdruck könnte mich motorisch zu ungenau werden lassen. Vieles andere aber habe ich erreicht. Meine berufliche Selbsterprobung scheint zu gelingen. Es sieht so aus, als ob ich endlich konkrete Schritte aus dem Tal hinaus mache und ins Leben zurückkehren kann.

Später sehe ich Fotoaufnahmen von diesem Tag. Selbst mein kritisches Auge wertet die Fotos als sehr annehmbar. Das DRK druckt gleich zwei davon auf einer Veranstaltungsdokumentation. Hierauf sehe ich mir nicht mal selbst an, wie anstrengend dieses Symposium für mich war. Das verleiht mir die Kraft und Zuversicht, mich auch belastenden Situationen wieder auszusetzen – niemand zwingt oder drängt mich zu etwas.

Der Termin bei der Augenärztin steht an. Ich weiß, dass ich in Phasen der Müdigkeit noch ausgeprägte Doppelbilder sehe. Doch wie steht es um mein Gesichtsfeld? Und vor allem: Reicht das Verbliebene, um mein Umfeld wieder dreidimensional wahrzunehmen?

Ich mache es kurz: Es reicht nicht. Schon bei den 3-D-Sehtests für Kleinkinder scheitere ich. Ich kann kein Auto und auch kein anderes Objekt auf den Testkarten ausmachen. Ehrlich gesagt, habe ich es schon geahnt. So bleibt mir nur, weiter zu trainieren und zu hoffen, dass mein

* Auszug aus „Peanut Butter Jelly“ von Galantis, veröffentlicht 2015

Hirn das irgendwann hinbiegt. Damit wird es erst mal nichts mit dem Autofahren. Ich halte mich strikt daran.

Als ich nach Hause komme, fragt mich meine Frau, wie es gewesen sei. Ich antworte eher sarkastisch: „Mein Knick in der Optik ist noch da. In vier Wochen soll ich es wieder versuchen.“

Sie nickt. Was soll sie auch sagen?

Alles leuchtet

Der Tod ist nicht länger Gegner

Meine Frau und ich reisen mit dem Zug nach Norderney. Sie belegt dort einen Auffrischungskurs für den ärztlichen Notdienst, ich durchlaufe die Zusatzausbildung „Gesundheitsförderung und Prävention“ – schon immer habe ich mich dafür interessiert. Seit meinem Schlaganfall halte ich es für umso wichtiger. Der Kurs macht Spaß, bleibt aber hinter meinen Erwartungen zurück.

In der verbleibenden Zeit bis zu meinem Wiedereintritt ins Berufsleben frische ich meine Ultraschallkenntnisse rund um den Bauchraum auf. Obwohl ich diesen Fortgeschrittenenkurs schon einmal belegt hatte, durchlaufe ich ihn erneut. Ich möchte mir ganz sicher sein, an meine alten Fähigkeiten heranzureichen. Ich erkenne, dass ich nun wieder in der Lage bin, mit meiner linken Hand das Ultraschallgerät zu bedienen, die Befunde zielsicher zu interpretieren und zu den Patienten im Kurs eine gute Beziehung aufzubauen. Ein weiterer kleiner Sieg.

Wir wohnen einige Kilometer von unseren Ausbildungsstätten entfernt in einem Ferienreihenhaus und legen die Strecke auf der herbstlichen Insel auf zwei gemieteten Rädern zurück. Das tut mir gut. Langsam kehrt ein wenig Normalität ein.

Meine Fatigue hat sich nun auf die frühen Abendstunden verschoben. Das heißt: Ein Tag wird langsam wieder verlässlich planbar. Wenn ich meine jüngste Tochter nun abends ins Bett bringe und wir zusammen Geschichten lesen, bin meist ich es, dem zuerst die Augen zufallen. Und doch hält hier endlich die Normalität Einzug.

Nach dem positiven Votum des medizinischen Gutachtens freue ich mich auf meinen ärztlichen Wiedereinstieg am 1. Dezember.

Die Fragen enden nicht

Vorher steht noch eine Fortbildung an: das Modul in Palliativmedizin. Obwohl ich mich mit dem Thema schon seit 2013 beschäftige, habe ich diesmal Bedenken. Zum einen sind die Tage lang und dicht gepackt, zum anderen habe ich vor ein paar Monaten erst selbst eine solche Extremerfahrung hinter mich gebracht. Wird mich das hier einholen?

Der Kurs ist für mich enorm kräftezehrend. Doch alles geht gut. Zudem bestärkt er mich in meinem Interesse an der Palliativmedizin. Was ich an dieser sehr schätze: Hier stehen die Wünsche des Patienten und die Betreuung des Umfeldes im Zentrum. Mir sagt dies sehr zu. In einer der vielen Kleingruppenarbeiten oute ich mich als Schlaganfallpatient. Meine Mitstreiter fragen mich viele für sie offensichtlich drängende Dinge. Verständlich. Es geht bei dem Kurs um die Betreuung schwerstkranker, ja oft bald sterbender Menschen. Ich selbst war am 6. Mai dem Tod zeitweise näher als dem Leben. Danach standen die Chancen fünfzig zu fünfzig – man konnte mich in dieser Zeit also durchaus als schwerstkrank bezeichnen. Die Kollegen möchten meine Einschätzung als Betroffener und als Arzt hören. Als Beobachter und Palliativmediziner. „Hattest du Angst?“, fragt eine Teilnehmerin. Ich kann das für die kritischen Stunden verneinen. Meine Ängste und Befürchtungen kamen erst später – dann ja auch weniger in Bezug auf mich als vielmehr in Bezug auf meine Familie. Angst vor dem Tod hatte ich ohnehin nie. Angst vor einem erneuten Schlaganfall auch nicht.

Die Fragen enden nicht. Tatsächlich verhindern sie jetzt sogar die Beschäftigung mit der eigentlichen Aufgabenstellung. Ich beantworte sie dennoch gern. Ich bin selbst überrascht, dass es mir nicht nur nichts ausmacht, sondern ich sogar erleichtert darüber reden kann. Hier erlebe ich lauter erfahrene, gestandene Kolleginnen und Kollegen, die mich damals mit Sicherheit besser hätten erreichen können als die vielen überforderten Akut- und Rehamediziner jener Tage. Meinen Kolleginnen und Kollegen kann und soll ich zumuten, was ich erlebt habe. Unvoreingenommen.

Ich lerne während dieser intensiven Tage aber auch: Wer den Tod nicht als Gegner begreift, kann mit dem Leben besser umgehen. Mit dem eigenen und dem Leben der ihm anvertrauten Patienten.

Ich nehme aus diesen Tagen ebenfalls den Wunsch mit, die Bedürfnisse und Wünsche meiner Patientinnen und Patienten in den Mittelpunkt zu stellen, sie umfänglich ernst zu nehmen und wertzuschätzen. Das ist eine Aufgabe, die ich in meiner gesamten zukünftigen Arbeit beherzigen möchte. Ich gestehe mir (mal wieder) ein, dass ich mich verändert habe – eventuell habe ich diesem „verstehenden Moment“ in der Vergangenheit zu wenig Rechnung getragen. Bin selbst zu oft davon ausgegangen, es besser zu wissen. Für mich eine gute Erkenntnis, die mich jedoch auch selbstkritisch zurückblicken lässt.

Du drehst auf, alles leuchtet ein.
Jedes Detail wird sich ändern.
Du hast schon alles bewegt.
Du lebst auf und es leuchtet ein.
Du hast dich verändert,
tut gut – und irgendwie weh.*

Ich bin heute dankbar, dass ich 2013 diese lange Zusatzausbildung begonnen habe. Sie war ursprünglich für den besseren Umgang mit schwerstkranken Menschen gedacht. Weil ich darüber zu wenig wusste: Schmerzen beherrschen. Übelkeit lindern. Luftnot beseitigen. Den Schmerz besser verstehen, der die Betroffenen und deren Familien heimsucht. Offen über alles sprechen können. Jetzt hilft dies alles auch mir.

Als Arzt stehe ich leider nicht über den Dingen. Wenn mich früher ein Patient nicht mit Grippe anstecken wollte und mir daher nicht die Hand reichte, habe ich immer im Scherz gesagt: „Keine Angst! Ich bin Arzt. Wir werden nicht krank, und wir sterben auch nicht." Damit war das Eis in der Regel sofort gebrochen. Doch steckt nicht auch ein Körnchen Wahrheit darin? Dass Ärzte denken, dass es immer nur die anderen trifft?

Ich möchte als Arzt authentisch sein. Das bedeutet für mich: Ich werde meine zurückliegende Erkrankung nicht verschweigen. Ich kann nicht von meinen Patienten absolute Offenheit erbitten und dann so tun, als wäre ich selbst unverwundbar. Daher ist mir meine Krankheitsgeschichte auch nicht peinlich, selbst dann nicht, wenn mich Patienten darauf ansprechen – was vielfach geschieht, seitdem Artikel über mich erschienen sind. Im Gegenteil: Ich habe den Eindruck gewonnen, dass viele Patienten, die davon wissen, sich mir leichter anvertrauen können: „Der Typ in Weiß versteht mich."

Wieder am Steuer

Wieder steht ein Augenarzttermin an. Die erneute Kontrolle zeigt: Ich kann wieder uneingeschränkt dreidimensional sehen. Auch mein Gesichtsfeld ist in Ordnung. Eine Testfahrt mit einer entsprechend ausgebildeten Fahrschule habe ich bereits erfolgreich absolviert. Die Zustimmung der Neurologin liegt ja bereits vor.

Sicherheitshalber frage ich nochmals meinen Anwalt, ob ich damit an alles gedacht habe. Auch er stimmt zu, macht mich aber darauf aufmerksam, dass ich mich immer auch selbst beobachten muss. Wenn sich

* Auszug aus „Alles leuchtet" von Clueso, veröffentlich 2014

etwas ändert, müsse ich den Wagen stehen lassen. Damit kann ich gut leben. Geht es nicht jedem so?

Damit darf und kann ich nun wieder Auto fahren. Fünf Monate nach dem 6. Mai. Es ist schon ein wenig aufregend, das erste Mal wieder allein ins Auto zu steigen. Ich habe darauf gehofft, dass die augenärztliche Überprüfung gut verläuft, und mich für den Nachmittag desselben Tages bereits in Homburg mit Professor Schäfers verabredet. Es wird um die Wiederbelebung einiger gemeinsamer Projekte gehen – und um die von ihm versprochene Rückmeldung zu meiner gesundheitlichen Situation.

Von Mainz nach Homburg sind es etwa 130 Kilometer. Alles läuft gut, und ich spüre, dass ein großer Teil der lange entbehrten Vitalität in mich zurückströmt. Ich bin nun wieder mobil, habe mir beweisen können, dass ich an meine alten Fähigkeiten anknüpfen kann, und steuere auf einen beruflichen Neuanfang zu. Ich fühle ein wenig Stolz in mir aufsteigen. Ich bin seit Mai Hunderte Kilometer zu Fuß gegangen, um meine Bewegungsmuster neu auszubilden. Habe im Sommer wieder mit dem Joggen begonnen, obwohl ich zu Beginn schon nach einem Kilometer völlig fertig war. Ich habe Stunde um Stunde auf dem Fahrrad verbracht, um meine Fitness zurückzugewinnen, und mich monatelang durch belastende Doppelbilder ohne hilfreiche Augenklappe gequält, um mein Hirn zu ermuntern, die beiden Bilder übereinanderzubringen. Bis mein Lallen halbwegs im Griff war, habe ich mindestens zwei Bände Harry Potter vorgelesen und Dutzende Stunden in Logopädie-Kursen zugebracht. Ich habe mein Gleichgewichtsgefühl auf Rüttelplatten und banalen Turnmatten zu Höchstleistungen gezwungen, Hunderte Bälle nicht gefangen und tagelang im Frühsommer auf Computermonitore gestarrt, die meine neuropsychologischen Fähigkeiten verbessert haben. Musste depressive Phasen durchstehen und bewältigen.

Es sind gute Gedanken, die mir in der Rückschau kommen – doch sie zeigen mir auch: So etwas Anstrengendes wie die vergangenen Monate habe ich noch nie in meinem Leben zu meistern gehabt. Ich kann gut verstehen, warum ein Schlaganfall oder eine andere schwere Erkrankung einen Menschen völlig aus der Bahn werfen kann – nicht nur körperlich.

All das geht mir durch den Kopf, während ich auf der A 63 in Richtung Kaiserslautern fahre. Doch ich frage mich auch, warum ausgerechnet ich es bis hierher geschafft habe? Ich habe viele meiner Mitpatienten auf ihrem Heilungsweg scheitern sehen. Bestimmt waren sie genauso motiviert wie ich. Genauso engagiert. Genauso fleißig.

Ich komme gut in Homburg an. Wir reden lange. Ich spüre, wie Professor Schäfers mich mustert. Gegen Ende sagt er, noch im grünen Chirurgendress: „Jetzt laufen Sie mal ein Stück auf dem Flur. Ich will mir das ansehen.“

Ich schmunzle, tue es aber. Seine Einschätzung ist mir wichtig.

„Sieht doch schon alles wieder ganz passabel aus. Gut, Sie laufen noch ein wenig wacklig, aber das könnte auch noch klappen. So schlau wie davor scheinen Sie auch noch zu sein. Allerdings reden Sie ein klein wenig langsamer als früher. Finde ich gut, früher waren Sie eh zu schnell. Mit anderen Worten: Sie haben das tatsächlich hinbekommen.“

Damit kann ich etwas anfangen. Es freut mich, dass er es so sieht. Mein Tag findet einen guten Abschluss. Ich fahre erleichtert zurück nach Mainz.

Jahrestage

Genau ein Jahr nach dem Schlaganfall, am 6. Mai 2016, sitzen meine Frau und ich mit unserer Tochter Lea in Barcelona am Hafen und essen zu Mittag. Es ist wunderbar sonnig. Schon 2015 hatten wir ihr eine Reise in die katalanische Metropole geschenkt – die mussten wir verschieben. Nun sind wir doch noch hier. Gegen Mittag schaue ich auf die Uhr meines Handys. Mir wird klar: Genau jetzt vor 365 Tagen hat sich mein Leben radikal geändert. Doch ich konnte viele der Fäden wieder aufnehmen und weiterspinnen. Es ist ein guter erster Jahrestag.

Jetzt beim Schreiben, wiederum drei Jahre später, hat mich meine Frau gefragt, ob es belastend sei, nochmals so tief in diese schwere Zeit einzutauchen. Ich habe es verneint. Das stimmte wohl nur zur Hälfte. Ich bin schon sehr angespannt, wenn auch deutlich distanzierter. Als ich mit dem Text in seiner ersten Form begonnen habe, war das noch ganz anders. Bei jedem Wort erlebte ich die Emotionen von damals wieder neu. Ohne Distanz. Ich schrieb ein Kapitel und wusste nicht, wie das nächste heißen oder gar enden würde. Ich wusste auch nicht, wie es mit meinem Leben weitergehen würde. Die Geschichte erzählt sich von ihrem Ende her anders. Viel schlauere Leute als ich hatten diese Erkenntnis schon über 100 Jahre früher: „Verstehen kann man das Leben nur rückwärts; leben muss man es aber vorwärts“, sagte der dänische Philosoph Søren Kierkegaard.

Wieder zurück: Ich erfahre von meinem ärztlichen Kollegen, dass meinem Start am 1. Dezember 2015 in seiner Hausarzt-Praxis nichts im Wege steht. Alle Genehmigungen und Zustimmungen liegen vor. Das Jahr 2015 scheint – wider alle Erwartungen – doch sehr perspektivreich zu Ende zu gehen. Mein Neubeginn in der Praxis gelingt gut. Der Kollege wirft mich sofort ins sprichwörtliche kalte Wasser. Die Schonzeit ist endgültig vorbei. Es geht wieder los.

Knapp drei Jahre werde ich bei ihm hausärztlich arbeiten, um meinen Facharzt für Allgemeinmedizin formal abzuschließen. Anschließend noch ein weiteres Jahr in einer anderen Praxis. Da ich nur die halbe Zeit in der Praxis bin und mich an den übrigen Tagen um meine Gesundheitsmedien kümmere, verdoppelt sich die vorgeschriebene Praxisdauer von zwei auf vier Jahre.

Ich werte dies als Vorteil für mich und absolviere in dieser Zeit zahlreiche weitere Fortbildungsangebote – unter anderem zum Arzt für Naturheilverfahren. Ich möchte gern beides beherrschen: zum einen Hightech-Medizin, wann immer sie notwendig und hilfreich ist, zum anderen evidenzgesicherte Pflanzenmedizin. Mein Wahlspruch lautet heute: „Wer mehr kennt, kann aus mehr auswählen."

Rückblickend haben sich tatsächlich einige Dinge verändert. So sehe ich mich heute primär als Arzt, der auch gesundheitsbezogene Medien mit seinem Team erarbeitet. Vor 2011 war ich eher ein Medienmensch, der auch Arzt ist. Alles hat seine Zeit.

Alles hat seine Zeit

Das Leben geht weiter – ohne Angst

Für mich habe ich die Zeit seit dem 6. Mai 2015 wie folgt sortiert: Das Jahr 2015 war geprägt von meiner gesundheitlichen Konsolidierung. Das Jahr 2016 habe ich für meinen beruflichen Neustart genutzt. Ab 2017 war alles wieder halbwegs normal. Der Anfang des Jahres 2018 war jedoch nochmals intensiv, da ich dieses Buchprojekt abschließen wollte. Nun, da auch das geschafft ist, muss es für mich enden mit dem „Projekt Schlaganfall". Es ist sicher eine Form der Rationalisierung, es ein „Projekt" zu nennen. Das klingt so kontrollierbar. Es war viel mehr als das. Es war ein Desaster. Meine Apokalypse.

Es ist der 6. Mai 2018. Der dritte Jahrestag meines Schlaganfalls. Eigentlich wollte ich an diesem Tag den Gutenberg-Halbmarathon laufen. Ich habe viel trainiert, bin gut in Form gekommen – und kann nun doch nicht antreten. Vor zwei Wochen habe ich mir eine größere Verbrühung an der rechten Hand zugezogen. Beim Teekochen. Pure Dummheit. Da sich die Wunde ein paar Tage später entzündet hat, nehme ich ein Antibiotikum und habe alle Verdauungsnebenwirkungen bekommen, die man so erwarten darf. So kann ich keinen Halbmarathon meistern. Ich würde eine Dehydrierung und damit Nierenschäden riskieren. Also steht mein Name auf der Startliste, die Startgebühr ist brav entrichtet – doch ich komme nicht. Dann laufe ich den eben etwas später.

Der Tag verläuft dennoch gut. Unsere jüngste Tochter rennt bei einer Schul-Staffel über vier Kilometer mit und ist mit sich ganz zufrieden. So konnte ich wenigstens dabei sein. Nachmittags besuchen wir das Vortreffen des alljährlichen Sommer-Zeltlagers, in dem unsere Jüngste als Gruppenkind und unsere Mittlere als Gruppenleiterin mitfährt. Der Raum im Pfarrheim ist brechend voll, und besonders die Eltern, die ihre Kinder zum ersten Mal ins Zeltlager fahren lassen, sind extrem aufgeregt. Die Spannung lässt sich fast greifen. Während ich auf einem Tisch, der als provisorische Sitzgelegenheit herhalten muss, an die Wand gelehnt dasitze, fällt mir ein, was ich ein paar Tage zuvor irgendwo gehört habe: „Es geht nicht nur darum, an Geburtstagen und Weihnachten zu Hause zu sein. Es geht um die vielen Tage dazwischen." Die zählen. Morgens das Frühstück zu machen. Sich mit der Fahrgemeinschaft auf dem Weg zum Sport abzuwechseln. Eben das ganz normale Leben. Dieses Leben. Jetzt. Hier. Zu erleben, was meinen Kindern wichtig ist. Mit meinem Sohn joggen zu gehen, der für einen Triathlon trainiert. Ich kann das alles wieder. Und eben unbequem auf einem Tisch zu sitzen. Wie jetzt.

Ich schaue auf mein Handy und muss schmunzeln. Auf die Minute genau vor drei Jahren hat es mich in Mannheim erwischt. Da stand mein Leben auf der Kippe. Wochenlang. Die Überlebenschancen standen kurzzeitig neun zu eins gegen mich.

Ich beschließe, während die Kinder in ihre Gruppen eingeteilt werden, jetzt und hier mit meinem Schlaganfall abzuschließen. Vielleicht gibt es gar keinen besseren Moment als so einen „normalen Augenblick" im „echten Leben". In meinem Leben. Schließlich hat es mich auch in einem solchen ganz normalen Moment „erwischt".

Alles hat seine Zeit. Spontan fällt mir auch dazu ein Lied ein:

There's a time for laying low down
There's a time for getting high
A time for peace, a time for fighting
A time to live, a time to die

Es gibt eine Zeit, sich auszuruhen.
Es gibt eine Zeit, alles zu geben.
Es gibt eine Zeit für den Frieden.
Es gibt eine Zeit fürs Kämpfen.
Es gibt eine Zeit zu leben.
Es gibt eine Zeit zu sterben.*

---

* Auszug aus „Time of Our Lives" von Paul van Dyck, veröffentlicht 2007

Meine Zeit ist die des Lebens. Jetzt. Mir fällt ein, was ein Kollege mir vor ein paar Tagen beim Mittagessen zugerufen hat: „Sie haben sich immer zu viel vorgenommen. Die ganze Zeit über. Haben es dann immer nur fast geschafft. Und es dann anders gemacht. Deshalb haben Sie es gepackt. Weil Sie die Veränderungen und das Scheitern auf Ihrem Genesungsweg in Ihr Leben integriert haben." So hatte ich es bis dahin noch gar nicht gesehen. Mir sieht und merkt heute niemand an, was mir widerfahren ist. Alles andere als das musste ich damals erwarten.

Seitdem werde ich immer wieder nach meiner Kernbotschaft oder zentralen Erkenntnis gefragt. Die Antwort darauf fällt mir schwer. Ich kann heute sehr gut verstehen, warum ein Schlaganfall – oder auch eine andere schwere Erkrankung – einen am Boden halten kann. Ich kann heute vielleicht besser verstehen, warum sich manche Isolation durch Worte nicht durchbrechen lässt. Ich glaube nun zu verstehen, dass nicht nur die Betroffenen es dem Umfeld in ihrer Erkrankung schwer machen können – sondern auch das Umfeld den Betroffenen.

Für mich ist daraus geworden: Such dir immer wieder neue Ziele – mögen sie auch noch so klein sein. Du allein belegst sie mit Bedeutung. Gehe sie an. Scheitere. Scheitere besser. Erreiche sie. Und, wenn nicht, such dir eben andere. Failure is not an option.

Abends im Bett frage ich meine Frau, wie sie diesen etwas anderen Jahrestag empfunden hat. Sie sagt, es sei ein schöner gemeinsamer Tag gewesen. Aber ihr sei auch die permanente Bedrohung erneut klar geworden: dass es noch einmal passieren kann. Ich spreche mit ihr darüber und versuche ihr zu sagen, dass mein Risiko von Tag zu Tag weiter sinkt – und ich die beste Sekundärprävention habe, die es zurzeit gibt. Eine Garantie ist das nicht. Es gibt keine. Für nichts.

Ich habe nun drei Jahre unerwartet gut überstanden. Ich weiß nicht, wie viele folgen werden. Ich sage Patienten mit schweren Erkrankungen oft, die mich nach einer Prognose fragen: „Wenn ich gleich auf dem Fahrrad vor der Praxis nicht aufpasse, werde ich von einem Auto überfahren – bei guter Prognose. Vielleicht leben Sie also viel länger als ich." Ich kann für mich ehrlich sagen: Ich habe keine Angst. Diese Erkenntnis fühlt sich gut und tragend an. Doch ich weiß in meinem Innersten auch: Ich hätte wohl nicht noch einmal die Kraft, „so etwas" wie im Mai 2015 durchzustehen. Zumindest nicht so bald. Alles hat seine Zeit.

Wenn ich heute gefragt werde, wie ich diese herausfordernde Zeit überstanden habe, sage ich Folgendes: Ich hatte das Privileg der schnellen Hilfe und dass ich niemals an meiner Genesung gezweifelt habe. Ich bin immer naiv davon ausgegangen, dass es weiter bergauf gehen wird. Gegen alle Wahrscheinlichkeiten. Gegen besseres ärztliches Wissen.

Ich hatte und habe das Privileg, mit einem Charakter ausgestattet zu sein, der ein Scheitern nicht akzeptiert, der auch die Tiefen erfolgreich durchschritten hat. Hinzu kam das Aufgefangensein in der eigenen Familie.

Die Sicherheit, in etwas Größeres eingebunden zu sein, hat mir ebenfalls oft Halt auf schwankendem Boden gegeben. Für meine Eltern und viele andere Weggefährten erscheint meine nahezu vollständige Heilung „wie ein Wunder". Medizinisch trifft dies sicher zu.

Vor Kurzem besuchte ich mit meiner Familie das Musical „Mary Poppins" in Hamburg. Das farbenfrohe Finale bringt genau diese Botschaft auf den Punkt:

> Du kannst alles erreichen, wenn du es willst. Wer nur die Sterne erstrebt, wird nur sie bekommen. Nimm den Himmel, da sind die Sterne drin.

Es wäre natürlich schön, wenn es so einfach wäre – doch der Kern stimmt.

Zwei Tage später pingt mitten in der Nacht mein Handy. Es ist kurz nach Mitternacht, eine Mail meines Vaters. Er hat gerade die Herrnhuter Losung gelesen, eine Auswahl an Bibelversen für jeden Tag. Sie spricht zu mir. Ich kann mich des Eindrucks jedenfalls nicht erwehren.

> Herr, Du lässt mich genesen und am Leben bleiben.
> Die Bibel, Altes Testament, Jesaja 38,16

> Einer unter den geheilten Aussätzigen, als er sah, dass er gesund geworden war, kehrte er um und pries Gott mit lauter Stimme.
> Die Bibel, Neues Testament, Lukas 17,15

> Doch willst Du uns noch einmal Freude schenken an dieser Welt und ihrer Sonne Glanz,
> dann woll'n wir des Vergangenen gedenken, und dann gehört Dir unser Leben ganz.*

Das vertonte Gedicht von Dietrich Bonhoeffer habe ich als Jugendlicher oft gesungen. Zudem haben wir das Lied für unsere Hochzeit ausgewählt.

---

* Auszug aus „Von guten Mächten treu und still umgeben", Dietrich Bonhoeffer, 1944

ÜBER DIE AUTOREN

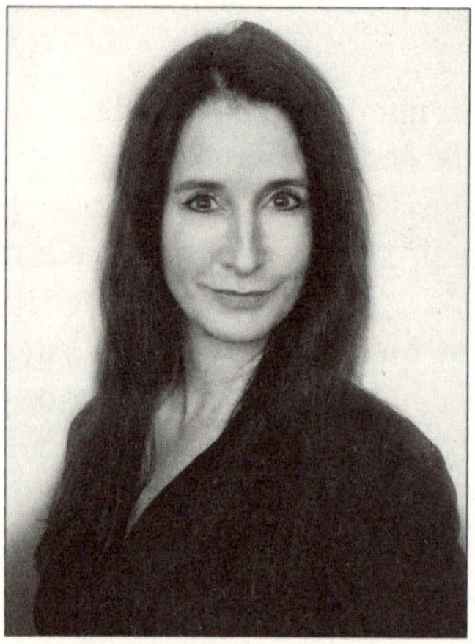

Julia Behringer wurde 1975 in einem kleinen Dorf bei Tübingen geboren. In ihrer Kindheit war sie umgeben von Natur, Landwirtschaft und Pferden, für die sie früh ihre Liebe entdeckte. Nach einem BWL-Studium arbeitete sie fast zwei Jahrzehnte in Stuttgart als Finanzmanagerin bei amerikanischen und deutschen Großkonzernen. 2012 unternahm sie eine lange Reise in den Westen der USA, zunächst mit einer Reisegruppe zu Pferd. Anschließend arbeitete sie auf einer einsamen Ranch mit. Dieses Abenteuer veränderte ihren Blick aufs Leben und ließ in ihr den Wunsch wachsen, selbst eine Ranch zu führen. Auf dieses Ziel arbeitet sie seitdem gemeinsam mit ihrem amerikanischen Ehemann hin.

Claudia Hagge, Jahrgang 1957, ist seit mehr als drei Jahrzehnten als Journalistin, Autorin und Medienberaterin tätig. Die studierte Juristin absolvierte die Axel-Springer-Journalistenschule, arbeitete zwölf Jahre bei *Bild* als Reporterin und dann Ressortleiterin und schrieb später für die *Bunte* und verschiedene Frauenzeitschriften. Sie entwickelte *Meins,* die erste Zeitschrift für Frauen über 50, und war deren Chefredakteurin. Heute arbeitet sie freiberuflich und lebt mit ihrem Mann in der Nähe von Hamburg. Für die Arbeit an „Unter uns Pastorentöchtern" ist sie ihren vier Geschwistern für die moralische Unterstützung dankbar und dafür, dass sie ihr freie Hand ließen, „aus unserem gemeinsamen Nähkästchen zu plaudern".

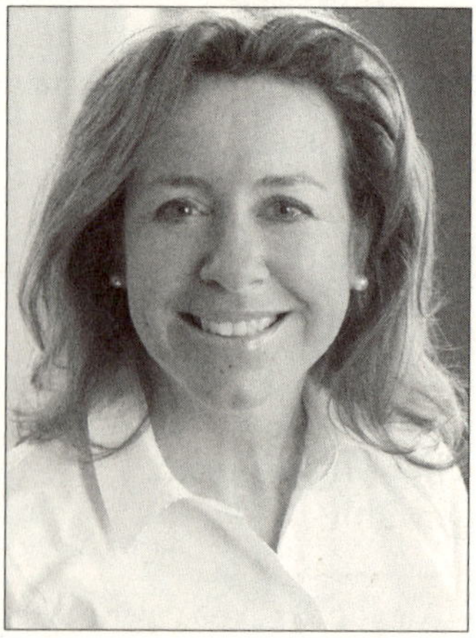

Jill Grigoleit, geboren 1985, hat Journalismus studiert und arbeitete mehrere Jahre als Redakteurin bei einer Fernsehproduktionsfirma. Heute ist sie freiberuflich tätig.

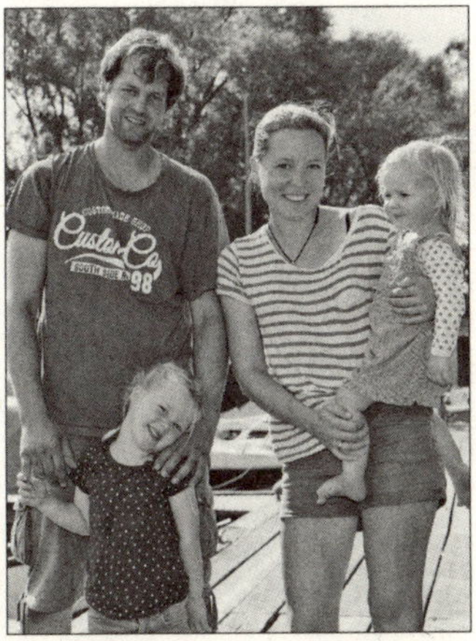

Ole Grigoleit kam 1984 zur Welt, ist gelernter Schiffsmechaniker und studierte Nautik in Bremen. Die Liebe zur See wurde ihm in die Wiege gelegt: Sein Vater arbeitete als Lotse auf dem Nord-Ostseekanal. Mit dem Bau eines Hausboots entschied sich das Ehepaar, das zwei Töchter hat, für ein Lebensmodell jenseits der Norm. In ihrem Heimathafen, den die vierköpfige Familie ebenfalls ihr Eigen nennt, haben sich Jill und Ole Grigoleit mit der Vermietung von Ferienhausbooten selbstständig gemacht.

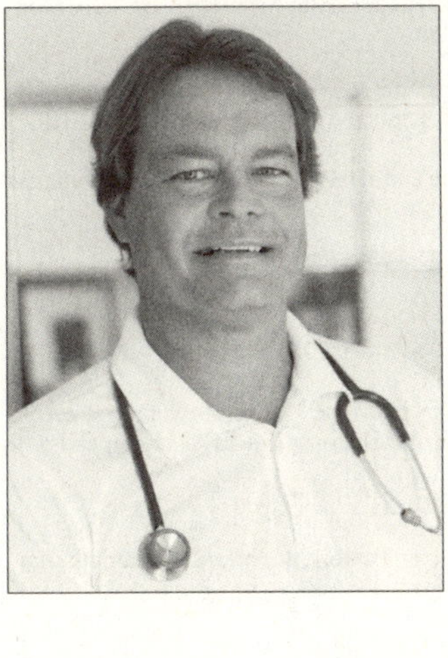

Sein Medizin-Studium führte **Dr. med. Dierk Heimann**, Jahrgang 1968, nach Gießen und Tel Aviv. Promoviert hat er in Mainz. Schon während dieser Zeit war er für das *ZDF* und mehrere Radiosender als Autor und ärztlicher Moderator tätig und hat zahlreiche medizinische Ratgeber-Bücher verfasst. Nach einem Schlaganfall im Alter von 46 Jahren kämpfte er sich entgegen aller Prognosen zurück ins Leben und gilt seither als vollständig geheilt. Heute arbeitet Dierk Heimann wieder als Arzt und Medizinjournalist; er schreibt unter anderem eine Kolume in *tv Hören und Sehen*. Seine Artikel werden jede Woche von zehn Millionen Menschen gelesen. Heimann ist verheiratet und Vater von drei Kindern.

Umschlaggestaltung: Reader's Digest Deutschland: Verlag Das Beste, Stuttgart, unter Verwendung der im Folgenden aufgeführten Fotos (von oben nach unten): Julia Behringer und Dagmar Titsch; Alamy Stock Foto/tbkmedia.de; Oliver Creon; Christof Mattes Photography.

Die ungekürzten Ausgaben von „Barbecue mit Indianern", „Unter uns Pastorentöchtern", „Heimathafen" und „Wie ein Wunder" sind im Buchhandel erhältlich.